第 2 版

临床神经解剖学

主　编

芮德源　朱雨岚　陈立杰

副主编

梁庆成　王丽华　金永华　杨春晓　焦卓敏　所　芮

编　委（以姓氏笔画为序）

王　锐　王丽华　勾海燕　付　锦　朱延梅　朱雨岚
闫晓波　孙　威　芮德源　李　峰　杨春晓　肖兴军
吴　云　吴　江　张荟雪　张雪梅　陈　莉　陈丽霞
陈立杰　陈红媛　岳卫东　金永华　所　芮　贺　嘉
黄湘楠　梁松岚　梁庆成　焦　虹　焦卓敏

（以上编委单位均为哈尔滨医科大学附属第二医院神经内科）

王　莉　黑龙江省方正县林业局医院内科
王忠清　齐齐哈尔市第一医院神经内科
付　旷　哈尔滨医科大学附属第二医院磁共振室
陈桂香　辽宁省大连市甘井子区南关岭地区医院内科
赵　鹤　首都儿科研究所附属儿童医院心外科
徐兆玉　黑龙江省海宁市中医院内科

制　图

所　芮

人民卫生出版社

图书在版编目（CIP）数据

临床神经解剖学/芮德源,朱雨岚,陈立杰主编.—2 版.—北京:人民卫生出版社,2015

ISBN 978-7-117-21198-7

Ⅰ.①临… Ⅱ.①芮…②朱…③陈… Ⅲ.①神经系统-人体解剖学 Ⅳ.①R322.8

中国版本图书馆 CIP 数据核字(2015)第 189554 号

| 人卫社官网 | www. pmph. com | 出版物查询，在线购书 |
| 人卫医学网 | www. ipmph. com | 医学考试辅导，医学数据库服务，医学教育资源，大众健康资讯 |

临床神经解剖学
第 2 版

主　　编：芮德源　朱雨岚　陈立杰
出版发行：人民卫生出版社（中继线 010-59780011）
地　　址：北京市朝阳区潘家园南里 19 号
邮　　编：100021
E - mail：pmph @ pmph. com
购书热线：010-59787592　010-59787584　010-65264830
印　　刷：北京顶佳世纪印刷有限公司
经　　销：新华书店
开　　本：889×1194　1/16　印张：53
字　　数：1642 千字
版　　次：2007 年 9 月第 1 版　2015 年 10 月第 2 版
　　　　　2021 年 7 月第 2 版第 6 次印刷（总第 9 次印刷）
标准书号：ISBN 978-7-117-21198-7/R・21199
定　　价：399.00 元

打击盗版举报电话：010-59787491　E -mail：WQ @ pmph. com
（凡属印装质量问题请与本社市场营销中心联系退换）

主编简介

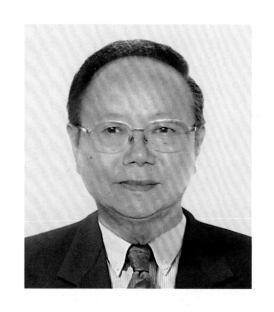

芮德源，男，1933年生于江苏省六合县，1959年毕业于哈尔滨医科大学医疗系本科，毕业后留校在哈尔滨医科大学附属第二医院神经科从事医疗、教学及科研工作至今。曾任哈尔滨医科大学附属第二医院神经病学教研室副主任、教授、硕士研究生导师；哈尔滨医科大学附属第二医院神经科副主任、主任医师。现任教授、主任医师。从事医疗、教学、科研工作56年，对临床神经病学尤其对脑血管病和神经系统免疫性疾病具有专长。曾担任过多项卫生部（现国家卫计委）和黑龙江省的科研课题研究工作，获省级科技成果二等奖2次，三等奖5次，中华人民共和国卫生部科技成果奖1次。在国家级及省级杂志、会议上发表论文102篇，译文8篇。编著参考书21部，其中主编12部，参编10部。主编《临床神经解剖学》《神经系统检查法》《脑血管疾病的基础与临床》《脑梗塞与介入治疗》《中枢神经系统疾病定位诊断图解》等。参编《临床内科》《医学英语文选》等。

主编简介

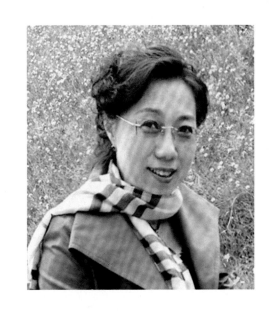

朱雨岚,女,教授、主任医师,博士生导师。1985年毕业于哈尔滨医科大学获学士学位,1998年毕业于比利时布鲁塞尔自由大学医学院,获医药学硕士学位,曾在法国里昂医学院学习研修,2001年在美国匹兹堡大学医学院神经科访问学者。2005年毕业于哈尔滨医科大学获医学博士学位,2009年博士后流动站出站。现任黑龙江省重点学科学术带头人、黑龙江省级领军人才梯队带头人、哈尔滨医科大学第二临床医学院神经病学教研室主任、癫痫与睡眠障碍中心主任、神经内一科主任。

担任中国睡眠研究会睡眠障碍专业委员会委员、中国医师协会神经内科分会癫痫疾病专业委员会委员、中国医师协会渐冻人项目管理委员会专家委员会委员等。兼任《中华神经科杂志》通讯编委、《中华神经医学杂志》编委、*Neural Regeneration Research* 审稿专家;国家863课题、国家自然科学基金项目及多省市科研基金评审专家。

从事神经病学的医疗、教学和科研工作30年,专长于脑血管疾病和癫痫的临床与基础研究工作。主译、副主编、参编、参译著作20部。

第一作者或通讯作者在国际及国内期刊发表论文80余篇,其中SCI收录文章10余篇。承担过国家863课题、"十一五"、"十二五"国家科技支撑计划、国家自然科学基金、卫生部、教育部、省科技厅、教育厅、卫生厅等课题42项。

主编简介

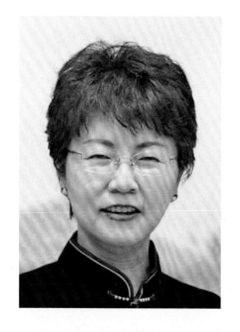

陈 立杰,女,博士,教授、主任医师,硕士研究生导师。2007—2008 年曾赴美国 Center for Cancer and Stem Cell Biology,Institute of Biosciences and Technology, Texas A and M Health Science Center 研修学习。现任哈尔滨医科大学第二临床医学院神经内科病房副主任。曾先后任首届中国老年保健医学研究会心脑血管病专业委员会委员,《中华现代内科学杂志》专家编辑委员会常务编委,《中华临床医师杂志》(电子版)审稿专家,黑龙江省康复医学会中西医结合专业委员会委员,《中华脑科疾病与康复杂志》(电子版)审稿专家,黑龙江省女医师协会第三届委员会理事,黑龙江省抑郁症防治研究会第一届委员会常务理事,黑龙江省康复医学会康复教育专业副主任委员,黑龙江省康复医学会第六届理事会理事。

近 30 年来,始终献身于临床医疗、教学、科研的一线工作,长期从事脑血管疾病、帕金森病、痴呆、中枢神经系统感染、癫痫、神经心理疾病、脊髓病、周围神经病及神经免疫性疾病等疑难重症的诊治工作,尤其在缺血性脑血管病患者的诊治及发病的危险因素研究具有独到的诊疗经验和特点,并积极进行缺血性脑血管病的基础和临床的实验研究。在临床教学的实践研究与改革中,积极参加 2003 年、2004 年及 2012 年《神经病学》精品课程的建设工作。在国内外杂志上发表相关专业的学术论文 50 余篇,其中在 SCI 检索收录的杂志上发表论文 6 篇,获得国家级及黑龙江省、哈尔滨市等各级科研课题资助项目 13 项,获黑龙江省科技进步奖 3 项,教学成果奖 6 项,黑龙江省卫生厅及哈尔滨医科大学校级医疗新技术奖 7 项,获得国家专利局授权的实用新型专利 3 项。主编《临床神经解剖学》《神经系统检查法简明图解》《中枢神经系统疾病定位诊断图解》《老年常见内科疾病》;参编《脑梗死与介入治疗》《神经病学学习指导和习题集》等多部参考书。

第2版前言

《临床神经解剖学》自2007年出版至今已经8年多了,这期间它受到广大读者们的关怀与厚爱,据悉至今还有许多需求者,这无疑对编者是一种鼓励。为满足广大读者的需要,在人民卫生出版社的领导、编辑的关怀下,组织修订再版了此书。

临床神经解剖学,顾名思义是从临床角度学习和研究神经解剖学,也就是说学习和研究神经解剖学的目的完全是为了临床应用。因为神经解剖学是神经病学的基础,"万丈高楼平地起,基础不牢墙倒屋塌",因此,第2版仍然坚持两条原则,一是维持神经解剖学本身的系统性不变,系统性就是全面系统涵盖全部,"一册在手,内容全有";二是尽量结合临床介绍相关神经解剖诊断学内容,这是编者的目的所在。在介绍神经解剖学的基础上对临床有关的内容尽量做较为详细的介绍,对在临床上少用或暂时用不上的内容不做介绍。近年来国内外对神经解剖学的研究有了突飞猛进的发展,有关这方面的内容数不胜数,编者不可能一一介绍,只能将对临床有较大影响的内容尽量介绍给读者。干细胞是目前生命科学研究的热点,由于其巨大的研究前景,被 *Science* 杂志评为20世纪十大科学进展之首。干细胞对于神经科的特殊作用也被越来越多的研究人员及临床医生所重视。长期以来,医学界一直认为神经细胞属于一种永久细胞,缺乏再生能力,神经损伤是不可逆转的。因此,对脑卒中、脑肿瘤、严重脑外伤、脑缺血、帕金森病、小脑萎缩等引起的神经性功能障碍无能为力。但自1992年 Reynolds 等从鼠纹状体首次分离出神经干细胞以来,有关神经干细胞的研究成为国内外神经科学领域研究的热点,并取得了可喜成果,为人类神经系统疾病的治疗带来新希望。编者对此作了重点介绍。

为进一步提高质量,在第1版基础上,补充新进展,增添解剖诊断学新内容,在原版999幅图片的基础上,又修订并新增二百余幅解剖与临床图片。本书虽然理论性较强,但仍尽量坚持语言简练、通俗易懂,凸显其科学性、系统性、实用性与可读性。其特点是图文并茂,尽可能地把文字与图片密切结合起来,让视野呈现五颜六色,色彩缤纷,既是一种感觉上的享受,又能做到"看图识字",便于理解、记忆,提高阅读兴趣,减轻阅读疲劳。尽管编者有良好的愿望,竭尽全力,精心编排、反复修改,力求准确无误,但因水平与能力有限,书中缺点不足在所难免,恳请读者批评指正,不胜感激。

芮德源

2015年6月

目 录

第一章　神经系统的发生概述

神经系统起源于神经外胚层,由神经管和神经嵴分化而成。在胚胎早期,由外胚层所形成的神经管和神经嵴是整个神经系统的始基。脑和脊髓是由神经管演变而来,而脑、脊神经节和交感神经节则由神经嵴演变而来。

第一节　神经管的形成和演变

一、神经管的形成

人胚于发育的第 3 周已形成了一个具有内、中、外三个胚层的扁平盘状结构,称为胚盘(图 1-1)。它是将来形成人体的始基。于第 3 周末,胚盘背部的外胚层沿中轴迅速增厚,形成一个头尾纵行的上皮板,称为神经板(图 1-2)。继而,神经板凹陷形成一纵沟,此为神经沟。沟两侧的隆起部分称为神经襞或神经褶(图 1-3)。第 4 周,两侧的神经襞彼此愈合成一纵管,称为神经管(图 1-3),并与背部的外胚层脱离,深入于其深方的间充质组织中。以后,神经管的头端膨大成为脑的始基,其余部分则形成脊髓。

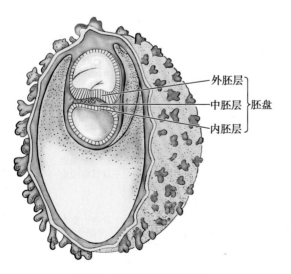

图 1-1　第 3 周人胚模式图

外胚层
中胚层　胚盘
内胚层

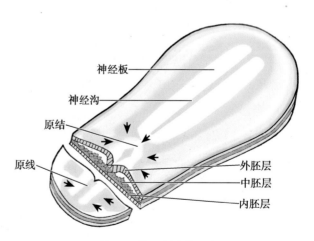

图 1-2　第 3 周末的胚盘

神经板
神经沟
原结
原线
外胚层
中胚层
内胚层

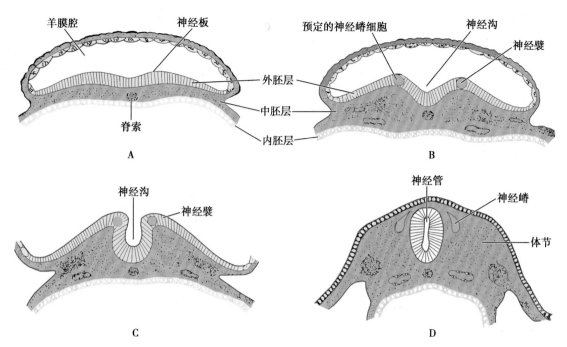

图1-3 神经管与神经嵴的形成

二、神经管的组织分化

最初神经管只由一层柱状上皮构成,称为神经上皮(图1-4)。以后神经上皮迅速分裂增殖,并主要向两个方向分化;一方面分化为成神经细胞,由此形成具有感受刺激、传导兴奋的各种神经细胞;另一方面分化为成神经胶质细胞,由此形成具有支持、营养功能的各种神经胶质细胞,而在原位的神经上皮则分化为起被覆作用的室管膜上皮(室管膜细胞)(图1-5)。

于胚胎发育的第5周复层的神经管管壁由内向外已分为室管膜层、外套层和边缘层三层不同的组织结构(图1-4)。室管膜层紧贴管腔,由柱状上皮构成,以后形成管腔上皮,即室管膜上皮。外套层为中间的一层,主要源自成神经细胞和成神经胶质细胞。以后此层在脊髓形成灰质,在脑此层细胞的一部分留在内部,构成各种脑神经核。边缘层是外围的一层,此层无神经细胞,主要源自成神经细胞和成神经胶质细胞的突起。边缘层,在脊髓后来为神经纤维束所占据,构成脊髓的白质;在脑,外套层的部分细胞移到此层浅部,且繁衍成层,构成大脑皮质。

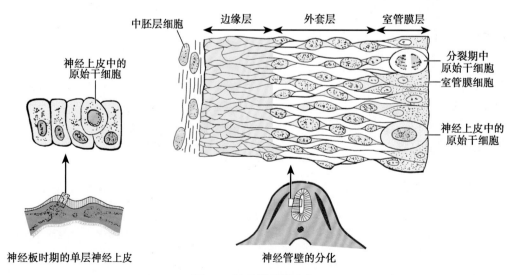

图1-4 神经管壁的分化

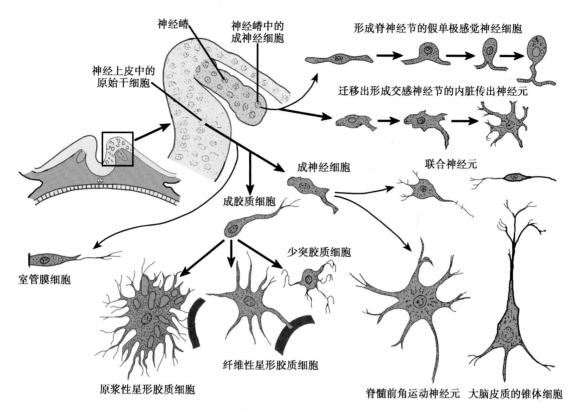

图1-5 神经上皮的组织分化

在神经管组织逐步增厚和衍化成三层结构的同时,因各部的细胞分裂和组织发育的速度不同,致使管壁厚薄不匀,因而形成中间比较薄的顶板和底板以及两侧比较厚的侧板。侧板又以其内侧面的界沟为界分为腹、背侧两部分,背侧部称为翼板,腹侧部称为基板(图1-6)。翼板内的成神经细胞分化为感觉神经细胞;基板内的成神经细胞则分化为运动神经细胞。一般认为底板只达中脑尾端,基板只达中脑头部。因此,端脑与间脑缺少底板和基板。

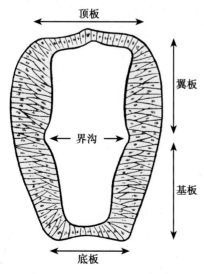

图1-6 神经管横断模式图

三、脑泡的形成和原始分野

当神经管尚未闭合前,头端已膨大形成脑泡的始基。原始脑泡因各部生长速度不等,出现两个缩窄,而将之分为3个膨大部分,依次称为前脑、中脑和菱脑(图1-7、图1-8)。此后,前脑在发育膨大过程中又发生一个缩窄区,因而又分为端脑和间脑。菱脑同样也再分为后脑与延髓。因此,脑泡由头端开始依次分为端脑(大脑)、间脑、中脑、后脑(以后分化为脑桥和小脑)和延髓5个部分(图1-9)。在脑泡发育扩大的同时,其中管腔的形状和大小也随着发生相应的变化而形成脑室。以后,随着胚胎的发育,

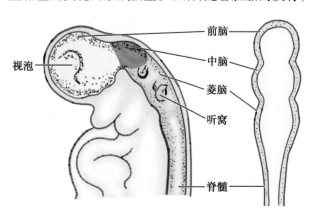

图1-7 脑及脑室的发育(人胚3mm)

3

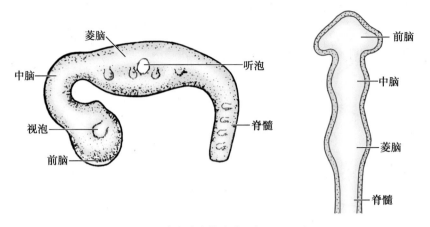

图 1-8　脑及脑室的发育（人胚 4mm）

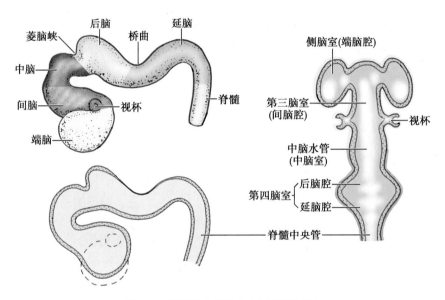

图 1-9　脑及脑室的发育（人胚第 7 周）

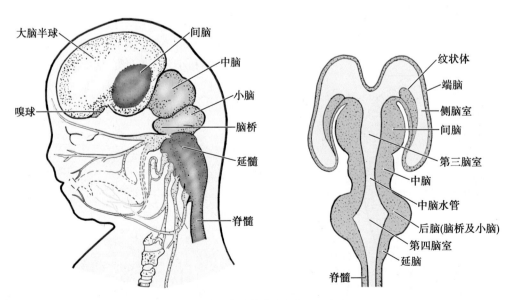

图 1-10　脑及脑室的发育（人胚 3 个月）

各脑泡在外形与内部结构上都有很复杂的改变,最后形成脑的各部(图1-10)。

四、神经系统各部的发生

（一）中枢神经系统各部的发生

在神经管形成时,其头段较膨大,发育成脑,尾段细小,发育成脊髓。第4周末,神经管膨大的头段形成前、中、后3个脑泡,分别称前脑、中脑和菱脑。第5周时,前脑头段向两侧扩大,形成端脑,前脑的尾段发育为间脑;中脑发育较慢,变化不明显;菱脑的头段分化为后脑,菱脑的尾段分化为末脑。以后,后脑分化为脑桥和小脑,末脑发育成延髓(图1-11)。神经管的尾段发育成脊髓。

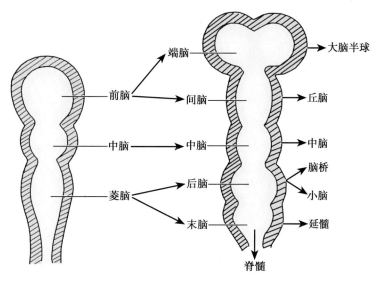

图1-11　脑的早期分化

神经管的管腔在端脑演变为侧脑室,在间脑变为第三脑室,侧脑室与第三脑室之间有室间孔相通,中脑部的神经管腔变为细长的中脑水管,菱脑部则扩大为第四脑室。第四脑室尾端与脊髓中央管相通连(图1-12)。

1. 端脑的发生　端脑由脑泡最头侧部分发育而来。胚胎第5周时,端脑泡迅速膨大,其顶壁及外侧壁向两侧扩大膨出,形成半球泡,为大脑半球的始基。其内腔成为侧脑室。内侧壁增厚,以后发育成基底神经节。间脑泡的两侧壁亦增厚,最后发育为丘脑、下丘脑等结构,其内腔成为第三脑室。端脑泡前端称为终板,由于两大脑半球的迅速发育而陷入两半球之间。联合两侧大脑半球的连合纤维在终板上部越过中线,后来发育为胼胝体。两原始大脑半球继续增长时其后部向后下构成枕叶及颞叶,其内腔则成为侧脑室后角及下角(图1-13)。端脑泡的顶壁及外侧壁后来主要发育成新皮质。

大脑两半球的灰质包括大脑皮质和基底神经核群。依据进化将大脑皮质又分为3类:①新皮质:占据人大脑皮质的绝大部分;②旧皮质:指嗅脑,包括嗅球、嗅束、嗅三角、前穿质(嗅结节)和海马旁回的前部(颞极内);③古皮质:指深入颞叶的海马、齿状

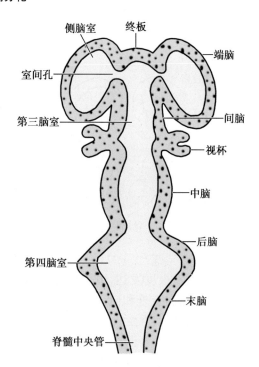

图1-12　脑室的早期发生

回和下托等海马结构。基底神经核位于半球白质内,包括尾状核、豆状核、屏状核及杏仁核。半球泡的背侧壁分化为新皮质,腹外侧壁分化为旧皮质和古皮质,底壁分化为基底神经核(图1-14)。

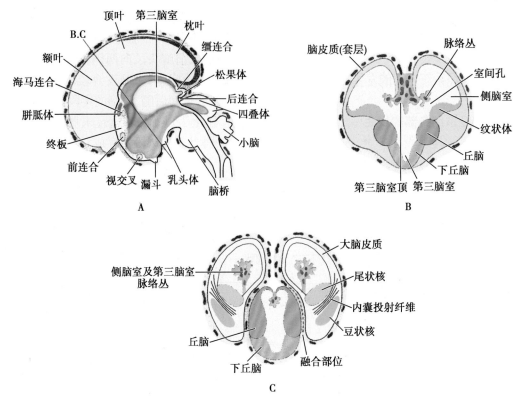

图 1-13 端脑的发育
A. 胚胎第 10 周脑内侧面,显示间脑及主要连合纤维的发育;B. 通过室间孔水平的前脑横切面,显示
纹状体、侧脑室、脉络丛;C. 第 11 周胚胎脑的横切面,显示纹状体被内囊隔为尾状核和豆状核

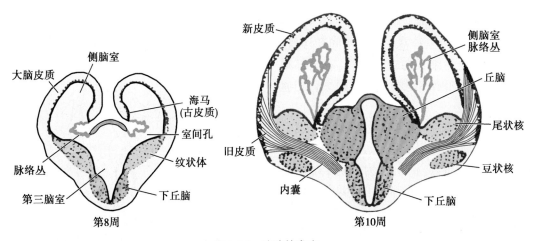

图 1-14 端脑的发育

人类的新皮质极度发达,由半球泡的前端向前外生长形成额叶;向上外和向后生长形成顶叶和枕叶;半球泡的后端向前下生长形成颞叶;位于半球泡背外侧的中间部分,发育迟滞形成岛叶,埋藏于大脑外侧沟底。相反,由于其他叶迅速扩展,在额顶叶与颞叶之间形成外侧沟的两壁。从总体看,新皮质发育呈开口(外侧沟)向前下方的马蹄铁形。这种新皮质的转型使原先为管状的侧脑室也转化为近似马蹄铁形,深入额叶的部分为前角,顶叶的部分为中央部,深入枕叶的部分为后角,深入颞叶的部分为下

角。作为旧皮质的嗅脑,在人类退化,仅占额叶底面和颞叶前端的一小部分,包括埋藏于颞极白质内的杏仁核。作为古皮质的海马结构,被颞叶新皮质排挤,由颞叶内侧卷入颞叶深部,形成侧脑室下角底壁的一部分。半球泡底板的室旁区发育成尾状核,由于新皮质呈马蹄铁样转形,它也形成马蹄铁形环绕侧脑室。半球底板的腹外侧部形成豆状核的外侧部——壳;豆状核的内侧部有人认为源于间脑。壳核并未随新皮质的转形而发生多大旋转,而苍白球在发生过程中没有位移。屏状核则是位于豆状核与

岛叶皮质之间的灰质。

新皮质是由脑泡的顶壁及外侧壁发育而成的。端脑泡的顶壁及外侧壁的内部结构在早期与神经管的其他部位一样,但随后在中间层与缘层之间出现有丝分裂,形成一新的细胞层,称为皮质板,这便是新皮质的原基。在人类,胚胎新皮质的发育过程可分为5个时期:第1期(第7～10周)皮质板开始形成。在此期端脑泡的顶壁及外侧壁的内部在中间层及缘层之间出现一层由有丝分裂后的细胞集结而形成的皮质板,这是后来主要发育成新皮质的原基。第2期(第10～11周),皮质板厚度增加,细胞密度亦增加,与中间层分界明显,此期皮质板细胞为未成

熟细胞。第3期(第11～13周),皮质板分为明显的内、外两层。第4期(第13～15周),皮质板进一步增厚,细胞体积增大。第5期(第16周至出生前),在第5个月末至第6个月皮质板中部细胞较疏松因而出现内、中、外3层,中内两层为后来的第V、VI层原基,至第7个月皮质板的外层进一步分化成两层,至此,包括原已存在的缘层,新皮质的6层结构模式便已完备(图1-15)。概括说来,皮质各层细胞的发育遵循着一个由内向外的规律,即最早迁移并成熟的神经元构成深层(即V、VI层),后来迁移成熟的细胞穿过已形成的层次再形成较浅的层次,第II层形成最晚。

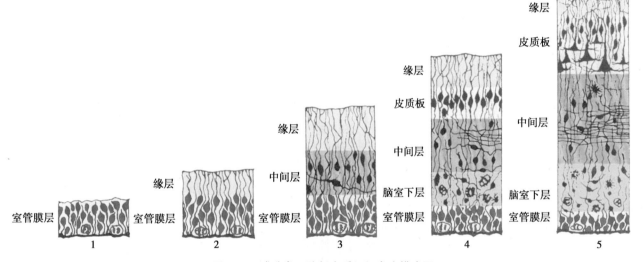

图 1-15　哺乳类胚胎新皮质组织发生模式图
1～5 为人类胚胎新皮质发育过程的 5 个时期

2. 间脑的发生　间脑只由顶板和翼板组成,无基板和底板。胚胎第5周末,端脑泡发育迅速,位于两端脑泡之间的中间部相对较慢,此部则发育为间脑,第6周末,端脑与间脑已可明显区分,此时间脑两侧壁上已出现两浅沟,上方者为上丘脑沟,下方为下丘脑沟,此两沟将间脑区分为上丘脑沟上方的上丘脑、两沟间的丘脑和下丘脑沟下方的下丘脑3部分。间脑顶板很薄,由单层室管膜细胞构成,它与覆盖在它上面的软脑膜及血管突入第三脑室成为脉络丛,但顶板的最后部则增厚,最后发育为松果体。

下丘脑内的中间层细胞随后分化成一系列管理内脏活动的与自主神经联系的核团。丘脑中间层细胞分化增殖迅速,使第三脑室腔变窄,细胞则分化为各丘脑核及内、外侧膝状体。丘脑与下丘脑之间的部分分化为底丘脑,其内细胞分化为未定带及底丘脑核(图1-16)。

间脑的底壁分化为神经垂体、灰结节和乳头体。其中,下丘脑底壁形成一突起为漏斗,向下延伸发育为垂体后叶,与来自咽膜外胚层的憩室发育成的垂体前叶,两者一起构成垂体(图1-17)。

3. 中脑的发生　中脑是三个原始脑泡中变化最小的部分,发育慢且变化不明显。由于相邻的大脑半球及小脑的迅速发育,中脑被覆盖。中脑壁无底板,胚胎第1个月末基板增厚发育为被盖,其内部分神经细胞集中形成动眼神经核及滑车神经核。翼板在第7～8周时开始增厚,部分细胞移行向背侧进入顶板,形成两条纵行隆起的丘板,第8周时丘板分化形成两对隆起,即上丘及下丘,合称顶盖或四叠体。翼板另一部分细胞迁移至腹侧,形成红核和黑质。两侧基板的边缘形成大脑脚。中脑内的管腔随着基板和翼板发育的同时逐渐变窄而成为连接第3、4脑室的中脑导水管(图1-18)。

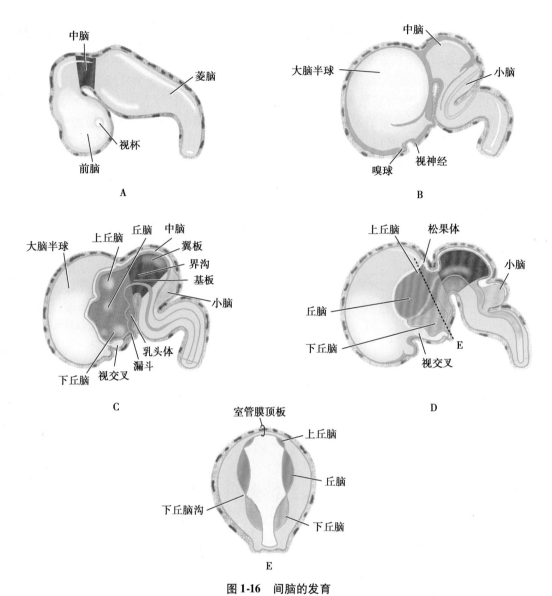

图 1-16 间脑的发育

A. 胚胎第 5 周末脑外观;B. 胚胎第 7 周脑外观;C. 胚胎第 7 周脑正中矢状切面;
D. 胚胎第 8 周脑正中矢状切面;E. 间脑横切面

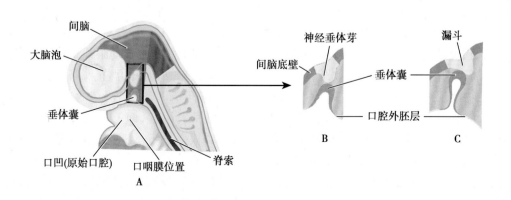

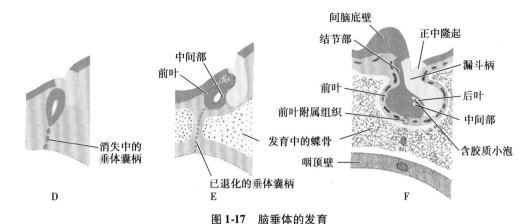

图1-17　脑垂体的发育

A. 36天胚胎矢状切面,显示由口凹长向上的垂体囊及由前脑长向下的垂体芽;B～D. 显示第8周前垂体囊,与口腔的联系消失而与漏斗及神经垂体紧密接触;E、F. 显示后期垂体囊前壁分化为腺垂体

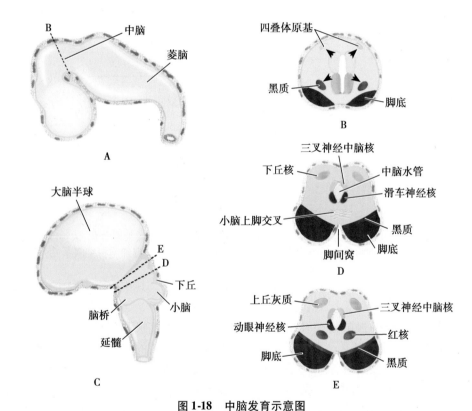

图1-18　中脑发育示意图

A. 胚胎发育第5周末脑;B. 发育中中脑切面,显示早期基板及翼板细胞的移行情况;C. 第11周脑;
D. 中脑下丘切面;E. 中脑上丘切面

4. 脑桥和小脑的发生　脑桥和小脑由后脑发育而成,后脑的背侧份(翼板)形成小脑,腹侧份形成脑桥。胚胎的第6周翼板和基板已向两侧展开,顶板变宽变薄。顶板外侧的翼板增殖变厚,形成菱唇。在后脑头端的菱唇逐渐向中线靠拢称为小脑板。第12周时小脑板两侧膨大成为小脑半球,中线部位较窄小,称为蚓部。第2个月小脑发育迅速,至第4个月表面出现明显的沟裂,最先出现后外侧裂,第4个月后期陆续出现原裂及次裂等,故在这个月

后期小脑已可区分为古小脑(后外侧裂后方)、新小脑(次裂和原裂间)及旧小脑(次裂和后外侧裂间及原裂前方的区域)。

小脑内部组织的发生主要是翼板的套层细胞向外表面迁移形成小脑皮质,停留于套层的细胞分化为齿状核、栓状核、球状核和顶核。在小脑板初期,小脑内部组织具有室管膜层、套层、缘层3层模式,第10～11周时,小脑板内的神经上皮细胞增生并穿过套间层移行到缘层表面形成浅层皮质,又称为

外颗粒层。与此同时,室管膜层部分细胞移行至外颗粒层深面,形成浦肯野细胞层。外颗粒细胞层细胞仍保持分裂能力,迅速增生而增厚,其中一部分细胞向内移行穿过浦肯野细胞层聚集于其深面,形成内颗粒层。随后浦肯野细胞层及内颗粒细胞层

的轴突伸向缘层,形成表面的细胞成分稀少、以纤维构筑为主的分子层。套层部分细胞在原位发育成小脑中央核,最早分化的是与古小脑皮质联系的顶核,与新小脑皮质联系的齿状核则分化最晚(图1-19)。

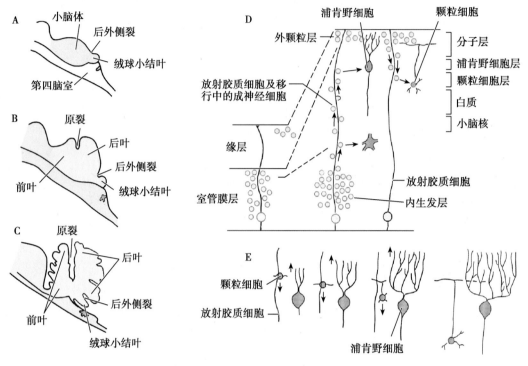

图1-19 小脑发育示意图

A～C. 矢状断面示小脑及其主要沟裂和叶的发育;D. 小脑皮质及小脑核的细胞分化,成神经细胞正沿放射胶质细胞移行;E. 颗粒细胞向内移行时维持其轴突与向外生长的浦肯野细胞树突联系成为平行纤维

后脑的腹侧份形成脑桥,后脑原始中轴部分成为脑桥的被盖部,被盖部的基板和翼板的核团从外向内依次为躯体传入核(三叉神经脑桥核及蜗神经核,前庭神经核小部分);特殊内脏传入核(孤束核头端);一般内脏传入核(孤束核的上部);一般内脏传出核(上泌涎核);特殊内脏传出核(三叉神经运动核、面神经核);躯体传出核(展神经核)。

由末脑翼板外侧部延伸至脑桥基板腹侧形成分散的桥核,桥核发出的纤维形成脑桥横纤维交叉后在背外侧形成桥臂。随着大脑皮质的发育,其下行纤维穿经后脑的腹侧部,导致此部膨大形成脑桥基底部。后脑的内腔构成第四脑室的上部,且由下向上逐渐变窄过渡为中脑的导水管(图1-20)。

5. 延髓的发生 延髓由末脑发育而成,末脑是脊髓与大、小脑之间的通道。由于在延髓运动纤维形成锥体交叉,感觉纤维形成内侧丘系交叉,这两类纤维大量越边,打乱了灰白质分界清晰的构筑,形成了灰白质交错的网状结构。后者起源于翼板和基板

的某些部分。其中有些较大的神经细胞群,称为脑神经核。

末脑的基板和翼板以底板为中轴向两侧展开,翼板移向基板的外侧,中央管扩大形成第四脑室,顶板变宽而薄形成第四脑室顶壁,与富有血管的软脑膜形成脉络组织,其中一部分突入第四脑室形成脉络丛。

延髓的尾端在发育过程中变化不大,外形及内部结构均与脊髓相似,只是翼板内的成神经细胞在第5周向背侧迁移到缘层而形成薄束核及楔束核,第8周来自发育中大脑皮质的皮质脊髓束下行穿过两侧边缘层前部并在延髓末端大部分纤维向外侧交叉到对侧缘层外侧部,形成皮质脊髓侧束。

延髓上部由于基板与翼板由腹背方向变为内外方向,翼板内的感觉性核团位于基板内运动性核团的外侧,内脏传入及传出核团则位于两者之间。胚胎第5～6周时,随着鳃弓的发育,延髓上部在来自基板的运动核团及来自翼板的感觉核团之间出现管

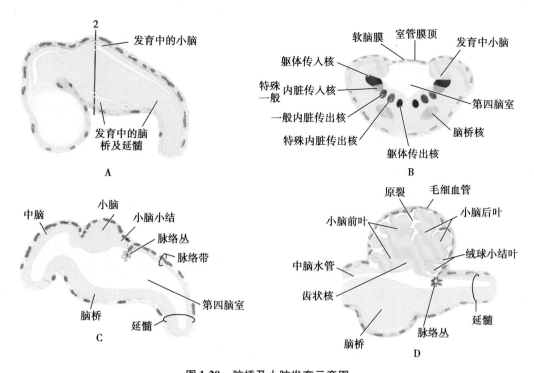

图 1-20　脑桥及小脑发育示意图
A. 胚胎第 5 周末脑；B. 发育中的脑桥、小脑横切面；C、D. 第 6 及第 17 周菱脑的矢状切面

理鳃弓发育产物的特殊内脏传出核团。随着味觉、听觉、位置觉等特殊感受器的发育，在翼板出现特殊内脏和特殊躯体传入核团。至此，延髓上部形成 7 个核团（脑神经核），由外而内分别为特殊躯体传入核团（蜗神经核、前庭神经核）；一般躯体传入核团（三叉神经脊束核）；特殊内脏传入核团（孤束核上部）；一般内脏传入核团（孤束核下部）；一般内脏传出核团（迷走神经背核、下泌涎核）；特殊内脏传出核团（疑核）；一般躯体传出核团（舌下神经核）（图 1-21）。

6. 脊髓的发生　脊髓由神经管的尾段分化、发育而成。在胚胎第 1 个月末，神经管中间层两侧成神经细胞不断增加，使其侧壁逐渐增厚，腹壁和背壁

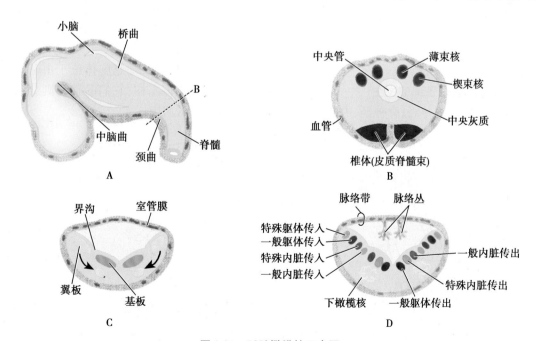

图 1-21　延髓橄榄核示意图
A. 胚胎第 5 周脑的 3 个原始部分及脑曲；B. 延髓尾侧部切面（发育中的延髓闭锁部）；C、D. 延髓咀侧部切面（发育中的延髓开放部），图示基板和翼板的分化，C 中箭头表示翼板成神经细胞移行成为橄榄核的途径

变化不大,仍旧很薄,致使中央管变窄,此时侧壁的腹侧部称为基板,背侧部称为翼板,神经管的背侧薄壁称为顶板,腹侧薄壁称为底板,第5~6周内基板和翼板内成神经细胞继续积聚,后形成两条纵列的细胞柱,两者间凹陷称为界沟。基板内的成神经细胞后来发育成脊髓的运动性神经元,而翼板内的成神经细胞则发育成脊髓的传入神经元。胚胎第2个月中期以后,由于基板、翼板神经细胞突起的增加以及脊髓内部联系纤维及脊髓与脑的联系纤维的逐渐加入和神经胶质的不断增生,缘层迅速增厚而成为包绕灰质的白质。随着基板、翼板神经细胞迅速增加,使中央管逐渐变小,顶板及底板逐渐陷入,至第9周左右,两侧翼板在中线处靠拢而形成后正中隔,两侧基板逐渐靠近而形成前正中裂,基板形成灰质前柱(角),翼板形成灰质后柱(角)。前柱(角)神经细胞的轴突向外延伸,穿过白质,最后离开脊髓,构成脊神经前根,分布到发育中的相应肌节(图1-22)。与此同时,由其旁边的神经嵴内神经细胞伸出的轴突亦延伸进入脊髓,构成脊神经后跟。侧角(柱)形成稍晚,在相当于第1胸节到第2、3腰节水平界沟附近神经细胞集中形成两条细胞索,构成侧角(柱),此处在界沟腹侧的神经细胞与由神经嵴发育而来的交感神经细胞联系成为交感神经节前神经元,在界沟背侧的神经元则接受来自内脏的感觉纤维,成为内脏感觉的中间神经元。同样,出现在脊髓骶2~4节段的相当于侧角(柱)的神经细胞则分别与来自神经嵴的位于器官附近的副交感神经细胞联系,成为副交感节前神经元及相应的内脏感觉中间神经元(图1-23)。

(二)周围神经系统各部的发生

周围神经系统包括脑神经、脊神经、内脏神经及相应的神经节。它们的发育主要来自神经嵴。所有周围神经系统的感觉细胞均来自神经嵴细胞,这些细胞的胞体都位于中枢神经系统之外。

神经嵴细胞在脑发育过程中移行、形成感觉神经节与三叉神经、面神经、前庭蜗神经、舌咽神经及迷走神经相联系。神经嵴细胞还分化为内脏神经节的多极神经元,包括交感干节、椎前节(椎旁节)及副交感神经的器官旁及器官内节。副节细胞、嗜铬细胞、颈动脉体等嗜铬系统均来自神经嵴细胞,神经嵴细胞还可分化为色素母细胞。

1. 脊神经的发育 胚胎第4周末自脊髓腹外侧面开始出现运动神经纤维,这些纤维起源于发育中的脊髓的基板,然后与相应的发育中的肌层取得联系而成为前根。后根纤维则来自由神经嵴细胞发育而成的脊神经节内的感觉神经元的轴突,这些轴突集中成小束并长入脊髓的背外侧面。脊神经节内感觉神经元的周围突则与前根会合成脊神经干,并很快分为混合性的后支及前支。较小的后支分布于背侧中轴部椎体、椎间关节及部分背部皮肤。较粗大的前支则支配肢体及体壁腹侧部,并形成颈神经丛、臂神经丛及腰骶神经丛。肢芽发育时与之相对应的脊髓节段的神经纤维随之长入肢体,分布于由来自体节的肌原细胞发育而来的肌肉,支配皮肤的纤维亦以节段形式分布。

2. 脑神经的发育 胚胎发育至第5、6周出现12对脑神经,根据其来源不同可分为3组:

(1) 躯体传出脑神经:包括滑车神经、展神经、舌下神经及大部分动眼神经。这些神经细胞与脊神经前根的细胞同源,细胞胞体位于由基板发育而来的脑干的躯体传出柱,它们的轴突则分布于头部肌节发育而来的肌肉。

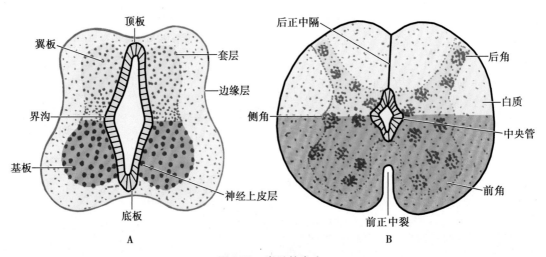

图1-22 脊髓的发生

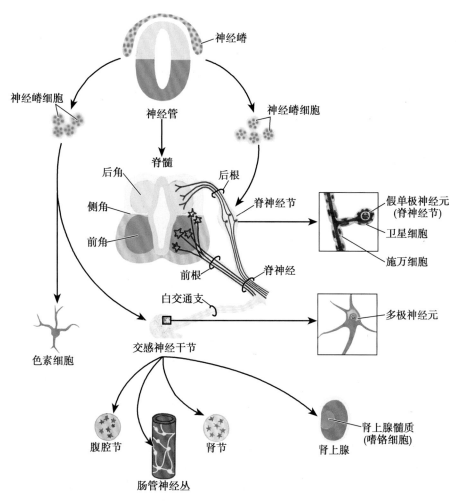

图 1-23　神经嵴的部分衍化物

1）舌下神经:其躯体传出纤维来自相当于脊髓前角运动细胞的舌下神经核,支配由枕部肌节发育而来的舌部肌肉。

2）展神经:纤维来自后脑基板,支配由视前肌节发育而来的眼外直肌。

3）滑车神经:纤维来自中脑后部的躯体传出柱,向背侧出脑,支配眼上斜肌。

4）动眼神经:躯体传出纤维来自躯体传出柱,支配除外直肌、上斜肌外的所有眼球运动肌及上睑提肌。

（2）鳃弓神经:包括三叉神经、面神经、舌咽神经及迷走神经,支配由胚胎咽弓发育而来的结构。

1）三叉神经:主要成分为感觉纤维,是头部的主要感觉神经,其感觉神经节——三叉神经节内的感觉神经元来自神经嵴,这些感觉神经元的中枢突形成三叉神经感觉根,在脑桥外侧入脑,周围突管理面部皮肤及口腔、鼻腔黏膜。三叉神经运动纤维来自后脑特殊内脏传出柱的最前部的三叉神经运动核,纤维支配咀嚼肌及由第一对咽弓的下颌突发育而来的其他肌肉。

2）面神经:为第二对咽弓神经,运动纤维起源于脑桥尾侧部的特殊内脏传出柱,这些纤维支配表情肌及第二咽弓中胚层发育而来的其他肌肉。面神经中的一般内脏传出纤维终于头部内脏神经节,感觉纤维起源于膝状神经节内的细胞,其中枢突进入脑桥,周围突分布于舌前2/3的味蕾。

3）舌咽神经:为第三对咽弓神经,它的运动纤维分别起源于末脑前部的特殊内脏传出柱及一般内脏传出柱,前者支配由第三对咽弓的中胚层发育而来的茎突咽肌,后者通过耳节支配腮腺。舌咽神经的一般及特殊内脏感觉纤维均分布于舌后部的黏膜。

4）迷走神经:为第四对及第六对咽弓神经合并而成,它的内脏传出及内脏传入纤维分布于心脏、前肠及其衍生物、中肠大部分。第四对咽弓神经称为喉上神经,第六对咽弓神经称为喉返神经。

副神经由两个不同部分组成,脑部为迷走神经后部的延伸,脊髓部则起源于脊髓上5、6颈节段,前者参与迷走神经支配软腭肌及喉内肌,后者支配胸锁乳突肌及斜方肌。

（3）特殊感觉神经的发育

1）嗅神经：嗅细胞为双极神经元,这些神经元的分化来自覆盖于原始鼻腔中的上皮。嗅细胞的轴突集中成若干小束,穿筛骨筛板,这些纤维最后终于嗅球。

2）视神经：由差不多100万根纤维组成,这些纤维发自原始视网膜内的神经母细胞,由于视神经是由前脑突出部发育而成,故它本身属脑内神经束。

3）前庭蜗神经：包括两种感觉纤维,前庭神经纤维起自半规管,蜗神经起源于在蜗管内发育的螺旋器。前庭神经的双极神经元胞体形成前庭神经节,其中枢突终于第四脑室底的前庭神经核,蜗神经的双极神经元胞体形成螺旋神经节,其中枢突终于延髓的蜗神经前、后核。

（三）内脏神经的发育

从功能角度,内脏神经可区分为交感神经和副交感神经两部分。

1. 交感神经系统　胸部神经嵴细胞于第5周沿着脊髓两侧移行,在主动脉的背外侧构成一对对细胞团块,即交感节,这些节由纵行的纤维联系起来而成为排列于脊柱两侧的交感干,部分神经嵴细胞移行至主动脉腹侧而成为椎前神经节,如腹腔节、肠系膜节。其他神经嵴细胞移行至心脏、肺、肠胃管道而成为位于器官附近的交感神经丛的终节。交感神经干形成后,位于脊髓胸腰段侧角的神经元的轴突通过脊神经前根、白交通支与椎旁节联系,在此建立突触联系或在交感干内上行、下行,再与上位或下位的交感节细胞建立突触联系。还有部分节前纤维穿过椎旁节不发生突触联系而成为内脏神经。交感神经节的节后纤维离开交感节形成灰交通支参与脊神经分布。

2. 副交感神经系统　副交感的节前纤维发自脑干及骶段脊髓相应核团的神经元,发自脑干核的节前纤维通过动眼神经、面神经、舌咽神经、迷走神经分布。副交感神经系统的节后神经元都位于它们支配的结构内或附近的周围节中。

第二节　神经嵴的形成和演变

神经板与两侧普通外胚层相接处的细胞,在神经管形成的同时,也随之脱离外胚层陷入深部的间充质中,位于神经管的两侧,成为两条纵行的细胞索,称为神经嵴(图1-3),是脑、脊神经节和交感神经节以及嗜铬组织的始基。

1. 脊神经节的形成　神经管两侧的纵行神经嵴与脊髓一致,也呈节状排列。各节内的成神经细胞形成两个突起(图1-5)。一支伸入神经管的背侧壁,称为中枢突,构成脊神经的后根;另一支伸向体壁,称为周围突,与脊髓内神经细胞发出的前根合并,构成脊神经。脊神经又分出前、后两支,分布于该段的肌肉与皮肤,感受该段内的刺激,发生该段肌肉的效应。这是因为各段的骨骼肌和皮肤的真皮都来自该段的体节中胚层。体节位于神经管两侧,系中胚层细胞增殖肥厚并呈节状断裂所成,约40多对,与神经系统的节段相对应(图1-3)。其细胞可向三方向分化:一部分分化为该段的骨骼肌,称为肌节;一部分分化为该段皮肤的真皮,称为皮节,另一部分分化为该段椎骨,称为骨节。神经系统的节段性即表现在每对脊神经对该段骨骼肌及皮肤的分布上(图1-24～图1-26)。

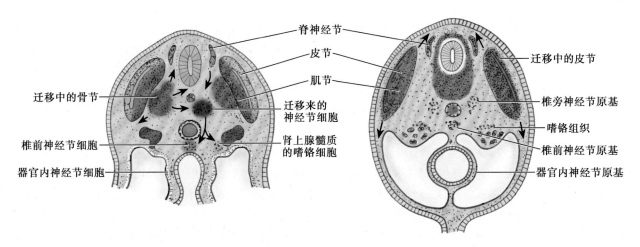

图1-24　体节的分化

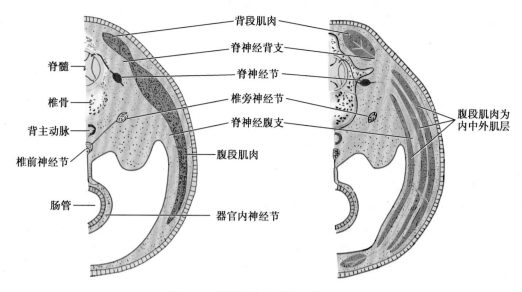

图 1-25　周围神经及其神经节的形成

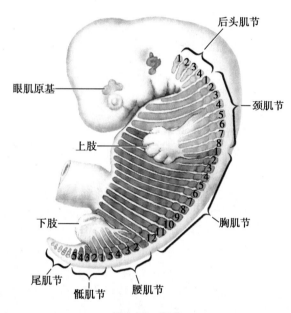

图 1-26　肌节

2. 交感神经节与嗜铬组织的形成　两者都由神经嵴向腹侧深部迁移而成,椎前神经节(丛内神经节)的来源与交感干相同,仅迁移较远而已。嗜铬组织以后形成肾上腺髓质和颈、主动脉体等(图 1-24、图 1-25)。

3. 副交感神经节的形成　或起源于神经嵴或起源于神经管尚无定论。仅迁移更远,成为器官旁或器官内神经节。

第三节　中枢神经系统发生的主要畸形

一、概　述

神经系统的先天性疾病是一组由于出生前或胚胎期致病因素所造成的神经系统在发生上或发育上的缺陷,导致出生后神经组织及其覆盖的被膜和颅骨、脊椎骨的各种畸形或功能失常。它与遗传性疾病所不同的是这些致病因素来自外界而并不是由遗传基因所决定。本组疾病的发病率不高,但程度及种类较多,有的在出生时就已很明显,有的则在神系统发育过程中逐渐表现出来。决定这些畸形的原因及发病机制目前尚不够清楚,但对于病因已有初步认识。一般认为都在胎儿的早期,特别是 3 个月以前受到致畸因素的损害而患病。

(一) 常见的致畸因素

1. 感染　许多细菌、病毒或原虫能经过胎盘产生胎内先天性感染。比较肯定的有风疹、唾液腺包涵体病和弓形体病,不仅产生胎儿的脑膜脑炎和(或)脑部钙化斑,且可导致多种先天性畸形,如先天性心脏病、脑发育异常、脑积水、白内障、耳聋等。

2. 药物　已经证实可以产生胎儿畸形的药物包括雄性激素、肾上腺皮质激素、甲苯氨酯、氮芥等。孕妇服用抗甲状腺药物或碘剂时可能产生胎儿呆小症,患儿的甲状腺功能不足可以转而妨碍脑的发育(图 1-27、图 1-28)。

3. 辐射　在妊娠 4 个月内,母体下腹部位如接受放射治疗、强烈 γ 线辐射,可以导致畸胎,以小头畸形最为多见,也可引起小脑、眼球发育畸形。

4. 其他　胚胎的营养、代谢和损伤都能直接影响胚胎的发育,如母体内糖代谢失常(糖尿病)、异位胎盘所致的胎儿营养障碍、子宫内压力过高(羊水过多症)、宫内缺氧(在妊娠期有一氧化碳或煤气中毒)等,均能产生较高的畸胎率,其中一部分涉及神经系统。

先天性畸形是胚胎发育期受到上述某些外因或内因的作用引起的发育异常,在理论上应该与后天性损伤引起的发育异常有别,但在对婴儿的作用和诊断上,这些先天性因素有时不易和后天原因(如分娩时引起的脑产伤、窒息,新生儿期的代谢紊乱等)截然分开。有先天性缺陷的病婴比正常婴儿更易受到产期和产后期环境因素的影响,发生如脑性瘫痪、核黄疸,其病因较为复杂。

(二) 病理和临床表现

上述致病因素,有些产生特异性征象,如伸舌痴愚,但大多数则导致各种非特异性障碍,如脑积水、脊柱裂等。可能与有害因素作用于胚胎发育的不同时期有关。神经系统先天性疾病大致可分为以下几类,其中较常见的将在本章内叙述。

1. 颅骨和脊柱畸形

(1) 神经管闭合缺陷:颅骨裂、脊柱裂及有关畸形。虽较常见,但轻者不显示任何症状而未被发现。

(2) 脑脊液系统发育障碍:中脑导水管闭锁,第四脑室正中孔、外侧孔闭锁等。由于脑脊液循环障碍导致先天性脑积水。

(3) 其他颅脊畸形:颅狭窄症、枕骨大孔区畸形、小头畸形、先天性颅骨缺损、多发性骨发育障碍(又称脂肪软骨营养不良症、Hurler 综合征),系由于先天性黏多糖代谢缺陷引起。

锁骨颅骨骨化不全为一种少见的遗传性综合

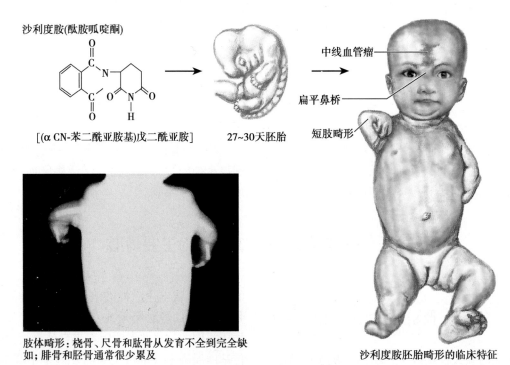

沙利度胺(酞胺呱啶酮)

[(α CN-苯二酰亚胺基)戊二酰亚胺]　　27~30天胚胎

中线血管瘤

扁平鼻桥

短肢畸形

肢体畸形:桡骨、尺骨和肱骨从发育不全到完全缺如;腓骨和胫骨通常很少累及

沙利度胺胚胎畸形的临床特征

图 1-27　药物(沙利度胺)引起的胚胎发育异常

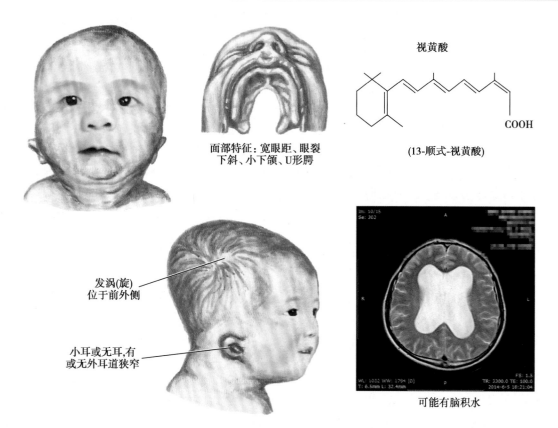

视黄酸

面部特征：宽眼距、眼裂
下斜、小下颌、U形腭

(13-顺式-视黄酸)

发涡(旋)
位于前外侧

小耳或无耳,有
或无外耳道狭窄

可能有脑积水

图 1-28 药物(视黄酸)引起的胚胎发育异常

征。颅骨中线部分骨化迟缓;前囟、额缝和矢状缝经久不闭合。双侧锁骨完全或大部缺失。脊柱亦常有屈曲畸形,临床表现为身材矮小、头部宽扁、肩关节内收幅度增加、痉挛性肢体瘫痪、智能发育不全等。

眼部过度分离(oeular hypertelorism)亦为少见的颅面畸形。蝶骨小翼增宽、蝶骨大翼缩小。临床表现为头颅宽扁、鼻根平坦、两眼间距离增加、斜视、智能发育不全等。

2. 神经组织发育缺陷

(1)脑皮质发育不全

1)脑回增宽:大脑皮质纹理简单、脑沟减少、脑回增宽。皮质结构常仅有4层。

2)脑回狭小:一部分皮质纹理复杂,脑沟增多、变浅,皮质呈现散在硬结。神经细胞大小不均、树突减少。

3)脑叶萎缩性硬化:局部或弥散性脑回萎缩、变硬,神经元变性,胶质细胞增生。

4)神经细胞异位:胚胎期神经细胞迁移过程失常,发生神经细胞异位。白质中出现未成熟神经细胞,或者外观正常,而镜检可见神经细胞数目稀疏、排列不齐、胶质纤维增加。

(2)先天性脑穿通畸形:为局部皮质的发育缺陷,脑室向表面开放如漏斗,斗壁为带有软脑膜的皮质。常双侧对称发生。

(3)先天性脑缺失性脑积水症(hydraeneephaly):为发育过程中大脑的囊性变性,颅腔内大脑两半球完全或大部缺失,亦可一侧或双侧单一的脑叶缺失,如颞叶缺失,其所据部位代以蛛网膜囊,囊内充满脑脊液。颅骨及脑干发育正常,但由于囊肿长期搏动、压迫,局部颅骨可变薄、变形。患儿头大,前后囟及骨缝增宽,多昏睡,吸吮、咽下功能不良。光照可见头颅过度透光。

(4)无脑畸形:为大脑完全缺如,且头皮、颅盖缺失,基底节等仅由纤维结缔组织覆盖,多于分娩后不久即死亡。

(5)巨脑畸形:表现头大,脑体积对称性增大,神经元数目、大小增加,但脑室相应狭小,常伴智能障碍。

(6)胼胝体发育不全:胼胝体完全或部分缺失,常伴有其他畸形,如脑积水、小头畸形及颅内先天性脂肪瘤等。临床上可不出现症状,可表现为癫痫和(或)智能发育不全。气脑造影可见侧脑室前角间距离明显增宽、第三脑室扩大。

(7)先天性双侧手足徐动症:又称 Vogt 综合征。病理特征为镜下见双侧壳核及尾状核髓鞘纤维增加。神经细胞减少和胶质增生,称大理石样状态

17

（status marmoratus）。偶然为基底节纤维发育不全，则称为髓鞘不全状态（status dysmyelinatus）。病因可能为胎儿发育障碍、产伤或新生儿窒息。患儿发育迟缓，肌张力强直。出生后数周至数月后逐渐出现身体各部位缓慢蠕动的不自主动作，四肢末端比较明显，也常有构音呐吃和吞咽困难。少数患儿表现为舞蹈样动作、扭转痉挛、肌阵挛性动作、震颤或单纯的肌张力强直。本症可与脑性瘫痪和智能发育不全并见，并无进行性加剧。立体定向性手术或能减轻症状。

（8）先天性小脑遗传性共济失调：遗传性共济失调是一组以共济运动障碍为突出表现的中枢神经系统变性疾病。常有家族性。病变主要累及脊髓后索、侧索、小脑及其传入和传出纤维、脑干橄榄核、小脑脚及有关神经核。其次累及基底节、丘脑、丘脑下部、大脑皮质等中枢神经结构；亦有不同程度的脑神经、脊神经和交感神经等受累。

遗传性共济失调的病因和发病机制尚不清楚。某些类型与酶缺乏有关，如 Friedreich 共济失调为丙酮酸脱氢酶活性降低至正常人的 15%～30%。某些类型的发病则与免疫缺陷有关，如共济失调毛细血管扩张症。某些类型的发病与病毒感染有关，如橄榄-脑桥-小脑萎缩。某些类型的发病与 DNA 修复功能缺陷、生化酶缺陷等有关。然而，大多数遗传性共济失调的病因不清。

遗传性共济失调的临床表现复杂，类型繁多，至今报道已有 60 多种。尽管许多学者为分类作了努力，但因各类型的病因、临床表现、遗传类型和生化异常的差异，至今仍无统一的分类标准。按临床表现中受累的主要解剖部位进行分类，可归纳为：

1）脊髓型：①Friedreich 共济失调；②遗传性痉挛性截瘫（Strumpell-Larrain 病）；③脊髓后索性共济失调（Bremond 综合征）。

2）脊髓小脑型：①遗传性痉挛性共济失调（Marie 遗传性小脑共济失调）；②β-脂蛋白缺乏病（Bassen-Kornzweig 综合征）；③共济失调毛细血管扩张症（Louis-Bar 综合征）；④脊髓脑桥变性（spinopontine degeneration）。

3）小脑型：①橄榄-脑桥-小脑变性（Menzel 病）；②小脑-橄榄萎缩（Holmes 型）；③肌阵挛性小脑协调障碍（Ramsay-Hunt 综合征）；④Marinesco-Sjogren 综合征；⑤Joseph 病；⑥Hartnup 综合征；⑦前庭小脑性共济失调。

遗传性共济失调的诊断以临床表现为依据。临床医师可以根据共济失调，参考发病年龄、伴随神经症状等予以诊断。首先肯定是否为遗传性共济失调，其次再确定是脊髓型、脊髓小脑型还是小脑型。

（9）先天性脑神经缺陷：临床上很少见，任何一条脑神经均可受累，脑神经缺陷可以是单侧的或双侧的。可仅限于一条脑神经，也可以数根脑神经同时受累。先天性脑神经缺陷常伴有身体其他部位的畸形。先天性脑神经缺陷的运动障碍比较多见，患者皆伴有有关脑神经支配的肌肉缺失或萎缩，特殊感觉障碍亦可见，先天性疼痛信号缺失为唯一牵涉一般感觉的疾病。

先天性脑神经缺陷障碍均在出生时即已存在，其后亦不发展。部分患者有家族史，部分患者为基因突变或胎儿发育障碍所致。运动神经障碍可能呈现脑干中运动核缺失或细胞减少，称为先天性核发育不全。

1）嗅神经缺陷：先天性嗅觉缺失极为少见。双侧嗅球发育不全或不存在临床上可见到。

2）视神经缺陷：先天性视神经缺陷或发育不全为一侧性或双侧性，患者常伴有无脑症、无眼症、小眼症、眶部脑膜膨出。在先天性视神经发育不全单独发生的病例中，视盘小而苍白，并有程度不同的视力减退。视盘缺损常伴有眼部其他结构，如晶状体、脉络膜及视网膜相应缺损，为胎儿眼裂闭合不全所致。表现为视盘和视网膜上宽度不等的白色斑块区，外围有色素沉着。

先天性视神经萎缩可继发于其他先天性眼病。双侧先天性视神经萎缩也可为一种少见的遗传性疾病。患者视力障碍在婴儿期即存在，视盘大小正常，边缘清楚，呈苍白色或颞侧苍白色。患者视力减退，常伴有摆动性眼震。

其他先天性畸形包括视盘突出，形似香蕈；视盘倾斜，呈新月形；视盘纤维膜，为白色薄膜遮盖其上；视盘上色素沉积，为黑色或灰色斑点；视盘易位，处于眼球颞侧；小视盘，仅及正常的一半，而色泽和视力正常。

3）动眼神经缺陷：先天性动眼神经缺陷为最常见的先天性脑神经缺陷类型。患者最常表现为先天性垂睑，上睑提肌部分或完全瘫痪。可为单侧垂睑或双侧眼睑下垂。部分患者有家族史。上睑提肌瘫痪可单独发生，亦可伴有其他眼外肌，尤其是上直肌瘫痪。眼睑下垂程度不一，轻者不易发现，重者头部需后仰以扩大视野。先天性单侧眼睑下垂可造成该侧眼的弱视。治疗上可行各种整形术，如上睑提肌部分切除术、额肌-上睑移植术等。

一种特殊的先天性垂睑并发脑神经供应异常所致的协同动作称为下颌-瞬目现象。这种先天性垂睑皆为单侧，下颌-瞬目现象表现为患者张口时垂睑自动上抬，闭口时又复下垂。另一些患者在将下颌向一侧或向前伸出时，亦出现同样现象。但也可出现与上述现象相反的现象，即张口时或翼状肌收缩时垂睑加剧。

周期性动眼瘫痪是一种罕见的病因不明的先天性疾病。患者出现一侧或双侧动眼神经、滑车神经和展神经麻痹，并呈周期性眼肌自动收缩、眼睑上抬和瞳孔变化，并可在双眼交替出现。

先天性瞳孔异常并不少见，患者可表现为瞳孔缩小、扩大、大小不均、对光和调节反射障碍等，其中部分患者可能是由于瞳孔肌肉发育缺陷所致。

4）滑车神经缺陷：单独滑车神经缺陷报道很少。

5）三叉神经缺陷：临床上较少见，偶表现为面部痛觉消失，或单侧、双侧嚼肌、颞肌、翼肌缺失，有时可伴有下颌发育畸形。

6）展神经缺陷：常伴有其他脑神经缺陷。亦可为单纯先天性眼球外展麻痹，常为肌原性。患者患眼内斜；用力内收时因丧失外直肌的牵拉作用而产生眼球内陷，称为 Duane 综合征或眼球后缩征候群。部分患者有家族史。

7）面神经缺陷：可表现为面神经核的发育不全，产生双侧或单侧先天性核性面瘫，表现为 Moebius 综合征，可伴有展神经、听神经、三叉神经、舌下神经等脑神经障碍以及其他畸形，如并指、蜘蛛样指、弓状足等。眼轮匝肌瘫痪一般较明显。

8）听神经缺陷：患者表现为先天性聋和继发先天性聋哑。听神经缺陷可伴有其他脑神经缺陷，如面瘫等。耳聋不一定为完全性。家族性聋包括球状囊-耳蜗变性（耳蜗神经节和耳蜗神经萎缩不伴半规管或椭圆囊障碍）、迷路感觉上皮发育缺陷和耳蜗与前庭节萎缩。患者可伴发白内障、眼部发育障碍、先天性心脏病等。

9）其他脑神经缺陷：先天性延髓麻痹很少见，表现为后组脑神经障碍。软腭、咽、喉、舌肌萎缩。先天性胸锁乳突肌缺失多为肌原性。

3. 先天性肌病（congenital myopathies）　是一组自新生儿或青少年发病的肌肉疾病，主要临床特点为肌张力低下、生长缓慢、多数骨骼畸形和病程相对稳定、血清酶活性正常等。因此曾被称为跌落综合

征（floppy syndrome）、先天性肌无张力症、先天性肌张力不全（amyotonic congenita），或 Oppenheim 病等。由于电子显微镜技术和酶组织化学染色技术的发展，Dobowitz 将先天性肌病分为以下几种类型：①良性先天性肌张力低下（benign congenital hypotonia）；②先天性普遍性肌发育不全（congenital universal muscular hypoplasia，Krabbe 病）；③中央轴空病（central eore disease）；④线粒体肌病（mitochondrial myopathies）；⑤肌管性肌病（myotubular myopathy）；⑥线状体肌病（nemaline myopathy）；⑦肌质管肌病（sareotubular myopathy）；⑧指纹状体肌病（fingerprint body myopathy）；⑨核内晶状包涵体肌病（myopathy with erystallin intranuelear inclusions）。

然而，从临床上这些疾病的诊断均极困难，仅在电子显微镜和酶组织化学染色下才能诊断，为提高思维广度，下文介绍几种先天性肌病：

（1）中央轴空病：为一种原因不明的良性遗传性疾病，可能由常染色体隐性基因引起。主要表现为家族性，患儿走路晚，甚至 4~5 岁还不会走路，但智力正常；体格检查可见全身性肌张力不全；肌肉活组织检查显示肌纤维粗大和有不同于其他纤维染色的 1~2 个中央轴空，并且证明了这些中央轴空没有氧化酶和磷酸酶的活性，提示这些纤维没有功能。

（2）线粒体肌病：在观察中央轴空病时，同时亦发现这些患者中有线粒体的改变。根据线粒体的形状、大小，称为巨圆锥状肌病（megaconial myopathy）及多圆锥状肌病（pleocnial myopathy）。但是线粒体在肌病中的改变有多少意义目前尚无定论，可能被认为是非特异性的。所以若按病理上有线粒体的改变来确定临床诊断是困难的；反之，在各类肌病中，如在类似肢带型缓慢进行的肌营养不良症的幼儿中有人发现了巨圆锥体线粒体，在类似于正常血钾性周期性瘫痪的患者肌纤维中见到了多圆锥状线粒体，其临床病理意义尚待进一步研究。因此，有人在讨论线粒体肌病时，根据肌病的临床表现、电子显微镜下线粒体形态学改变以及线粒体生化功能改变进行分类，即伴有酶转运障碍和酶缺陷的线粒体肌病、伴有能量保存障碍的线粒体肌病和伴有呼吸酶链缺陷的线粒体肌病。由此可见，这种肌病者常伴全身代谢障碍，如代谢亢进性肌病常有盗汗、烦渴、多食、体重减轻、体温升高、对热不能耐受和基础代谢率增高等症状。发作性嗜盐和四肢无力、肌张力低下、腱反射消失，每次持续数个月者亦为本病的特征。发作性乳酸血症是线粒体肌病的另一临床症

状。然而,本病的诊断务必依赖电镜和酶组织化学染色。

（3）线状体肌病:亦称棒状体肌病(rod body myopathy)、肌颗粒病(myogranules disease)。由 Shy 于 1963 年首次报道,为常染色体显性或隐性遗传。临床上表现为自出生即出现全身肌张力低下,呈现典型的跌落综合征。肌无力以肩胛带、骨盆带最为严重,可伴面肌、舌肌及咽喉肌无力。此外,还常伴脊柱侧凸、高腭弓、下颌突出、牙齿错位及鸡胸等畸形。病程缓慢进展。显微镜检查可见肌纤维内有杆状体聚集,选择性横纹中两带肿胀、肌丝破坏和变性。血清酶活性测定正常。预后良好,无特殊治疗。

（4）肌管性肌病:亦称中央核性肌病(centronuclear myopathy)、中央核周围肌病(periccnt-ronuclear myopathy),由 Spiro 于 1966 年首次报道。遗传类型不定,为常染色体显性、隐性遗传或性环链隐性遗传。因为在肌肉活检中发现肌管存在而得名。临床上表现为自出生后或自幼出现不能抬头、面瘫、眼睑下垂及四肢肌肉无力,远端较近端明显。血清酶活性及肌电图检查均无异常发现。活组织检查中 50%~80% 的肌纤维中见到 1~4 个内核,肌膜下核消失,中央核周围有肌原纤维溶解等。本病预后与发病年龄密切有关。新生儿即出现症状者常因周身肌张力低下、呼吸功能不全和发绀而早期夭折。

（5）先天性肌营养不良症:Walton 建议先天性肌营养不良症包括先天性肌病性关节畸形、不伴特殊异常的良性先天性肌营养不良症、伴中枢神经损害的先天性肌营养不良症(亦称 Fukuyama 病)、先天性肌无张力症-硬化性肌营养不良症(亦称 Ulrich 病),以及混合性先天性肌营养不良症。Fukuyama 病于 1960 年由日本学者 Fukuyama 首次报道。主要特征为自出生起有肌张力低下及关节挛缩,婴儿吸吮、喂奶困难。出生后 4 个月内头和颈部能自主控制运动者仅占 21%,多数在 12 个月(8~18 个月)后才能抬头,4 岁后才能单独坐稳,极少数患者能单独行走。智能差异很大,多数患者不能讲话或仅能讲单词。生命寿期为 4 个月至 22 岁,平均 8~12 岁。10 岁以后的患者多数有关节畸形。血清 CPK、LDH、GOT 增高。肌电图提示肌原性损害,有周围神经或神经传导速度异常。半数患者脑电图异常。CT 检查亦见半数患者脑室扩大。

Ulrich 病于 1930 年首先报道,凡有下列特征者可提供诊断参考:①自出生即有肌张力低下;②肢体细长、皮肤细嫩、关节活动过度屈曲;③躯干肌肉挛缩、不能坐直,脊柱侧凸、屈曲;④脑神经支配肌肉受累轻;⑤多关节及骨骼畸形、足跟后凸、高弓足;⑥多汗;⑦智能正常。本病进展缓慢,预后良好。

（6）其他先天性肌病

1）指纹状体肌病:于 1973 年由 Engel 首先报道。临床表现为四肢肌张力低下、腱反射消失、智能低下、血清酶活性正常。脑电图、肌电图正常。肌肉活检中可见肌纤维内大量包涵体;电镜下可见同心圆层排列的形状,似指纹的纤维结构。

2）肌质管性肌病:由 Jerusalen 于 1973 年首次报道。除表现典型的肌病症状外,CPK 增高,肌电图示肌病性改变。肌肉活检中见到肌纤维中有大量空泡,空泡宽达 $6\mu m$,长达 $3~150\mu m$。这些空泡对糖原、黏多糖、酸性磷酸酶等无反应,但对肌质网的 ATP 酶发生反应。

3）斑马体肌病(zebra body myopathy):由 Lake 和 Wilson 于 1975 年首先报道。除肌张力降低外,主要特点是骨骼肌活检中见到仅在正常眼外肌和心肌中见到的细横纹结构,形态如斑马皮肤而被命名。

4. 神经-外胚层发育不全　神经-外胚层发育不全可以引起结节硬化症、多发性神经纤维瘤、面-脑血管瘤病、共济失调-毛细血管扩张症、视网膜小脑血管瘤病等。其他还有 Wyburn-mason 综合征(视网膜血管瘤伴发脑或脊髓的血管瘤以及脊髓空洞症)、Bloch-sulzberger 综合征(多形皮肤色素斑伴发小头畸形、癫痫、智能发育不全、肢体瘫痪,以及先天性心脏病、青光眼等)。比较少见的有 Sjogren-larsson 综合征(先天性鱼鳞癣伴发脑性瘫痪和智能发育不全)、黑棘皮症(皮肤色素沉着和疣状病变伴发癫痫和智能发育不全)等。

5. 代谢功能障碍　先天性代谢障碍常导致多系统受累。临床上有些以神经系统表现为主,有些则以神经系统外的表现为突出:如肝豆状核变性(Wilson 病)患者中,有的主要表现为肝功能障碍,神经系统症状轻微;而另一些患者则有突出的神经系统症状,表现为舞蹈征、手足徐动或痴呆。又如苯丙酮尿症(Phenylketonuria)患者,代谢障碍遍及全身各组织,但临床上神经系统的症状特别显著。值得注意的是,同一种代谢障碍可产生不同的临床表现,而不同的代谢障碍也可产生相同的临床现象,故本组疾病至今尚无明确的分类。先天性代谢障碍患者尚有系统性贮积症(如鞘氨醇脂质沉积症、Gaucher

病）、神经元贮积症（如 Tay-Sack 病、Niemann-Pick 病）、白质营养不良等。其他累及神经系统者尚有黏多糖沉积症、糖原沉积症等。现以白质营养不良为例简述如下：

白质营养不良症（Leukodystrophy）是一种遗传性神经鞘磷脂代谢障碍而影响髓鞘形成的疾病。包括异染色性白质营养不良、球样细胞白质营养不良、肾上腺白质营养不良、Alexander 病、海绵状脑白质营养不良和 Pelizaeus-Merzbacher 病等。本组疾病多见于婴儿及儿童，预后不良。其中以异染性白质营养不良和球样细胞白质营养不良较为常见。

（1）异染性白质营养不良（Metachromatic leukodystrophy）：为常染色体隐性遗传病，由于硫酸脂酶缺乏使硫酸脑苷酯沉积于中枢神经系统的白质和周围神经中。以甲苯胺蓝或结晶紫染色，不呈紫色而呈黄褐色，具有异染性，故而得名。脑外形与重量大致正常，切面见白质灰白色，质硬，皮质下弓状纤维不被累及。镜下见白质中髓鞘广泛形成不良，轴突变性，星形胶质细胞增生，少突胶质细胞减少，可见异染性脂质沉积于神经元和巨噬细胞胞浆中。视网膜、视神经和周围神经常被严重累及，施万细胞、肝枯否细胞和肾小管上皮细胞也可有异染性脂滴存在。

（2）球样细胞白质营养不良（Globoid leukodystrophy）：又称 Krabbe 病，为常染色体隐性遗传病，由于 β-半乳糖脑苷酶缺乏致使 β-半乳糖脑苷沉积。病变表现为大脑和脊髓白质广泛髓鞘形成不良，但皮质下弓状纤维不被累及。在白质中出现特征性的上皮样及球样细胞，后者直径 20～40μm，胞质中的半乳糖脑苷呈 PAS 染色阳性，苏丹黑染色弱阳性。电镜观察可见该细胞含有空管状包涵体，其中有不规则结晶。此外可见局灶性神经元丢失，轴索消失和反应性星形胶质细胞增生。周围神经轻度灶性髓鞘形成不良，施万细胞和巨噬细胞含有 PAS 阳性物质，但很少形成典型球样细胞。

6. 言语功能发育不全

（1）先天性听觉性失语：患者虽听力及智能正常，但有不同程度的对听到的言语的理解障碍。严重者完全不能听懂言语。病因不明，常有家族遗传史。

（2）先天性视觉性失语：患者视力及智能正常，不能学会阅读，抄写时常有反写、错写现象。常有家族遗传史。

7. 各种病因所致智能发育不全。

8. 脑性瘫痪。

9. 核黄疸。

二、神经管和神经嵴发育异常导致先天性畸形

在胚胎发育过程中，由于神经管和神经嵴发育异常导致先天性畸形。现将临床常见者作简要介绍。

神经管闭合障碍是指在妊娠第 3～20 周之间，胎儿神经管发育缺陷或闭锁而导致的一类常见的先天发育畸形。胚胎第 18 天神经原节形成并向尾端发展成神经沟，第 21 天神经沟两侧的神经襞向背侧正中线包卷融合，成为神经管。融合自胸段开始向头、尾端发展，尾端于第 4 周闭合，而头端大约早 2 天闭合。神经管形成后，逐渐与表皮脱离，移向体壁深部。神经管的头端发育成为脑泡，其余部分发育成为脊髓。胚胎第 11 周时，骨性椎管完全愈合。在神经管闭合过程中受到影响即产生颅骨裂或脊柱裂。单纯的中胚层闭合不全可形成隐性颅骨裂或隐性脊柱裂。神经管闭合不全的病因非常复杂，除个别有家族遗传因素外，一般认为起因于胚胎期有害环境因素的作用，如感染、代谢性疾病、中毒或放射线辐射，以及气候等因素的影响，使神经管闭合不全，产生颅裂和脊柱裂畸形；如同时使中线结构缺失，可发生胼胝体发育不良或缺失；如中线结构有异常组织加入，可发生胼胝体脂肪瘤或畸胎瘤。Chiari 畸形与 Dandy-Walker 畸形亦属此类疾病。

（一）颅裂畸形

颅裂畸形（cranioschisis）是神经管闭合不良所致的颅骨先天性缺损，颅内容物膨出畸形。早期的闭合不全表现为严重的颅脑畸形，如裂枕露脑畸形（iniencephaly）、露脑畸形（exencephaly）（图 1-29），或无脑畸形（anencephaly）（图 1-30）。较晚的闭合不全常形成脑膜膨出（meningocele）或脑膜脑膨出（meningoencephalocele）（图 1-31）、积水性脑膨出（hydrencephalocele）、囊性脑膜脑膨出（encephalocystomeningocele），膨出的脑组织可以正常，也可有皮质萎缩。膨出多位于正中线，以枕部为多见，亦可发生在额部、鼻根或颅底。发生在鼻根部的脑膨出常伴有眶距增宽（hyperrhinoplaty）。隐性颅骨裂很少见。有时仅表现为枕部皮肤窦通过枕骨裂隙和脑膜相连，不伴有颅腔内容物的膨出，亦可仅为面颅骨的畸形。

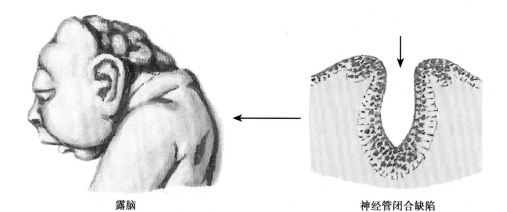

露脑   神经管闭合缺陷

图 1-29   露脑畸形

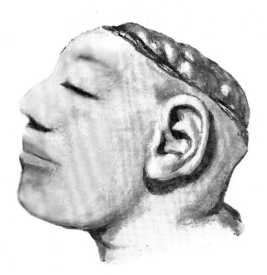

图 1-30   无脑畸形

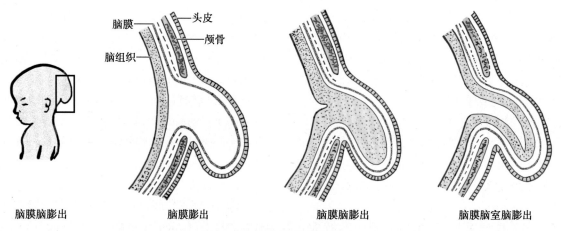

脑膜脑膨出   脑膜膨出   脑膜脑膨出   脑膜脑室脑膨出

图 1-31   各型脑膨出模式图

主要表现为骨裂所致的脑膨出。膨出可大可小,哭闹时张力增高,有波动感。膨出囊的基底可能宽广,也可能呈蒂状。触之质软,往往有和心跳一致的搏动感,轻压可使前囟凸出;小而能回纳的膨出可以摸到骨裂边缘。在枕部可自后囟、枕骨大孔或枕

骨间膨出(图1-32);在前额可自额骨间膨出(图1-33)或自额骨与筛骨间的鼻根部膨出。在颅底则可突入眼眶、鼻腔、口腔或咽部。患儿可伴有智能发育不全、脑性瘫痪、脑积水、脊柱裂、唇裂和腭裂等其他发育障碍的征象,表皮破裂后可引起脑膜炎。

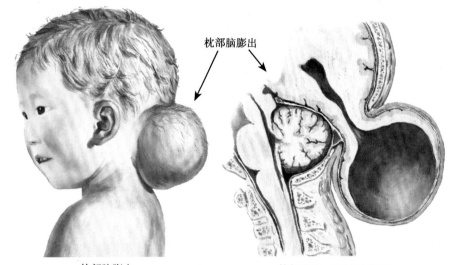

枕部脑膨出　　　　　　　　枕部脑膜、脑及脑室膨出

图 1-32　脑膨出

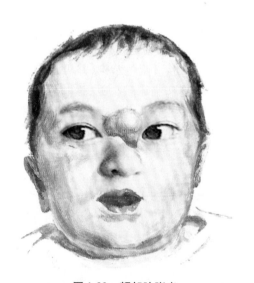

图 1-33　额部脑膨出

典型的脑膨出诊断不困难,有时需要与头皮下血肿、脓肿、血管瘤、上皮样囊肿、脂肪瘤等相鉴别。这些肿块不常位于中线,触诊无脉搏搏动,哭闹时不增大,透过试验阴性,而脑膜膨出则常能部分透光。颅骨 X 线摄片可以明确颅骨裂的部位和大小或与肿物相通连。个别病例需做脑室造影以了解脑组织和脑室是否参与膨出,以及有无并发脑积水。CT 脑扫描或 MRI 检查可明确脑和颅骨的情况,对诊治有较大的帮助。

在患儿全身条件许可的情况下应尽早进行修补手术,如能在 1 岁前手术是合适的,对患儿的发育可带来好的影响。因故不能立即手术时,应注意保护膨出部位的皮肤,防止破溃感染。

(二) 脊柱裂和有关畸形

脊柱裂(spinal-bifida)是胚胎发育神经管闭合过程中椎管闭合不全引起的先天畸形。脊柱裂可以是广泛的、完全的神经管融合不能,称为完全性脊柱裂或脊柱全裂;也可以是部分性脊柱裂。完全性脊柱裂常常伴有严重的先天性颅骨裂,多为死胎,临床意义不大。临床常见的脊柱裂发生于神经管闭合晚期,多由两侧椎弓原基未合并所致。由于椎弓原基先在胸段开始闭合,故胸脊柱裂少见。一般好发于腰骶椎处。根据椎管内容物有无膨出及膨出的内容,可有以下几种类型:

1. 隐性脊柱裂(spinal bifida occulta)　最多见,发生率约占成活新生儿的1‰,多见于腰骶部,有一个或数个椎骨的椎板未全闭合,椎管内容物没有膨出。可以没有任何外部表现,多在腰骶部摄片时偶尔被发现。偶可见腰骶部皮肤有色素沉着,皮肤呈脐形陷窝,毛发过度生长或有皮肤脂肪瘤(图1-34)。有时异常皮肤改变由一条纤维索通过椎板裂隙附着于硬脊膜、神经根,甚至脊髓上,使脊髓固定

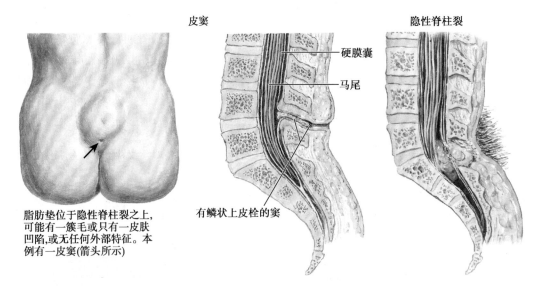

皮窦　　　　　　　　　　　　　　　　隐性脊柱裂

硬膜囊

马尾

脂肪垫位于隐性脊柱裂之上，可能有一簇毛或只有一皮肤凹陷，或无任何外部特征。本例有一皮窦(箭头所示)

有鳞状上皮栓的窦

图 1-34　隐性脊柱裂及皮窦

在椎管上，从而限制了脊髓在发育中的上移。并可伴发脊髓内胶质增生甚或中央管扩大，产生脊髓牵系综合征。轻症患者多无症状，较重者常见腰痛和遗尿，少数可因骨质缺损、局部神经结构保护性差或伴发椎体滑脱、椎间盘脱出而发生神经损害症状。本病经 X 线摄片即可确诊，CT 及 MRI 对观察椎管内脊髓、椎间盘、神经根及一些细节改变则更为清晰可见。对不伴有神经症状的隐性脊柱裂不需手术，但上皮窦道必需切除，以防脑膜感染。

2. 脊膜膨出（meningocele）　是硬脊膜经椎弓板缺损向外膨出到达皮下，与皮肤共同组成中线上的囊肿样团块，其中充满脑脊液，或仅覆盖一薄层皮肤，脊髓与神经根的位置可正常或与椎管粘连，神经根可进入膨出囊内并与之粘连（图 1-35）。本病多发生于腰部和腰骶部，也可发生于其他部位，此类型脊柱裂易于诊断，故一般发现早，多为婴幼儿，膨出

的囊透光，哭闹或咳嗽时饱满，可与其他肿块鉴别。此类患者宜尽早手术，原则是分离粘连的神经根、切除膨出的囊并加固椎板缺损。因故不能手术者，对囊壁要慎加保护，防止破溃和污染。

3. 脊髓脊膜膨出（meningomyelocele）　较少见，由于脊柱裂缺损较大，脊膜、脑脊液、脊髓本身也一并膨出。膨出囊基底较宽大，囊表面的皮肤菲薄、黑色，光照不很透光，有时透过皮肤可以看到脊髓的膨出部分呈一类圆形紫蓝色结构，并可看到硬脊膜血管（图 1-36）。本病临床较少见，诊断较容易。神经症状不严重者宜尽早手术治疗，原则是分离脊髓和神经根的粘连，使神经组织纳回椎管及加固椎板缺损处的弱点。但预后不如前两型好。

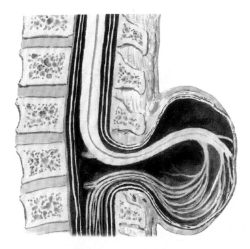

图 1-36　脊膜脊髓膨出

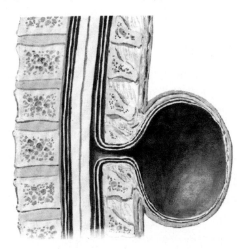

图 1-35　脊膜膨出

4. 脊髓膨出（myelomening）　又称脊髓外翻。是部分性脊柱裂中最严重的类型。脊髓自中央管裂

开,连同脊髓、脊膜从骨裂处膨出,裸露于体表,形成一个完全暴露的肉芽面,经常有脑脊液溢出。此型罕见。

5. 其他类型的畸形　脊柱裂可以和某些少见的脊髓畸形共存。脊髓积水(hydromyelia)表现为中央管局部扩大,除伴发于脊柱裂外,它也可见于枕骨大孔区畸形和脊髓空洞症。脊髓纵裂(diplomyelia)

表现为脊髓和椎管的下段分裂成对称的两支,不伴有神经症状。双干脊髓(di-astematomyelia)表现为脊髓的几个节段被椎管的一个纵向骨障分裂为二,常在婴儿或儿童期发生截瘫,骨障可以手术截除。其他还有脂肪脊膜膨出、脂肪脊膜脊髓膨出、脊膜脊髓囊肿膨出、脊柱前裂等,临床比较少见,在此不予叙述。各型脊柱裂模式见图1-37。

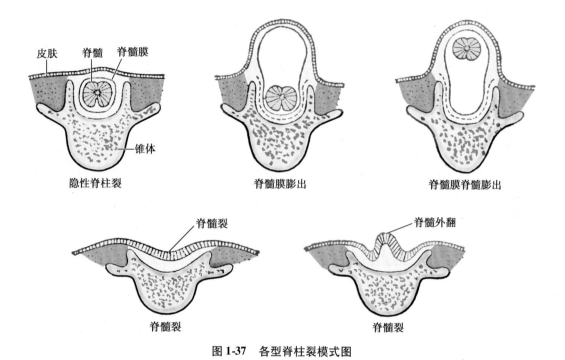

图1-37　各型脊柱裂模式图

6. 脊髓空洞症　脊髓空洞症(图1-38)是一种先天发育缺陷,脊髓背中线发育畸形的慢性进行性病变,其病理特征是脊髓灰质内的胶质增生,中心部坏死形成空洞。空洞多限于颈髓,可伸延至脊髓全长,在不同节段截面积不同,在颈髓、颈膨大达最大程度。最初空洞限于后角基底或灰质前连合,囊

肿缓慢扩大累及两侧更多灰质和白质,有时脊髓实质只剩下狭窄边缘,神经组织退变消失。空洞可伸延至延髓,罕有伸延至脑髓者。临床表现为受损节段内的浅感觉分离(痛温觉减退或消失,触觉及深感觉存在)、下运动神经元瘫痪(图1-39)

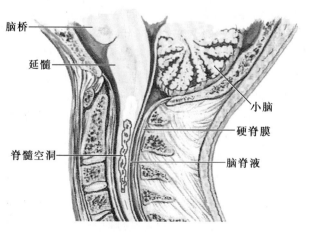

图1-38　脊髓空洞症

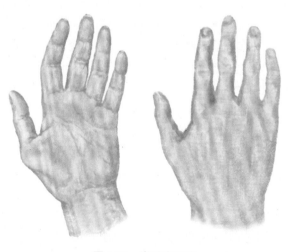

图1-39　脊髓空洞症
鱼际肌及骨间肌萎缩

和自主神经功能障碍，以及受损节段平面以下的长束体征。如病变位于延髓，称延髓空洞症；如病变同时波及脊髓和延髓，称延髓脊髓空洞症。

本病诊断一般不难，根据慢性发病和临床表现特点、有节段性分离性感觉障碍、上肢发生下运动神经元性运动障碍、下肢发生上运动神经元性运动障碍等，多能作出明确诊断，结合影像学的表现可进一步明确诊断。MRI 检查（图 1-40）空洞显示为长 T1、T2 信号，矢状位出现于脊髓纵轴，横切面可清楚显示所在平面空洞的大小及形态。MRI 对本病诊断价值较高。

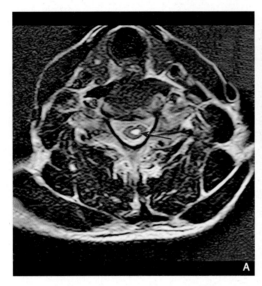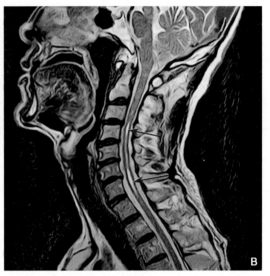

图 1-40　脊髓空洞症（MRI）
A 为轴位，B 为矢状位，箭头示空洞

三、先天性脑积水

先天性脑积水（congenital hydrocephalus）是各种原因引起脑室系统内脑脊液量增多或积聚，致使脑室扩大、颅内压增高。常见的原因是中脑导水管狭窄（图 1-41）、神经胶质过度增生、神经胶质膜的存在。其他先天畸形，如 Arnold-Chiari 畸形、Dandy-Walker 畸形、脑膜脑膨出（图 1-42）、脑穿通畸形（图 1-43）、蛛网膜囊肿（图 1-44）、无脑回畸形（图 1-45）等均可发生先天性脑积水。脑积水可分为交通性与梗阻性两种，其中以梗阻性为最多。

梗阻性脑积水是因为室间孔、中脑导水管、第四脑室的正中孔、外侧孔畸形或肿瘤压迫或粘连而狭窄、闭塞时，脑脊液蓄积于脑室内形成。其中以中脑导水管狭窄为最常见，少见的有中脑导水管分叉、中隔形成或周围胶质增生等。交通性脑积水是指脑室及蛛网膜下隙中均积存大量脑脊液。此类脑积水脑室与蛛网膜下隙是沟通的，脑脊液能流到蛛网膜下隙，而不能顺利通过脑表面蛛网膜下隙或脑蛛网膜粒。其形成原因可能是：①蛛网膜粒排出脑脊液的功能障碍，如出生前有蛛网膜下隙出血而致蛛网膜粘连；②脑池发育不良或静脉闭塞，影响脑脊液回流；③脑脊液分泌过多，如脉络丛增生或乳头状瘤。

各种脑积水的临床表现基本相似。患儿出生后数周或数月内头颅快速增大，少数出生时就明显大于正常（图 1-46），呈上大下小的"气球样"外观。额颞部静脉怒张、双眼球倾向下旋、上部巩膜常暴露、眼球下半部落到下眼睑下方（"落日征"，又名"二目天吊"）。前囟门张力高，有时后囟及侧囟也开大，颅缝移开，叩诊可有破壶音（Macewen 征阳性）。囟门迟迟不闭（正常闭合不晚于 1.5 岁）。脑实质逐渐变薄，可有抽搐发作、痉挛性瘫痪、去脑强直、眼震、斜视、智力迟钝。本病应以手术治疗为主。重症患者或晚期患者因脑组织受损严重而效果不佳。梗阻性脑积水以病因治疗最为理想，如导水管成形术或扩张术、第四脑室正中孔切开或成形术等。交通性脑积水可行脑脊液通路改道手术，如脑室心房分流术、脑室颈内静脉分流术等。药物治疗（如乙酰唑胺抑制脑脊液分泌）一般只起暂时作用，远期效果不好。

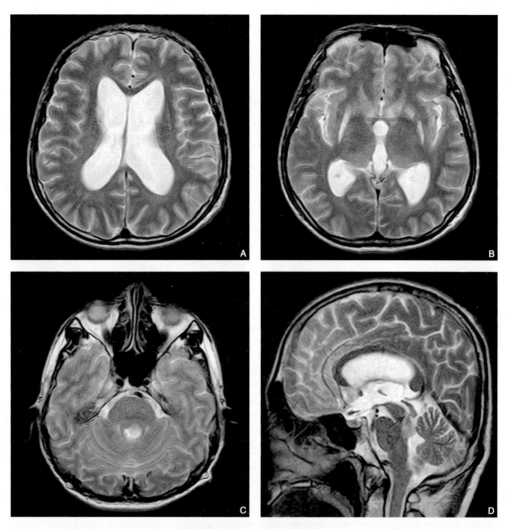

图 1-41　先天性导水管狭窄
A、B 示第三脑室及双侧脑室对称性扩大,C 示第四脑室正常大小,D 箭头示导水管狭窄

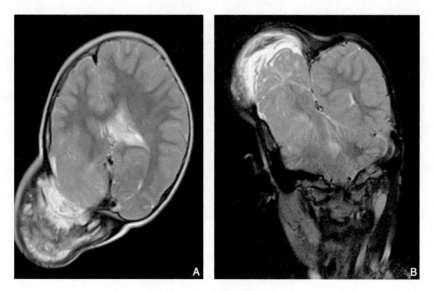

图 1-42　脑膜脑膨出(MRI)
A 为轴位,B 为冠状位

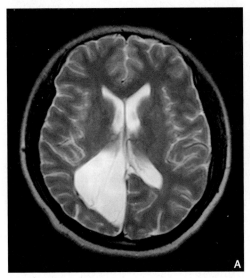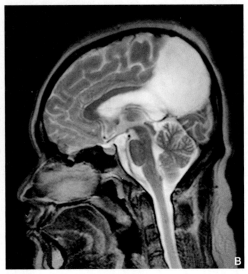

图 1-43 脑穿通畸形
A 为轴位,B 为矢状位

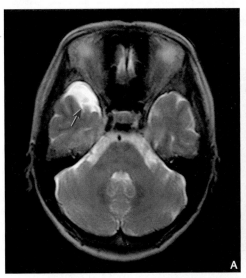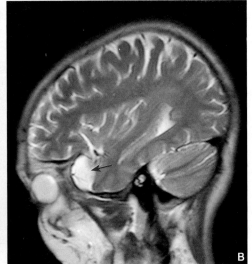

图 1-44 蛛网膜囊肿(MRI)
A 为轴位,B 为矢状位,箭头示囊肿

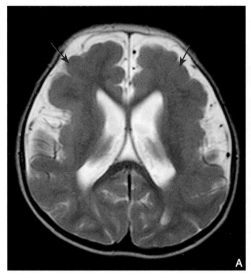
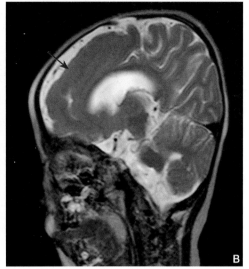

图 1-45　无脑回畸形（MRI）
A 为轴位，B 为矢状位，箭头示无脑回区域

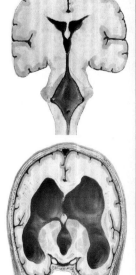

脑积水的临床表现

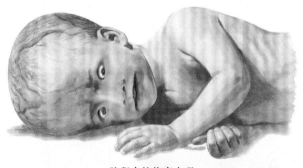

脑积水的解剖所见　　　脑积水的影像所见

图 1-46　脑积水

四、脑局部缺如

脑局部缺如是脑泡局部发育过程中止的结果。脑泡在发育过程中由于种种原因导致局部发育中止，因而发生脑局部缺如或发育异常，表现多种多样：如无小脑、小脑发育不全（图 1-47、图 1-48）、无胼胝体、脑沟过浅、脑回增宽或狭小、脑穿通畸形（脑局部皮质发育缺陷、脑室与蛛网膜下隙相通）等。轻度脑局部缺如可不出现任何症状，仅于影像学检查时发现；严重者则因缺如部位不同而出现不同的临床症状，且常伴发其他严重的先天性畸形，如胼胝体发育不全（图 1-49）常伴脑积水、小头畸形（图 1-50）及颅内先天性脂肪瘤（图 1-51），并可表现为癫痫和（或）智能发育不良。

小头畸形可分真性小头畸形和相对小头畸形。真性小头畸形大多是由于一种常染色体畸变，或胎儿特别是在妊娠早期受放射线照射或宫内感染而引起。主要表现为头小，脑的重量明显轻于正常，脑回过小，或无脑回，大脑的发育明显延缓，常在胎儿第 3~5 个月即停止进展，致使患儿的头顶变得小而尖、扁额、头围小，最大不超过 43cm，最小可在 25cm 以下，脑重量在 900g 以下，额与枕部常平坦，前囟闭合早，骨缝全部或部分闭合过早，身体及智力发育落后，语言及行为发育障碍，有的患儿有惊厥、肌张力增高，甚至有痉挛性瘫痪，其预后依脑发育不全程度而异。相对小头畸形也称假性小头畸形，是由于炎症、脑血管损伤而引起的脑损伤和脑萎缩，头围减少的程度比真性小头畸形轻些。

29

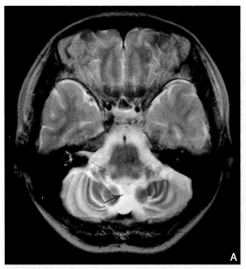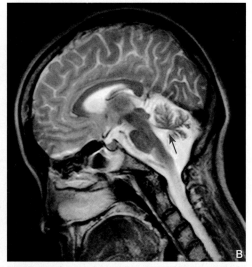

图 1-47　小脑蚓部发育不良
A 为轴位,B 为矢状位,箭头示小脑蚓部发育不良

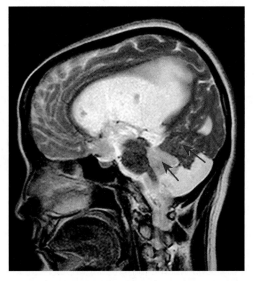

图 1-48　小脑发育不良伴 Dandy-Walker 综合征
箭头示第四脑室扩张,小脑发育不良

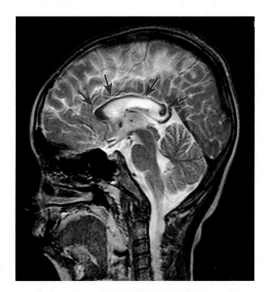

图 1-49　胼胝体发育不良
箭头示发育不良的胼胝体

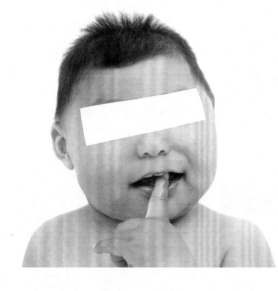

图 1-50　小头畸形

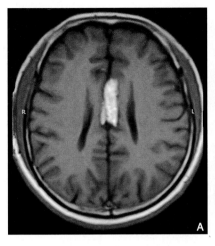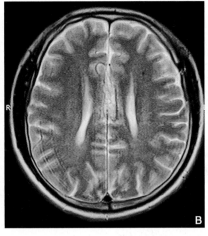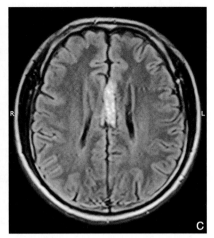

图 1-51 胼胝体脂肪瘤
A 为 T1，B 为 T2，C 为 T2 Flair

小头畸形以手术治疗为主，目的在于扩大颅腔，解除颅内高压，使受压的脑组织及脑神经得到发育和生长。对于有颅内压升高者，应尽早手术。生后6 个月以内手术者预后较好，一旦出视神经萎缩和智能障碍，即使施行手术，功能已不易恢复。

五、小型脑与巨型脑

所谓小型脑与巨型脑是指脑过小或过大，但两者与正常脑之间没有截然的界限。所谓小型脑是指脑重<1000g，最大颅周径<47cm。巨型脑是指脑重>2000g。两者均有家族遗传性，小型脑的基本结构一般与正常脑无明显区别，巨型脑脑回结构复杂，神经元数目和大小均增加，两型的脑室均正常，智力通常低下，小型脑更为严重。

六、颅狭窄症

颅狭窄症又称颅缝早闭或颅狭窄畸形，是因一条或数条骨缝过早闭合引起颅内压增高，智能发育障碍，并可有眼部症状。原因不明，Converse 等认为本病是一种先天性发育畸形。可能与胚胎期中胚叶发育障碍有关，也可能是骨缝膜性组织出现异位骨化中心所致，还可能与胚胎某些基质缺乏有关，少数病例有遗传因素。个别病例可因维生素 D 缺乏病和甲状腺功能亢进所致。Park 和 Power 曾提出发生的基本原因在于颅骨间质束成长不全，以致颅骨减小和骨缝组织过早骨化。闭合处骨质隆起，形成骨嵴；缝痕完全消失。颅骨仅能在其他方向代偿性生长，形成头部畸形。因其生长速度不能适合儿童期脑的

发育和生长，可产生颅高压、颅骨变薄和脑组织与脑神经的受压。基于受累颅缝的部位和数目，而未受累的颅缝仍按正常规律发育，结果形成不同形状的头颅畸形。常见有以下几种类型：

（一）尖头畸形

尖头畸形也称塔头畸形，较常见，是由于胚胎期所有颅缝均过早闭合，因颅骨生长除前囟阻力小外，其他各方向均受限制，致使头颅只能向上方增长而形成塔状头型（图 1-52）。颅底受压下陷，眼眶变浅，眼球突出，鼻旁窦发育不良。由于脑组织向垂直方向伸展，致使头颅上下径增加，前后径变短，颅前窝可缩短至 1.5cm，视神经孔缩小，眶上裂短，脑回压迹明显增多，蝶鞍扩大，前囟闭合延迟。尖头畸形额骨后缩或后旋，使额骨与鼻脊连成一线，额鼻角消失。典型病例为颅顶尖突。额骨后旋为导致头颅畸形的主要原因。面中部可正常。值得指出的是，尖

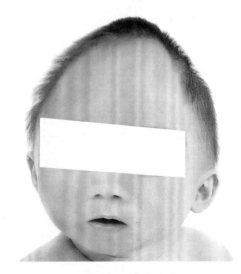

图 1-52 尖头畸形

头畸形在2～3岁前不会出现明显的临床表现,这是因为不少病例在1岁时颅骨是正常的,而在4岁时才出现典型的尖头畸形。真性尖头畸形伴手或足并指/趾畸形,称为Saethre-Chotzen综合征。脂肪软骨发育不全症表现为软骨发育不全、视神经萎缩、头大鼻宽而扁平、唇厚也属于尖头畸形类,常见于婴幼儿,患儿臂及下肢变短伴有智力低下、视力障碍、角膜脂质沉着。由于颅骨发育受限,颅内组织长期受压,可产生头痛、突眼、视力减退、视盘水肿、抽搐等。严重者可合并智能发育障碍。

手术治疗是唯一有效的方法。手术时间越早越好。待出现了神经症状,即使手术,神经功能恢复也不理想。

(二) 扁头畸形

扁头畸形是两侧冠状缝过早骨化致使前额对称性扁平。两侧冠状缝闭合使颅骨前后径生长受限,只能向两侧垂直于矢状缝生长,形成短头,故又称短头畸形或宽头畸形,约占14.3%。患者头颅两侧冠状缝骨化,造成颅骨前后径发育障碍和代偿性横径增宽及颅顶抬高,故表现为头颅增宽、前额宽平、颅中窝扩大、眼眶变浅、眶嵴发育不良、眼球明显突出,如同"金鱼眼"(图1-53)。因鼻咽腔狭小,常反复发生上呼吸道感染。如伴有颅内高压症,应及早手术治疗,扩大颅腔,便于脑组织发育、生长。

(三) 舟状头畸形

舟状头畸形也称长头畸形,系矢状缝过早闭合引起。颅骨横径生长受限,只能垂直于冠状缝生长,故头颅前后径增大,左右狭窄,形成长头。头型高而狭,前额和枕部凸出,形如覆舟。本型最为常见(图1-54),约占40%～70%,男性占大多数,男女之比为

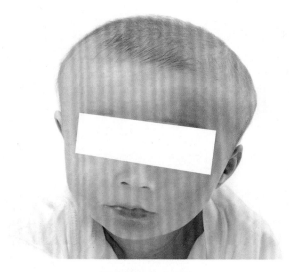

图1-53　扁头畸形

4:1。偶有家族史。仅少数可发生颅高压症状。

(四) 斜头畸形

斜头畸形也称偏头畸形,是因一侧冠状缝过早闭合所致的额骨单侧发育不全,约占4%。早闭一侧头颅生长受限,而对侧按正常生长,甚至代偿性扩大,因而使头型不对称(图1-55)。病变侧额骨扁平后缩,眶上缘抬高后缩。病变侧影响脑组织发育,前囟仍存在,但偏向健侧。过早闭合的骨嵴可在额中部触及。额骨的不对称牵动着整个颅穹隆形态,矢状缝向病侧偏位,健侧额骨和顶骨呈过度膨出。单侧冠状缝的骨化可深入到翼点及颅底。因此,斜头畸形几乎均伴有面部不对称畸形,并随年龄的增长而加重。双眼间距变小,额部变狭窄。耳廓及外耳道亦可不对称,但多不明显,眶鼻部畸形较显著。斜头畸形多合并精神发育迟缓、腭裂、眼裂畸形、泌尿系统畸形及全前脑畸形等。

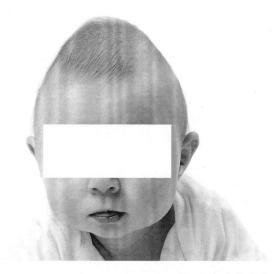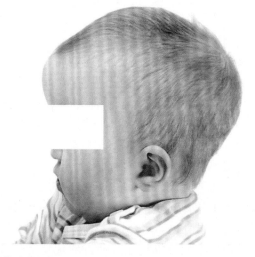

图1-54　舟状头畸形(前、侧面观)

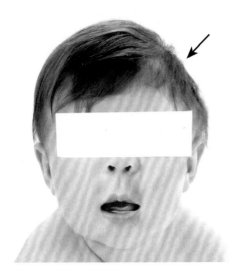

图 1-55　偏头畸形

（五）三角头畸形

三角头畸形比较少见，约占 5% ~ 10%，是额缝在胎儿期过早闭合所致。因额缝早闭影响双额部发育，故前额狭窄，头型自上观呈三角形态。额骨短而窄，颅前窝变小变浅，两眼相距过近，额缝处有骨嵴样增厚，常与其他畸形并发。

（六）Crouzon 狭颅症

Crouzon 狭颅症又称 Crouzon 颅骨面骨发育不良或 Crouzon 型颅面狭窄症。由 Crouzon 于 1912 年最先报道。本病的主要特点为：

1. 巨大的颅盖而颅缝早期闭合，以冠状缝和人字缝早闭最多见，由于前囟门骨化突起而使颅顶尖状隆起。

2. 正常的下颌骨与细小的上颌骨相比相对突出，面部鼻颌后缩，造成咬合倒转，在一定程度上形成假性凸颌畸形。

3. 鼻子过度突起呈鹰嘴鼻，眶壁推前，眶上缘因短头畸形而后缩，眶下缘也因颌后缩而后缩，结果形成极度的眼球突出，这种突眼再加上眼眶增宽，形成 Crouzon 病的青蛙眼。患者可伴有眼球运动性麻痹。

4. 大多有遗传性和家族史，又称为遗传性头颜面骨发育障碍。

5. 本病可有颅内压增高、视力丧失及智力低下等。

（七）Apert 型颅面狭窄症

1906 年由 Apert 首先报道，是一种遗传性疾病，表现为尖头畸形及并指/趾的一种畸形综合征。其面部畸形较明显，特别是上颌骨的后缩更明显；后缩的上额伴有水平位旋转而在上面，使鼻根深深地凹陷在眉弓的下面，造成牙合张开、口嘴张开及上唇的中部好像被牵向后方。眼球突出不明显，常有眼外斜视。面部畸形在出生时即很明显。

对于出现典型的头颅畸形表现者，诊断并不困难。但出生后发现头颅变形时常常误诊为分娩所致，如头颅变形在出生后一定时期未消失，应行颅脑 X 线平片检查。主要表现为颅骨骨缝处密度增高、钙质沉着，有时可见脑回压迹增多、后床突脱钙等颅内压增高征象。

七、枕骨大孔区的先天畸形

枕骨大孔区的先天畸形是指枕骨大孔区、上位颈椎以及此区域的脑、脊髓先天畸形。临床并不少见，包括：①颅底压迹和颅底陷入；②扁平颅底；③寰椎枕化；④寰枢椎脱位；⑤颈椎融合；⑥小脑扁桃体和延髓下疝等。以上几种畸形常同时存在，亦可单独发生，简介如下：

（一）颅底压迹

颅底压迹是枕骨大孔区先天畸形中最常见的，主要是以枕骨大孔为中心的颅底骨组织及寰、枢椎骨质发育畸形，表现为枕骨的基部、踝部及鳞部以枕骨大孔为中心向颅腔内陷入，寰椎突入颅内，枢椎的齿状突高出正常水平进入枕骨大孔，致使枕骨大孔前后径缩短和颅后窝容积缩小而产生症状，故又称颅底陷入症、颅底凹陷症或颅底内翻症。由于颅底内翻致使小脑、延髓、上颈髓受压，局部脑神经、脊神经根被牵拉以及椎动脉供血障碍产生一系列临床症状。

本病的主要发病原因为先天性骨质发育不良，由于在胚胎发生学上神经管在寰枕部闭合最晚，所以先天性畸形容易发生在此区。在胚胎发育第 2 ~ 3 周时，由于胚胎分节的局部缺陷，寰椎不同程度地进入枕骨大孔内，有时与之融合。近年来有人发现本病与遗传因素有关，即同一家族兄弟姐妹中可有数人发病。其病变在骨性变化基础上，枕骨大孔区域筋膜、韧带、硬脑膜、蛛网膜可随年龄增大、头部活动增多、轻微头颈外伤等诱发而增厚、粘连，使后组脑神经、颈神经受到牵拉或压迫，影响椎动脉血液供应，构成对上颈段脊髓、延髓、小脑的功能障碍而产生症状。如脑脊液循环受阻，则可形成阻塞性脑积水，出现颅内压增高征，甚至引起小脑扁桃体疝而致死。

临床表现多数患者症状进展缓慢，偶有缓解。

有些患者可无症状,仅在X线检查时发现有枕骨大孔区畸形、颅底凹陷。患者可有颈短、发际低、颅型不正、面颊耳廓不对称,但无明显神经系统症状。

因畸形程度及合并症不同,症状与体征差异较大。一般症状可有头痛、眩晕、耳鸣、复视和呕吐等。患者可有头颈部偏斜、面颊不对称、颈项粗短、后发际低、颈部活动受限且固定于特殊的角度位置,正常的颈椎前突消失及外貌异常。患者常诉颈部强直、多以进行性下肢无力和行走困难为首发症状。起病一般隐匿,逐渐加重,亦可在头部外伤后突然发病或加重,即在头部轻微外伤或仰头或屈颈过猛后出现肢体麻木无力,甚至发生四肢瘫痪和呼吸困难等。症状反复多次发作,整个病情呈进行性加重。神经系统症状及体征主要表现为枕骨大孔综合征,其主要临床表现为:

1. 上颈神经根刺激症状　主要是由于颅底畸形、骨质刺激和压迫寰枕筋膜、韧带和硬脊膜,使其发生增生、肥厚或形成纤维束带,压迫上颈神经根。患者常常诉说枕部慢性疼痛、颈部活动受限、感觉减退、一侧或双侧上肢麻木、疼痛、肌肉萎缩、强迫头位等。

2. 后组脑神经障碍症状　常因脑干移位、牵拉或蛛网膜粘连,使后组脑神经受累而出现吞咽困难、呛咳、声音嘶哑、舌肌萎缩、言语不清、咽反射减弱等延髓麻痹症状,以及面部感觉减退、听力下降、角膜反射减弱等症状。

3. 延髓及上颈髓受压体征　主要因小脑扁桃体下疝、局部病理组织压迫延髓及上颈髓和继发脊髓空洞症所致。患者表现为四肢无力、感觉障碍、锥体束征阳性、尿潴留、吞咽、呼吸困难,手指精细动作障碍、位置觉消失;有时出现脊髓颈胸段单侧或双侧节段性痛、温觉消失,而触觉和深感觉存在,这种分离性感觉障碍为脊髓空洞症的特征表现。

4. 小脑功能障碍　以眼球震颤为常见,多为水平震颤,亦可为垂直或旋转震颤。晚期可出现小脑性共济失调,表现为步态不稳、说话不清,查体可见指鼻试验不准,跟膝胫试验不稳,闭目难立征阳性等。

5. 椎动脉供血障碍　表现为发作性眩晕、视力障碍、恶心、呕吐、共济失调、面部感觉障碍、四肢瘫痪及延髓麻痹等临床症状。

6. 颅内压增高症状　早期患者一般无颅内压增高,一旦出现说明病情严重,而且多为晚期。症状系发生梗阻性脑积水所致,个别出现较早的患者可

能合并颅内肿瘤或蛛网膜囊肿。患者表现为剧烈头痛、恶心、呕吐、视盘水肿,甚至发生枕骨大孔疝,出现意识障碍、呼吸循环障碍或突然呼吸停止而死亡。

本病根据发病年龄、病程进展缓慢,临床表现为枕骨大孔区综合征及特有的头部外貌,借助X线检查多可诊断。但是,值得提出的是下述各种测量值,在男女之间、小儿之间存在着差异,因此测量值不是绝对准确,故诊断本病时应全面观察颅底枕骨大孔区有无骨质改变及临床体征等,综合分析作出诊断。CT扫描和MRI的临床应用对诊断本病有了突破性进展,尤其是MRI有助于本病的早期诊断,其中对下疝的小脑扁桃体和合并脊髓空洞症显示清晰,是常规X线检查所不能做到的。

放射学检查常用枕骨大孔区为中心的颅-颈正侧位片、体层摄片、前后位开口摄片(检查寰椎、枢椎)、颅底摄片(检查斜坡、齿状突)等颅脑平片。通常颅-颈侧位片即可确诊,是诊断颅底凹陷症最简单的方法。必要时可行CT扫描、矢状面重建,则对枕骨大孔区的畸形观察更为清楚。另外可根据病情选择脊髓造影、气脑造影、脑室造影和脑血管造影等。

1. 颅骨平片　利用颅骨平片诊断颅底凹陷需要进行各种测量,由于枕骨大孔区局部正常解剖变异较大,尽管测量方法较多,但还没有一种理想的方法对诊断本病十分可靠。因此,至少需要根据以下方法,当存在两种明显异常的测量结果才能作出诊断。

(1) 钱线(Chamberlain's line):亦称腭枕线。头颅侧位片上由硬腭后缘向枕骨大孔后上缘做一连线,即为钱线(图1-56),正常人齿状突在此线3mm以下,若超过此限,即为颅底凹陷症。

(2) 麦线(McGregor's line):由硬腭后缘至枕

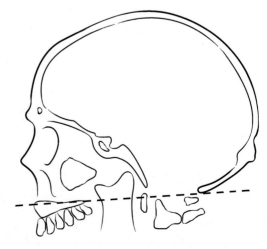

图1-56　腭枕线

骨鳞部最低点连线,也称基底线(图1-57)。正常齿状突不应高出此线6mm,若超过即为颅底凹陷症。

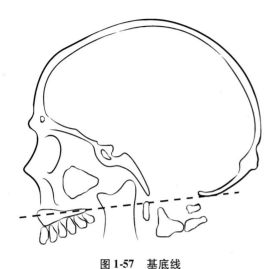

图1-57 基底线

(3)Bull角:硬腭平面与寰椎平面所成的角度(图1-58),正常<13°,>13°即为颅底凹陷症。

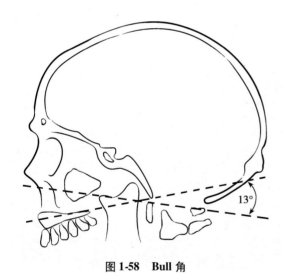

图1-58 Bull角

(4)基底角:由鼻根部至蝶鞍中心和蝶鞍中心至枕骨大孔前缘两线形成的角度(图1-59),正常为109°~148°,平均为132.3°,颅底凹陷症时此角增大。

(5)克劳指数(Klaus's index):齿状突顶点到鞍结节与枕内隆突间连线的垂直距离(图1-60)。正常为40~41mm,若<30mm即为颅底凹陷症。

(6)二腹肌沟连线(fishgold线):在颅骨前后位断层片上做两侧二腹肌沟的连线,从齿状突尖到此线的距离(图1-61),正常为5~15mm,若齿状突顶点接近此线,甚至超过此线,即为颅底凹陷症。

(7)双乳突连线:正位片上两乳突之间的连线

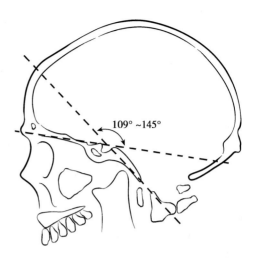

图1-59 基底角

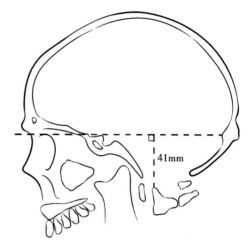

图1-60 克劳指数

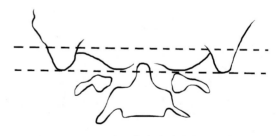

图1-61 二腹肌沟连线及脑乳突连线

(图1-61),正常时此线正通过寰枕关节,齿状突可达此线或高出此线1~2mm,颅底凹陷症时超过此值为异常。

(8)Boogard角:枕骨大孔前后缘连线和枕骨斜坡所形成的角度(图1-62),正常为119.5°~136°,颅底凹陷症时此角增大。

(9)外耳孔高度指数:头颅侧位片上,外耳孔中心点或两侧外耳孔连线中点至枕骨大孔前后缘连线向前延长线的距离,即为外耳孔高度指数(图1-63)。

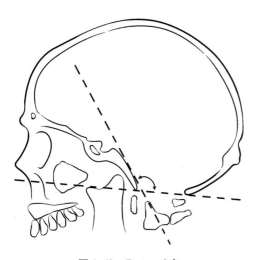

图 1-62　Boogard 角

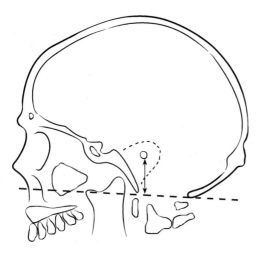

图 1-63　外耳孔高度指数

正常为 13～25mm，平均为 17.64mm，<13mm 即为颅底凹陷症。

2. CT 扫描　主要是显示脑组织及脑室的改变，有时可行脑室造影 CT 扫描，在脑室内注入非离子水溶性造影剂后行 CT 扫描，可观察到脑室大小、中脑水管是否通畅、第四脑室及脑干的改变，并可勾画出小脑扁桃体下缘的位置。

3. MRI 检查　MRI 是诊断本病最好的检查手段之一，尤其在矢状位可清楚显示中脑水管、第四脑室及脑干的改变、小脑扁桃体下疝的程度及颈髓受压的情况，便于决定手术治疗方案。

颅底凹陷常导致颅后窝和上颈部椎管有效空间缩小，故治疗的目的在于给予足够空间进行减压术治疗。对于偶然发现的无症状者，一般不需要治疗，应嘱患者防止头颅部外伤及过度剧烈头部屈伸，颈椎按摩术可加重病情，应为禁忌。对症状轻微而病情稳定者，可以随访观察，一旦出现进行性加重，应

手术治疗。

但必须指出，症状轻微患者即使影像学发现畸形也不宜手术。目前手术指征为：①有延髓和上颈髓受压表现者；②有小脑征症状及颈神经症状，并呈进行性加重者；③有颈神经根受累和伴有脊髓空洞者；④有脑脊液循环障碍或颅内压增高者；⑤伴有颅后窝肿瘤或蛛网膜囊肿者。

（二）扁平颅底

扁平颅底是颅颈区较常见的先天性骨畸形（图1-64）。如单独存在一般不出现症状，也不需治疗。本病常与颅底凹陷症并发，诊断主要依据颅骨侧位片测量颅底角，颅底角也称基底角，是指蝶鞍与斜坡所形成的角度，在颅骨侧位片上由鼻根至蝶鞍中心连线，与蝶鞍中心向枕骨大孔前缘连线所形成的角度（图 1-65），成人的正常值是 109°～145°，平均132°，本病患者颅中窝、颅前窝底部和颅底斜坡部均向颅内凹陷，颅底角>145°有诊断意义。

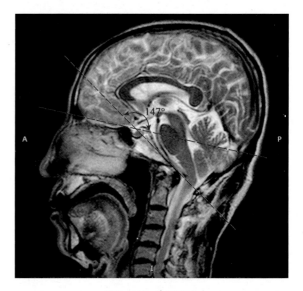

图 1-64　扁平颅底
箭头示颅底角为 147°（>145°）

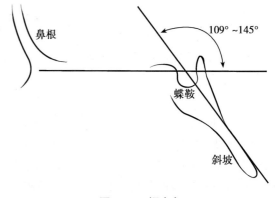

图 1-65　颅底角

（三）寰椎枕化

寰椎枕化又称寰枕融合，枕骨与寰椎部分或完全融合，寰椎成为枕骨的一部分，引起寰椎旋转或倾斜，颈椎位置上升，枢椎齿状突亦随之上升。一般不产生症状，如同时伴有颅底陷入、寰枢椎脱位，则可出现延髓或颈髓受压症状。

（四）寰枢椎脱位

先天性寰枢椎脱位是由于寰椎横韧带不健全或枢椎齿状突发育不良或齿状突分离，致寰椎在枢椎上不稳定，使寰椎向前，枢椎向后脱位，形成该处椎管管腔变窄。常由于头颈部过伸、过屈活动、轻微外伤而使脱位加重。病变附近还可能发生软组织粘连，加重对神经组织的功能影响。可使延髓及高颈段脊髓在颈椎伸屈活动时受压，也可因血运障碍而导致损害，以致出现四肢瘫痪、呼吸困难，甚至引起死亡。

临床上，寰枢椎脱位可引起头部活动受限、颈部肌肉痉挛、颈项部疼痛，有时放射至肩部。在前脱位时，可因寰椎前弓突向咽后壁而影响吞咽。在单侧前脱位时则出现头部姿势异常，头颈偏向脱位侧而下颌转向对侧。当脱位使椎管前后径狭窄，进而压迫颈髓时，则可出现四肢不同程度的瘫痪、呼吸困难等。如影响到椎动脉血运，则可出现椎-基底动脉供血不足的脑部症状。

寰枢椎脱位在X线正位开口片上可见齿状突与寰椎两侧块间距离不对称，两侧块与枢椎体关节不对称或一侧关节间隙消失。寰椎前脱位在X线侧位片上寰椎前弓与齿状突前面距离成人超过25mm，儿童超过45mm。

（五）颈椎融合

本病主要是两个或多个颈椎发生不同程度的融合，使颈椎数目减少、颈项变短、后发际线低下、颈部活动受限。因头部重心前移，患者头颅倾斜或旋转，又称先天性骨性斜颈、短颈畸形、颈椎分节不全、Klippel-Feil综合征。常与颅底压迹、颈肋、脊柱裂、脊柱侧凸等畸形合并发生。X线片有助于诊断。

（六）小脑扁桃延髓下疝

小脑扁桃体下疝畸形又名Arnold-Chiari畸形，为常见的先天性发育异常。是由于胚胎发育异常，使小脑扁桃体下部下降至枕骨大孔以下、颈椎管内，严重者部分延髓下段、四脑室下部、下蚓部也下疝入椎管内。常合并脊髓空洞，也可引起脑脊液循环受阻，进而引起脑积水。小脑扁桃体下疝畸形常伴其他颅颈区畸形，如脊髓脊膜膨出颈椎裂和小脑发育

不全等。

本病在临床上共分为4型，多数为Ⅰ型或Ⅱ型。

Ⅰ型：多见于儿童及成人，临床表现最轻。又称原发性小脑异位，表现为小脑扁桃体下疝至枕骨大孔水平以下，进入椎管内，延髓轻度向前下移位，第四脑室位置正常。常伴颈段脊髓空洞症、颅颈部骨畸形。

Ⅱ型：最常见多见于婴儿，不仅有小脑扁桃体（伴或不伴蚓部）疝入椎管内，脑桥、延髓、第四脑室下移，正常的延颈交界处呈"扭结样屈曲变形"，某些结构，如颅骨、硬膜、中脑、小脑等发育不全，90%有脑积水，常合并脊髓空洞症、神经元移行异常、脊髓脊膜膨出等。

Ⅲ型：多见于新生儿期，最严重，罕见。表现为延髓、小脑蚓部、第四脑室及部分小脑半球疝入椎管上段，合并枕骨发育异常、枕部脑膜脑膨出、脊髓空洞、头颈部畸形、小脑畸形等。

Ⅳ型：常于婴儿期发病，伴有明显的小脑、脑干发育不全，但不疝入椎管内，常在新生儿时期死亡。

本病可以出现脑干、上颈髓受压症状，脑-脊神经受累症状、小脑症状和脑脊液循环受阻以及脊髓空洞症等几组症状群，简介如下：

1. 延髓、上颈髓受压症状　表现为偏侧或四肢运动与感觉不同程度的障碍、腱反射亢进、病理反射阳性、膀胱及肛门括约肌功能障碍、呼吸困难等。

2. 脑神经、颈神经根受累症状　表现为面部麻木、复视、耳鸣、听力障碍、发音及吞咽困难、枕下部疼痛等。

3. 小脑症状　表现为眼球震颤、小脑性语言及共济失调等。

4. 颅内压增高征　表现为头痛、眩晕、恶心、呕吐、视盘水肿、缓脉和意识障碍等。

5. 伴发脊髓空洞症的症状　多发生于脊髓颈段，也可向上发展至延髓或向下发展至胸髓、腰髓。主要表现为一侧或双侧的节段性分离性感觉障碍、下运动神经元障碍，以及传导束型感觉障碍与神经营养障碍。

本病根据发病年龄、临床表现及辅助检查，诊断一般不难，头颈部MRI检查（图1-66），尤其矢状位像可清晰显示小脑扁桃体下疝程度，以及继发脑积水、脊髓空洞症等，是诊断的重要依据。

小脑扁桃体下疝畸形临床无症状者不需要治疗，对有临床症状者主要治疗手段为手术。

（七）Dandy-Walker畸形

Dandy-Walker畸形又称Dandy-Walker囊，先天

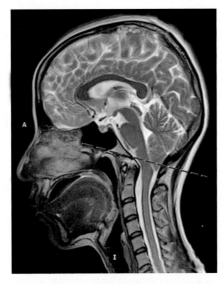

图1-66　小脑扁桃体下疝
MRI T2 加权像,示小脑扁桃体疝入椎管内

性第四脑室中、侧孔闭塞或 Dandy-Walker 综合征。即第四脑室正中孔、侧孔发生闭锁为其主要原因,病理学改变以第四脑室和小脑发育畸形为特点,临床表现严重者可出现痉挛状态、双侧病理征阳性,还可因压迫延髓呼吸中枢导致呼吸衰竭而死亡。

　　本病的诊断以往主要依靠脑室造影,现在 CT 或 MRI(图 1-67)的应用使其诊断变得简单而准确。典型的 Dandy-Walker 畸形的诊断标准为:①第四脑室极度扩张或后颅窝巨大囊肿并与第四脑室交通;②小脑蚓部与第四脑室顶部发育不良;③合并脑积水。

　　本病需手术治疗,手术适应证为伴脑积水的 Dandy-Walker 畸形及合并脑积水的孤立性第四脑室。

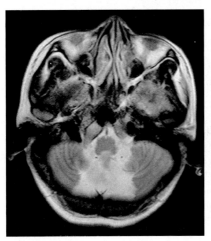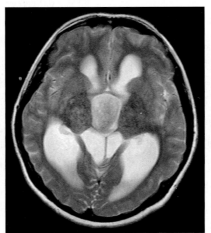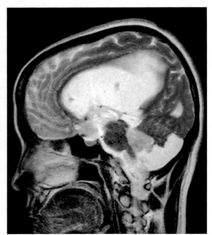

图1-67　Dandy-Walker 畸形
MRI 平扫示后颅窝显著扩大,双侧见巨大囊性影与第四脑室相通,压迫小脑半球,脑室系统明显扩大

(八) 精神发育迟滞

　　精神发育迟滞(mental retardation)也称精神发育不全或智能发育不全,是指在胚胎期或出生以后由于各种有害因素,导致大脑的结构、功能发育不全,临床表现以智力低下和社会适应能力差为特征的一种综合征。本病较常见,国外报道总患病率为8‰(英)~10‰(美),其中中重度者均为2‰。国外报道的患病率均为农村高于城市,男性高于女性。我国1982年十二个地区联合调查结果显示中重度

患病率为3.33‰,尚无轻度患者的患病率数据。

(九) 脑性瘫痪

　　脑性瘫痪(cerebral palsy),简称脑瘫,通常是指在出生前到出生后1个月内由各种原因引起的非进行性脑损伤或脑发育异常所导致的中枢性运动障碍。临床上以姿势与肌张力异常、肌无力、不自主运动和共济失调等为特征,常伴有感觉、认知、交流、行为等障碍和继发性骨骼肌肉异常,并可有癫痫发作。发病率约为1.2‰~2.5‰(每千活产儿)。

第二章　神经系统的基本结构和功能

人体是由无数微小的细胞有机组合构成的，因此细胞是构成人体形态结构和执行各种功能的基本单位，是一切生物进行新陈代谢、生长发育和繁殖分化的形态基础。形态相似和功能相关的细胞借助细胞间质结合起来构成的结构，称为组织。构成人体的组织有4种：上皮组织、结缔组织、肌组织和神经组织。几种组织结合起来，共同执行某一特定功能，并具有一定形态特点，即构成器官，如心、肺、肝、肾等。若干个功能相关的器官联合起来，共同完成某一特定的连续性生理功能，即形成系统。如口腔、咽、食管、胃、小肠、大肠和消化腺等构成消化系统。食物经口裂进入人体，最终经肛门排出粪便；食物经受了物理性和化学性的消化过程，消化后的营养物质被吸收，食物残渣被排出，这就是消化系所执行的功能。人体由9大系统组成，即运动系统、消化系统，呼吸系统、泌尿系统、生殖系统、内分泌系统、脉管系统、神经系统和感觉器。

虽然人体是由许多器官系统构成的，然而它们却共同组成一个完整统一的整体。各系统之间互相联系、互相影响、互相制约、相互依存，彼此协调，而不是彼此孤立的。这些器官、系统在神经体液调节下既有分工，又有合作，共同完成统一的生命活动。所以神经系统是体内的主导系统，它支配和协调体内所有器官和系统的活动，从而保证人体的统一与完整，使之适应不断变化着的内外环境。人类神经系统的结构和功能，由于在长期的进化过程和劳动实践中得到了高度的发展，特别是大脑皮质已成为思维的器官，因而人类不仅是被动地适应生活环境，而更重要的是能利用自然规律和社会法则主观能动地征服自然、改造社会，使自然界为人类服务。因此，人类的神经系统在机体内居主导地位，是一切生理活动和思维活动的物质基础。

第一节　神经系统的区分

神经系统按其所在位置和功能的不同，可分为中枢神经系统和周围神经系统。中枢神经系统包括脑和脊髓。脑又可分为端脑、间脑、脑干、小脑4部分。其中，脑干自下而上由延髓、脑桥和中脑组成。间脑主要包括丘脑和丘脑下部。脊髓在枕骨大孔处续于延髓。周围神经系统包括脑神经和脊神经，所以又称为脑脊髓神经。脑神经与脑相连，共12对；脊神经借前后根与脊髓相连，共31对（图2-1）。周围神经又可按其分布的组织器官的不同分为躯体神经系统和内脏（自主）神经系统（图2-1、图2-2）。躯体神经系统主要分布在体表、骨、关节和骨骼肌。内脏神经系统主要分布在内脏、心血管和腺体。躯体神经系统和内脏神经系统均含有感觉（传入）和运动（传出）两种成分，其中内脏运动神经系统又称自

主神经系统。自主神经系统又分为交感神经系统和副交感神经系统两类。自主神经系统的中枢部分存在于上至大脑下至脊髓的中枢神经系统的各部分；自主神经系统的周围部分从低级中枢发出后，并不直接到达它所分布的器官，而是在中枢以外经过一个自主神经节，再由节内的神经元发出纤维，分布到相应的器官。因而自主神经系统的周围部分存在于神经节之前的称为节前纤维，存在于神经节之后的则称为节后纤维。至于躯体神经的运动纤维从低级中枢发出纤维后则直达横纹肌。此外，自主神经系统的周围部分，有些是独立走行的；有些则混杂于脑脊神经内。由上述可知，对神经系统的这种区分完全是人为的。实际上，中枢神经系统和周围神经系统，躯体神经系统和内脏神经系统，在形态和功能上

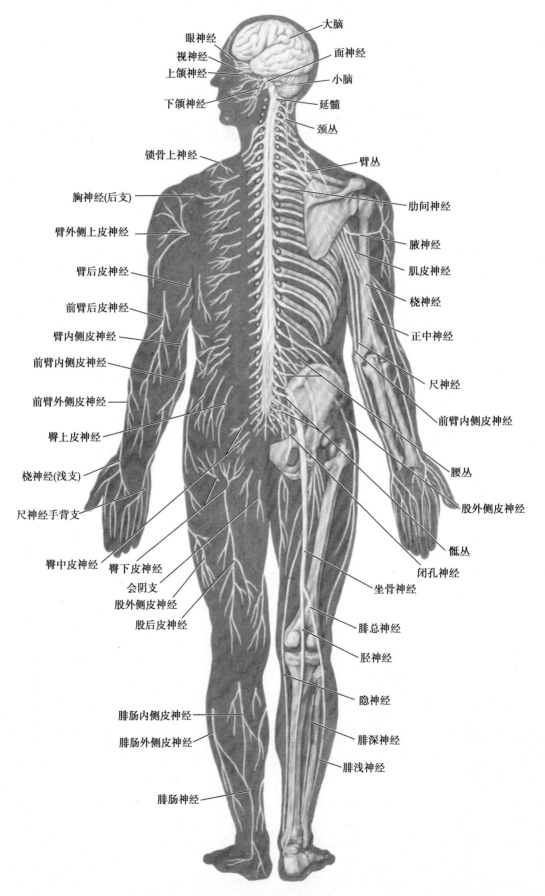

眼神经
视神经
上颌神经
下颌神经
大脑
面神经
小脑
延髓
颈丛
锁骨上神经
臂丛
胸神经(后支)
肋间神经
臂外侧上皮神经
腋神经
肌皮神经
臂后皮神经
桡神经
前臂后皮神经
正中神经
臂内侧皮神经
前臂内侧皮神经
尺神经
前臂外侧皮神经
前臂内侧皮神经
臂上皮神经
腰丛
桡神经(浅支)
股外侧皮神经
尺神经手背支
骶丛
臀中皮神经
臀下皮神经
闭孔神经
会阴支
坐骨神经
股外侧皮神经
股后皮神经
腓总神经
胫神经
隐神经
腓肠内侧皮神经
腓肠外侧皮神经
腓深神经
腓浅神经
腓肠神经

图 2-1　神经系统模式图

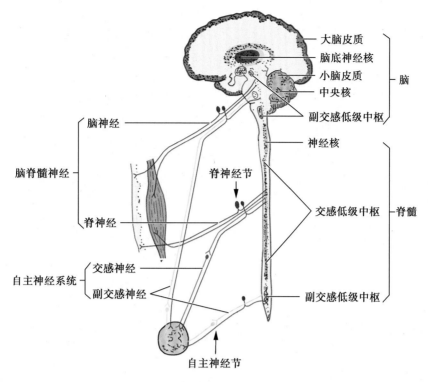

图 2-2　神经系统的组成

并不是各自孤立存在的,而是互相依存、紧密联系的。因而,当神经系统的某一部分有病损时,不仅要考虑到有无躯体神经系统的症状,而且应想到是否还有内脏神经系统功能障碍的现象。

第二节　神经系统的组成

神经系统主要由神经组织组成。神经组织主要由神经元,即神经细胞和神经胶质细胞组成。它们都是高度分化的细胞,都具有突起。

神经元是神经系统的形态和功能单位,具有感受体内、外刺激传导冲动和整合信息的功能。神经元数量庞大,约有 10^{11} 个,它们通过突触彼此连接,形成复杂的神经网络和通路,把信号从一个神经元传给另一个神经元,或传给其他组织的细胞,调节其他各系统的活动。此外,有一些神经元(如丘脑下部某些神经元)具有内分泌功能。神经胶质细胞无传导冲动的功能,而对神经元起着支持、保护、分隔和营养等作用。这两种细胞虽在形态和功能上有所不同,但其联系极为密切。

一、神　经　元

神经元也称神经细胞,是组成神经系统的基本结构和功能单位,由胞体和突起两部分构成(图 2-3)。胞体包括细胞核及其周围的细胞质和细胞膜。突起根据其形态和功能又分为树突和轴突两种。树突自胞体伸出,有一个或多个,一般较短而分支多。轴突自每一神经元仅发出一条,其长短不一,长者可达 1m 以上,短者仅数十微米。神经元的胞体可视为营养中心。树突和胞体表面是接受其他神经元传来的冲动的主要部位,自神经元发出的冲动则沿轴突传递出去。

（一）神经元的形态

神经元的形态是多种多样的,但其都有突起,突起可分为树突和轴突两种,故神经元可分为胞体、树突和轴突 3 部分(图 2-4)。胞体的形态有球形、锥形、梭形或星形等。其大小差异很大,小的直径仅 $5 \sim 6\mu m$,大的直径可达 $150\mu m$。树突多呈树枝状分支,它可以接受刺激并把刺激变为冲动传向胞体。轴突呈细索状,末端常有分支,轴突可将冲动从胞体传向终末。通常一个神经元可有一个或多个树突,但只有一条轴突(图 2-3)。神经元的胞体越大,其

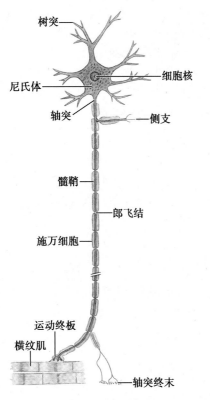

树突
尼氏体
细胞核
轴突
侧支
髓鞘
郎飞结
施万细胞
运动终板
横纹肌
轴突终末

图2-3　运动神经元模式图

轴突越长。神经元的胞体主要集中于中枢神经系

统,如大脑和小脑皮质、脑干和脊髓的灰质以及外周神经系统的脑神经节、脊神经节、自主神经节。神经元的突起则组成中枢神经系统的神经网络和神经通路以及遍布全身的神经。

（二）神经元的结构

1. 细胞体　细胞体是指神经元略呈球形的中央部分。神经元的胞体表面有细胞膜,将细胞内外分隔,细胞内充满着富含钾盐的水质液(细胞液),聚集着由胞质膜包裹着的细胞器(主要包括粗面内质网、滑面内质网、Golgi 器和线粒体)。除细胞核之外,细胞内所包含的各种物质统称为细胞质(胞质)。胞体是神经元的营养中心。

（1）细胞膜:为单位膜,极薄,有接受刺激和传导神经冲动的功能。

（2）细胞核:神经元的核大而圆,位于胞体中央,核异染色质少,故着色浅,呈空泡,核仁大而明显。

（3）细胞质:又称核周质,内含半流动的基质以及一些有形成分,如尼氏体、神经原纤维、高尔基复合体、线粒体、中心体、溶酶体以及色素颗粒等。这些成分在光学显微镜下用单一染色标本不能同时显出,必须分别采用不同的标本制作技术才能显示各种成分。不过在电镜下可以同时见到。下面只简

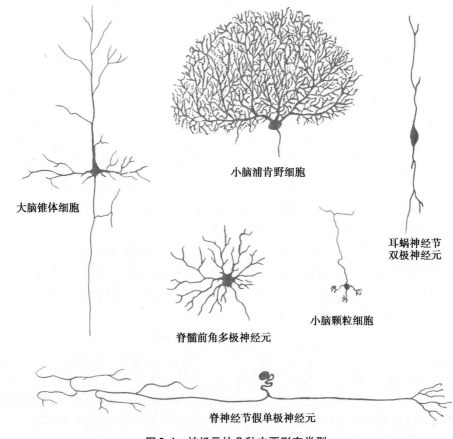

小脑浦肯野细胞

大脑锥体细胞

耳蜗神经节
双极神经元

脊髓前角多极神经元

小脑颗粒细胞

脊神经节假单极神经元

图2-4　神经元的几种主要形态类型

介尼氏体和神经原纤维。

1）尼氏体：或称虎斑，分布于胞质内，呈嗜碱性颗粒状或斑块状（图2-5），其形状、数量和分布在不同神经元中均不同。电镜下，尼氏体由许多平行排列的粗面内质网和游离核糖体构成（图2-6）。神经元胞体内含大量尼氏体和发达的高尔基复合体，表明细胞具有旺盛合成蛋白质的功能。合成的蛋白质包括复制细胞器所需的蛋白质和产生神经递质有关的酶等。

突和轴突（图2-7）。电镜下，神经原纤维是由排列成束的神经丝和微管构成的（图2-5），前者的直径约为10nm，后者的直径约为25nm，它们构成神经元的细胞骨架，参与物质的运输。

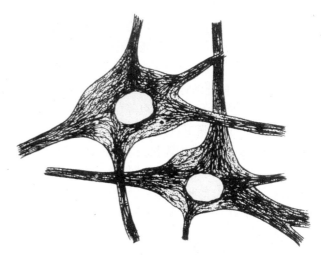

图 2-7　神经元银染色——神经原纤维

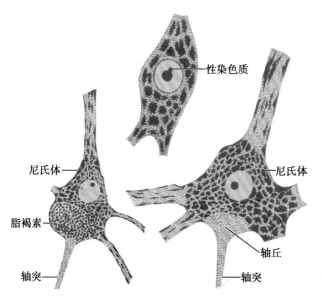

图 2-5　神经元胞体光镜结构——尼氏体

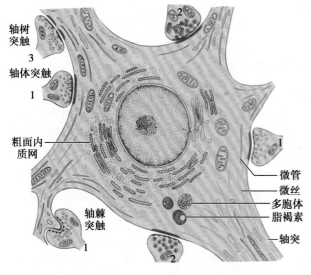

图 2-6　多极神经元及其突触超微结构模式图

1，突触扣结内有圆形清亮小泡，内含乙酰胆碱；2，突触扣结内有颗粒型小泡，内含单胺类；3，突触扣结内有扁平清亮小泡，内含甘氨酸等

2）神经原纤维：在光镜下镀银切片中可见胞质内有很多棕黑色的细长原纤维交错成网，并伸入树

2. 树突　树突是胞体向外伸出的树枝状突起。树突的基部较粗大，随着突起的延长和反复分支而逐渐变细，可一次分支或多次分支。一般的神经元都有数个树突，但有的只有一个。树突一般较短，其终支局限在胞体附近。树突的分支多少和长短因神经元类型而异。大脑皮质的锥体细胞向表层伸出一条粗大的树突，称为顶树突。

树突内的组成成分与胞体内大致相同，其中也含有尼氏体、神经原纤维、线粒体，以及粗面内质网和滑面内质网等，在接近树突的末端，除线粒体外，其他的数量逐渐减少，所以在树突末端的断面上仅见微管、微丝和散在的线粒体。

树突分支的表面有很多刺状物，称为树突棘，过去曾称小芽。树突棘长短不等，形状也不尽相同，通常为细棘样、圆珠状或小片状，可因神经元不同功能状况而有变化。在电镜下观察大都呈蕈状，有细柄与树突连接，末端为球状。在棘内可见微丝以及囊泡状的滑面内质网，内质网呈2～5层的板层结构，其间有少量的致密物质，这种特殊成分称为棘器，其作用尚不清楚。树突棘的数量及分布因神经元的不同而异。如大脑的锥体细胞约有数千至数万个树突棘，小脑的浦肯野细胞可多达十数万。

树突的作用是接收其他神经元传来的兴奋，并将兴奋转递至胞体。树突棘即是兴奋的转递点。树突的分支及其棘突能扩大接受兴奋的面积，对调整神经元的兴奋也起到一定作用。

3. 轴突 轴突又称轴索,是从胞体伸出细长的线样突起,轴突较树突细,直径均一,分支较少。轴突的长短不一,短的仅数微米,长的可达1m以上,有侧支呈直角分出,轴突末端的分支较多,形成轴突终末。轴突常自胞体发出,但也有从主树突干的基部发出。胞体发出轴突的部位常呈圆锥形,称轴丘,光镜下此区无尼氏体,染色淡(图2-5)。轴突表面的细胞膜称轴膜,内含的胞质称轴质。轴质内有许多与其长轴平行的微管和神经丝,此外还有微丝、线粒体、滑面内质网和一些小泡等(图2-6)。微丝较短,主要分布于轴膜下,常与轴膜相连。微丝、微管和神经丝之间可有横桥连接,构成轴质中的网架结构。轴突内无尼氏体和高尔基复合体,故不能合成蛋白质,轴突成分的更新及神经递质合成所需的蛋白质和酶是在胞体内合成后输送到轴突及其末的。

轴突的主要功能是传导由细胞发出的神经冲动,将其传递给另外的神经元,或传递给肌细胞和腺细胞。神经冲动的传导是在轴膜上进行的,轴突的起始段是神经元发生冲动的起始部位。电镜下见轴膜较厚,膜下有电子密度高的致密层。

神经元的胞体与轴突是一整体。胞体与轴突间经常进行物质运输和交换。轴突内的轴质是流动的,在流动的轴质中,神经元胞体把新合成的微管、微丝和神经丝组成的网架缓慢地移向轴突终末(0.1~0.44mm/d),称此为慢速运输。另外还有一种快速双向的轴突运输(100~400mm/d)。轴膜更新所需的蛋白质、含神经递质的小泡及合成递质所需的酶等,由胞体输向终末,称快速顺向轴突运输。轴突终末内的代谢产物或由轴突终末摄取的物质(蛋白质、小分子物质或由邻近细胞产生的神经营养因子等)逆行输向胞体,称快速逆向轴突运输(图2-8)。某些微生物或毒素(如破伤风毒素、狂犬病毒)进入轴突终末,也可通过逆行性运输迅速侵犯神经元胞体。轴突运输可能与微管和微丝等结构有关。

(三) 神经元的分类

人体内神经元在形态上有很大的差别,不仅细胞的形状和大小不尽相同,而且胞突的数目和长短也不一致。依据神经元形态和功能的分类法有多种,现介绍下述几种常用的分类法。

1. 根据神经元突起的多少可将神经元分为4种:

(1) 多极神经元:有一个轴突和多个树突。

(2) 双极神经元:有两个突起,一个是树突,另

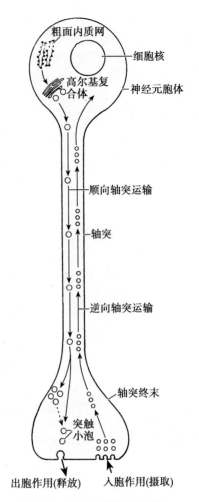

图 2-8 双向轴突运输示意图

一个是轴突。

(3) 假单极神经元:从胞体发出一个突起,距胞体不远又呈"T"形分为两支,一支分布到外周的其他组织和器官,称周围突;另一支进入中枢神经系统,称中枢突(图2-9)。假单极神经元的两个分支按神经冲动的传导方向,中枢突是轴突,周围突是树突;但周围突细而长,与轴突的形态类似,故往往通称轴突。

(4) 单极神经元:神经元只有一个胞突。此种类型只见于胚胎时期的成神经细胞,在成人体内甚为少见。

2. 根据神经元轴突的长短,神经元可分为:

(1) 长轴突的大神经元:称 Golgi Ⅰ型神经元,轴突最长达 1m 以上。

(2) 短轴突的小神经元:称 Golgi Ⅱ型神经元,轴突短的仅数微米。

3. 根据神经元的功能的不同,又可分为:

(1) 感觉神经元:多为假单极神经元,胞体主要位于脑脊神经节内,其周围突的末梢分布在皮肤

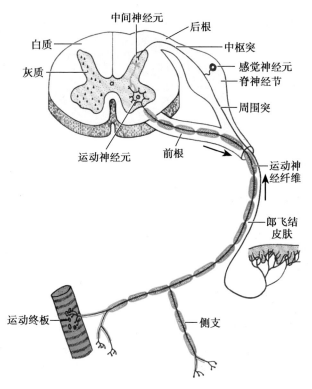

图2-9 脊髓及脊神经——3种神经元的关系

和肌肉等处,接受刺激,将刺激传向中枢。

（2）运动神经元:多为多极神经元,胞体主要位于脑、脊髓和自主神经节内,它把神经冲动传给肌肉或腺体,产生效应。

（3）中间神经元:介于前两种神经元之间,多为多极神经元（图2-9）。动物越进化,中间神经元越多,人神经系统中的中间神经元约占神经元总数的99%,构成中枢神经系统内的复杂网络。

4. 根据神经元释放的神经递质或神经调质的不同,还可分为:①胆碱能神经元;②胺能神经元;③肽能神经元;④氨基酸能神经元。

二、突　　触

突触是神经元传递信息的重要结构,它是由一个神经元的轴突终末或其侧支的终末与另一个神经元的树突和胞体的表面的一种特化的细胞连接。通过它的传递作用实现细胞与细胞之间的通讯。现在知道,突触不只是两个神经元之间存在接触的特殊区域,而且神经元和非神经成分间也有类似的接触,如感受器与神经元间的连接或效应细胞与神经元间的神经-肌肉接头。随着超微结构研究的日益深入,发现一个神经元的任何一个部位都可以与另一个神经元的任何一个部位形成突触,甚至一个神经元的

自身突起也可发生自突触的连接关系（Gtildner 1978）,从而修正了传统的观念,大大地扩大了对突触结构和功能的了解。

（一）突触的基本形态结构

1. 突触结构的组成　突触的结构可分突触前成分、突触间隙和突触后成分3部分。突触前、后成分彼此相对的细胞膜分别称为突触前膜和突触后膜,两者之间宽约15～30nm的狭窄间隙称为突触间隙,内含糖蛋白和一些细丝。突触前成分通常是神经元的轴突终末和侧支终末,呈球状膨大,它们在银染色标本中呈现为棕黑色的环扣状,附着在另一神经元的胞体或树突上,称突触扣结（图2-10）。突触后成分则是神经元的树突和胞体。突触前、后成分两部分的关系不仅表现在神经元间的连接上,而且神经末梢与非神经细胞间（如效应器-肌肉腺体）的连接处也存在突触前、后两部分,如神经-肌肉接头处的运动神经终末是突触前成分,肌肉是突触后成分（图2-11）。

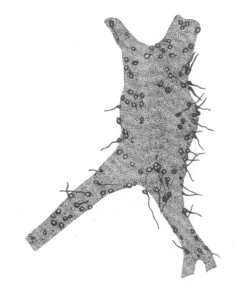

图2-10 脊髓运动神经元银染——突触扣结

2. 光镜下的突触形态　轴突终末膨大呈扣状的结构称突触终扣,它们附于神经元胞体和树突表面（图2-10）。突触终扣的形态因神经系统部位的不同而有区别。典型的突触终扣由一环形的膨大扣结和一纤细的轴突纤维（突触前纤维）组成。除环形的终扣外,还有其他形态的终扣,如球形的和颗粒形的终扣。突触的显示与所用的技术方法有一定的关系。突触终扣的直径一般约1～2μm,但往往因中枢神经系统的部位不同和动物种类的不同有差别,人的脊髓运动神经元上最大的终扣可达5μm。一个

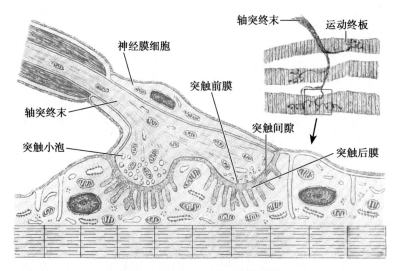

图 2-11　神经肌肉接头的超微结构

神经元上突触分布的数量多少因不同的神经元有很大的差别,例如小脑的颗粒细胞只有几个突触,一个运动神经元可有 10 000 个左右突触,而小脑的浦肯野细胞树突上的突触就有十万个以上。Wyckoff 和 Young(1956)推算脊髓运动神经元每 $100\mu m^2$ 面积内有 15 ~ 20 个终扣。Hyden 和 Pigon(1960)分离延髓前庭外侧核的神经元,每个细胞上约有 10 000 个终扣。

3. 电镜下的突触结构　在电镜下,轴突终扣呈囊状结构,故亦称突触前囊(图 2-12),其表面被覆一层 5 ~ 7nm 厚的单位膜,是由轴突膜延续而来,与突触后成分相对应的接触界面膜为突触前膜。突触后成分的接触界面膜则为突触后膜,膜下有致密物质附着。两膜之间的空隙,即突触间隙。突触前终扣内的形态和功能最显著的特点是含有储存并能释

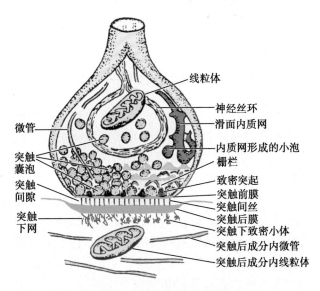

图 2-12　突触的超微结构模式图

放神经递质的突触囊泡,它是突触传递的量子单位,它们能与突触前膜接触并融合,将递质释放至突触间隙,作用于突触后膜上的受体,产生突触后效应。在突触终扣内还含有线粒体、滑面内质网、神经丝和微管等结构。突触后成分的结构随连接部位(如胞体、树突和侧棘)的不同而有差异,主要可见线粒体、微管、神经丝、粗面和滑面内质网等。突触后膜下方有的可见突触下网、突触下致密小体以及树突侧棘内的棘器。某些突触(如大脑皮质内的轴突与侧棘形成的突触等)的突触间隙内还能见到突触间丝。

(二) 突触的超微结构

根据突触传递方式的不同,可将突触分为 3 大类,即电突触、化学突触和混合型突触。这 3 种类型的突触不仅传递信息的方式不同,而且超微结构也有明显差别。

(1) 电突触:从超微结构来看,电突触是对称性的,其突触间隙很窄,约 2nm,为闭锁型突触间隙,属缝隙连接,借细管使相邻细胞的离子相通,产生一个对电流的低阻抗通路,很容易使电流通过。

电突触的传递是电耦合,可使信号通过突触直接传递给下一个神经元,其突触延搁极短,甚至无延搁现象,而电信号可双向传递,在功能上总是兴奋性的。

(2) 化学突触:在电镜下观察(图 2-13),化学突触的突触膜有增厚的致密物质(1 型)(突触的突触后膜较突触前膜显著增厚),突触间隙较宽(15 ~ 30nm),属开放型突触间隙。化学突触的突触前成分内含有很多储存递质的突触囊泡。上述结构是化学突触特有的和重要的标志,也是与电突触在超微结构上最显著的区别(表 2-1)。

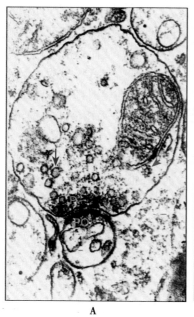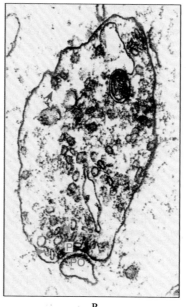

图 2-13 脊髓运动神经元的两种类型突触电镜像

A. Ⅰ型(S型)突触。突触囊泡(→)呈圆形,突触后膜(PO)较突触前膜(P)显著增厚,突触间隙宽,其内可见突触间丝,位于 PO 下方的突触下网较发达。小箭头(→)示包被囊泡

B. Ⅱ型(F型)突触。以扁平形突触囊泡(→)为主,突触前膜(P)与突触后膜(PO)的厚度近似,突触间隙较窄,其内的突触间丝不及Ⅰ型突触明显,突触下网不及Ⅰ型突触的发达,小箭头(→)示包被囊泡

表 2-1 化学突触与电突触的比较

化 学 突 触	电 突 触
1. 突触两侧的结构不对称	1. 突触两侧的结构对称
2. 开放型突触间隙,宽 15～30nm,传递时有延搁现象	2. 闭锁型突触间隙,宽仅约 2nm,直接传递,无延搁
3. 突触前成分内有含递质的突触囊泡	3. 无突触囊泡
4. 递质量子释放,导致突触后电位	4. 无递质释放,电传导
5. 递质与突触后膜受体结合,导致膜的通透性改变	5. 不存在这种变化
6. 突触前、后膜能被化学因素作用而发生变化	6. 无此变化
7. 突触前膜的动作电流对突触后膜的电位变化很少产生影响	7. 突触前膜的动作电流是传递的因素
8. 突触前膜的动作电位可导致递质的释放	8. 无递质释放
9. 突触传递是单向的	9. 多为双向传导
10. 传递受温度变化的影响较大	10. 传导受温度变化的影响较小

化学突触是借释放递质传递信息。当神经冲动到来时,储存在突触囊泡内的化学递质便释放,通过突触间隙扩散到突触后膜上与受体结合,引起突触后膜去极化或超极化。神经信号通过突触时有明显的延搁现象,约为 0.5～2 毫秒。

(3)混合型突触:在一个突触连接部位既有化学突触,又有电突触的存在,这样的突触为混合型突触,它兼有化学传递和电传递的特性。混合型突触中的电突触的迅速传导有利于化学突触的递质释放。

以下主要介绍化学突触的超微结构:

1. 突触前成分

(1)突触囊泡(又称突触小泡)

1)突触囊泡的概念:DeRobertis 和 Bennet

(1954)证明突触囊泡是突触的结构成分后,学者们通过形态、生理和生化的实验研究认为突触囊泡是化学递质的细胞器,是递质合成、储存和释放的基本单位,并提出了突触囊泡量子释放的假说。当神经冲动到达时,突触囊泡释放其内的递质,激起突触后成分的变化。突触囊泡是轴突终末(轴突终扣)内最重要的和最特异的成分,几乎都出现在突触前成分这一侧,表现出功能极性的非对称性特点。因此,突触囊泡的生物学特性是突触形态和功能研究的核心问题之一。分子生物学进一步阐明了突触囊泡的形成、入坞(docking)、释放和囊泡膜的回收和再利用以及囊泡蛋白的分子生物学机制。

2)突触囊泡的形态和类型

A. 突触囊泡的形态:轴突终末内含有大量的突触囊泡,其大小和形状在不同的突触内不尽相同,其直径多在40～50nm。突触囊泡多呈圆形、卵圆形或扁平形,囊泡外被有一层致密的4～5nm厚的界膜。有的囊泡有孔,有的囊泡借开口直接通入突触间隙。

轴突终末内有时可以见到突触囊泡与管形结构同时存在,电镜观察证实突触囊泡与管形结构是互为转化的,从而提出"静息-囊泡/活动-小管系统"的暂时性形态假说,说明突触在静息相时囊泡摄取递质,在活动相时即迅速融合成管进行释放(Whittaker 1966)。采用清蛋白溶液处理,在活体状态下轴突终末内只见滑面内质网,在固定的标本上才显示出囊泡,两者皆沿微管排列,借微管引导伸向突触前膜,推测囊泡是由滑面内质网断裂而成(Gray 1976)。突触囊泡的形态与功能有关,如圆形囊泡存在于兴奋性突触内,椭圆形或扁平形囊泡存在于抑制性突触内;样品的制备也对其产生一定的影响,如扁平形囊泡可能因醛与囊泡内抑制物质发生某种反应所致,固定液的强力渗透性也与囊泡呈扁平形有关。

B. 突触囊泡的分类:根据递质与锇酸是否结合形成囊泡内的沉淀反应,将囊泡分为无颗粒囊泡和颗粒囊泡两大类(图2-14)。

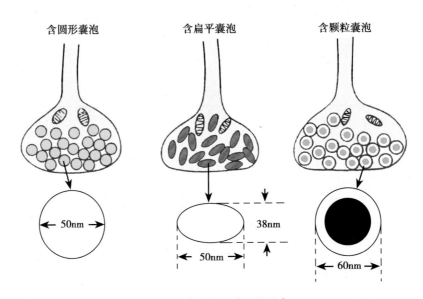

图2-14 囊泡的3种不同形态

a. 无颗粒囊泡:囊泡清亮,不含与锇酸发生反应的沉淀颗粒。按囊泡内递质成分,囊泡内含有乙酰胆碱、γ-氨基丁酸或甘氨酸。

b. 颗粒囊泡:在囊泡内含有致密核心。即用适当的固定剂,如锇酸、高锰酸钾和免疫细胞化学技术在电镜下观察,囊泡内均可见电子致密核心。按囊泡内递质成分,囊泡内含有单胺类物质,如儿茶酚胺、CA和5-羟色胺。颗粒囊泡又可分为小颗粒囊泡和大颗粒囊泡。①小颗粒囊泡:小颗粒囊泡的囊泡内均可见电子致密核心。在囊泡内含多巴胺-β-羟

化酶和高浓度的 CA 和 ATP(其比例为4:1),以及依赖 ATP 酶的 Mg^{2+} 和 Ca^{2+}。储存 CA 的小颗粒囊泡可结合和储存去甲肾上腺素,并防止递质弥散和单胺氧化酶的破坏。②大颗粒囊泡:大颗粒囊泡的直径(80～150nm)较小颗粒囊泡的直径(40～70nm)大1倍,在轴突终末内的数量远较小颗粒囊泡少得多。大颗粒囊泡储存去甲肾上腺素、肽类物质(如 P 物质),含5-HT。实验证明,大颗粒囊泡不仅出现在单胺类神经终末内,也存在于胆碱能神经终末内。由于大颗粒囊泡一般距离突触前膜较远,通常认为

它是摄取和储存递质的地方。早有实验证明大颗粒囊泡可将新的去甲肾上腺素储存起来,然后转化成小颗粒囊泡释放(Axelrod 和 Kopin 1970)。也有实验认为(朱培纯 1991)大颗粒囊泡可靠近突触前膜或在非突触部位释放。

按突触囊泡的分型,自主神经系统轴突终末大致有 5 种类型:①胆碱能终末:含很多直径 30 ~ 50nm 的无颗粒囊泡,有时可见少量直径 90 ~ 120nm 的大颗粒囊泡。②肾上腺素能终末:以含直径 30 ~ 60nm 的小颗粒囊泡为特征,内含去甲肾上腺素。此种终末内也常见大颗粒囊泡,具有摄取 CA 的能力。③嘌呤能终末:含直径 100 ~ 200nm 的大颗粒囊泡,其颗粒核心与界膜间无透明环存在,表明囊泡内充满颗粒物质。终末内也可见无颗粒囊泡。嘌呤能终末:释放 ATP(三磷酸腺苷)或一些嘌呤核苷酸。④5-羟色胺能终末:含直径 40 ~ 60nm 的小颗粒囊泡,内含 5-HT。⑤感觉神经终末:以大量的线粒体为主,突触囊泡少见(Burnstock 等 1971)。

c. 包被囊泡:在突触内经常可见一种特殊形态的由外壳包住的包被囊泡。它们不仅存于轴突终末内,也存在于树突和胞体内。神经元以外的细胞内也广泛存在这种囊泡。

包被囊泡是由外包的包被和内中的囊泡组成,它与细胞受体介导的胞吐作用、迁移蛋白的主动运输和质膜循环以及突触膜结构的形成等有关。研究发现,在细胞的表面有摄取蛋白质的特化区域,它向细胞质内凹陷,在膜的胞质面覆盖一层与包被相似的结构,此特化区称为包被小窝。细胞生长所需的大分子,如低密度脂蛋白、转铁蛋白、转钴胺素等,与包被小窝内的受体结合,然后内陷,从质膜上脱落下来便形成包被囊泡,不久就失去包被成为无被囊泡,与细胞内的内体融合。可能由于内体内 pH 发生变化,大分子与受体分离,受体返回细胞质膜,完成受体的膜循环,被吞噬的大分子则被溶酶体降解,降解产物可以通过反馈调节来控制受体的新合成和细胞代谢活动。

将神经组织中纯化出来的包被囊泡用电镜负染法观察,显示出包被呈五边形和六边形的网格特征。进一步纯化,发现包被结构的主要蛋白质是笼形蛋白,其分子量为 180 000,占囊泡蛋白质含量的40% ~ 70%。组成笼形结构的基本单位是笼形蛋白的三聚体。每个三聚体由 3 个笼形蛋白分子(重链)和 3 个小分子(轻链)组成,还有一个末端区。正是由于笼形蛋白三聚体的这种几何结构,使得它具有

笼形结构的功能。免疫细胞化学研究揭示细胞内可能存在分布于细胞核周围的游离的笼形蛋白池。冰冻蚀刻研究显示,包被囊泡的发生是通过包被亚单位加到正在形成的包被囊泡的边缘并与之融合,表明细胞内确有笼形蛋白池存在。

包被囊泡广泛分布于中枢神经系统的突触内。当轴突终末进行突触传递活动时,包被囊泡的大量生成与递质的回收有关。在轴突终末膜循环过程中,突触后膜及致密质的形成也可能与包被囊泡有关。

包被囊泡在突触部位的作用是在神经-肌肉接头处观察到的,推测这种囊泡可能与回收终末释放的物质有关。通过向骨骼肌注射辣根过氧化物酶(HRP),证实它专一地被囊泡摄取到运动神经终末内。如强直刺激可见到 HRP 在蛙神经-肌肉接头内微胞饮摄入的精确顺序,即首先发现 HRP 出现在突触内生成的包被囊泡和扁平池内。刺激神经产生神经冲动引起大量突触囊泡和突触前膜融合,囊泡释放递质至突触间隙。突触前膜的重吸收是通过胞吐作用释放递质后回收合并轴突终末的质膜,再借胞吞作用转入终末内部,这个回收过程是通过包被的内陷进行的。包被内陷后与终末膜脱离变成典型的包被囊泡,随后形成突触囊泡或者与其他的包被囊泡合并成池(图 2-15)。包被囊泡亦可返回神经元胞体,至 Golgi 复合体附近与之融合,这说明包被囊泡在膜循环中的重要性(Jones 1981)。据电镜观察的分析和推测,包被囊泡脱下的包被可能插入突触前膜形成特殊的尖形附着物(致密突起),与突触囊泡的递质释放有密切的关系。Gray(1971)用适当的

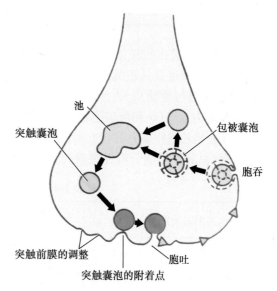

图 2-15　膜再循环过程中包被囊泡与突触囊泡的关系

染色技术可显示出突触前膜上的六边形和五边形的结构,证实突触前膜上的致密突起可能有包被参与组成。

3) 突触囊泡在轴突终末内的分布:轴突终末内突触囊泡的分布和数量常随神经系统的不同部位、不同类型的突触和不同的状态而有所不同。突触囊泡一般较均匀地分布在轴突终末内。肾上腺髓质的终末内每平方微米有 82 个。如果在 $50\mu m$ 厚的切片样品上观察,可见每立方微米内含突触囊泡 1600 个。囊泡的分布随突触的功能状态不同,有一定的动态变化,其变化状态可作为了解突触功能的一个重要指标。如用不同频率强度的电刺激直接作用于肾上腺髓质的内脏神经后,可见神经终末内突触囊泡的数目有明显变化。当刺激频率为每秒 100 次时,终末内囊泡由原来的 82.65 个$/\mu m^2$ 显著地增至 132.7 个$/\mu m^2$,并有很多的囊泡与突触前膜接触,这表明突触囊泡的形成和递质的释放正在加速进行。如将刺激强度增加到每秒 400 次时,终末内突触囊泡的数量减至 29 个$/\mu m^2$,这可能是囊泡形成的速度跟不上囊泡释放的速度所致(De Robertis 1964)。

4) 突触囊泡与递质的关系:

A. 突触体与突触囊泡的分离:20 世纪 60 年代初 Gray 和 Whittaker 对轴突终末进行了细胞段亦即突触体的分离。该项技术被广泛用于神经形态学、生理学、生物化学和药理学以及分子生物学的实验,成为神经生物学研究的有力手段。细胞分段是研究神经分子生物学的重要手段之一,它对突触囊泡的分离和递质的分析有很大的意义。分离突触囊泡的方法是将神经终末经差速离心分离出的线粒体段用低渗溶液处理,使分离的终末膨大:界膜破裂,经不同速度的超速离心后,突触囊泡、线粒体、突触膜等被分离出来(表 2-2)。

表 2-2　神经终末经低渗处理的线粒体段的分离(亚段)

亚段	离心条件	超微结构
M1	11 500g×30min	髓鞘、线粒体、未破裂的终末
M2	110 000g×30min	突触囊泡、膜结构
M3	上清液	溶液

线粒体段也可用蔗糖密度梯度离心方法分离。如用 0.8mol/L、1.0mol/L、1.2mol/L 和 1.4mol/L 蔗糖液,经 50 000g×2h 的离心,使线粒体段可明显地分成 A、B、C、D、E 5 个亚段,大量的突触囊泡主要分布在 C 亚段内(表 2-3)。

表 2-3　突触线粒体段的密度梯度分离

亚段	条件	蔗糖密度(mol/L)	超微结构
A		0.8	髓鞘
B		0.8 ~ 1.0	少量突触囊泡、突触断片、突触膜
C	50 000g×2h	1.0 ~ 1.2	大量突触囊泡、终末
D		1.2 ~ 1.4	终末、少量突触囊泡
E		1.4	游离的线粒体

从表 2-3 可以看出线粒体段经密度梯度离心后形成的各亚段的密度及其超微结构的不同特点。

B. 突触囊泡与递质成分:经分析,含乙酰胆碱(ACh)的囊泡内含 ACh 和胆碱乙酰化酶(ChAC),表明这类囊泡是乙酰胆碱及其合成酶的携带者。乙酰胆碱酯酶(AChE)可能分布在突触膜上而不存在于囊泡内。经蔗糖密度梯度离心后测定,乙酰胆碱主要浓集于 C 亚段,并扩展至 B 亚段。去甲肾上腺素(NA)、5-羟色胺(5-HT)、P 物质等的分布皆在 B、C、D 亚段内。以上实验资料显示,突触囊泡与递质有着密切的关系。结合电镜的检测,突触囊泡的形态与递质成分间也存在着一定的对应关系(表 2-4)。

表 2-4　突触囊泡的形态与递质的对应关系

突触囊泡的形态类别	化学递质
S 形(圆形)囊泡	乙酰胆碱(ACh)、谷氨酸
F 形(扁平形)囊泡	γ-氨基丁酸、甘氨酸
C 形(含颗粒)囊泡	去甲肾上腺素(NA)、多巴胺(DA)、肾上腺素(A)、5-羟色胺(5-HT)、P 物质和其他肽类物质

从突触囊泡所含递质成分的分析表明,无颗粒囊泡含乙酰胆碱、γ-氨基丁酸、甘氨酸;颗粒囊泡含多巴胺、肾上腺素、去甲肾上腺素、5-羟色胺、P物质和其他肽类物质。

5)突触囊泡的运转和递质传递的机制:突触囊泡内含神经递质或神经调质。突触前膜和后膜均比一般细胞膜略厚,这是由于其胞质面附有一些致密物质所致(图2-16)。在突触前膜还有电子密度高的锥形致密突起突入胞质内,突起间容纳突触囊泡。突触囊泡表面附有突触囊泡相关蛋白,称突触素Ⅰ,它使突触囊泡集合并附在细胞骨架上。当神经冲动沿轴膜传至轴突终末时,突触前膜的钙通道开放,细胞外的 Ca^{2+} 进入,在ATP的参与下使突触素Ⅰ发生磷酸化,促使突触囊泡移附在突触前膜上,通过出胞作用开孔释放囊泡内的神经递质到突触间隙,释放的递质弥散性地跨越突触间隙到达突触后膜上,并作用于突触后膜上相应的受体改变突触后膜两侧离子的分布状况,引起兴奋或抑制性变化,进而影响突触后神经元(或非神经细胞)的活动。使突触后膜发生兴奋的突触称兴奋性突触,使突触后膜发生抑制的称抑制性突触。神经递质在产生上述效应后,立即被相应的酶灭活或吸收入突触终末内被分解,迅速消除该递质的作用,保证突触传递的灵敏性。

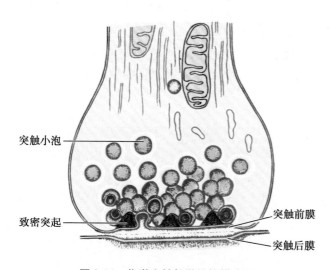

图 2-16　化学突触超微结构模式图

神经递质的种类很多,大致可分为两大类,一类是非肽类,如:乙酰胆碱,单胺类,如去甲肾上腺素,多巴胺,5-羟色胺和氨基酸类,如γ-氨基丁酸、甘氨酸、谷氨酸等。另一类是肽类,如P物质、脑啡肽、神经降压素、血管活性肠肽和加压素等40多种。有些神经肽亦见于胃肠管的内分泌细胞,故总称为脑肠肽。这些肽类物质能改变神经元对经典神经递质的

反应,起修饰经典神经递质的作用,故称为神经调质。不同形态大小的突触小泡所含的神经递质也不同,如无颗粒囊泡多数含乙酰胆碱,小颗粒型囊泡含单胺类,大颗粒型囊泡含神经肽。

6)突触囊泡的形成与膜的再循环:突触囊泡是以不同的方式在神经元不同的部位形成的。(Ⅰ)一般认为突触囊泡主要在神经元胞体核周围区 Golgi 复合体上形成(如含单胺类递质的颗粒囊泡),通过轴浆流运送至神经末梢(图2-17)。(Ⅱ)不少学者认为突触囊泡是在神经终末内形成的。切断神经后,神经末梢内仍出现大量的囊泡,无疑囊泡的形成在神经终末内。(Ⅲ)囊泡可由内质网管的末端以出芽方式生成。(Ⅳ)有的神经终末内的膜性扁平池也可以以出芽的方式生成囊泡。(Ⅴ)终末膜内陷的微胞饮作用是形成突触囊泡的另一种方式。如前所述,突触囊泡可借终末膜内陷形成,这种方式是与囊泡的膜再循环过程相联系的。突触囊泡移行至突触前膜处与之相融合并穿孔释放递质后,囊泡膜参入终末膜进行运转。终末膜借胞吞作用内陷,膜的胞质面处有五边形和六边形的蛋白亚单位。内陷形成的囊泡被这些有蛋白亚单位的膜包围,即成为包被囊泡,随后在终末内运转并脱被释出囊泡,或并入大的膜池,也可以与其他包被囊泡融合形成为大的膜池,再由池分化出突触囊泡。

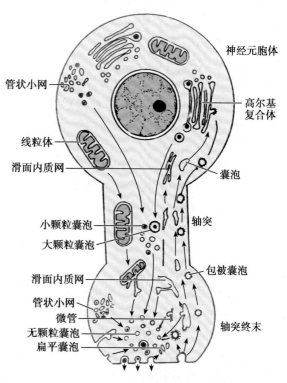

图 2-17　神经元内突触囊泡的形成

（2）突触前膜：突触前终末被一表面膜包围着,它是突触前轴突膜的延续,与突触后膜相对应的膜即突触前膜,二膜之间被突触间隙分开。

用磷钨酸染色技术可以显示出突触前膜的致密质向细胞内凸出形成三角形的致密突起并和膜上的网形格子共同形成能容纳突触囊泡的突触囊泡栅栏,它引导囊泡与突触前膜接触,并融合穿孔释放递质传递信息。

在轴突终末的横切面上可见致密突起沿突触前膜长度分布,在切线面上显示隆起呈三角形,彼此间距离（一个中心至另一个中心）约为 60～80nm,此距离的大小在不同类型的突触上有差异。从切线面观察,突触前膜上有 6 个空格围绕一个致密隆起,这些空格是突触囊泡的所在位置,表明 6 个囊泡环绕一个致密突起。在冰冻蚀刻样品上显示出突触前膜的致密突起和周围的囊泡空格排列成一个栅栏状结构,在突起间借细丝束彼此连接,形成突触前膜面的网格,即突触囊泡栅栏,栅栏网格的空隙凹陷,称突触孔,囊泡在此位点与突触前膜接触,所以栅栏可能对递质的释放有调节作用（Heuser 1985）。

（3）线粒体,其基本结构与其他组织细胞的线粒体相同。多数轴突终末内有 1 至数个线粒体。小脑皮质的突触小球内线粒体可多达 26 个,但听神经核内很少。某些动物视网膜内的突触无线粒体。线粒体主要产生 ATP,供突触活动所需的能量。

（4）神经丝和神经微管：轴突终末内还可见一些丝状或管状的结构,它们是细胞骨架,与突触囊泡的运输有关。神经丝呈实体性丝状结构,其直径为 10nm,而神经微管呈空管形,较神经丝粗,直径约 20～25nm。在电镜下还见另一种丝状结构的微丝,它们分布在整个终末内,形成微丝致密网,并常包绕着线粒体和突触囊泡（Jones 1981）。其数量较神经丝多,直径比神经丝小,仅 6nm。神经丝、微丝和神经微管的功能作用尚未完全清楚。

2. 突触后成分

（1）突触后膜

1）突触后膜及突触后致密物质：突触后膜结构的特征是其胞质面有较突触前膜更为明显的致密物质的聚集,即突触后致密质,它以颗粒物质和埋在其中的细丝为特征,有些细胞从突触后致密质向胞质内伸出,构成突触下网,有的以细丝与突触后膜下方的突触下致密小体相联系。

突触后致密质是由细胞骨架成分和调节蛋白共同形成的特化结构,是神经信息传递的重要基础。含有 70 多种蛋白,如微管蛋白、肌动蛋白、神经丝蛋白、血影蛋白、钙调蛋白、通道蛋白,以及第二信使相关的蛋白,如磷酸二酯酶、蛋白激酶、Ca^{2+}/CAM 依赖性蛋白激酶等。突触后致密质与多种受体相关连,而且这些受体在突触后膜上有特定的位置（中央位置或周边位置）,因而使受体及与其偶联的离子通道被限制在特定的位置上。突触后致密质的功能极为复杂,在突触活动中对突触的整合作用和调节功能、突触结构发育及功能活动的可塑性、受体通道、长时信息的储存等有重要的意义（李亚等 1999）。

2）穿孔突触：Peters 等（1969）研究发现非对称性突触连接处的致密质中央有色淡的穿孔圆盘结构,较大的接头处可有 2～3 个穿孔。由于穿孔导致致密质断续成 2 个或多个致密质图像。根据致密质穿孔或不穿孔特点,可将突触分为两类,有穿孔的称为穿孔突触,无穿孔的称为非穿孔突触,前者对突触的发育和可塑性过程具有重要的生物学意义（张琳等 1998）。穿孔突触的数量较少,但在中枢内的分布较广泛。

穿孔突触的形态是多种多样的（图 2-18）,有圆形,马蹄形;有大孔形的,有小孔形的;有单孔的,有多孔的。其结构特点是突触接触区的面积较大,突触的致密质不连续,在切面上可见突触后膜处有呈断续的几块致密质（Jones 1995）。穿孔可能代表着功能状态的某种变化,扩大递质与突触后膜和突触后致密质的接触面积,从而增强突触传递效能（吴馥梅 1998）。

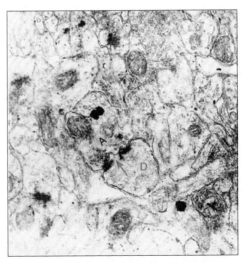

图 2-18 海马内穿孔突触的电镜像

轴突终末（A）与树突（D）形成的轴-树突触是穿孔突触,在突触膜中央呈现穿孔（→）现象

3) 突触后膜与膜受体：突触后膜的主要结构是膜受体、突触后致密质及其相关的磷酸化酶类。与神经递质相结合的特异性受体位于突触后膜上，其化学成分主要是蛋白质。

膜受体有两种类型，一种由通道蛋白构成，它与递质结合发生通道变构使离子通过；另一类是非通道蛋白，递质分子可与其结合，最终仍确保反应的进行。神经递质与通道蛋白结合可以调节离子通道的开放和关闭，如烟碱型 ACh 受体，γ-氨基丁酸 A 受体、甘氨酸受体和谷氨酸受体，它们介导中枢神经系统和周围神经系统的快速突触传递，它们的通道有共同的结构，其亚基有同源蛋白序列。许多受体还可通过 GTP 结合的 G 蛋白的调节蛋白，介导递质、激素、光、味和其他细胞外信使的作用。G 蛋白耦联受体不仅调节离子通道，还可引起生长、代谢、细胞骨架结构、基因表达等方面的变化。

不同突触的突触后膜存在不同的受体，但受体不仅存在于突触后膜上，在突触前膜上也有受体（如肾上腺素能的 α_1 受体位于突触后膜上，α_2 受体则位于突触前膜上）。突触传递时，突触囊泡释放的递质与突触后膜上特异性受体结合，提高了膜对 Na^+、K^+、Cl^- 的通透性。离子流的改变使膜电位降低，出现去极化，从而诱导出突触后电位。

（2）突触下网：突触后致密质含有大量的微丝。其直径约 8nm，常向胞质内伸出，其长度不一，长者可达 150nm，彼此交织成网，故名突触下网。各

个突触的突触下网发达程度不一，电子密度的深浅也不一样，甚至同一个突触后膜的各位点上也不相同。在中枢神经系统内较普遍地存在这种结构，只是发达程度不一。在大脑皮质、海马、脊髓等处的突触下网较发达。由于突触下网仅存在于突触后一侧，故推测可能与受体有关，是受体的一个特化区域（De Robertis 1964）。

（3）突触下致密小体：位于突触后膜下方，呈球形，是由微丝盘曲而成的致密结构，它借微丝可与突触后膜和突触后致密质连接。致密小体常排列成行地分布于胞质内，与突触后膜保持一定的距离，其形态多样。典型的结构是排列成单行的高电子密度的微丝缠绕的球形小体，其数目在各个突触中不等，少的 3~5 个，多的可达 8~9 个，在缰核内出现的较多，有近三分之一的突触有这种致密小体（Milhaud 1966）。突触下小体常见于 Gray Ⅰ 型突触，在 Gray Ⅱ 型突触内极少看见，因此推测这种小体可能与兴奋性突触的功能有一定的关系。尽管突触下致密小体的超微结构已被揭示，但对其功能仍属推测和假说。

（4）树突侧棘与棘器：在树突表面的小刺状的突起，称侧棘或称侧芽（图 2-19），它在突触的联系上起着重要的作用，尤其是在高位中枢部位（例如在大脑皮质和海马）内显得更为重要。电镜观察进一步确认侧棘是一种精细的突触器，与轴突构成轴-棘突触（图 2-19，图 2-20），亦即依傍性突触（张香桐，1957），其生物学意义在于减弱兴奋的局部过程，是

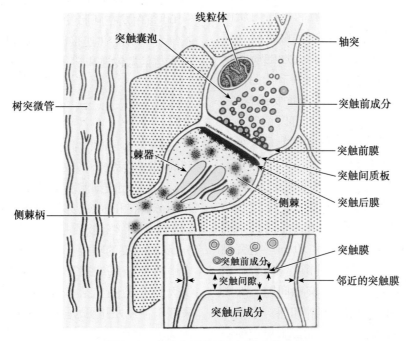

图 2-19　大脑皮质内树突侧棘上的突触

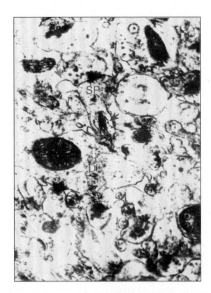

图 2-20　海马 CA1 区侧棘的芽状小棘电镜像
D,树突;SP,侧棘头;→示棘器(位于棘柄内);
→示芽状小棘

适应环境变化的调节部位(吴馥梅、胡人义 1991)。侧棘在动物和人体的个体发育和系统发育上代表神经元的成熟和演化程度。侧棘内的特殊结构-棘器,可能与高等动物和人类的高级神经活动(学习与记忆)有密切的关系。侧棘上还有伸出的小刺状结构,称小棘,在海马 CA1 区内出现较频繁,其形态不一,如短突形、长突形和芽形(胡人义 1991),其功能意义尚不清楚,推测可能增加突触接触的面积。

突触后成分内还有一些其他结构存在,如线粒体、突触下囊、多囊体、滑面内质网、粗面内质网、微丝、微管、包被囊泡等。除突触下囊和粗面内质网外,其他结构也见于突触前成分内。突触下囊为扁平形的膜性结构,主要位于突触后膜附近的质膜下方,它可能是滑面内质网的囊泡,具有调节代谢活动的功能。粗面内质网是树突和胞体的重要结构,在作为突触后成分的树突和胞体内常常可以见到。线粒体为突触活动提供能量。多囊体实际上是次级溶酶体,与细胞的胞饮作用有关。

3. 突触间隙　在电镜下观察可见突触前、后膜之间有一裂隙,这一空隙称突触间隙。化学突触的突触间隙较宽,称开放型突触间隙,在中枢神经系统内约 15～30nm,外周神经系统可达 50nm。电突触的突触间隙很窄,只有 2nm 宽的缝隙连接,与开放型突触间隙比较,将其列为闭锁型突触间隙。外周神经系统的突触间隙可与细胞外间隙相通。中枢神经系统内的突触间隙周围被星形胶质细胞形成的胶质鞘包围。

突触间隙内含黏多糖、糖蛋白和唾液酸,后者以唾液酸糖脂与唾液酸糖蛋白的形式存在,并与递质相结合,使递质分子迅速地从突触前膜向突触后膜运送,不使其向外扩散。糖蛋白与突触的识别有关,尤其在建立新的突触时借糖蛋白的识别作用与相关的神经终末与突触后成分组建突触连接。突触兴奋时,突触间隙内的微丝和大分子物质能促使递质通过,在非活动状态下的微丝和大分子物质则形成不定形的匀质而阻止递质通过。突触间隙内有直径约 5nm 粗的突触间丝,它们平行地横过突触间隙,两端附着于突触前、后膜上,是一种固定突触接头的锚泊机制。突触间丝是细胞外的大分子物质,具有阻断递质流的作用。

突触间隙具有明显的可塑性。突触信息传递的整合作用受神经元特异性 S-100 蛋白质和糖蛋白参与的分子机制所调控。显微外科技术显示出神经细胞质膜内面的微丝网与突触后膜和 Ca^{2+}-激活的 ATP 酶紧密连接,微丝具有收缩和舒张能力。当 S-100 蛋白质与钙离子接触时,微丝舒张,突触间隙变窄,神经冲动传导易于通过;如果钙离子结合于微丝的肌动蛋白上,微丝则收缩,突触间隙扩大,冲动传导较难通过。据分析,S-100 蛋白质中 30% 的氨基酸是酸性的(谷氨酸和天门冬氨酸),几乎 90% 的 S-100 蛋白质是可溶性的。这类蛋白质与突触后膜结合,镶嵌性地分布在膜上。S-100 蛋白质还能激活神经元细胞核内的 RNA 聚合酶,参与调控神经元核转录过程的基因活动和特异性信息的编码。由于 S-100 蛋白质在胚胎发育时缺乏,只出现在中枢神经系统发生功能性连接时,因而间接地证明 S-100 蛋白质与信息传递和学习有关。

三、神经胶质

神经胶质细胞,简称神经胶质,广泛分布于中枢和周围神经系统,其数量比神经元多 10 倍(10～50 倍)。神经胶质细胞和神经元一样具有突起,但其突起不分树突和轴突,亦没有接受刺激和传导神经冲动的能力。神经胶质是神经组织不可缺少的组织成分,具有重要的功能。神经胶质细胞的分类有多种,在中枢神经系统根据其发生和来源可分为两类:①大胶质细胞:包括星形胶质细胞和少突胶质细胞,来源于神经外胚层,是神经胶质的主要部分;②小胶质细胞:较小,一般认为是一种单核巨噬细胞,来自中胚层。此外还有室管膜细胞、嗅鞘膜细胞和垂体细胞等。

（一）中枢神经系统的胶质细胞

用 HE 染色只能显示神经胶质细胞的核及其周围少量胞质,可依据其胞核的形状、大小及染色的深浅,识别 3 种神经胶质细胞。星形胶质细胞的核最大,呈圆或椭圆形,染色较浅。少突胶质细胞的核较小,呈圆形,染色较深。小胶质细胞的核最小,形态不规则或呈杆状,染色最深(图 2-21)。用特殊的金属浸镀技术(银染色)或免疫组化方法可显示细胞的全貌(图 2-22)。

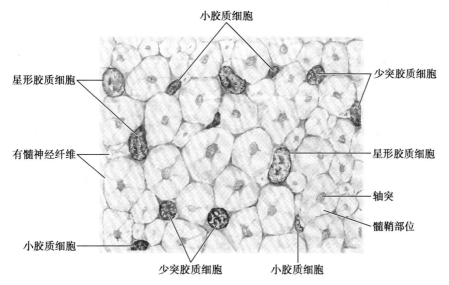

图 2-21　中枢神经系统各种神经胶质细胞的细胞核及神经纤维横切(脊髓白质,nissl 法染色)

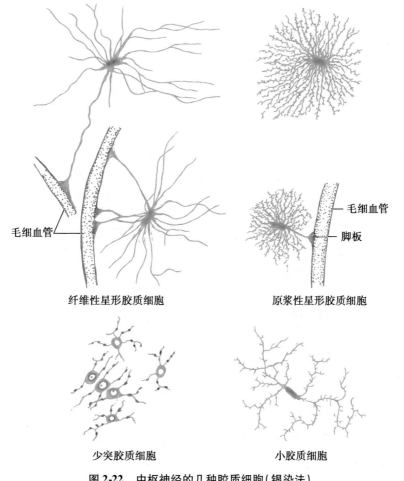

图 2-22　中枢神经的几种胶质细胞(银染法)

1. 星形胶质细胞　星形胶质细胞是胶质细胞中体积最大、数量最多、分布最广的一种，与少突胶质细胞合称为大胶质细胞。在形态上，星形胶质细胞可分两种：①纤维性星形胶质细胞：又称蜘蛛细胞，多分布在白质，细胞呈星形，突起细长，分支较少，其最显著的成分是胞质内含大量胶质丝。组成胶质丝的蛋白质称胶质原纤维酸性蛋白，用免疫细胞化学染色技术能特异性地显示这类细胞。②原浆性星形胶质细胞：又称苔藓细胞，多分布在灰质，细胞的突起较短粗，分支较多，胞质内胶质丝较少、核较大，呈圆形或卵圆形，富含常染色质，着色较浅。星形胶质细胞的突起伸展充填在神经元胞体及其突起之间，起支持和分隔神经元的作用。有些突起末端形成脚板，附在毛细血管壁上（图2-22），或附着在脑和脊髓表面形成胶质界膜（图2-23）。

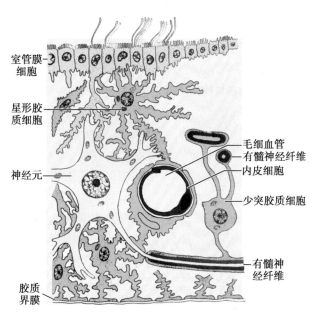

图2-23　中枢神经胶质细胞与神经元和
毛细血管的关系图解

传统的神经解剖学由于研究方法的限制，不能将神经胶质细胞的形态、功能进行详细而准确的区分和研究，认为神经胶质细胞是神经组织的辅助成分，夹杂在神经元之间，数量远多于神经元，对神经元起着支持、保护、分隔、绝缘和物质运输、血脑屏障、营养等作用。然而近年来，随着免疫组化、细胞营养、电镜、激光共聚焦显微镜等先进技术的应用，对神经胶质包括星形胶质细胞的形态特征和功能活动有了更深入的了解。现就神经胶质细胞在脑的正常和实验条件下以及在病理条件下的功能简述如下：

（1）星形胶质细胞在正常神经活动中的功能

1）谷氨酸（Glu）和γ-氨基丁酸（GABA）代谢的关键部位：星形胶质细胞是谷氨酸和γ-氨基丁酸代谢的重要场所和关键部位。兴奋性递质谷氨酸和抑制性递质γ-氨基丁酸的代谢密切相关，两者可以彼此互相转化，星形胶质细胞在其中起着关键作用（图2-24）。神经元内的谷氨酸在谷氨酸脱羧酶（GAD）的作用下转变为γ-氨基丁酸。γ-氨基丁酸由神经末梢释放后进入突触间隙，部分被星形胶质细胞摄取。在星形胶质细胞内，γ-氨基丁酸在γ-氨基丁酸转氨酶（GABA-T）的催化下脱氨基，并转移氨基给α-酮戊二酸，生成谷氨酸。谷氨酸在星形胶质细胞所独有的谷氨酰胺合成酶（GS）的作用下加氨形成谷氨酰胺（Gln），谷氨酰胺由星形胶质细胞释放后再被神经元摄取，在神经元内作为谷氨酸和γ-氨基丁酸的前体和原料（谷氨酰胺脱氨转变为谷氨酸）。由此可见，在谷氨酸和γ-氨基丁酸代谢中，星形胶质细胞是重要场所和关键部位。

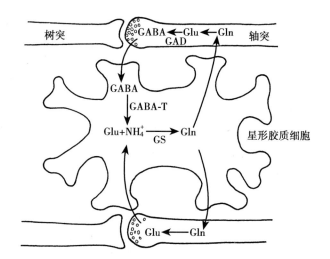

图2-24　星形胶质细胞内进行的递质代谢
星形胶质细胞可摄取由神经末梢释放的GABA，GABA在GABA-T（转氨酶）的作用下转变为谷氨酸（Glu），Glu加NH_4^+在谷氨酰胺合成酶（GS）作用下转变为谷氨酰胺（Gln），Gln由星形胶质细胞释放，被神经末梢摄取，脱去NH_4^+变为Glu，Glu在谷氨酸脱羧酶（GAD）作用下变为GABA，GABA再释放，被星形胶质细胞摄取。神经末梢也可以释放Glu，被星形胶质细胞摄取

2）维持离子平衡：当神经元活动时，细胞外钾离子浓度升高，使周围的星形胶质细胞带正电荷，它与相邻部位的电位差就形成电流，将K^+由释放部位带走。由于星形胶质细胞表面存在K^+通道，神经垂体的垂体细胞还可主动摄取细胞外液中的K^+，从而调节神经末梢周围的离子成分，影响神经末梢的功

能状态。星形胶质细胞不仅可以进行 K^+/Na^+ 交换，而且可以进行 HCO_3^-/Cl^- 交换，借以调节神经组织的离子平衡。

3）合成神经活性物质：以往认为，神经活性物质或神经递质只能由神经细胞合成。近年来发现胃肠道的内分泌细胞也能产生某些肽类和胺类物质。Stornetta 等（1988）用高分辨率的原位杂交组化（ISHH）证明，血管紧张素原和血管紧张素主要是在星形胶质细胞内合成的。Stornetta 等发现，在有高水平血管紧张素原 mRNA 的核团内，同时含有较多的含血管紧张素原 mRNA 的星形胶质细胞；反之，在只有低水平血管紧张素原 mRNA 的部位（如大脑皮质）则只有很少的含血管紧张素原 mRNA 的星形胶质细胞。学者们认为，血管紧张素在星形胶质细胞内合成和释放，再被神经细胞所摄取。此外，星形胶质细胞还能合成胰岛素样因子，对发育的神经元起营养作用。

4）调节神经递质的释放：在神经垂体内的星形胶质细胞（垂体细胞）可以摄取神经递质和调节神经递质释放。据朱长庚等（1987）观察，在神经垂体内垂体细胞与神经分泌末梢之间可建立突触样联系。在不同的功能状态，神经与胶质成分之间的关系会发生相应的动力学改变。如阿片类物质脑啡肽可调节神经垂体内后叶加压素和催产素的释放，脑啡肽的这种调节作用就可能是通过神经-胶质突触样联系影响垂体细胞的功能活动，再由垂体细胞调节神经末梢周围细胞外液的离子成分而实现的；或者由于垂体细胞可摄取 γ-氨基丁酸，而 γ-氨基丁酸能抑制后叶加压素和催产素的释放而实现的。Tweedle 和 Hatton（1980）报道，垂体细胞可形成合胞体样结构，构成窦状间隙包围神经分泌末梢。被包围的神经末梢在后叶加压素释放少（水饱和）时增多，在后叶加压素释放多（失水）时减少，证明垂体细胞参与后叶加压素释放调节，其机制可能是垂体细胞能摄取已释放的激素并将其降解。在突触结构附近往往有星形胶质细胞的突起围绕，其作用是防止释放入突触间隙内的神经递质扩散。

（2）星形胶质细胞在脑的发育、再生和移植中的作用：胶质细胞在脑的发育中有重要作用。这种作用是通过放射状排列的胶质细胞（如在小脑的 Bergmann 胶质、在视网膜的 Müller 细胞和在大脑皮质的放射胶质）实现的。它们作为一种支架，引导神经细胞在发育过程中由发源地（室管膜表面）向最终部位迁移。如胼胝体纤维就是沿着这些放射胶质

的表面生长到达对侧而形成的。研究发现，视神经、听神经和前庭神经的发育及纤维的生长都与一定类型的星形胶质细胞有关。其原因是星形胶质细胞能产生层黏蛋白，而层黏蛋白对轴索的生长和附着有促进作用（Liesi 等 1989）。

在神经组织变性和损伤的反应过程中，星形胶质细胞可以再现上述在发育过程中的作用。脑的损伤和神经变性通常导致反应性胶质增生，表现为数量增加，具有较多的突起和胶质丝，代谢活动也增强，甚至形成瘢痕。过去人们认为胶质瘢痕妨碍神经轴索的再生，防止少突胶质细胞产生髓鞘和包裹轴索。现在认为，至少在损伤的早期阶段，反应的星形胶质细胞具有修复功能。激活的星形胶质细胞可合成和释放神经生长因子，支持神经细胞的存活和轴突生长。至于星形胶质细胞被选择性激活的机制，Gage（1988）认为，首先是小胶质细胞被激活，分泌白细胞介素-1，再刺激星形胶质细胞增生。

在神经移植过程中，移植部位有纤维性星形胶质细胞和小胶质细胞增生，促进移植物存活和损伤细胞再生。Silver（1988）报道，将胚胎的星形胶质细胞进行移植，可促进哺乳动物中枢神经系统的轴索再生。Powell 等报道（1997），星形胶质细胞可表达特殊的细胞外基质分子（粘连素、软骨素、硫酸角质素、proteoglycanst 等）引导轴突再生。近来有人应用转基因星形胶质细胞与肾上腺髓质嗜铬细胞共同培养，移植于脑内治疗帕金森病，取得了一定效果。

（3）星形胶质细胞在神经病理学中的意义

1）星形胶质细胞与癫痫的关系：星形胶质细胞形成的瘢痕是癫痫的形态特征之一。可能由于星形胶质细胞增生，导致神经细胞外 Na^+/K^+ 浓度平衡失调，使神经细胞兴奋阈值降低，神经活动过度而发生癫痫。用药物雄甾酮（THPO）选择性阻断星形胶质细胞摄取 γ-氨基丁酸，但不阻断神经细胞摄取 γ-氨基丁酸，能防止小鼠因声音所致的癫痫发作。

2）星形胶质细胞与帕金森病：静脉注射 1-甲基-4-苯基-1，2，3，6-四氢吡啶（MPTP），可以产生毒性物质 1-甲基-4-苯基吡啶（MPP^+）杀死多巴胺细胞群，引起帕金森征。MPTP 转变为 MPP 需要单胺氧化酶 B，后者就存在于星形胶质细胞内。

3）星形胶质细胞与亨廷顿病：亨廷顿病的发病机制是由于喹啉酸破坏和杀死纹状体的神经细胞所致。合成喹啉酸的酶（3-hydroxyanthranilic acid oxygenase，3HAO）主要或只存在于星形胶质细胞内。若星形胶质细胞代谢紊乱，此种酶活性增高，就可产

生过量的喹啉酸,导致纹状体的神经元死亡和亨廷顿病的发生。

4)星形胶质细胞与免疫应答:一般认为脑是与免疫系统的作用"隔绝"的"特免"器官。因为脑内缺乏淋巴系统,并存在血脑屏障(星形胶质细胞参与血脑屏障的形成),故能将许多免疫细胞和免疫物质拒之于外。然而近年来瑞士学者 Fontana 改变了这种观点,因为抗体仍可经脑脊液进入脑内。在正常脑组织内也存在缺乏血脑屏障的部位(如室周器官)。在一定情况下,激活的淋巴细胞还能穿过血脑屏障进入脑组织,实行免疫监视(Wekerle 等 1986)。

星形胶质细胞本身还能介导脑内的免疫反应,作为抗原呈递细胞而起作用,即将外来抗原"呈递"给特定的内源性分子——大的组织相容性复合体并使之互相结合,再激发 T 淋巴细胞而发生免疫反应,破坏或排斥入侵的外来物质。在正常情况下,脑内缺乏大的组织相容性复合体。但在一定条件下(如细胞培养或在干扰素的作用下),神经细胞和胶质细胞都能合成大的组织相容性复合体(包括 I 类和 II 类)。星形胶质细胞产生大的组织相容性复合体 II 类抗原与多发性硬化等疾病有关。

5)星形胶质细胞与神经精神紊乱:肝性脑病一般认为是由于肝脏损害,解毒功能降低,毒素经血液入脑,干扰脑代谢的结果。这些毒素包括氨、短链脂肪酸和硫醇,所有这些物质几乎都作用于星形胶质细胞。在许多死于肝性脑病患者的尸检中,唯一可见的脑病变是异常的星形胶质细胞(核大,原纤维少)。在星形胶质细胞内,谷氨酰胺由谷氨酸合成,这一过程消耗氨,使氨不易在脑内积聚,是一种保护机制。如果星形胶质细胞受损,氨就在脑组织内积聚。后者又反过来作用于星形胶质细胞,使病变进一步恶化,导致神经功能紊乱。

星形胶质细胞还参与精神过程,许多治疗精神病的药物(包括抗焦虑药和抗抑郁药)或是与星形胶质细胞上的受体结合,或是影响星形胶质细胞的代谢过程而起作用。

此外,细胞和分子生物学研究发现,星形胶质细胞也有神经递质受体和离子通道,如谷氨酸、γ-氨基丁酸、去甲肾上腺素、P 物质的受体,并已证实谷氨酸受体基因及谷氨酸激活的离子通道亚型,该受体的活性调节星形胶质细胞的基因表达、增殖和分化。1989 年又发现了与胶质细胞和神经细胞功能有关的关键性转录因子——NF-κB(核因子-κB),它能调节许多基因表达。它不仅可以激活 B 细胞、T 细胞、上皮细胞和成纤维细胞,而且可以激活神经细胞和胶质细胞(Carter 等 1996;Kaltschmidt 等 1994)。NF-κB 的特异性激活剂包括谷氨酸和神经营养因子,而这两者都可以由星形胶质细胞产生和释放。NF-κB 的被激活出现在受体激活的数分钟之内,可看做是一种重要的应激传感器(O'Neill 和 Kaltschmidt 1997)。NF-κB 与其他的编码转录因子不同,它可将细胞外信号直接转移至核内,从而保证快速转录反应的完成,而其他的转录因子(如即早基因)是通过基因诱导胞质内的蛋白质合成,蛋白质再进入核内而进行调节的。

2. 少突胶质细胞 少突胶质细胞较星形胶质细胞小,突起及分支少,胞体为梨形或椭圆形,核染色较星形胶质细胞深,胞质较少,呈中等密度(图 2-25)。电镜下,核异染色质较星形胶质细胞多,胞质富于线粒体、微管,游离核糖体较多,Golgi 复合体发达,糖原较少。

少突胶质细胞存在于灰质和白质中,分布在灰质中者,多靠近神经元的胞体;在白质中者,大都沿神经纤维排列成行。根据少突胶质细胞存在的位置可分为 3 种类型:①神经元周少突胶质细胞:分布在神经元的胞体附近,常见于脑组织内;②束间少突胶质细胞:分布在白质内有髓纤维的周围,易见于幼体的脑组织中,当纤维髓化完成后此种细胞随之减少;③血管周少突胶质细胞:从胞体伸出细的突起贴附在血管壁上,形成血管周足。

少突胶质细胞的功能是形成中枢神经系统的髓鞘。少突胶质细胞在初生儿的脑组织中数量较多,大部分在神经元轴突周围。至髓化完成后,细胞数量随之减少。所以这种细胞直接参与髓鞘形成。髓化开始时,少突胶质细胞突起接近轴突,突起末端变扁平,反复包卷轴突,形成板层结构的髓鞘。中枢神经纤维髓鞘的每个节间段由少突胶质细胞的一个突起形成,突起呈螺旋状缠绕轴突,形成同心圆状板层,一个少突胶质细胞可形成多达 40~50 个结间段。少突胶质细胞有抑制神经元突起生长的作用。当神经元轴突生长的末端一旦与少突胶质细胞接触,便停止生长。因此,少突胶质细胞对中枢神经的再生有阻碍作用。分布在神经元胞体附近的神经元周少突胶质细胞可能对神经元的代谢物质起"转运站"的作用。

少突胶质细胞起源于胚胎脑室的神经外胚层和室管膜下层,生后继续由室管膜下板衍化而来。某些干细胞可迁移并种植于白质和灰质,在成年形成

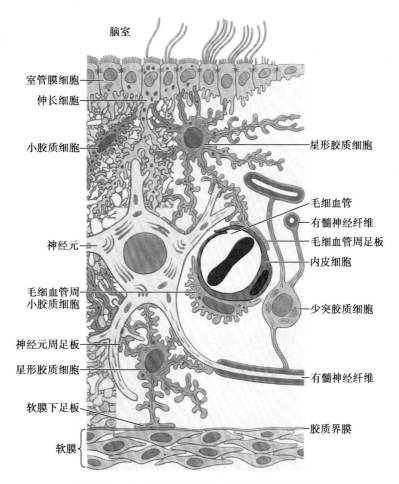

脑室

室管膜细胞

伸长细胞

小胶质细胞

星形胶质细胞

毛细血管

有髓神经纤维

毛细血管周足板

内皮细胞

神经元

毛细血管周
小胶质细胞

少突胶质细胞

神经元周足板

星形胶质细胞

有髓神经纤维

软膜下足板

胶质界膜

软膜

图 2-25　中枢神经系统中各种非神经细胞模式图

一个祖代细胞库,后者可分化为胶质母细胞,再进一步分化为少突胶质细胞,以致在病理性脱髓鞘区可重新形成髓鞘。

3. 小胶质细胞　小胶质细胞是胶质细胞中最小的细胞。在镀银法的标本上细胞的胞体很小(图2-26),呈短棒状,伸出数条枯树枝样的突起,突起表面粗糙,显有棘刺,分支很少。在普通染色标本上,细胞核呈不规则的三角形、肾形或椭圆形,直径约5μm,核染色质较多,着色亦深。分布在灰质和白质中,但灰质内更多。电镜图像中的小胶质细胞显示有浓密的胞质,可见线粒体和高尔基复合体,有时可见数个致密小体和空泡等。胞核染色质致密,沿核膜分布。总的来说,小胶质细胞比其他胶质细胞少,约占全部胶质细胞的 5% ~ 20%。灰质内的小胶质细胞多在神经元胞体附近或小血管周围。在发育过程中,小血管附近的小胶质细胞不断减少,神经元附近则逐渐增多。

小胶质细胞对于神经系统的正常发育是必需的。静止的小胶质细胞可以分泌和释放生长因子,包括成纤维生长因子(FGF)和神经生长因子(NGF),维持神经元的存活,促进其生长分化。在发育的一定时期,过多的神经细胞死亡,小胶质细胞起着清除死亡细胞和变性物质的作用;在神经系统炎症时,它迁移至炎症区附近,增殖并具有吞噬能力,能消化和降解微生物、死亡的细胞及其他的碎片,促进组织修复,故小胶质细胞被称为中枢神经系的巨噬细胞。

脑内小胶质细胞的特点之一是在损伤反应的早期就被激活,如在脑缺血数分钟后就有小胶质细胞反应,故又被称为中枢神经系统病理事件的传感器(Kreutzberg 1996)。小胶质细胞的激活是神经系统防御、感染、炎症、创伤、缺血、脑肿瘤和神经变性病的关键因素。在病理条件下,小胶质细胞有时可损伤神经细胞,这是因为小胶质细胞在分化为脑的巨噬细胞时可产生和释放对神经细胞有害的蛋白酶、超氧化阴离子羟基、过氧化氢、花生四烯酸、一氧化氮、兴奋性氨基酸、喹啉酸和细胞因子等。这些有害的化学物质在正常时由于神经的限制产量很小(Banati 等 1993)。

小胶质细胞更重要的作用是与免疫有关,在中

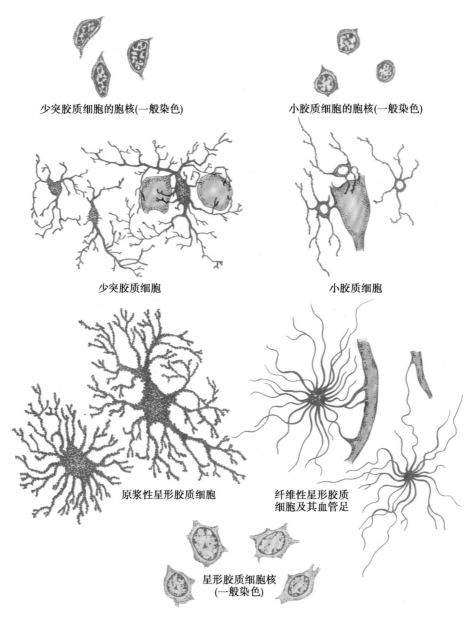

少突胶质细胞的胞核(一般染色)　　小胶质细胞的胞核(一般染色)

少突胶质细胞　　　　　　　小胶质细胞

原浆性星形胶质细胞　　　纤维性星形胶质
　　　　　　　　　　　　细胞及其血管足

星形胶质细胞核
(一般染色)

图 2-26　中枢神经内的几种神经胶质细胞

枢神经系统,细胞因子的主要来源为胶质细胞,而胶质细胞中又以星形胶质细胞和小胶质细胞为主,并且,胶质细胞也是细胞因子的靶点,即在胶质细胞上有细胞因子的受体。而且,胶质细胞所产生的细胞因子及其所具有的细胞因子受体的种类远较神经细胞多。当胶质细胞受到刺激后就可产生细胞因子,释放的细胞因子反过来又可调节胶质细胞的发育和功能。小胶质细胞还与内分泌系统有密切的关系,内分泌激素不仅控制胶质细胞的摄取能力,而且可以调节胶质细胞的代谢功能。

　　小胶质细胞具有吞噬作用,所以有人认为它来源于血液中的单核细胞,属单核吞噬细胞系统,是神经组织中唯一来源于中胚层的细胞。当中枢神经系统受损伤时,小胶质细胞活跃,改变原来的形状,成为大而圆的细胞,并移向损伤处,穿过密集隔障,吞噬并清除坏死的细胞碎屑及退化变性的髓鞘。星状胶质细胞也协助参与吞噬和清除坏死组织。血循环中的单核细胞亦侵入损伤区,转变为巨噬细胞,参与吞噬活动。

　　目前对小胶质细胞来自中胚层存在不同的看法。一种认识是小胶质细胞来源于血管周围的未分化细胞或血管周细胞,还可能是来自血循环中的单核细胞。另一种认识是小胶质细胞从室管膜附近由变形运动的幼稚细胞演变而来,因此推断小胶质细胞是来自外胚层。近年来有许多实验支持小胶质细胞与其他胶质细胞一样均起源于神经外胚层。

4. 室管膜细胞　室管膜细胞是衬附在脊髓中央管和脑室壁上的一层上皮细胞。成体的室管膜细胞大都为立方上皮，胚胎时期则具有纤毛。至出生后大部分细胞的纤毛消失，只在脑室部分室管膜细胞保留纤毛。胞核呈圆形或卵圆形，有核仁，经特殊染色胞质中可见原纤维。在电镜下观察，胞核呈锯齿状边缘，异染色质较多，胞质中有丰富的线粒体，聚集在顶部，还可见微管、微丝、少量的粗面内质网及吞饮小泡，细胞表面有微绒毛。

室管膜细胞在脑室和脊髓中央管内面的被覆情况有很大的区域差异，在哺乳动物有4种类型：①覆盖灰质表面的室管膜：如在第三脑室侧壁，室管膜细胞为立方形，顶面有纤毛和微绒毛，细胞间借缝隙连接和桥粒连接，没有基膜。②覆盖白质的室管膜：如在胼胝体深面，细胞较扁平，甚至可为鳞状，少数有纤毛，也有缝隙连接和桥粒连接。③室管膜细胞的特化区：见于脑室周围器（如正中隆起、连合下器、穹隆下器、终板血管器、最后区等），室管膜细胞的脑室面只有很少的纤毛，两侧借紧密连接和桥粒连接。这些细胞中有许多是伸长细胞（图2-27），又名室管膜胶质细胞或室管膜星形胶质细胞，其基突至毛细血管周围间隙。由于室管膜细胞的可通透性，故可借此途径将血液和神经组织的物质运送至脑脊液中；或相反，将脑脊液中的物质运送至血液和脑组织。在室管膜细胞表面存在高密度的某些神经肽的受体。④脉络丛上皮：此处的室管膜细胞类似室周器官，但无基突，以立方形上皮覆盖在软膜和毛细血管基膜表面。细胞有许多长的微绒毛和少数纤毛，线粒体丰富，大的 Golgi 复合体和核位于底部，细胞间有紧密连接和桥粒连接，细胞的外缘高度皱折。以上特征与分泌脑脊液的功能有关。

此外，在室管膜及室管膜下区有一层原始的、有

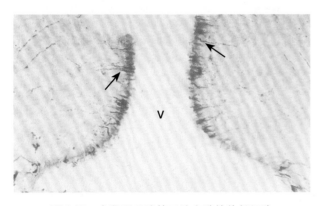

图 2-27　大鼠下丘脑第三脑室壁的伸长细胞
箭头示伸长细胞，用脑室内注射 HRP 显示；
V 为第三脑室

分裂活性的干细胞（Kempermann 和 Gage 1999；Luskin 等 1994），在某种条件下，在成年动物这里仍保留产生神经细胞、星形胶质细胞和少突胶质细胞的能力。此层也可能是人类大多数胶质瘤的来源。

5. 垂体细胞和嗅鞘膜细胞　垂体细胞见于下丘脑的漏斗和神经垂体，类似星形胶质细胞，但其突起大多终止于神经垂体和灰结节的血管内皮细胞。在嗅球和嗅束还有一种神经胶质细胞，称嗅鞘膜细胞。近年有研究表明，垂体细胞与嗅神经的胶质细胞都能促进轴突再生。

（二）周围神经系统的胶质细胞

1. 神经膜细胞　神经膜细胞或称施万细胞（Schwann cell），是周围神经纤维的鞘细胞，它们排列成串，一个接一个地包裹着周围神经纤维的轴突。在有髓神经纤维，施万细胞形成髓鞘，是周围神经系统的髓鞘形成细胞，对周围神经的再生起重要作用。正常或受损的外周神经，其施万细胞能产生一些神经营养因子，如神经生长因子、睫状神经营养因子和脑源性神经营养因子等。

2. 被囊细胞　是神经节内包被神经元胞体的一层扁平或立方形细胞，故称被囊细胞，也称卫星细胞。胞核呈圆形或卵圆形，染色较深。细胞外面有一层基膜。

四、神经纤维和神经

（一）神经纤维

神经纤维是由神经元的长轴突外包胶质细胞所组成的。包裹中枢神经纤维轴突的胶质细胞是少突胶质细胞，包裹周围神经纤维轴突的是施万细胞。根据包裹轴突的胶质细胞是否形成髓鞘，神经纤维可分为有髓神经纤维和无髓神经纤维（图2-28）。神经纤维主要构成中枢神经系统的白质和周围神经系统的脑神经、脊神经和自主神经。

1. 有髓神经纤维　所有的哺乳动物较粗的轴突都是有髓的。有髓神经纤维是由神经膜细胞产生的髓鞘螺旋状包绕轴突构成的。神经膜细胞的胞膜的内、外面在旋转的过程中互相密切接触（图2-29），使细胞内和细胞外间隙消失。其超微结构在电镜下观察可见相邻的致密的胞膜外层互相合并形成小致密线；由于不断缠卷，胞质被推开，使致密的胞膜内层也互相合并，形成主致密线。两种致密线互相交错，形成板层状髓鞘，包绕轴突，构成有髓神经纤维。

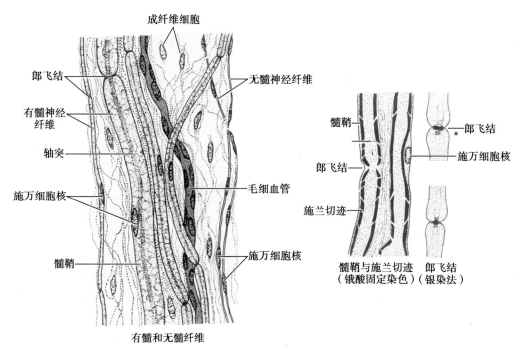

成纤维细胞

郎飞结

无髓神经纤维

有髓神经
纤维

轴突

施万细胞核

毛细血管

髓鞘

施万细胞核

有髓和无髓纤维

髓鞘

郎飞结

郎飞结

施万细胞核

施兰切迹

髓鞘与施兰切迹
（锇酸固定染色）

郎飞结
（银染法）

图 2-28　周围神经纤维

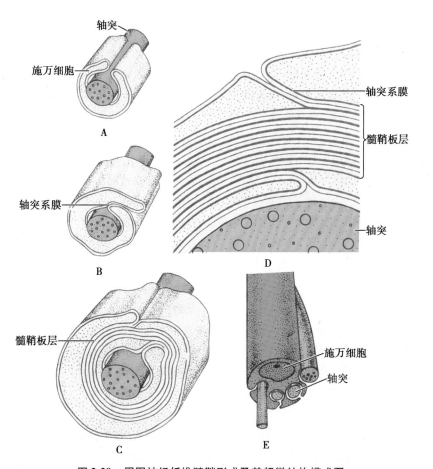

轴突

施万细胞

A

轴突系膜

B

轴突系膜

髓鞘板层

轴突

D

髓鞘板层

C

施万细胞

轴突

E

图 2-29　周围神经纤维髓鞘形成及其超微结构模式图
A～C. 髓鞘发生过程；D. 有髓神经纤维超微结构；E. 无髓神经纤维超微结构

（1）周围神经系统的有髓神经纤维：这类神经纤维的轴突，除起始段和终末外均包有髓鞘（图2-3、图2-6）。髓鞘分成许多节段，各节段间的缩窄部称郎飞结（Ranvier node）。轴的侧支均自郎飞结处发出。相邻两个郎飞结之间的一段称结间体。轴突越粗，其髓鞘也越厚，结间体也越长。每一结间体的髓鞘是由一个施万细胞的胞膜融合，并呈同心圆状包卷轴突而形成的，电镜下呈明暗相同的同心状板层（图2-29、图2-30）。髓鞘的化学成分主要是髓磷脂和蛋白质。髓磷脂中类脂含量很高，约占80%，故新鲜髓鞘呈闪亮的白色，但在常规染色标本上，因类脂被溶解，仅见残留的网状蛋白质（图2-28）。若标本用锇酸固定和染色保存髓磷脂，髓鞘呈黑色，在其纵切面上常见一些漏斗形的斜裂，称施-兰切迹（Schmidt-Lantermann incisure）（图2-28）。

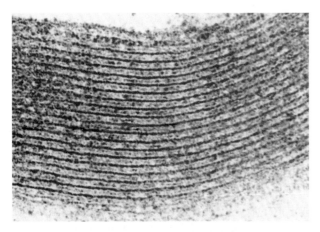

图2-30　人有髓神经纤维髓鞘电镜像

施万细胞的胞核呈长卵圆形，其长轴与轴突平行，核周有少量胞质。由于施万细胞包在轴突的外面，故又称神经膜细胞，它的外面包有一层基膜。施万细胞最外面的一层胞膜与基膜一起，往往又称神经膜，光镜下可见此膜。

髓鞘的形成：在有髓神经纤维发生中，伴随轴突一起生长的施万细胞表面凹陷成一纵沟，轴突位于纵沟内，沟缘的胞膜相贴形成轴突系膜。轴突系膜不断伸长并反复包卷轴突，把胞质挤至细胞的内、外边缘及两端（即靠近郎飞结处），从而形成许多同心圆的螺旋膜板层，即为髓鞘（图2-28、图2-30）。故髓鞘乃成自施万细胞的胞膜，属施万细胞的一部分。施万细胞的胞质除见于细胞的外、内边缘和两端外，还见于髓鞘板层内的施-兰切迹。该切迹构成螺旋形的胞质通道，并与细胞外、内边缘的胞质相通。

（2）中枢神经系统的有髓神经纤维：其结构基本与周围神经系统的有髓神经纤维相同，不同的是它的髓鞘不是由施万细胞形成，而是由少突胶质细胞突起末端的扁平薄膜包卷轴突而形成。一个少突胶质细胞有多个突起，可分别包卷多个轴突，其胞体位于神经纤维之间（图2-31）。其次是中枢有髓神经纤维的外表面没有基膜包裹，髓鞘内亦无施-兰切迹。

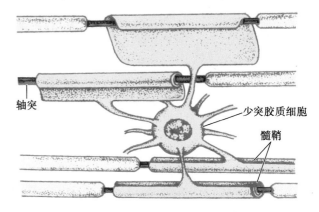

图2-31　少突胶质细胞与中枢有髓神经纤维关系模式图

有髓神经纤维的轴膜兴奋呈跳跃式传导，即从一个郎飞结跳到下一个郎飞结，故传导速度快，因而结间体越长，跳跃距离也越大，传导速度也就越快。

2. 无髓神经纤维　直径<1μm的轴突一般是无髓的。在哺乳动物的皮神经和脊神经背根，约75%的轴突是无髓的。无髓纤维在支配肌肉的神经中占50%，在脊神经腹根占30%。内脏神经的节后轴突几乎全部是无髓纤维，节前神经也有相当数量的无髓纤维。一条"无髓纤维"实际上是在同一神经膜细胞内的一组细的轴突（直径0.15～2μm）。

（1）周围神经系统的无髓神经纤维：由较细的轴突和包在它外面的施万细胞组成。施万细胞沿着轴突一个接一个地连接成连续的鞘，但不形成髓鞘，故无郎飞结；而且一个施万细胞可包裹许多条轴突（图2-29、图2-32）。施万细胞外面亦有基膜。

（2）中枢神经系统的无髓神经纤维：轴突外面没有任何鞘膜，因此是裸露的轴突，它们与有髓神经纤维混杂在一起。一些脑区可被星形胶质细胞的突起分隔成束。

无髓神经纤维因无髓鞘和郎飞结，神经冲动沿轴突膜连续传导，其传导速度比有髓神经纤维慢得多。

3. 兴奋在神经纤维上传导的原理　神经纤维具有很高的兴奋性，兴奋可在神经纤维内传导。传

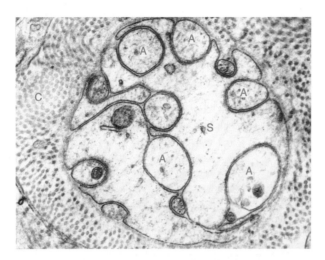

图2-32　大鼠无髓神经纤维横切电镜像
A,轴突;S,施万细胞;C,胶原原纤维

导着的兴奋称为神经冲动。兴奋在神经纤维内传导的原因与离子的移动和电位变化有关(图2-33)。当神经纤维在安静状态时,钾离子在轴膜内多于轴膜外,而钠离子则相反,主要存在于轴膜外。钾离子可以自由通过轴膜,但钠离子通过轴膜的性能很小,仅为钾离子的1/50。由于轴膜内外的离子分布不平衡,即带正电的钾离子由膜内透到膜外,故膜外带正电,而膜内集中了相应数量的负离子,使膜内带负电,从而在轴膜上产生了电位差(约90mV),此为静止电位或极化状态。当神经纤维有冲动传导时,致使传导部位的轴膜对钠离子的通透性发生短暂的升高,此时膜内的钾离子停止外流,而带正电的钠离子迅速进入膜内,因而使轴膜上的电位差降低,极化状态消失,并且发生逆转,即轴膜外面由带正电变为带负电,膜内面则由负电变成正电,即称为去极化,此时膜内外所形成的电位差称为动作电位。膜内的钾离子又流出膜外,膜外的钠离子停止内流,形成复极化。然后相邻部位的轴膜又重复上述过程。由于兴奋部位与安静部位之间的电位差,形成了局部电流,从而使动作电位很快向邻近部位转移,兴奋也向前传导。在一定范围内,静止电位降低,能增强神经的

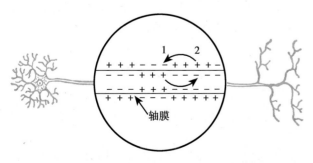

图2-33　兴奋在无髓神经纤维上的传导过程

兴奋性;升高静止电位则能降低其兴奋性。如果静止电位过度升高,使复极困难,即为超极化。

无髓神经纤维冲动传导的上述过程是连续进行的。但是,有髓纤维表面由于包着起绝缘作用的髓鞘,而髓鞘是呈节段状的,两个节段间的缩窄部无髓鞘,称为郎飞结,离子只有在此处才能透过轴膜,即在兴奋与安静部位之间的局部电流集中地通过邻近郎飞结,是从一个郎飞结跳到另一个郎飞结的,此为跳跃式传导(图2-34)。由此可见,有髓纤维的传导速度远较无髓纤维快。

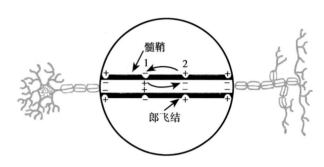

图2-34　兴奋在有髓神经纤维上的传导过程

由于神经纤维在传导兴奋时有电位变化,所以在临床上常用感应电或直流电来测定周围神经和肌肉的兴奋性、冲动传导的能力和肌肉的收缩力。正常时,如以直流电和感应电刺激神经和肌肉本身,均能引起迅速收缩,并且阴极通电时的收缩大于阳极通电时的收缩。当脊髓前角运动神经元变性后,肌肉因失去神经支配而萎缩,此时若以电刺激,就可产生电变性反应。关于脊髓前角运动神经元(下运动神经元)病变时的几种电变性反应详见表2-5。

(二) 神经

周围神经系统的神经纤维集合在一起,构成神经,分布到全身各器官和组织。一条神经内可以只含有感觉(传入)神经纤维或运动(传出)神经纤维,但大多数神经是同时含有感觉、运动和自主神经纤维的。在结构上,多数神经同时含有有髓和无髓两种神经纤维。由于有髓神经纤维的髓鞘含髓磷脂,故神经通常呈白色。

包裹在神经外面的致密结缔组织称神经外膜。神经内的神经纤维,又被结缔组织分隔成大小不等的神经纤维束,包裹每束神经纤维的结缔组织称神经束膜(图2-35)。神经束膜的外层是结缔组织,内层则由多层的扁平上皮细胞组成,称神经束膜上皮,上皮细胞之间有紧密连接,每层上皮都有基膜。此数层神经束膜上皮对进出神经的物质具有屏障作

用,如标记蛋白质就不能通过此屏障进入神经内部。神经纤维束内的每条神经纤维又有薄层疏松结缔组织包裹,称神经内膜。神经内的血管较丰富,神经外膜内的纵行血管发出分支进入神经束膜,进而在神经内膜形成毛细血管网。神经内膜亦含有淋巴管。

表 2-5　脊髓前角运动神经元病变时的电变性反应

反　应	电　流			
	刺激神经		刺激肌肉	
	感应电	直流电	感应电	直流电
正常	收缩	收缩	收缩	迅速收缩
				阴极通电>阳极通电
部分变性反应	收缩弱	收缩弱	收缩弱	收缩缓慢无力
				阳极通电=阴极通电
完全变性反应	无收缩	无收缩	无收缩	蠕动样收缩
				阳极通电>阴极通电
电兴奋性反应消失	无收缩	无收缩	无收缩	无收缩

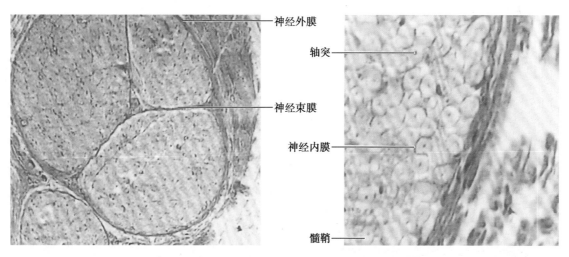

图 2-35　坐骨神经横切,示神经外膜、神经束膜与神经内膜

五、神经末梢

神经末梢是神经纤维的终末部分。神经元可凭借末梢装置扩大接触面积,与体内各组织器官发生联系,把内外界的刺激传给神经元,或者把神经元的冲动传递到各组织器官。神经元之间的联系亦通过末梢实现。分布在各组织器官上的周围神经末梢,其形态结构各式各样,按其功能分为两大类,即感觉神经末梢和运动神经末梢。前者是脑、脊神经节中神经元的周围突起,末端游离或形成特殊装置终止于体表、结缔组织、肌细胞和内脏器官等处,接受各种刺激。后者则是脑和脊髓中运动神经元的轴突末端,终止在肌肉或腺体,支配这些器官的活动。

(一) 感觉神经末梢

1. 感受器的分类　感觉神经末梢是接受体内外各种刺激的末梢装置,所以又称感受器。感受器能接受内、外环境的各种刺激,并将刺激转化为神经冲动,传向中枢,产生感觉。一般认为,不同的刺激只能由相应的感受器接受,亦即一种感觉末梢只能感受某种专一的刺激。感受器的形态和功能较为复杂,分类方法亦不一致。

(1) 按感受器的存在位置和感受刺激的不同可分成 3 类:

1) 外感受器:主要分布在体表的皮肤,感受外来的各种刺激,如冷、热、痛、触和压等,对于嗅、视、听的感觉器官,感受远距离的刺激,又称远隔感受器,由于它们各自构成器官,故一般在感觉器中叙述。

2)内感受器:主要分布在体内的各脏器和血管壁,感受来自内脏的刺激。

3)本体感受器:分布在肌肉、肌腱及关节等处,感受肌肉或肌腱的弛张和关节的运动等,引起体位感觉。

(2)按感受器的组织成分不同可分为3种:

1)神经上皮感受器:是感觉神经元位于上皮细胞间,胞体伸出树突感受刺激,轴突进入中枢与第二级神经元形成突触,所形成的末梢装置如嗅上皮。这种感受器在种系发生上是最原始的。

2)上皮感受器:由特化的上皮细胞感受刺激,细胞与感觉神经元的周围突起形成突触,如味蕾、位听觉感受器等。

3)神经元感受器:是由脑、脊神经节中感觉神经元周围突起的末梢构成。

(3)按感受器所接受刺激的性质不同又可分为:

1)机械感受器:感受触觉、压觉和声波等。

2)化学感受器:感受味觉和嗅觉等。

3)损伤感受器:感受造成组织损伤的刺激而引起痛觉。

4)温度感受器:感受冷或热的刺激。

5)光感受器。

6)渗透压感受器等。

此外还有能接受多种刺激的多感觉感受器。

2.感觉神经末梢按其结构可分为游离神经末梢和有被囊神经末梢两类。

(1)游离神经末梢:游离神经末梢结构较简单。较细的有髓或无髓神经纤维的终末部分失去施万细胞,裸露的轴突末段反复分成细支,分布在表皮、角膜和毛囊的上皮细胞间,或分布在各型结缔组织内,如骨膜、脑膜、血管外膜、关节囊、肌腱、韧带、筋膜和牙髓等处。能感受痛、冷、热和轻触的刺激(图2-36)。

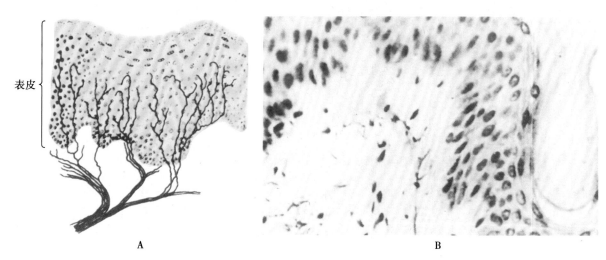

图 2-36　表皮内的游离神经末梢
A. 模式图;B. 镀银染色

(2)有被囊神经末梢:有被囊神经末梢外面均包裹结缔组织被囊,它们的种类很多,常见的有如下几种:

1)触觉小体:又称 Meissner 小体,分布在皮肤真皮乳头内,以手指、足趾的掌侧皮肤居多,感受触觉,其数量可随年龄增长而渐减少。触觉小体呈卵圆形,长轴与皮肤表面垂直,外包有结缔组织囊,小体内有许多横列的扁平细胞。有髓神经纤维进入小体时失去髓鞘,轴突分成细支盘绕在扁平细胞间(图2-37)。

2)环层小体:又称 Pacinian 小体,体积较大(直径 1～4mm),卵圆形或球形,广泛分布在皮下组织、肠系膜、韧带和关节囊等处,感受压觉和振动觉。小体的被囊是由数十层呈同心圆排列的扁平细胞组成,小体中央有一条均质状的圆柱体。有髓神经纤维进入小体时失去髓鞘,裸露轴突穿行于小体中央的圆柱体内(图2-37)。

3)肌梭:是分布在骨骼肌内的梭形小体,外有结缔组织被囊,内含若干条细小的骨骼肌纤维,称梭内肌纤维。细胞核成串排列或集中在肌纤维中段,此段的肌浆较多,肌原纤维较少。感觉神经纤维进入肌梭时失去髓鞘,其轴突细支呈环状包绕梭内肌

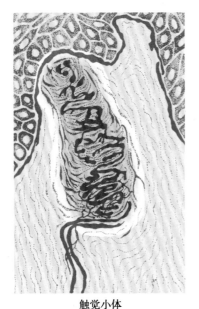

触觉小体

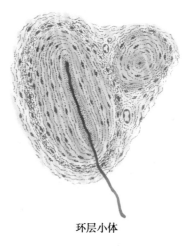

环层小体

图 2-37　有被囊的感觉神经末梢

纤维的中段,或呈花枝样附在邻近中段处。肌梭内还有运动神经末梢,分布在梭内肌纤维的两端。肌梭是一种本体感受器,主要感受肌纤维的伸缩变化,在调节骨骼肌的活动中起重要作用(图 2-38)。

图 2-38　肌梭结构模式图

（二）运动神经末梢

运动神经末梢是运动神经元的长轴突分布于肌组织和腺体内的终末结构,支配肌纤维的收缩和腺体的分泌。神经末梢与邻近组织共同组成效应器。

运动神经末梢又分为躯体和内脏运动神经末梢两类。

1. 躯体运动神经末梢　躯体运动神经末梢分布于骨骼肌内。神经元的胞体位于脊髓灰质前角或脑干,轴突很长,离开中枢神经系统后成为躯体传出(运动)神经纤维。当有髓神经纤维抵达骨骼肌时,髓鞘消失,其轴突反复分支,每一分支形成纽扣状膨大与骨骼肌纤维建立突触连接,此连接区域呈椭圆形板状隆起,称运动终板或神经肌连接(图 2-39)。

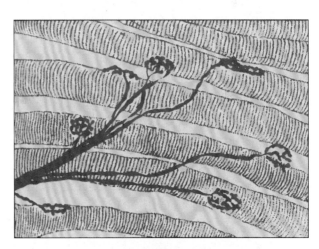

图 2-39　运动终板(骨骼肌纤维压片,氯化金法)

一条有髓运动神经纤维支配的骨骼肌纤维数目多少不等,少者仅 1~2 条,多者可分支支配上千条;而一条骨骼肌纤维通常只有一个轴突分支支配。一个运动神经元的轴突及其分支所支配的全部骨骼肌纤维合称一个运动单位。运动终板的构造在电子显

67

微镜下观察,可见轴突末端纽扣状膨大处的轴膜形成终板前膜;终板处的肌纤维膜变厚,并有许多小皱褶,称为终板后膜;两膜间的空腔称为终板间隙;轴突末端的轴浆内有许多线粒体和终板小泡(图2-11)。线粒体内含有合成乙酰胆碱的胆碱乙酰化酶,此酶能将乙酰辅酶A中的乙酰基转移到胆碱而成乙酰胆碱。合成后的乙酰胆碱与三磷酸腺苷结合,贮存于终板小泡内,每个小泡内约含1万个乙酰胆碱分子。当神经冲动到达轴突末梢时,终板小泡移向终板前膜释放区,并与终板前膜碰撞、融合而破裂,小泡内的乙酰胆碱即被释放于终板间隙中,游离的乙酰胆碱立即与终板后膜上的乙酰胆碱受体结合,使终板后膜对钠钾离子的通透性增大(离子通道开放),大量钠离子流入细胞内,钾离子排出细胞外,终板膜电位降低,引起终板后膜去极化,产生终板电位。当终板电位增大到一定程度(30~50mV)时,即能产生动作电位,引起肌肉兴奋而收缩。

突触前膜囊泡中含的乙酰胆碱量亦称为一个量子单位。有效的量子释放即能产生有效的终板电位,能使肌纤维产生动作电位的量子释放主要是神经冲动依赖性的,即神经冲动的电信号传导到运动神经末梢时,可促发产生约70个量子单位的同步释放,释放出来的乙酰胆碱通过突触间隙与突触后膜上的乙酰胆碱受体结合,产生动作电位,使肌纤维收缩。动作电位发生后,结合在乙酰胆碱受体上的乙酰胆碱即脱落,并为主要分布在突触间隙中的乙酰胆碱酯酶所水解,一些未经与乙酰胆碱受体结合的乙酰胆碱亦同样被水解。使一个冲动只能引起肌肉一次兴奋,否则将引起持续去极化,阻滞下一个冲动通过。水解后的胆碱可被突触前膜内的囊泡重新吸收,在乙酰辅酶A的作用下重新合成乙酰胆碱。脱落乙酰胆碱的乙酰胆碱受体经复极化后又可接受第二次神经冲动所释放的乙酰胆碱,打开离子通道,如此往返,不断循环。除了电流依赖性量子释放外,还存在着自发性量子释放等其他量子释放途径,但它们不能引起有效的肌纤维动作电位。

当运动神经元处于静息状态,即冲动未到达终板时,仍有少数终板小泡移向终板前膜而破裂,放出微量乙酰胆碱,在终板后膜引起微小的电位变化(不到1mV),这种微小电位虽不能产生动作电位使肌肉兴奋和收缩,但可能与前角运动神经元对肌肉的营养功能有关,所以当前角运动神经元任何一部分受损而变性后,由于缺乏微量乙酰胆碱的经常性刺激,使所支配的骨骼肌发生代谢障碍而萎缩,即所谓

神经源性肌萎缩。神经源性肌萎缩还可能与轴浆流损伤而停止输送蛋白质和其他营养物质至轴突末梢有关。因此,四肢远侧端的肌肉离神经元胞体最远,最易发生营养障碍而引起神经源性肌萎缩。

神经冲动在运动终板处的正常传递过程若被破坏,即可发生某些肌病。如重症肌无力是一种较为常见的神经肌肉间传递缺陷性疾病,现今认为,重症肌无力是人类疾病中研究得最清楚、最具代表性的自身免疫病。其抗原为乙酰胆碱受体,致病性抗体为乙酰胆碱受体抗体,靶器官是乙酰胆碱受体。但是,在重症肌无力时,乙酰胆碱受体会变成自身抗原而产生致病性乙酰胆碱受体抗体的原因尚不明了,还需进行进一步深入的研究。

2. 内脏运动神经末梢　　内脏运动神经末梢分布于内脏及心血管平滑肌、心肌和腺上皮细胞等处。内脏运动神经属自主神经系统的一部分,它从中枢到效应器的通路一般由两个神经元组成。第一个神经元称为节前神经元,胞体位于脊髓灰质侧角或脑干,轴突称节前纤维。第二个神经元称为节后神经元,胞体位于自主神经节或神经丛,轴突组成节后纤维。节前纤维离开中枢进入自主神经节或神经丛,与节后神经元的胞体或树突建立突触连接。节后纤维离开自主神经节或神经丛,分布到内脏及血管的平滑肌、心肌和腺细胞,成为内脏运动神经末梢(图2-40)。这类神经纤维较细,无髓鞘,轴突终末分支常呈串珠样膨体,附着于平滑肌纤维或穿行于腺细胞间。膨体内有许多圆形或颗粒型突触小泡,圆形清亮突触小泡含乙酰胆碱,颗粒型突触小泡含去甲肾上腺素或肽类神经递质。当神经冲动传导到末梢时,神经递质释放,作用于效应细胞膜上的相应受体,引起肌肉收缩和腺体分泌。不同的神经纤维,小泡内的介质也不同。分布于心肌、平滑肌和腺体的自主神经节后纤维因释放的介质不同而分两大类。其中能释放乙酰胆碱的纤维,称为胆碱能纤维;释放去甲肾上腺素和少量肾上腺素的纤维,则称为肾上腺素能纤维。大部分的交感神经节后纤维属于肾上腺素能纤维。小部分交感神经节后纤维(如分布到汗腺和骨骼肌内的血管舒张神经纤维)和全部副交感神经节后纤维属于胆碱能纤维。此外,属于胆碱能纤维的还有全部交感神经和副交感神经的节前纤维以及躯体运动神经纤维。

介质由神经纤维末梢释放后立即与受体结合,产生一系列生化反应而引起后一神经元或效应器的兴奋或抑制。受体有高度的特异性,与特定的介质

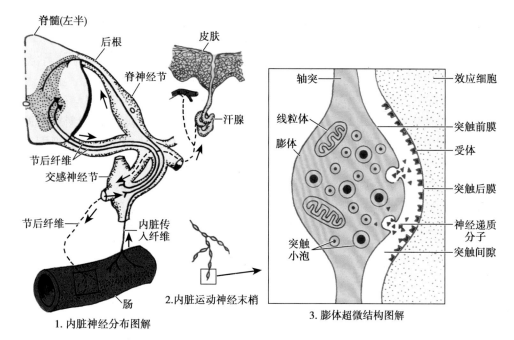

图 2-40　内脏运动神经纤维及其末梢

才能结合。能与去甲肾上腺素和肾上腺素结合的受体称为肾上腺素能受体，它又可分为 α 肾上腺素能受体（α 受体）和 β 肾上腺素能受体（β 受体）。α 受体与相应介质结合后主要使皮肤和内脏血管收缩、瞳孔散大以及内脏括约肌（如胃肠道和膀胱括约肌）收缩；β 受体与相应介质结合则使心脏兴奋（心跳加快加强）、某些血管（如冠状动脉等）和支气管平滑肌松弛以及因肾上腺素兴奋所致的代谢增强。能与乙酰胆碱结合的受体称为胆碱能受体，它可分为两类，即胆碱能烟碱类受体（N 受体）和胆碱能毒蕈碱类受体（M 受体）。N 受体对烟碱类药物较敏感，主要存在于自主神经节和骨骼肌中；M 受体对毒蕈碱类药物有敏感性，主要存在于心肌、内脏平滑肌、某些血管（如冠状动脉等）和汗腺等器官内。所以胆碱能受体兴奋时，使心跳减慢减弱、内脏平滑肌收缩加强、瞳孔缩小、腺体分泌等（图 2-41）。关于各种受体的分布以及交感神经和副交感神经功能的比较参看第四章第三节。

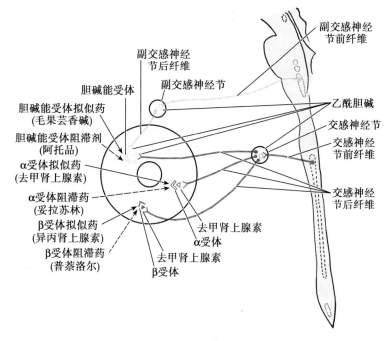

图 2-41　自主神经末梢与介质、受体和某些药物的关系

69

某些药物是通过对受体和介质的影响而发挥作用的(图2-41),因为这些药物的化学结构与介质有某些相似处,所以也能与受体结合。如果结合后能兴奋受体,发生拟似受体的作用,称这类药物为介质拟似药,包括胆碱能毒蕈碱类拟似药(如毛果芸香碱)、α受体拟似药(如去甲肾上腺素)和β受体拟似药(如异丙肾上腺素)等。相反,当与受体结合后,不但不能兴奋受体,反而能阻止受体与介质或介质拟似药结合,从而发挥拮抗作用,则称这类药物为受体阻滞药,包括胆碱能毒蕈碱类阻滞药(如阿托品)、α受体阻滞药(如妥拉唑啉)和β受体阻滞药

(如普萘洛尔)等。

六、神经纤维的溃变与再生

(一) 溃变

神经纤维受损或切断后,神经元的胞体肿胀,核偏位,胞质内尼氏体明显减少,胞质着色浅。远端的神经纤维全长发生溃变,轴突和髓鞘碎裂和溶解。与胞体相连的近端神经纤维则发生逆行性溃变,即轴突和髓鞘的断裂溶解由切断处向胞体方向进行,溃变一般只发展到邻近断端的第一侧支终止(图2-42)。

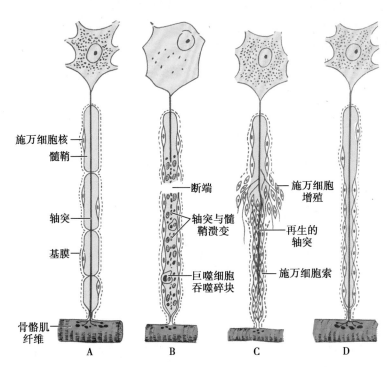

图2-42 周围神经的溃变与再生图解
A. 正常神经纤维;B. 神经纤维断离处远端及近端的一部分髓鞘及轴突溃变;
C. 施万细胞增生,轴突生长;D. 多余的轴突消失,神经纤维再生完成

(二) 再生

当神经元胞体严重损伤时,或近胞体处的轴突损伤后,常导致神经元胞体的死亡。神经元胞体是细胞的营养中心,胞体的存活是其神经纤维再生的必要条件。胞体约于损伤后第3周开始恢复,恢复中的胞体不断合成新的蛋白质及其他产物输向轴突,使残留的近侧段轴突末端生长出许多新生的轴突肢芽(图2-42)。

1. 周围神经纤维的再生 切断处远侧段的周围神经纤维的轴突和髓鞘发生溃变,但包裹神经纤维的基膜仍保留呈管状。此时施万细胞大量增生,一面吞噬解体的轴突和髓鞘,一面在基膜管内排列

成细胞索,并形成细胞桥把两端连接起来。从近侧段神经纤维轴突末端长出的轴突肢芽越过此细胞桥,进入基膜管内,其中一支沿着施万细胞索生长并到达原来神经纤维末梢所在处,则再生成功(图2-42)。施万细胞能产生多种神经营养因子,对轴突的再生起重要作用。

2. 中枢神经纤维的再生 中枢神经纤维的再生比周围神经困难。包围中枢神经的胶质细胞是少突胶质细胞,而不是施万细胞,少突胶质细胞能产生多种抑制因子,可抑制中枢神经元轴突的再生。此外,中枢神经纤维受损伤时,星形胶质细胞增生肥大,在损伤区形成致密的胶质瘢痕,大多数再生轴

突支不能越过此胶质瘢痕；即使能越过，也没有如同周围神经纤维那样的基膜管和施万细胞索引导再生轴突到达目的地。所以，中枢神经纤维损伤后，其功能不易恢复。近年的研究表明，神经营养因子、胚胎脑组织或周围神经移植均能促进中枢神经再生。

第三节　神经系统的基本活动方式

神经系统活动的基本形式是反射。反射是在中枢神经系统的参与下，人体对作用于感受器的刺激所发生的有规律的应答性反应。神经系统对体内其他系统的调节作用是通过反射活动来实现的，人体的各种活动基本上是反射活动。

一、反 射 弧

（一）反射弧的组成

反射活动的形态基础是反射弧。反射弧由感受器、传入神经元、中间神经元、传出神经元和效应器5部分组成（图2-43）。

1. 感受器　为传入神经末梢的特殊装置，有感受刺激、产生兴奋的功能。

2. 传入神经元　又称感觉神经元，如脑、脊神经节内的假单极神经元，能把来自感受器的兴奋传向中枢。

3. 中间神经元　也称联合神经元，如脑、脊髓内的多极神经元，能接受来自传入神经元的冲动，经过分析综合后又把冲动传向传出神经元。最简单的反射弧可无中间神经元（如髌腱反射）；较复杂的反射弧可有多个中间神经元。

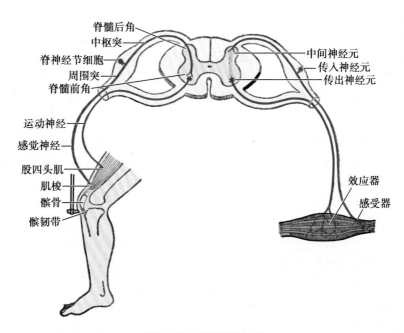

图2-43　反射弧的组成

4. 传出神经元　又称运动神经元，如脊髓前角的多极神经元，能把中枢的兴奋经运动神经元及其末梢装置传向效应器。

5. 效应器　为发生应答性反应的器官，如肌肉和腺体。

（二）中间神经元的排列方式及其意义

单突触反射为感觉神经元与运动神经元直接发生突触，两者之间无中间神经元。多突触反射则在感觉和运动神经元之间有一个或多个中间神经元，而中间神经元的排列方式很多，大致可有如下几种（图2-44）。

1. 单链状排列及其功能　单链状排列为一系列神经元的串联，这种反射的反应面较小、动作准确，如脊髓节段内反射（图2-44A）。

2. 放射状排列及其扩散作用　放射状排列由一个神经元的轴突及其分支与许多神经元联系，使一个神经元的兴奋扩散到许多神经元，从而扩大反应面，如脊髓的节段间反射（图2-44B）。这一排列

71

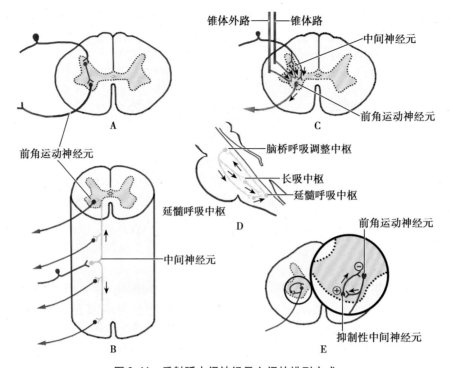

图 2-44 反射弧中间神经元之间的排列方式
A. 单链状排列;B. 放射状排列;C. 聚合状排列;D. 连环状排列(各呼吸中枢的关系);
E. 连环状排列(脊髓前角的抑制环)

方式能使某一中枢的兴奋或抑制向周围扩散,使其他中枢也发生兴奋或抑制。

3. 聚合状排列及其整合作用 聚合状排列是由若干神经元的轴突与一个神经元联系,使许多神经元的兴奋或抑制都集中到一个神经元,使兴奋被抑制或加强。另一方面,来自不同部位的冲动,可同时或先后作用于同一神经元,使这一神经元的活动在来自各方面的传入冲动影响下作出能适应内、外环境和更精确协调的反应,这就称为中枢的整合作用,如脊髓前角运动神经元可同时接受传入神经元、中间神经元、锥体路和若干锥体外路的神经末梢,形成突触,其中有些是兴奋性的,有些则是抑制性的,从而共同控制前角运动神经元的活动(图 2-44C)。

4. 连环状排列及其反馈作用 连环状排列为多个神经元连成环状,即冲动由高位中枢的神经元轴突侧支传出,经若干中间神经元后,又回到原来发出冲动的高位中枢的神经元,形成一个环状结构。这一呈连环式回路的神经活动方式称为反馈作用。反馈作用可分正、负两种。当冲动经过连环状排列结构后,活动得到加强,此为正反馈或后放。如某一反射活动并不随刺激停止而立即终止,往往还能持续若干时间;有的甚至永远不会停止,如脑干各呼吸中枢间的联系就属这类(图 2-44D)。当冲动经过连环状排列的结构后,由于其中有抑制性中间神经元

的存在,所以原来的活动就减弱或中止,这就是负反馈或自我控制。如脊髓前角运动神经元的轴突,在离开脊髓之前发出侧支,经过一个抑制性中间神经元后,又回到脊髓前角运动神经元(图 2-44E)。因而运动神经元发出冲动后都经过负反馈性抑制环,以防止运动神经元的过度兴奋,起到自我控制的作用。如果运动神经元的负反馈性抑制环因病变而破坏,则可引起运动神经元的不断兴奋,出现痉挛或不随意运动。

(三) 反射的种类

反射的种类很多,但大致可分为非条件反射和条件反射两种。

1. 非条件反射 非条件反射是先天遗传,生来就有的,是较低级的神经活动。一般临床上所检查的反射均属非条件反射,如当医生将棉花轻触角膜引起眨眼角膜反射等,即为非条件反射的一种。

2. 条件反射 条件反射是后天获得的,是在非条件反射的基础上建立起来的,是大脑皮质特有的高级神经活动。条件反射的建立,一般是在非条件反射出现之前或同时,给予无关刺激,如此反复多次,使无关刺激成为条件刺激,以后只给条件刺激而无非条件刺激也能出现与非条件刺激相似的反应。如灰尘等异物进入眼内,刺激了角膜或结膜,即能引起闭眼,这是生活中所遇到的角膜反射,与前述临床

上所做的角膜反射相同,均属非条件反射。由于在生活过程中异物刺激角膜引起闭眼是经常发生的,所以当医生检查角膜反射时,若在正面用细棉花条移向眼前而尚未接触角膜时,就能引起闭眼,这是一种条件反射。为避免这种现象的发生,正确检查角膜反射应避开正面视线,如检查右眼时,可嘱患者向左上方注视,然后以细棉花条轻触右眼角膜外侧部,即能产生角膜反射。临床上也常利用某些条件反射以达到治疗的目的,如利用排尿条件反射有时可使某些尿潴留的患者排尿。至于在日常工作和生活中的学习、训练和习惯等都是由于反复实践,通过大脑皮质建立起来的复杂的条件反射。条件反射的建立使人类能更好地适应环境和改造环境。

二、中枢的兴奋和抑制

中枢神经最基本的活动过程是兴奋和抑制;兴奋和抑制的基本活动规律为扩散、集中和相互诱导;并在此基础上对内外环境的各种刺激进行分析、综合,最后作出精确而完善的反应。

中枢兴奋是神经细胞的兴奋,它发放传出冲动或增加传出冲动至效应器,使效应器发生反应或反应加强。

中枢抑制并不是单纯的抑制,而是积极的过程,是由一定刺激引起的,使效应器的反应减弱或停止。中枢抑制可因产生的方式不同而分为3类:

1. 交互抑制　即一个中枢兴奋的结果,引起另一个中枢的抑制。

2. 超限抑制　由于刺激强度过大或时间过长所引起的中枢抑制,如由于剧烈的精神刺激所致的神经性休克。

3. 条件性抑制　是在生活过程中经过一定训练所形成的抑制,为大脑皮质所特有的抑制。

神经活动的兴奋和抑制这两个基本过程是互相对立、互相制约、互相联系的矛盾统一体,因而兴奋和抑制在一定条件下能互相转化、互相诱导。诱导可以发生在同一时间的不同中枢之间,如步行时,下肢屈、伸肌的交替收缩和舒张,就是通过屈、伸肌中枢间相互诱导的一种特殊形式,即交互抑制实现的。诱导还可以发生在同一部位的不同时间,如白天的中枢兴奋(或抑制)活动能加强夜间的中枢抑制(或兴奋)活动。在正常情况下,神经系统的兴奋过程是矛盾的主要方面,当白天工作和劳动使大脑皮质的兴奋过程得到充分发展,由于诱导作用,在晚上,增强了大脑皮质的抑制过程,结果睡眠较深。这是正常的兴奋和抑制现象。如果大脑皮质的兴奋和抑制过程的正常平衡失调,就可能发生神经衰弱等疾病。有的神经衰弱患者就是因为白天应该兴奋而不兴奋,晚上应该抑制而不能很好抑制,以致表现为白天头昏脑涨,晚上失眠,工作效率低等症状。因而这类神经衰弱的治疗原则应该是加强白天的兴奋过程,从而使晚上能更好地诱导出睡眠抑制。

第三章 神经组织的变性、再生和移植

神经组织损伤后的变性和再生一直是神经科学领域内的重要课题。传统的观念认为，哺乳动物外周神经损伤后可以再生，而中枢神经损伤后不能再生。这种观点一直在影响着该领域的研究。近些年来，许多神经科学家以他们的研究成果提出，成年哺乳动物的中枢神经系统也具有较大的可塑性，具有再生能力。这些研究已使人们确信给损伤的中枢神经提供适宜的条件也能再生。而且近来在成体哺乳动物脑内发现存在着未分化、具有多潜能和自我更新能力（self renewing）的神经干细胞，这就使人们有必要重新认识哺乳动物中枢神经系统的损害、修复和再生。

神经纤维受损或切断后，神经元的胞体肿胀，核偏位，胞质内尼氏体明显减少，胞质着色浅。远端的神经纤维全长发生溃变，轴突和髓鞘碎裂和溶解。与胞体相连的近端神经纤维则发生逆行性溃变，即轴突和髓鞘的断裂溶解由切断处向胞体方向进行，溃变一般只发展到邻近断端的第一侧支终止。在神经元损伤和溃变过程中，神经胶质细胞发生反应性增生，一方面参与清除溃变的物质，充填损伤区域，另一方面产生和分泌影响神经再生的物质。若损伤严重则整个神经元死亡，同时，与之有突触联系的神经元也会发生萎缩或溃变。若损伤较轻，则神经元可以恢复，并再生新的突起。

本章主要叙述神经纤维的溃变和再生。无论周围神经纤维还是中枢神经纤维损伤后，都有轴突、胞体和髓鞘的溃变。溃变的同时，神经纤维的再生过程也被启动。由于中枢神经系统存在许多不利于再生的因素，因此中枢神经纤维通常不能像周围神经纤维一样能再支配原靶区。神经损伤后，神经纤维溃变过程异常或神经纤维再生障碍会导致多发性神经病变及髓鞘疾病。

第一节　周围神经组织的变性和再生

一、周围神经的变性

当哺乳动物的一条神经被压窄或切断后，其远侧端和近侧端均会发生溃变。若神经元的胞体或靠近胞体的轴突受到严重伤害时，神经元会迅速死亡。在远离胞体处损伤周围神经纤维时，神经元轴突可以再生（图3-1）。其变化过程，首先是轴突碎裂和髓磷脂溶解；继而血源性骨髓单核细胞进入神经膜内；巨噬细胞侵入神经膜细胞基板管内清除细胞碎片；同时，损伤的近侧端神经膜细胞增生并向远侧延伸，损伤远侧段形成 Bungner 节，这些节以后被轴突穿过。接着轴突与神经膜的关系建立，整个远侧段由近至远开始披髓。最后对靶结构形成再支配。

（一）顺行性变性

变性或称溃变，即退行性变，是指周围神经切断后，其远侧端轴突所发生的顺行性变性。此时被切断的神经纤维的轴突首先崩溃，继之发生髓鞘变性及施万细胞的变化。

1. 轴突的溃变　轴突切断后，损伤处远侧段轴突脱离神经元胞体代谢中心，远侧段呈离心方向的顺行性变性，称为 Waller 溃变或顺行性溃变。顺行性溃变的顺序是线粒体堆积在郎飞结和轴突断端，轴质内细胞器分解呈颗粒状，轴突肿胀呈串珠状，轴突断裂分解。

2. 髓鞘的变化　损害后数小时，郎飞结两端的髓鞘收缩，结间隙增宽，髓鞘板层松解；损害后第4天，轴突肿胀曲张，髓鞘也沿其全长呈现不规则的梭

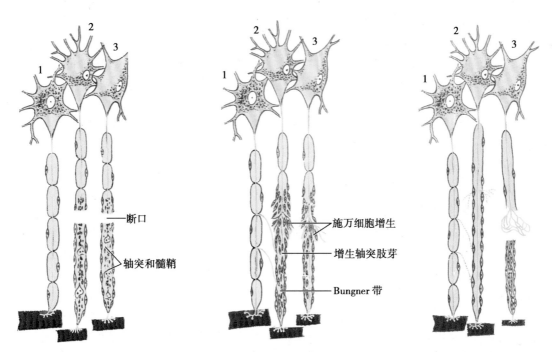

1. 正常运动神经元及其神经纤维与骨骼肌纤维
2,3. 神经纤维被切断,细胞核移到边缘,尼氏体溶解

2,3. 运动神经元支配的骨骼肌纤维萎缩,施万细胞增生,新生的轴突肢芽长入施万细胞索(Bungner带)内,邻近的运动神经元(1)亦发出侧支长入Bungner带内

3. 再生的轴突与相应的骨骼肌纤维重建联系(2),其他许多再生的旁支均退化;再生的轴突未长入Bungner带;纠缠成一团(3),神经纤维再生不成功,肌纤维萎缩

图3-1 神经纤维溃变和再生模式图

形肿胀,随后在狭窄处断裂,失去板层结构形成半球状的椭圆体,同时单核细胞侵入神经内膜管,吞噬髓球碎片(图3-2);3个月后椭圆体分解为简单的类脂;6个月后分解为中性脂肪,被吞噬细胞清除。中枢神经髓鞘的溃变过程与周围神经相似。

3. 轴突终末的变化 终末溃变发生最早,切断轴突后12～24小时轴突终末肿胀,其内的突触小泡数量减少,神经丝明显增多,大量神经丝围绕成堆的线粒体,并缠结成环状结构。以后整个终末都充满神经丝,银染色呈现一个肿胀的溃变终球。随着残

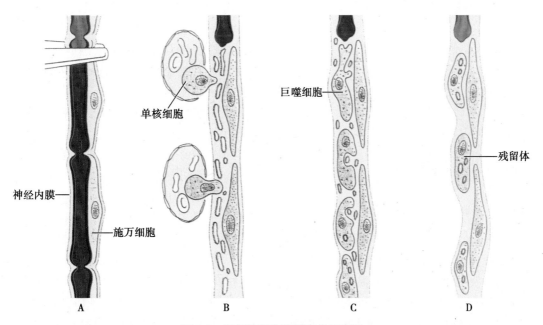

图3-2 顺行性溃变髓鞘变化示意图
A. 完整的神经纤维被钳夹上端;B. 髓鞘、突触均断裂并呈梭形肿胀,同时单核细胞侵入神经内膜管;
C. 单核细胞吞噬梭形肿胀体;D. 吞噬物完全清除,施万细胞及神经内膜管保持完整

余突触小泡的消失,线粒体变成致密和破裂,约2~3周后溃变的轴突终末萎陷,与突触后膜分离,最后被邻近的星形胶质细胞所吞噬。周围神经终末处施万细胞的反应出现较早,包卷轴突终末。损伤后18小时,施万细胞就开始吞噬溃变的轴突终末。

（二）逆行性溃变

逆行性溃变是指神经纤维断离后其近侧端的变化。近侧端的退行性变化一般范围较小,仅限于1~3个节间段内。

1. 近段神经纤维的溃变　其变化基本同顺行性溃变,但方向相反,由损伤处向胞体进行。在切断轴突后短时间内,轴浆流出,轴突肿胀,不久轴突自断端处退缩,轴膜在断端处生长并覆盖封闭裂口,阻止轴浆外流。在12~24小时可见近断端处轴突明显肿胀、膨大,称为回缩球,内积各种细胞器,如神经丝、囊泡和线粒体等。周围神经能再生,回缩球的表面伸出许多丝足,形成新的轴突肢芽,向神经的远侧段生长(图3-3);中枢神经不能再生,回缩球在1~2天内溃变。

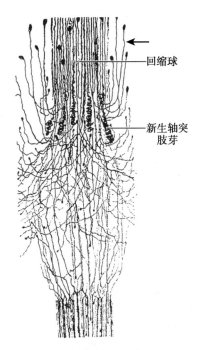

回缩球

新生轴突肢芽

图3-3　近端神经纤维的溃变和再生

近段神经纤维的损伤程度取决于胞体对损伤的反应,若神经元胞体死亡,则近侧段纤维全部溃变,若胞体存活,则轴突的溃变只限于从损伤处向上至第1个轴突侧支为止。逆行性溃变延伸的距离还受创伤性质的影响,断端整齐时仅累及1~2个结间体,枪伤或感染损伤时溃变可延伸至2~3cm范围。

2. 胞体的溃变　轴突损伤1天后开始发生尼氏体溶解,约2周时达高峰。尼氏体溶解或消失最早出现在核周胞质内,又称中央性核外染色质溶解。胞体肿胀变圆,胞核肿胀远离轴丘而偏位。线粒体肿胀,线粒体嵴密集并出现许多颗粒,高尔基复合体崩解,粗面内质网扩大成池,核糖体扩散到细胞周边。胞体内RNA、蛋白质和酶的合成均增加,新合成的物质借轴浆流运向断端,以适应轴突的再生。

（三）跨神经元溃变

跨神经元溃变是指神经元受损后,与之相联系的上一级或下一级神经元发生萎缩或死亡的变化。下一级神经元的溃变为顺行性跨神经元溃变。如切断一侧视神经后,外侧膝状体内相应的神经细胞进行性萎缩,胞体及胞核明显皱缩,尼氏体溶解消失。上一级神经元的溃变为逆行性跨神经元溃变。如切除大脑枕叶皮质后,随着外侧膝状体内神经纤维及其终末溃变,外侧膝状体内的神经元亦发生退化,此类溃变发生于特别严重的损伤。

二、周围神经的再生

切断周围神经后,虽然远侧段神经纤维溃变、髓鞘松解,但细胞却很少死亡。实验表明,神经纤维溃变的同时,胞体具有活跃的合成作用,生成消化髓鞘的酶和神经营养因子为再生提供了物质条件。本部分主要介绍再生的形态变化及影响再生的因素。

（一）再生的形态变化

1. Büngner带的形成　损伤后前期施万细胞肿大、增殖,吞噬轴突碎片和解体的髓鞘,时间持续约3周。随后施万细胞的基板围成神经膜管,增生的施万细胞在神经膜管内有序地排列,相互嵌合,形成一条施万细胞索,即Büngner带(图3-1)。施万细胞迁移到断端的间隙,形成连接断端的细胞桥,为再生的轴突肢芽提供通道。细胞索可保持几个月,如果没有轴突肢芽长入,神经内膜的结缔组织就会充填其中,细胞索退化。

2. 胞体的反应　神经元胞体的存活是神经纤维再生的必要条件。在损伤后的第3周,胞体的结构逐步恢复,首先核周胞质内尼氏体复现、胞体肿胀减轻,细胞核恢复中央位置,胞体内核糖体数目增多,粗面内质网扩大,胞核内RNA含量增多。

3. 轴突的再生　恢复过程中神经元胞体不断合成并向轴突输送新的蛋白质,使近侧段轴突末端的回缩球表面长出新的肢芽。新生的轴突反复分支,在合适条件下穿过断端的细胞桥,进入神经膜管,最初靠近管的边缘,沿施万细胞的表面延伸,以后进入管的中央,并被施万细胞的质膜包绕。再生的轴突向靶区生长,通常只有一条轴突到达靶区并与之建立联系,形成髓鞘(图3-4)。若神经膜管破坏,再生轴突误入其他管内,轴突将会被引入不适宜的靶区。如再生的运动纤维长入感觉终末的神经膜管,该纤维最终

将溃变消失,反之亦然。所以在外科缝合时,应尽量注意各神经束,仔细对合,以利再生神经纤维与靶区建立连接。轴突再生的生长速度因不同的神经、不同的动物及不同性质的损害而异。人的感觉神经再生速度平均每天为4.6mm。新生的轴突较细,以后在神经膜管内迅速增粗,直至恢复原来的直径。

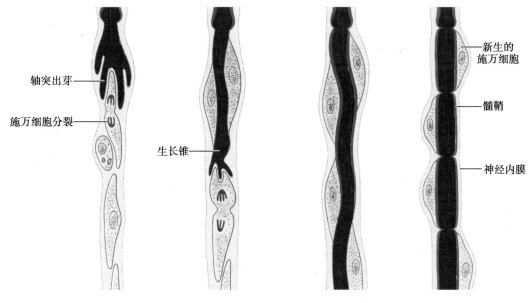

图 3-4 神经纤维再生示意图

4. 髓鞘的再生 神经损伤后第 8 天,再生的轴突开始形成髓鞘,髓鞘的形成由近及远、由薄变厚缓慢进行,约需 1 年完成。再生神经纤维的结间体短且薄,数量多,因此,再生神经纤维的传导速度也较慢。无髓神经纤维的再生速度比有髓神经纤维快。

5. 侧支抽芽 神经受损伤时,邻近的正常神经纤维可长出侧支进入受损纤维的神经膜管内,这种现象称为"侧支抽芽"。侧支从郎飞结处伸出,进入神经膜管(图3-1),如能到达靶区则可建立功能联系,如不能,则将退化消失。

(二) 影响再生的因素

1. 轴突生长的导向 神经细胞伸出轴突至靶组织需走行相当远的距离,这是一个很复杂的过程,其生长方向受其周围外环境,如细胞黏附分子、细胞外基质、胶质细胞产生的生长因子的影响。

引导轴索生长有多种因素,如:①引导站细胞:轴突延伸可以分为一系列的短过程,每一过程可以延伸几微米,每次终止于一些特化细胞,称为引导站细胞。②化学诱向因子:由靶细胞分泌,可引导轴突。③非扩散性分子:存在于细胞外基质中,能形成

允许轴突生长和黏附的空间通道。④吸引扩散分子:如网蛋白 I,具有吸引某些轴突而排斥另一些轴突的双向信息作用。⑤非扩散性的细胞外基质:如层黏蛋白、细胞黏附分子及 fasciclin Ⅱ,在引导轴突生长过程中起接触介导作用。

2. 施万细胞在周围神经再生中的作用 施万细胞是周围神经系统主要的胶质细胞,也是神经膜细胞,包绕周围神经系统的轴突。该细胞有两种:①形成节段性髓鞘的施万细胞称髓磷脂形成施万细胞;②以表面凹沟纳入细口径轴突的施万细胞称成鞘施万细胞。周围神经再生的微环境包括施万细胞、基板、细胞外基质及成纤维细胞,在早期还有轴突碎块、溃变的髓鞘和吞噬细胞等。现在的研究表明,施万细胞是促进轴突再生的重要因素,再生轴突若没有活的施万细胞则轴突不能生长或生长明显减慢。移植一段被冰冻过的周围神经(施万细胞被杀死,仅保存基膜)至宿主动物被切断神经近侧断端,只有当近侧端施万细胞增殖迁移至移植物时,轴突才能再生,通过移植物。其他类似的实验亦证明,轴突通过有基板和细胞外基质的移植物时,必须伴有施万细胞方能再生,若把移植物中活的施万细胞杀

死则再生失败,若植入培养的施万细胞则促进轴突再生。施万细胞促进再生不仅是形成了神经膜管,还因为施万细胞能分泌许多神经营养因子(如神经生长因子、脑源性神经营养因子、神经营养素$_3$、血小板源生长因子和睫状神经节营养因子)。

3. 神经营养因子对再生的影响　成功的周围神经再生需合适的微环境,但对微环境的研究尚不多,目前已知道神经营养因子对再生影响较大。神经营养因子是一类支持神经元生存和诱导神经突起生长的可溶性多肽物质。有人根据这类因子的作用把它们分为神经元营养因子和促进突起生长因子。实际上许多因子常具备不止一种作用。近来的研究提出再生轴突向远端生长是由于断端或断端神经膜细胞释放的营养因子对再生新芽的营养作用及趋向性的影响。断端释放的因子有神经生长因子、脑源性神经营养因子以及神经营养素$_{3,4,5}$。

第二节　中枢神经的损伤、修复和再生

一、中枢神经损伤后的变化

(一) 中枢神经纤维的顺行性变性

中枢神经受损后其远侧段也发生轴突和髓鞘的变性且病程较长,有人切断脊神经后,术后 100 天仍见有后索的变性纤维。在变性初期,变性纤维被星形胶质细胞所包围。术后 30 天发现小胶质细胞增生,变性的髓鞘被巨噬细胞所吞噬。

(二) 中枢神经纤维的逆行性变性

中枢神经近侧端受损伤的主要变化是出现逆行性的神经细胞变性。轴突被切断后,胞体出现染色质溶解现象。但经过一定时间后,有的细胞恢复了原有状态,有的细胞趋向缩小、消失的归宿。有的细胞胞体肿胀,可使其体积增加 2 倍以上,细胞核偏移而位于胞体的周边甚至向表面突出。尼氏体的溶解由核周向胞体周边进行,所以细胞的中心部在尼氏染色时不见着色。在恢复过程中尼氏体亦从核周重新出现而向四周扩延。在电镜下可见到高尔基复合体的膨胀、粗面内质网或线粒体的膨胀、断裂,神经微丝增加及各种致密小体增加。

与此同时,局部的星形胶质细胞增大、增生,称为反应性星形胶质细胞,增大的胞体内含大量胶质丝、糖原和脂肪,溶酶体增多,细胞的代谢活动增强,亦可见吞髓鞘的碎片。当损伤区的溃变产物被吞噬细胞清除后,星形胶质细胞即以其突起充填溃变区域的空隙,形成胶质瘢痕,从而把损伤区和正常组织分开。

(三) 跨神经元变性

周围神经元变性局限于受损神经元,不累及下一个神经元。但中枢神经的变性可跨越突触引起与之接触的下一个神经元的变性,这种现象称跨神经元或跨突触变性。最早研究是通过切断猴一侧视神经后,外侧膝状体的细胞嗜碱性降低(RNA 减少),胞体萎缩。1 个月后发生核膜变化和核内含物浓缩,核酸代谢改变,核萎缩。4 个月后核仁也萎缩。内质网及高尔基复合体这些有膜包围的系统发生肿胀。Trumpy(1977)广泛切除幼猫大脑皮质研究脑桥核的变化发现,7 ~ 17 日小猫在术后 5 日几乎所有的神经细胞溃变,而生后 21 ~ 43 日小猫仅见少数细胞完全溃变,其余的神经细胞仅表现为明显缩小。也有报道跨二级以上神经元的长距离变性,如摘除眼球后大脑皮质视区发现神经细胞树突小棘减少,树突分支数量减少。

上述例子均系顺行性跨神经元变性,亦有逆行性跨神经元变性的报道,但实例很少。

二、中枢神经的可塑性和再生

所谓神经的可塑性是指在一定条件下,神经系统的结构和功能对损伤或环境变化作出适应性变化的能力。如神经损伤后,邻近神经元会出现轴突的侧支抽芽并与失支配的靶结构建立功能联系、树突嵴或树突分支数目增多以增大接受信息的面积、神经元膜上神经递质受体的结合能力和数目的变化而增强神经元的活性和信息的传导等。神经可塑性是神经系统的基本特性之一,它对脑的认知功能和神经损伤的修复发挥重要作用。

中枢神经纤维受损后其再生过程与周围神经相同,能够再生,但再生的效果与周围神经有极大差别。成年哺乳动物中枢神经系统再生一般在 2 周后停止,再生的轴突往往不能越过胶质瘢痕,即使越过,也不能到达靶神经元与之形成功能性突触联系。中枢神经所伸出的肢芽往往不能延伸很远(约

1mm）且会溃变。为什么中枢神经系统的再生与周围神经不同，如何才能促进中枢神经的再生？近年来许多学者进行了深入的研究。

（一）神经胶质细胞对中枢神经再生的影响

周围神经的胶质细胞是施万细胞，而中枢神经的胶质细胞有形成髓鞘的少突胶质细胞以及小胶质细胞和星形胶质细胞，这些胶质细胞在中枢神经再生中所起的作用与施万细胞不同。

1. 分泌抑制因子阻碍中枢神经再生 少突胶质细胞是中枢神经髓鞘形成细胞，它形成中枢有髓神经纤维的髓鞘。但与施万细胞形成髓鞘不同，一个少突胶质细胞有许多分支突起，可同时与多条轴突接触形成许多髓鞘结间体，此外中枢神经纤维外面没有基板。

近年来，Schwab（1990）等通过细胞培养发现少突胶质细胞及髓鞘内存在着某种轴索生长抑制因子，Fawcit 等（1999）发现少突胶质细胞可分泌髓磷脂相关糖蛋白，少突胶质细胞前体产生 NG_2 DSD-1。星形胶质细胞产生 tenascin、brevican 及 neurocan，受刺激时产生 NG_2。脑膜细胞能产生 NG_2 及其他蛋白聚糖，并激活小胶质细胞产生自由基、一氧化氮等，以上物质均能参与抑制轴索再生。

哺乳动物中枢神经系统在损伤后形成的胶质瘢痕被认为是影响再生纤维延伸的重要原因，胶质瘢痕是由反应性胶质细胞的突起及有关物质所形成的网状结构，阻止再生轴突的延伸。最近的研究发现，瘢痕组织中有一种抑制因子，称损伤膜蛋白聚糖，它使生长锥塌陷，可能是阻止中枢神经纤维不能延伸的原因。Silver（1991）及其同事的研究发现，在成年哺乳动物瘢痕组织的周围存在着细胞抑制素和硫酸软骨素等物质，这些物质能限制体外培养中神经细胞轴突的生长。

2. 胶质细胞对神经再生的促进作用 虽然胶质细胞能产生抑制因子影响轴索再生，但胶质细胞也能促进再生。

在中枢神经系发育过程中，星形胶质细胞能引导神经元迁移到目的地。有实验研究表明若把胼胝体切断，然后移植一块有星形胶质细胞生长的塑料滤膜，能引导中枢神经系统神经纤维生长到对侧半球，重建胼胝体。因此星形胶质细胞在损伤时应当是产生积极的促进神经再生的因素。

现代研究认为，在神经变性和损伤早期，星形胶质细胞的反应性增生具有修复功能。许多实验证明，反应性星形胶质细胞能合成和释放多种神经营养因子和细胞因子，如神经生长因子、睫状神经节营养因子、胶质源性神经营养因子、碱性成纤维细胞生长因子、血小板源性生长因子、胶质细胞成熟因子等，这些神经营养因子对神经元起保护作用，并能促进神经纤维的延伸。此外，星形胶质细胞还能分泌产生许多细胞外基质成分，如层粘连蛋白、纤维连接蛋白、神经细胞黏附分子、胶质细胞源性粘连蛋白等，这些物质均能保护神经元并能促进神经突起的生长。

随着基因工程和基因转移等分子遗传学技术的发展，发现了癌基因和原癌基因，这些基因被认为在外界刺激后其蛋白起着第三信使的作用。而且还发现正常成年哺乳动物中枢神经系统神经元有低水平的癌基因，但胶质细胞没有癌表达。当中枢神经系统受损时，在神经元的癌基因 mRNA 和癌基因大量增加时，反应性星形胶质细胞亦被诱导表达癌基因蛋白，已有研究提出癌基因的表达与细胞分裂和分化有关。

小胶质细胞约占中枢胶质细胞的 5%～20%，遍布整个中枢神经系统，但其分布有区域性差异。小胶质细胞在损伤时被激活形成反应性小胶质细胞或变为吞噬性小胶质细胞，吞噬溃变的组织细胞及髓鞘碎片等，以利轴突的再生，此外，它还能释放一种星形胶质细胞生长因子，刺激星形胶质细胞增生和肥大。小胶质细胞还能产生多种细胞因子，如白细胞介素1、白细胞介素6和肿瘤坏死因子，这些细胞因子通过旁分泌或自分泌直接或间接地影响神经元和胶质细胞的增殖、发育、迁移和分化。在小胶质细胞分泌的细胞因子的刺激下，星形胶质细胞能进一步分泌白细胞介素3、白细胞介素6、神经生长因子、神经营养素3、碱性成纤维细胞生长因子等以促进神经突起的生长。

值得一提的是，近年来发现嗅觉系统的嗅鞘细胞兼有星形胶质细胞及施万细胞的特点，对神经再生有促进作用，用于修复脊髓的再生。

（二）神经营养因子与中枢神经再生

自从 Levi-Montalcini（1953）发现神经生长因子以来，陆续发现多种类似的因子。迄今已经鉴定的神经营养因子已有 10 余种，还有许多待定的因子。

近年的研究表明，神经元不仅可以从神经元、周围的胶质细胞或其本身得到营养支持，而且一种神经营养因子可以影响多种类型神经元；一种类型的神经元可以被多种神经营养因子作用；神经营养因子也有多种反应，可以影响神经元存活、分化、轴突的延伸。在此介绍几种神经营养因子对神经细胞的保护及再生作用。

1. 神经生长因子　神经生长因子能维持和促进发生中的交感神经元和神经嵴源的感觉神经元的存活、分化、生长和成熟；能保护基底前脑隔尾壳核胆碱能神经元存活，防止其凋亡。若给新生大鼠脑隔区、海马或新皮质注入神经生长素，可见相关脑区胆碱能神经元环腺苷酸水平明显升高，胆碱乙酰转移酶活性增高 2 倍。在新生大鼠脑内连续 7 天注入神经生长因子，交感神经节神经元的轴突定向通过背根神经节伸入脊髓。在体外培养的培养液中加入神经生长因子不仅能保护胆碱能神经元，而且能促进其轴突延伸。在阿尔茨海默症鼠脑移植研究中，神经生长因子对移植的胆碱能神经元有促进作用并见有功能效应。

还有研究报道，神经生长因子能阻止轴突切断后引起的视网膜节细胞的死亡，在离体的培养中促进鸡胚视网膜节细胞存活及轴突生长。近年来研究发现脑源性神经营养因子为脑、脊神经感觉神经节、大脑皮质、海马、纹状体发生中存活的主要依赖因子，也是基底前脑胆碱能神经元、运动神经元、交感神经元、黑质多巴胺神经元及小脑颗粒细胞存活的主要因子。在体外培养中，脑源性神经营养因子可以支持视网膜节细胞的存活及轴突生长，脑源性神经营养因子及其高亲和性受体 TrkB 不仅在上丘表达，同样也在视网膜中表达，可以推测视网膜也合成并分泌脑源性神经营养因子，起一种自分泌模式的局部营养作用。脑源性神经营养因子可以增加爪蛙蟾蜍视网膜节细胞轴突分支和终末分支多样性。对胆碱能神经亦有保护作用，但不及神经营养因子。

2. 神经营养素$_3$和脑源性神经营养因子　神经营养素$_3$和脑源性神经营养因子是同一家族，研究发现神经营养素$_3$基因靶突变纯合子小鼠的肢体有严重的运动缺陷，与完全缺失肌梭和腱梭有关。肌梭形成时运动神经元表达神经营养素$_3$mRNA 水平最高。还有研究发现在成体大鼠横断皮质脊髓束，神经营养素$_3$可以促进离断的皮质脊髓束发出侧芽。对纹状体的胆碱能神经元不仅有保护作用，而且能促进胆碱能神经元分化及突起延伸，还能促进视网膜前体细胞的分化及刚分化的神经元成熟。

神经营养素$_{4/5}$与脑源性神经营养因子共有 trkB 受体，因此神经营养素$_{4/5}$亦能增加视网膜节细胞的存活和轴突生长。新生大鼠离断坐骨神经后给予脑源性神经营养因子，神经营养素$_3$、神经营养素$_4$能保护脊髓运动神经元的存活。

3. 睫状神经节营养因子　睫状神经节营养因子为多效能神经营养因子，对背根神经节、脊髓运动神经元、海马神经元、交感神经元等均有生物学效应，它是神经元存活和分化因子，能保护受损的运动神经元，阻止轴突离断的多巴胺神经元退变。最近发现睫状神经节营养因子和白血病抑制因子都可以诱导纯化的成年哺乳动物视网膜节细胞轴突生长，睫状神经节营养因子的促进视网膜细胞存活的作用与剂量相关。

4. 胶质细胞系源性神经营养因子　胶质细胞系源性神经营养因子是由小鼠胶质细胞株 49 细胞分离出的糖基化的二硫键结合的二聚体蛋白质，最初研究发现 rh 胶质细胞系源性神经营养因子有促进大鼠胚中脑多巴胺神经元存活和摄取多巴胺的能力及影响形态分化。以后的研究发现胶质细胞系源性神经营养因子能保护离断轴突的多巴胺能神经元不萎缩死亡和免受 1-甲基-4-苯基-1,2,3,6-四氢吡啶毒的损害。胶质细胞系源性神经营养因子还能防止断离轴突的面神经运动核的萎缩。在 1-甲基-4-苯基-1,2,3,6-四氢吡啶诱发的帕金森病猴脑内注入胶质细胞系源性神经营养因子后可减轻行动缓慢和强直姿势等症状，并使中脑黑质多巴胺神经元增大，中脑和苍白球内多巴胺含量增高。

5. 成纤维细胞生成因子家族　成纤维细胞生成因子家族是一个大的家族，成纤维细胞生成因子 1 和成纤维细胞生成因子 2 是促进细胞生长作用很强的多肽因子，又是重要的有丝分裂原，参与细胞的生长发育和组织损伤的修复。在中枢神经有高水平的成纤维细胞生成因子 1 及成纤维细胞生成因子 2。对成纤维细胞生成因子 1 及成纤维细胞生成因子 2 的研究证明它们具有明显的营养作用，体外培养的研究显示成纤维细胞生成因子 1、成纤维细胞生成因子 2 是少突胶质细胞、星形胶质细胞和施万细胞的强大的有丝分裂原，能促进各种胶质前体细胞的繁殖和分化，促进交感和副交感神经元以及大脑皮质、海马和运动神经元的存活。其机制是直接激活神经元的受体而起作用，也可能由激活胶质细胞所介导。有研究展示成纤维细胞生成因子 2 对切断轴突的隔胆碱能神经元有保护和促进再生的作用，对被 1-甲基-4-苯基-1,2,3,6-四氢吡啶损伤的黑质多巴胺神经元或缺血的海马神经元均有保护作用。成纤维细胞生成因子 1 亦有促进受损轴突再生的能力。

6. 神经营养因子对再生的协同作用　神经营

养因子对中枢神经系统的保护和促进再生作用的研究表明,没有一种神经营养因子能百分之百的保护神经元。因此神经科学家们设想是否两种神经营养因子同时使用能起协同作用。Mitsumoto 等发现,给予具有运动神经元疾病的 Wolbler 小鼠睫状神经节营养因子及脑源性神经营养因子两种营养因子后神经元的退变几乎完全被制止了,提示这两种神经营养因子具有协同作用或者在这种动物,脊髓运动神经元有两种,一种对睫状神经节营养因子有效,而另一种对脑源性神经营养因子起反应。另外的研究亦报道神经生长因子和脑源性神经营养因子、脑源性神经营养因子和神经营养素$_3$、以及神经生长因子+脑源性神经营养因子同时使用对胆碱能神经元存活、分化及突起延伸均有协同作用。其他的研究将成纤维细胞生成因子+神经营养素$_3$、脑源性神经营养因子+神经营养素$_3$、睫状神经节营养因子+神经营养素$_3$等联合运用均具有协同作用,这些研究为今后临床联合应用营养因子修复神经系统疾病打下了基础。

(三) 外周神经移植术能促使中枢神经再生

20 世纪 80 年代初,Aguayo 和他的同事将一段外周神经移植到中枢神经系统的不同区域,发现中枢神经系统中不同类型的神经元在轴突受损后都可以再生出纤维长入移植的外周神经中,有的可达几厘米,这表明中枢神经在适宜的环境下能够再生。具有上述再生能力的神经元有脊髓、脑干、丘脑、大脑皮质和视网膜中的神经元。由于视觉系统解剖、生理特点,使研究较易入手。因此许多再生的研究以视网膜模型来进行。

方法是将自体坐骨神经段的一端连于眶内视神经的断端,存活一段时间后,再将坐骨神经另一端植入上丘,存活 2～18 个月后将顺行标志物(HRP)注射到眼球玻璃体中以标记再生的神经节的轴突和末梢。结果在上丘中见到再生纤维及 HRP 标记的突触,这些突触与正常视神经纤维和上丘神经元之间的突触形态相类似。

上述实验表明轴突损伤后的视网膜节细胞可再生出纤维长入移植的外周神经中。外周神经移植后能分泌许多神经营养因子促进神经再生,视网膜节细胞纤维再生的速度与发育中视网膜节细胞相似,而且这些再生纤维有正常的生理功能。实验还表明,视网膜节细胞轴突再生与生长相关蛋白增加密切相关。

Aguayo 将外周神经的一端插入延髓,另一端插入脊髓。在动物存活数月后发现延髓和脊髓均有纤维伸入外周神经。

近年来对脊髓再生的研究不断深入。在脊髓 T_8 横断后,拿去一段脊髓($T_9 \sim T_{11}$),然后放入一人造引导管,即一内面光滑的半透膜管。然后再将纯化的施万细胞移植入管内以诱导脊髓的轴突再生。动物存活一段时间后,再在引导管中部注入快蓝,结果发现脊髓中间神经元轴突延伸入移植物,并见少数背根神经节被逆行标记。该实验表明,在引导管中植入施万细胞能提高脊髓中间神经元及感觉神经元轴索再生入胸部脊髓。

以上的研究表明,基底膜是神经轴突延伸的必不可少的条件,但若缺乏存活的施万细胞,完整的基底膜亦不能支持轴突再生。表明施万细胞不仅能产生营养因子、黏着分子等,还能诱导轴突进入移植物。研究表明,改变轴突生长的外在环境能提高损伤神经元轴突的内在再生能力。有理由相信,在将来一定能找到促进中枢神经再生的新途径。

第三节 神经细胞与凋亡

有机体即使没有外在的损害也有细胞死亡。但在 20 世纪 70 年代以前,对于细胞死亡的传统认识是,急性损伤、炎症或毒性物质引起的细胞死亡是坏死。坏死的细胞出现细胞膜溶解、细胞内胞质漏出、细胞器破碎,核内的 DNA 分子严重损害,坏死产生的毒性物质渗漏至细胞周围组织,进一步使成片的细胞死亡,并产生炎性反应。这种死亡是细胞被动地他杀而死亡。

早在 20 世纪末,发育生物学家通过对生物由幼虫变成蛾的变化的现象提出了动物在正常发育过程中也存在着细胞消亡的现象。1926 年 Eranst 在脊椎动物神经系统发现发育过程中出现过量的神经元死亡的现象。这些过量的神经元总是按自身的程序在特定的时期主动死亡,称为编程性死亡或程序性死亡,意指在发育过程中自然出现的生理性死亡。

1972 年美国病理学家 Kerr、Wyille 及 Currie 等在重新详细描述了濒临死亡的细胞的超微结构变化的特征后提出了一种不同于坏死表现的细胞死亡形式——凋亡(apoptosis),并将其与病理情况联系起来。提出凋亡是一个主动的生理过程,它是机体在生理条件下受多因素影响出现的细胞死亡。此后,这一病理变化逐渐引起人们的注意,到20世纪90年代初,细胞凋亡已成为多学科研究的热点。凋亡与坏死的本质区别在于前者是一种主动的死亡过程,伴随基因转录和蛋白质合成。特征性的变化是DNA的寡核小体间裂解,在凝胶电泳时呈现特征性的"DNA梯"。细胞凋亡的形态学特点是:①在大多数情况下影响的是分散的个体细胞。②凋亡的细胞表面皱缩,失去细胞间连接,体积缩小;细胞膜起泡或芽变,胞质浓缩;染色质收缩,浓集于核膜附近,形成新月样结构。③在凋亡发生后的相当长的一段时间内核膜保持完整,细胞器不受影响。④凋亡一旦开始便迅速进展,细胞裂解成小碎片,由膜结构包裹,内含碎裂的染色质、完好的细胞器,此为凋亡小体。凋亡小体很快便被巨噬细胞或组织细胞所吞噬,并被进一步降解、利用。⑤整个过程不伴炎性反应,不伴细胞内容物的释放。溶酶体似乎不参与凋亡过程。

目前大多数作者都结合以下3个条件作出凋亡的判断:①具备凋亡的形态学特点;②3′-OH末端标记法阳性;③电泳时呈现"DNA梯"样模式。若单独采用其中一项指标其可靠性不强。

细胞凋亡可发生于多种情况下,如病毒感染、离子辐射、肿瘤、缺血缺氧以及遗传变性疾病和自身免疫疾病。

细胞凋亡和坏死在定义、形态学及生物化学方面的区别见表3-1。

表3-1 细胞凋亡和坏死的区别

	凋　亡	坏　死
定义	凋亡是一种主动的由基因控制的程序性现象的生理过程,可发生在发育过程中或受多种因素影响而产生	坏死是病理性刺激造成的细胞死亡
诱导因素	生理性或病理性	病理性
细胞形态变化	细胞膜完整保持到最后,胞体缩小,裂解成凋亡小体,无炎症反应,细胞器完整,保持一定功能,染色质早期边缘化,后期片段化	胞膜完整性早期消失,通透性增加,细胞溶解、肿胀、破裂,胞质外溢,有炎症反应,细胞器肿胀,溶酶体破坏,染色质固缩、破裂
DNA降解	DNA多数情况降解为特征性180~200bp的片段	随机降解
DNA电泳	呈梯状	不呈梯状,模糊,弥散状条带
对蛋白合成抑制剂的反应	凋亡可被抑制剂阻断、触发或增强	不受影响
基因调控	有特异基因参与调控	无特异基因参与调控

一、神经细胞凋亡的形态学变化

细胞凋亡的形态变化大致可分为3个阶段。

(一) 第一阶段

第一阶段是细胞核的变化,核仁崩解成数个染色较深的斑块,核质固缩、边集、核膜皱折、核膜内陷。此时细胞体积缩小,胞浆细胞器集中,密度增加。细胞表面微绒毛消失,形成光滑的轮廓。

(二) 第二阶段

第二阶段是内陷的核膜包被染色质的团块,形成许多细小的膜包被颗粒。此时细胞膜内陷皱缩,并在细胞膜表面产生泡状结构,形成凋亡小体。

(三) 第三阶段

第三阶段是凋亡的细胞大部分或全部裂解形成若干个凋亡小体。凋亡小体为细胞质膜包绕一簇细胞器。凋亡细胞和凋亡小体迅速被邻近的巨噬细胞或周围细胞所识别、清除和吞噬。

由于凋亡细胞在凋亡过程中不导致溶酶体及细胞膜的破裂,细胞内容物不外溢,故不引起炎性反应,也不刺激免疫系统,而且凋亡细胞常以单个细胞存在,而不似坏死细胞常聚成团。凋亡细胞不影响局部的微环境,不引起周围组织的继发性损害,凋亡时ATP和某些mRNA和蛋白质合成仍在进行,细胞第二信使系统亦未破坏。因此细胞凋亡又被称为细胞自然死亡或基因指导性死亡或细胞自杀。

细胞凋亡是一种生理性的细胞死亡,但近年的研究发现高温、γ射线、激素、化学物质、营养因子缺乏均可引起细胞凋亡。神经细胞凋亡不仅仅伴随着神经系的发育,亦见于病理过程中,如脑缺血、脑卒中及神经系统退行性疾病,如帕金森病、阿尔茨海默病(Alzheimer's disease,AD)、运动神经元病,还有癫痫、实验性变态反应性脊髓炎等。

二、细胞凋亡与细胞程序性死亡

细胞凋亡与细胞程序性死亡是两个不同的概念,凋亡是形态学的概念,而程序性死亡是功能上的概念。细胞程序性死亡是细胞接受某种信号后或受到某种因素刺激后的一种主动的、由一些相关基因相互作用、以细胞 DNA 早期降解为特征的自杀过程。它与 1972 年 Kerr 等提出的凋亡并不是一个概念,但习惯上将两者等同视之。Johnson(1995)则将其区分开,认为凋亡是细胞程序性死亡的一个阶段,用于描述具有特定形态学特征的细胞死亡,而细胞程序性死亡是一个比较完整的细胞死亡过程,可分为激活阶段、传递阶段,最后才是终止点之后的凋亡阶段,在此过程中有特定的基因参与调控,产生致死性蛋白质。

程序性死亡最初来源于昆虫幼虫变形成为蛾时产生了特定的肌细胞的死亡。之后发现神经系统在成熟过程中差不多有 50% 各种类型的神经细胞死亡,这种在发育过程中细胞的死亡是神经系统结构和功能成熟所必需的。Oppenheim 的实验发现,给予蛋白质或 RNA 合成抑制剂能阻断或降低小鸡脊髓运动神经元在发育期细胞死亡的高峰。切断胚胎肢体而诱导的神经元的死亡可被蛋白质或 RNA 合成抑制剂阻断。在神经系统发育过程中最早出现程序性死亡的现象是当神经板转化为神经管,在神经管合拢之前,它与体节相连的部位便出现程序性死亡。Homma 认为这一现象的出现是由于神经管与外胚层分离所致。在神经系统发育过程中两个发育中的细胞群在建立联系前,调控群中的神经元数多于靶细胞群,那些未能与靶细胞建立联系的神经元便发生程序性死亡。不少研究认为发育中神经元轴突未能及时与靶细胞联系是因神经营养因子被剥夺。一旦和靶细胞取得稳定联系,神经元就能存活。中枢神经系统神经元的凋亡与程序性死亡现象不仅存在于出生前发育阶段,亦出现于生后发育阶段,如哺乳动物在出生后一定时期内视网膜、外侧膝状体、海马、小脑皮质颗粒层、梨形皮质及新皮质等处均有神经元的程序性死亡。程序性神经元死亡是为了神经系统的良好发育。

对于凋亡和程序性死亡的异同尚有争议,它们既相关联,但也有区别,因此把凋亡和程序性死亡完全等同是不恰当的,它们之间的区别还有待进一步研究。

三、神经细胞凋亡的基因调控

神经细胞凋亡的调控机制比较复杂,调控机制可从两方面进行研究:①诱导细胞凋亡;②抑制细胞凋亡。

(一) 抑制细胞凋亡的基因调控

研究发现,抑制神经细胞凋亡的基因主要有 *Bcl-2*、*Ced-9* 等。但在不同的细胞凋亡中可能也存在着差异。这里主要介绍 *Bcl-2* 基因对凋亡的调控。*Bcl-2* 是 20 世纪 80 年代发现的,是从人滤泡性 B 淋巴细胞分离出的一个原癌基因,首先在淋巴瘤和白血病中发现,晚近报道在人中枢神经系统表达。实验表明,*Bcl-2* 可抑制许多类型的细胞凋亡,它的作用并不是加速细胞分裂,而是促进细胞生存,是一个公认的凋亡抑制基因。检测阿尔茨海默病患者及对照组 Bcl-2 蛋白(26kD)表达的水平,结果阿尔茨海默病患者 Bcl-2 蛋白是对照组的 3 倍,免疫组化获得同样结论。另有研究用免疫组化法发现 Bcl-2 蛋白在海马及皮质一些区域神经元上表达,且随阿尔茨海默病症状严重程度的增加而增高,并在形成缠结的神经元上表达。另有研究表明它能对抗 β-amyloid 所诱导的细胞凋亡,Bcl-2 在阿尔茨海默病早期起代偿作用,但其确切机制仍不清楚。近年来有人认为 Bcl-2 可能通过干扰自由基的产生来抑制凋亡。Wyllie 等研究表明 Bcl-2 家族成员 Bax 单独作用可加速凋亡的发生,但是 Bax 与 Bcl-2 形成 Bax-Bcl-2 异二聚体时,Bax-Bcl-2 在凋亡启动过程中起抑制作用,从而保护细胞不发生凋亡。Bax 在海马神经元及小胶质细胞上有高表达。有人提出 DNA 损伤及 Bax 上调可加速神经原纤维缠结的形成。另一些和 *Bcl-2* 相关的基因,如 *Bcl-x*、*Mcl-1* 等都在神经系统表达并参与凋亡的调节。哪些物质调节 *Bcl-2* 的表达尚不清楚,有报道 TGF-β 能使培养中海马神经细胞 *Bcl-2* 上调。*Ced-9* 与 *Bcl-2* 同源,故 *Ced-9* 的上调亦能使应凋亡的细胞存活。

(二) 诱导细胞凋亡的基因调控

1. 白介素 1 转换酶 参与神经细胞凋亡的调节因子很多,除 Bcl-2 外,还有 caspase 家族及 p53 等。caspase 是一种 cysteine 蛋白水解酶,目前认为 caspases 共有 10 种,本文着重介绍 caspases Ⅰ,亦即 ICE，是白介素 1 转换酶（interlukin 1 convertingenzyme）。若将白介素 1 转换酶表达载体注入神经元，能导致神经元发生程序性死亡，故白介素 1 转换酶具有促进凋亡的作用。若将非选择性 caspase 抑制剂 z-VAD-DMC 注入侧脑室，可预防局部脑缺血引起的细胞死亡，并发现 *Bcl-2* 和 *Ced-9* 可拮抗白介素 1 转换酶的促凋亡作用。

2. Fas 抗原　目前的研究发现某些原癌基因，如 *p53*、*c-myc* 及 *Fas* 抗原均与凋亡关系密切，如有报道 *p53* 可能是一种死亡基因。此处重点介绍 Fas 抗原。Fas 抗原（CD95）是介导细胞凋亡的表面蛋白。*Fas* 基因位于第 10 号染色体长臂上，是 43kD 的细胞表面的糖蛋白，是典型的 I 型膜蛋白，分为胞外区、跨膜区和胞质区，属于肿瘤坏死因子受体家族，当其被活化后，与 Fas 配体结合向细胞内传递死亡信号，导致细胞凋亡。Nishumura 用免疫组化检测阿尔茨海默病患者脑组织发现有 β-amyloid 沉淀的老年斑，其周围有许多 Fas 阳性细胞，这种 Fas 阳性细胞主要是星形神经细胞，用 GFAP 抗体免疫组化结果为阴性，并提出 Fas 抗原阳性的细胞可能是大脑受伤后准备排除的细胞，因此 Fas 抗原介导的细胞死亡是凋亡。

3. 其他因子　有报道低亲和力神经生长因子受体 p75[NGFR] 也是肿瘤坏死因子受体家族成员，亦可在多种条件下介导凋亡。核因子-κB 是一种转录因子，β-amyloid 可导致核因子-κB 的活化，阿尔茨海默病患者核因子-κB 亦活化。可能核因子-κB 直接或间接参与阿尔茨海默病细胞的凋亡（Chen 1998）。

四、细胞凋亡与神经系统疾病

细胞凋亡是一种生理性调节机制，参与调节机体的发育、细胞分化及体内正常细胞的更新。目前，人们对细胞凋亡的认识逐步深入，它是基因表达的结果，受细胞内外因素的调节，如果这一调控失调，就会引起细胞增殖及死亡平衡障碍，进而导致许多神经疾病的发生。下文简介神经细胞凋亡在几种神经系统疾病发生中的作用。

（一）神经细胞凋亡

神经细胞凋亡的表现与非神经组织相似，即细胞皱缩，失去与周围细胞接触，核染色质聚集成块，核膜破裂，胞质浓缩，接着形成凋亡小体，被巨噬细胞或小胶质细胞吞噬，没有炎症反应。在细胞凋亡过程中，核酸及蛋白质合成参与作用，使用核酸或蛋

白质合成抑制剂可阻止细胞死亡。核酸内切酶激活使核酸降解，形成 50~300kb 大小片段，再被降解成 180~200bp 的寡聚核小体，在凝胶电泳表现为"梯状"，即所谓的"DNA 梯"。

细胞凋亡是受基因编码控制的，被称为"死亡基因"的 *ced-3*、*ced-4* 激活能引起细胞死亡，是程序性死亡控制基因。近来发现的白介素-1β 转换酶基因激活也可触发程序性死亡。*Bcl-2* 基因是程序性死亡抑制基因，在神经细胞中有表达，能抑制因营养因子撤除引起培养的交感神经元、中枢感觉神经元和药物导致的嗜铬细胞瘤细胞（Pcl₂）程序性死亡。这些基因的激活及作用依靠细胞内外因素的调节，如细胞内钙离子、氧自由基、兴奋性氨基酸、β 淀粉样肽以及细胞生存因子、细胞间作用、病毒感染、激素均能触发程序性死亡。Raff（1993）提出，细胞生存需要持续不断的来源于其他细胞的信息，否则细胞就会死亡。神经营养理论为理解细胞死亡提供了认识框架，发育中的神经系统有大量细胞死亡，原因是那些细胞未能与其他细胞建立联系而得到靶源性的营养因子。该理论在神经营养因子依赖性交感神经元和感觉神经元得到进一步证实，当在两种细胞培养液撤除神经生长因子时，细胞发生凋亡，此外，神经细胞与胶质细胞联系的中断也可引起细胞死亡。但这些生存因子及其受体激活后是如何调节细胞凋亡的，尚需进行进一步的研究。

（二）细胞凋亡与神经疾病

1. 脑缺血　一般认为脑缺血缺氧引起细胞坏死，近年日益增多的证据表明程序性死亡也参与缺血性细胞损害，Li 等（1995）在大鼠大脑中动脉阻塞引起的局部脑缺血模型中，经缺血 2 小时，再灌注 22 小时的脑片上发现[脱氧核苷酸转移酶原位末端标记（ISEL）]阳性细胞，电镜下有程序性死亡表现。Rosenbaum（1994）发现缺氧可导致培养神经元程序性死亡，且可被核酸内切酶和 RNA 合成酶抑制剂所降低。程序性死亡在迟发性神经元坏死和选择性神经元丢失中的作用已引起人们的重视，Shigeno（1990）应用蛋白合成酶抑制剂能降低迟发性神经元坏死，首先提出程序性死亡参与了这种损害。Beilharz（1995）等研究提示，程序性死亡是缺血引起选择性神经元丢失的一种重要形式。人们还发现损害程度与细胞死亡形式有关，轻度缺血易诱发程序性死亡，中重度缺血产生坏死，如果此观点被证实，对预防轻微缺血或供血不足将有重要指导意义。放线菌酮通过抑制蛋白质合成，阻止细胞程序性死亡而

有效减轻缺血后脑梗死的体积,为缺血性脑损伤的治疗提供了新的途径。缺血缺氧引起程序性死亡的机制还不清楚,兴奋性氨基酸、细胞内钙离子增加、氧自由基、一氧化氮和激活的胶质细胞可能在程序性死亡过程中发挥重要作用。

2. 帕金森病 帕金森病患者黑质和纹状体内多巴胺神经元有大量丢失,环境及代谢毒素是帕金森病的病因之一。Walkinshaw等(1994)研究发现6-羟多巴可引起培养的 Pcl₂细胞程序性死亡,提示神经毒素可能通过程序性死亡导致多巴胺能神经元死亡,其他临床及实验资料也表明程序性死亡参与帕金森病的细胞损害(Finch 1993;Thompson 1995)。

3. 脑老化及阿尔茨海默病 近年来很多证据表明神经细胞程序性死亡参与脑老化及阿尔茨海默病的发生。人和动物老化过程中,基底前脑胆碱能神经元和纹状体内多巴胺能神经元均有大量萎缩及丢失,无论何种形式,均可能通过基因调节。Liang Zhang等(1995)采用脱氧核苷酸转移酶原位末端标记(in situend-labeling,ISEL)技术发现,青年大鼠及老龄大鼠纹状体存在阳性神经元,老龄大鼠较青年大鼠阳性神经元增加1倍,认为老化可促进细胞程序性死亡。Lassmann(1995)用 ISEL 方法在阿尔茨海默病患者尸解标本中见大量阳性细胞,包括神经元和胶质细胞,后者主要为小胶质细胞和少突胶质细胞。程序性死亡神经元和胶质细胞分别较老龄对照组高 55 倍和 23 倍。淀粉样 β 肽在阿尔茨海默病发病中的作用已被广泛认识,于培养的皮质及海马神经元加 β1-42 和 β25-35,可引起程序性死亡,提示β-AP 可能是促进阿尔茨海默病神经细胞程序性死亡的原因之一。认识程序性死亡在老化及神经退变性疾病中的作用是十分重要的,确定程序性死亡精确通路和调节物质能够延缓老化及阿尔茨海默病神经退变的发展。

4. 运动神经元病 肌萎缩侧索硬化由脑和脊髓大运动神经元退变引起,原因不清楚。研究发现,在家族性和散发性 ALS、Cu/Zn 超氧歧化酶(SOD)活性降低,超氧化物增多引起程序性死亡。Troy 等(1994)在培养 Pcl₂细胞中,用反意 SOD mRNA 中和细胞 mRNA,使 SOD 合成下降,可导致程序性死亡,这种自由基增多引起程序性死亡对肌萎缩侧索硬化及神经退变性疾病机制的认识提供了依据。

脊肌萎缩症是童年发病的一种神经变性疾病,近年发现该病存在神经凋亡抑制蛋白基因变异,该蛋白与杆状病毒凋亡抑制蛋白同源,已发现后者具有抑制细胞凋亡的作用,神经凋亡抑制蛋白基因变异可能使运动神经元对凋亡敏感性升高。

5. 实验性变态反应性脊髓炎(EAE)和人类免疫缺陷病毒(HIV)脑炎 在 EAE 中,发现有 ISEL 标记的阳性细胞,主要为少突胶质细胞、T 淋巴细胞和巨噬细胞,T 淋巴细胞程序性死亡可能是一种消除炎性 T 细胞的非炎性过程,是从炎性损害中消除 T 细胞的机制,参与炎症反应的终止。细胞死亡的原因可能为皮质激素释放增多,此外细胞毒性因子,如肿瘤坏死因子、淋巴毒素也可能参与程序性死亡的发生。

在 HIV(human inmmumodeficiency virus)感染和脑炎,脑萎缩是常见的,Petito 等(1995)采用 ISEL 技术结合免疫组化,首次发现 ISEL 阳性细胞,这些细胞主要是反应性星形胶质细胞和神经元,与炎症部位一致,提示程序性死亡可能为 HIV 感染神经元丢失的机制。强调了程序性死亡在艾滋病脑神经元丢失的重要性。程序性死亡产生机制为激活和感染的吞噬细胞产生毒素因子的作用,HIV 包膜糖蛋白gp120(HIV envelope glycoproteim,gp120)可导致神经元程序性死亡。

6. 癫痫 近年人们发现程序性死亡还参与癫痫性损害,Pollard 等(1994)首次用兴奋性毒剂 Kainate(KA)注入一侧杏仁核引起抽搐发作,在注射区及远离的海马 CA₁区发现 ISEL 阳性细胞,DNA 凝胶电脉有 DNA 片段。应用地西泮阻止兴奋传播可预防 CA₁区程序性死亡的发生,说明 KA 本身可引起程序性死亡,癫痫活动沿海马的兴奋性谷氨酸通路传播导致了 CA₁区程序性死亡,其发生的机制有待进一步研究。

(三)治疗价值

通过调节细胞程序性死亡,可达到治疗目的,采用化学治疗剂和放射线可以导致肿瘤细胞程序性死亡。在自身免疫性疾病中,有人正在探索使那些自身免疫细胞选择性死亡的方法,已经表明这种方法在 EAE 治疗中是有效的。相反,抑制细胞程序性死亡可用于神经退变性疾病的治疗,促进 Bcl-2 表达可提高细胞凋亡的阈值。增加细胞抵抗各种凋亡刺激的能力,用转基因使 Bcl-2 高表达,能阻止营养因子撤除神经元程序性死亡,反映 Bcl-2 有相当的治疗价值。神经生长因子可促进退变疾病神经元生存,使用神经生长因子基因转染延长神经元生存时间在细胞培养和动物实验中已得到证实。所以,随着对于神经细胞程序性死亡调节机制研究的深入,有可能使神经疾病治疗进入新的阶段。

第四节　神经干细胞

人体内多数细胞,如上皮细胞、骨髓细胞、红细胞等都能不断更新。这是因为在成体内存在着干细胞,如血液干细胞、成纤维细胞、肌母细胞、肝母细胞等。

然而,早在20世纪初,德国著名神经生理学家费尔德在经过长期研究后下结论:神经细胞不能再生。20世纪20~30年代,英国、加拿大、法国、美国等学者也先后提出脑细胞不能再生的观点。人们一直认为,哺乳动物CNS的神经发育局限于胚胎及出生后早期,成年哺乳动物CNS是不可能再生的,即神经元是终末细胞,不能通过分裂增殖产生新神经元以替换死亡的神经元。如遇损伤,缺乏神经元的现象将是永久性的,只能由胶质细胞来替换。因为成熟的神经元不能分裂,成体脑内没有神经干细胞。

随着对细胞发育分化研究的深入,干细胞的研究与应用已逐渐成为新的分支学科,当前对中枢神经干细胞的研究是发育神经生物学的重要进展。继1980年Aguayo等提出中枢神经的轴突能再生,能伸入连接脑和脊髓的移植物中以来,神经学领域中最重要的进展之一就是发现在成年脑组织中存在着具有多种潜能的神经干细胞,它们具有类似于皮肤和造血干细胞的功能(图3-5)。

1992年Reynolds等和Richards等先后从成鼠的纹状体和海马中分离出神经干细胞,首先打破了成体哺乳动物中枢神经系统不能再生这一传统观念。1998年Eriksson等指出成人海马和侧脑室同样能够进行神经发生。Johansson等(1999)从成人侧脑室和海马分离到NSC,在体外培养条件下增殖和分化,形成神经元、星形胶质细胞和少突胶质细胞。一系列证据表明成体哺乳动物脑内也存在NSC。现已证实,成体哺乳动物中枢神经系统中存在两个NSC聚集区,即侧脑室壁的脑室下层(subventricular zone,SVZ)和海马齿状回的颗粒下层(subgranular zone,SGZ)。用免疫荧光标记SVZ的干细胞,在活体可以清晰地看到增殖的细胞从脑室迁移到嗅球的轨迹;SGZ的干细胞则发育形成颗粒细胞,并与海马齿状回建立突触联系。

一、干细胞与神经干细胞的概念

(一) 干细胞

干细胞(stem cell)是指同一世系相对未分化的细胞保持增殖、自我更新和多向分化的能力,以提供特化的细胞来补充死亡或缺损的细胞。如研究最早的应用于骨髓移植的造血干细胞。目前认为,干细胞是来源于胚胎、胎儿或成体的在一定条件下可无限自我更新、增殖及分化的一类细胞,能形成一种或几种高度分化后代。

相对于干细胞而言,祖细胞(progenitor)自我更新和分化的能力有更多的限制。前体细胞(precursor)是一个不甚严格的概念,泛指那些处于发育更早期的细胞。

干细胞分为两类,即胚胎干细胞(embryonic stem cell)和成体干细胞(adult stem cell)。

1. 胚胎干细胞(ES细胞)　是从早期胚胎分离

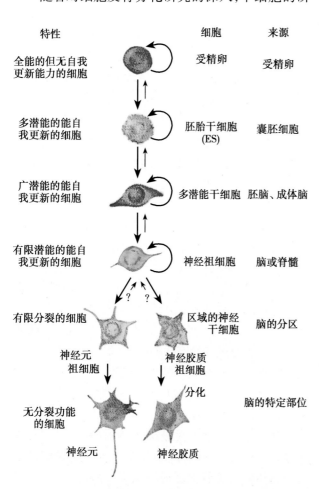

图3-5　哺乳动物多潜能神经干细胞的分级图解
向上的小箭头表示是否有这种可能性

培养得到的、具有分化为各种类型潜能的、能在体外长期培养、保持高度未分化状态的细胞。继 Evans 等人 1981 年建立小鼠胚胎干细胞后,国内外学者先后建立了金黄地鼠、大鼠、鸡、兔、猪、猴和人的胚胎干细胞。

1988 年美国科学家从人受精卵(桑椹胚)建立了人 ESC。近年来大量研究表明,ES 细胞可在体外诱导分化为属于 3 个胚层的多种细胞。展现了 ES 细胞广泛的应用前景。如各种组织构造的组织工程、细胞替代治疗等。

2. 成体干细胞(间质干细胞) 来源:目前有骨髓、脂肪、室管膜细胞、胰导管细胞等。据报道,最近日本东京大学医学科学研究所高桥恒夫教授首次在胎盘绒毛中发现了胎盘间叶干细胞,并成功培养了骨细胞和神经细胞。这一成果为有效利用胎盘治疗 PD 和骨癌提供了可能。

在一定条件下,成体干细胞可以跨胚层分化,但不能分化为生殖细胞,而胚胎干细胞则可以分化为生殖细胞。

(二) 神经干细胞

对于神经干细胞(neural stem cell,NSC)的定义目前仍存在争议。大多数研究者对于干细胞的定义是借助于血液系统的干细胞定义来考虑的,提出干细胞应具备多向性分化的潜能、高度增殖能力;并能够进行自我复制、更新。但亦有研究者提出,干细胞的定义应该按照其器官系统的不同而有所区别,就神经系统而言,神经干细胞的定义应较广泛,可以指 CNS 中任何长期提供新生细胞的前体细胞,其定义应侧重于 NSC 的细胞再生功能,而不应强调多向性分化能力等某些特定的功能。神经生物学者认为,当前神经干细胞的定义除包括可以生成神经元和胶质细胞的多向性干细胞之外,还应该包括某些具有干细胞特性但分化能力相对局限的定向干细胞,如少突胶质细胞祖细胞。目前一般认为,神经干细胞是具有分化为神经元、星形胶质细胞和少突胶质细胞的潜能和自我更新并足以提供大量神经组织细胞的潜能细胞。目前尚不清楚体内是否存在全向性神经干细胞。

二、神经干细胞的来源与分布

(一) 神经干细胞的分布

在哺乳动物的胚胎期,神经干细胞主要分布在大脑的皮质、纹状体、海马、室管膜下层和中脑等区域。正常哺乳动物成年后,中枢神经系统仍有神经干细胞存在,只不过这些细胞平时处于静止状态。成年脑区神经干细胞主要局限在海马齿状回、纹状体和环绕侧脑室的室管膜下层(图 3-6)。

(二) 神经干细胞的来源

1. 早期胚胎 早期胚胎(桑椹胚和胚胞)的细胞具有发育全能性,在合适的条件下能够发育成一个完整的个体,称全能干细胞。从早期胚胎分离得到的全能干细胞在有分化抑制因子存在的条件下能够长期保持增殖和未分化状态并能冻存,在适合的条件下可分化为胎儿或成体组织细胞,包括神经组织细胞。Carpenter 等发现人类胚胎干细胞具有分化为 NSCs 的能力。

2. 胎儿神经组织 在胎脑的发育过程中,越早期的胎脑,神经干细胞(human neural stem cell,HNSCs)的比率越高。直接分离自然流产的人胚新鲜脑组织,可使细胞在体外增殖形成神经球。Torrente 等分别利用胎儿间脑、前脑组织,在使用表皮生长因子(epidermal growth factor,EGF)、碱性成纤维细胞生长因子(basic fibroblast growth factor,bFGF)和白血病抑制因子(leukemia inhibitory factor,LIF)的条件下扩增出神经球,并诱导 HNSCs 分化成为神经元、星形胶质细胞和少突胶质细胞。

3. 脐带血 利用细胞分离液,从脐带血中分离出单核细胞,在适当条件下 NSCs 可扩增出神经球,亦能分化为神经元、星形胶质细胞和少突胶质细胞。

4. 成人脑组织 包括海马回、脑室/室管膜、小脑扁桃体等,均存在 NSC。

近年来,人们通过不懈努力,已能从实施癫痫病灶切除或外伤手术的患者的脑组织中取得 NSC,甚至从神经系统外的骨髓中也能获得 NSC,这就避开了早期在这一领域遭遇的伦理问题。

三、神经干细胞的生物学特性

(一) 自我更新能力

传统理论认为,成年哺乳动物神经系统是非再生性组织,其神经细胞已丧失分裂能力。但近年越来越多的实验都证明,哺乳动物和人的神经细胞用一些细胞因子可以促进其扩增,较常用且有肯定效果的有碱性成纤维细胞生长因子、表皮生长因子、白血病抑制因子和睫状神经营养因子(ciliary neurotrophic factor,CNTF)。在这些因子的无血清培养基中培养时,在大部分神经细胞死亡后有少量神经细胞

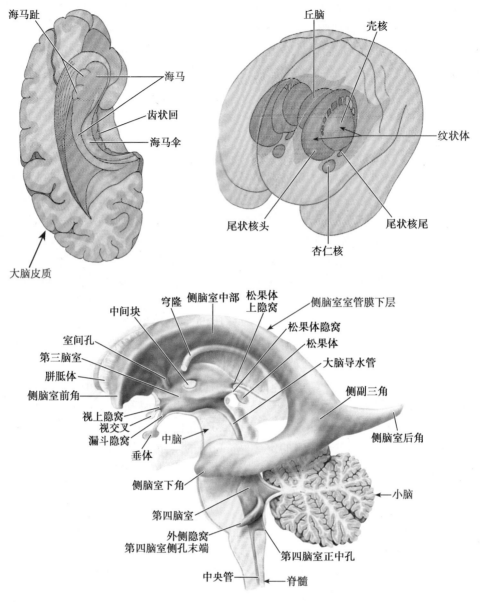

图 3-6 神经干细胞在中枢神经系统内的分布
神经干细胞主要分布在大脑皮质、纹状体、海马回、侧脑室室管膜下层、中脑、小脑、脊髓

可以存活并增殖和克隆化。这种在丝裂原信号刺激下的增殖是神经干细胞的基本属性。

（二）多种分化潜能

Lois 用^{3}H-胸腺嘧啶标记小鼠室管膜下层细胞后在体外培养，结果观察到这些细胞分化为成熟的神经细胞和神经胶质细胞。目前已知在体外特定条件下，神经干细胞可被诱导分化成神经元、神经胶质细胞和少突胶质细胞。

（三）两种分裂方式

非对称性分裂是干细胞的生物学特征之一，而神经干细胞的分裂除了非对称性分裂外，还有对称性分裂。在非对称性分裂时，通过细胞质内活性物的不对称分布，一个子细胞保留了干细胞所必需的信息，产生一个干细胞；另一个子细胞不包含那些作为干细胞的必要成分，产生一个祖细胞（即将分化细胞）。在对称性分裂时则产生两个子代干细胞或两个祖细胞。这两种分裂方式的并存保证了神经干细胞在自我更新的同时又能不断补充分化祖细胞（图3-7）。

（四）神经干细胞的标志

1990 年，Lendahl 的实验证实神经干细胞的标志蛋白是神经上皮干细胞蛋白［巢蛋白（nestin）］。巢蛋白在神经胚形成时开始表达，随着神经细胞的迁移和分化的完成，巢蛋白的表达量逐渐下降直至完全停止。目前，巢蛋白已被用于神经干细胞的鉴定。

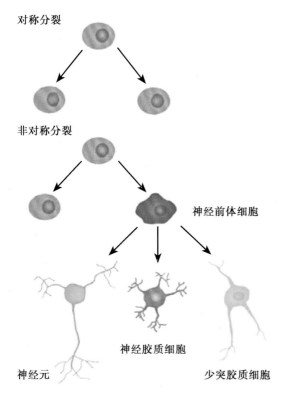

对称分裂

非对称分裂

神经前体细胞

神经胶质细胞

神经元　　　　　　　　少突胶质细胞

图 3-7　神经干细胞分裂方式

四、神经干细胞的增殖分化及影响因素

（一）神经干细胞的增殖

神经干细胞具有以下特点：①神经干细胞本身不是处于分化途径的终末，具有向多细胞系分化的功能；②神经干细胞能无限的增殖分裂而产生大量的后代；③神经干细胞可连续分裂几代，也可以较长时间处于静止状态；④损伤或疾病能刺激干细胞的分化。神经干细胞的增殖有两种方法：①对称性分裂：即干细胞分裂后产生的两个子细胞均是干细胞；②非对称性分裂：由于细胞质中的调节分化蛋白不均匀的分配，分裂后产生一个保持亲代特征的干细胞和另一个在外界的刺激下可向多个细胞系的终末分化的祖细胞。神经干细胞可通过对称性分裂来增加细胞的数目，通过非对称性分裂产生各种细胞系。所以说，分化细胞数目受分化前神经干细胞的数目和分裂次数控制，神经干细胞是具有多潜能和自我复制更新增殖的细胞。Reynolds 等已分别从胎鼠及成年鼠的脑组织中通过体外培养，同时加入表皮生长因子（EGF），分离出多潜能干细胞，随着研究的深入，发现表皮生长因子不是维持神经干细胞的唯一因子，碱性成纤维生长因子（bFGF）也能够直接刺激神经干细胞的增殖与分化。bFGF 可促进胞体发育

及突起的生长，调节发育中的神经干细胞分化成神经元和胶质细胞；EGF 主要影响神经干细胞的增殖，也可以促进细胞突起的生长，可使干细胞神经巢蛋白阳性表达延长。Qian 等在神经干细胞原代体外培养中加入 bFGF 和 EGF，它们是有丝分裂原，可以促进神经干细胞和祖细胞的增殖，表明 bFGF 和 EGF 在神经干细胞的增殖和自我更新过程中起重要作用。

（二）神经干细胞的分化

1. 细胞因子诱导分化和信号传导定向分化　神经干细胞不但存在于包括人在内的哺乳动物的神经系统中，而且研究发现利用免疫组化对不同发育时期大鼠脑的嗅球、室管膜、室管膜下区、顶叶皮质、纹状体、海马齿状回进行神经巢蛋白（nestin）免疫组化染色及光镜观察。发现神经巢蛋白从胚胎 18 天至出生后 7 天在脑内表达较强，神经巢蛋白阳性细胞在所观察的部位较多，出生后 1 个月阳性细胞数急剧下降，成年鼠和老年鼠仅在嗅球、室管膜、部分室管膜下区及海马齿状回分布有神经巢蛋白阳性细胞。表明嗅球、室管膜、室管膜下区及海马齿状回终生具有神经干细胞存在，可能具有神经再生功能。另据报道，从胚胎 4 个月的胎儿海马区分离细胞，并在体外连续传代培养，采用免疫荧光细胞化学技术检测神经巢蛋白的表达，并从中纯化神经元前体细胞，从人胎儿海马分离培养具有自我更新和多向分化能力的神经干细胞。还可以采用无血清培养技术，分离培养 10～14 周人胚大脑皮质细胞，并用神经巢蛋白免疫组化鉴定培养细胞，5% 胎牛血清诱导其分化，神经丝 200（NF200）和胶质纤维酸性蛋白（CFAP）免疫组化鉴定分化细胞。从中获得了大量未分化、呈簇状悬浮生长的神经干细胞团，且能被诱导分化成神经元和神经胶质细胞。另外神经生长因子-3（neurotrophin 3，NT-3）、脑源性神经营养因子（brain derived neurotrophic foctor，BDNF）也可以对神经干细胞的分化进行调控。NT-3 可刺激鸟类神经管前体细胞分化为运动神经元，但对分化的离体运动神经元的存活总数无明显影响。BDNF 可促进 EGF 反应性神经干细胞向神经元分化。最近在果蝇的神经系统发育研究中发现一种抑制性信号传导通路——Notch 信号系统。该系统的信号传递主要是通过蛋白质相互作用，引起转录调节因子的改变或将转录调节因子结合到靶基因上，实现对特定基因转录的调控。Notch 同源分子的表达很广泛，在哺乳动物中 Notch 信号对神经干细胞的增殖和分化也起

着非常重要的调控作用;当 Notch 被激活时,干细胞进行增殖;当 Notch 活性被抑制时,干细胞进入分化程序,通过对 Notch 信号的改变有可能调控神经干细胞向神经功能细胞的分化。

2. 基因调控分化 神经干细胞的来源除了从胚胎或成熟的中枢神经系统中培养、增殖外,还可通过基因操作使胚胎神经干细胞获得永生化。虽然不同的细胞因子和信号传导在神经干细胞的诱导分化中起重要作用,但很难使其按照人们的意愿定向分化为某一特定的功能神经细胞。只有引用基因水平的控制才能解决此问题。要实现在基因水平上的调控,首先必须明确前体细胞向神经干细胞分化的主要调控基因的种类和性质,特别是要明确发育分化不同阶段决定神经干细胞向所需功能神经细胞定向分化的主导基因,还需激活或沉寂哪些基因等。众多的研究表明,在脊椎动物体内,有与果蝇复合体功能相近的基因,这些基因编码产生碱性螺旋-环-螺旋(bHLH)转录子,因而被称为 *bHLH* 基因。*bHLH* 基因是决定神经细胞分化命运的功能基因,主要调节神经元及胶质细胞命运的选择,错误表达可使分化的神经元减少,但对胶质分化无影响。Notch 蛋白的作用与 bHLH 信号作用相反,为抑制干细胞向神经元方向分化,并促进干细胞向胶质方向分化。已有研究表明将酪氨酸羟化酶(TH)基因导入神经干细胞,通过诱导分化,获取多巴胺能神经细胞。

五、神经干细胞的应用研究

干细胞是目前生命科学研究的热点,由于其巨大的研究前景,被美国 *Science* 杂志评为 20 世纪十大科学进展之首。神经干细胞对于神经科的特殊作用也被越来越多的研究人员及临床医生所重视。

神经干细胞(neural stem cells,NSCs)是继造血干细胞之后研究比较全面的另一重要系统干细胞。NSCs 具有低免疫原性,能在体外大量增殖,移植后可在宿主体内长期存活并分化整合进中枢神经系统结构中,从而在解剖学和功能上修复神经系统。同时,NSCs 在体外容易进行基因诱导,具有向病灶部位迁移的潜能,为治疗脑内代谢障碍引起的广泛细胞损伤提供了理论基础。目前,NSCs 移植已在功能神经外科疾病、神经系统损伤、退行性疾病、肿瘤等领域开展了相关治疗研究。

(一)供移植用神经干细胞的来源

用于移植的神经干细胞之所以能够对病变或受损伤的脑组织起到修复作用,主要源于它们的自我更新能力以及向多种类型神经细胞分化的潜能。按照来源的不同,目前有望用于临床移植的神经干细胞主要有:

1. 来源于神经组织 从哺乳动物胚胎期的大部分脑区,如大脑皮质、脑室区、海马、纹状体、端脑、端脑脑室区等,以及哺乳动物成年期的脑室下区、海马、脊髓等部位均能成功分离、培养出神经干细胞。

2. 来源于永生化细胞系 多种永生化细胞系,如 C17.2 细胞系、MHP36 细胞系、NT2 细胞系、N2a 细胞系等,在体外能维持未分化状态,并且具有多向分化潜能和自我更新能力,能有效代替与模仿内源性 NSC,在干细胞移植研究中具有重要价值。

3. 来源于胚胎干细胞 胚胎干细胞通过定向诱导分化成为神经干细胞。但因伦理道德、潜在的致瘤性、组织相容性等问题使其应用受到一定限制。

4. 来源于诱导的多能干细胞 将人类体细胞(如真皮成纤维细胞)转染表达 4 种重组因子(Oct3/4、Sox2、Klf4 和 c-Myc)的逆转录病毒,获得人类诱导多能干细胞(human induced pluripotent stem cells,hiPSCs),再经过类胚体(embryoid body,EB)培养、神经上皮样结构形成和酶消化单层培养三个阶段,最终诱导形成神经干细胞。已有学者将此类干细胞应用于移植研究。此来源的神经干细胞解决了伦理道德限制以及组织相容性问题,但仍旧存在疑问,如重组体细胞是否会触发致癌基因或原癌基因。

5. 来源于血液系统的骨髓间质干细胞 最原始的骨髓间质干细胞(mesenchymal stem cells,MSC)来源于脐带胶样组织(Wharton's jelly)或脐带血。另外,成长过程中的下颌第三磨牙牙芽、脂肪组织也是 MSC 的获取渠道。MSC 能分化成多种类型的细胞,包括神经元,不过此类神经元的功能性有待进一步探索。除此之外,MSC 具有如下优点:来源广泛、易于分离培养、具有较强的分化潜能,并且可自体移植。

6. 来源于人类鼻腔黏膜固有层 人类鼻嗅黏膜是一种终生具有自我更新能力的神经组织,在该组织中存在着许多具有干细胞样性质的细胞,比如嗅球外间质干细胞(olfactory ecto-mesenchymal stem cell,OE-MSC),其易获得性以及组织相容性的优点,使 OE-MSC 成为神经干细胞来源中颇具前景的一类。

(二)神经干细胞移植治疗神经系统疾病

中枢神经系统受到损伤或退行性变后,神经元和胶质细胞的损伤和死亡导致了相应的临床症状。研究显示,一旦疾病发生,病灶附近的神经干细胞将会迅速扩增并迁移以实现自我修复。但此时内源性 NSCs 或前体细胞的修复作用非常有限,因为在数量有限的 NSCs 和脑内非允许的微环境下,几乎不能进行有效的神经元和胶质细胞的修复。因此,人们试图从外部去促进或启动该进程,干细胞移植治疗有非常广阔的前景。动物实验显示,NSCs 移植后在体内可以存活和分化,并在神经环路中发挥作用。干细胞移植即是近年来兴起的一种通过外部手段扭转神经系统疾病的治疗方式。到目前为止,人们已先后在动物及人身上开展了多项有关该方法治疗神经系统疾病的研究。

1. 神经干细胞在缺血性脑卒中中的应用 目前,有关神经干细胞治疗脑缺血的研究主要集中在两个方面:①应用外源性神经干细胞系进行移植治疗;②根据缺血后内源性神经干细胞被激活的特点给予外源性诱导,从而达到修复损伤、恢复功能的目的。

(1) 内源性神经干细胞自身激活修复:众多研究表明,缺血性脑损伤后能够激活成年鼠海马齿状回颗粒下层的神经干细胞增殖、迁移和分化,选择性地部分补充缺失的神经元和胶质细胞,即自我修复。Takasawa 等的实验结果表明,脑缺血后对侧大脑半球海马齿状回的神经干细胞增殖增加了 6 倍。但是缺血导致的神经发生不足以消除细胞死亡的级联反应,需要补充神经干细胞以实现修复。一些细胞因子可促进脑梗死后内源性神经发生和神经元替代。在缺血后神经元的粒细胞集落刺激因子受体表达上调,其在神经保护、修复以及功能的恢复中起重要作用。也有人认为,脑缺血损伤可能刺激脑内成熟的间质细胞或星形胶质细胞返回到神经干细胞,重新分化成受损最严重的细胞类型(主要是神经元),从而可能发挥修复和重排神经元网络的作用。虽然目前仍无定论,但是支持前者的呼声较多。内源性神经干细胞治疗不存在伦理、免疫排斥的问题,然而它的分布局限、数量有限,而且某些调节迁移、分化、存活、神经元修复和突触形成的因子也不足。

(2) 外源性神经干细胞脑内移植:在大多数情况下,仅由内源性干细胞产生的神经组织可能不足以替代损伤后缺失的神经组织,尤其在脊髓、纹状体等神经组织发生很少的部位。因此,在现有内源性神经干细胞修复研究的基础上,外源性途径即通过实验室由未分化的神经细胞生长为适合移植到患者

体内的已分化细胞成为多数学者研究的方向。外源性干细胞脑内移植在缺血性脑卒中的动物实验中已经被证实:给缺血性脑梗死大鼠注射外源性神经干细胞,能够表现出行为功能的明显改善,并在组织学检查时观察到梗死区体积减小,半暗区有外源性干细胞分化的神经元和少突胶质细胞增多。神经元样细胞与宿主细胞产生了突触联系,目前实验常用的办法是把中枢神经系统的先祖细胞或神经细胞分离出来,导入外源性基因,就可以体外建系,即形成所谓的永生化祖细胞系或干细胞系,并根据损伤部位进行定点移植,可以显著提高成功率。

2. 神经干细胞移植在脑出血治疗中的相关实验研究 1978 年 Altumbabic 等率先把胚胎干细胞移植入鼠脑出血模型,观察其对神经功能的作用,但未显示预想效果。2003 年 Jeong 等用静脉注入法将人神经干细胞移植到鼠脑出血模型中,发现人神经干细胞在鼠大脑中存活、迁徙并分化为神经元(10%)和神经胶质细胞(75%),促进了脑出血后神经功能的恢复。这一研究说明神经干细胞移植治疗出血性脑血管意外的可行性。

(1) 移植部位:Jeong 等采用尾静脉注入的方法,利用神经干细胞具有定向迁徙的特性,能够很好地到达血肿周围。另一种常见的方法是在脑出血模型制成后,依靠立体定向仪直接移植到血肿周围。Kelly 等认为,在缺血性脑血管意外疾病中神经干细胞直接移植的部位与病灶的位置关系是决定移植入的细胞成活的重要因素之一。实验表明,细胞直接移植到病灶中,其成活不好;相反,若移植的细胞与病灶保持一定的距离则能很好地成活。实验还表明,成活率的高低和移植入的细胞与病灶之间的距离的大小无相关性。原因可能是病灶区大量的细胞死亡、水肿带形成、各种炎性反应产生,导致微环境的改变,不利于移植细胞成活。由此也可以想象,在脑出血模型中移植到血肿周围的神经干细胞成活率可能高于移植到血肿区的。

(2) 移植时间窗:移植的神经干细胞在各阶段的脑出血模型中均能存活,Jeong 等于脑出血 1 天后移植入神经干细胞显示出较好的存活率,但是普遍认为急性期存活率低于亚急性期或晚期。因为急性期脑组织损伤后局部所分泌的一些炎性介质形成的微环境对移植物的存活不利,虽然有报道认为一些促炎性因子有促进细胞增殖和趋化的作用,但是过多的毒性介质可能对细胞具有杀伤作用,因此认为最佳的移植时间应该在急性期过后。最晚移植时间

尚需进一步探讨。

（3）移植物修复损伤的可能机制：神经干细胞移植对脑出血神经功能恢复有积极的促进作用，其机制可能是：①在宿主受体和神经干细胞形成的神经元之间形成突触中继，重建或增加了神经元回路；②通过突触中继这种"神经元桥"的形成使轴突主动再生；③为轴突再生提供基质；④帮助无髓或新生轴突形成髓鞘；⑤可能与移植的细胞释放的营养因子有关。有报道证明把人骨髓基质细胞移植到脑梗死模型，7天后发现神经营养因子和神经生长因子有不同程度的增加，而且凋亡细胞在梗死灶周围减少。

神经干细胞的移植在治疗脑血管疾病的实验研究中取得了一定进展，但是要真正应用于临床还有许多问题有待解决：要想准确地定向调控诱导神经干细胞分化，需要更深入地探讨局部微环境和外在信号（碱性成纤维生长因子、表皮生长因子、脑源性神经营养因子等）对神经干细胞分化的作用；神经干细胞移植促进了脑出血神经功能的恢复，其修复损伤的确切机制还需进一步研究；诱导分化的神经干细胞是否能像正常神经细胞一样分泌神经递质，是否具有复杂的电生理等尚待进一步研究。

尽管如此，相信随着基础和临床研究的不断深入，干细胞技术将应用到临床，为治疗神经系统疾病，特别是日趋严重危害人们健康的脑血管疾病开辟了一条新的有效的治疗途径。

3. 神经干细胞在帕金森病中的应用　帕金森病是中老年常见的中枢神经系统变性疾病，主要表现为肌强直、运动迟缓、静止性震颤及姿势步态异常等。病理上表现为黑质致密部的多巴胺能神经元变性、缺失和路易体形成，其确切的病因和发病机制至今仍未阐明。目前仍以药物治疗、外科手术治疗、细胞移植治疗与基因治疗等为主。药物治疗早期可在一定程度上改善患者的震颤、强直等症状，但无法阻止本病的发展，并可引起如运动障碍等严重并发症，而外科手术疗法由于手术创伤性大、适用对象受限等也并非一种理想的治疗策略。

神经干细胞是一种具有多分化潜能的细胞，能自我更新，并通过不对称性分裂产生和分化神经元、星形胶质细胞和少突胶质细胞。神经干细胞治疗帕金森病的潜在优势：①就帕金森病本身而言，主要是由于中脑多巴胺能神经元选择性的发生变性、坏死，其发病部位局限而明确，并且有成功而稳定的动物模型；②就免疫排斥而言，由于血脑屏障的存在，使得淋巴细胞难以进入脑内，可避免异基因甚至异种神经干细胞移植导致的免疫排斥反应。神经干细胞可来源于患者本人，通过体外培养获得足够的神经干细胞，再移植到病变的脑组织，可免受排斥反应的危险。另外，可以根据移植部位及细胞类型在体外进行分化，得到与接受部位的细胞类型及功能相似的细胞群后再进行移植，没有异体免疫排斥反应，从而提高移植细胞的存活率。

神经干细胞移植治疗帕金森病的目的是修复黑质神经元变性引起的纹状体多巴胺能通路损伤。其主要机制有3个方面：①分化为多巴胺能神经元的替代作用；②对多巴胺能神经元的保护及营养作用；③促进内源性多巴胺能神经元的发生。

神经干细胞移植用于治疗帕金森病的方法主要有两种。第一种方法：将干细胞或前体细胞进行移植，使其在体内分化为多巴胺能神经元，这些神经元可以与宿主细胞整合，重建黑质纹状体通路。Piccini等（1999）采用从人胚胎的腹侧中脑内分离出的黑质细胞植入帕金森病患者脑中，结果发现有一半以上的患者症状明显改变而且效果持续存在。2002年，Jitka等应用未经工程化的神经干细胞植入帕金森病大鼠的中脑后一段时间，发现宿主部分细胞的酪氨酸羟化酶及多巴胺转运体活性恢复，改变了宿主受损部位的微环境，对受损但尚未凋亡的多巴胺能神经元具有保护作用。第二种方法：在体外将神经干细胞提前分化为多巴胺能神经元后再移植，即干细胞作为种子细胞。

按解剖及生理的合理性来讲，原位移植应该是最理想的方法，但OKeeffe等（2008）在黑质进行原位移植的效果并不佳。这与黑质内微环境不利于移植多巴胺能神经元的存活有关，且成人脑内缺乏神经纤维内源性生长因子和其他抑制性因子，这都阻碍了神经纤维联系的建立。所以，目前大多移植方法是将细胞移植到纹状体，这样可使移植的胚胎多巴胺能神经元直接分泌多巴胺，作用于纹状体靶点。但是，单纯纹状体内移植不能重新建立有效的基底节区环路，且效果不能达到最佳。因而Kim等（2002）开始尝试多点移植，如纹状体-黑质联合移植、纹状体-黑质-丘脑底核联合移植等。Mendez等对3例帕金森病患者进行纹状体-黑质联合移植治疗，移植13个月后正电子发射体层摄影扫描示纹状体和黑质对18-F多巴的摄取在不断增加，且临床评分也有较好改善。

目前临床应用扩增的神经干细胞治疗神经系统

疾病仍在探索阶段。田增民等（2003）将 5～11 周人胚胎的前脑细胞在体外稳定扩增，并向多巴胺神经元转化，通过立体定向手术将其植入帕金森病患者的纹状体，结果显示人胚胎前脑细胞可在体外扩增并维持不分化状态 1 年以上，扩增的细胞可达原始细胞数量的 $1×10^7$ 倍，并可向多巴胺能神经元转化；帕金森病患者临床移植手术后随访 8～30 个月（平均 24 个月），有效率为 92%，未见明显的免疫排斥反应，说明应用体外长期扩增的人类神经干细胞移植治疗帕金森病是可行和有效的。陈涛等（2012）借助立体定向技术将原代培养的神经干细胞（$1×10^7$/0.25ml）缓慢注入临床确诊的 12 例帕金森病患者的尾状核头，移植前给予轻度热凝毁损。结果帕金森病患者移植后 3 个月临床症状的改善率为 75%，移植后 6 个月改善率为 83.3%。所有患者随访 12～24 个月，平均 18 个月，改善率达 75%，说明应用体外扩增的神经干细胞可以安全、有效地治疗帕金森病，但远期疗效需进一步观察。作者报道的 30 例帕金森病患者移植治疗无明显并发症，表明该疗法安全有效，通过随访发现神经干细胞移植能有效控制帕金森病的病理进程、恢复受损脑功能，改善患者的神经功能。

4. 神经干细胞在亨廷顿病中的应用　亨廷顿病（Huntington's disease，HD）是遗传性的神经元变性，以皮质和新纹状体最为严重。HD 的许多症状是由纹状体与其他脑区如苍白球的抑制性连接丧失而引起的。植入的 NSC 只有与适宜的突触后靶位形成连接和接受正常的突触传入，才能在植入位点分化为成熟的纹状体投射神经元，发挥正常的生理功能。1999 年 Brasted 等把 NSC 植入大鼠 HD 模型脑内，能保护维持运动习惯的能力，受损的运动习惯也可重新恢复，表明植入的细胞在体内形成了功能性连接。2000 年 Armstrong 等所做的动物实验显示，将胎儿纹状体细胞植入到喹啉酸损伤的大鼠纹状体内，12 周后植块内有神经纤维长出并爬伸到宿主脑灰质内。2000 年 Freeman 等报道 1 例接受 18 个月胎儿纹状体移植而最终死于心血管疾病的 HD 患者经尸检发现，植入脑内的神经细胞不仅依然存活，而且与宿主神经细胞建立了突触联系，植入的组织未发现 HD 的典型病变。

5. 神经干细胞在阿尔茨海默病中的应用　阿尔茨海默病（Alzheimer's disease，AD）又称老年性痴呆，是中枢神经系统一种常见的进行性神经退行性疾病，是导致老年前期和老年期痴呆的主要原因，临床主要表现为进行性记忆力减退、认知能力下降等。目前对该病没有有效治疗方法。近年来，神经干细胞的发现及体外培养的成功为 AD 的治疗提供了崭新的视野。NSC 治疗 AD 的目的是修复和替代受损的神经细胞，重建细胞环路和细胞功能，主要通过两种途径：①内源性途径：即诱导内源性 NSC 增殖与分化，使受损伤的中枢神经系统进行自我修复；②外源性途径：即直接替代缺损组织或植入基因工程细胞，这一类细胞能分泌促进干细胞增殖与存活的因子。一旦神经干细胞的基础研究在细胞增殖、迁移、分化及与宿主融合的机制等制约临床应用的问题方面取得突破，利用神经干细胞治疗 AD 等引起的脑损伤将会成为可能。

（1）内源性途径：该途径是通过激活内源性 NSC，使其再进入细胞循环，并诱导其增殖、分化，产生各种神经细胞替代缺损的细胞，这对修复神经系统细胞损伤颇具潜力。研究表明，成年大鼠新皮质第 6 层神经元在凋亡性损失后内源性的前体细胞可在原位被诱导分化为层状和区域特异性的神经元，并重新建立靶向性有功能的轴突投射，替代原有的神经元。然而在 AD 患者或是动物模型脑内大量神经元持续破坏的情况下，并没有大量神经元再生。有人认为，神经退行性病变的过程其实是内源性神经再生失败的过程。Haughey 等研究发现，在体外培养条件下，Aβ 可抑制取自大鼠脑室下区/脑皮质区的 NSC 和源自人胚脑的 NSC 增殖、分化，并能诱导其凋亡。接着他们发现，在转基因鼠早发家族性 AD 模型中，海马齿状回的 NSC 增殖、存活明显减少，用 Aβ 同样可抑制此部位分离纯化后体外培养的 NSC 增殖分化，并诱导凋亡，其机制可能是由于细胞内钙离子失调导致钙激活蛋白酶和 caspase 凋亡途径被激活。Miguel 等却持有不同的观点，他们经研究发现，Aβ 不但没有损害内源性 NSC 的神经再生能力，而且可以增强离体培养的 NSC 的再生能力；进一步的研究显示，$Aβ_{42}$（非 $Aβ_{40}$ 或 $Aβ_{25-35}$）可以提高海马 NSC 的增生活性，没有出现 NSC 的凋亡，尤其是 $Aβ_{42}$ 的浓度为 $1\mu mol/L$ 时，这种诱导 NSC 再生的效应非常显著，其机制是介导了酪氨酸激酶磷酸化和有丝分裂原活性蛋白酶通路，而 Aβ 的形式及聚集状态是导致产生实验差异的关键。意大利学者认为，成年个体中枢神经系统中的 NSC 具有很大的潜能，他们给 AD 大鼠脑室内持续 14 天注射 bFGF、EGF 后，又持续 14 天注射 NGF，结果发现内源性 NSC 显著增生，动物的认知功能得到改善，提示内源性 NSC 不能主动激活,而在一些外源性药物的诱导下可大量增生修复损伤。目前,对 NSC 的分化机制尚不清楚,且诱导 NSC 定向分化的调控机制及技术亦未成熟,在大多数情况下,仅由内源性干细胞产生的神经组织可能不足以替代损伤后缺失的神经组织,尤其在脊髓和纹状体等神经组织发生很少的部位。如何诱导脑内的内源性 NSC 增生并分化为神经元形成功能网络是今后研究的方向。

(2)外源性途径:外源性途径即通过实验室由未分化的神经细胞生长为适合移植到患者体内的已分化细胞,方法是在种植前把未分化细胞培养分化为神经细胞,或直接把干细胞移植到体内,通过信号引导作用使其分化为神经元等。应用外源性 NSC 治疗神经系统疾病的方法主要包括细胞移植和基因治疗。

1)异体 NSC 移植:实验表明,体外培养的 NSC 移植到脑内后能够迁移分化为特定部位的神经细胞,其分化方向与所处的微环境密切相关。人胚来源的 NSC 移植到大鼠脑损伤部位后可逐渐分化为星形胶质细胞;如移植入小鼠脑脊液循环中,不但存活良好,而且具有向局部脑实质内迁移的能力。成年脊髓来源的 NSC 在移植入海马齿状回后分化为神经元,但当被移回成年脊髓后则不能产生神经细胞;从成年海马获得的干细胞被移植到成年大鼠室管膜下区后,产生嗅球的神经元能表达嗅球内相应的神经递质,而不是海马中的神经递质,移植到海马后则产生新的海马神经元。这些研究表明,局部环境而不是 NSC 自身的内在特性决定了移植细胞的最终命运。

传统观点认为,NSC 移植只适用于局灶性神经系统病变,研究较多的为 NSC 移植治疗帕金森病(Parkinson's disease,PD)。然而在许多遗传因素或其他因素导致的中枢神经退行性疾病中,神经损伤通常散发在整个脑和脊髓。按照传统的观念,这种弥散分布的多发性退行性病变并不是神经移植的典型范围。然而 NSC 的迁移性特征为上述疾病的治疗提供了新的视野。目前,NSC 移植已经广泛地应用于包括 AD 和 PD 在内的各种神经系统退行性病变的实验研究中,尤其是在 AD 中的应用越来越受到重视。移植后的 NSC 能被特异性吸引到脑内神经退行性变区域。Tate 等发现,注射人 Aβ 能在大鼠脑内引发炎症反应,注射到对侧脑室的小鼠 NSC 能够迁移并包围 Aβ 注射区。对转基因 AD 小鼠的研究也表明,表达外源性基因的 NSC 能迁移到 Aβ

堆积区,提示 NSC 具有 Aβ 损伤区的自主追踪性,可以在治疗 AD 等全脑神经退行性病变中起传递治疗性分子的作用,然而尚不清楚刺激 NSC 迁移的信号为 Aβ 本身还是 Aβ 造成的损伤区释放的炎症分子。

2002 年,Kim 等发现当 NSC 的迁移性被抑制时,其分化能力同样也被抑制。据此,Kim 等认为在成年脑组织中 NSC 必须迁移到靶区域才能表现出它们的神经可塑性。目前,利用 NSC 进行临床治疗的实验已初步展开并且取得了令人振奋的结果。Qu 等将体外扩增的人类 NSC 注射到老龄大鼠的侧脑室,数周后实验组的 Morris 水迷宫测试认知能力得分明显高于对照组,表明外源性 NSC 改善了老龄大鼠的认知能力。Gray 等(2000)用兴奋毒素破坏鼠前脑胆碱能功能区域制成 AD 损伤模型,将一种源自第 14 天胎鼠海马趾原基的永生化 NSC 系MHP36 细胞注入,发现外源性干细胞主动迁至损伤区域,分化为神经元和胶质细胞,重建锥体细胞层的大体结构,鼠的认知功能恢复,证明外源性 MHP36细胞能在损伤部位替代分化为胆碱能神经元。

2002 年,Wu 等在人胚胎 NSC 体外培养增殖过程中增加了一个新的预充步骤,能促进 NSC 在体内微环境中几乎被完全诱导分化为神经元,将处理后的 NSC 移植入成年鼠中枢神经系统,发现在局部胆碱能神经元通路区域 NSC 被微环境诱导分化后获得胆碱能神经元表型,因此 NSC 移植治疗从单纯的 NSC 移植向功能型 NSC 移植前进了一步。2005 年,国内杨丹迪等应用体外培养的 NSC 与脑源性神经营养因子(brain-derived neurotrophic factor,BDNF)联合治疗 AD 大鼠,结果发现可促进大鼠学习记忆能力的恢复,同时观察到海马胆碱能纤维再生。由于 NSC 在去除丝裂原信号后分化为神经细胞,不再具有增殖能力,因此移植后不具有致癌性。Vescovi 等(1999)报道显示,长期培养的人 NSC 移植到成年大鼠纹状体后,其分化成神经元和神经胶质细胞的能力仍保留,但未见肿瘤形成(即便是免疫缺陷的宿主),移植后的 NSC 也未见瘤样生长。但 Gvetchen(2002)报道有部分 NSC 移植后可发展为脑瘤。1999 年,Vescovi 等在研究细胞移植治疗 PD 时发现,在体外实验中如果没有必需的因素干预,NSC 自然分化为多巴胺能神经元的比例只占细胞总数的0.5% ~5%。因此,诱导 NSC 向修复所需的神经功能细胞分化成为研究的核心。

另外,不同来源的 NSC 对同一分化因子的反应不同;同一来源的 NSC 对不同分化因子或不同浓度的分化因子的反应也不同,表明 NSC 对外源性因子的反应具有多样性,这也使得从离体实验结果推论出某种因子在 NSC 成熟过程中的作用非常困难,而要摸索、找出一种最佳因子、最佳浓度的组合更是一件十分艰巨的工作。

2)基因治疗:现阶段用于中枢神经系统疾病治疗的很多大分子物质,如 NGF、脑源性神经生长因子等都不能通过血脑屏障,使部分中枢神经系统疾病的治疗受到限制。因此,基因治疗的出现开辟了新途径,将编码特定神经递质或蛋白质因子的基因转导入细胞或病毒载体(如成纤维细胞、星形胶质细胞、单纯疱疹病毒、腺病毒等)以治疗中枢神经系统疾病已为人们所熟悉。然而,应用 NSC 有许多其他载体所没有的优点,如:①可自我复制;②可远距离迁移至病损部位;③表达稳定,维持时间长;④避免排斥反应。因此,NSC 是非常理想的基因载体。

目前,转导 NSC 的基因有报告基因、神经营养因子基因、递质合成酶基因和代谢酶基因等。近 20 年来的研究显示,体外状态下很难维持原代 NSC 生存或增殖达到足够长的时间以检测其特性或对外源性因子的反应。一般情况下,NSC 经过 3 个月左右的细胞增殖期便进入凋亡期。因此,人们通过基因转移技术得到的永生化 NSC 系为体外观察和移植研究提供了更稳定的材料。产生永生化 NSC 的经典方法是通过逆转录病毒将编码癌基因蛋白的基因克隆到发育中的脑细胞,改变细胞的表型,使部分细胞渡过细胞分裂的危相期而停留在细胞分裂的某一时期,不能进行终末分化,并获得长期传代的能力,从而使 NSC 得到"永生"。目前应用最广的是 V-myc、large-T 抗原。NSC 应用于基因治疗主要是通过利用永生化细胞系作为体外转基因载体植入病变的神经组织,从而转入 NGF 和某些代谢酶等基因,使其在脑内表达,主要用于治疗病变比较弥散的神经变性疾病或以中枢神经系统为主要病损的遗传性代谢疾病。这一治疗技术弥补了以病毒作为载体的基因治疗的一些不足,使外源性基因在脑内更易于表达,移植后可定向迁移到受损部位。NSC 携带各种生长因子或细胞因子的报告基因植入体内后,可表达外源性基因,产生相应的生长因子或细胞因子,如 bFGF、BDNF、神经营养素-3(nerve nutrient-3,NT-3)等,诱导自身干细胞定向分化,从而达到细胞替代和基因治疗的双重作用。2001 年,Philips 等在脑损伤后 24 小时内将能分泌 NGF 和不能分泌 NGF 的 NSC 移植到脑损伤附近的大脑皮质,1 周后观察到

移植了 NSC 的大鼠的神经功能和空间识别能力较未移植 NSC 的大鼠明显改善;与移植了不能分泌 NGF 的 NSC 的大鼠相比,移植了能够分泌 NGF 的 NSC 的大鼠能够明显减少海马 CA3 区的细胞死亡。2002 年,阮奕文等将 *NGF/BDNF* 基因重组逆转录病毒转染 NSC 移植到 AD 大鼠脑室,结果能改善 AD 大鼠的学习记忆能力,且进一步的研究发现,单纯 *NGF* 基因修饰的 NSC 对基底前脑胆碱能神经元具有营养保护作用,且效果优于 *NGF/BDNF* 联合组。

虽然人们在动物实验中已取得了令人鼓舞的进展,但目前还没有应用 NSC 治疗人类 AD 获益的证据。目前尚缺乏足够的证据来评价 NSC 移植在神经功能恢复方面所起的作用。移植后的 NSC 虽表达了一些正常神经元的标志物,但只有 Aauerbach(2002)一个实验证明移植产生的神经元形成突触和轴突。如何诱导 NSC 在病变部位定向分化为胆碱能神经元;如何建立功能连接、优化修饰 NSC 的基因或药物等问题还需要进一步研究。

人类的 NSC 是宝贵的医学资源,随着人们对 NSC 认识的深入,研究的重点是建立以激活自身 NSC 为主、移植为辅的方法,以解决细胞来源不足及存活率低、存活时间短的问题。当 NSC 的基础研究进一步解决了 NSC 的增殖、迁移、分化及与宿主融合的机制等制约临床应用的问题之后,相信利用 NSC 治疗 AD 等引起的脑损伤将会成为可能。

6. 神经干细胞在癫痫中的应用　癫痫是由多种病因引起的慢性脑功能障碍综合征,是大脑神经细胞群反复超同步放电引起的发作性、突然性、短暂性、阵发性脑功能紊乱,属于一种慢性反复发作性的脑功能失常性疾病。我国约有 600 万以上癫痫患者,每年新发患者有 65 万~70 万,其中约有 25% 为难治性癫痫,药物治疗效果欠佳,而部分患者采用选择性手术切除可得到较好的控制,但是手术本身存在一定的风险,可造成认知功能的损害、偏瘫、偏盲等,因此需要寻找更加有效的治疗手段。近年来人们对是否能够应用神经干细胞移植来治疗癫痫做了大量的研究,为癫痫的治疗开辟了一条新的道路。神经干细胞移植入癫痫脑后可引起形态学、电生理、临床疗效的改变,并影响所涉及的神经递质和信号转导机制,为神经干细胞移植治疗癫痫的可行性提供了依据。但目前的研究主要在动物实验阶段,临床研究还较少。

1987 年,Gensburger 从胚胎鼠中培养出神经干细胞,揭开了神经干细胞移植治疗神经系统疾病的

序幕。干细胞研究在过去的 20 余年中取得了突飞猛进的发展,现已能够从成人侧脑室中分离出神经干细胞(Westerlund 等,2005)。神经干细胞由于具有自我更新和多向分化潜能、良好的迁移功能以及低免疫源性,有望替代胚胎细胞成为细胞移植治疗神经系统疾病的理想靶细胞。

Dennis 等(2003)通过实验研究发现,神经干细胞移植可引起宿主海马 CA3 区的形态学变化,有利于防止海马变性。Kim 等(2002)研究发现,神经干细胞移植后可记录到抑制性突触后电位,使海马 CA1 区的快兴奋性突触后电位幅度降低,达到抑制癫痫发作的目的,从电生理的角度提出了神经干细胞移植治疗癫痫的依据。

高旭光等(2007)进行了人骨髓间充质干细胞冻存及复苏研究,经过反复摸索,掌握了细胞冻存复苏技术,优化了实验条件,冻存第 3 代细胞,复苏后传 1 代即可使用,复苏成功率为 90%。通过立体定向将干细胞注入大鼠海马区后,分别于第 1~4 周不同时点灌流取脑,可见骨髓间充质干细胞生长成活状态良好,1~2 周细胞主要在局部生长,3~4 周可见细胞发生迁移。通过免疫组化示踪细胞的位置以及免疫组化和免疫荧光进行双标染色,可见少部分双标染色的阳性细胞。

汪朝阳等(2006)报道了神经干细胞移植在癫痫外科治疗中的应用,采用人胚胎组织进行培养而获得足量的神经干细胞,对 2 例难治性癫痫患者在致痫灶切除的同时植入神经干细胞,术后予以常规治疗。术后随访 1 例无癫痫发作;1 例偶有发作,经抗癫痫药治疗可以控制。2 例患者均已能正常生活,未见明显的副作用;影像学及 EEG 等检查未见异常。

目前,还没有确切的使用干细胞治疗颞叶癫痫的证明。这一领域的研究正处于初级阶段,存在着移植物的选择、宿主因素、免疫及宿主和移植物整合等问题,相信这一领域研究的前景是很可观的。

颞叶癫痫是由于海马神经元的变性、坏死、数量减少,导致抑制性神经递质 γ2 氨基丁酸减少而引起。因此,用移植的方法增加 γ2 氨基丁酸能神经元的数量,以此恢复抑制性神经递质和兴奋性神经递质的平衡,可能为从根本上治愈颞叶癫痫带来希望(Turmer,2003)。在毛果芸香碱致颞叶癫痫模型中,典型的异常苔藓纤维重组始于癫痫持续状态模型后的第 2 周,约 2 个月后达到高峰。长期的痫性发作活动诱发了发展中的齿状回颗粒细胞诞生,随后神经的分化数量增加,与苔藓纤维重组的时程相平行。重要的问题是成鼠痫性发作诱导的苔藓纤维突触重组非常像人类颞叶癫痫的病理所见。Vicario 等(2000)在体外研究中已成功诱导增殖海马干细胞分化为谷氨酸能和 GABA 能细胞,并且神经元之间可建立起功能性突触联系,这为干细胞移植治疗癫痫提供了实验基础。

7. 神经干细胞在脊髓损伤中的应用 实验和临床研究表明,脊髓损伤后由于细胞的溶解、溶酶体的破裂、组织的水肿以及毒性物质的释放,脊髓残端会发生变性、坏死和空洞形成等一系列改变,这个阶段一般要持续 1 周左右。所以脊髓损伤后 1~2 周可考虑作为进行神经干细胞移植治疗的最佳时机。在此期间行神经干细胞移植治疗动物脊髓损伤,可使神经干细胞在宿主体内长期存活、增殖、分化,并且可以与宿主组织在一定程度上融合,以利在一定程度上完成对损伤脊髓的修复。移植神经干细胞治疗脊髓损伤后的机制在于神经干细胞分化后产生的神经元和胶质细胞可以分泌多种神经营养因子,改善脊髓局部微环境并启动再生相关基因的顺序表达,使损伤轴突开始再生,它们同时产生多种细胞外基质,填充脊髓损伤后遗留的空腔,为再生的轴突提供支持物;补充外伤后缺失的神经元和胶质细胞;使残存脱髓鞘的神经纤维和新生的神经纤维形成新的髓鞘,保持神经纤维功能的完整性。

基因治疗目前在脊髓损伤修复方面研究最多,是指利用基因手段在脊髓损伤局部特异性、长期和安全的产生神经营养因子和促进轴突再生物质的一种方法,将神经生长因子基因以一定的方法转染合适的受体细胞,再移植到损伤区,让其在体内表达并发挥效应,刺激脊髓神经生长。神经生长因子不仅对中枢神经系统有营养作用,而且可能参与中枢神经系统损伤后的修复。基因治疗脊髓损伤的基本策略主要是通过转基因技术给损伤局部提供合适的微环境,而神经干细胞是一种较施万细胞、成纤维细胞更为前体的多分化细胞,可实现克隆培养,能够持续分裂增殖,并能较顺利地与宿主组织整合,可将其作为"治疗性基因"的载体,对损伤或病变部位施行基因治疗。移植基因修饰神经干细胞治疗脊髓损伤不仅能替代坏死、凋亡的神经细胞,而且能在损伤局部产生大量的神经营养因子,从而促进局部神经通路的重建,改善肢体功能,所以是一种很有前途的治疗脊髓损伤的方法。

8. 神经干细胞在运动神经元病中的应用 运

动神经元病(motor neuron disease,MND)是以选择性侵犯脊髓前角细胞、脑干运动神经元、大脑皮质锥体细胞和锥体束为主的一组慢性进行性变性疾病,病因及发病机制复杂,目前尚无有效药物。临床表现分为肌萎缩侧索硬化、进行性脊肌萎缩症、进行性延髓麻痹、原发性侧索硬化。干细胞移植为神经系统疾病的治疗提供了一种新的手段。干细胞按其起源分为胚胎干细胞和成体干细胞。由于伦理性、取材困难及致瘤性等原因,胚胎干细胞的研究与使用受到了限制。目前多数研究中的干细胞为神经干细胞(neural stem cell,NSC)和间充质干细胞(mesenchymal stem cells,MSCs),现就这两种干细胞在治疗MND中的应用予以介绍。

(1) 脐血源性神经干细胞移植:2008年国内崔中平等研究报道,脐带血体外培养分化为神经干细胞,对33例因创伤性脊髓损伤和硬膜外血肿造成的急性压迫性损害患者进行神经干细胞移植,移植术后7~10天,33例患者损伤的脊髓功能均有改善,神经干细胞移植后2周至16个月随访资料显示,33例患者的脊髓功能呈继续改善的趋势。也有研究者将脐带血间充质干细胞进行分离、培养以及诱导其向NSC分化,并应用于MND患者的治疗。通过对11例MND患者治疗前后应用离子显微镜检查评分及总T细胞进行流式细胞检测发现,脐带血间充质干细胞来源的神经干细胞移植治疗,短期内通过一定的免疫调节作用可以改善MND患者的临床症状和日常生活能力。

(2) 自体神经干细胞移植:2007年Martin将鼠嗅鞘细胞和鼠间充质干细胞移植入肌萎缩侧索硬化动物模型,进行疗效比较。结果显示,两种细胞移植都具有良好的安全性,其中嗅鞘细胞组与对照组临床差异不明显,而MSCs组(雌性)比对照组存活时间明显延长。多发性硬化症(multiple sclerosis,MS)是一种中枢神经系统多部位脱髓鞘改变的自身免疫性疾病,急性期免疫反应导致的轴突损伤以及慢性期的脱髓鞘导致患者的神经功能缺失。免疫调节治疗和免疫抑制治疗是目前治疗MS的主要方法,但仅对部分患者有效。因此,NSC移植有可能成为治疗MS的另一种方法。Windrem等(2004)和Nistor等(2005)研究显示,将NSC或者少突胶质细胞前体细胞移植到MS模型大鼠脑内后,在脱髓鞘部位可见到髓鞘再生。恰当的移植途径以及病变部位的免疫微环境,对髓鞘再生的抑制作用是NSC移植治疗MS的关键。

(3) 自体骨髓MSCs移植治疗MND:骨髓间充质干细胞是一类存在于骨髓网状间质内的非造血干细胞,具有分化成各种间叶组织细胞的潜能,在一定条件下可自我复制并能分化成多种细胞,其中包括神经细胞和神经胶质细胞,同时骨髓干细胞还能分泌多种神经营养因子,对神经细胞的修复产生促进作用。神经干细胞在临床上较难获得且在伦理学上存在一定的问题,而骨髓基质干细胞可以作为同种同体来源细胞,较易获得且不存在伦理问题;作为移植供体细胞,骨髓基质干细胞和神经干细胞同样具有以下特性:①可以在体外迅速扩增;②无或低免疫原性;③能够在宿主脑内长期存活并与宿主神经元整合形成突触联系;④可以稳定的分化并长期表达外生性基因,如酪氨酸羟化酶。此外,骨髓基质干细胞对神经干细胞还有着明确的促存活和分化的能力。骨髓基质干细胞较神经干细胞更具临床优势,有可能作为自体细胞应用于组织工程和作为良好的移植细胞应用于替代治疗。

在治疗MND的基础研究方面。主要使用人MSCs移植入动物体内进行疗效观察。Vercelli等(2008)将人骨髓MSCs移植入G93A转基因小鼠。10周后,在小鼠脊髓内发现有神经胶质原纤维酸性蛋白和微管缔合蛋白2阴性的神经元样细胞,运动神经元计数和运动功能检测(旋转、提握力和神经系统检测)都显示移植后的人骨髓MSCs可以在小鼠体内很好地存活并迁移,延缓运动神经元数量的衰减。

在临床实验研究方面,Mazzini等从2001年开始对自体骨髓MSCs移植治疗MND进行了一系列的临床实践研究,从患者髂前上棘抽取骨髓,体外培养3~4代。通过椎板切除,脊髓直接移植入患者病变的脊髓胸段($T_7 \sim T_9$),平均(57×10^6)个/人。通过4年的观察,9例患者中3例死于疾病恶化,1例死于呼吸系统并发症,4例患者病变进行性延缓和功能评分升高,1例患者疾病病程如常,然而没有表现出呼吸衰竭的症状,且多导睡眠图表现正常。结果显示,自体骨髓MSCs移植治疗安全可行,有效率在50%左右。

尽管近年来有关人骨髓间充质干细胞的分离、培养和神经分化潜能及应用方面的研究很多,并取得了较大的进展,但临床应用移植还存在一些问题有待解决:①寻找和鉴定骨髓间充质干细胞所特有的细胞表面标志分子;②如何提高其在体内的成活率和向神经细胞定向分化的能力;③如何选择移植时机;④移植后改善宿主缺血性脑损伤功能的机制尚不明确,由其分化而来的表达神经组织标志的细胞是否具有正常神经细胞的功能、能否同其他神经细胞建立联系、重建神经环路等仍有待进一步研究。

（4）脐带间充质干细胞移植治疗 MND:近年来,脐带间充质干细胞的概念越来越引起人们的重视。已有研究证实,在脐带的连接组织中分离出的细胞在特定条件下能分化为软骨细胞或神经样细胞,并表达神经烯醇化酶等神经元特异性抗原,表明脐带来源的干细胞具有多向分化潜能,具有作为细胞替代治疗的种子细胞的可能。国内有人评价脐带间充质干细胞移植对大鼠脊髓损伤神经功能恢复的影响。结果显示,脐带间充质干细胞移植到宿主损伤脊髓后可以存活、向损伤部位迁移,并向神经元样和星形胶质细胞分化,且可促进大鼠脊髓损伤后神经功能恢复。

神经干细胞移植可以促进神经系统功能改善,促进髓鞘再生。然而,MSCs 不仅可以分化为中胚层源细胞（软骨、骨、肌肉、脂肪等细胞）,还可以分化为神经外胚层源细胞（如少突胶质细胞、星形胶质细胞和神经样细胞）（Gary 2006）,对于治疗神经系统疾病是一种更好的选择。目前,MSCs 治疗神经系统疾病的动物实验和临床研究较多,然而对 MND 的治疗研究较少。特别是应用脐带来源的 MSCs 并与脐血联合输注进行 MND 的治疗,国内外尚未见相关报道。

脐带来源的 MSCs 更具优势:①为废物利用,来源更为容易,供者无痛苦,对母婴均无损害;②MSCs含量丰富,骨髓成纤维细胞集落形成单位的形成率高,而骨髓中 MSCs 含量低,为 0.001% ~ 0.01%,且随着年龄的增加细胞数量逐渐减少;③扩增效应更强,一根脐带的理论扩增细胞数量可达 10^{10} 以上,可满足临床需要,更具商业药用价值,而骨髓 MSCs 扩增 4 代后扩增效果明显下降;④经数代培养后组织相容性 I 类抗原弱表达或不表达,而 II 类抗原不表达,更适宜于异体间干细胞移植治疗。相信脐带MSCs 作为 MND 治疗以及组织工程研究的种子细胞将具有广泛的应用前景。

9. 神经干细胞在多发性硬化中的应用　多发性硬化是发生在中枢神经系统的一种慢性炎症性疾病,主要病理变化为神经纤维髓鞘脱失和轴索溃变。虽然多发性硬化的自身免疫反应学说得到公认,但该病详尽的发病机制仍不清楚,故现阶段不能治愈。除少数"良性"型外,80% 的患者于发病 10 年后残疾,给社会、家庭和个人带来沉重的经济负担和心理负担。近年来,探讨不同干细胞移植治疗多发性硬化的新疗法在国内外神经科学领域备受关注。

（1）造血干细胞移植:造血干细胞是免疫系统发育最早的细胞,可以分化为 T 淋巴细胞、B 淋巴细胞、单核细胞、组织巨噬细胞和树突状细胞。用造血干细胞移植治疗疾病的动物实验最早见于 20 世纪50 年代,基于多发性硬化动物模型实验治疗变态反应性脑脊髓炎获得成功,国外学者于 20 世纪 90 年代中后期开始多发性硬化的临床实践。21 世纪起,国内南京、北京、河北等地先后有造血干细胞移植治疗多发性硬化的个案病例报道。

临床试验观察表明,顽固的原发性或继发性多发性硬化患者,同其他自身免疫性疾病,如系统性红斑狼疮合并白血病患者相似,在接受自体或同种异体造血干细胞移植后,病情大多数得到缓解,有的缓解长达几年。对比目前的间断大剂量激素冲击治疗、小剂量激素维持治疗、免疫抑制剂化疗、干扰素免疫调节治疗等诸多方案,造血干细胞移植显示出肯定的疗效优势。根据文献检索,至 2004 年底,全世界范围内使用造血干细胞移植治疗的多发性硬化患者已超过 250 例。

但造血干细胞移植治疗方案也存在不足:①短期内复发率高,约 5%;②移植治疗的围术期死亡率高,约 8.6%;③部分患者在实施 G-CSF 动员时,免疫活性细胞功能增强诱发病情波动,有的甚至出现严重且不可逆的神经系统损害;④不能修复破坏严重的髓鞘,不能遏制神经轴索的进行性溃变,最终神经功能难以完全恢复。

（2）神经干细胞移植:国内外有关神经干细胞的基础和临床研究已取得长足进步。研究显示,在未成熟和成熟的鼠类,以及人类的大脑皮质、室管膜下、纹状体、海马、中脑以及脊髓等区域均存在并已分离到神经干细胞。借助流式细胞技术,根据细胞形态的大小、细胞表面不同抗原的表达,可从成年小鼠的脑室分离到纯度高达 80% 的神经干细胞。如果给予不同的条件培养,可使神经干细胞分化为中枢神经系统的神经元、星形胶质细胞和少突胶质细胞。利用胚胎神经干细胞移植治疗帕金森病国内外均有报道,虽然疗效低于理论预期,但确为一种具有临床治疗意义的创新工作。

根据网上文献检索,目前尚未见到有关用神经干细胞移植治疗多发性硬化的临床报道,但 Einsteim 等和 Pluchino 等于 2003 年所做的动物实验显示,或通过外周静脉输入,或通过脑室和鞘内注射,神经干细胞和神经前体细胞均可迁移到炎症区域。病理组化染色证实,移植的干细胞在脑组织内能转变为少突胶质细胞,促进髓鞘修复,能加快变态性脑脊髓炎病情的恢复,进入非神经组织的神经干细胞则随着时间的推移而消失。移植神经干细胞在体内行踪提示,局部微环境条件,如神经生长因子、炎性因子等,可能是影响干细胞分化,并决定其生物学功能和命运的重要因素。

在临床上应用胎脑神经干细胞移植治疗多发性硬化,也存在着明显的"先天"性不足,即:①胚胎脑组织的来源有限,分离得到的神经干细胞存在个体差异;②移植后可能发生组织排异性;③有可能引发伦理、法律和道德问题;④移植分化较为成熟的胎脑神经干细胞具有较高的致瘤性。

(3)羊膜组织来源神经干细胞移植:近年来大量的研究资料显示,羊膜组织干细胞具有分化为神经、胰岛、心脏和肝脏等多种组织细胞的功能。Sakuragawa等通过组织化学染色也发现羊膜组织中存在的多潜能干细胞可分化为神经元、星形胶质细胞和少突胶质细胞。Ishii等利用组织化学、RNA印迹法(northern blotting)和RT-PCR技术,在组织学以及蛋白质和mRNA水平也证实多潜能干细胞可表达少突胶质细胞特异性标志物髓鞘碱性蛋白(myelin basic protein,MBP)、结合脂蛋白(proteolipid protein,PLP)和DM20。这些蛋白均是髓鞘的主要组成成分,是目前神经免疫学研究中公认的触发多发性硬化的可疑自身抗原。所以理论上推测,如果羊膜组织干细胞分化的神经细胞能在体内发挥正常神经细胞所特有的生理功能,则该细胞应成为治疗多发性硬化的备选干细胞,甚至最佳干细胞。

与自身造血干细胞和胎脑干细胞相比较,若用羊膜组织的神经干细胞治疗多发性硬化,具有许多优点:①不会引发免疫排斥;②不涉及伦理和道德问题;③取材方便,来源充足;④可避免病情恶化、复发;⑤疗程短、并发症少、经济。但据文献检索,迄今国内外还没有见到用羊膜多能干细胞移植治疗多发性硬化的相关基础与临床研究报道。相信随着对多发性硬化发病机制的深入研究和对各种干细胞治疗方法的逐步完善,终将治愈多发性硬化。

10. NSC移植与中枢神经系统肿瘤的治疗　中枢神经系统肿瘤,尤其是胶质瘤常向周围正常脑组织扩散浸润,常规治疗往往复发,基因治疗由于病毒载体的缺陷和缺少可接受的高效基因转染技术,临床应用受到很大限制。NSC具有向病灶部位迁移和追踪肿瘤细胞的能力,能长期稳定的表达外源基因,克服了病毒和其他非神经细胞载体的局限和对遗传的影响,是肿瘤基因治疗的理想载体,可作为治疗基因产物扩散至肿瘤部位发挥治疗作用的平台。2000年Benedeni等对鼠NSC进行转基因操作,使之分泌白细胞介素-4,注射了这种转基因细胞的胶质瘤模型动物生存期明显延长,肿瘤体积明显缩小。作者还发现即使注射的NSC不分泌白细胞介素-4,实验鼠的寿命也会有所延长,认为NSC自身就能分泌一种未知物质减缓肿瘤细胞分裂。Abody等(2000)利用NSC做载体,转导胞嘧啶脱氨酶基因后治疗颅内胶质瘤模型动物,发现能有效地将5-Fc转变为5-Fu,80%的肿瘤细胞被杀灭,同时NSC还能追踪向正常组织浸润的肿瘤细胞,即使从静脉途径给入,也会沿血流迁移至脑肿瘤所在部位。目前,将不同目的基因,如血管生成抑制基因、肿瘤坏死因子基因、促凋亡基因、免疫调节基因等与NSC载体结合治疗颅内肿瘤还在进一步研究中。

第四章 脊髓、脊神经和内脏神经

脊髓是中枢神经系统的低级部分,它以脊神经与躯干和四肢相连,支配这些部位的躯体运动和感受相应部位的躯体感觉,脊髓还通过大部分内脏神经控制内脏活动和感觉。因此,当脊髓病损时,主要表现为躯干、四肢的躯体运动和感觉障碍以及部分内脏功能紊乱的症状。

第一节 脊髓的形态、位置和被膜

一、脊髓的外形

脊髓为呈前后稍扁的圆柱体,长约 40~45cm,全长粗细不等,有两个膨大部,即颈膨大($C_5 \sim T_2$)和腰膨大($L_1 \sim S_2$),自腰膨大向下逐渐变细呈圆锥状,称为脊髓圆锥($S_3 \sim Co$),圆锥末端向下伸延成为细长的条索,即终丝(图 4-1)。颈、腰膨大系脊髓内部的细胞和纤维增多所致,与四肢的发展有关。在胚胎早期,由于四肢尚未发达,脊髓并无膨大,以后随着四肢的生长和发育,膨大部分才逐渐形成。一些前肢发达的动物(如长臂猿),颈膨大就特别明显;相反,后肢发达的动物(如以后肢跳跃的袋鼠),其腰膨大较颈膨大更明显。由于人类的上肢是劳动器官,其功能精细灵活,因而颈膨大较腰膨大更为发达。

脊髓表面有若干条平行的纵沟,其中在前面中线上的沟称前正中裂,较深;后面中央的纵沟称后正中沟,较浅;脊髓的两侧还有两对外侧沟,即前正中裂两侧的前外侧沟和后正中沟两侧的后外侧沟;在脊髓颈段和上胸段,于后正中沟与后外侧沟之间,尚有后中间沟。在前后外侧沟内有纵行排列的脊神经根丝出入(图 4-2)。出前外侧沟的根丝形成 31 对前根,入后外侧沟的根丝形成 31 对后根,后根在近椎间孔处有膨大的脊神经节。前后根在椎间孔处合成脊神经。自脊髓腰骶段发出的神经根,在未合成脊神经前,于椎管内几乎垂直下行,至脊髓圆锥下方,聚集成束,形似马尾,故称马尾。

脊髓在外形上无明显的节段性,但由于每一对脊神经均与相对应的一段脊髓相连,因此,把与每对脊神经根相连的一段脊髓称为脊髓节。由于脊神经有 31 对,因此脊髓也分成 31 个节段,即颈髓 8 节,胸髓 12 节,腰髓 5 节,骶髓 5 节和尾髓 1 节。

二、脊髓的位置及其与脊柱的关系

脊髓位于椎管内,椎管则是脊柱的内腔,可见,脊髓与脊柱的关系密切,脊柱在形态结构上的变化必然会影响到脊髓,所以了解脊柱的解剖特点对脊髓疾病的诊断有一定意义。

(一)脊柱的形态

脊柱由 7 块颈椎、12 块胸椎、5 块腰椎、1 块骶骨和 1 块尾骨借椎间盘、韧带和关节等结构连接而成。

各部椎骨在结构上基本相同,除第 1 颈椎外,每个椎骨都由 1 个椎体、1 个椎弓和从椎弓伸出的 7 个突起构成(图 4-3~图 4-6)。

1. **椎体及其连接** 椎体位于椎骨前方,呈圆柱形,从第 2 颈椎向下到第 5 腰椎的椎体逐渐增大。椎体是承受压力的部分,主要由骨松质构成,仅表面有一薄层骨密质。因而在垂直性暴力作用下,可发生压缩性骨折而被挤成楔形。第 1 颈椎没有椎体,呈环形,所以又称寰椎。第 2 颈椎的椎体上有齿突,又称枢椎,齿突及其后方的横韧带与寰椎共同形成关节。由于第 1、2 颈椎无典型的椎体,不易发生压

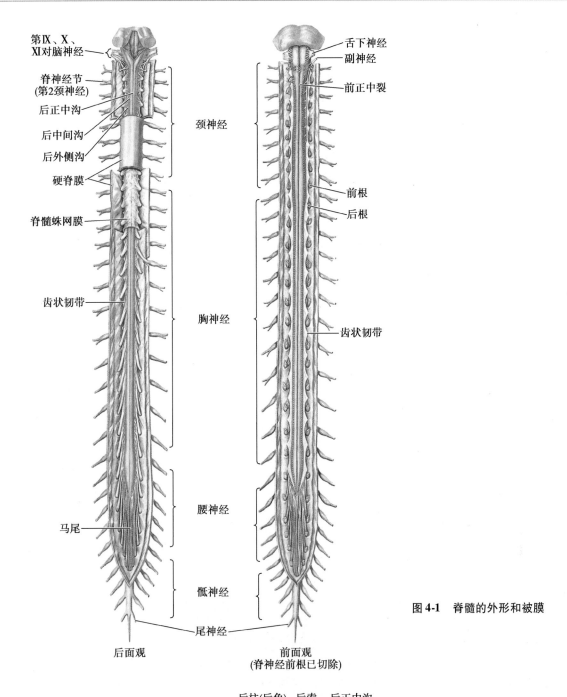

第IX、X、XI对脑神经

脊神经节(第2颈神经)

后正中沟

后中间沟

后外侧沟

硬脊膜

脊髓蛛网膜

齿状韧带

马尾

后面观

舌下神经

副神经

前正中裂

前根

后根

齿状韧带

前面观
(脊神经前根已切除)

颈神经

胸神经

腰神经

骶神经

尾神经

图 4-1 脊髓的外形和被膜

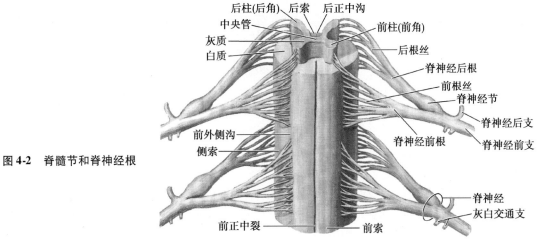

后柱(后角) 后索 后正中沟

中央管

灰质

白质

前柱(前角)

后根丝

脊神经后根

前根丝

脊神经节

脊神经后支

脊神经前支

前外侧沟

侧索

脊神经前根

脊神经

灰白交通支

前正中裂 前索

图 4-2 脊髓节和脊神经根

101

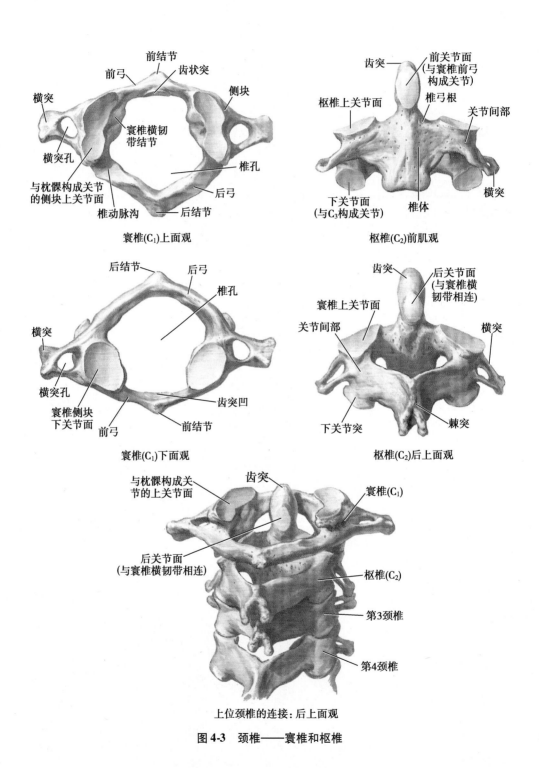

寰椎(C_1)上面观

枢椎(C_2)前肌观

寰椎(C_1)下面观

枢椎(C_2)后上面观

上位颈椎的连接：后上面观

图 4-3　颈椎——寰椎和枢椎

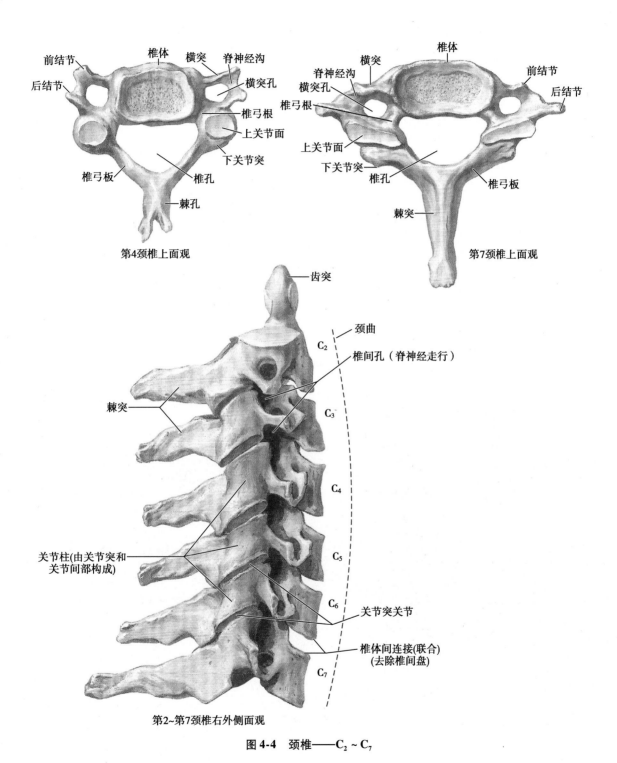

第4颈椎上面观

第7颈椎上面观

第2~第7颈椎右外侧面观

图 4-4　颈椎——$C_2 \sim C_7$

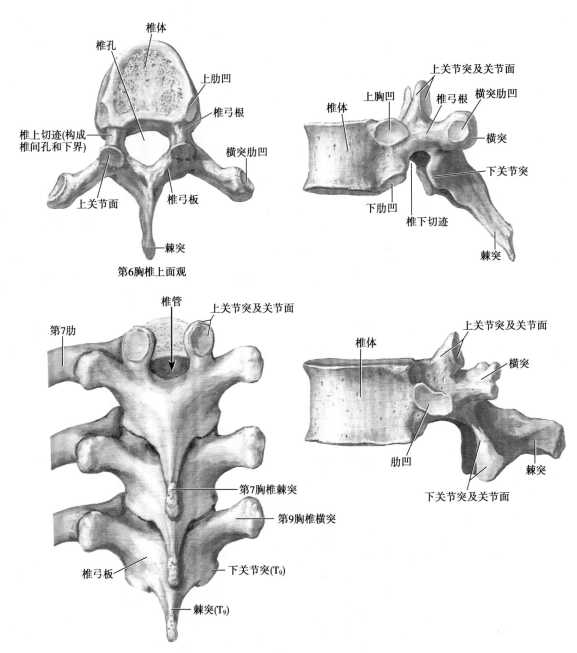

第6胸椎上面观

图 4-5　胸椎

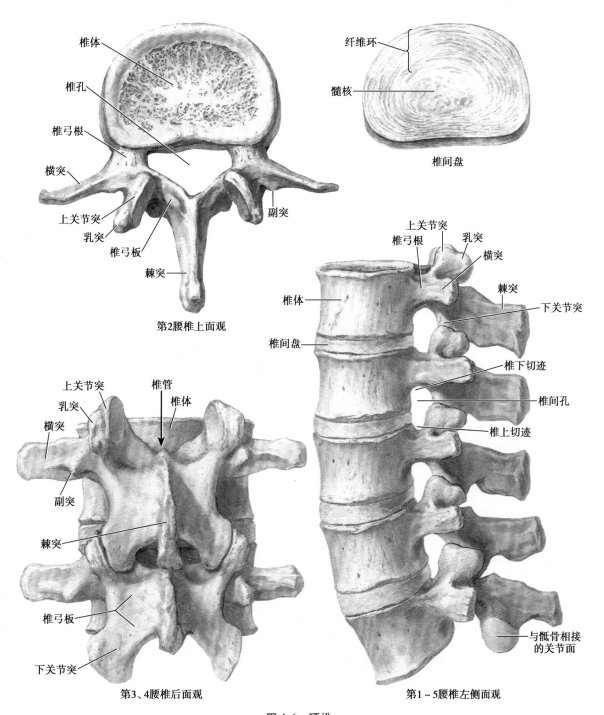

第2腰椎上面观

椎间盘

第3、4腰椎后面观

第1~5腰椎左侧面观

图 4-6 腰椎

缩性骨折,但易发生齿突脱位或骨折,从而压迫脊髓,发生致命的危险。相邻两椎体之间以椎间盘和前后纵韧带相连(图 4-7~图 4-10)。

椎间盘位于两椎体之间,从第2、3颈椎之间开始,到第5腰椎与第1骶椎之间为止,共有23块。椎间盘由透明软骨盘、纤维环和髓核组成。透明软骨盘上下各一,与椎体紧密相连,能防止髓核向椎体内突入。纤维环由纤维软骨构成,排列成同心圆状,其上下面连于软骨盘的边缘。纤维环前厚后薄包围

髓核。髓核为柔软而富弹性的胶状体。

椎间盘的血液供应很差,修复力弱,然其经常受到挤压、牵引和扭转等劳损,常使椎间盘发生早期进行性萎缩性变化,此为发生椎间盘纤维环破裂的内在因素。由于剧烈的外力或过度的劳损,可引起椎间盘的软骨盘和纤维环破裂,导致髓核突出,或与纤维环同时突出。纤维环破裂和髓核脱出多向后方或后外方(图 4-11),这是由于纤维环后部较前部薄,后纵韧带也较前纵韧带窄而薄弱之故。

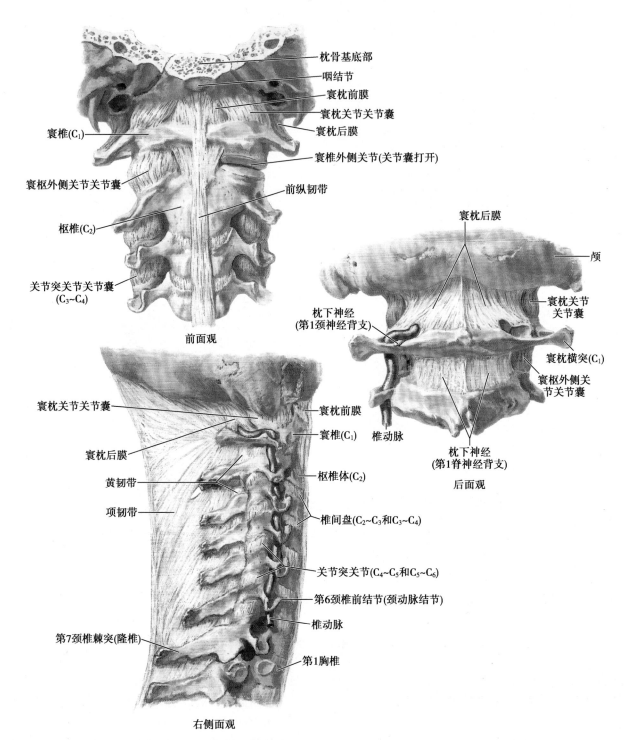

枕骨基底部

咽结节

寰枕前膜

寰枕关节关节囊

寰枕后膜

寰椎(C₁)

寰椎外侧关节(关节囊打开)

寰枢外侧关节关节囊

前纵韧带

枢椎(C₂)

关节突关节关节囊
(C₃~C₄)

前面观

寰枕后膜

颅

枕下神经
(第1颈神经背支)

寰枕关节
关节囊

寰枕横突(C₁)

寰枢外侧关
节关节囊

椎动脉

枕下神经
(第1脊神经背支)

后面观

寰枕关节关节囊

寰枕前膜

寰椎(C₁)

寰枕后膜

枢椎体(C₂)

黄韧带

项韧带

椎间盘(C₂~C₃和C₃~C₄)

关节突关节(C₄~C₅和C₅~C₆)

第6颈椎前结节(颈动脉结节)

椎动脉

第7颈椎棘突(隆椎)

第1胸椎

右侧面观

图4-7　颈椎的连接——颅颈外韧带

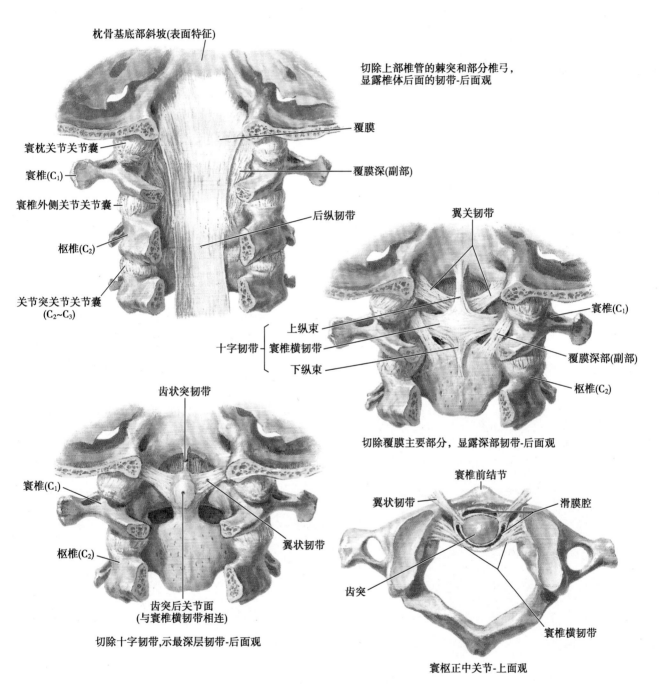

枕骨基底部斜坡(表面特征)

切除上部椎管的棘突和部分椎弓,
显露椎体后面的韧带-后面观

覆膜

寰枕关节关节囊

寰椎(C₁)

覆膜深(副部)

寰椎外侧关节关节囊

枢椎(C₂)

后纵韧带

翼关韧带

关节突关节关节囊
(C₂~C₃)

上纵束

寰椎横韧带

十字韧带

下纵束

寰椎(C₁)

覆膜深部(副部)

枢椎(C₂)

切除覆膜主要部分,显露深部韧带-后面观

齿状突韧带

寰椎(C₁)

枢椎(C₂)

翼状韧带

齿突后关节面
(与寰椎横韧带相连)

切除十字韧带,示最深层韧带-后面观

寰椎前结节

翼状韧带

滑膜腔

齿突

寰椎横韧带

寰枢正中关节-上面观

图 4-8 颈椎连接——颅颈内韧带

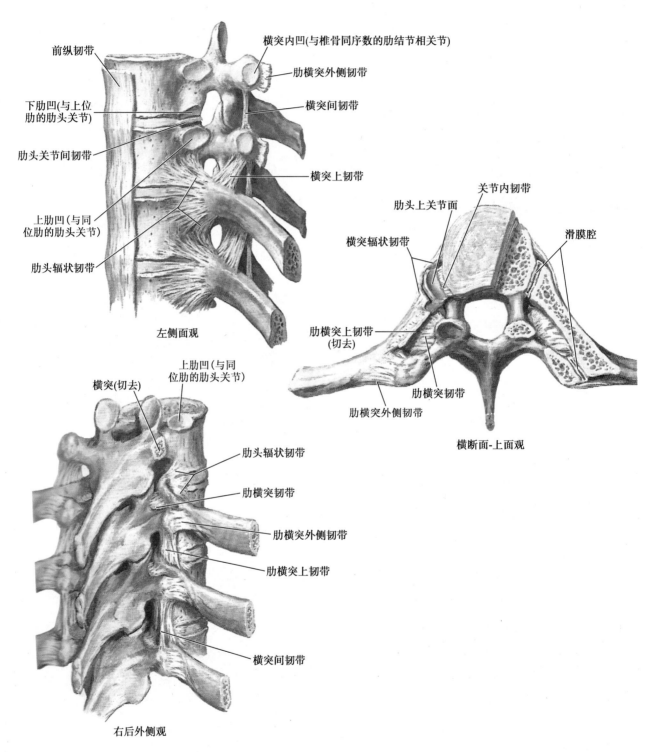

前纵韧带

横突内凹(与椎骨同序数的肋结节相关节)

肋横突外侧韧带

下肋凹(与上位肋的肋头关节)

横突间韧带

肋头关节间韧带

关节内韧带

肋头上关节面

横突上韧带

横突辐状韧带

滑膜腔

上肋凹(与同位肋的肋头关节)

肋头辐状韧带

肋横突上韧带(切去)

肋横突韧带

左侧面观

肋横突外侧韧带

横断面-上面观

横突(切去)

上肋凹(与同位肋的肋头关节)

肋头辐状韧带

肋横突韧带

肋横突外侧韧带

肋横突上韧带

横突间韧带

右后外侧观

图 4-9　肋椎连接

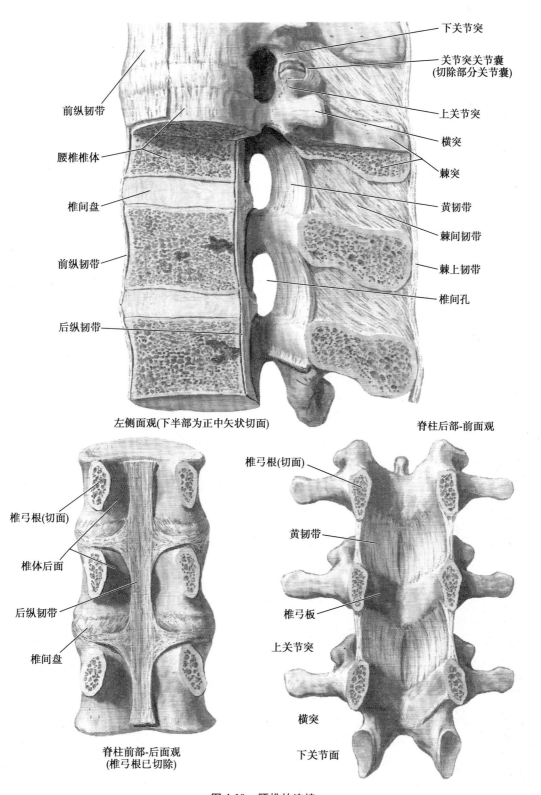

前纵韧带

腰椎椎体

椎间盘

前纵韧带

后纵韧带

下关节突

关节突关节囊
(切除部分关节囊)

上关节突

横突

棘突

黄韧带

棘间韧带

棘上韧带

椎间孔

左侧面观(下半部为正中矢状切面)

脊柱后部-前面观

椎弓根(切面)

椎体后面

后纵韧带

椎间盘

脊柱前部-后面观
(椎弓根已切除)

椎弓根(切面)

黄韧带

椎弓板

上关节突

横突

下关节面

图 4-10　腰椎的连接

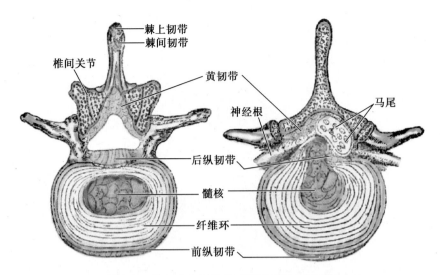

图 4-11　椎间盘和纤维环破裂髓核突出的方向

前纵韧带与后纵韧带在椎体的前后面,纵贯脊柱全长。前纵韧带宽阔而强韧,与椎间盘和椎体相连紧密。后纵韧带较窄而弱,尤其在腰部更窄,不能将椎间盘完全覆盖,与椎间盘连接紧密,但与椎体连接疏松。

2. 椎弓及其连接和椎管　椎弓连于椎体后方,是一弓形的骨板,其与椎体相连的部分较细,称为椎弓根,其余部分称为椎板。相邻两椎骨的椎弓根合成一个椎间孔,内有脊神经通过(图 4-10、图 4-12)。上下位椎弓之间以坚强的弓间韧带相连(图 4-11),此韧带由富于弹性的结缔组织构成,外观呈淡黄色,故称黄韧带。黄韧带分成左右两半,上方附着在上位椎板的前下部,下方附着于下位椎板的上缘,韧带的内侧缘在中线上与对侧的互相隔开,仅留小孔,有静脉通过,韧带的外侧缘达关节突,在腰部最为发

达,可达椎间孔的后缘。有时黄韧带肥厚,可使椎间孔缩小,从而挤压通过椎间孔的脊神经根。椎间孔的前缘为椎间盘和椎体的边缘,因而当椎间盘髓核向后外方突出至椎间孔处或椎体边缘骨质增生,均可使脊神经根受压而产生压迫症状。

椎管由全部椎骨的椎孔和邻近韧带构成,其后壁为椎板及其间的黄韧带,有时黄韧带肥厚增生而使椎管缩窄;侧壁为椎弓根和椎间孔,前壁为椎体的后面,椎间盘及后纵韧带。如后纵韧带增生肥厚甚至钙化,可使椎管的管腔缩窄,压迫脊髓。椎体后面的边缘骨质增生,形成向椎管内突出的骨嵴,也能引起脊髓压迫症(图 4-13)。椎管的胸段和上颈段较窄,呈圆形,当颈、胸椎有结核和椎管内肿瘤等占位性病变时,可压迫脊髓,甚至引起截瘫或四肢瘫。椎管的下颈段和腰段略呈三角形,较宽大,以容纳脊髓

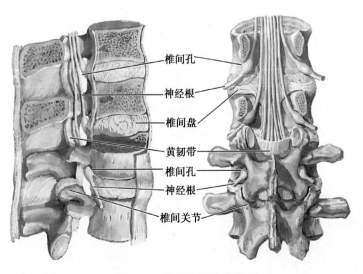

图 4-12　椎间孔及其毗邻

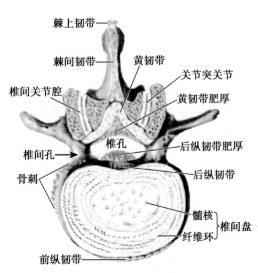

图 4-13　椎管前、后壁的韧带肥厚和增生

的颈、腰膨大和马尾。椎管的下颈段虽然比较宽敞，但因容纳较粗大的颈膨大，所以其内的病变仍可引起脊髓压迫症，而椎管的腰段不仅管腔较大，且其内容纳较细的脊髓圆锥和马尾，所以除了肿瘤外，腰椎本身的病变很少能引起截瘫。

3. 椎骨的突起及其连接　由椎弓发出的 7 个突起包括 1 个棘突，1 对横突和 2 对关节突（图 4-3 ~ 图 4-6）。

棘突在中线上向后突出，其中颈椎棘突斜向后下方，下位颈椎棘突可在皮下摸到，第 7 颈椎棘突特别长，在颈部前屈时更明显。胸椎棘突几乎垂直向下，互相重叠呈瓦片状，上位胸椎棘突的尖端正对下位胸椎体。腰椎棘突呈板状，水平向后，相邻棘突间隙较大，腰穿时容易进针。各棘突之间以棘间韧带

相连，棘间韧带向后延续为棘上韧带，因而腰穿时穿刺针必须经过棘上韧带、棘间韧带和黄韧带后才能进入椎管内（图 4-10、图 4-12）。

横突向两侧突出，颈椎横突较小，有横突孔，椎动、静脉即通过此孔，若此处有骨质增生等病变，可压迫椎动、静脉，造成椎动脉系供血不足。胸椎横突有与肋骨形成关节的肋凹。腰椎横突呈额状位，其中第 3 腰椎横突最长。有时第 5 腰椎横突肥大，可与髂骨接触引起疼痛。各横突之间以横突间韧带相连。

上下关节突各一对，分别伸向上下方，其中上位椎骨的下关节突和下位椎骨的上关节突构成椎间关节。颈椎的椎间关节面近似水平位，容易脱位和交锁；胸椎的椎间关节面几乎呈额状位，不易脱位，但易发生骨折；腰椎的椎间关节面呈矢状位，脱位时多

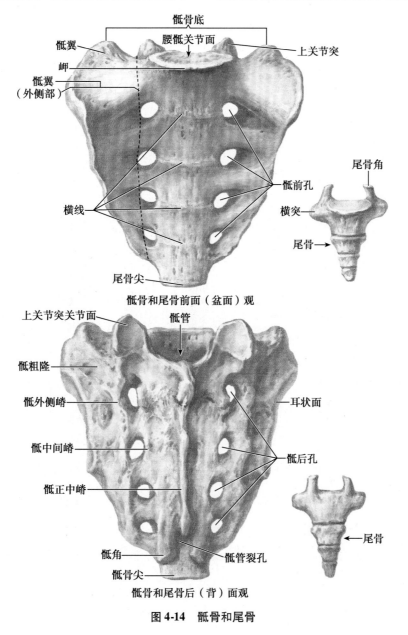

骶骨和尾骨前面（盆面）观

骶骨和尾骨后（背）面观

图 4-14　骶骨和尾骨

合并骨折。

4. 骶骨和尾骨

（1）骶骨：呈三角形，由 5 个骶椎融合而成，底向上，接第 5 腰椎体，尖向下，接尾骨（图 4-14）。骶骨内有一纵贯全长的骶管。骶管向上与椎管相通，下端开口于骶管裂孔，此处是骶管麻醉进针的部位。

骶骨前面凹而平滑，背面较粗涩。骶骨前后面各有 4 对孔，即骶前孔和骶后孔，均与骶管相通，有骶神经前支和后支穿出。

（2）尾骨：成人尾骨是由 4~5 个退化的尾椎融合而成，连于骶骨尖。

（二）脊髓的位置和脊髓节与椎骨的关系

脊髓位于椎管内，脊髓上端于枕骨大孔处与延髓相续，颈膨大上起第 3 颈椎，下抵第 2 胸椎，腰膨大相当于第 9 胸椎至第 12 胸椎之间，脊髓下端于成人平对第 1 腰椎椎体下缘，但女性和小儿的脊髓下界较低，可达第 2 腰椎，新生儿的脊髓下界更低，平对第 3 腰椎高度，这种年龄变化说明了脊髓与脊柱的生长速度不一致。

在胚胎早期，脊髓几乎与椎管等长，所有脊神经根都略呈水平地走向相应的椎间孔。自胚胎第 4 个月起，脊柱的生长速度比脊髓显著加快，两者之间出现差距，由于脊髓上端位置固定，结果使脊髓下端的位置逐渐上移，到出生时，脊髓下端还停留在第 3 腰椎平面，至成年才上升到第 1 腰椎高度（图 4-15）。

由于脊髓与脊柱位置关系的上述变化，一方面，从脊髓各节段发出的脊神经根自上而下地逐渐改变了原有的水平走向，即颈部的神经根大致是横行的，胸部神经根就逐渐向下斜行，腰骶部的神经根几乎垂直向下，于终丝周围形成马尾。另一方面，脊髓节段与椎骨的平面不相一致，脊髓各节均较相应椎骨高，并且越到脊髓下段，脊髓节高出相应椎骨的距离就越大。一般说来，上部颈髓（$C_1 \sim C_4$）与脊柱相对位置基本一致，如第 3 颈髓对第 3 颈椎；下部颈髓（$C_5 \sim C_8$）和上部胸髓（$T_1 \sim T_4$）相应地高一个椎骨数，如第 6 颈髓对第 5 颈椎；中部胸髓（$T_5 \sim T_8$）高出同序数椎骨约 2 个椎骨数，如第 7 胸髓对第 5 胸椎；下部胸髓（$T_9 \sim T_{12}$）高出同序数椎骨约 3 个椎骨数，如第 11 胸髓对第 8 胸椎；全部腰髓平对第 10、11 胸椎；骶、尾髓平对第 12 胸椎和第 1 腰椎（表 4-1，图 4-16）。脊髓各节与椎骨的对应关系对病变的定位诊断具有重要意义，如某一患者出现第 6 胸髓受损的症状，则可判断其病灶位置不在第 6 胸椎而在第 4 胸椎。

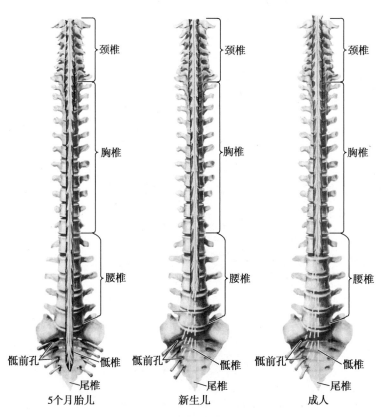

图 4-15　不同时期脊髓与脊柱的关系

表 4-1　脊髓节与椎骨的对应关系

脊髓节	相对椎骨	推算举例
上颈髓($C_1 \sim C_4$)	与相应椎骨同高	第 2 颈髓对第 2 颈椎
下颈髓($C_5 \sim C_8$)	较相应椎骨高 1 个椎骨	第 6 颈髓对第 5 颈椎
上胸髓($T_1 \sim T_4$)	较相应椎骨高 1 个椎骨	第 2 胸髓对第 1 胸椎
中胸髓($T_5 \sim T_8$)	较相应椎骨高 2 个椎骨	第 6 胸髓对第 4 胸椎
下胸髓($T_9 \sim T_{12}$)	较相应椎骨高 3 个椎骨	第 11 胸髓对第 8 胸椎
腰髓($L_1 \sim L_5$)	平对第 10、11 胸椎	
骶、尾髓($S_1 \sim S_5$,Co)	平对第 12 胸椎和第 1 腰椎	

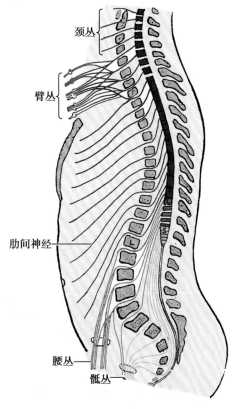

上部颈髓($C_1 \sim C_4$)：与脊柱相对位置
基本一致
下部颈髓($C_5 \sim C_8$)和上部胸髓($T_1 \sim T_4$)：
与同序脊柱高 1 个椎骨数
中部胸髓($T_5 \sim T_8$)：与同序脊柱高 2
个脊椎骨数
下部胸髓($T_9 \sim T_{12}$)：与同序脊柱高约
3 个椎骨数
全部腰髓：平对$T_{10} \sim T_{11}$
骶尾髓：平对T_{12}和L_1
在临床上：检查 X 线、CT、MRI 等都
应以此解剖关系填写申请单

图 4-16　脊髓节段与椎骨的相应位置关系

三、脊髓的被膜

脊髓包有 3 层被膜,从外向内为硬脊膜、蛛网膜和软脊膜(图 4-17 ~ 图 4-20)。

1. 硬脊膜　硬脊膜由致密结缔组织构成,厚而坚韧,正常呈灰蓝色。在脑脊液畅通无阻时有明显的搏动,频率与脉搏一致。硬脊膜呈管状,松弛地包裹脊髓和脊神经根,称为硬脊膜囊。硬脊膜上端附于枕骨大孔边缘,并与硬脑膜延续,下端终于第 2 骶椎体,以下形成外终丝,贴附于尾骨背面。硬脊膜在椎间孔处包绕脊神经,续为脊神经的外鞘,并与孔内的骨膜

融合。硬脊膜和椎管骨膜之间的腔隙称为硬膜外腔,内含疏松结缔组织、淋巴管、大量硬膜外脂肪和静脉丛。如硬膜外腔有肿物时,肿物周围的脂肪组织显著减少。由于硬脊膜在枕骨大孔边缘与骨膜紧密相贴,因而硬膜外腔与颅内不通。硬膜外腔为负压。

硬脊膜与蛛网膜之间为硬脊膜下腔。腔内有脊神经根、齿状韧带的突起和血管等越过。

2. 蛛网膜　蛛网膜为一层半透明的薄膜,表面光滑,由松散的胶原纤维构成,与脑蛛网膜直接延续,其内侧面有许多小梁跨过蛛网膜下隙与软脊膜相连。蛛网膜内侧面及小梁表面都由扁平的间皮细胞覆盖。

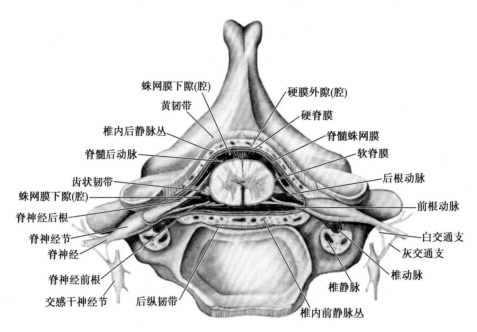

图 4-17　脊髓的被膜（横切面）

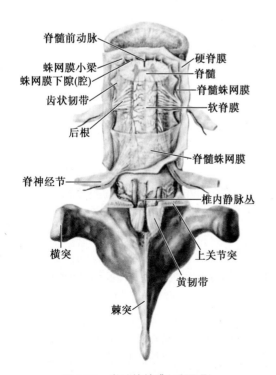

图 4-18　脊髓的被膜（后面观）

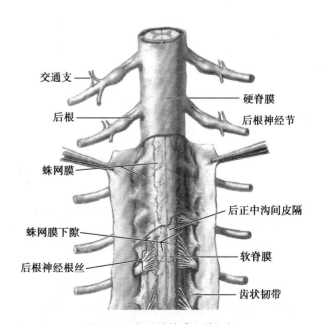

图 4-19　脊髓的被膜和神经根

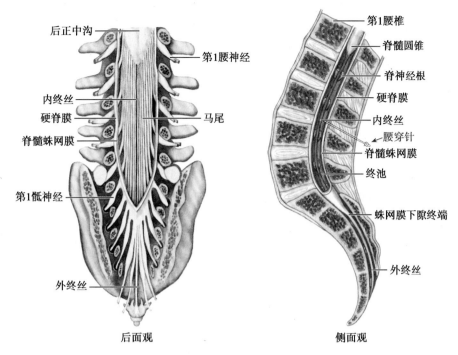

图 4-20 脊髓的被膜（后面观、侧面观）

蛛网膜与软脊膜间是宽阔的蛛网膜下隙，内含透明的脑脊液，并有脊髓血管越过。蛛网膜下隙下部，自脊髓末端到第 2 骶椎水平处特别扩大，称为终池，终于第 2 骶椎高度，内有马尾。所以在此处进行腰椎穿刺不致损伤脊髓。蛛网膜也包裹脊神经根，达脊神经节处续为脊神经的外膜。

3. 软脊膜 软脊膜紧覆于脊髓与脊神经根表面，此膜的外面也有一层间皮细胞。软脊膜在脊髓下端向下延续为内终丝，平第 2 骶椎处，止于硬膜囊下端，长约 15cm，在此穿出硬膜，长约 8～10cm，为外终丝。终丝主要成于软膜结缔组织。软脊膜还在脊髓侧面折褶成一对锯齿状的结构，称为齿状韧带，其内缘附着于脊髓两侧，介于脊髓前后根之间，外缘以齿状突起跨过蛛网膜下隙，顶着蛛网膜附着于硬脊膜的内面。齿状韧带几乎占脊髓全长，有固定脊髓的作用。

第二节 脊 神 经

脊神经为周围神经的组成部分，属于躯体神经，主要分布于躯干和四肢的皮肤和肌肉。但在脊神经中也含有自主神经（内脏运动）纤维，分布于躯干和四肢皮肤的血管、竖毛肌和汗腺等。所以，脊神经受损后主要表现为四肢和躯干的躯体运动和感觉障碍，并可出现相应分布区域的自主神经功能紊乱。运动功能障碍属于下运动单位障碍，出现所支配的肌肉瘫痪、肌张力降低、肌肉萎缩、电兴奋性变性反应、一切反射消失和肌束震颤（当前根受刺激时）。感觉功能障碍包括刺激性症状和破坏性症状两方面：①刺激性症状：主要表现为不同程度的疼痛；②破坏性症状：为感觉减退或消失。但由于各周围神经的分布区域多互相重叠，所以感觉缺失区较其分布区小；自主神经功能紊乱包括血管运动（皮肤发红、发热或发绀、发凉等）、汗腺分泌（无汗或多汗）和营养障碍（皮肤、肌肉萎缩，角化过度、指甲干燥无光、骨质疏松和营养性溃疡等）方面的症状和体征。

从临床观点出发，脊神经可分为神经根、神经丛和神经干 3 部分，由于这 3 部分的解剖特点不同，临床表现也各有差异。神经干受损的临床表现局限于该神经干的支配范围，功能障碍区远较其分布区域小。神经丛受损的功能障碍范围较神经干大得多，一般占据肢体的一部分或全部，如颈丛感觉支刺激性病变时，在颈部和枕部可发生疼痛，即颈枕神经痛；又如臂丛神经痛的范围几乎包括了肩部以外的整个上肢，再如腰骶丛的病变则影响整个下肢。神

115

经根受损的最大特点之一为相应支配区域节段性障碍。

一、脊神经根及其病变症状

脊神经均由前后根在椎间孔或骶管处合成（图4-21）。前根出自脊髓前外侧沟，主要为躯体运动纤维，但在第1胸神经至第3腰神经和第2~4骶神经的前根内尚含有内脏运动纤维。后根于后外侧沟进入脊髓，由感觉性（包括躯体感觉和内脏感觉）纤维组成。后根一般较前根粗，并于椎间孔处（骶、尾神经后根于骶管内）有一个膨大的脊神经节，此节由假单极神经元的胞体构成，其中枢支入脊髓，周围支与前根合成脊神经。

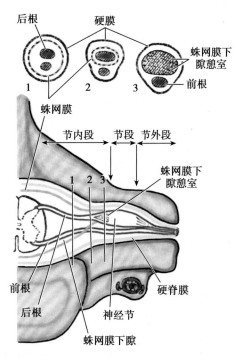

图4-21 脊神经根及其与被膜的关系

脊神经根可分为3段（图4-21）：在脊髓表面与神经节之间的部分为节内段，神经节部分为节段，神经节至前后根汇合处之间的部分为节外段。神经根炎多见于节内段，因为节内段不但有蛛网膜包裹，而且其纤维分为若干小束，束间有蛛网膜下隙憩室，憩室又与神经节和节外段的淋巴间隙相通。因此，致病因素（如病毒、毒素或细菌）可经淋巴间隙蔓延而来。由于腰、骶神经根（参与马尾的组成）节内段在蛛网膜下隙中的行程最长，因而腰、骶神经根炎也较多见。前根的节内段虽然也通过一段蛛网膜下隙，但较后根者短，所以神经根炎时可无前根损伤的症

状或症状轻微，而主要表现为后根的刺激症状，即所谓根性疼痛。这种疼痛多很剧烈，沿受累神经根的分布区域放散，可因牵拉、震动（如肢体用力）或蛛网膜下隙压力增高（如咳嗽、喷嚏等）而使疼痛加剧。当神经根炎波及神经节时，除了这些根性疼痛症状外，还可出现神经根分布区域内的带状疱疹。

脊神经共31对，即颈神经8对，胸神经12对，腰神经5对，骶神经5对和尾神经1对。其中第1颈神经由第1颈椎和枕骨之间出椎管，第2~7颈神经从同序数椎骨上位椎间孔穿出，第8颈神经由第7颈椎与第1胸椎之间的椎间孔走出，全部胸神经和腰神经均在同序数椎骨的下位椎间孔出椎管，第1~4骶神经均以前后支分别由相应的骶前、骶后孔离开骶管，第5骶神经和尾神经共同由骶管裂孔穿出。如本章第一节中所述，当脊神经离开椎管的部位（椎间孔）有骨质、韧带等增生性变化或椎间盘脱出时，均可压迫脊神经根而产生神经压迫症状。

二、脊神经的分支概况

脊神经出椎管后即分为前、后两支，都属混合性神经，包括躯体运动、躯体感觉和内脏运动等纤维（图4-22）。

（一）脊神经后支

脊神经后支（除第2颈神经后支外）一般都较前支细，支配区域也较前支小，节段性却比前支明显。脊神经后支自本干发出后，于椎间关节外侧，在相邻横突之间（骶神经后支穿骶后孔）后行，大部分后支还分为内侧支（一般为感觉纤维）和外侧支（主要为运动纤维），主要分布于枕、项、背、腰和臀（一部分）等部的皮肤及项、背两部的深层肌肉。

1. 颈神经后支　一般颈神经后支分为内侧的皮支和外侧的肌支（图4-23）。第1颈神经后支称为枕下神经，属纯运动性，支配位于第1、2颈椎与枕骨之间的椎枕肌（头上、下斜肌，头后大、小直肌）。第2颈神经后支为所有后支中最粗大者，其内侧支称为枕大神经，除分布于项肌外，穿过斜方肌起始部，分布于枕、项部皮肤，有时分布区可高达冠状缝。第3颈神经后支也称为第三枕神经，沿项部中线旁上升，支配邻近皮肤和肌肉。枕大神经有时可因某些传染病（如流感）、外伤、上位颈椎病变（椎间关节炎、结核、肿瘤）以及颅后窝肿瘤等因素引起枕大神经痛，可表现为发作性痛或持续性痛两类，其压痛点

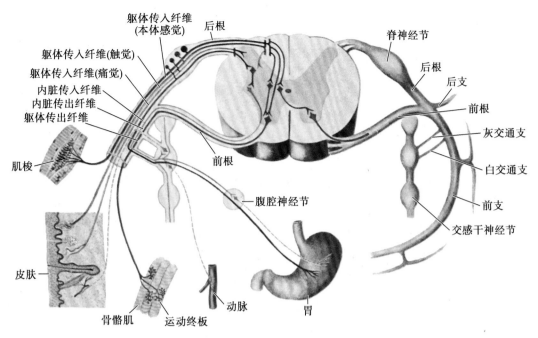

图 4-22 脊神经的组成和分布

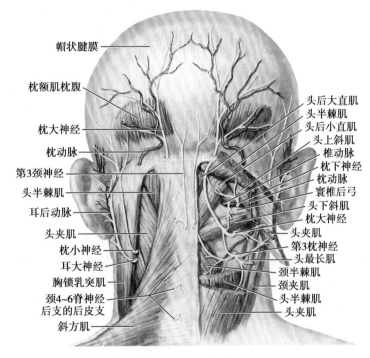

图 4-23 颈神经后支

在枕大神经穿斜方肌起始部,即两侧乳突连线的中点外侧3cm处,可因头颈部的运动、喷嚏和咳嗽等因素诱发或使疼痛加重。

2. 胸神经后支 上位6对胸神经后支的内侧支是皮支,沿胸椎棘突两旁穿出达皮下;外侧支为肌支,分布于背部深肌。下位6对胸神经后支的外侧支为皮支,在腰部骶棘肌的外侧缘穿到皮下,内侧支则为肌支(图4-24)。

3. 腰、骶神经后支 腰、骶神经后支也分为内、外侧支,其中上3对腰神经后支的外侧支在骶棘肌外侧缘,髂嵴上方穿至皮下,越髂嵴向下,分布于臀上部的皮肤,故称臀上皮神经。上3条骶神经后支的外侧支称为臀中皮神经,穿过肌肉分布于臀部内侧部的皮肤(图4-24)。

(二) 脊神经前支

脊神经前支的根部都发出一条脊膜支,经椎间

117

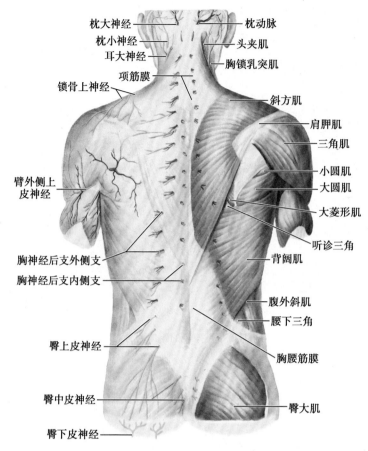

枕大神经 —— 枕动脉
枕小神经 —— 头夹肌
耳大神经 —— 胸锁乳突肌
项筋膜
锁骨上神经
斜方肌
肩胛肌
三角肌
小圆肌
大圆肌
臂外侧上皮神经
大菱形肌
听诊三角
背阔肌
胸神经后支外侧支
胸神经后支内侧支
腹外斜肌
腰下三角
臀上皮神经
胸腰筋膜
臀中皮神经 —— 臀大肌
臀下皮神经

图4-24 胸、腰、骶神经后支

孔返回到椎管内,分布于硬脊膜。第1胸神经至第3腰神经前支与交感神经干之间有两条交通支,即灰、白交通支(图4-22),而其余脊神经前支与交感神经干只有一条交通支,即灰交通支。各脊神经前支除胸神经外,一般均与邻近的前支吻合成神经丛,如颈丛、臂丛、腰丛和骶丛等。由这些神经丛发出的脊神经都包含了来自2~4个或更多的前根纤维,所以几个前根的纤维可共同支配一块肌肉;相反,几块肌肉也可受同一个前根纤维支配。

三、颈丛及其病变综合征

颈丛由第1~4颈神经前支组成,有时第5颈神经前支也参加。颈丛位于胸锁乳突肌深方,椎前肌群和中斜角肌的前面。颈丛的分支包括浅支、深支和交通支三类(图4-25、图4-26)。

(一)颈丛浅支

颈丛浅支为皮支,均于胸锁乳突肌后缘中点附近浅出,向上、前、下方呈放射状走行,分布于枕部、耳后部、颈前部、肩部和上胸部等皮肤,其主要分支如下:

1. 枕小神经 枕小神经($C_2 \sim C_3$)沿胸锁乳突肌后缘走向后上方,至胸锁乳突肌止点的后侧穿深筋膜达皮下,分布于耳廓上部和枕外侧部皮肤。枕小神经与枕大神经及耳大神经有吻合(图2-25)。

枕小神经可发生枕小神经痛,其原因多为枕小神经炎或颈椎骨质增生,但也可由传染病(如流感)、颈髓上段和颅后窝的肿瘤等引起。枕小神经痛的特点类似枕大神经痛,唯其压痛点在胸锁乳突肌后缘上段。

2. 耳大神经 耳大神经($C_2 \sim C_3$)自胸锁乳突肌后缘中点垂直上行于胸锁乳突肌表面,分布于耳廓下部前、后面、腮腺表面和下颌角部的皮肤(图4-25)。如此神经受损,其分布区有感觉障碍,有时也可发生神经痛。

3. 颈皮神经 颈皮神经($C_2 \sim C_3$)自胸锁乳突肌后缘横行向前,又分为上、下两支,分布于颈前部皮肤。

4. 锁骨上神经 锁骨上神经($C_3 \sim C_4$)自胸锁乳突肌后缘中点浅出后,分前、中、后3支,向下越过锁骨,分布于颈下部、胸上部和肩部皮肤(图4-25)。当此神经受损,其分布区出现感觉障碍或神经痛。

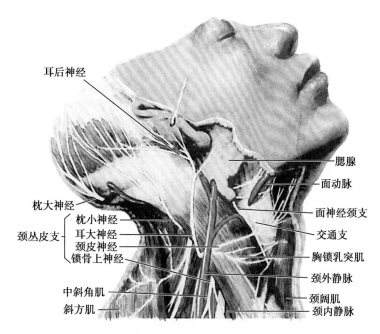

图 4-25 颈神经丛的浅支

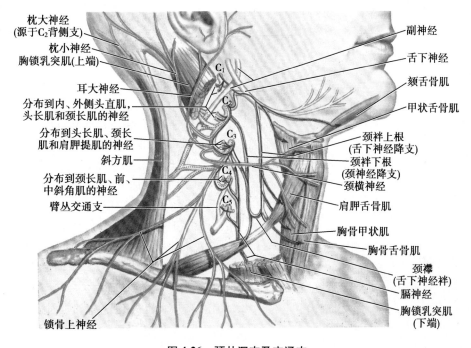

图 4-26 颈丛深支及交通支

——,运动纤维；——,感觉纤维；……,本体感觉纤维

（二）颈丛深支

颈丛深支除膈神经外，都较短小，分布于邻近颈深肌。

膈神经由第 3～5 颈神经前支组成，以第 4 颈神经前支为主，是混合性神经（图 4-26、图 4-27）。膈神经在前斜角肌前面自外上向内下斜行，经锁骨下动、静脉之间入胸腔，向下过肺根前方，在心包与纵隔胸膜之间降入膈肌，以其运动纤维支配膈肌，感觉纤维分布于胸膜（纵隔胸膜和膈胸膜）、心包、部分腹膜（膈下腹膜）和胆囊（右侧膈神经分布）。此外，陈谟训等统计约有 73.8% 的健康人可有副膈神经存在（图 4-28），多见于一侧，往往由第 5 或第 5、6 颈神经（即锁骨下神经）发出，在锁骨下静脉的后侧或下缘加入膈神经。治疗肺结核，有时可做膈神经压榨术，使膈肌暂时瘫痪，病侧肺得以休息，以利病灶恢复，此时应注意将副膈神经一并处理。

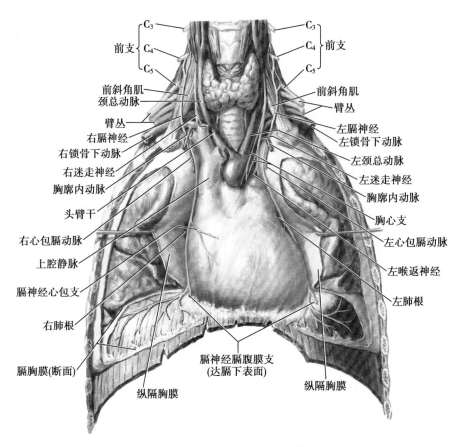

图 4-27　膈神经的走行及分布

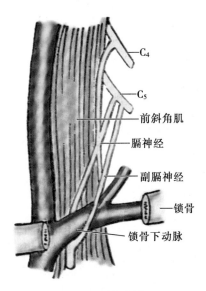

图 4-28　副膈神经

膈神经可因第 3~5 颈髓前角病变(如脊髓灰质炎和脊髓肿瘤等)、颈部手术误伤、颈部和胸腔内肿物压迫等因素而受损,也可因白喉、酒精中毒、铅中毒或其他中毒而变性。如膈神经损伤轻微,可产生刺激症状,若损伤严重,则产生麻痹症状。膈神经的刺激症状常表现为呼吸短促而困难、呃逆以及肩、颈部和胸膜的放散性疼痛。膈神经麻痹时,膈肌瘫痪,

如只有一侧膈肌瘫痪,症状轻或无症状,肝脾位置可略高,X 线透视可见病侧膈肌运动受限。如为双侧瘫痪,出现咳嗽和呼吸困难,特别在身体活动时,辅助呼吸肌都参加呼吸运动,因此表现为胸廓和肩部活动增加。由于膈肌位置上升,因而肝脾等器官随着上升,腹部内陷,并由于膈肌向上压迫肺底,循环不畅,使肺底淤血,又因膈肌运动障碍,使肺部(尤其是肺底部)分泌物不易排出而发生坠积性肺炎。

（三）颈丛交通支

颈丛有许多分支与邻近神经发生联系,较重要者有如下几支(图 4-26)：

1. 交感神经灰交通支　由颈上神经节发出,并入第 1~4 颈神经,再随颈丛分支分布于相应区域的皮肤血管、竖毛肌和汗腺。

2. 第 1、2 颈神经与迷走神经的交通支　其功能尚不清楚。

3. 第 2~4 颈神经与副神经的交通支　为运动纤维,分布于胸锁乳突肌和斜方肌。

4. 第 1~3 颈神经与舌下神经的交通支　第 1、2 颈神经的感觉纤维并入舌下神经后,沿舌下神经逆行,成为脑膜支,经舌下神经管返回颅后窝,分布于颅后窝部的硬脑膜。第 1、2 颈神经的运动纤维

并入舌下神经后,部分纤维沿舌下神经本干走行,分布于颏舌骨肌和甲状舌骨肌,另一部分纤维离开舌下神经成为舌下神经降支,沿颈内动脉和颈总动脉下行,与颈丛的深支之一,即颈降神经(由第2、3颈神经前支组成)吻合成舌下神经襻。由此襻发支分布于胸骨舌骨肌、胸骨甲状肌和肩胛舌骨肌。

四、臂丛及其病变综合征

臂丛由第5～8颈神经前支和第1胸神经前支的大部分组成,但有时第4颈神经或第2胸神经前支也可参加臂丛的组成(图4-29)。构成臂丛的各神经前支先合成上、中、下三干。第5、6颈神经合为上干,第7颈神经单独成为中干,第8颈神经和第1胸神经合成下干。每干在锁骨上方又各分前、后两股。各股于腋窝内围绕腋动脉又合成三束。其中3个干的后股于腋动脉后方合为后束,上干和中干的前股在腋动脉外侧合为外侧束,下干的前股于腋动脉内侧自成内侧束。臂丛在锁骨下动脉的上方自斜角肌间隙(在前、中斜角肌与第一肋之间)外出,继经锁骨中点后方向下进入腋窝。因此,以锁骨为界可把臂丛分为锁骨上部和锁骨下部。

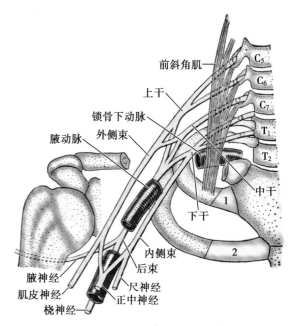

图4-29 臂丛的组成及位置

(一)臂丛锁骨上部的分支及其病变综合征

臂丛锁骨上部位于胸锁乳突肌和前斜角肌的后方,中斜角肌之前,主要包括组成臂丛的各神经根和上、中、下三干,因而锁骨上部的分支均发自臂丛的根和干,这些分支都较短细,主要分布于肩肌和胸肌浅层(图4-30)。

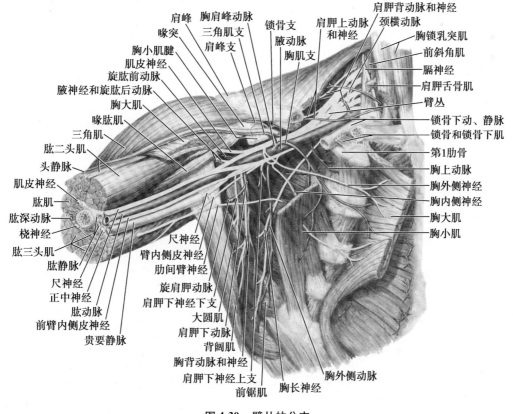

图4-30 臂丛的分支

1. 肩胛背神经 肩胛背神经($C_3 \sim C_5$)主要起自臂丛第5颈神经根,穿中斜角肌向后分布于提肩胛肌和菱形肌(图4-31)。此神经受损时耸肩无力(提肩胛肌瘫痪)、肩胛骨远离脊柱(菱形肌瘫痪)。

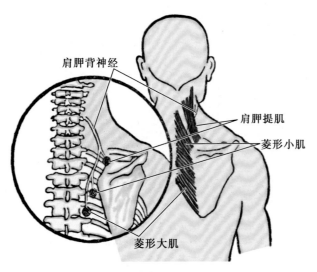

图4-31 肩胛背神经及其支配的肌肉

2. 胸长神经 胸长神经($C_5 \sim C_7$)起自第5~7颈神经根,在前锯肌外面沿腋中线下降,分布于该肌(图4-30)。当胸长神经受损时,前锯肌瘫痪,由于前锯肌能向前牵拉肩胛骨,协助上肢做推送动作,因此,上肢前伸、手掌推住墙壁后肩胛外翻,呈"翼状肩胛"。又由于肩胛骨固定困难,上肢水平外展后则上举困难。

3. 肩胛上神经 肩胛上神经($C_5 \sim C_6$)起自臂丛上干,向后外行,过肩胛骨上缘入冈上窝,再经肩峰的前方至冈下窝,支配冈上下肌(图4-30、图4-32)。冈上肌能使臂外展15°,并把肱骨头固定于肩胛盂内,冈下肌能使臂外旋。肩胛上神经单独受损很少见。若损伤时冈上、下肌瘫痪并萎缩,由于上二肌不能固定肱骨头,当肱骨头发生不全脱位时,臂外旋无力,并不能外展最初的15°,但如把上肢被动置于外展15°的位置上则能自动继续外展到90°。

4. 锁骨下神经 锁骨下神经($C_5 \sim C_6$)从上干发出,在臂丛前面下降,经锁骨下肌的后面分布于该肌。有时有一部分纤维向下延长,加入膈神经,形成副膈神经。由于副膈神经的代偿作用,因此高位膈神经受损可不出现膈肌麻痹。

(二) 臂丛锁骨下部的分支及其病变综合征

臂丛锁骨下部在腋窝内,围绕在腋动脉的周围,形成内、外、后三束,在锁骨下部的分支中,有些较短,分布于肩肌和胸肌浅层;有些较长,分布于上肢的肌肉和皮肤(图4-30)。

1. 胸前神经 胸前神经($C_5 \sim C_8$,T_1)有二、三支分别起于内、外侧束,并吻合成襻,支配胸大、小肌(图4-30)。若此神经受损,则胸肌瘫痪、萎缩。因胸大肌有内收作用,所以胸肌瘫痪可出现上肢内收无力,病侧手摸不到对侧肩胛骨。

2. 肩胛下神经 肩胛下神经($C_5 \sim C_7$)由后束起始,常分上、下两支,上支位置较高,入肩胛下肌,起点较低,除分布到肩胛下肌外,也支配大圆肌(图4-30)。

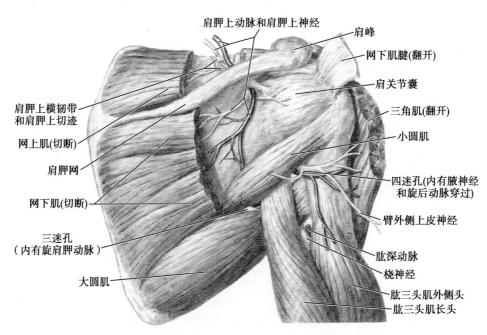

图4-32 肩胛上神经及其支配的肌肉

3. 胸背神经 胸背神经（$C_7 \sim C_8$）由后束分出，沿肩胛骨外侧缘下行，支配背阔肌（图 4-30）。乳腺癌手术有时可误伤此神经，使背阔肌麻痹。由于背阔肌有牵臂向后和内旋的作用，所以以胸背神经受损后可影响上肢功能。

4. 臂内侧皮神经 臂内侧皮神经（C_8, T_1）发自内侧束，为上肢长神经中最短细者，沿腋动脉下行，在腋窝内与第 2 肋间神经的分支——肋间臂皮神经吻合，共同分布于臂内侧面的皮肤（图 4-30）。此神经损伤时在臂内侧面的分布区域发生疼痛或感觉障碍。

5. 前臂内侧皮神经 前臂内侧皮神经（C_8, T_1）发自内侧束，随腋动脉和肱动脉下行，在上臂中下 1/3 交界处穿深筋膜达皮下，分为掌侧支和尺侧支，分布于前臂掌面尺侧半皮肤（图 4-30）。如前臂内侧皮神经受损，可出现相应分布区域的感觉障碍。

6. 尺神经

（1）尺神经的分支分布：尺神经（$C_7 \sim C_8$, T_1）为内侧束的最大分支，最初伴肱动脉和正中神经走行，然后穿内侧肌间隔单独向后下行，经肱骨内上髁后面，此处尺神经只有皮肤和筋膜覆盖，十分浅表，

可隔皮触及，在肱骨髁上骨折和肘关节脱位时易受损伤。尺神经过肱骨内上髁后面以后，向前方穿尺侧腕屈肌起始部达该肌的深面继续下行，至前臂下部，尺神经行于尺侧腕屈肌外侧，表面只覆盖皮肤，易受损伤。尺神经过腕横韧带的浅面入手掌，分为深、浅两终支，在其走行过程中尚有若干侧支。尺神经的主要分支如下（图 4-30、图 4-33、图 4-34）：

1）尺神经肌支：在肘关节平面分出，支配尺侧腕屈肌和指深屈肌尺侧半。

2）尺神经手掌支：为皮神经，于腕上部发自本干，分布于手掌尺侧半皮肤。

3）尺神经手背支：也是皮神经，在前臂下 1/3 处由本干发出，经尺侧腕屈肌深方下行达手背，分成五支指背神经，分布于手背尺侧半和尺侧两个半手指的皮肤（中指和无名指的末节指背皮肤却由正中神经分布），但这种分布区域不是绝对的，有时可出现变异（图 4-35、图 4-36）。

4）尺神经浅支：主要由感觉神经构成，于掌腱膜深方分为一条指掌侧固有神经和一条指掌侧总神经，后者至指根部又分为两条指掌侧固有神经，分布

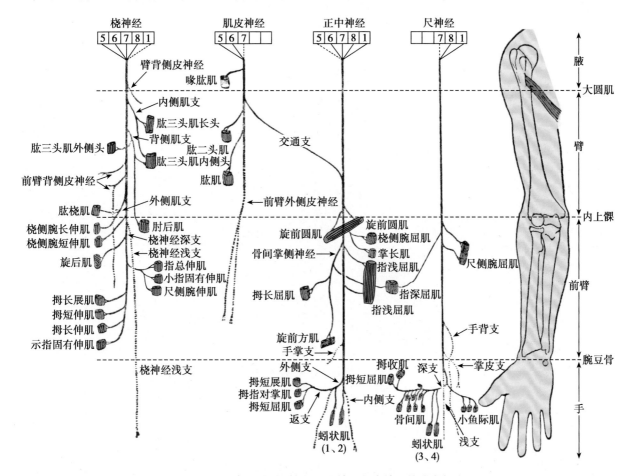

图 4-33 尺神经、正中神经、肌皮神经和桡神经的分支部位

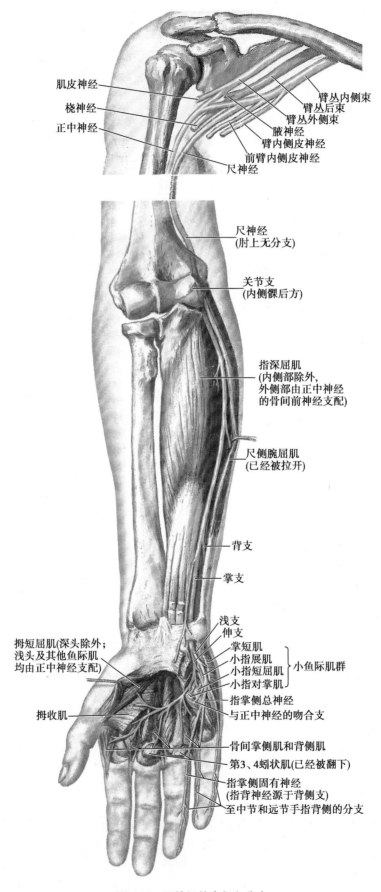

肌皮神经

桡神经

正中神经

臂丛内侧束
臂丛后束
臂丛外侧束
腋神经
臂内侧皮神经
前臂内侧皮神经
尺神经

尺神经
(肘上无分支)

关节支
(内侧髁后方)

指深屈肌
(内侧部除外,
外侧部由正中神经
的骨间前神经支配)

尺侧腕屈肌
(已经被拉开)

背支

掌支

浅支
伸支
掌短肌
小指展肌
小指短屈肌   小鱼际肌群
小指对掌肌

拇短屈肌(深头除外;
浅头及其他鱼际肌
均由正中神经支配)

指掌侧总神经
与正中神经的吻合支

拇收肌

骨间掌侧肌和背侧肌
第3、4蚓状肌(已经被翻下)

指掌侧固有神经
(指背神经源于背侧支)
至中节和远节手指背侧的分支

图 4-34　尺神经的走行和分支

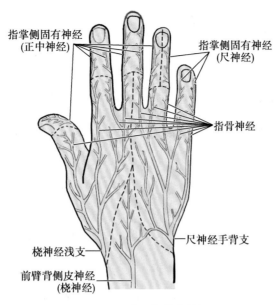

指掌侧固有神经
(正中神经)

指掌侧固有神经
(尺神经)

指骨神经

尺神经手背支

桡神经浅支

前臂背侧皮神经
(桡神经)

图4-35　手背侧部的皮神经

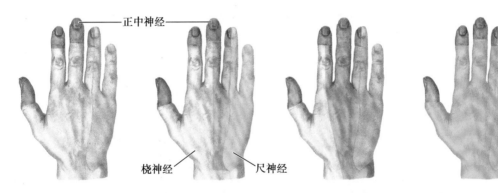

正中神经

桡神经　　尺神经

图4-36　手背侧皮肤的神经分布类型

于尺侧一个半手指的皮肤,但其分布区域也可有变异(图4-37、图4-38)。

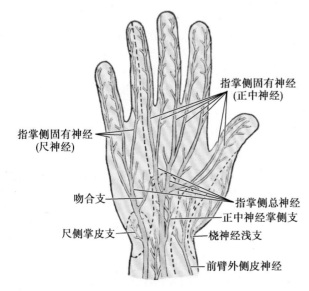

指掌侧固有神经
(正中神经)

指掌侧固有神经
(尺神经)

吻合支

尺侧掌皮支

指掌侧总神经

正中神经掌侧支

桡神经浅支

前臂外侧皮神经

图4-37　手掌侧部的皮神经

5)尺神经深支:主要由运动纤维组成,经小指展肌与小指短屈肌之间穿入掌深部,分布于小鱼际肌群、全部骨间肌、尺侧两块蚓状肌、拇收肌和拇短屈肌深头。

(2)尺神经损害综合征:尺神经损伤部位如前所述,多见于肘部和腕部,而臂部很少单独受损。由于尺神经在不同部位有不同的分支,因而不同部位的损伤产生的症状和体征也不相同。

1)尺神经在肘部或肘部以上损伤:为尺神经完全损伤(因尺神经在臂部无分支),出现尺神经分布区域的运动和感觉障碍以及自主神经功能障碍的症状和体征。

A.尺神经损伤的运动障碍;主要表现为屈腕能力减弱,腕内收困难(因尺侧腕屈肌有屈腕和使腕内收的作用),第4、5指末节不能屈曲(因指深屈肌尺侧半有使第四、五指末节屈曲的作用);小指运动受限,小鱼际平坦(小鱼际肌群麻痹和萎缩),各指不

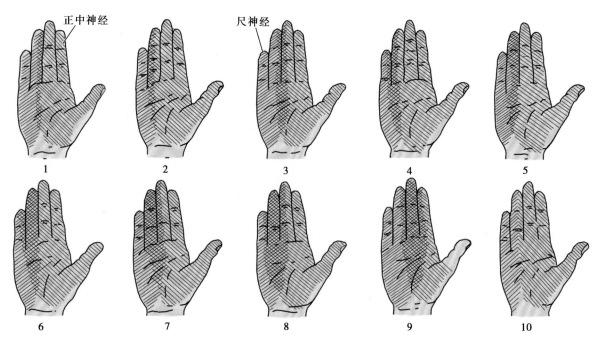

图 4-38　手掌侧部皮肤的神经分布类型(章中春,107 例)

1 型 8.4% ;2 型 10.3% ;3 型 49.5% ;4 型 14.0% ;5 型 0.9% ;6 型 0.9% ;7 型 1.9% ;8 型 3.7% ;9 型 0.9% ;10 型 9.3%

能内收或外展,即不能互相靠拢,手掌部各掌骨间隙,特别是第一掌骨间隙塌陷(骨间肌麻痹并萎缩,因骨间肌有使各指内收和外展的作用),拇指不能内收(因拇收肌麻痹之故),第 4、5 指的掌指关节高度伸直,指关节屈曲(因蚓状肌和骨间肌均有屈掌指关节和伸指关节的作用)。由于上述瘫痪肌的拮抗肌占优势,使整个手呈现"爪形手"(图 4-39)。此外,尺骨膜反射消失(反射弧中断)。

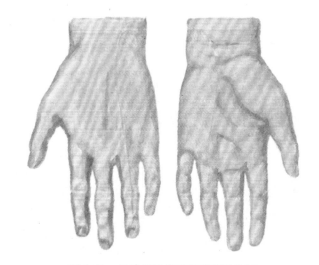

图 4-40　尺神经损伤手部感觉缺失区

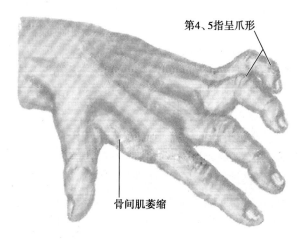

图 4-39　尺神经损伤的爪形手

B. 尺神经损伤的感觉障碍:手掌尺侧半和尺侧一个半手指的皮肤感觉障碍,但以小指最重(图 4-40)。

C. 尺神经损伤的自主神经功能障碍:主要表现为尺神经分布区域的皮肤血管运动和营养障碍,即在小鱼际部和小指处的皮肤干燥、发凉、变色和指甲畸形等。

2)尺神经在前臂下部或腕部损伤:由于尺神经的肌支已在肘关节平面分出,所以此处损伤对尺侧腕屈肌和指深屈肌尺侧半的肌支无影响,第 4、5 指的掌指关节和指关节仍能屈曲,对屈腕也无影响,"爪形手"不典型,其余症状如前。

7. 正中神经

(1)正中神经的分支分布:正中神经($C_5 \sim C_8$,T_1)以两根分别起于内、外侧束,在肱二头肌内侧伴随肱动脉下行至肘窝,经肱二头肌腱膜深方达前臂,穿过旋前圆肌后,沿前臂中线下行于指浅、深屈肌之间,至前臂下部,走行于掌长肌腱与桡侧腕屈肌腱之间,通过腕管入掌部,分为内、外侧终支。此外,正中神经在走行途中尚发出若干分支。正中神经的主要分支如下(图4-33、图4-41):

1)正中神经肌支:正中神经肌支中以旋前圆肌支的起始部位最高,它于肘窝上方即从本干发出,向下进入旋前圆肌,其在肘部的肌支很多,支配桡侧腕屈肌、掌长肌、指浅屈肌,在旋前圆肌下缘附近发出

骨间掌侧神经,贴前臂骨间膜下行,主要支配拇长屈肌、指深屈肌桡侧半和旋前方肌。

2)正中神经手掌支:于前臂下部由本干发出分布于手掌桡侧半皮肤。

3)正中神经外侧支:为终支之一,属于混合性神经,在其根部发出短而粗的返支,支配拇短展肌、拇对掌肌和拇短屈肌浅头。返支的表面位置相当于鱼际肌的近侧半,即腕横纹与舟骨交点的远侧2.5cm处,临床上称此处为"禁区",禁止在

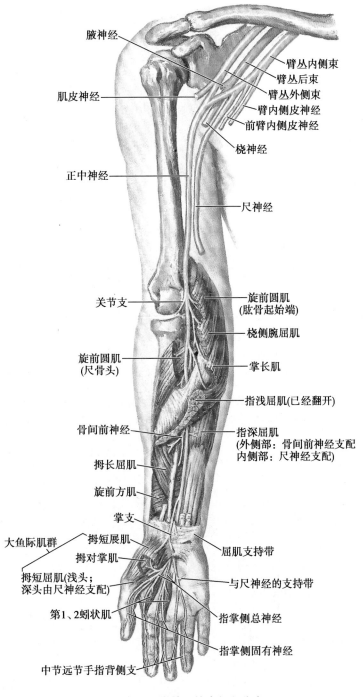

图 4-41　正中神经的走行和分支

该部做手术切口,以免损伤返支而丧失拇指对掌功能。外侧支的其他分支为 3 条指掌侧固有神经,分布于拇指两侧和示指桡侧半皮肤及第一蚓状肌。

4）正中神经内侧支:为另一终支,主要是皮支,分为两条指掌侧总神经,其中第一条尚发支支配第二蚓状肌。指掌侧总神经在指根部,各分为两条指掌侧固有神经,分布于第 2～4 指各相对缘的掌侧皮肤和桡侧三个半手指末节指背皮肤(图 4-35、图 4-37)。

（2）正中神经损害综合征:正中神经损伤多见于前臂下部和腕部,因正中神经在这两部位置浅表,在肘部,当肱骨髁上骨折时,正中神经以及与其伴行的肱动脉易被挤压于肱二头肌腱膜与骨折端之间而受损(图 4-42),正中神经穿行于腕管的部位可因某些不很清楚的原因而使正中神经受挤压(腕管综合征)。腕管是由腕骨排列而成的沟槽和腕横韧带构成的,为骨纤维性管,通过内容较多,除正中神经外,尚有指浅、深屈肌腱和拇长屈肌腱通过(图 4-43)。正中神经与尺神经一样,在不同部位损伤,所产生的症状和体征也不相同。

1）正中神经在肘部或其以上部位损伤:正中神经在臂部无分支,因而在臂部和肘部损伤的症状和体征是相同的,属正中神经完全损伤,其表现有下述三方面:

A. 正中神经损伤的运动障碍:前臂不能旋前(旋前圆肌和旋前方肌瘫痪),腕部屈曲和外展无力,手倾向尺侧(桡侧腕屈肌麻痹和尺侧腕屈肌的拮抗作用),拇指、示指和中指不能屈曲握拳(指浅屈肌、指深屈肌桡侧半、拇长屈肌、拇短屈肌瘫痪),示

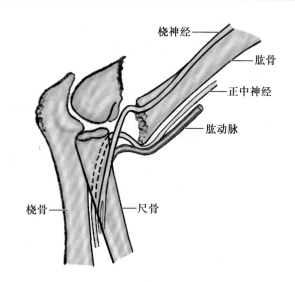

图 4-42 正中神经在肘部受损示意图

指和中指的第二、三节不能伸展(第一、二蚓状肌瘫痪),拇指不能对掌和对指(拇指对掌肌等瘫痪);大鱼际肌萎缩而使手掌变平坦,在受尺神经支配的拇收肌牵拉下拇指紧靠示指,整个手呈"猿掌"(图 4-44～图 4-46)。

B. 正中神经损伤的感觉障碍:正中神经分布区域的感觉减退或缺失,但以第 1、2 以及 3 指末节皮肤感觉缺失最明显(图 4-47),有时可出现剧痛——烧灼性神经痛(在不全损伤时更甚)。

C. 正中神经损伤的自主神经功能障碍:桡侧三个半手指皮肤干燥、角化过度、发绀或苍白、发凉、指甲畸形等。

2）正中神经在前臂上部损伤:由于正中神经的旋前圆肌支发出位置较其他肌支高,所以此处损伤对旋前圆肌无影响,其他症状和体征同前。

3）正中神经在前臂下部和腕部损伤:由于正中

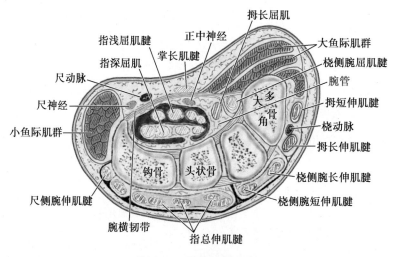

图 4-43 腕管及其内容

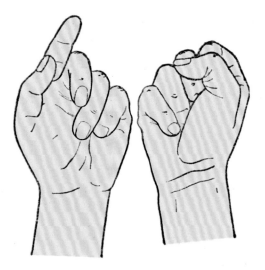

图 4-44　正中神经损伤时手部运动症状之一
握拳时第 1、2 指不能屈，第 3 指屈曲无力

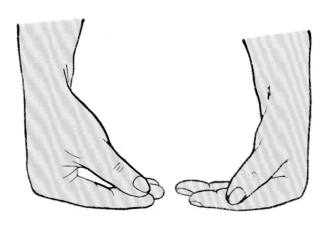

图 4-45　正中神经损伤时手部运动症状之二
拇指不能与示指对指尖

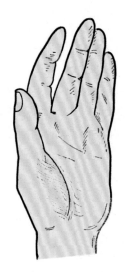

图 4-46　正中神经损伤时手部运动
症状之三（猿掌）

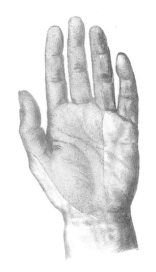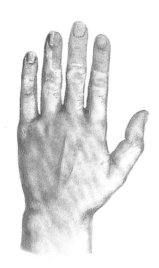

图 4-47　正中神经损伤时手部感觉缺失区

神经分布到前臂肌的肌支均在肘部和前臂上部发出，因而在此部位损伤，症状只局限于手部，如拇指对掌功能丧失、大鱼际肌萎缩和手部感觉障碍等症状和体征。

4）腕管综合征：早期症状以烧灼或麻刺样疼痛多见，有时还伴有手部发红或多汗等刺激症状。疼痛发生数周或数月之后可出现手部运动障碍和感觉缺失等症状。

8. 肌皮神经　肌皮神经（$C_5 \sim C_6$）起自外侧束，斜向外下方穿过喙肱肌，下行于肱二头肌和肱肌之间，达肘窝，在肱二头肌腱外侧穿出深筋膜至皮下，成为前臂外侧皮神经，并分前、后两支下行，分布于前臂外侧面皮肤。肌皮神经在臂部走行过程中分布于喙肱肌、肱二头肌和肱肌（图 4-33、图4-48）。

肌皮神经损伤常与正中神经和尺神经损伤同时发生，单独损伤者少见。肌皮神经损伤时，主要表现前臂屈曲无力（肱二头肌和肱肌瘫痪，但在前臂旋后位时前臂屈肌群仍有轻微屈肘作用）、前臂旋后力减弱（因前臂旋后除旋后肌外，尚有肱二头肌参与）、肱二头肌腱反射消失、臂肌前群（即肱二头肌、肱肌和喙肱肌）萎缩，前臂外侧面皮肤感觉减退（图 4-49）。

9. 桡神经　桡神经（$C_5 \sim C_8$，T_1）为后束的最大分支，主要由第 6～8 颈神经的纤维组成。先在腋动脉的后面下行，然后经肱三头肌长头与内侧头之间绕肱骨背面的桡神经沟，在肱三头肌内、外侧头之间，由内上斜向下外方，穿过外侧肌间隔至肱桡肌与肱肌之间，于外上髁高度分为深、浅两终支。

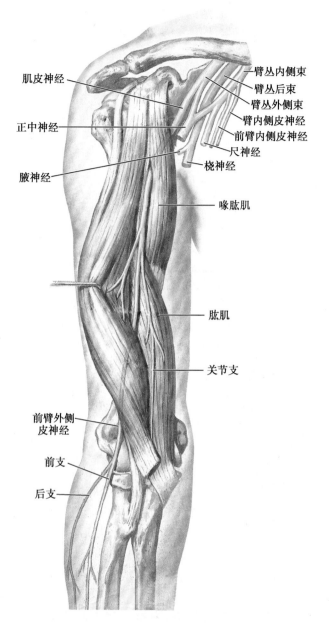

图 4-48　肌皮神经的走行和分布

左侧标注（从上到下）：
肌皮神经
正中神经
腋神经
前臂外侧
皮神经
前支
后支

右侧标注（从上到下）：
臂丛内侧束
臂丛后束
臂丛外侧束
臂内侧皮神经
前臂内侧皮神经
尺神经
桡神经
喙肱肌
肱肌
关节支

（1）桡神经的分支分布：桡神经在走行过程中也有若干分支。桡神经自上而下有如下分支（图4-33、图4-50）：

1）臂背侧皮神经：在本干转到臂背侧之前发出，绕肱三头肌长头至臂的背面，分布于臂背侧面皮肤（图4-50、图4-98）。

2）桡神经内侧肌支：于桡神经沟上端或腋窝底部由本干发出，与尺神经或尺侧上副动脉伴行一段距离，支配肱三头肌内侧头和长头（图4-50）。

3）桡神经背侧肌支：于肱骨桡神经沟处起自本干，支配三头肌内、外侧头和肘后肌（图4-50）。

4）前臂背侧皮神经：于桡神经过肱骨后面时发出，循外侧肌间隔的后侧穿筋膜达皮下，分为上、下

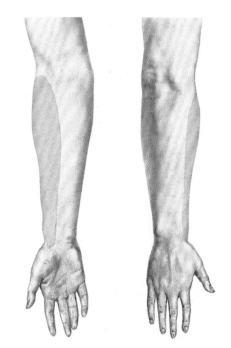

图 4-49　肌皮神经损伤时皮肤感觉缺失区

两支。上支较短，分布于臂下部外侧面皮肤，下支很长，分布于前臂背面外侧部皮肤。

5）桡神经外侧肌支：在臂下部发自本干，支配肱桡肌和桡侧腕长、短伸肌（图4-51）。

6）桡神经浅支：是两个终支之一，自肘窝起始后沿肱桡肌深方下行，到前臂中下1/3交界处，经肱桡肌腱深面绕至前臂背侧，在腕部分为4条指背神经，分布于桡侧两个半手指的背面皮肤，但末节指背皮肤除外（图4-35、图4-50）。

7）桡神经深支（骨间背侧神经）：也为两终支之一，在肘窝由本干起始后，经肱桡肌与桡骨颈之间穿旋后肌（在此处发支支配旋后肌）到达前臂背侧，沿前臂中线下行于前臂肌后群深、浅层之间，并支配邻近肌肉（即除桡侧腕长、短伸肌和旋后肌以外的前臂后群肌肉）。

（2）桡神经损伤综合征：桡神经损伤最多见于臂中部，因此处桡神经紧贴肱骨桡神经沟，所以在肱骨干骨折或上止血带时易被损伤；其次，由于桡神经深支绕过桡骨颈，所以在肱骨髁上骨折、桡骨上端骨折或肘关节手术时也易损伤桡神经深支。由于桡神经损伤部位不同，其症状也不相同。

1）桡神经在臂上部损伤：为桡神经的高位损伤，影响桡神经的所有分支，因而是完全损伤，其症状包括如下几方面：

A. 桡神经损伤的运动障碍：上肢的全部伸肌瘫痪可出现不能伸肘（肱三头肌瘫痪），不能伸腕而表

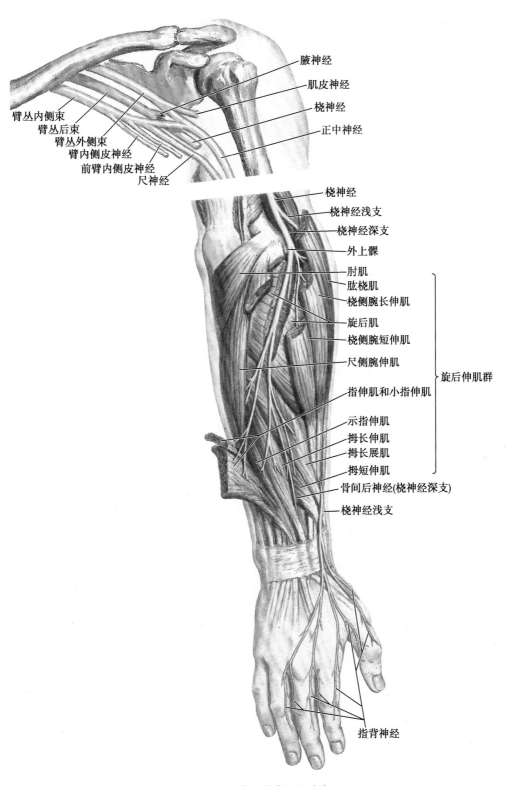

腋神经
肌皮神经
桡神经
正中神经
臂丛内侧束
臂丛后束
臂丛外侧束
臂内侧皮神经
前臂内侧皮神经
尺神经
桡神经
桡神经浅支
桡神经深支
外上髁
肘肌
肱桡肌
桡侧腕长伸肌
旋后肌
桡侧腕短伸肌
尺侧腕伸肌
指伸肌和小指伸肌
示指伸肌
拇长伸肌
拇长展肌
拇短伸肌
骨间后神经(桡神经深支)
桡神经浅支
指背神经
旋后伸肌群

图 4-50 桡神经的走行和分布

131

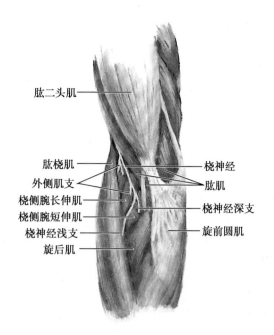

图 4-51　桡神经在肘部的分支

肱二头肌
肱桡肌
外侧肌支
桡侧腕长伸肌
桡侧腕短伸肌
桡神经浅支
旋后肌
桡神经
肱肌
桡神经深支
旋前圆肌

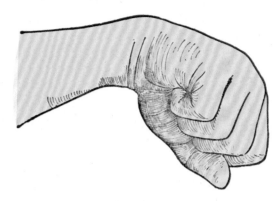

图 4-53　桡神经损伤的手部运动障碍
症状之二（握拳试验）

现为腕垂症（主要系伸腕肌瘫痪）（图 4-52），由于不能伸腕，影响屈肌作用的发挥，因而握拳时不出现正常的伸腕姿态，并且握物不牢（图 4-53），掌指关节不能伸直，但仍能伸指关节（因伸掌指关节主要为受桡神经支配的指总伸肌等的作用，而伸指关节则有受尺神经和正中神经支配的蚓状肌和骨间肌参加），拇指不能背伸和外展而处于内收位（拇长展肌和拇长、短伸肌瘫痪），前臂不能伸直，肘旋后（旋后肌瘫痪，但受肌皮神经支配的肱二头肌于屈肘时也有旋后作用），肱三头肌腱反射和桡骨膜反射消失。

B. 桡神经损伤的感觉障碍：虽然桡神经皮支的分布范围较广，但由于各皮神经分布区域互相重叠，所以只出现感觉迟钝，感觉缺失区仅在手背部桡侧

皮肤（以"虎口"处皮肤最明显），桡神经损伤时疼痛较少见（图 4-54）。

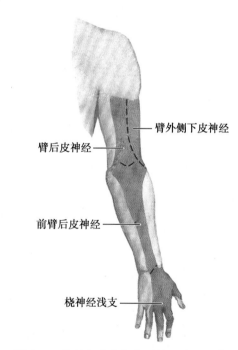

臂后皮神经
前臂后皮神经
桡神经浅支
臂外侧下皮神经

图 4-54　桡神经高位损伤时的皮肤感觉障碍区

桡神经损伤的自主神经功能障碍较轻或不出现。

2）桡神经在臂中下部的损伤：由于在支配肱三头肌的内侧肌支和背侧肌支之下损伤，因而肱三头肌不瘫痪，对伸肘无影响，肱三头肌腱反射存在，臂部感觉无异常，其他运动、感觉障碍如前所述。

3）桡神经在前臂上部损伤：由于损伤部在外侧肌支以下，伸腕肌健全，因而无腕垂症，运动障碍主要表现为伸指肌瘫痪，感觉症状只限于手背部，若桡神经浅支也未受损，则可无感觉症状。

4）桡神经在前臂下部损伤：由于支配拇、示指的伸肌和拇长展肌的肌支较指总伸肌等的分支低，因此运动障碍只限于拇指与示指伸展障碍，由于桡

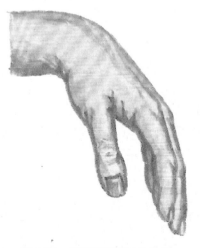

图 4-52　桡神经损伤时的手部
运动障碍症状之一（垂腕症）

神经浅支未受损伤,故无感觉障碍。

10. 腋神经　腋神经($C_5 \sim C_7$)起自后束,绕肱骨外科颈向后行,至三角肌深面,分为上(前)、下(后)两支。上支较粗,支配三角肌前大部;下支较细,支配小圆肌、三角肌后小部,其终支绕三角肌后缘达皮下,成为臂外侧皮神经,分布于三角肌部皮肤(图4-32)。

腋神经损伤可由肱骨外科颈骨折和肩关节脱位等因素引起,因腋神经正好绕行于肱骨外科颈处。腋神经损伤后小圆肌和三角肌瘫痪、萎缩,肩部变平,臂旋外和外展运动受限。参加臂旋外的肌肉有小圆肌和冈下肌,因而腋神经损伤后只是臂旋外无力。三角肌与冈上肌同为使肩关节外展的肌肉,但冈上肌只在臂最初外展15°时有作用,而三角肌的作用则在最初15°以后直到90°的范围内。所以腋神经损伤后臂仍能外展15°,但不能继续外展至90°。腋神经损伤的感觉障碍症状不明显,仅在肩部外侧面的部分皮肤产生感觉缺失(图4-55、图4-56)。

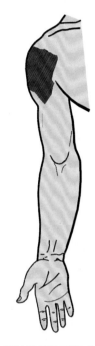

图4-56　腋神经损伤时的感觉障碍区域

(三) 臂丛的毗邻及其病变综合征

臂丛麻痹多因邻近结构压迫或直接外伤等因素所致。由于臂丛的锁骨上部位于锁骨下动脉上方,与动脉伴行通过斜角肌间隙,因而当前斜角肌过度肥大时,即可压迫在斜角肌间隙内的臂丛和动脉,产生相应症状,此为"前斜角肌综合征"(图4-57)。又

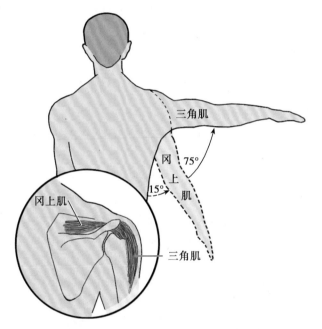

图4-55　冈上肌和三角肌的作用范围

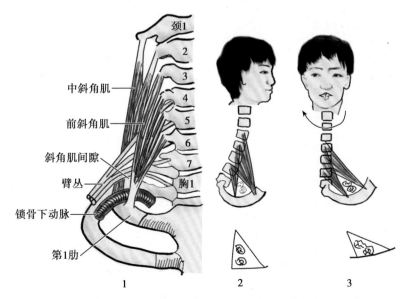

图4-57　前斜角肌综合征的解剖基础

由于臂丛经过锁骨的后下方,因而当某些因素使第一肋过度上提,使臂丛和锁骨下动脉被挤压于第一肋与锁骨之间,产生神经和动脉受压症状,此为"肋锁综合征"(图4-58)。有时,于颈部可有额外的肋骨存在,并常与第7颈椎横突相连,此为颈肋。颈肋一般无症状,但少数也可压迫其上方横过的臂丛及其前方经过的锁骨下动脉(图4-59)。臂丛和锁骨下动脉可因上肢过度外展牵拉而受挤压,最常见于产伤,即在接产时过猛地牵拉头部或躯干造成上肢过度外展(图4-60)。

臂丛麻痹可因损伤部位不同而分为臂丛上干型麻痹、臂丛下干型麻痹、臂丛中干型麻痹和臂丛全麻痹4型。

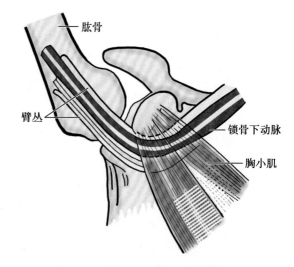

图4-60 超外展综合征的解剖基础

1. 臂丛上干型麻痹(Duchenn-Erb型麻痹) 臂丛上干型麻痹为臂丛麻痹中最常见的一型,多因产伤引起(在头位或臀位产时头或臀向一侧猛拉所致),其损伤部位在臂丛的上干,此处是臂丛的最高点,在上肢过度外展牵拉时所受的拉力最大,损伤的机会也最多。

臂丛上干由第5、6颈神经前支合成,主要形成肌皮神经、腋神经和桡神经的一部分,因而臂丛上干型麻痹时受上述神经支配的有关肌肉,如肱二头肌、肱肌、喙肱肌、三角肌、小圆肌、肱桡肌和旋后肌瘫痪。由于上干还直接或间接发出一些短小的神经,如肩胛上神经(支配冈上、冈下肌)、肩胛下神经(支配肩胛下肌和大圆肌)和胸前神经外侧支(支配部分胸大肌),所以上干型麻痹时还可有相应肌肉的瘫痪或不全瘫痪。由此可见,上干型麻痹时肌肉瘫痪主要集中在上肢近侧段的肌肉,即肩带肌、臂肌和少数前臂肌。臂部的运动障碍最重,特别是臂部不能外展(冈上肌和三角肌瘫痪)和旋外(冈下肌和小圆

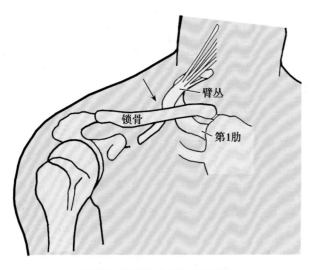

图4-58 肋锁综合征的解剖基础

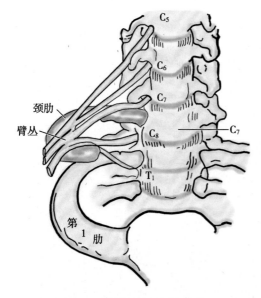

图4-59 颈肋及其局部解剖关系

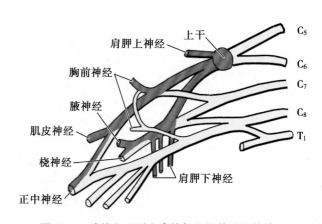

图4-61 臂丛上干型麻痹的部位及其受累的神经

肌瘫痪），屈臂无力（肱二头肌、喙肱肌、三角肌和部分胸大肌瘫痪）；至于臂部的后伸、内收和旋内也有不等程度的影响；前臂不能旋后（旋后肌和肱二头肌瘫痪），屈肘无力（肱二头肌和肱肌瘫痪），但伸肘和手部的运动功能健全。由于瘫痪肌肉萎缩，因此肩部和臂前部平坦。此外，肱二头肌腱反射和桡骨膜反射消失。感觉障碍区域在臂和前臂外侧面（图 4-61 ~ 图 4-63）。

2. 臂丛下干型麻痹（Dejerin-Klumpke 型麻痹）臂丛下干型麻痹也多见于产伤（在臂先露过度外展上臂时），受伤部位在臂丛下干，下干则由第 8 颈神经和第 1 胸神经前支组成，由下干形成的神经主要为正中神经和尺神经，瘫痪的肌肉集中在上肢的远侧段，即全部手肌和前臂尺侧部分屈肌瘫痪，因而手部和指部运动功能丧失，唯伸掌指关节的功能健全（因指总伸肌等前臂伸肌群不受影响）。感觉障碍的部位在上肢内侧面皮肤（图 4-64 ~ 图 4-66）。由于至颈部的交感神经纤维过第 1 胸神经，所以下干型麻痹可有 Horner 综合征。

3. 臂丛中干型麻痹 臂丛中干型麻痹单独出现者少见，多与上述两型同时合并存在，其损伤部位在

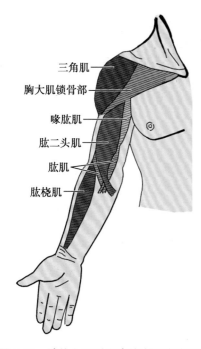

图 4-62 臂丛上干型麻痹的主要瘫痪肌肉

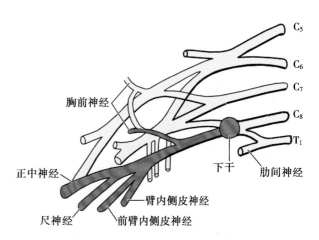

图 4-64 臂丛下干型麻痹的部位及受累的神经

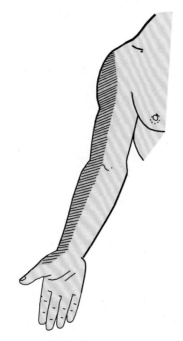

图 4-63 臂丛上干型麻痹的感觉障碍区域

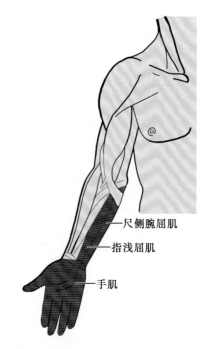

图 4-65 臂丛下干型麻痹的主要瘫痪肌肉

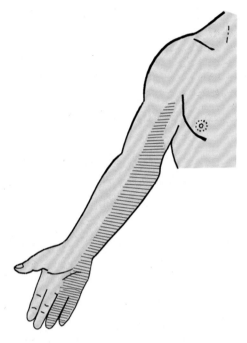

图 4-66　臂丛下干型麻痹的感觉障碍区域

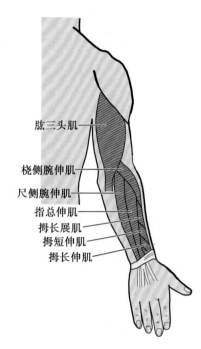

图 4-68　臂丛中干型麻痹的主要瘫痪肌肉

中干。中干由第 7 颈神经前支直接延续而来,主要组成桡神经的大部和正中神经的一部分。中干损伤时使肱桡肌和旋后肌以外的全部受桡神经支配的肌肉以及部分桡侧部的前臂屈肌瘫痪,因而伸臂、伸肘、伸腕和伸指障碍或无力,不能向桡侧屈腕和前臂旋前。感觉障碍轻微,仅在手的桡侧部(图 4-67 ~ 图 4-69)。

4. 臂丛完全麻痹　臂丛完全麻痹使整个上肢发生下运动单位瘫,各关节主动运动丧失,但被动运动无阻碍,由于斜方肌运动尚存,所以尚可耸肩,其他运动则丧失。臂上部内侧有部分区域受第二肋间神经的分支支配,故此处感觉存在,上肢其余部分的皮肤感觉丧失(图 4-70)。上肢腱反射消失。由于自主神经纤维同时受损,局部温度降低,末梢水肿显著。初期为刺激症状,表现为剧烈肢痛。肢痛消失后出现肌肉萎缩,过 2 ~ 3 周即可见到麻痹的上肢消瘦严重。

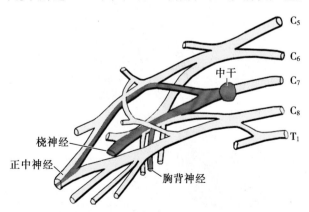

图 4-67　臂丛中干型麻痹的部位及其受累的神经

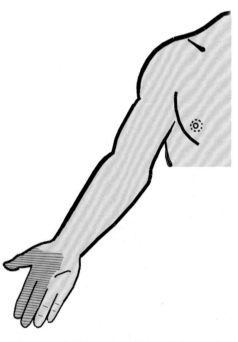

图 4-69　臂丛中干型麻痹的感觉障碍区域

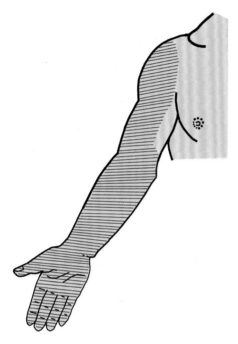

图 4-70　臂丛完全麻痹时的感觉障碍区域

晚期病例因关节周围结构强直,被动运动受限。第 1 胸神经的交感神经纤维损伤,出现 Horner 综合征。

五、肋间神经及其病变综合征

胸神经前支共 12 对,除第 1 对和第 12 对胸神经前支的一部分分别参加臂丛和腰丛外,其余都不形成神经丛。不成丛的第 1～12 对胸神经前支均位于相应的肋间隙内,故称肋间神经,但第 12 对肋间神经走在第 12 肋下缘,所以又称为肋下神经。各肋间神经均位于肋间内外肌之间,沿肋骨下缘的肋沟内与肋间动、静脉伴行,三者间的相互关系自上而下依次为静脉、动脉和神经。肋间神经在腋前线以前逐渐离开肋下缘,行于肋间中央。上 6 对肋间神经均达各肋间隙前端,只分布于胸壁,下 6 对肋间神经(包括肋下神经)则越过肋弓进入腹壁,行于腹内斜肌和腹横肌之间,分布于胸腹壁,因此胸壁下部的病变可反射性地引起腹痛。肋间神经在胸腹壁侧面沿腋前线发出外侧皮支,穿过肌层达皮下,分布于胸腹侧壁的皮肤。肋间神经的终支沿胸骨侧缘和腹白线外侧浅出至皮下,成为前皮支,分布于胸腹前壁的皮肤(图 4-71)。肋间神经在其行程中可发出肌支,支配胸壁深层的肌肉(肋间内、外肌等)和腹壁肌肉。此外,尚有分支分布于胸腹膜壁层。

肋间神经可因外伤、炎症、中毒、肋骨骨折、肿物压迫或椎间盘突出等因素而受损。

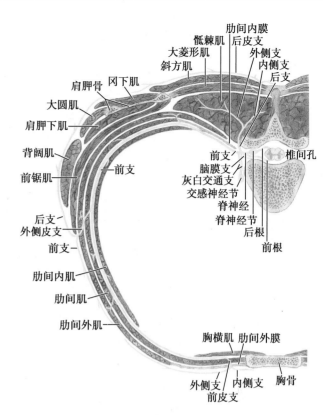

图 4-71　肋间神经的分支(横切面)

肋间神经损伤的范围不同,其产生的症状也有所不同。如果只损伤 1～2 条肋间神经,运动障碍不甚明显,多条肋间神经受损时能严重影响呼吸运动。若下 6 对肋间神经损伤,腹壁肌肉可发生完全或不全瘫痪,瘫痪侧腹壁松弛膨隆;腹壁反射消失或减弱,如为一侧损伤,腹部紧张时,由于健侧肌肉的牵拉,脐窝可向健侧移动,若为第 10～12 对肋间神经损伤,患者于仰卧坐起时可见到脐窝上移,为健全的上部腹肌牵拉之故。刺激性感觉症状表现为肋间神经痛,如胸部脊神经节被病毒侵袭,则可沿受累肋间神经的走行发生带状疱疹。破坏性感觉障碍症状表现为呈带状(一侧)或环状(两侧)区域感觉缺失。

六、腰丛及其病变综合征

腰丛由第 1、2、3 腰神经前支的全部和第四腰神经前支的一部分构成,约有半数的人尚有肋下神经参加。腰丛位于腰大肌后方,横突的前方。由于腰丛的位置较深,所以腰丛本身不易受损,有时可因腰椎骨折、结核、髂腰肌脓肿或盆腔肿物(包括妊娠的子宫)的压迫而损伤。腰丛除发出短小的肌支分布到髂腰肌和腰方肌等肌外,尚发出以下较长的分支(图 4-72)。

137

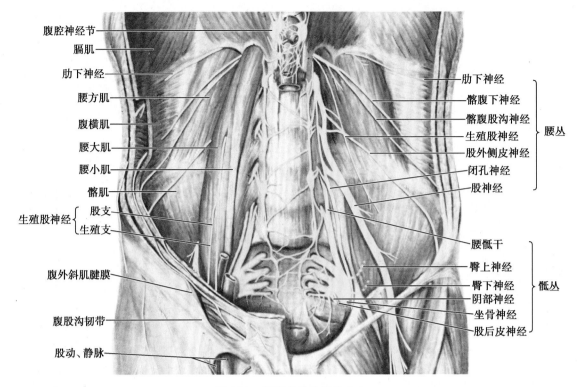

图 4-72　腰骶丛的位置和分支

（一）髂腹下神经和髂腹股沟神经

髂腹下神经（T_{12}，L_1）出自腰大肌外侧缘，向下外方行于腹内斜肌与腹横肌之间，行至髂前上棘前方 2.5cm 处，又穿行于腹内、外斜肌之间，其终支（前皮支）在腹股沟管皮下环上方 2.5cm 处穿腹外斜肌腱膜达皮下，分布于附近皮肤，其外侧皮支越髂嵴向下，分布于臀部外侧部的皮肤，在行程中发出肌支支配腹肌（图 4-73）。

髂腹股沟神经（L_1）的走行基本与髂腹下神经一致，但在髂腹下神经的下方，因而在腹股沟部正好通过腹股沟管，并在精索的前上方，其终支经皮下环分布于大腿内侧上部和阴囊（阴唇）前部的皮肤；此外，也发出肌支支配腹肌（图 4-73）。

髂腹下神经和髂腹股沟神经易在腹股沟疝手术时误伤，因而在手术中要加强保护。若神经受损则出现受支配的腹肌瘫痪，分布区域的皮肤麻木或感觉缺失等症状，但很轻或无这些症状，不过常可出现疼痛。

（二）生殖股神经

生殖股神经（$L_1 \sim L_2$）自腰大肌上端或内侧穿出，沿腰大肌前面下降，分为生殖支和股支（图 4-72）。生殖支经过腹股沟管出皮下环（图 4-73），分

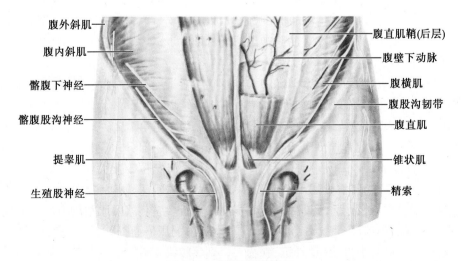

图 4-73　腹股沟部的神经

布于睾提肌、阴囊肉膜和睾丸白膜（女性随子宫圆韧带到大阴唇的皮肤），股支随髂外动脉下行至大腿皮下，分布于大腿前面上部的皮肤。生殖股神经的股支和生殖支为提睾反射的传入和传出神经。

（三）股外侧皮神经

股外侧皮神经（$L_2 \sim L_3$）自腰大肌的外侧缘斜向外下方，达髂前上棘附近，经腹股沟韧带外侧端深面到达大腿，分前、后两支。前支较长，一直下降到膝关节附近，分布于大腿外侧面下部的皮肤；后支较短，斜向后方，分布于大腿外侧面上部的皮肤。当股外侧皮神经炎时，可发生皮肤分布区域内的感觉异常，如麻木或刺痛，进而可出现感觉缺失区。

（四）股神经

股神经（$L_2 \sim L_4$）为腰丛中的最大分支，于腰大肌与髂肌之间下行，经腹股沟韧带中点外侧到达大腿，分散成若干分支（图4-74）。

股神经肌支支配髂腰肌、耻骨肌和大腿肌前群（即缝匠肌和股四头肌）。

股神经前皮支分布于大腿前面下大部的皮肤，皮支中有一支特别长，称隐神经，与大隐静脉伴行，分布于小腿内侧面和足内侧缘的皮肤。

股神经损伤后的运动障碍主要表现在屈髋伸膝障碍和大腿前群肌肉萎缩几方面。因为屈髋关节的肌肉包括髂腰肌、股直肌（属股四头肌的一部分）、缝匠肌、耻骨肌和阔筋膜张肌，除后者外均由股神经支配，所以在股神经损伤后不能屈大腿，若损伤平面在髂腰肌支以下，虽仍能屈大腿，但比较困难无力。伸膝关节的肌肉仅为股四头肌，因此股神经损伤后必然不能伸小腿，膝反射消失。由于不能屈髋和伸膝，患者走路时呈假跨阈步态，并常用手固定病侧下肢。股神经损伤的感觉障碍表现为大腿前面和小腿内侧面的感觉麻木或感觉迟钝（图4-75）。

（五）闭孔神经

闭孔神经（$L_2 \sim L_4$）在腰大肌后面下降至骨盆入

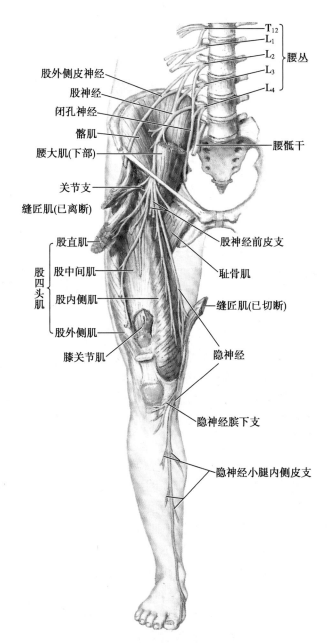

图4-74　股神经的走行和分布

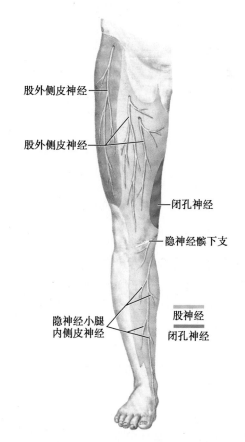

图4-75　股神经和闭孔神经损伤的感觉障碍区

口处,由腰大肌内缘走出入盆腔,沿骨盆侧壁行向前下,与闭孔动脉共穿闭孔上缘到骨盆外,随即分为前、后两支。前支在长、短收肌之间下行,分布于长收肌、股薄肌和耻骨肌,其终支即股内侧皮支,自长收肌下缘达皮下,分布于大腿内侧面中部的小块皮肤;后支穿闭孔外肌后,在短收肌与大收肌之间下行,分布于短收肌、大收肌和闭孔外肌,并有分支穿大收肌到膝关节(图4-76)。

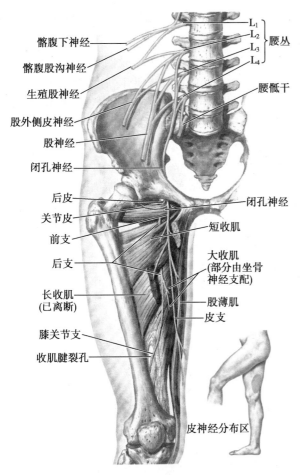

图4-76 闭孔神经的走行和分支

闭孔神经损伤后,由于内收肌群瘫痪和萎缩,使大腿不能内收,外旋无力(因闭孔外肌瘫痪),因此两下肢交叉困难。虽能行走,但病侧下肢外斜。可能有大腿内侧面中部小块皮肤觉障碍(图4-75),但一般感觉症状不明显。

七、骶丛及其病变综合征

骶丛由腰骶干(由第四腰神经前支的一部分和第五腰神经前支合成)、全部骶神经和尾神经的前支组成,位于盆腔后外侧壁,梨状肌的前面,在骶丛前

方有乙状结肠、输尿管等盆腔脏器,因而骨盆骨折、乙状结肠结核或恶性肿瘤、妊娠期胎头的压迫等均可损伤骶丛。骶丛的分支分布于盆壁、臀部、会阴部、股后部以及小腿和足的肌肉和皮肤,大致可分长、短两类分支(图4-72、图4-77)。

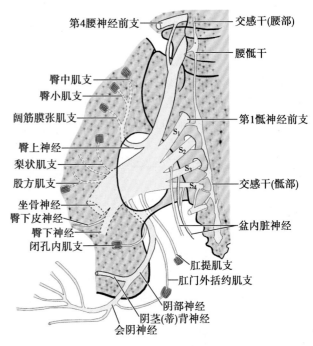

图4-77 骶丛的分支状况

(一)骶丛的短分支

除到梨状肌、闭孔内肌、股方肌、肛提肌和尾骨肌的肌支外,尚有下列主要分支:

1. 臀上神经 臀上神经($L_4 \sim L_5$,S_1)经梨状肌上孔出盆腔,支配臀中、小肌和阔筋膜张肌(图4-77、图4-78)。臀中肌和臀小肌主要为髋关节外展的肌肉,所以在臀上神经损伤时(单独损伤少见)臀中、小肌瘫痪,大腿外展无力,步行困难,病侧下肢站立时骨盆向健侧倾斜(因病侧外展肌无力)。

2. 臀下神经 臀下神经(L_5,$S_1 \sim S_2$)经梨状肌下孔出盆腔,支配臀大肌(图4-77、图4-78)。臀下神经较臀上神经易受损伤,损伤后臀大肌麻痹萎缩,而臀大肌是伸大腿的有力肌肉,对人体直立姿势的维持起重要作用,所以臀下神经损伤的患者,伸大腿无力,从坐位起立、跑步、跳跃或上楼梯均很困难,如果仅一侧麻痹,则臀部不对称。

3. 阴部神经 阴部神经($S_3 \sim S_4$)也经梨状肌下孔出盆腔,绕过坐骨棘后方,再经坐骨小孔入坐骨直肠窝,沿窝的侧壁前行,于坐骨结节内侧向前内方

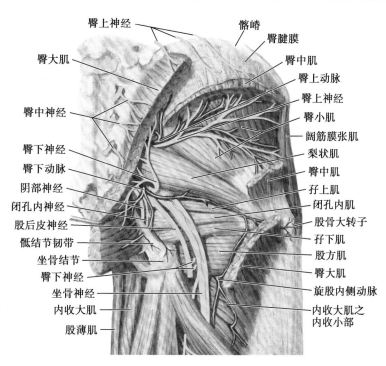

图 4-78　臀部的神经

呈扇形分支,分布于肛门、会阴和外生殖器。阴部神经的主要分支如图 4-77～图 4-80 所示。

肛门神经分布于肛门部皮肤和肛门外括约肌。

会阴神经分深、浅两支。深支主要为肌支,分布于部分肛提肌、肛门外括约肌和全部会阴肌;浅支为皮支,分布于阴囊和大阴唇的皮肤。

阴茎背(蒂)神经为阴部神经的终支,过耻骨联合下缘达阴茎(蒂)背面,主要分布于阴茎背面和龟头的皮肤。

阴部神经受损后,由于肛门外括约肌和会阴肌(包括尿道膜部括约肌)瘫痪,因而可出现不全性大小便失禁,里急后重和排尿困难等症状。如果阴部神经为不全性损伤或刺激性病变,则可出现阴部神经分布区域(会阴、肛门、阴囊、阴茎或阴道等)疼痛,即阴部神经痛。

4. 尾骨神经　尾骨神经($S_4 \sim S_5$,尾)很细,穿骶结节韧带,分布于尾骨部的皮肤。有时可发生尾骨神经痛,以女性多见,在尾骨上部有疼痛和压痛。

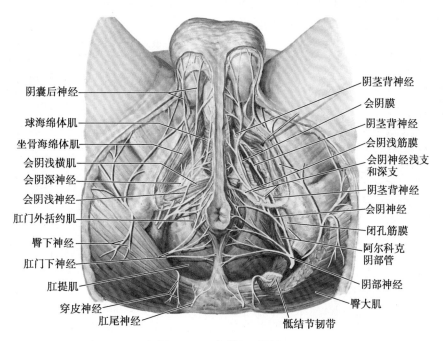

图 4-79　阴部神经(男性)

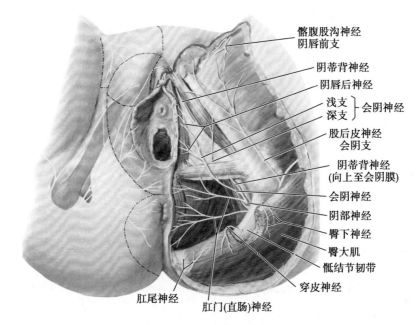

图 4-80　阴部神经（女性）

（二）骶丛的长分支

1. 股后皮神经　股后皮神经（$S_1 \sim S_3$）也经梨状肌下孔出盆腔到臀大肌深面，并于臀大肌下缘浅出，在股二头肌与半腱肌之间下行至腘窝，分布于大腿后面和腘窝的皮肤。此外，在经臀大肌下缘处尚发出臀下皮神经，分布于臀下部的皮肤（图 4-78）。当股后皮神经损伤后，其分布区域发生感觉缺失，若为刺激性病变或不全损伤，则可产生疼痛。

2. 坐骨神经　坐骨神经（$L_4 \sim L_5$，$S_1 \sim S_3$）为全身最长、最粗的神经，经梨状肌下孔出盆腔下行，过坐骨结节与大转子之间（图 4-78、图 4-81），再经股二头肌深面，沿大腿后面中线垂直下降，至大腿下

1/3 部或腘窝上角附近，分为内侧的胫神经和外侧的腓总神经两大终支（图 4-82）。但有时在出梨状

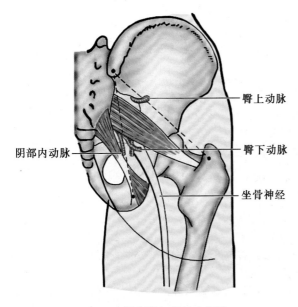

图 4-81　臀部神经的体表投影

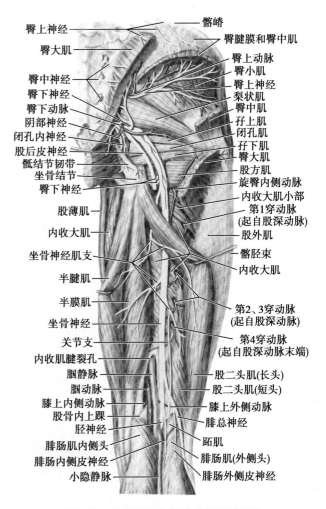

图 4-82　坐骨神经本干的走行及其分支

肌下孔时已分为两大支;并且坐骨神经与梨状肌的关系也可有若干变异,如有的坐骨神经可全部或部分穿过梨状肌(图4-83),有人认为这种解剖上的变异可能是引起坐骨神经痛的因素之一。当坐骨神经痛时,沿坐骨神经本干及其分支(胫神经和腓总神经)的走行方向均可有明显的压痛点(图4-84)。

坐骨神经有如下分支:

(1)胫神经($L_4 \sim L_5, S_1 \sim S_3$);在腘窝上角附近由坐骨神经分出后,沿腘窝中线垂直下降,过比目鱼肌深面,下行于小腿后群深、浅层肌肉之间,再经内踝后方达足底,分为两终支。胫神经在其行程中发出如下主要分支(图4-82、图4-85、图4-86):

1)胫神经肌支:胫神经在经过腘窝时发出若干肌支支配腓肠肌、腘肌和比目鱼肌等,在小腿部又发肌支分布于胫骨后肌、趾长屈肌和拇长屈肌。

2)腓肠内侧皮神经:在腘窝内起自胫神经,于腓肠肌内外侧头之间下行至小腿中部,穿筋膜达皮下,与腓总神经的分支(腓肠外侧皮神经)吻合成腓肠神经。腓肠神经的分支分布于小腿下部后外侧面的皮肤,其本干则继续下行,经外踝后方至足背外侧部,成为足背外侧皮神经,分布于足背和小趾外侧面的皮肤(图4-87~图4-89)。

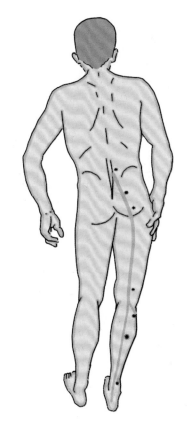

图4-84 坐骨神经痛时的压痛点与神经干的关系

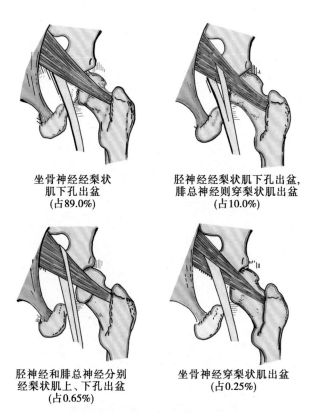

坐骨神经经梨状肌下孔出盆
(占89.0%)

胫神经经梨状肌下孔出盆,腓总神经则穿梨状肌出盆
(占10.0%)

胫神经和腓总神经分别经梨状肌上、下孔出盆
(占0.65%)

坐骨神经穿梨状肌出盆
(占0.25%)

图4-83 坐骨神经与梨状肌的关系
(Beat,Anson,2000例)

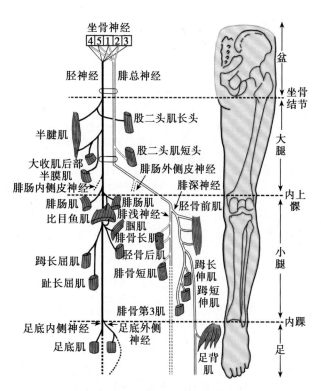

图4-85 坐骨神经的分支部位

143

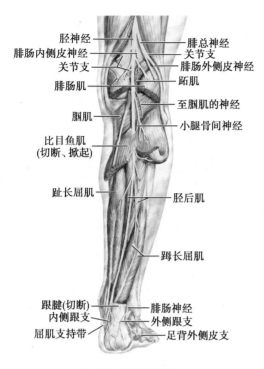

图 4-86 胫神经的分支

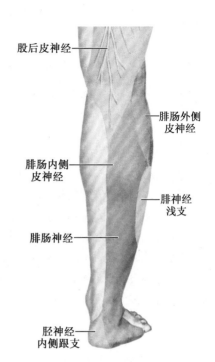

图 4-88 腓肠内、外侧皮神经体表
分布(后面观)

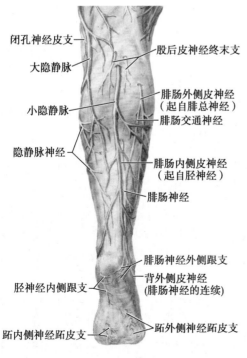

图 4-87 腓肠内、外侧皮神经(后面观)

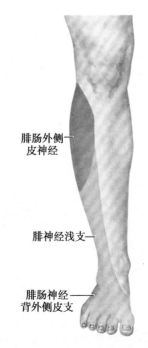

图 4-89 腓肠内、外侧皮神经体表
分布(前面观)

3）足底内侧神经:为胫神经的两终支之一,其肌支支配短屈肌、踇展肌、趾短屈肌和第 2 蚓状肌;皮支分布于内侧三个半足趾及足底内侧部的皮肤(图 4-90、图 4-91)。

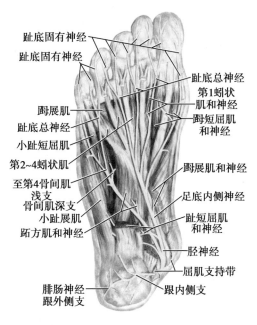

图 4-90　足底内、外侧神经(一)

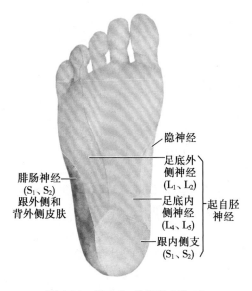

图 4-91　足底内、外侧神经(二)

4）足底外侧神经:也为胫神经的终支,其肌支支配除足底内侧神经支配以外的全部足肌,即跖方肌、小趾展肌、小趾屈肌、骨间肌、踇收肌和第 3、4 蚓状肌;皮支分布于外侧一个半足趾及足底外侧部的皮肤(图 4-90、图 4-91)。

综上所述,胫神经支配全部小腿后群肌和足底肌以及小腿后部和足底的皮肤。

胫神经损伤常见于腘和小腿部,尤在股骨髁

上骨折时,但其位置深在,所以被直接暴力损伤的机会较腓总神经少。胫神经损伤后的主要症状如下:

1）胫神经损伤的运动障碍:小腿肌后群有使足跖屈和内翻的功能,因而胫神经损伤后小腿肌瘫痪萎缩,足不能跖屈和内翻,但拮抗肌受腓总神经支配而健全,足表现为过度背屈和外翻,即仰趾外翻足(图 4-92)。足趾的跖屈和内收、外展依赖于足底肌和趾长屈肌及踇长屈肌,所以胫神经损伤的运动障碍还表现为足趾不能跖屈和收展,也不能以足趾站立(但能以足跟站立),步行困难费力以及足弓加深。此外,跟腱反射消失。

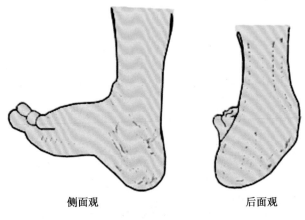

侧面观　　　　　后面观

图 4-92　仰趾外翻足

2）胫神经损伤的感觉障碍:表现为分布区域感觉迟钝或感觉缺失,但主要表现在足底(图 4-93)。于刺激性病变或不全损伤的病例可有剧烈疼痛。

3）胫神经损伤的自主神经功能障碍:常可发生足部水肿、变色、发冷、趾甲变形或足部营养性溃疡等。

(2)腓总神经($L_4 \sim L_5$,$S_1 \sim S_2$):自腘窝上角附近由坐骨神经起始后即沿股二头肌内侧缘向下外方走行,绕过腓骨小头下方(即腓骨颈)向前进入小腿上部的外侧,穿腓骨长肌上端分为腓浅、深神经两终支。腓总神经的主要分支如下(图 4-82、图 4-85、图 4-94):

1）腓肠外侧皮神经:在腓骨小头附近由腓总神经分出后,越过腓肠肌外侧头浅面向下内方,与腓肠内侧皮神经吻合成腓肠神经,分布于小腿外侧面的皮肤(图 4-87~图 4-89)。

2）腓深神经:斜穿腓骨长肌和趾长伸肌上端,下行于胫骨前肌和踇长伸肌之间,沿途发出肌支,支配小腿肌前群(胫骨前肌、踇长伸肌和趾长伸肌)和

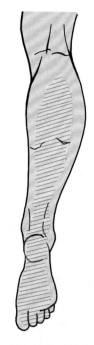

图 4-93　胫神经损伤时的感觉障碍区域

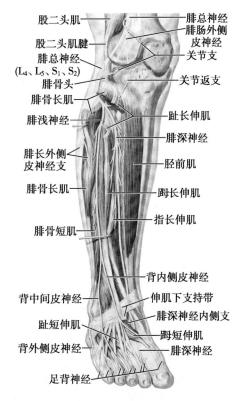

股二头肌
股二头肌腱
腓总神经
(L₄、L₅、S₁、S₂)
腓骨头
腓骨长肌
腓浅神经
腓长外侧
皮神经支
腓骨长肌
腓骨短肌
背中间皮神经
趾短伸肌
背外侧皮神经
足背神经

腓总神经
腓肠外侧
皮神经
关节支
关节返支
趾长伸肌
腓深神经
胫前肌
䋈长伸肌
指长伸肌
背内侧皮神经
伸肌下支持带
腓深神经内侧支
䋈短伸肌
腓深神经

图 4-94　腓总神经的分支

足背肌(䋈短伸肌和趾短伸肌),最后以皮支分布于第 1、2 趾相对面的趾背皮肤(图 4-94)。

3)腓浅神经:在腓骨长、短肌与趾长伸肌之间下行,发出肌支支配腓骨长、短肌后,其终支于小腿中下 1/3 交界处穿筋膜至皮下,又分为两大支,即足背内侧皮神经和足背中间皮神经,分布于小腿外侧

面下部和足背、趾背大部分(第 1、2 趾背相对面皮肤和小趾外侧缘皮肤除外)的皮肤(图 4-94)。

综上所述,腓总神经分布于小腿肌前群、外侧群、足背肌以及小腿外侧面和足背的皮肤。

腓总神经损伤多发生在绕腓骨颈处,此处因被直接暴力、腓骨颈骨折或石膏绷带压迫而损伤。腓总神经损伤后的症状和体征主要表现在运动和感觉障碍两方面。

1)腓总神经损伤的运动障碍:小腿肌前群有使足背屈和伸趾作用,小腿肌外侧群的作用主要使足背屈和外翻,所以腓总神经损伤后这两群肌肉瘫痪萎缩,足不能背屈而下垂,各趾不能伸直,足不能外翻而呈内翻位,即所谓马蹄内翻足(图 4-95)。由于足下垂,患者步行时必须用力提高患肢,髋、膝关节高度屈曲而呈"跨阈步态"。

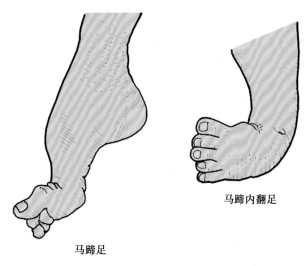

马蹄足

马蹄内翻足

图 4-95　马蹄足和马蹄内翻足

2)腓总神经损伤的感觉障碍:足背和小腿外侧面的皮肤感觉迟钝和缺失(图 4-96),刺激性疼痛不明显。

(3)坐骨神经本干的分支:坐骨神经本干除发出关节支到髋关节外,主要分出肌支支配股后部肌肉,其中坐骨神经内侧部(胫神经)的肌支支配半腱肌、半膜肌、股二头肌长头和大收肌(后部),坐骨神经外侧部(腓总神经)的肌支支配股二头肌短头(图 4-85、图 4-97)。

坐骨神经本干损伤因位置较高,不仅出现胫神经和腓总神经损伤的全部运动和感觉症状,而且还会出现坐骨神经本干肌支所支配的肌肉瘫痪的症状,即膝关节不能屈曲和旋内、旋外(主要大腿后群肌肉瘫痪),足和足趾完全丧失运动(小腿肌和足肌

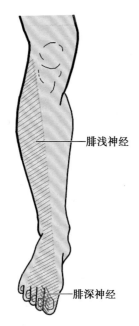

图 4-96 腓总神经损伤时的感觉障碍区域

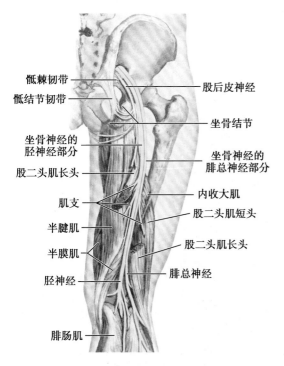

图 4-97 坐骨神经本干的分支

瘫痪),患者不能用足尖或足跟站立,但步行较股神经损伤时稳定,因其维持直立和人体重心的重要肌肉之一——股四头肌健全,跟腱反射和跖反射消失。小腿和足的感觉缺失,但其内侧面受隐神经支配而例外。刺激性疼痛症状和自主神经功能障碍症状同胫神经损伤。如果坐骨神经本干损伤的位置较低,而股二头肌支和半腱肌支未受损,则膝关节仍能屈曲。

八、脊神经对四肢皮肤和肌肉的分布概况

(一) 四肢皮肤的神经分布

1. 上肢皮肤的神经分布(图4-98)

(1) 肩部皮肤:①肩外侧下部:臂外侧皮神经(腋神经);②肩外侧上部:锁骨上神经中支(颈丛);③肩前部:锁骨上神经前支(颈丛);④肩后部:锁骨上神经后支(颈丛)。

(2) 臂部皮肤:①臂内侧面:臂内侧皮神经(臂丛内侧束);②臂外侧面:臂外侧皮神经(腋神经);③臂后面:臂背侧皮神经(桡神经)。

(3) 前臂部皮肤:①前臂内侧面:前臂内侧皮神经(臂丛内侧束);②前臂前外侧面:前臂外侧皮神经(肌皮神经);③前臂后面:前臂背侧皮神经(桡神经)。

(4) 手部皮肤:①掌面桡侧 3½ 指:正中神经;②掌面尺侧 1½ 指:尺神经;③背面桡侧 2½ 指:桡神经;④背面尺侧 2½ 指:尺神经。

2. 下肢皮肤的神经分布(图4-99)

(1) 臀部皮肤:①臀外侧部:髂腹下神经外侧皮支;②臀内侧部:臀中皮神经(第 1 ~ 3 骶神经后支);③臀中间部:臀上皮神经(第 1 ~ 3 腰神经后支);④臀下部:臀下皮神经(股后皮神经的分支)。

(2) 股部皮肤:①股外侧面:股外侧皮神经(腰丛);②股前面:股神经前皮支;生殖股神经股支;③股内侧面上部:髂腹股沟神经(腰丛);④股内侧面下部:闭孔神经(腰丛);⑤股后面:股后皮神经(骶丛)。

(3) 小腿部皮肤:①小腿前内侧面:隐神经(股神经的分支);②小腿前外侧面:腓肠外侧皮神经(腓总神经的分支);③小腿后面:腓肠内侧皮神经(胫神经的分支)。

(4) 足部皮肤:①足背内侧部:足背内侧皮神经(腓浅神经的分支)、腓深神经终支;②足背中间部:足背中间皮神经(腓浅神经的分支);③足背外侧部:足背外侧皮神经(腓肠神经的终支);④足底内侧 3½ 部:足底内侧神经(胫神经的终支);⑤足底外侧 1½ 部:足底外侧神经(胫神经的终支)。

(二) 四肢肌的功能、检查法和神经支配

临床上,为进一步确定病变部位和受累的具体肌肉,需要逐一检查四肢主要肌肉的肌力。为此,笔者对四肢肌的神经支配、功能、肌力检查法以及与其密切相关的肌肉起止点以图表形式进行概括性描

147

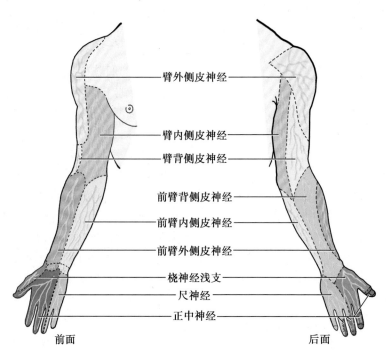

图 4-98　上肢皮肤的神经支配

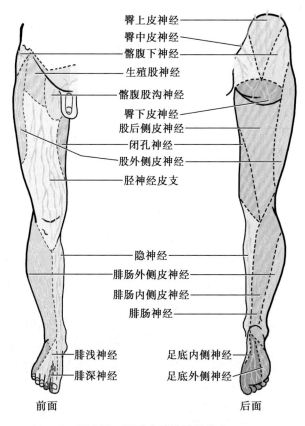

图 4-99　下肢皮肤的神经分布

述,以供临床参考。

　　1. 上肢肌的功能、检查法和神经支配　上肢肌包括肩肌、臂肌、前臂肌和手肌,胸、背肌浅层也都止于上肢骨,与上肢运动有关,因而一并叙述。现将这些肌肉的起止、功能、肌力检查法和神经支配总结如下(表 4-2 ~ 表 4-7,图 4-100 ~ 图 4-144)。

表 4-2　胸背肌的起止、功能、肌力检查法和神经支配（图 4-100 ~ 图 4-106）

肌肉		起始	抵止	作用	肌力检查法	神经支配
胸肌浅层	斜方肌	枕外隆凸、上项线及全部胸椎棘突	锁骨外侧 1/3 部、肩峰及肩胛冈	提肩、降肩及拉肩胛骨向内	嘱患者抗阻力耸肩和向后内收两肩，并触摸肌肉	副神经、第三、四颈神经
	背阔肌	下 6 个胸椎及全部腰椎棘突和髂嵴后部	肱骨小结节嵴	使肱骨内收、内旋和后伸	嘱患者外展位的上臂做抗阻力内收，并触摸肌肉（图 4-101）	胸背神经（C_6 ~ C_8）
	提肩胛肌	上 4 个颈椎横突	肩胛骨内侧角	上提肩胛骨		肩胛背神经（C_3 ~ C_5）
	菱形肌	下 2 个颈椎及上 2 个胸椎棘突	肩胛骨内侧缘	牵拉肩胛骨向内上方	嘱患者抗阻力内收肩胛，并触摸肌肉（图 4-102）	
	胸大肌	锁骨内侧半、胸骨及上 6 ~ 7 个肋软骨	肱骨大结节嵴	使肱骨内收、内旋，当肱骨固定时可提肋助吸气	嘱患者外展位的臂抗阻力内收，并触摸肌肉（图 4-104）	胸前神经（C_5 ~ C_8）
	胸小肌	第 3 ~ 5 肋骨的前端	肩胛骨喙突	拉锁骨向前下方，当肩胛骨固定时可提肋助吸气		
	锁骨下肌	第 1 肋胸骨端上面	锁骨肩峰端下面	拉锁骨向内下，增强胸锁关节		锁骨下神经 C_5 ~ C_6）
	前锯肌	第 1 ~ 9 肋骨外面	肩胛骨内侧缘	拉肩胛骨向前，提肋助吸气	患者两手推墙时，肩胛应贴胸后壁。无"翼状肩"（图 4-106）	胸长神经（C_5 ~ C_7）

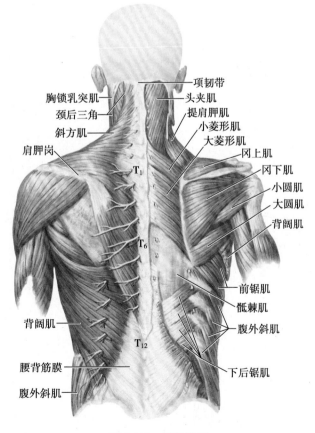

图 4-100　背肌浅层

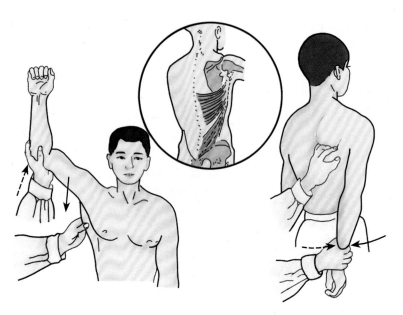

图 4-101　背阔肌的肌力检查方法

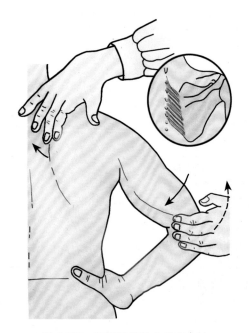

图 4-102　菱形肌的肌力检查方法

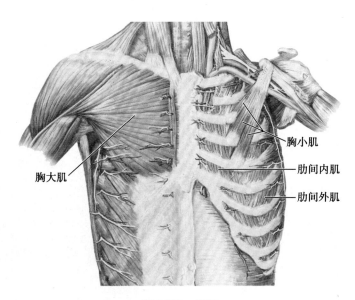

图 4-103　胸肌

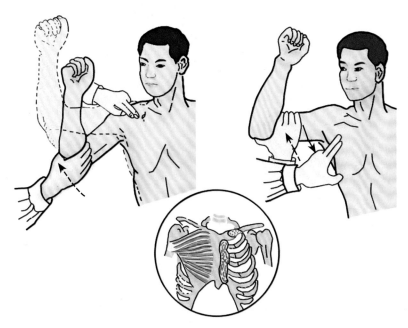

图 4-104　胸大肌的肌力检查法

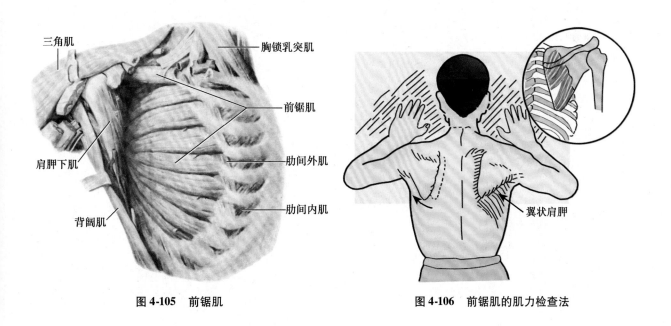

图 4-105　前锯肌

图 4-106　前锯肌的肌力检查法

表 4-3　肩肌的起止、功能、肌力检查法和神经支配（图 4-107～图 4-112）

肌肉	起始	抵止	作用	肌力检查法	神经支配
三角肌	锁骨外侧 1/3 部、肩峰及肩胛冈	肱骨三角肌粗隆	使臂外展	使臂做抗阻力外展（<90°>15°），并触摸该肌（图 4-109）	腋神经（C_5～C_6）
冈上肌	冈上窝	肱骨大结节	使臂外展	使臂做抗阻力外展到 15°，并触摸该肌（图 4-110）	肩胛上神经（C_4～C_5）
冈下肌	冈下窝	肱骨大结节	使臂内收和外旋	先屈肘 90°，然后使臂做抗阻力外旋，并触摸该肌（图 4-111）	肩胛上神经（C_4～C_6）
小圆肌	冈下窝下部	肱骨大结节	使臂内收和外旋		腋神经（C_4～C_5）
大圆肌	肩胛骨下角背面	肱骨小结节嵴	使臂内收和后伸	先屈肘 30°，然后使臂做抗阻力内旋（图 4-112）	肩胛下神经（C_5～C_7）
肩胛下肌	肩胛骨前面	肱骨小结节	使臂内收和内旋		

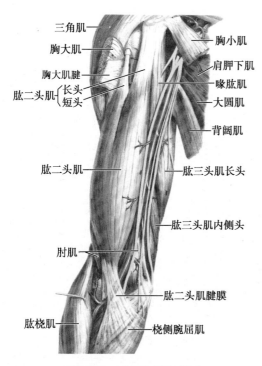

图 4-107　肩肌和臂肌前群

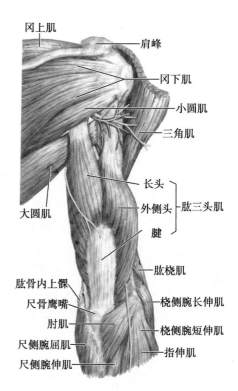

图 4-108　肩肌和臂肌后群

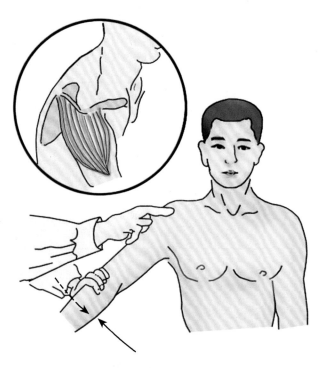

图 4-109 三角肌的肌力检查法

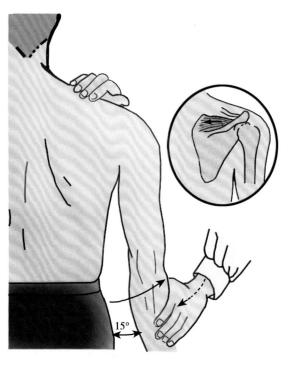

图 4-110 冈上肌的肌力检查法

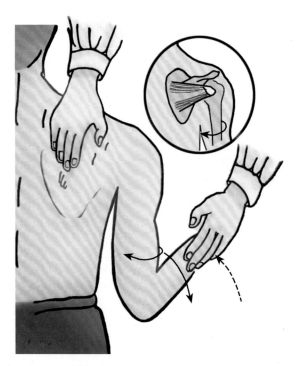

图 4-111 冈下肌的肌力检查法

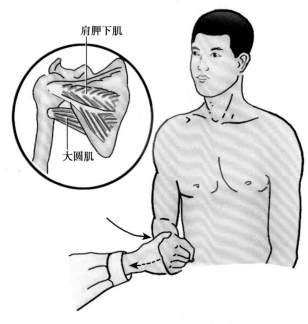

图 4-112 大圆肌和肩胛下肌的肌力检查法

表4-4　臂肌的起止、功能、肌力检查法和神经支配（图4-107、图4-108、图4-113、图4-114）

肌肉		起始	抵止	作用	肌力检查法	神经支配
前群	肱二头肌	长头:肩胛骨关节盂上方 短头:肩胛骨喙突	桡骨粗隆	屈肘,使前臂旋后	使前臂旋后,并且抗阻力屈肘,同时触摸该肌(图4-113)	肌皮神经 ($C_5 \sim C_6$)
	喙肱肌	肩胛骨喙突	肱骨中部前内侧面	使臂内收,屈臂向前		肌皮神经 ($C_5 \sim C_7$)
	肱肌	肱骨下半前面	尺骨粗隆	助肱二头肌屈肘		肌皮神经 ($C_5 \sim C_6$)
后群	三头肌	长头:肩胛骨关节盂下方 内侧头:肱骨后面(桡神经沟以下) 外侧头:肱骨后面(桡神经沟以上)	尺骨鹰嘴	伸肘	先屈肘,然后抗阻力伸直前臂,并触摸该肌(图4-114)	桡神经 ($C_5 \sim C_8$)

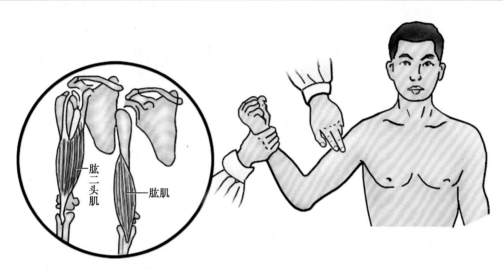

图4-113　肱二头肌和肱肌的肌力检查法

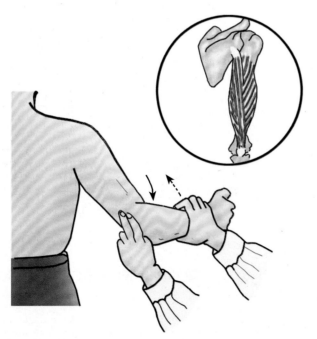

图4-114　肱三头肌的肌力检查法

表 4-5　前臂肌前群的起止、肌力检查法和神经支配（图 4-115 ~ 图 4-124）

	肌肉	起始	抵止	作用	肌力检查法	神经支配
浅层	肱桡肌	肱骨外上髁	桡骨茎突	屈前臂并稍旋前	先使前臂处于旋前和旋后之间的中间位,再抗阻力屈肘,并触摸该肌(图 4-117)	桡神经(C_5 ~ C_6)
	旋前圆肌	肱骨内上髁	桡骨中部外侧面		抗阻力旋前,并触摸该肌(图 4-118)	正中神经(C_6 ~ C_7)
	桡侧腕屈肌		第二掌骨底	屈腕和屈前臂,使手外展	使腕做抗阻力屈曲和外展并触摸该肌(图 4-119)	
	掌长肌		掌腱膜	屈腕及紧张掌腱膜	抗阻力屈指和过度屈腕可见该肌腱(图 4-120)	正中神经(C_7 ~ C_8,T_1)
	指浅屈肌		第 2 ~ 5 指第 2 节指骨底	屈第 1 指间关节,屈掌指关节和腕关节	固定掌指关节,做抗阻力屈中节指骨(图 4-121)	
	尺侧腕屈肌		豌豆骨	屈腕或使手内收	抗阻力屈腕和内收,并触摸该肌(图 4-122)	尺神经(C_7 ~ C_8,T_1)
深层	拇长屈肌	桡骨及骨间膜前面	拇指末节指骨底	屈拇指	先固定拇指掌指关节,再抗阻力屈拇指末节(图 4-123)	正中神经(C_6 ~ C_8)
	指深屈肌	尺骨及骨间膜前面	第 2 ~ 5 指末节指骨底	屈各指间关节,屈掌指关节,屈腕	抗阻力屈末节指骨(图 4-124)	正中神经和尺神经(C_7 ~ C_8,T_1)
	旋前方肌	尺骨下 1/4 部前面	桡骨下 1/4 部前面	使前臂旋前	同旋前圆肌	正中神经(C_7 ~ C_8,T_1)

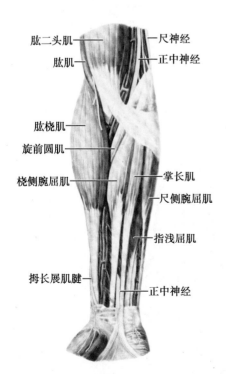

图 4-115　前臂肌前群（浅层）

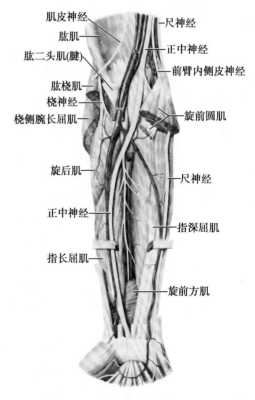

图 4-116　前臂肌前群（深层）

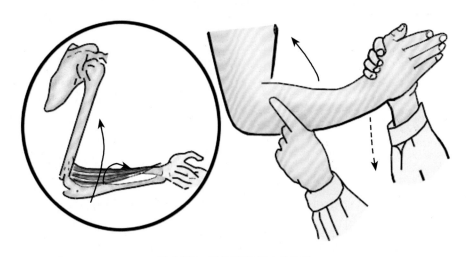

图 4-117　肱桡肌的肌力检查法

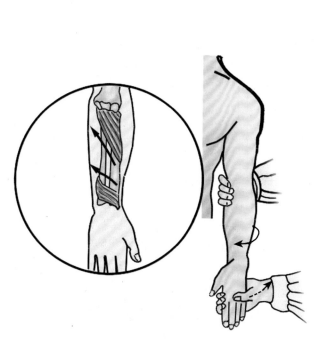

图 4-118　旋前圆肌和旋前方肌的肌力检查法

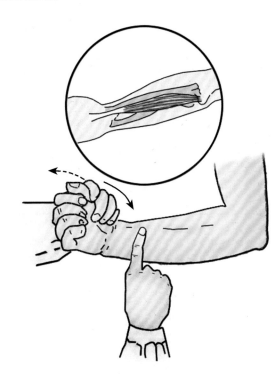

图 4-119　桡侧腕屈肌的肌力检查法

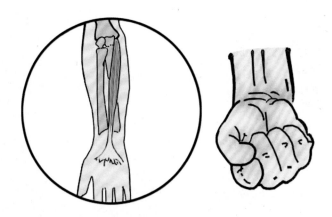

图 4-120　掌长肌的肌力检查法

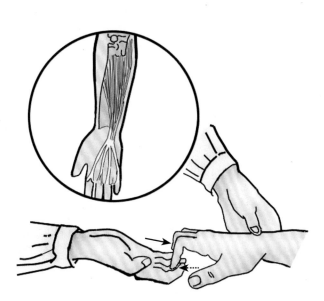

图 4-121　指浅屈肌的肌力检查法

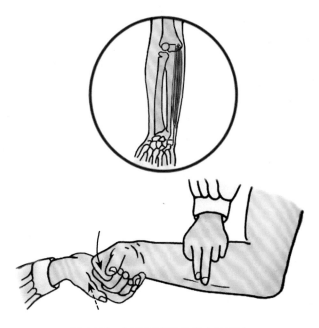

图 4-122　尺侧腕屈肌的肌力检查法

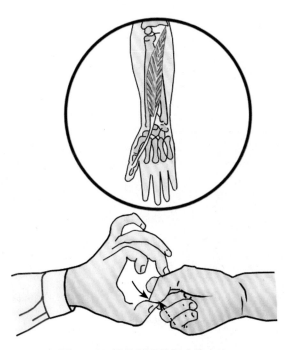

图 4-123　拇长屈肌的肌力检查法

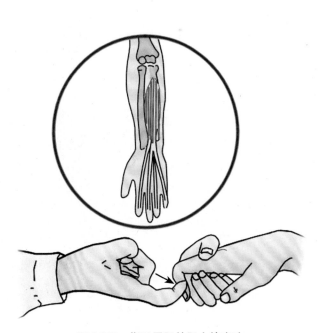

图 4-124　指深屈肌的肌力检查法

157

表 4-6　前臂肌后群的起止、功能、肌力检查法和神经支配（图 4-125 ～ 图 4-132）

	肌肉	起始	抵止	作用	肌力检查法	神经支配
浅层	桡侧腕长伸肌	肱骨外上髁	第 2 掌骨底背面	伸腕、使手外展	抗阻力伸腕和手外展，并触摸该指（图 4-126）	桡神经（ C_5 ～ C_7 ）
	桡侧腕短伸肌		第 3 掌骨底背面	伸腕		
	指总伸肌		第 2 ～ 5 指第 2 节指骨和末节指骨底	伸腕、伸指	抗阻力伸直掌指关节时，可触见该肌（图 4-127）	桡神经（ C_6 ～ C_8 ）
	小指固有伸肌		小指指背腱膜	伸腕、伸小指		
	尺侧腕伸肌		第 5 掌骨底	伸腕使手内收	抗阻力伸腕和手内收，并触摸该肌（图 4-128）	
深层	旋后肌	肱骨外上髁及尺骨上端	桡骨上部	使前臂旋后	前臂伸直，抗阻力旋后，并触摸该肌（图 4-129）	桡神经（ C_5 ～ C_7 ）
	拇长展肌	桡、尺骨及骨间膜背面	第 1 掌骨底	使拇指外展	拇指作抗阻力外展和后伸，并触见该肌（图 4-130）	桡神经（ C_6 ～ C_8 ）
	拇短伸肌		拇指第 1 节指骨底	伸第 1 掌指关节	抗阻力伸拇指第 1 节，并触见该肌（图 4-131）	桡神经（ C_7 ～ C_8 , T_1 ）
	拇长伸肌		拇指末节指骨底	伸拇指	抗阻力伸拇指末节，并触摸该肌（图 4-132）	桡神经（ C_6 ～ C_8 ）
	示指固有伸肌		示指第 2 节指骨	伸示指		

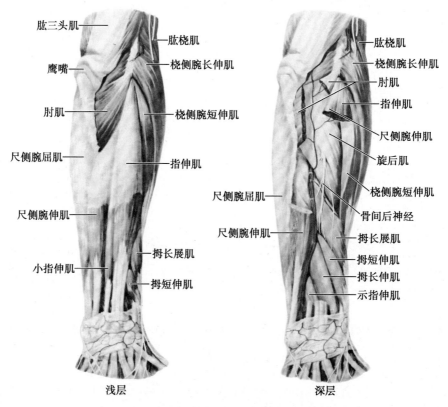

图 4-125　前臂肌后群

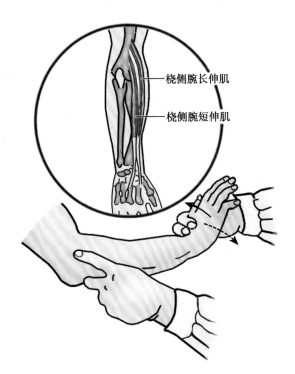

桡侧腕长伸肌

桡侧腕短伸肌

图 4-126 桡侧腕长、短伸肌的肌力检查法

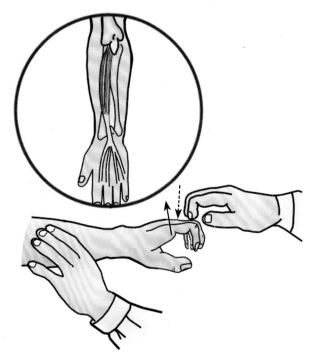

图 4-127 指总伸肌的肌力检查法

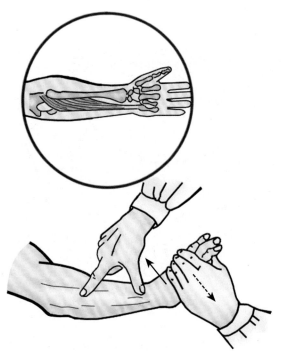

图 4-128 尺侧腕伸肌的肌力检查法

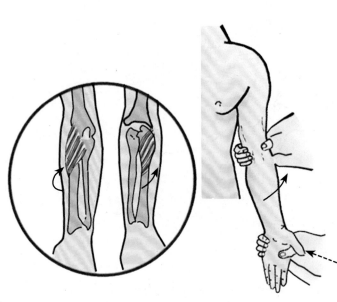

图 4-129 旋后肌的肌力检查法

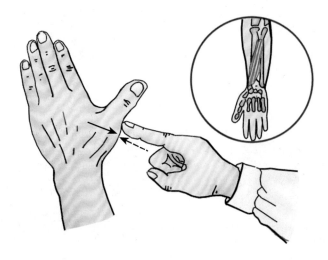

图 4-130　拇长展肌的肌力检查法

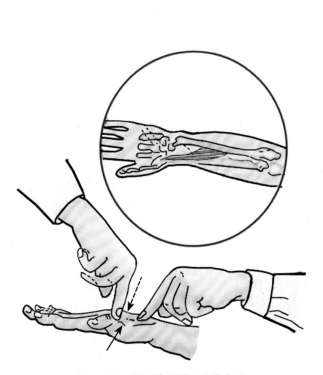

图 4-131　拇短伸肌的肌力检查法

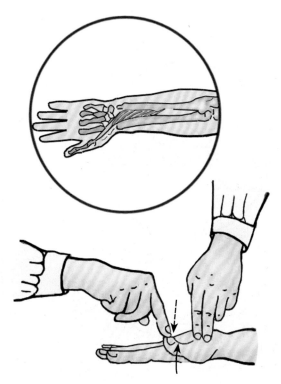

图 4-132　拇长伸肌的肌力检查法

表 4-7 手肌的起止、功能、肌力检查法和神经支配(图 4-133 ～ 图 4-144)

	肌肉	起始	抵止	作用	肌力检查法	神经支配
外侧群	拇短展肌	腕横韧带及舟骨	拇指第 1 节指骨底	外展拇指	手掌向上,拇指做抗阻力外展(图 4-135)	正中神经(C_8,T_1)
	拇指对掌肌	腕横韧带及大多角骨	第 1 掌骨桡侧	使拇指对掌	用力抽出夹于拇、小指间的纸片(图 4-137)	正中神经($C_6 \sim C_7$)
	拇短屈肌		拇指第 1 节指骨底	屈拇指	抗阻力屈拇指第 1 节,并触摸该肌(图 4-136)	正中神经、尺神经($C_7 \sim C_8$,T_1)
	拇收肌	腕横韧带、头状骨及第 3 掌骨掌面	拇指第 1 节指骨底	内收拇指及屈拇指	用力抽出夹于拇、示指掌面的纸片(图 4-138)	尺神经(C_8,T_1)
内侧群	小指展肌	豌豆骨及腕横韧带	小指第 1 节指骨底	外展小指及屈小指	抗阻力外展小指(图 4-139)	尺神经($C_7 \sim C_8$、T_1)
	小指短屈肌	钩骨及腕横韧带		屈第 5 掌指关节	抗阻力屈小指第 1 节(图 4-138)	
	小指对掌肌		第 5 掌骨内侧缘	使小指对掌	使小指抗阻力对掌(图 4-141)	
中间群	1 2 蚓状肌	指深屈肌腱桡侧缘	第 2 ～ 5 指第 1 节指骨背面及指总伸肌腱	屈掌指关节,伸各指间关节	使掌指关节于过伸位,然后抗阻力伸指间关节(图 4-144A)	正中神经($C_7 \sim C_8$,T_1)
	3 4					尺神经($C_7 \sim C_8$、T_1)
	骨间掌侧肌(3 块)	第 2 掌骨尺侧,第 4、5 掌骨桡侧	第 2、4、5 指第 1 节指骨底及指背腱膜	使第 2、4、5 指向中指靠拢	抗阻力外展 2、4 指(图 4-144B)	尺神经($C_7 \sim C_8$、T_1)
	骨间背侧肌(4 块)	掌骨间隙两侧	第 2 ～ 4 指第 1 节指骨底及指背腱膜	使第 2、4 指离开中指	抗阻力内收 2、4、5 指(图 4-144C),夹纸试验(图 4-143)	

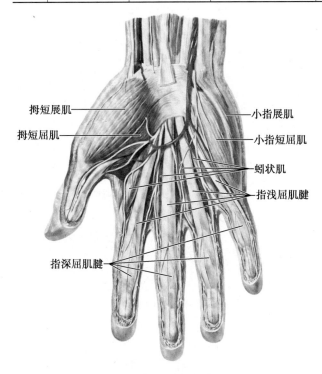

图 4-133 手肌(一)

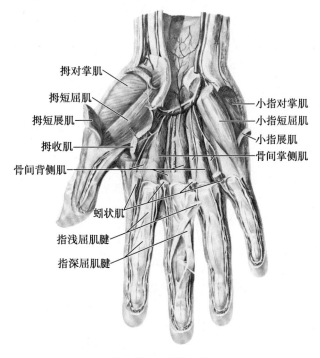

图 4-134 手肌(二)

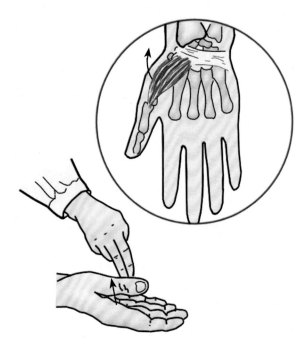

图 4-135　拇短展肌的肌力检查法

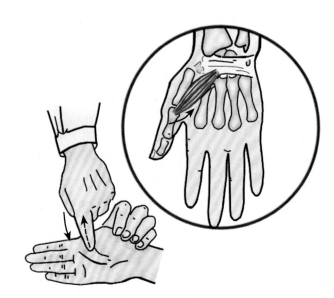

图 4-136　拇短屈肌的肌力检查法

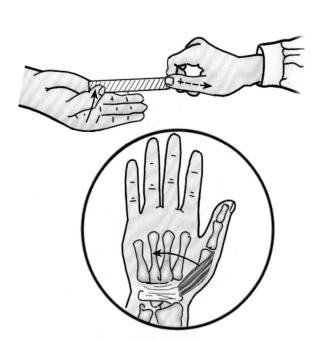

图 4-137　拇对掌肌的肌力检查法

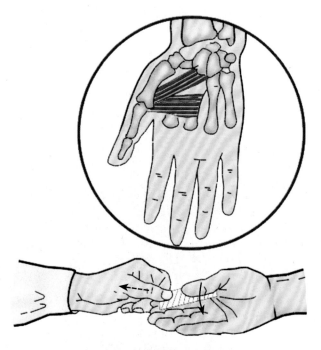

图 4-138　拇收肌的肌力检查法

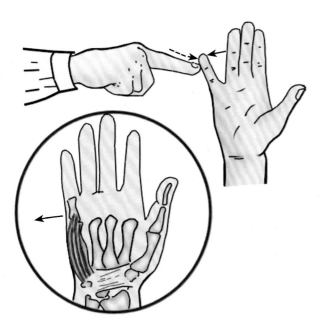

图 4-139 小指展肌的肌力检查法

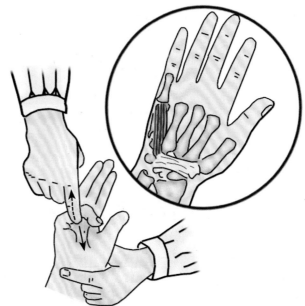

图 4-140 小指短屈肌的肌力检查法

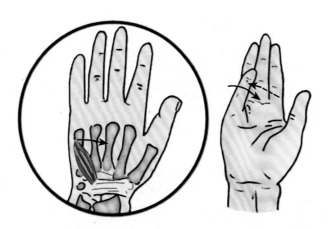

图 4-141 小指对掌肌的肌力检查法

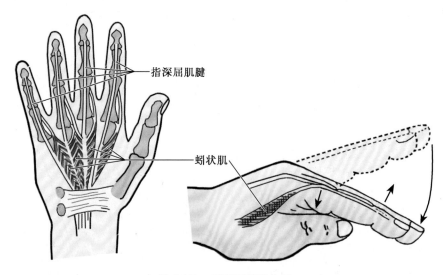

图 4-142　蚓状肌及其作用

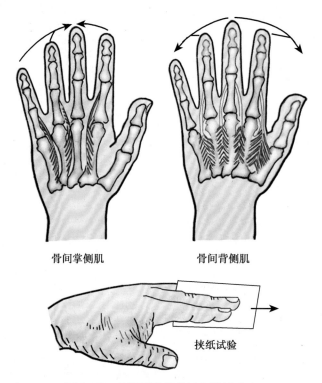

图 4-143　骨间肌及其作用和挟纸试验

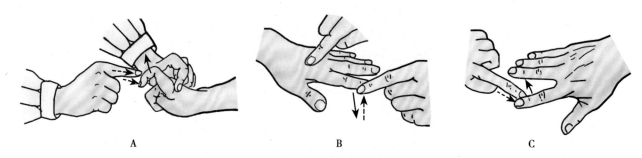

A　　　　　　　　　　　　B　　　　　　　　　　　　C

图 4-144　蚓状肌和骨间肌的肌力检查法

A. 第 1 蚓状肌和骨间肌的肌力检查法；B. 第 1 骨间背侧肌的肌力检查法；C. 第 1 骨间掌侧肌的肌力检查法

2. 下肢肌的功能及其检查法和神经支配 下肢肌包括髋肌、大腿肌、小腿肌和足肌,现将这些肌肉的起止、功能、神经支配和重要肌肉的肌力检查法总结如下(表4-8~表4-11,图4-145~图4-169)。

表4-8 髋肌的起止、功能、肌力检查法和神经支配(图4-145~图4-149)

	肌肉	起始	抵止	作用	肌力检查法	神经支配
前群	髂腰肌	腰椎和髂窝	股骨小转子	使大腿屈曲和外旋	抗阻力屈大腿(图4-146)	腰丛肌支、股神经(L₁~L₃)
后 群	臀大肌	髂骨外面、骶骨后面	股骨上段	使大腿后伸和外旋	抗阻力伸大腿,并触摸该肌(图4-147)	臀下神经(L₄~L₅,S₁~S₂)
	臀中肌	髂骨外面	股骨大转子	使大腿外展和内旋	伸直小腿,使大腿抗阻力外展,并触摸上述肌肉(图4-148B);小腿屈曲,再将小腿抗阻力外移,即能使大腿内旋,并触摸肌肉(图4-148A)	臀上神经(L₄~L₅,S₁)
	臀小肌					
	阔筋膜张肌	髂前上棘	胫骨外侧髁			臀上神经(L₄~L₅)
	梨状肌	骶骨前面	股骨大转子尖	使大腿外旋	仰卧位,下肢伸直,使两足抗阻力外旋(图4-149)	骶丛肌支
	闭孔内肌	闭孔膜内面	股骨转子窝			
	闭孔外肌	闭孔膜外面				闭孔神经(L₃~L₄)
	股方肌	坐骨结节	股骨转子间嵴			骶丛肌支(L₄~L₅,S₁)

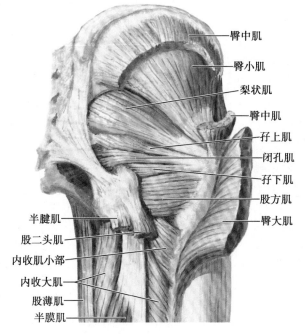

图4-145 髋肌(后群)

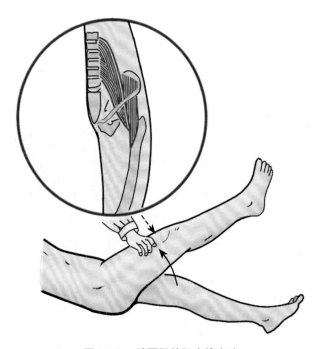

图4-146 髂腰肌的肌力检查法

165

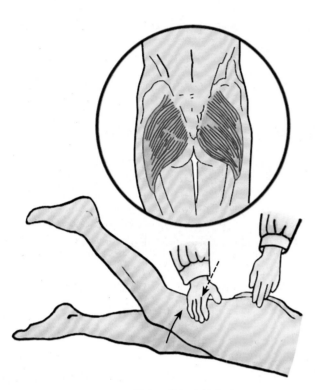

图 4-147　臀大肌的肌力检查法

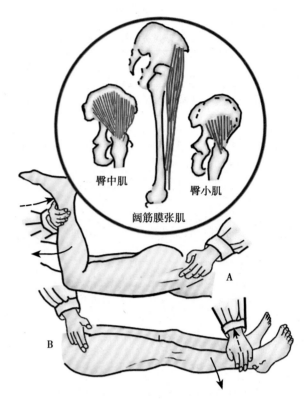

图 4-148　臀中、小肌和阔筋膜张肌的肌力检查法
A. 检查大腿内旋；B. 检查大腿外展

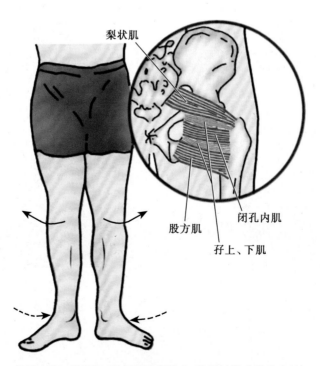

图 4-149　梨状肌、股方肌和闭孔内、外肌的肌力检查方法

表 4-9　大腿肌的起止、功能、肌力检查法和神经支配（图 4-150～图 4-155）

肌肉名称		起始	抵止	功能	肌力检查法	神经支配
前群	股四头肌	髂前下嵴，股骨干	胫骨粗隆	伸膝，协助屈髋	抗阻力伸直已屈的膝关节，并触摸该肌（图 4-152）	股神经（$L_2 \sim L_4$）
	缝匠肌	髂前上棘	胫骨上端内侧面	使小腿屈曲和内旋，大腿外旋	先使髋关节外旋位，再使膝关节抗阻力屈曲，内旋，并触摸该肌（图 4-153）	股神经（$L_2 \sim L_3$）
内侧群	耻骨肌	耻、坐骨支前面	股骨干后面	使大腿内收	抗阻力内收大腿，并触摸该肌群（图 4-154）	闭孔神经（$L_2 \sim L_3$）
	长收肌					闭孔神经（$L_2 \sim L_3$）
	短收肌					闭孔神经（$L_2 \sim L_4$）
	大收肌					闭孔神经（$L_3 \sim L_4$）
	股薄肌		胫骨上端内侧面			闭孔神经（$L_2 \sim L_4$）
后群	股二头肌	长头：坐骨结节　短头：股骨干	腓骨小头	使大腿伸，小腿屈	抗阻力屈小腿，并触摸该肌（图 4-155）	坐骨神经（L_5，$S_1 \sim S_2$）
	半腱肌	坐骨结节	胫骨上端内侧面			坐骨神经（$L_4 \sim L_5$，S_1）
	半膜肌					

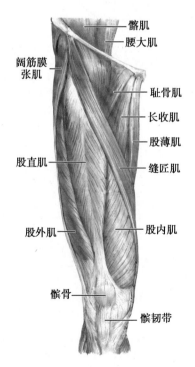

图 4-150　大腿肌前群

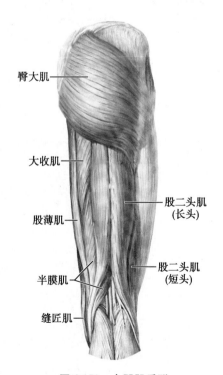

图 4-151　大腿肌后群

167

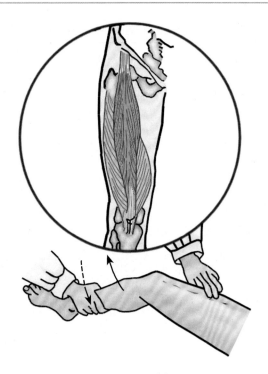

图 4-152　股四头肌的肌力检查法

图 4-153　缝匠肌的肌力检查法

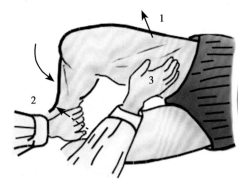

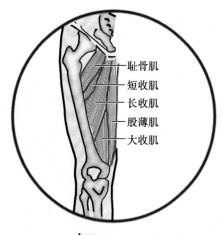

耻骨肌
短收肌
长收肌
股薄肌
大收肌

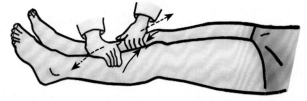

图 4-154　股内侧肌群的肌力检查法

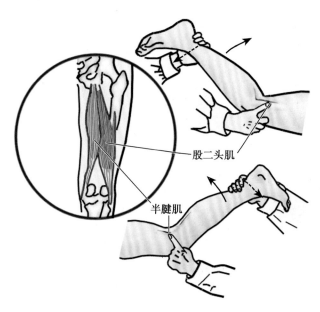

股二头肌

半腱肌

图 4-155　股后肌群的肌力检查法

表 4-10　小腿肌的起止、功能、肌力检查法（图 4-156 ～ 图 4-166）

肌肉		起始	抵止	作用	肌力检查法	神经支配
前群	胫骨前肌	胫、腓骨上端和骨间膜	第 1 楔骨及第 1 跖骨底	使足背屈、内收	使足作抗阻力背屈和内翻，并触摸该肌（图 4-157）	腓深神经（$L_4 \sim L_5$）
	趾长伸肌		以四腱止于第 2 ～ 5 趾骨底	伸趾，使足背屈	使足抗阻力背伸，并触摸肌腱（图 4-158）	腓深神经（$L_4 \sim L_5$，S_1）
	腓骨第三肌		第 5 跖骨底			
	蹞长伸肌		蹞趾末节趾骨		使蹞趾抗阻力背伸（图 4-159）	
外侧群	腓骨长肌	腓骨	第 1 跖骨底	外翻足心，使足跖屈	使足抗阻力外翻，在外踝后上方能触到紧张的肌腱（图 4-161）	腓浅神经（L_5，S_1）
	腓骨短肌		第 5 跖骨底			
后群	浅层 腓肠肌	以二头分别起自股骨的内、外上髁	三头汇合止于跟骨结节	提足跟，屈小腿，固定踝关节、防止身体前倾	使足抗阻力跖屈，并触见该肌（图 4-164）	胫神经（L_5，$S_1 \sim S_2$）
	浅层 比目鱼肌	胫腓骨上端				
	深层 腘肌	股骨外上髁	股骨腘线以上骨面	屈膝，内旋小腿		胫神经（$L_4 \sim L_5$，S_1）
	深层 胫骨后肌	胫腓骨后面及骨间膜	舟骨、楔骨、第 1 ～ 3 跖骨底	使足跖屈，内翻足心，加强足弓	使足抗阻力跖屈和内翻，在内踝后触肌腱（图 4-165）	胫神经（L_5，$S_1 \sim S_2$）
	深层 蹞长屈肌		蹞趾末节趾骨	屈蹞趾，使足跖屈加强足弓	使各趾抗阻力跖屈（图 4-166）	
	深层 趾长屈肌		以四腱止于第 2 ～ 5 趾跖侧面			

169

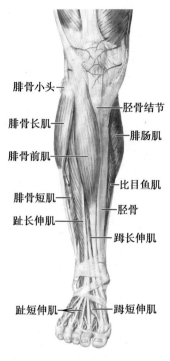

图 4-156　小腿肌前群

腓骨小头
腓骨长肌
腓骨前肌
腓骨短肌
趾长伸肌
趾短伸肌

胫骨结节
腓肠肌
比目鱼肌
胫骨
踇长伸肌
踇短伸肌

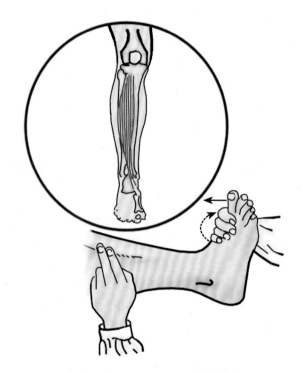

图 4-157　胫骨前肌的肌力检查法

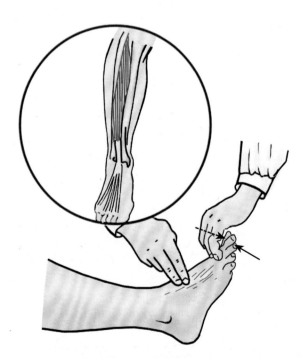

图 4-158　趾长伸肌的肌力检查法

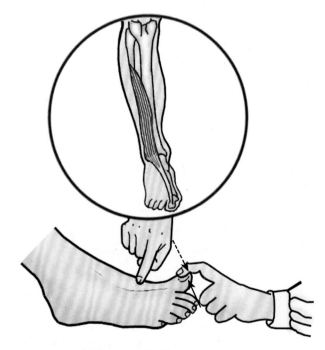

图 4-159　踇长伸肌的肌力检查法

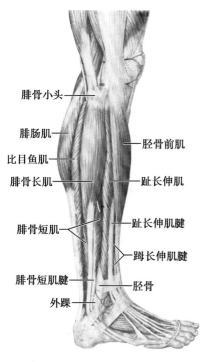

腓骨小头

腓肠肌

比目鱼肌

腓骨长肌

腓骨短肌

腓骨短肌腱

外踝

胫骨前肌

趾长伸肌

趾长伸肌腱

蹬长伸肌腱

胫骨

图 4-160 小腿肌外侧群

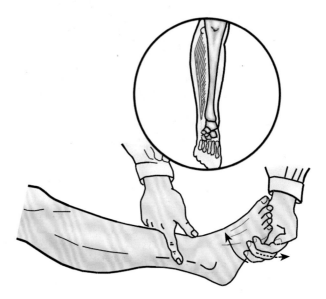

图 4-161 腓骨长、短肌的肌力检查法

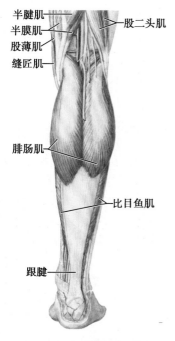

半腱肌

半膜肌

股薄肌

缝匠肌

股二头肌

腓肠肌

比目鱼肌

跟腱

图 4-162 小腿肌后群（浅层）

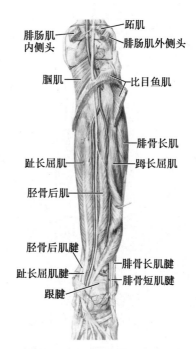

腓肠肌
内侧头

腘肌

趾长屈肌

胫骨后肌

胫骨后肌腱

趾长屈肌腱

跟腱

跖肌

腓肠肌外侧头

比目鱼肌

腓骨长肌

蹬长屈肌

腓骨长肌腱

腓骨短肌腱

图 4-163 小腿肌后群（深层）

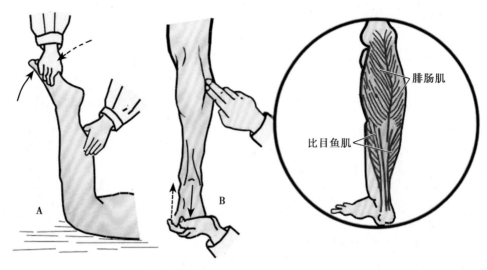

图 4-164　小腿三头肌的肌力检查法
A. 单独检查比目鱼肌的足跖屈作用，因腓肠在屈膝 90°时足跖屈作用弱；
B. 同时检查腓肠肌和比目鱼肌的肌力需在伸膝条件下进行

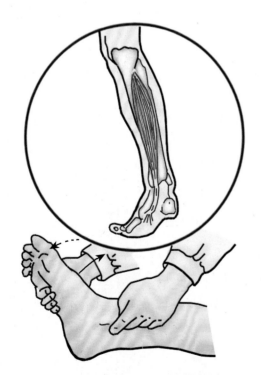

图 4-165　胫骨后肌的肌力检查法

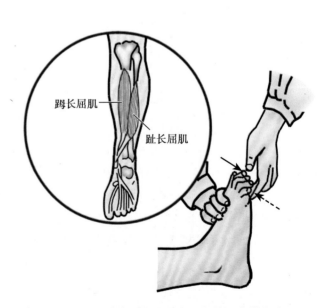

图 4-166　姆长屈肌和趾长屈肌的肌力检查法

表 4-11 足肌及其神经支配（图 4-167～图 4-169）

	肌肉		起始	抵止	作用	神经支配
足背肌	蹈短伸肌		跟骨外面	各趾第 1 节趾骨底	协助伸趾	腓深神经（S_1～S_2）
	趾短伸肌					
足底肌	内侧群	蹈展肌	跟骨、舟骨及跖长韧带	蹈第 1 节趾骨底	外展、内收及屈趾	足底内侧神经（S_1～S_3）
		蹈短屈肌				
		蹈收肌				
	外侧群	小趾展肌	跟骨、舟骨及跖长韧带	小趾第 1 节趾骨底及第 5 跖骨	外展、内收及屈小趾	足底外侧神经（S_1～S_3）
		小趾短屈肌				
		小趾对跖肌				
	中间群	趾短屈肌	跟结节及跖腱膜	第 2～5 趾第 2 节趾骨底	屈趾	足底内侧神经（S_2～S_3）
		跖方肌	跟骨	趾长屈肌腱	协助屈趾	足底外侧神经（S_2～S_3）
		蚓状肌（4 块）	分别起于趾长屈肌腱	第 1 节趾骨及趾背腱膜	屈跖趾关节，伸趾间关节	第 1、2 蚓状肌为足底内侧神经支配第 3、4 蚓状肌为足底外侧神经支配（S_1～S_3）
		骨间跖侧肌	起于跖骨	第 1 节趾骨	以第 2 趾节为中心并拢、散开各趾	足底外侧神经（S_1～S_3）
		骨间背侧肌				

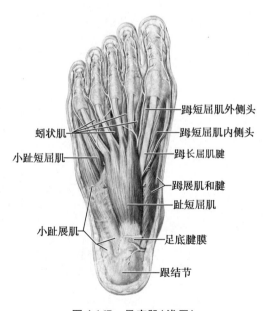

图 4-167 足底肌（浅层）

蚓状肌
小趾短屈肌
小趾展肌

蹈短屈肌外侧头
蹈短屈肌内侧头
蹈长屈肌腱
蹈展肌和腱
趾短屈肌
足底腱膜
跟结节

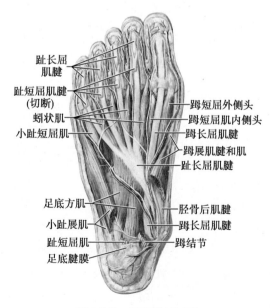

图 4-168 足底肌（中层）

趾长屈肌腱
趾短屈肌腱（切断）
蚓状肌
小趾短屈肌
足底方肌
小趾展肌
趾短屈肌
足底腱膜

蹈短屈外侧头
蹈短屈肌内侧头
蹈长屈肌腱
蹈展肌腱和肌
趾长屈肌腱
胫骨后肌腱
蹈长屈肌腱
跟结节

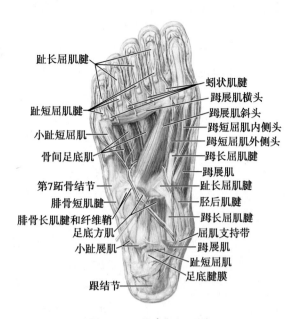

图 4-169　足底肌(深层)

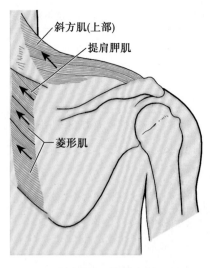

图 4-170　肩带上提

(三)四肢主要关节运动的肌肉及其神经支配

1. 上肢主要关节运动的肌肉及其神经支配总结如下(表 4-12 ~ 表 4-16,图 4-170 ~ 图 4-183):

表 4-12　运动肩带的肌肉及其神经支配

运动方向	参加运动的肌肉	神经支配
肩带上提	提肩胛肌、菱形肌	肩胛背神经
	斜方肌(上部)	副神经
肩带下降	胸小肌、胸大肌(下部)	胸前神经
	斜方肌(下部)	副神经
	[锁骨下肌]	锁骨下神经
	背阔肌	胸背神经
	前锯肌	胸长神经
肩带向前	前锯肌	胸长神经
	[胸大肌]、胸小肌	胸前神经
肩带向后	[背阔肌]	胸背神经
	菱形肌	肩胛背神经
	斜方肌(中部)	副神经
肩胛骨下角旋外	斜方肌(上部)、[斜方肌](下部)	副神经
	前锯肌(下部)	胸长神经
肩胛骨下角旋内	菱形肌(下部)	肩胛背神经
	胸小肌	胸前神经

注:[ ]者为做该肌运动方向的次要肌肉

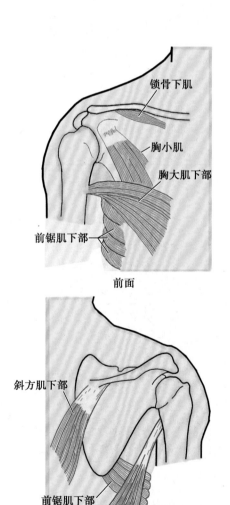

图 4-171　肩带下降

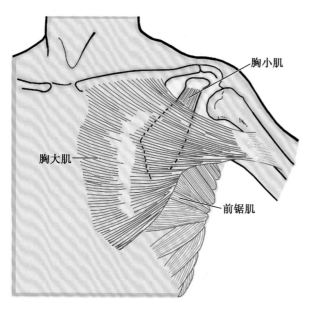

图 4-172　肩带向前

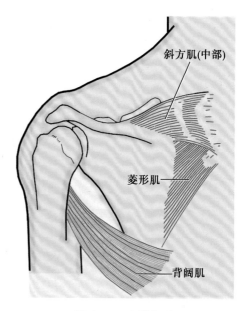

图 4-173　肩带向后

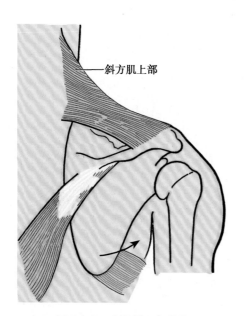

图 4-174　肩胛骨下角外旋

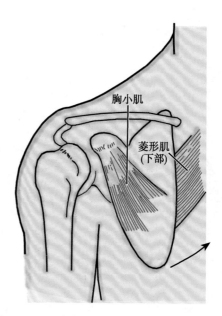

图 4-175　肩胛骨下角内旋

表 4-13　运动肩关节的肌肉及其神经支配

运动方向	参加运动的肌肉	神经支配	运动方向	参加运动的肌肉	神经支配
前屈	喙肱肌［肱二头肌］	肌皮神经		背阔肌	胸背神经
	胸大肌(起自锁骨部)	胸前神经		大圆肌	肩胛下神经
	三角肌(前部)	腋神经		［肱三头肌长头］	桡神经
后伸	三角肌(后部)	腋神经	旋内	肩胛下肌［大圆肌］	肩胛下神经
	背阔肌	胸背神经		［背阔肌］	胸背神经
	［大圆肌］	肩胛下神经		［胸大肌］	胸前神经
外展	三角肌	腋神经	旋外	冈下肌	肩胛上神经
	冈上肌	肩胛上神经		小圆肌	腋神经
内收	胸大肌	胸前神经			

注:［ ］者为做该肌运动方向的次要肌肉

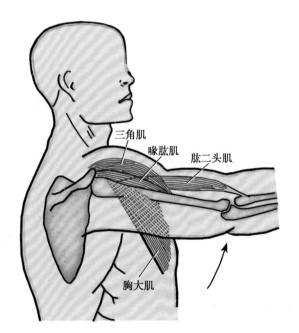

图 4-176　肩关节前屈

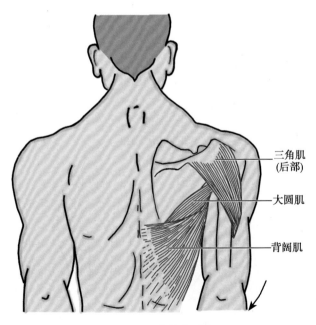

图 4-177　肩关节后伸

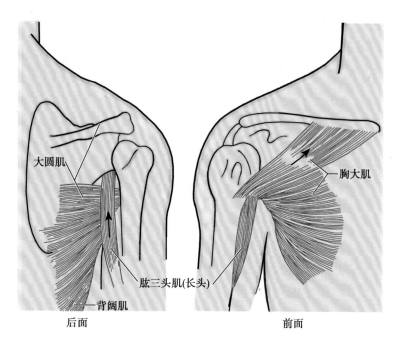

后面　　　　　　　　　　　　　前面

图 4-178　肩关节内收

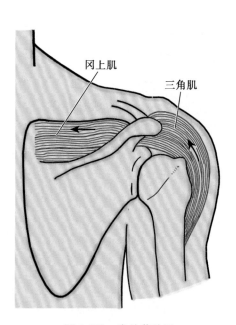

图 4-179　肩关节外展

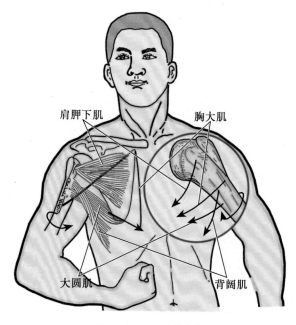

图 4-180　肩关节内旋

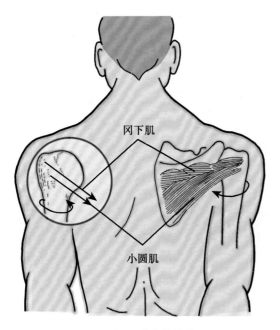

图 4-181　肩关节旋外

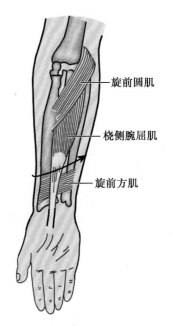

图 4-182　肘关节旋前

表 4-14　运动肘关节的肌肉及其神经支配

运动方向	参加运动的肌肉	神经支配
前屈	肱二头肌、肱肌	肌皮神经
	肱桡肌	桡神经
	[旋前圆肌]	正中神经
后伸	肱三头肌	桡神经
旋前	旋前圆肌、旋前方肌、[桡侧腕屈肌]	正中神经
旋后	旋后肌[肱桡肌、桡侧腕长、短伸肌]	桡神经
	[肱二头肌]	肌皮神经

注:[ ]者为做该肌运动方向的次要肌肉

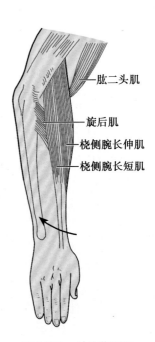

图 4-183　肘关节旋后

表4-15　运动手关节（桡腕关节、腕骨间关节）的肌肉及其神经支配

运动方向	参加运动的肌肉	神经支配
屈	尺侧腕屈肌 指深屈肌{尺侧半	尺神经
	指深屈肌{桡侧半 桡侧腕屈肌、指浅屈肌 掌长肌、拇长屈肌	正中神经
伸	尺侧腕伸肌、桡侧腕长、短伸肌、全部指伸肌	桡神经
内收	尺侧腕屈肌	尺神经
	尺侧腕伸肌	桡神经
外展	桡侧腕长、短伸肌	桡神经
	桡侧腕屈肌	正中神经

表4-16　运动手指各关节的肌肉及其神经支配

指		动运方向	参加运动的肌肉	神经支配
拇指		屈	拇长屈肌	正中神经
			拇短屈肌	正中神经、尺神经
		伸	拇长、短伸肌	桡神经
		内收	拇收肌	尺神经
		外展	拇短展肌	正中神经
		对掌	拇指对掌肌	正中神经
第2~5指	掌指关节运动第1节指骨	屈	骨间肌、小指短屈肌 指深屈肌、蚓状肌{3、4	尺神经
			指深屈肌、蚓状肌{1、2 指浅屈肌	正中神经
		伸	指总伸肌、示指和小指固有伸肌	桡神经
		内收	骨间掌侧肌	尺神经
		外展	骨间背侧肌、小指展肌	尺神经
	指关节运动第2、3节指骨	屈	指浅屈肌 指深屈肌{桡侧半	正中神经
			指深屈肌{尺侧半 小指短屈肌	尺神经
		伸	指总伸肌、示指和小指固有伸肌	桡神经
			骨间肌 蚓状肌{3、4	尺神经
			蚓状肌{1、2	正中神经

2. 下肢主要关节运动的肌肉及其神经支配总结如下(表4-17 ~ 表4-19,图4-184 ~ 图4-189):

表4-17　运动髋关节的肌肉及其神经支配

运动方向	参加运动的肌肉	神经支配
屈	髂腰肌	腰丛肌支
	股直肌、[缝匠肌]	股神经
	耻骨肌	闭孔神经
	[阔筋膜张肌]	臀上神经
伸	臀大肌	臀下神经
	[股二头肌]、[半腱肌]、[半膜肌]	坐骨神经
外展	臀中、小肌[阔筋膜张肌]	臀上神经
内收	长收肌、短收肌、大收肌、[股薄肌]、[耻骨肌]	闭孔神经
旋内	[臀中、小肌(前部)],[阔筋膜张肌]	臀上神经
旋外	[臀中、小肌(后部)]	臀上神经
	臀大肌	臀下神经
	梨状肌、股方肌、闭孔内、外肌	骶丛肌支
	[髂腰肌]	骶丛肌支、股神经

注:[ ]者为做该肌运动方向的次要肌肉

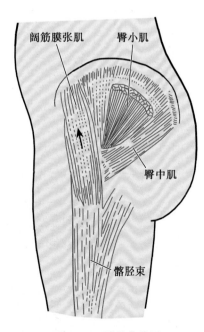

图 4-184　髋关节外展

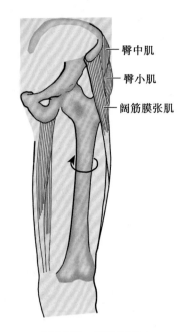

图 4-185　髋关节旋内

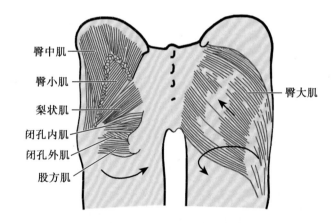

图 4-186　髋关节旋外(1)

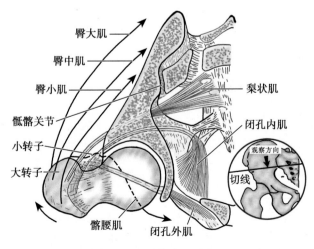

图 4-187　髋关节旋外(2)

表4-18　运动膝关节的肌肉及其神经支配

运动方向	参加运动的肌肉	神经支配
伸	股四头肌	股神经
屈	缝匠肌	股神经
	股薄肌	闭孔神经
	半腱肌、半膜肌、股二头肌	坐骨神经
	［腘肌］、［腓肠肌］	胫神经
旋内	半腱肌、半膜肌	坐骨神经
	［腘肌］、［腓肠肌外侧头］	胫神经
	股薄肌	闭孔神经
	缝匠肌	股神经
旋外	股二头肌	坐骨神经
	［腓肠肌内侧头］	胫神经

注：［　］者为做该肌运动方向的次要肌肉

表4-19　运动足关节（踝关节、距跗关节）的
肌肉及其神经支配

运动方向	参加运动的肌肉	神经支配
跖屈	小腿三头肌、趾长屈肌、跗长屈肌、胫骨后肌	胫神经
	［腓骨长、短肌］	腓浅神经
背屈	胫骨前肌、跗长伸肌、趾长伸肌	腓深神经
外翻	腓骨长、短肌	腓浅神经
内翻	胫骨前肌	腓深神经
	胫骨后肌、［跗长屈肌］、［趾长屈肌］	胫神经

注：［　］者为做该肌运动方向的次要肌肉

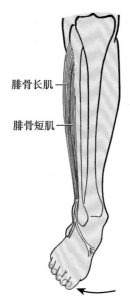

图4-188　足外翻的肌肉

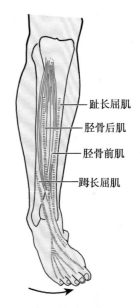

图4-189　足内翻的肌肉

第三节　内脏神经周围部分

内脏神经主要分布到内脏、心血管系和腺体。内脏神经系统和躯体神经系统一样，包含运动和感觉两部分。内脏神经的中枢部分将在有关章节叙述。

一、内脏运动神经

内脏运动神经（自主神经）与躯体运动神经相比，无论在形态上或是功能上均有若干差别：①躯体神经纤维比较均匀地起于脑干及脊髓全长，在周围也保持着比较明显的节段性；内脏神经纤维的起始仅限于脊髓的胸腰段和骶段以及脑干的某些节段，缺乏明显的节段性。②躯体运动神经由低级中枢发出后直达所支配的器官，中间不经过神经节；内脏运动神经从低级中枢发出后到达所支配器官之前，必须经过一个自主神经节，因而组成低级自主神经中枢的神经元称为节前神经元，其轴突称为节前纤维，位于自主神经节的神经元则为节后神经元，其轴突称为节后纤维。③内脏运动神经不像躯体神经那样

独立组成一条条神经干,而是攀附在血管或某些脏器周围,并呈神经丛的形式走行。④躯体运动神经主要分布于骨骼肌,可受人的意志支配,而内脏运动神经主要分布于内脏、心血管和腺体,这些自主性器官不受人的意志支配,所以内脏运动神经又称自主神经。自主神经又根据其形态和功能可分为交感神经和副交感神经。

（一）交感神经

交感神经的低级中枢位于第1胸髓至第3腰髓（或第8颈髓至第2腰髓）的灰质侧角内,即上中间外侧核或交感核,所以交感神经属于自主神经胸腰部（图4-190）。

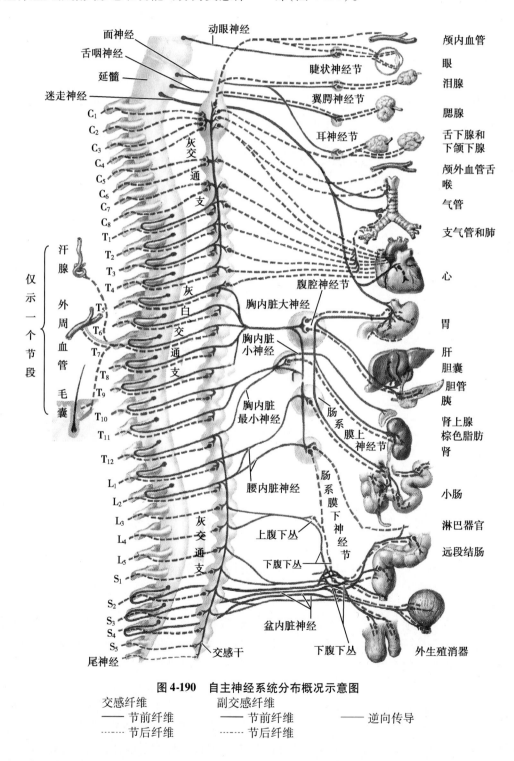

图4-190 自主神经系统分布概况示意图

交感纤维	副交感纤维	
—— 节前纤维	—— 节前纤维	—— 逆向传导
---- 节后纤维	···· 节后纤维	

交感神经的周围部由交感神经干、神经节和神经组成。神经节包括椎旁神经节（即交感干神经节）和椎前神经节（即交感丛神经节,其中最大的神经节为腹腔神经节）两类。

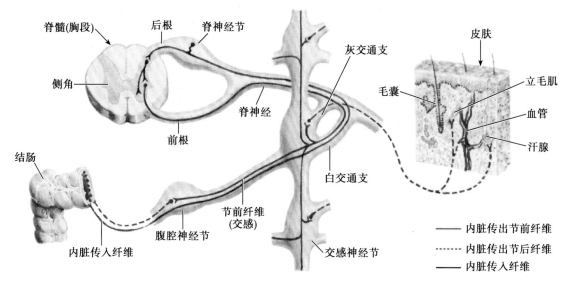

图 4-191　交感干的纤维联系

交感神经干(简称交感干)纵列于脊柱两侧,由20 多对交感干神经节借节间支互相连接成链状。据 Огнев 等研究,交感神经干左右对称者只占3.2%,完全不对称者占 19.2%,部分不对称者则占77.6%。少数有副交感干,副交感干由 6~11 个小节的链组成,位于主要交感干的稍内侧。交感神经的节前纤维由脊髓交感核发出后,经脊神经前根和白交通支至交感神经节,由于交感核只存在于胸腰段,所以白交通支也只限于第 1 胸神经至第 3 腰神经上。节前纤维到达交感干神经节可有 3 种不同的去向,即有的终于相应节段的干神经节;有的则在交感干中上行或下行一段距离后再终止于干神经节;还有的节前纤维穿过交感干,止于椎前神经节。由交感干神经节发出的节后纤维一部分借灰交通支又返回到相应节段的脊神经,并随脊神经分布到皮肤的血管、竖毛肌、汗腺和皮脂腺,因而每一条脊神经均有灰交通支与交感干相连;另一部分节后纤维缠绕在血管壁上形成神经丛,最后随血管分布到脏器和深部血管(图 4-191)。根据交感干的所在位置,可把交感干及其所属神经节、神经和神经丛分为颈、胸、腰、骶、尾等部分(图 4-192)。

1. 颈部交感神经　颈交感干包括上、中、下 3对干神经,它与颈神经的数目并不对称,因在发生过程中,颈部第 1~4 节融合为一个颈上节,第 5~6 节融合成颈中节,颈下节则由第 7~8 节融合而成。但据姚家庆等统计,颈交感神经节只有 3 个者仅占 200例中的 29.5%,而有 4 个神经节者却占 56.0%,5 个节者占 12.5%,2 个节及 6 个节者则很少见。各个神经节中以颈上节及颈下节最为恒定。颈交感干位

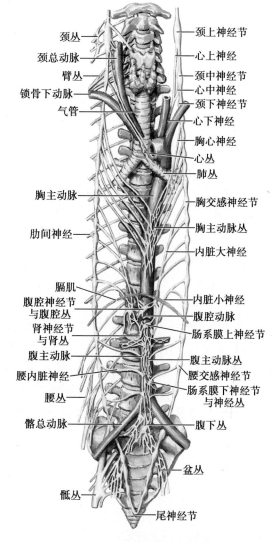

图 4-192　交感干、神经节、神经和主要神经丛

183

于颈血管鞘的后方、颈长肌的浅面和椎前筋膜的深面,有时位于该筋膜中。

（1）颈上神经节:呈梭形,为交感干神经节中最大者,长约28mm,最宽处约8mm,一般位于第2～3颈椎横突的前方。此节的分支如下(图4-192、图4-193):

1）灰交通支:连至上4对颈神经,并随其分支分布到颈部皮肤的血管、竖毛肌和汗腺。

2）颈内动脉神经:起自颈上神经节上端,随颈内动脉入颈动脉管,分出许多细支,形成颈内动脉丛,伴随动脉入颅腔,于海绵窦内移行为海绵(窦)丛。

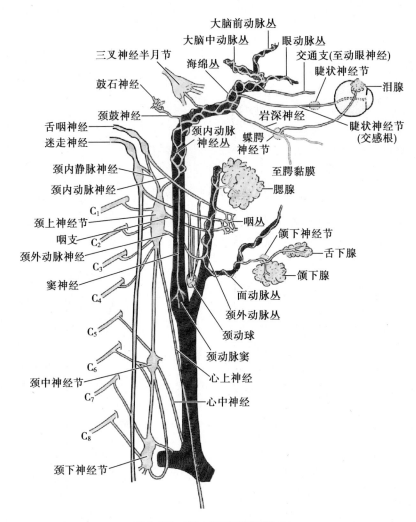

图4-193 颈上神经节及其分支

颈内动脉丛偶含小的神经节,除分支至颈内动脉外,尚有下列分支:①交通支,至三叉神经半月节和展神经;②岩深神经,于颈动脉管内口由丛发出,贯穿封闭破裂孔的软骨,与岩浅大神经结合成翼管神经,至蝶腭神经节,随其分支到口、鼻腔的黏膜、腺体、血管和泪腺;③颈鼓神经,穿颈动脉管壁的小孔连于鼓室丛。

海绵(窦)丛发出下列分支:①交通支:入眶后至动眼神经、滑车神经和眼神经;②睫状神经节交感根:自海绵丛前部分出,经眶上裂入眶,可能与鼻睫神经相连,随其分支而至睫状神经节,也可能单独直入睫状神经节,再随睫状短神经至眼球内,分布于瞳孔开大肌;③脑垂体支:伴血管至脑垂体;④海绵丛

的交感神经纤维最后随颈内动脉的分支,如大脑前动脉、大脑中动脉及眼动脉而成大脑前、中动脉丛及眼动脉丛,并随其分支而分布。

3）颈外动脉神经:自颈上神经节发出,缠绕颈外动脉及其分支的周围,形成与动脉名称相应的神经丛,其中由面动脉丛发出的颌下神经节交感根穿过颌下神经节(但在节内不形成突触),分布于颌下腺和舌下腺;又从脑膜中动脉丛发出耳神经节交感根,穿经耳神经节支配腮腺。面动脉丛、颞浅动脉丛及其他动脉丛随血管分布至皮肤,支配竖毛肌、汗腺及缩血管的平滑肌。

4）颈内静脉神经:随颈内静脉经颈静脉孔连于舌咽神经和迷走神经。

5）咽支：常有4~6支，自颈上节发出后进入咽壁，与迷走神经和舌咽神经的咽支合成咽丛，有交通支和喉上神经相连。

6）心上神经：循颈动脉鞘下降到胸腔，右侧的在颈根部经锁骨下动脉的前面或后面，沿无名动脉至心深丛。左侧的经主动脉弓的左侧入心浅丛。

（2）颈中神经节（图4-194）：为颈交感神经节中最小者，有无不恒定。颈中神经节的数目可变动于0~3个。有87%存在颈中神经节，其余缺如；单独存在的仅占24%，而大多数均与位于椎动脉起始部的椎节同时存在。颈中神经节通常位于第6颈椎横突水平，紧靠甲状腺下动脉弓，最常见者位于甲状腺下动脉弓之上，或在甲状腺下动脉之前。椎节（椎动脉神经节）又称中间节，位于椎动脉根部的前方（或前内方）或甲状腺下动脉的下方，有时单独出现，有时与颈中神经节合并。颈中神经节的主要分支如下：

1）灰交通支：连于第5~6颈神经。

2）心中神经：为心神经中最粗大者，沿颈总动脉的后面和气管前面下行入心深丛。

3）甲状腺支：自颈中节分出，呈丛状缠绕甲状腺下动脉，分布于甲状腺。

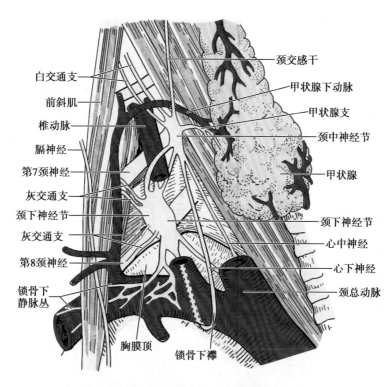

图4-194　颈中、下神经节及其分支

（3）颈下神经节（图4-194）：单独存在的较少（占36.5%），多与第1胸神经节合成星状神经节，有的甚至与第2胸神经节融合。星状神经节平均长度约22mm，宽8mm，位于第1肋椎关节前方。此节的前外方为锁骨下动脉和由该动脉发出的椎动脉，节的前下方与胸膜顶毗邻，在左侧，胸导管自该节的内侧横过其前方。故进行颈下神经节封闭术时，要注意其周围的重要结构，特别要防止刺破胸膜顶而发生气胸。颈下神经节的主要分支如下：

1）交通支：连接第7~8颈神经。

2）心下神经：可起自颈下节、第1胸神经节或星状神经节等处，经锁骨下动脉后方与迷走神经的心支合并下降，入心深丛。

3）到锁骨下动脉的分支：围绕该动脉形成锁骨下动脉丛，随动脉分布到上肢。到椎动脉的分支较粗，并形成椎动脉丛。

2. 胸部交感神经　胸交感干位于胸椎两侧，由10~12对交感干神经节及其节间支组成，据施恩娟等统计200例结果表明，以11个干神经节最多（占45%），有12个者次之（占38.5%），少数为10个（占10%）。胸交感干由外上方向内下方斜行，多数穿膈肌的中间脚与外侧脚之间下行。两侧胸交感干之间有横行的交通支相连，并有如下主要分支和神经丛（图4-192）：

（1）交通支：所有胸部交感神经节都有灰、白交通支，连接相应的肋间神经。

（2）至胸腔器官的内脏支：

1）胸心神经：起自上 5 个胸交感干神经节，到达心深丛。组成心丛的神经除胸心神经外，尚包括由颈交感干神经节发出的心上、中、下神经和迷走神经心支。心丛可分为深、浅两丛，心浅丛位于主动脉弓的凹侧，心深丛则在气管分叉部的前面。心丛主要分布于心脏。

2）肺支：由第 2～4 胸交感神经节发出，与迷走神经的肺支以及由心丛延伸而来的部分分支在肺门处共同组成肺丛。肺丛分前、后两丛，随支气管入肺，分布于支气管平滑肌。

3）主动脉支：自下位 5～6 个胸交感干神经节分出，与来自心丛及内脏神经的分支共同组成主动脉神经丛。

（3）内脏神经和腹腔神经丛

1）内脏大神经：由第 5～9（或第 10）胸交感干神经节发出的节前纤维组成，其中以起自第 7～9 胸交感干神经节者最常见，多数穿膈肌的中间脚与内侧脚之间下行，终于腹腔神经节。

2）内脏小神经：可起自第 10～11 胸交感干神经节，但以起自第 10 胸交感干神经节者最多，它偕同内脏大神经穿膈肌脚而终于肾神经节。

3）内脏最小神经：出现率占 59.0%，起自第 11 或第 12 胸交感干神经节，以起自第 11 胸交感干神经节者为多，穿膈肌脚后终于肾神经节。

4）腹腔神经丛（太阳丛）：位于腹腔动脉和肠系膜上动脉根部周围（图 4-195）。丛内有成对的腹腔神经节（属椎前神经节），围绕腹腔动脉根部，接受内脏大神经的节前纤维。腹腔神经节的下外端特别突出，称为肾神经节，接受内脏小神经和最小神经的节前纤维。由上述神经节发出的分支绝大部分是节后纤维，但少数仍是节前纤维，止于腹腔神经丛或副丛内散在的神经节，而分布至肾上腺的节前纤维则属例外，直达肾上腺髓质，与髓质内的神经节细胞发生突触。由腹腔神经节发出的多数分支与迷走神经的分支共同组成腹腔神经丛，此丛随腹主动脉的分支构成许多副丛，分布于腹腔脏器。

由腹腔神经丛分出的副丛，成对的有膈丛、肾上腺丛、肾丛和精索丛。精索丛沿精索内动脉分布到生殖腺。不成对的有胃丛、肝丛、脾丛、肠系膜上丛和肠系膜下丛。肠系膜上丛的分支至胰、小肠、盲肠、升结肠和横结肠的右半。肠系膜下丛的分支至横结肠的左半、降结肠、乙状结肠和直肠的上段。

3. 腰部交感神经 腰交感干一般由 4～5 对神经节及其节间支组成，据（谭允西等 150 例，张素贞

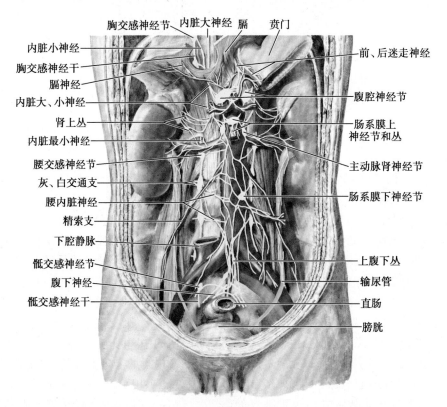

图 4-195 腹腔的自主神经

100例,陈顺佑82例)统计,以4个节最多(36.7%),3个节次之(36%),5个节较少见(21.4%)。腰交感干神经节可以互相融合,其中以第2、3腰交感干神经节融合为一个者最多. 此外,尚可出现副节,位于交通支或交感根上,与干或以1~2根丝相连,多存在于下腰部。腰交感干位于腰椎体的前外侧、腰大肌内缘,其中位于第2腰椎体的交感节最大、最恒定。右侧腰交感干被下腔静脉遮盖,左侧腰交感干与腹主动脉左缘毗邻。腰交感干发出下列分支(图4-192、图4-195):

(1) 交通支:灰交通支连接相应的腰神经。白交通支只存在于上位2~3对腰神经中。

(2) 腰内脏神经:为2~4短支,于第1~3腰椎水平起自腰交感干神经节,向前下内方走行,至腹主动脉周围与腹腔神经丛下延的部分共同组成腹主动脉丛(肠系膜间神经)(图4-195)。腹主动脉丛的分

支一部分沿髂总动脉走行,分布于下肢;另一部分垂直向下延续为(上)腹下丛(骶前丛),位于左右髂总动脉之间,第4~5腰椎和第1骶椎的前面。(上)腹下丛的下端分成左、右两索,即腹下神经,降入骨盆,续于盆神经丛。

4. 盆部交感神经 骶、尾交感干由4对骶交感干神经节和1个尾交感神经节及其节间支组成。骶交感节位于骶前孔内侧。骶、尾神经节除发出灰交通支与相应骶神经相连外,尚发出内脏支,与(上)腹下丛的分支(腹下神经)和盆内脏神经(为副交感神经)共同组成盆神经丛(下腹下丛)。盆神经丛在男性位于直肠两侧,在女性则位于直肠和阴道两侧。由盆神经丛发出的纤维随髂内动脉的分支而组成许多副丛,分布于盆腔脏器。副丛有直肠丛、膀胱丛、输精管丛、前列腺丛、子宫阴道丛和阴茎(阴蒂)海绵丛(图4-196)。

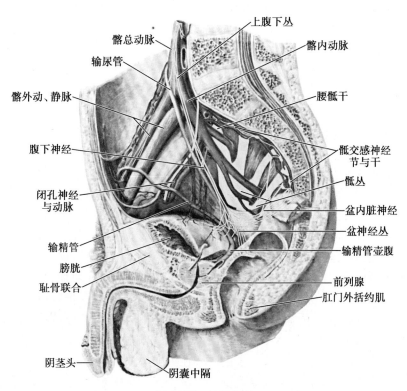

图4-196 盆神经丛

(二) 副交感神经

副交感神经的低级中枢在脑干和脊髓骶部(第2~4骶髓侧角的下中间外侧核或副交感核),因而副交感神经也称自主神经脑(头)骶部。副交感神经的脑部与脑神经的关系密切,故将在第四章第三节中叙述。副交感神经的脊髓骶部所发出的节前纤维随骶神经的前支穿经骶前孔后离开骶神经,构成盆内脏神经(图4-196)。盆内脏神经穿盆筋膜加入

盆神经丛,随盆神经丛分布至降结肠、乙状结肠和盆腔脏器,并与位于这些脏器壁内的神经节细胞形成突触,再由这些器官内神经节发出的节后纤维支配本脏器的平滑肌和腺体。此外,据吴建研究,脊髓的胸腰部也有副交感神经,其节前神经元在脊髓后角根部内侧的中间带,节前纤维经后根至脊神经节内,与该节内的副交感节后神经元形成突触,其节后纤维随脊神经分布于四肢和躯干部皮肤的血管和汗

187

腺,使皮肤血管扩张,汗腺停止分泌。

(三) 交感神经与副交感神经在形态和功能上的比较

交感神经和副交感神经虽同为内脏运动神经,但无论在形态上或功能上均有其各自的特点,如交感神经的低级中枢在脊髓胸腰段,副交感神经的低级中枢主要在脑干和脊髓骶段,交感神经节位于脊柱两旁(椎旁神经节)和脊柱前方(椎前神经节),而副交感神经节多在其所支配的器官旁(器官旁神经节)或器官壁内(器官内神经节),所以副交感神经的节后纤维较短,距支配器官较近,其作用比较局限,而交感神经的节后纤维较长,距支配器官较远,局部受刺激就能引起广泛的反应,这也是称其为"交感"神经的原因之一。尽管交感神经和副交感神经共同支配同一个器官,但其作用并不相同,一般说来,交感神经有兴奋心血管系,抑制胃肠道、支气管和膀胱平滑肌的作用;而副交感神经的作用相反。这种功能上的差别与各自的不同受体有关。交感神经和副交感神经在形态和功能上的比较见表4-20。

从表4-20可以看出,人体内的绝大多数内脏器官都同时接受交感神经和副交感神经的双重支配,在功能上两者又是互相矛盾的,但是,"事物发展过程中的每一种矛盾的两个方面,各以和它对立着的方面为自己存在的前提,双方共处于一个统一体中;依据一定的条件,各向其相反的方向转化。"如当人体从事紧张的体力劳动时,由于适应体内代谢的需要,此时交感神经的活动处于矛盾的主要方面,副交感神经的活动降到次要地位。人体即出现心跳加快,血压升高、支气管扩张和胃肠蠕动减弱等现象;当劳动结束后,交感神经的功能降到次要地位或由兴奋转化为抑制,副交感神经的活动则上升为矛盾的主要方面或由抑制转化为兴奋,从而出现心跳减慢、血压下降、支气管收缩和胃肠蠕动增强等现象,使人体逐步恢复到平静状态,以利体力的恢复和能量储存,为进一步的活动奠定基础。因而,人体内脏器官的活动就是在交感神经和副交感神经的矛盾对立统一中保持动态平衡,使人体更好地适应内外环境的变化。

(四) 主要内脏的自主神经支配

1. 眼的自主神经支配和 Horner 综合征

(1) 副交感神经:节前纤维起自中脑内的缩瞳核,缩瞳核发出的节前纤维加入动眼神经,并走在动眼神经的表面,因此动眼神经颅内段受到压迫时(如后交通动脉的动脉瘤压迫动眼神经)总是先出现瞳孔的变化。动眼神经沿海绵窦外侧壁穿眶上裂入眶。在眶内,副交感神经离开动眼神经形成短根,进入并终止于外直肌内面的睫状神经节内。此节的细胞发出的节后神经元形成多根睫状短神经,向前达到眼球并穿入球内,在巩膜与脉络膜之间又分成30~40个小支,支配瞳孔括约肌和睫状肌,以缩小瞳孔和调节晶状体的曲度(即调节远近视力)。也有人认为瞳孔括约肌只与缩瞳核的纤维有联系,而睫状肌只与中间核(Perlia 核)相联系。

(2) 交感神经:节前纤维起自睫状脊髓中枢,即第1、2胸髓侧角(有人认为是第8颈髓和第1胸髓)。近代观点认为,支配瞳孔的交感中枢共五级:第一级位于丘脑,在丘脑底核附近,称为 Garcin 中枢;第二级在丘脑下部,称为 Karplus-Kreidl 中枢;第三级在脑桥,称为 Babinski-Nageotte 中枢;第四级在延髓,称为延髓睫状体中枢;第五级在脊髓,目前比较公认的是在从第6颈髓直到第3胸髓之间的脊髓节段内的前角细胞底部或侧角之中,称为脊髓睫状体中枢(Budge 中枢)。脊髓睫状体中枢接受其上位对侧四级中枢的支配,并发出节前纤维经相应脊神经前根和脊神经,再经白交通支进入椎旁交感链上行,直到颈上神经节内换元。颈上神经节细胞发出的节后纤维攀行于颈内动脉壁表面,形成颈内动脉交感神经丛。在海绵窦内,交感神经纤维离开颈内动脉,加入三叉神经第1支,再经鼻睫神经入眶。入眶后交感神经纤维分为3路:①随鼻睫神经到眼睑,支配不随意的睑板肌(Müller 睑板肌),睑板肌为提上睑肌的平滑肌部,一端起于提上睑肌,另端附着在上睑板的上缘,收缩时能协助提上睑肌上提眼睑,使眼裂扩大,维持眼睑的紧张度;②穿出鼻睫神经,支配不随意的 Müller 眶肌,此肌起于眼眶壁,止于眼球后极,其紧张性收缩推眼球向前,与拉眼球向后的各眼外肌相拮抗,维持眼球在眶内的正常姿位及凸度;③穿出鼻睫神经组成的睫状长神经,向前进入眼球,在巩膜与脉络膜之间向前进入虹膜,支配瞳孔开大肌。至于支配瞳孔的交感神经通路是否有皮质中枢,尚无定论。有人根据临床病理观察推测在顶叶,具体位置没有确定。所以,上至大脑皮质,下至颈神经节及其节后纤维的整个径路中的任何部分被损伤,均可产生 Horner 综合征。

(3) Horner 综合征及其解剖基础(图4-197):①瞳孔缩小:由于病侧瞳孔开大肌瘫痪,两侧瞳孔不等大,在黑暗处较明亮处更显著,这是因为瞳孔括约肌不瘫痪,所以于明亮处两侧瞳孔都缩小而不易辨认。②睑裂缩小:系上睑板肌瘫痪,上睑轻度下垂引

表 4-20 交感神经与副交感神经的比较

系统	器官	交感神经 节前神经元的位置	节前纤维的径路	节后神经元的位置	节后纤维的径路	受体	功能	副交感神经 节前神经元的位置	节前纤维的径路	节后神经元的位置	节后纤维的径路	受体	功能
循环系统	心脏	脊髓胸 1~5 侧角	白交通支→交感干内上升	颈上、中、下节，胸 1~5 交感节	心上、中、下神经，胸心神经	β受体	心跳快而强，冠状动脉扩张	迷走神经背核	迷走神经心支→心丛	心壁内的神经节	到心肌和心血管	胆碱能受体	心跳慢而弱，冠状动脉收缩
	皮肤血管（包括立毛肌和汗腺）	脊髓侧角	白交通支→交感干	交感干神经节	灰交通支→脊神经皮支	α受体	皮肤血管收缩，立毛，泌汗	脊髓后角（?）	后根	脊神经节（?）	脊神经		皮肤血管扩张，停止泌汗
呼吸系统	支气管	脊髓胸 2~6 侧角	白交通支→交感干	胸 2~6 交感节	肺支→肺丛	β受体	支气管扩张	迷走神经背核	迷走神经	肺内神经节	到支气管壁平滑肌和腺体		支气管收缩，黏膜腺体分泌增加
消化系统	腮腺	脊髓胸 1~2 侧角	白交通支→颈上节	颈上节	颈外动脉丛，颞浅动脉丛	α受体	腺体血管收缩，唾液浓、量少	延髓泌涎核	舌咽神经→鼓室神经→岩浅小神经	耳神经节	经与颞神经交通支到腮腺		唾液稀薄量多
	颌下腺舌下腺				颈外动脉丛，面动脉丛			脑桥泌涎核	面神经→鼓索	颌下神经节	到颌下腺和舌下腺		
	食管	胸髓侧角	白交通支	交感干神经节	食管支	β受体	抑制食管蠕动	迷走神经背核	迷走神经	食管壁内神经节	到食管肌层和腺体		促进食管运动和分泌
	胃、肠	脊髓胸 6~12 侧角及腰 1~2 侧角	内脏大、小神经等	腹腔神经节，肠系膜上、下神经节	腹腔神经丛，肠系膜上、下神经丛	β受体 α受体	胃肠扩张，蠕动减弱，抑制胃肠括约肌和血管收缩	迷走神经背核，脊髓骶 2~4 侧角	迷走神经、盆内脏神经丛	胃、肠壁内神经节	到该器官的平滑肌和腺体		胃、肠蠕动增强，分泌增加
泌尿系统	肾	脊髓胸 6~12 侧角	内脏大、小神经	腹腔神经节，肾神经节	肾丛→肾	α受体	抑制泌尿	迷走神经背核	迷走神经→腹腔神经丛	肾内神经节	到肾脏		促进泌尿
	膀胱	脊髓腰 1~2 侧角	白交通支→腹主动脉丛→腹下丛	膀胱丛内的神经节	到膀胱平滑肌	β受体 α受体	膀胱逼尿肌松弛，膀胱括约肌收缩	脊髓骶 2~4 侧角	盆内脏神经	膀胱壁内神经节	到膀胱括约肌及膀胱逼尿肌		逼尿肌收缩，膀胱内括约肌松弛
眼	瞳孔平滑肌	脊髓胸 1~2 侧角	白交通支→交感干内上升	颈上节	颈内动脉神经丛→海绵窦丛等	α受体	瞳孔开大肌收缩（散瞳）	动眼神经缩瞳核	动眼神经	睫状神经节	睫状短神经		瞳孔括约肌收缩（缩瞳）
	泪腺	脊髓胸 1~2 侧角	白交通支→交感干内上升	颈上节	颈内动脉神经丛→岩深神经等	α受体	作用不明显	脑桥泌涎核	面神经→岩浅大神经	蝶腭神经节	颧神经→泪腺神经		分泌增加

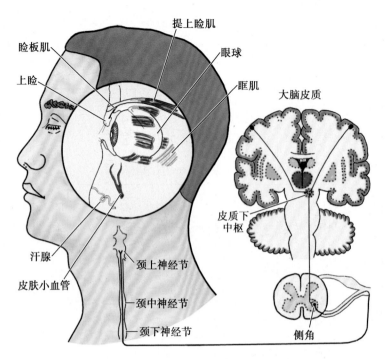

图 4-197　眶内平滑肌和面部皮肤的交感神经分布

起。③眼球后陷：常认为是 Horner 综合征中三主征之一，并可能与眶肌瘫痪有关，但人的眶肌已趋退化，作用微弱，所以眼球后陷只是由于睑裂缩小所引起的假象，并非真正后陷，这在测量眼球的位置时可得到证实。④同侧面部皮肤血管扩张（面部潮红）和无汗：这是由于分布到面部皮肤的血管和汗腺的交感神经纤维与支配瞳孔开大肌等的纤维径路基本相似，均经颈交感干和颈上节，但有人认为它们在脑干和脊髓内的径路以及最后至末梢的径路并不完全相同，所以可出现分离性症状，即瞳孔缩小，但无面部潮红和无汗。

2. 口腔腺的自主神经支配

（1）副交感神经：支配颌下腺和舌下腺的节前纤维起自脑桥泌涎核，通过面神经、鼓索和舌神经至颌下神经节，其节后纤维至颌下腺和舌下腺。支配腮腺的节前纤维起自延髓泌涎核，经舌咽神经、岩浅小神经至耳节，节后纤维路经耳颞神经，支配腮腺，作用是分泌大量稀薄唾液。

（2）交感神经：节前纤维起自第 1、2 胸髓侧角，经相应胸神经的白交通支和交感干至颈上神经节，其节后纤维经颈外动脉神经丛，面动脉神经丛而至颌下腺和舌下腺，部分纤维则经颈外动脉神经丛和颞浅动脉神经丛而分布于腮腺，作用是收缩血管、浓缩唾液。

3. 泪腺的自主神经支配

（1）副交感神经：节前纤维起自脑桥泌涎核，经面神经、岩浅大神经、翼管神经而止于蝶腭神经节，其节后纤维经颧神经、泪腺神经而分布于泪腺，作用是加强泪腺分泌。

（2）交感神经：节前纤维起自脊髓上胸节侧角，经相应胸神经的白交通支和交感干止于颈上神经节，其节后纤维经颈内动脉神经丛、岩深神经、翼管神经，并通过蝶腭神经节，路经上颌神经、颧神经和泪腺神经而分布于泪腺。交感神经对泪腺的作用不显著。

4. 心脏的自主神经支配

（1）副交感神经：节前纤维发自迷走神经背核，经迷走神经及其心上、下支和心丛而止于心脏内的神经节。节后纤维分布于窦房结（主要由右迷走神经分布）、房室结和房室束（主要由左迷走神经分布）。此外，迷走神经可能还支配心房肌，其作用是减慢心率、延缓传导。

（2）交感神经：节前纤维发自第 1～5 胸髓侧角，经相应胸神经的前根和白交通支于交感干内上行，止于颈上、中、下神经节和上胸部交感节。节后纤维经心上、中、下神经与胸心神经和心丛而分布于心房肌、心室肌及心刺激传导系统。作用是加速心率、加快传导和扩张冠状血管。

交感神经与副交感神经的纤维在心脏的确切分布尚待进一步研究，如心室肌肉是否有迷走神经分布至今尚无定论。

5. 肺和支气管的自主神经支配

（1）副交感神经：节前纤维发自迷走神经背核，经迷走神经和肺丛而止于气管、支气管和肺内的神经节，其节后纤维分布于支气管的平滑肌和腺体。作用是缩小支气管和分泌黏液。

（2）交感神经：节前纤维发自第 2～6 胸髓侧角，经相应胸神经的白交通支入交感干，上行止于星状神经节及上胸部交感节。节后纤维经肺丛而分布于支气管的平滑肌和血管。作用是扩张支气管。

6. 降结肠以上的胃肠道和肝、胆、胰的自主神经支配

（1）副交感神经：节前纤维发自迷走神经背核，经迷走神经及其分支止于消化道和肝、胆、胰的器官内神经节，其节后纤维止于降结肠以上的胃肠道和肝、胆、胰等器官的平滑肌和腺体。作用是加强消化道和胆囊的蠕动，并增进胃液、肠液、胆汁和胰液的分泌。

（2）交感神经：支配胰、肝、胆的节前纤维发自第 4～10 胸髓侧角；支配降结肠以上的胃肠道的节前纤维则起自第 6～12 胸髓侧角，路经第 4～12 胸神经的白交通支和内脏神经，止于腹腔神经节或其连属的神经节，其节后纤维分布于上述消化道的平滑肌和腺体。作用是抑制消化管和胆囊的蠕动，以及抑制腺体分泌。

7. 降结肠以下及其肠管和膀胱的自主神经支配

（1）副交感神经：节前纤维起自第 2～4 骶髓侧角，经第 2～4 骶神经和盆内脏神经以及盆神经丛，分布于降结肠、乙状结肠、直肠和膀胱等器官内的神经节，其节后纤维分布于上述各器官。作用为加强结肠和直肠的蠕动，抑制肛门内括约肌收缩，使膀胱逼尿肌收缩，膀胱内括约肌松弛，引起排尿。

（2）交感神经：节前纤维发自上部腰髓侧角（主要是第 1、2 腰髓），路经相应腰神经的白交通支，穿过腰交感神经节和腹主动脉丛，止于肠系膜下神经节或（上）腹下丛中散在的小神经节。节后纤维经（上）腹下丛、腹下神经和盆神经丛而分布至降结肠、直肠和膀胱的平滑肌。作用为抑制结肠和直肠蠕动，使肛门内括约肌收缩、膀胱逼尿肌松弛、尿道内括约肌收缩。

8. 皮肤的血管、汗腺和竖毛肌的自主神经支配

（1）副交感神经：有些实验证明，扩张皮肤血管的纤维走行于后根内，这些纤维的起点、走行还不很清楚。

（2）交感神经：节前纤维发自全部胸髓和第

1～3 腰髓侧角，经相应胸、腰神经的白交通支，止于交感干的全部干神经节，其中发自颈上神经节的节后纤维，经过颈内、外动脉丛以及上颈部的灰交通支，分布到头颈部皮肤的血管、汗腺和竖毛肌，但也有人根据临床病例观察结果认为节后纤维最后混入三叉神经甚或面神经内，因而三叉神经某一支损伤，其相应皮肤区可出现充血、发热和无汗，继之发绀、发凉，在某些面瘫病例中也有类似症状。其他干神经节发出节后纤维则经灰交通支和相应的脊神经而分布于躯干、四肢皮肤的血管、汗腺和竖毛肌。作用为收缩皮肤的血管和竖毛肌，以及使汗腺分泌。

脊髓交感神经中枢对皮肤的血管、汗腺和竖毛肌的支配具有节段性，可能 $T_1～T_4$ 分布于同侧面部和颈部；$T_4～T_8$（或 $T_3～T_7$）分布于同侧上肢；$T_2～T_{12}$ 分布于同侧躯干，$T_{11}～L_3$（或 $T_{10}～L_3$）分布于同侧下肢（表 4-29）。

1）上肢血管的交感神经支配：支配上肢血管的交感神经中枢部位尚未十分确定，动物实验证明主要位于脊髓 $T_4～T_8$ 侧角，有人认为在人类则位于 $T_3～T_7$，最高部位可达 T_2。

支配上肢血管的交感神经节前纤维一般在星状神经节，第 1、2 胸交感节，有时也在第 3 胸神经节形成突触，再由这些节发出节后纤维经灰交通支上行，主要加入臂丛的下干，以后大部分继续行于正中神经与尺神经及其分支中，小部分行于桡神经、肌皮神经及其分支中，最后分布于邻近动脉网的各部分，当接近四肢表面时，神经更加丰富，其中以终止于表面血管附近的为最多。

锁骨下动脉并不接受来自臂丛的交感神经纤维，其下 1/3 段也许有此可能，但其上段则直接来自星状神经节或锁骨下襻，刺激这些交感神经纤维可使锁骨下动脉痉挛，这虽对小动脉的紧张状态无任何影响，但可以明显减少上肢的血流。上肢其他大动脉由臂丛及其分支的交感神经纤维所供应，腋动脉主要接受来自臂丛内侧束的交感神经纤维，但其末段常有来自正中神经内的交感神经纤维附加供应；肱动脉由来自不同高度的正中神经，偶尔来自肌皮神经的纤维供应；桡动脉主要接受来自正中神经的交感神经纤维，一部分也来自桡神经；尺动脉主要由正中神经的交感神经纤维供应，但也有尺神经附加供应。

上肢的某些血管神经性疾患中，在施行交感神经切除术后，如切除第 2 胸节或合并切除第 3 胸节

191

可阻断上肢交感神经的兴奋,缓解血管痉挛,症状可获得一些改善。

2) 下肢血管的交感神经支配:支配下肢血管的交感神经中枢位于 T_{11}~L_3 侧角,但有人认为最高部位可能在 T_{10},最低部位可达 L_3。节前纤维经相应的脊神经及白交通支至胸或腰交感干,在交感干中走行不同距离后于神经节内形成突触,节后纤维经灰交通支加入腰丛及骶丛神经根,由此经周围神经分段地分布于下肢小血管。

供应腿及足部血管的交感神经大部分经过坐骨神经。股动脉的交感神经,一部分由腹主动脉、髂总动脉及髂外动脉连续下来的神经纤维所供应,另一部分来自股神经内的交感神经纤维。股动脉外膜中有交感神经网存在,Leriche 根据此理论而倡导了动脉周围交感神经切除术,但此种手术并不能改变交感神经对小腿及足部小血管的控制。因为小腿和足部小血管的交感神经来源不同,如腘动脉的近端由闭孔神经后支及隐神经(股神经的分支)内的交感纤维所供应,胫后动脉和腓动脉的交感神经纤维来自胫神经,胫前动脉和足背动脉由腓深神经供应。

交感神经的手术中,以下肢效果最佳,原因是下肢交感神经的节前纤维来源比较肯定,即最高点起自 T_{10} 或 T_{11} 侧角,最低点达 L_2 或 L_3 侧角,对外科来说,它的最低点较为重要,因为 L_2 或 L_3 以下的交感节与腰神经之间无白交通支相连,只有灰交通支,所以下腰部和骶部、尾部的交感节的节前纤维都要通过第 2 和第 3 腰交感神经节而下行。因此,第 2、3 腰交感神经节是下肢交感神经的枢纽,如将其切除,则下肢大部分交感神经兴奋被阻断。

二、内脏感觉神经

内脏感觉神经在形态上虽然基本与躯体感觉神经相似,即其初级感觉神经元也为假单极神经元,存在于某些脑、脊神经节内,但由于内脏感觉纤维的数目远较躯体感觉纤维少(因而内脏感觉迟钝)、纤维直径也较细(因而内脏感觉冲动传导速度慢)、每根内脏感觉纤维分布范围广(因而内脏感觉定位不确切)等特点,尽管人体的内脏和血管具有丰富的感受器,并经内脏感觉神经和传导束不断地传入脊髓、脑干,再进一步上传到间脑和大脑皮质,使人们在主观上仍感觉不到一般的内脏感觉,如心脏的搏动、血管的舒缩和胃肠的蠕动等,即使主观上能感受到

的内脏感觉也很模糊,如内脏痛觉和内脏温度觉等反应慢而迟钝,定位性差,像一般的温度几乎感觉不到,只有进食过冷或过热的食物时才会感到冷热,当切割胸腹腔脏器时,主观上也不能引起疼痛,只有牵拉内脏或内脏缺血时才引起疼痛,而且是很剧烈的疼痛(绞痛)。一般说来,引起中空性器官(胃、肠、胆囊、输尿管、膀胱等)疼痛的适宜刺激为牵拉和张力变化,即肌肉过度伸展或过度收缩所致。所以当肠梗阻、胃肠痉挛、胆结石或输尿管结石时,因张力升高而发生绞痛。引起心肌和骨骼肌疼痛的适宜刺激为缺血、缺氧所致的酸性代谢产物积聚,所以当冠状动脉缺血时可引起心绞痛;肢端动脉痉挛(雷诺病)时可引起局部肢痛(间歇性跛行痛)。

内脏不仅受交感神经和副交感神经的双重神经支配,而且也有与此相应的双重感觉神经分布。其中走行在交感神经中的内脏感觉纤维的胞体,位于第 1 胸神经至第 3 腰神经的脊神经节内,也属于假单极神经元,其周围支随交感神经分布到相应脏器。一般认为,内脏痛觉主要通过交感神经内的感觉纤维传导,对内脏反射的调节作用则不大,因而临床上为了解除内脏痛而切断交感神经,但不致引起严重的内脏功能失调。伴随副交感神经的内脏感觉纤维主要经迷走神经和盆内脏神经走行,行于迷走神经内的内脏感觉纤维的胞体在结状神经节内,走在盆内脏神经中的内脏感觉纤维胞体位于第 2~4 骶神经节内。多数人认为,许多内脏反射和某些内脏感觉(如膨胀感和饥饿感等)主要通过副交感神经内的感觉纤维传导。但必须指出,食管和气管的痛觉以及盆腔脏器(膀胱颈、前列腺、尿道、子宫颈和结肠末端)的痛觉分别由迷走神经和盆内脏神经内的感觉纤维传导(图 4-198)。

内脏感觉神经元的中枢支随着迷走神经走行的进入延髓后,止于孤束核;随交感神经和盆内脏神经走行的入脊髓后,止于后角。由孤束核或脊髓后角发出上行传导束至丘脑,再至大脑皮质。但是,部分内脏感觉纤维进入脊髓后可直接或间接(经中间神经元)与同侧或对侧侧角的交感神经元及前角的运动神经元形成突触,从而组成内脏-内脏反射和内脏-躯体反射的反射弧(图 4-199、图 4-200),如内脏有病变时,可引起一定区域的皮肤潮红、出汗等自主神经症状;急腹症时,也可引起腹肌强直性收缩,或在内脏病变时引起一定皮肤区域的牵涉性痛。

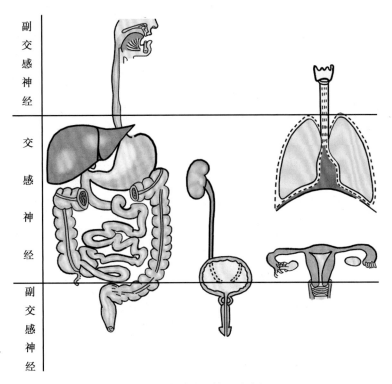

图 4-198 内脏痛觉神经分布概况

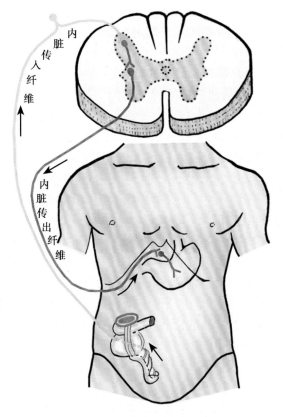

图 4-199 内脏-内脏反射弧

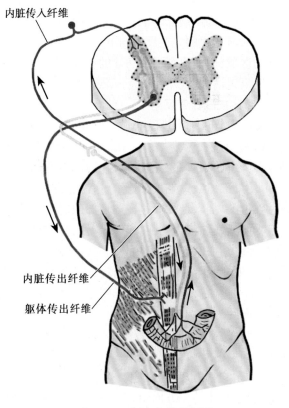

图 4-200 内脏-躯体反射弧

三、某些内脏反射及其病变症状

（一）立毛反射

立毛反射为躯体内脏反射，当皮肤受寒冷刺激后，冲动经相应脊神经、脊神经节及后根入脊髓，可经脊髓中间神经元中继后止于同侧脊髓侧角细胞，其节前纤维经前根入脊神经，再经白交通支入交感干，止于交感干神经节，其节后纤维经灰交通支入脊神经，随脊神经而分布于竖毛肌。

当脊髓侧角、前根、交感神经节或节后纤维有破坏性病变时，由于反射弧中断，病变所支配区域的立毛反射消失。脊髓的急性横断性病变，横断以下脊髓所支配的区域于脊髓休克阶段可出现暂时的立毛反射消失，休克期后可有立毛反射亢进现象。这是由于脊髓内交感神经中枢失去高级中枢的抑制作用而出现的释放现象。

由于一个交感神经的节前纤维可与不同的交感神经节的许多节后神经元形成突触，因此，在正常时局部的刺激可引起同侧广泛多节段的立毛反射。若有脊髓横断性病变，如刺激病灶以下区域的皮肤时，所产生的立毛反射向上只扩展到病变节段以下的区域，由此可以确定病灶的下界，如刺激病灶以上区域的皮肤时所产生的立毛反射向下只伸延到病变节段以上的区域，因而也可了解病灶的上界；在病变节段内立毛反射消失。

（二）皮肤血管反射

皮肤血管反射为皮肤小血管对皮肤刺激的反应（出现白色或红色划纹等），由于出现皮肤划纹，所以也称为皮肤划纹症。即以尖锐的刺激物刺划皮肤时，可使局部皮肤发生 3 个连续过程的反应：首先是划过部位的皮肤发红，继之在刺划部的周围也发红，最后受刺激发红的部位肿胀隆起。发红为血管扩张所致，肿胀系血浆渗出的缘故。在健康人就有此种反应，一般在刺激后几秒钟即出现，红纹能持续数分钟到半小时左右，隆起的皮纹于划后一两分钟出现，持续时间约为 1～12 小时。

皮肤血管反射根据其反射的原理不同大致可分局部性和反射性两类。

1. 局部性皮肤血管反射　系轴突反射，即当皮肤受刺激时，冲动一方面沿皮肤感觉神经末梢传向中枢，另一方面又可沿同一感觉纤维的分支传向皮肤血管，引起皮肤小血管舒张。由于这种反射不经过中枢神经系统，所以称为轴突反射（图4-201），但

这不是真正的反射，它并不因后根损伤而消失。

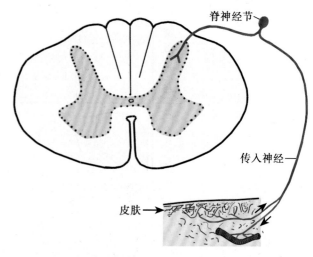

图 4-201　轴突反射

2. 反射性皮肤血管反射　其反射弧可能依次为皮肤感觉神经纤维、脊神经节、后根、脊髓后角根部内侧的副交感神经元、后根、脊神经和血管周围神经丛。功能是使血管扩张，皮肤出现红纹。当这一反射弧被中断时，如脊髓横断性病变、后根或脊神经病变等均可使反射消失，在脊髓横断性病灶以下区域的皮肤血管反射往往亢进。因而在进行皮肤划纹症检查时，刺划区域应跨越病灶节段的上下，以便对照。

（三）膀胱反射及其异常

1. 膀胱和尿道的神经支配　膀胱为一贮尿的肌性器官，构成膀胱壁的平滑肌称为逼尿肌，在膀胱与尿道连接处，即在尿道内口周围，有平滑肌组成的尿道内括约肌；在尿道膜部，即尿道穿过尿生殖膈处，有尿道外括约肌，此为横纹肌。分布到膀胱的神经包括交感神经、副交感神经、躯体运动神经和内脏感觉神经四部分（图4-202）。

（1）交感神经：节前纤维起自第 1、2 腰髓侧角的交感核（也有认为起自胸 11～腰 3 脊髓侧角者），经第 1、2 腰神经前根、白交通支和交感干神经节，至腹主动脉丛、（上）腹下丛（骶前丛）、腹下神经和下腹下丛（盆神经丛），在丛内形成突触，其节后纤维达膀胱，使逼尿肌弛缓，尿道内括约肌收缩，将尿液贮存于膀胱内。

（2）副交感神经：节前纤维发自第 2、3、4 骶髓侧角的副交感核，经第 2、3、4 骶神经前根和盆内脏神经，通过盆神经丛入膀胱壁内，在膀胱壁的神经节内形成突触。节后纤维直接分布于逼尿肌和尿道内括约肌，兴奋时使逼尿肌收缩，括约肌开放，引起

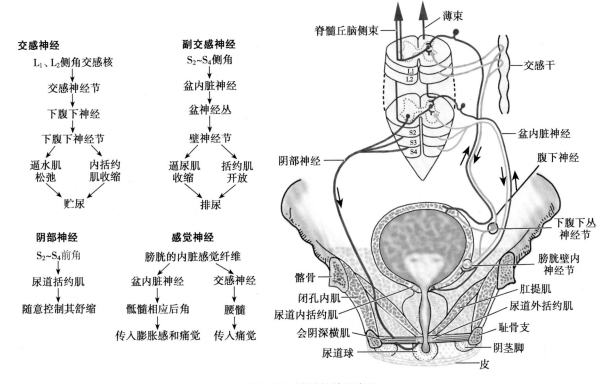

图 4-202　膀胱的神经支配

排尿。

（3）阴部神经：属躯体运动神经，起源于第2、3、4骶髓前角运动神经元，支配尿道外括约肌，可随意控制外括约肌的舒缩。

（4）感觉神经：起自膀胱的内脏感觉神经纤维，一部分随盆内脏神经进入骶髓相应节段的后角，主要传导膀胱壁的膨胀感和部分痛觉；另一部分纤维则随交感神经进入腰髓，主要传导痛觉。可见，传导尿意的感觉纤维主要经盆内脏神经。

2. 膀胱（排尿）反射　膀胱的排尿功能为一复杂的反射活动。由于膀胱逼尿肌具有一定的伸缩性，使膀胱内压在一定范围内保持不变，但当尿量增加到 300～400ml 时，膀胱内压就显著升高，从而刺激膀胱壁的压力感受器，冲动沿盆内脏神经的感觉纤维传入骶髓后，一方面兴奋骶髓的副交感排尿中枢，使其发放冲动经盆内脏神经的传出纤维，达膀胱后引起逼尿肌收缩和尿道内括约肌开放；另一方面抑制腰髓的交感中枢和骶髓前角的阴部神经中枢，使尿道外括约肌也开放，尿液就排出体外。但脊髓内的排尿低级中枢是受大脑皮质控制的，即来自膀胱的感觉冲动入脊髓后不仅能至脊髓排尿反射中枢，而且还能经脊髓后索（膨胀感觉）和脊髓丘脑侧束（痛觉）上传，最后到达大脑皮质的最高排尿中枢（旁中央小叶），再由旁中央小叶发出下行纤维（经锥体束）至脊髓的两侧排尿中枢（图 4-203）。在正常情况下，大脑皮质的高级排尿中枢对脊髓的低级排尿中枢主要起抑制作用，所以当膀胱内尿量增多，可引起尿意，但如果客观情况不允许，大脑皮质即发出冲动，经下行纤维至脊髓低级中枢，抑制骶髓的副交感中枢，并兴奋骶髓前角的运动神经元和腰髓交感中枢，使逼尿肌松弛，尿道内外括约肌紧缩，抑制排尿反射；若情况允许，则皮质对低级中枢的作用相反，即能引起排尿。因此，尽管排尿是反射性的，但它经常受到大脑皮质的影响，完全可以随意控制排尿。婴儿由于大脑皮质发育还不完全，对脊髓的低级中枢的控制力弱，有尿时即通过脊髓排尿中枢反射性地排尿，因此不能随意排尿。以后随着年龄的增长，大脑皮质和锥体路逐渐发育完善，皮质中枢对脊髓中枢的控制力也增强，就能做到随意排尿。

3. 神经性膀胱功能障碍　膀胱反射弧的结构比较复杂而广泛，上起大脑皮质的旁中央小叶，下抵支配膀胱的各条神经，而神经系统的不同部位对膀胱反射均有其各自的影响。因此神经系统不同部位的病变能引起不同类型的神经性膀胱功能障碍。

（1）无抑制性膀胱功能障碍：无抑制性膀胱功能障碍简称无抑制性膀胱。病变部位在两侧大脑半球的旁中央小叶或其下行的锥体束。常见于上矢状窦附近的脑膜瘤、上矢状窦血栓形成、脑出血、脑栓

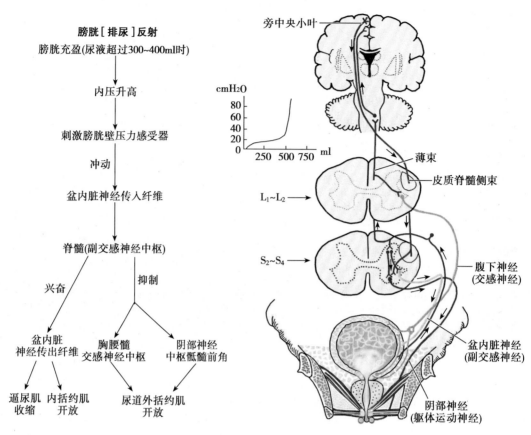

膀胱[排尿]反射

膀胱充盈(尿液超过300~400ml时)

↓

内压升高

↓

刺激膀胱壁压力感受器

↓

冲动

↓

盆内脏神经传入纤维

↓

脊髓(副交感神经中枢)

兴奋 ↓　　　↓ 抑制

盆内脏神经传出纤维　　　胸腰髓交感神经中枢　　　阴部神经中枢骶髓前角

逼尿肌收缩　内括约肌开放　　　尿道外括约肌开放

旁中央小叶

薄束

皮质脊髓侧束

L_1~L_2

cmH$_2$O
80
60
40
20
0
250　500　750　ml

S_2~S_4

腹下神经(交感神经)

盆内脏神经(副交感神经)

阴部神经(躯体运动神经)

图4-203　膀胱反射弧
附图为正常膀胱压力曲线

塞和多发性硬化等。由于大脑皮质与脊髓中枢的联系是双侧性的,因而仅一侧皮质的病变,膀胱仍能维持正常功能。在正常条件下,大脑皮质的高级排尿中枢对脊髓的低级中枢有兴奋和抑制两方面的作用,但以抑制作用为主,因此随着尿量的增多,膀胱容量逐渐增大,自膀胱传入脊髓的感觉冲动不到一定强度不能引起骶髓前角运动神经元的兴奋,因它经常受到来自大脑皮质的抑制作用。但当大脑半球旁中央小叶或其下行锥体束有病变时,就丧失对骶髓的正常抑制作用,所以虽然只有少量尿液,即能引起排尿,一旦产生尿意,就立即排尿。这种患者表现为尿急、不能随意控制排尿,因此排尿突然而失禁;由于膀胱容量小,每次尿量少而次数增多;但膀胱感觉(如膨胀感等)、排尿的力量和尿线都正常,无残余尿(图4-204)。婴儿由于大脑皮质和锥体束发育不健全,缺乏对脊髓排尿中枢的抑制力,因而也有无抑制性膀胱的排尿特点,但到2~3岁以后随着神经系统的发育成熟而抑制力逐渐增强,如果由于某些原因抑制力未能达到正常程度,在睡眠中即可发生遗尿。

（2）感觉缺失性膀胱功能障碍:感觉缺失性膀胱功能障碍也称无张力性膀胱(感觉缺失型),病变

部位在后根和后索,可见于多发性硬化、脊髓空洞症和脊髓结核等。由于病变中断了排尿反射的传入径路,尽管尿量增多,膀胱已很膨胀,但来自膀胱的感觉冲动仍不能传到大脑皮质的高级中枢而引起尿意,所以膀胱感觉消失,但发自皮质高级中枢的抑制性冲动仍能到达脊髓,因而膀胱逼尿肌被过度伸长而丧失收缩力,致使膀胱逼尿肌失去张力,发生尿潴留,膀胱容量增大(可达1000ml)而有大量残余尿(图4-205)。这类患者表现为膀胱感觉消失,排尿极度无力,只能慢慢地溢出,即溢出性尿失禁或假性尿失禁,又由于大量残余尿的存在常可发生继发性感染。

（3）运动麻痹性膀胱功能障碍:运动麻痹性膀胱功能障碍的病变部位在排尿反射的传出径路上,见于脊髓灰质炎和多发性神经根炎等。由于支配逼尿肌的传出神经麻痹,逼尿肌缺乏收缩力,虽然感觉冲动仍能传入中枢引起尿意,但不能将尿排净。所以这类患者的症状除膀胱感觉正常(能感到膨胀感)外,其余症状基本和感觉缺失性膀胱功能障碍相同,即尿潴留和溢出性尿失禁,膀胱容量大,有大量残余尿,排尿无力,因而也是无张力性膀胱,但属运动麻痹型(图4-206)。

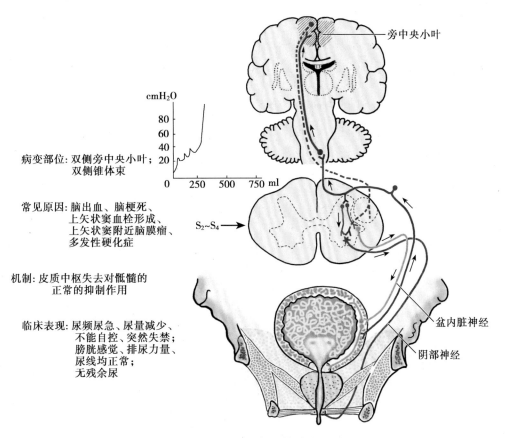

病变部位: 双侧旁中央小叶;
　　　　　双侧锥体束

常见原因: 脑出血、脑梗死、
　　　　　上矢状窦血栓形成、
　　　　　上矢状窦附近脑膜瘤、
　　　　　多发性硬化症

机制: 皮质中枢失去对骶髓的
　　　正常的抑制作用

临床表现: 尿频尿急、尿量减少、
　　　　　不能自控、突然失禁;
　　　　　膀胱感觉、排尿力量、
　　　　　尿线均正常;
　　　　　无残余尿

图 4-204　无抑制性膀胱
斜线区为病变部位,附图为膀胱测压曲线

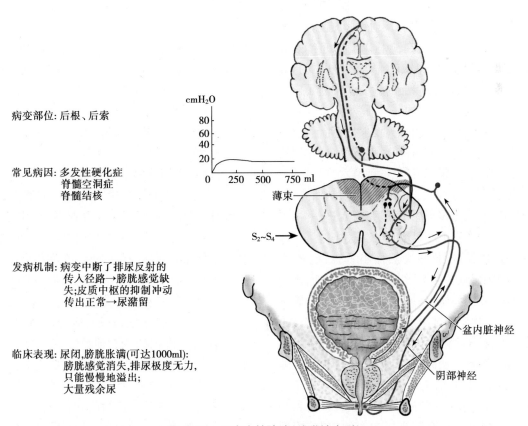

病变部位: 后根、后索

常见病因: 多发性硬化症
　　　　　脊髓空洞症
　　　　　脊髓结核

发病机制: 病变中断了排尿反射的
　　　　　传入径路→膀胱感觉缺
　　　　　失;皮质中枢的抑制冲动
　　　　　传出正常→尿潴留

临床表现: 尿闭,膀胱胀满(可达1000ml):
　　　　　膀胱感觉消失,排尿极度无力,
　　　　　只能慢慢地溢出;
　　　　　大量残余尿

图 4-205　无张力性膀胱(感觉缺失型)
斜线区为病变部位,附图为膀胱压力曲线

197

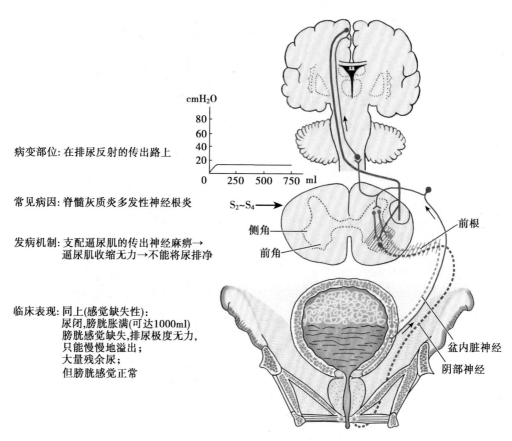

病变部位: 在排尿反射的传出路上

常见病因: 脊髓灰质炎多发性神经根炎

发病机制: 支配逼尿肌的传出神经麻痹→
逼尿肌收缩无力→不能将尿排净

临床表现: 同上(感觉缺失性):
尿闭,膀胱胀满(可达1000ml)
膀胱感觉缺失,排尿极度无力,
只能慢慢地溢出;
大量残余尿;
但膀胱感觉正常

$S_2 \sim S_4$ →

侧角

前角

前根

盆内脏神经

阴部神经

图 4-206　无张力性膀胱(运动麻痹型)
斜线区为病变部位,附图为膀胱压力曲线

（4）反射性膀胱功能障碍:反射性膀胱功能障碍简称反射性膀胱,病变部位在骶髓以上,如脊髓颈、胸、腰段的横断性外伤、感染或肿瘤等。脊髓的排尿中枢主要在骶髓,因而骶髓以上的病变就中断了脊髓低级中枢与大脑高级中枢间的联系,膀胱的排尿功能只受脊髓反射弧的影响,因而称为反射性膀胱。病变初期,由于脊髓处于休克期,一切反射均消失,排尿反射也不例外,因而出现尿滞留(见本章第六节)。休克期以后,脊髓反射由于失去高级中枢的控制而亢进,表现为膀胱容量小、无残余尿、膀胱张力亢进,并出现周期性排尿,即尿蓄积至一定量时(比正常时容量少)引起一次反射性排尿,排尿突然而不可控制(图 4-207)。这是因为感觉冲动不能上传到大脑皮质,因此膀胱感觉模糊,无明显尿意,只有当膀胱充盈时,腹部可能有一种极其含糊的排尿预感,但这种预感往往不一定出现,所以排尿突然而失禁(间歇性尿失禁)。

（5）自动性膀胱功能障碍:自动性膀胱功能障碍简称自动膀胱,病变部位在骶髓或马尾,常见于脊髓圆锥部的外伤、感染或肿瘤以及脊髓膜膨出和马尾肿瘤等。膀胱失去了脊髓排尿中枢的控制,因而膀胱既没有任何感觉,又不受运动神经的支配,但在膀胱周围的膀胱神经丛或膀胱壁内的节后神经元仍能使逼尿肌收缩,以完成排尿动作,此即所谓自动反射,因而称为自动膀胱。不过,逼尿肌的收缩力仍很不足,排尿无力,需用腹肌甚或以手压腹帮助排尿,但自动膀胱的张力仍比无张力性膀胱要强些,膀胱容量也小于无张力性膀胱,残余尿多于反射性膀胱而少于无张力性膀胱(图 4-208)。

（四）直肠反射及其异常

1. 直肠和肛门的神经支配　直肠壁的肌层为平滑肌,其环行平滑肌层在肛管周围增厚,形成肛门内括约肌并在其外围尚有横纹肌组成的肛门外括约肌。直肠和肛门括约肌的神经支配状况基本与膀胱和尿道括约肌的神经支配状况相似。即由骶髓副交感核发出的盆内脏神经支配直肠肌层和肛门内括约肌,兴奋时使直肠肌层收缩,肛门内括约肌松弛,引起排便;腰髓发出的腹下神经(交感神经)通过(上)腹下丛和盆神经丛也支配直肠的肌层和肛门内括约肌,其作用与副交感神经相反,属于躯体运动神经的阴部神经支配肛门外括约肌,如此神经受抑制,则外括约肌松弛,即能排便,直肠的感觉神经纤维也分别随盆内脏神经和交感神经传入脊髓(图 4-209)。

病变部位：骶髓以上横贯性脊髓损害

常见病因：横贯性脊髓炎,外伤、肿瘤等

发病机制：脊髓排尿中枢失去了
　　　　　皮质中枢的控制：
　　　　　膀胱的排尿机能
　　　　　只受脊反射弧的影响

临床表现：
脊髓休克期：排尿反射消失→尿潴溜；
休克期以后：排尿反射去皮质中枢控制
　　　　　　→反射亢进→间歇性尿失禁

表现为：膀胱容量小,无残余尿；
　　　　排尿突然,且不可控制

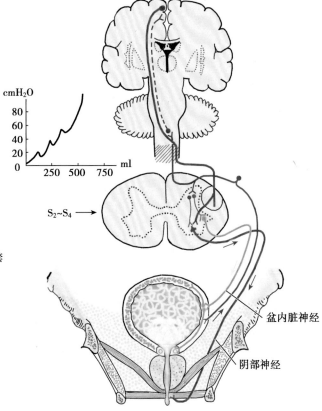

图 4-207　反射性膀胱
斜线区为病变部位,附图为膀胱压力曲线

病变部位：骶髓或马尾

常见病因：脊髓圆锥：感染、外伤、肿瘤、脊膜
　　　　　膨出；
　　　　　马尾：肿瘤

发病机制：膀胱失去脊髓中枢的控制,膀胱既
　　　　　无任何感觉,又不受运动神经的支
　　　　　配；膀胱周围的膀胱神经丛和膀胱
　　　　　壁内的节后神经元,仍能使逼尿肌
　　　　　收缩,完成排尿动作

临床表现：排尿无力,需用腹肌甚或以手压腹,帮助排尿；
　　　　　膀胱张力＞无张力性膀胱；
　　　　　膀胱容量＜无张力性膀胱；
　　　　　残余尿＞反射性膀胱；
　　　　　　　　＜无张力性膀胱

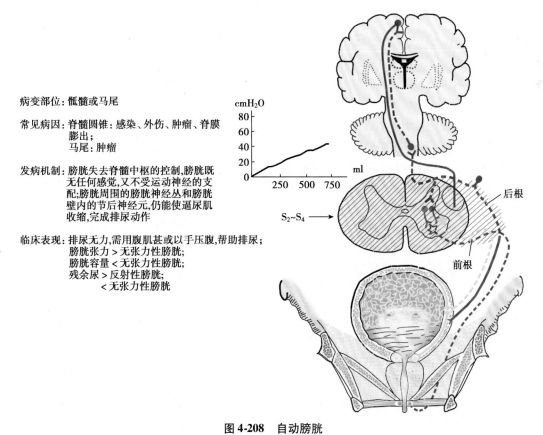

图 4-208　自动膀胱
斜线区为病变部位,附图为膀胱压力曲线

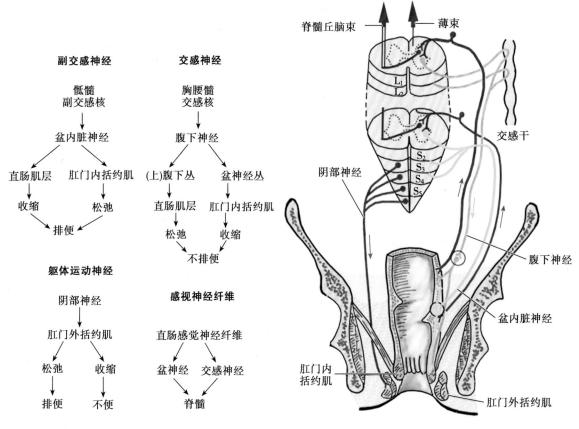

图 4-209　直肠的神经支配

2. 直肠(排便)反射　在平时,粪便储存在乙状结肠内,当结肠做集团运动(一种强烈的蠕动)时,粪便即被推入直肠。直肠壁内的感受器因受粪便的刺激,其冲动沿着感觉神经纤维传入脊髓后,一方面传至脊髓骶段的低级排便中枢,另一方面也向上传到大脑皮质的高级排便中枢,引起便意。如果环境不允许排便,则由腹下神经和阴部神经发出冲动,使直肠肌层松弛,肛门内、外括约肌收缩,排便反射受到抑制;若环境允许排便,则由盆内脏神经传出冲动,使直肠收缩,肛门内括约肌松弛,并且阴部神经受到抑制,肛门外括约肌开放,粪便即被排出(图 4-210)。

3. 神经性直肠功能障碍　神经性直肠功能障碍基本上与膀胱相似,可出现粪便滞留和粪便失禁。当骶髓以上的中枢神经病变时,可使来自直肠的感觉冲动不能上传至大脑皮质而无便意,肛门括约肌的随意性控制丧失,处于反射性紧缩状态,因而使粪便潴留。有时,经过相当长的时间后能发生不随意排便,此为反射性间歇性排便。当脊髓圆锥(S₃~S₅)病变时,因破坏了排便中枢,肛门括约肌麻痹,所以粪便失禁,但硬粪块仍可存留于直肠内(图 4-211)。

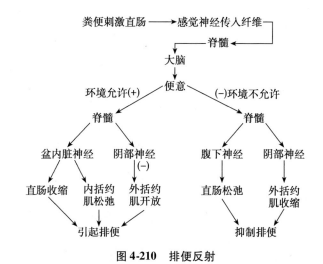

图 4-210　排便反射

(五) 性反射及其异常

性反射包括阴茎勃起和射精两个反射过程。

阴茎的海绵体内有与动脉相通的血窦,当动脉扩张时,一方面由于流入阴茎的血液增多,并充满于血窦内,使阴茎体积增大而勃起;另一方面由于静脉被涨大的海绵体压迫而使静脉血回流受阻,进一步促进勃起。阴茎内的小动脉同时受盆内脏神经(副交感神经)和腹下神经(交感神经)的支配,盆内脏神经兴奋,使小动脉扩张,引起勃起;腹下神经兴奋,

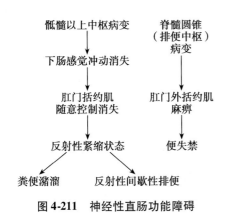

图 4-211 神经性直肠功能障碍

则使血管收缩,阴茎变软。脊髓的勃起中枢在骶髓 1~3 节段,并受大脑皮质的控制。

射精完全是一种反射活动,当阴茎头受机械刺激后,冲动即沿阴部神经传入脊髓,其传出冲动一部分经交感神经传至输精管、精囊腺和前列腺等,引起这些器官的平滑肌突然收缩,将精液送到尿道;另一部分传出冲动则经阴部神经传到坐骨海绵体肌和球海绵体肌(属横纹肌),使这些肌肉做阵挛性收缩,把精液从尿道射出体外。

脊髓骶段以上有病变时,有时由于缩血管纤维麻痹,血管充血,可发生阴茎异常勃起,射精反射活动也增强,但在横断性脊髓病变时并不发生这类现象。脊髓骶段病变时,由于勃起和射精中枢被破坏,阴茎不能勃起(阳痿),也不能射精,由于勃起中枢($S_1 \sim S_3$)比射精中枢($S_3 \sim S_4$)高,所以骶髓的小病灶(小出血或软化灶)可引起分离性阳痿,即仍能勃起,但不能射精(图 4-212)。

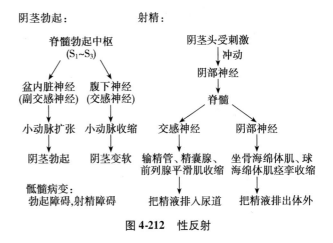

图 4-212 性反射

第四节 脊髓的内部结构

脊髓由中央部的灰质及周边部的白质构成。

一、脊髓的灰质核团及其病变综合征

脊髓的灰质在横切面上略呈"H"形(图 4-213),其两侧前端的膨大部称前角(柱);后端的尖细部分称后角(柱);前后角之间尚有向侧方的突出部,为侧角(柱),在胸、腰、骶段较明显;连接左右两侧灰质的中间部分,称为灰质连合,其中心有中央管通过。在前后角之间(颈段)或侧角与后角之间(胸段)的凹陷部,灰、白质混杂相交成网状结构,称脊髓网状核,主要存在于脊髓的上段(颈、胸段)。

脊髓灰质为节段性结构,依脊髓节可相应地分为 31 个节段。因此,脊髓灰质的病变呈现出节段性运动或感觉障碍的症状。

在脊髓灰质中的神经元胞体分布并不均匀,大部分聚集成界限清楚的核团,其中有些核团纵贯脊髓全长,有些则只存在于脊髓的某些节段。除成群的胞体外,尚有散在的神经元胞体遍布灰质各部,称为束细胞,其轴突构成固有束。

(一)脊髓前角及其病变综合征

脊髓前角内,除一些中间神经元外,主要为运动神经元,它们的轴突构成脊神经前根,因而前角和前根属运动性。

1. 前角运动神经元的分类 按前角运动神经元的大小、分布和功能,可分两类(图 4-214):一类胞体较小,轴突较细,称 A 类 γ 运动神经元,其轴突分布到骨骼肌的梭内肌纤维,与维持肌张力的功能有关;另一类属于大型多极运动神经元,其轴突较粗,称为 A 类 α 运动神经元,它的轴突至骨骼肌的梭外肌纤维,执行骨骼肌的随意运动。

2. 前角运动神经元的分群和功能定位 前角运动神经元可分内、外侧两群,各群又可细分为若干亚群(图 4-214)。

(1)前角细胞内侧群:位于前角内侧部,支配颈肌和躯干肌,又可分为前、后两亚群。其中后内侧亚群主要存在于脊髓胸段,可能支配躯干肌的深层短小肌肉,前内侧亚群几乎见于脊髓全长,可能支配躯干肌浅层的肌肉。

(2)前角细胞外侧群:在前角的外侧部,主要

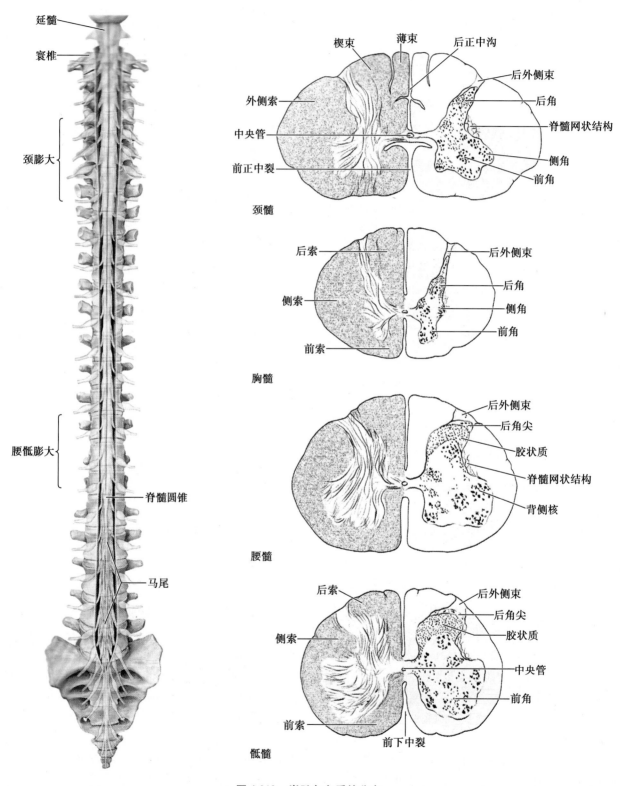

图 4-213　脊髓灰白质的分布

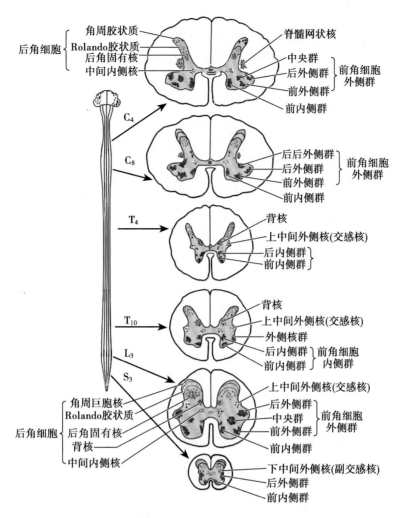

图 4-214　脊髓灰质神经元的分群

存在于颈、腰膨大处,支配四肢肌,尚可分为前外、后外、后后外和中央 4 个亚群。①前外侧亚群在颈（$C_{4\sim8}$）、腰（$L_2\sim S_2$）膨大处发达,支配四肢近侧段和中间段的伸肌和展肌;②后外侧亚群也在颈（$C_4\sim C_8$）、腰（$L_2\sim S_3$）膨大处发达,支配四肢近侧段和中间段的屈肌和收肌;③后后外侧亚群只存在于颈、腰膨大的下端一两个节段（C_8、T_1、$S_1\sim S_3$）,支配四肢远侧段运动手指和脚趾的小肌肉;④中央亚群见于颈髓（$C_3\sim C_5$）和腰骶髓（$L_2\sim S_2$）,支配膈肌和会阴肌(盆底肌)。

关于脊髓前角运动神经元各群的功能定位问题,意见并不完全一致。一般来说,靠外侧的细胞群支配肢体远侧段的肌肉,在前角最内侧的细胞群支配近脊柱的肌肉。因此,前角的细胞群由内向外,依次支配躯干肌、肩带肌或髋肌、臂肌或大腿肌、前臂肌或小腿肌以及手肌或足肌。前角细胞群的前群支配伸肌和展肌,后群则支配屈肌和收肌(图 4-215)。

3. 前角病变综合征及其解剖基础　由于前角本身的解剖特点(图 4-216)其病变常有如下症状和体征:

（1）锥体路由上、下两级神经元组成,脊髓前角运动神经元属于下运动神经元(下运动单位)。当前角病变时,由于肌肉失去了来自 α 运动神经元和 γ 运动神经元的冲动,相应肌肉麻痹、肌张力低下,即所谓弛缓性瘫痪或软瘫。前角运动神经元对其所支配的肌肉纤维有营养作用,因此当前角运动神经元(包括其轴突)被破坏时,由于失去神经支配的肌纤维发生新陈代谢障碍,所以肌肉很快出现萎缩,即神经性肌萎缩,一般发生于运动神经元受损后 2 周。由于下运动神经元是一切反射弧的最后传出路径,故一切反射消失,无病理反射。又由于前角运动神经元胞体病变的结果,相应神经纤维变性,因此产生不完全性或完全性电兴奋性变性反应。上述症状可总称为下运动神经元综合征或下单位瘫。

（2）前角为节段性结构,因此前角病变出现节段性运动障碍的症状和体征。

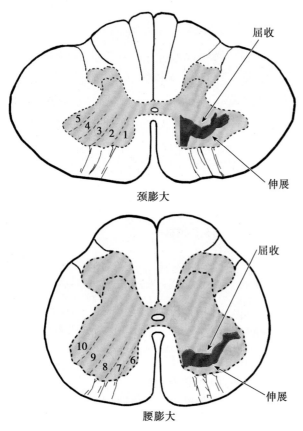

图 4-215 脊髓前角的功能定位
1. 躯干；2. 肩；3. 上臂；4. 前臂；5. 手；6. 躯干；
7. 臀；8. 大腿；9. 小腿；10. 足

（3）前角运动神经元的轴突构成本侧的前根，最后分布到同侧肢体的肌肉，因而前角病变所致的肌肉瘫痪表现在病灶同侧。

（4）一个肢体的肌肉往往受许多前角细胞群支配，而各细胞群在脊髓前角内，无论在横向或纵向上均隔一定距离。所以前角病变的小病灶不易累及所有细胞群，当然也很少影响整个肢体的全部肌肉。

（5）在前角慢性进行性病灶（如运动神经元疾病）中，一些尚未被破坏的前角运动神经元的胞体可受病变刺激而引起所支配的肌纤维收缩，这种现象曾称为肌纤维性震颤，并认为它与前根受刺激所引起的肌束性震颤不同。但从电生理学的角度来说，这种区分的概念是不恰当的。因为每一前角运动神经元以其轴突支配着从数十条到数百条肌纤维，整个运动神经元及其所支配的肌纤维称为运动单位，每一运动单位中的全部肌纤维则称为肌束（图 4-217）。真正的肌纤维性震颤出现于运动神经元受损后 2~3 周，由于失去神经支配的肌纤维对阈下少量乙酰胆碱很敏感，从而发生不自主的阵发性肌纤维收缩。因为肌纤维很细，各纤维收缩时间又不一致，所以肌纤维性震颤的收缩波太小太快，不能被肉眼看到，只有在肌电图上才能描记出纤颤电位的存在。如果病程很长，萎缩的肌纤维逐渐纤维化而完全失去功能，则肌纤维性震颤也就消失。至于肌束性震颤见于下运动神经元病变（如舌下神经核、前角和前根受损时），偶尔也可见于神经干受刺激或受压而缺血。肌束性震颤的产生是由于病灶区未死亡的运动神经元受刺激而引起所属肌束散在而孤立的收缩所致，不仅在肌电图上可描记到束颤电位，而且肉眼也能看到。由上可知，无论是前角或前根病变，均引起肌束性震颤，只不过是前角细胞不如前根中的轴突密集，受刺激时因前角病变引起的肌束性震颤不如前根受刺激所致的肌束性震颤显著。假如为区别两者肌束性震颤的差异，沿用传统的肌纤维性震颤和肌束性震颤这一名词还可考虑，但其真正概念不能混淆。

前角病变可见于急性脊髓灰质炎、婴儿性肌萎缩症，乙型脑脊髓炎和进行性脊髓性肌萎缩症等。

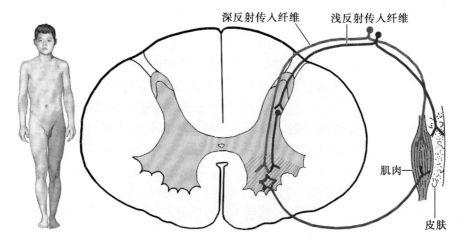

图 4-216 脊髓前角病变的解剖基础
人体图内粉红色区表示下肢肌软瘫

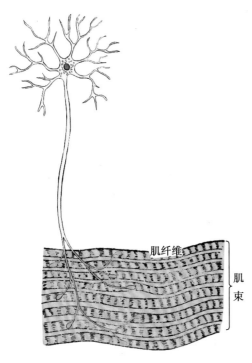

图 4-217 运动单位和肌束模式图

急性脊髓灰质炎的特点为发病急剧,病变部位多见于颈、腰膨大部,且常为单侧性。进行性脊髓性肌萎缩症的病变部位多在脊髓下颈段和上胸段,常为双侧性。婴儿性肌萎缩症的病变部位累及脊髓的范围较广,颈、胸、腰、骶段均可受累。

(二) 脊髓后角及其病变综合征

后角的神经元属中间神经元,主要接受脊神经后根的纤维,因而就后角的性质来说,是感觉性的。

1. 后角神经元的分群和功能定位 后角神经元的分群较多,由后向前依次分为下列各群(图 4-214):

(1) 角周巨胞核:位于后角周边部,见于脊髓全长,胞体呈大梭形或星形,接受来自后根的痛、温觉和粗略触觉的纤维。

(2) Rolando 胶状质(罗朗斗胶状质):在角周巨胞核的前方,似倒"V"字状,覆盖后角尖部,存在于脊髓全长,胞体呈小卵圆形或星形,轴突短,多至本节段内,接受后根痛、温觉和粗略触觉的纤维。有人认为胶状质对痛觉的产生起着闸门控制系统的作用。

(3) 后角固有核(中央巨胞核):在胶状质前方,后角的中央,于脊髓全长均有。此核由大中型的梭形或星形胶质细胞组成,接受后根的痛、温觉和粗略触觉纤维以及胶状质的纤维。后角固有核和角周巨胞核的轴突主要组成脊髓丘脑前、侧束。

(4) 背核(基底巨胞核):位于后角基底部的内侧,此核在脊髓胸段和上腰段最明显,于上颈段和骶

段也能见到。背核由大圆形胞体组成,接受后索的终支和侧支,其轴突组成本侧的脊髓小脑后束。

(5) 中间内侧核:在背核的前方,存在于脊髓全长,但以上段明显,由中小型细胞组成,也接受后索的侧支和终支,其轴突则形成两侧的脊髓小脑前束。

脊髓后角有与前角类似的功能定位,但却与前角相反,即肢体近侧端的皮肤感觉受后角后外侧部支配,远侧端者则受后角前内侧部支配。因此,脊髓中央部的病变(如脊髓空洞症)首先侵袭后角前内侧部,从而表现出肢体远端皮肤感觉障碍(图 4-218)。

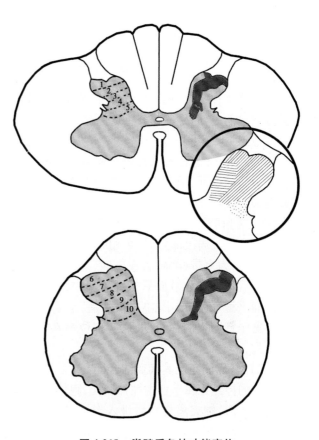

图 4-218 脊髓后角的功能定位
1. 躯干;2. 肩;3. 上臂;4. 前臂;5. 手;6. 躯干;
7. 臀;8. 大腿;9. 小腿;10. 足

2. 后角病变综合征及其解剖基础 鉴于后角的解剖特点(图 4-219),当后角病变时可有以下症状:

(1) 后角也为节段性结构,并且接受同侧后根的纤维。所以,后角病变时表现为同侧肢体节段性感觉障碍。

(2) 后角与后根的关系中,躯体感觉只有痛、温觉和部分触觉的纤维与后角的神经元形成突触,另一部分触觉和本体感觉与后角的细胞不形成突触而直入后索。因此,后角病变时只有痛、温觉消失,

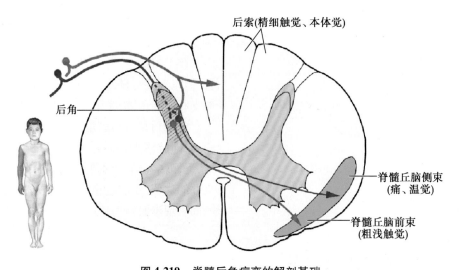

图 4-219　脊髓后角病变的解剖基础
（人体图内蓝色区表示上肢皮肤痛、温觉缺失区和触觉迟钝区）

触觉迟钝或存在,本体感觉无影响。这种同一肢体的部分感觉消失,而另一部分感觉仍存在的现象,称为分离性感觉障碍。

（3）由于脊髓后角的神经元是部分脊髓反射弧中的中间神经元,因而后角病变时某些脊髓反射可以消失或减弱。

（4）后角的神经元可因病变刺激（破坏性病变的早期或病灶的周边部）而发生相应节段的疼痛,如发生在胸部,为束带样痛;若在四肢,则引起条带样痛。由于后角细胞分散而后根纤维集中,所以后角刺激性痛一般较后根引起的“根性痛”轻。后角病变主要见于脊髓空洞症早期,病变部位多在脊髓颈段和上胸段。

（三）脊髓侧角及其病变综合征

侧角的神经元属于自主性神经元,胞体较小,呈卵圆形或梭形,轴突离脊髓后进入脊神经前根。位于脊髓胸腰段（$T_1 \sim L_3$ 或 $C_8 \sim L_2$）侧角顶端的细胞群称上中间外侧核（交感核）。此核为交感神经低级中枢,也是交感神经节前纤维的起点。存在于脊髓骶段（$S_2 \sim S_4$）侧角的细胞群称为下中间外侧核（副交感核）。此为骶部副交感神经的低级中枢,也是副交感神经节前纤维的起点。当病变侵袭侧角时,可产生相应的自主神经功能紊乱综合征,如霍纳（Horner）综合征、血管运动和泌汗障碍、皮肤立毛反射障碍、膀胱排尿反射障碍、直肠排便反射障碍以及性功能障碍等（详见本章第三节）。

二、脊髓的白质传导束及其病变综合征

脊髓的白质依前、后根可分三索（图 4-220）其

中在前根与前正中裂之间的部分称为前索;后根与后正中沟之间的白质称为后索;前、后根之间的白质称为侧索。在灰质连合的前方,连接两侧前索的薄层横行白质称为白质前连合;在灰质连合的后方,也有少量的横行纤维称为白质后连合。

脊髓白质中的纤维主要是上下纵向走行的,而

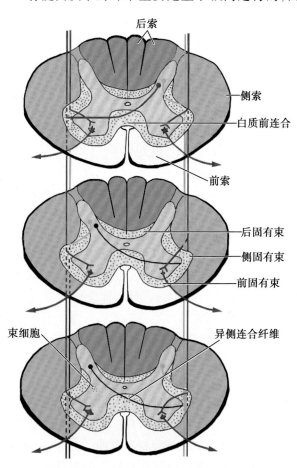

图 4-220　脊髓白质的区分和固有束

且往往是起始、走行和功能相同的纤维集合成束，称为纤维束或传导束。脊髓的传导束包括固有束、上行传导束和下行传导束三类。固有束的行程不超越脊髓，起到联系脊髓各节段的作用，所以又称为脊髓脊髓束或节间束。固有束主要由后角的中间神经元或散在的束细胞轴突构成，这些轴突分为升支、降支，沿着灰质周围升降一定距离后又返回灰质内。固有束贴近灰质表面，在前、侧、后索均有，分别称为前固有束、侧固有束、后固有束（图 4-220）。固有束具有联系不同脊髓节段的功能。上行传导束是将来自躯干和四肢的各种感觉冲动经脊髓传向脑的不同部分。下行传导束则是把运动性冲动从脑的各部经脊髓传向四肢和躯干的肌肉。因此，当脊髓传导束有病变时，影响范围较灰质病变时大，可发生病灶平面以下所支配的全部肌肉麻痹和感觉缺失，即所谓传导束型运动障碍（上单位瘫）或传导束型感觉障碍。

（一）脊髓上行传导束及其病变综合征

脊髓上行传导束也称为感觉传导束，能把来自周围的各种感觉传向脑的不同部分。经由脊髓上传的感觉大致可分为浅感觉、深感觉和内脏感觉三类。

浅感觉的感受器主要存在于皮肤和黏膜内，所以也称为皮肤或黏膜感觉，包括温度觉（冷、热觉）、痛觉、触觉和压觉等。由于引起这些感觉的刺激主要来自外界，因而又称为外部感觉。

深感觉的感受器存在于肌、腱和关节等器官内，能感受肌肉和关节的运动觉、位置觉和振动觉等（此外，骨、关节和肌肉等深部器官还有痛觉存在）。由于引起这些感觉的刺激多来自体内，所以深感觉也称为本体感觉。部分本体感觉的冲动可经上行传导束最终传到大脑皮质，能为人们所知觉，因而称为意识性本体感觉，如人们可不看本身的某一肢体，但能正确地了解这一肢体所处的位置和肌肉紧张度等。另一部分本体感觉的冲动只传到小脑，不为人们所感知，而只是与反射性的调节作用有关，所以称为反射性本体感觉。

内脏感觉的感受器主要存在于体腔内的脏器，能感受机械和化学等各种刺激，经内脏神经系统传入中枢。内脏感觉很模糊、迟钝，一般不易意识到。

1. 后索及其病变综合征　后索主要为上行的薄束和楔束，其他尚有在上述两束之间若干下行短小纤维束。

（1）薄束和楔束：薄束、楔束位于后索内（图 4-221），起自脊神经节，即由假单极神经元的中枢支经后根内侧部直入后索而成；周围支则至四肢和躯干的肌肉、腱、关节的本体感受器（肌梭和腱梭）以及

皮肤的精细触觉感受器。其中薄束由第 4 胸神经以下的各后根内侧部粗纤维构成；楔束则由第 4 胸神经以上的各后根内侧部粗纤维构成。因此，薄束传导下半身的意识性本体感觉和精细触觉；楔束传导上半身的相应感觉。在脊髓上段第 4 胸节以上，薄束占后索的内侧部，楔束则占后索的外侧部；若在脊髓下段（第 5 胸节以下）只有薄束而无楔束。薄束、楔束升至延髓，分别止于薄束核和楔束核。后索由内向外依次由来自骶、腰、胸、颈的纤维排列而成（图 4-221、图 4-222），这对定位诊断具有一定意义。

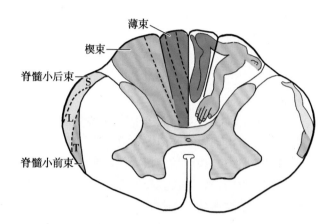

图 4-221　薄束、楔束和脊髓小脑前、后束的功能定位
T,胸；L,腰；S,骶

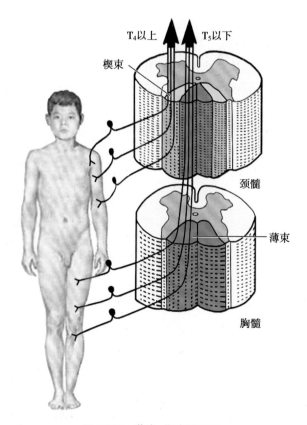

图 4-222　薄束、楔束的径路

（2）后索中的其他纤维束：后根内侧部的粗纤维进入脊髓后索之后分为升支、降支。升支较长，形成上述的薄束、楔束；降支较短，与起于后角的某些纤维共同组成若干下行的短纤维束，这些纤维束在脊髓的不同部分有不同的位置、形状和名称（图4-223）。如在骶髓后正中沟的两侧，有呈三角形的三角束；在腰髓后正中隔旁，有呈椭圆形的椭圆束；在胸髓上述两束合成隔缘束；在颈髓和上胸髓后索的中央，薄束、楔束之间有束间束（逗点束）。以上各束下行若干脊髓节段，并通过终支和侧支直接或间接与前角运动神经元构成突触，起脊髓节段间的联络作用，与共济协调运动有关。

（3）后索（薄束、楔束）病变综合征及其解剖基础：后索有病变时，根据其解剖特点（图4-224）可有下述症状及体征：

1）由于薄束、楔束起源于同侧的脊神经节，所以在病变后可出现同侧肢体传导束型感觉障碍。

2）组成薄束、楔束的后根内侧部粗纤维也是深反射的传入神经，当后索病变时中断了深反射弧，因而深反射可消失或减弱。

3）后索传导意识性本体感觉和精细触觉，后索病变时上述感觉即缺失。因此后索病变的患者在闭眼后不能确定病肢各关节的位置和运动方向，在肢体运动时，由于位置觉和运动觉不能传至大脑皮质，以随时矫正运动的肢体姿势，因而可出现深感觉性共济失调（脊髓性共济失调），即闭目指鼻试验或Romberg试验（下肢-薄束病变者）阳性。由于后索只传导部分触觉，所以后索病变时触觉只有减弱，不会完全消失，但皮肤的精细辨别觉（如两点辨别觉）消失。

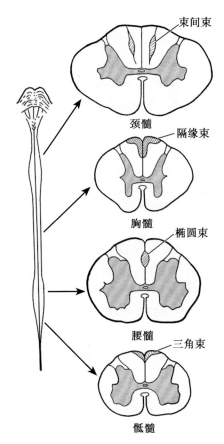

图4-223　后索中的下行纤维束

单纯后索病变的典型例子为脊髓结核，神经梅毒已极少。其他尚可见于假性脊髓结核、遗传性感觉性共济失调症、亚急性联合变性症等。但除后索病变外，还有其他结构的损害。

2. 脊髓小脑前、后束及其病变综合征

（1）脊髓小脑后束：脊髓小脑后束（图4-221、图4-225）位于脊髓侧索周缘的后外侧部，其内侧为

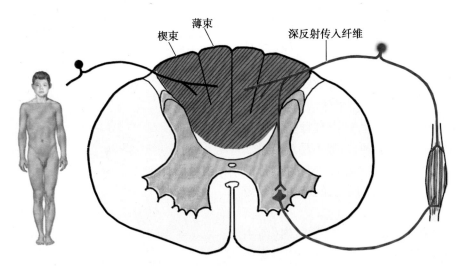

图4-224　后索病变的解剖基础

人体图内蓝色表示本体觉和精细触觉障碍区

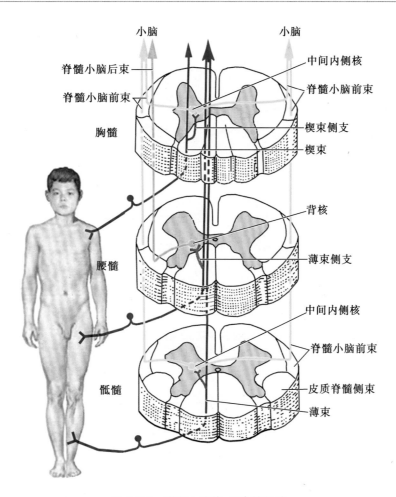

图 4-225　脊髓小脑前、后束的径路

皮质脊髓侧束。薄束的部分终支和侧支上行一段距离后进入同侧背核形成突触,背核发出的纤维绝大部分在同侧侧索内上升,此为脊髓小脑后束。由于背核主要见于胸髓和上腰髓,所以在胸髓以上此束才较明显。脊髓小脑后束把来自同侧下肢和躯干的本体感觉冲动传至小脑。小脑以此束调节肌张力及协调运动,因而这种感觉是反射性本体感觉。

（2）脊髓小脑前束:脊髓小脑前束（图 4-221,图 4-225）在脊髓小脑后束的前方,其内侧为脊髓丘脑侧束。后索的部分终支和侧支上行一段距离后,至中间内侧核构成突触,再出此核发出纤维在两侧的侧索内（以至对侧为主）上行,所以脊髓小脑前束由起自两侧中间内侧核的纤维组成。由于中间内侧核见于脊髓全长,因此在脊髓骶段即能出现此束,越向上越发达。脊髓小脑前束传导全身两侧的反射性本体感觉冲动,但上肢的反射性本体感觉冲动尚有经楔束的部分终支和侧支、楔外核、后外弓状纤维传至小脑。

（3）脊髓小脑前、后束与后索病变综合征及其解剖基础:脊髓小脑前、后束单独受累很少见,它往往与后索和其他纤维束同时受累（图 4-226）,如遗传性感觉性共济失调症（Fredreich 遗传性共济失调症）,病变部位以脊髓下段为重,往往为双侧性,主要症状和体征表现如下:

1）因病变累及后索,故可产生后索病变的症状与体征。

2）由于双侧的脊髓小脑前、后束受损,两侧肢体的反射性本体感觉缺失,小脑得不到来自肢体的本体感觉冲动而致共济失调,称为小脑性共济失调。小脑性共济失调与深感觉性共济失调的主要区别在于前者的共济失调不能被视觉矫正,而后者则能为视觉所矫正。因此,检查共济失调的各项试验于睁眼和闭眼时无任何差别。

3）由于脊髓小脑后束的内侧为皮质脊髓侧束,因而皮质脊髓侧束常可受累而产生相应的症状和体征。

3. 脊髓丘脑侧、前束及其病变综合征

（1）脊髓丘脑侧束（图 4-227、图 4-228）:位于侧索的前部,脊髓小脑前束的内侧。后根外侧部的细纤维入脊髓后行于后角尖端与脊髓表面之间的后

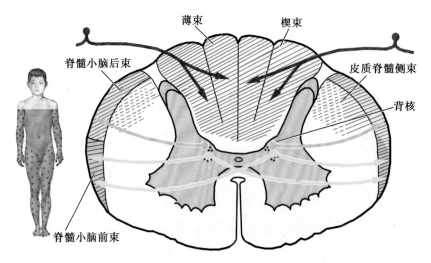

图 4-226　脊髓小脑前、后束病变的解剖基础
人体图内蓝色区表示本体感觉缺失,红点表示肌内硬瘫

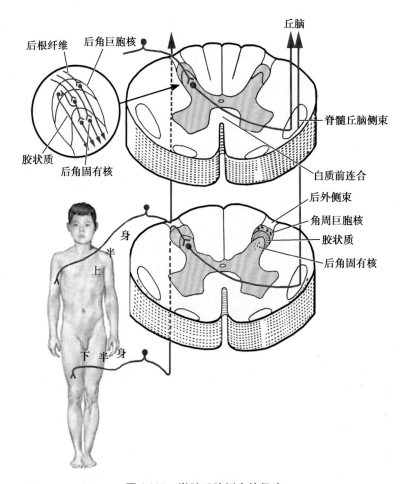

图 4-227　脊髓丘脑侧束的径路

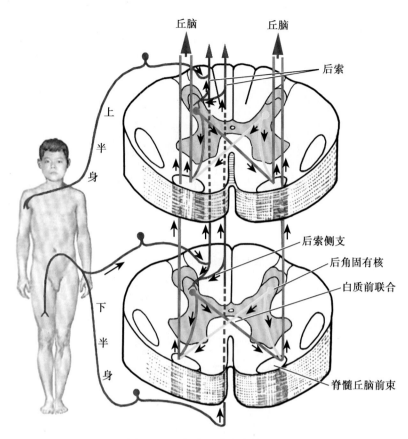

图 4-228　脊髓丘脑前束的径路

外侧束,在此束内上升一两个节段之后,立即进入后角灰质,部分纤维直接与角周巨胞核和后角固有核构成突触,另有部分纤维则先在罗朗斗胶状质形成突触,然后由胶状质内小细胞发出的轴突进入后角固有核和角周巨胞核,有人认为纤维在胶状质内中继后具有闸门控制作用。由后角固有核和角周巨胞核发出的纤维,立即经白质前连合交叉到对侧侧索上行(也有少数纤维不交叉而行于本侧侧索),组成脊髓丘脑侧束,最后上升至丘脑。此束的前部传导痛觉,后部传导温度觉,近固有束的内侧部可能传导内脏感觉。脊髓丘脑侧束可分层定位,由内向外依次为来自颈、胸、腰、骶的纤维。临床上利用这种解剖关系可做脊髓前外侧索切断术,从而切断了其中的脊髓丘脑侧束,使痛、温觉消失,以便控制难以忍受的疼痛。这种手术可适用于皮肤痛、深部肌肉关节痛和内脏痛,但由于内脏感觉是双侧传导的,所以必须同时切断两侧前外侧索。

(2) 脊髓丘脑前束:脊髓丘脑前束(图 4-227 ~ 图 4-229)位于前索的前部。后根内侧部的粗纤维在后索内上行一段距离,然后以其终支和侧支在不同节段上终于后角固有核,并形成突触,再由此核发出的纤维绝大部分横过白质前连合,交叉到对侧前索内

上行,小部分纤维则不经白质前连合直达本侧前索,与交叉的纤维共同形成脊髓丘脑前束,最终也上升到丘脑。此束外侧部传导粗浅触觉,内侧部则传导压觉。脊髓丘脑前束也有如同脊髓丘脑侧束一样的分层定位,即由表及里为骶、腰、胸、颈的纤维组成。

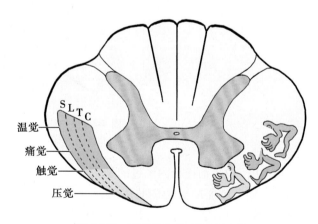

图 4-229　脊髓丘脑前、侧束的定位

(3) 白质前连合病变综合征及其解剖基础:在脊髓白质前连合内有许多纤维经此交叉,其中包括脊髓丘脑前束和侧束的交叉纤维,因而白质前连合病变时可损伤上述两束,产生如下症状和体征(图 4-230、图 4-231):

211

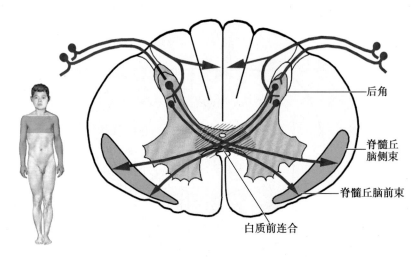

图 4-230 白质前连合病变的解剖基础(横切面)
人体图内绿色区表示痛温觉缺失、触觉迟钝

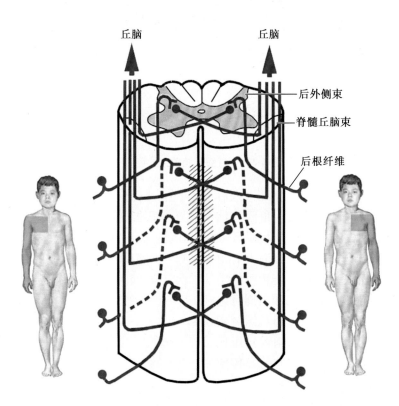

图 4-231 白质前连合病变的解剖基础(纵切面)
人体图内绿色区表示痛温觉缺失、触觉迟钝

1)由于白质前连合内经过的是交叉纤维,所以交叉部的病变就影响到两侧肢体,又由于脊髓丘脑前、侧束是在白质前连合内逐节交叉的,因而白质前连合的病变出现两侧肢体的节段性感觉障碍。

2)由于传导精细触觉的纤维经后索直接上行,只有传导粗略触觉的纤维才经白质前连合交叉,并且在粗略触觉纤维中也有小部分纤维是不经白质前连合的不交叉纤维。所以白质前连合病变时可产生分离性感觉障碍,即痛、温觉消失,触觉仍存在或迟

钝,深感觉正常。

3)在白质前连合处脊髓丘脑侧束的交叉纤维于脊髓丘脑前束的后方,因而中央管周围的早期小病灶可首先出现痛、温觉障碍,然后才出现触觉迟钝。

4)由于脊髓丘脑侧束先在后外侧束内上升一两个节段后再入后角,所以皮肤的痛、温觉缺失平面往往较病灶平面低一两个节段。

白质前连合的病变多见于脊髓空洞症、脊髓出血和髓内肿瘤等疾病。脊髓空洞症的好发部位在脊

髓颈段和上胸段;脊髓出血多发生于颈膨大部。

（4）脊髓丘脑侧束病变综合征及其解剖基础：单独发生脊髓丘脑侧束的病变是十分少见的,往往同时伴有脊髓其他结构的病变。从分析脊髓丘脑侧束的解剖特点入手（图4-232）,可以了解此束病变时有如下症状和体征：

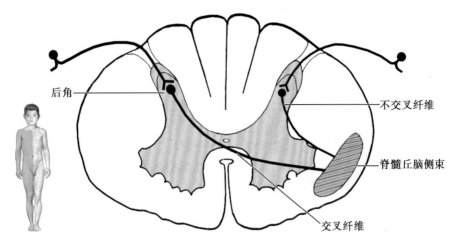

图4-232　脊髓丘脑侧束病变的解剖基础

1）由于脊髓丘脑侧束的纤维主要起自对侧后角,因而出现对侧肢体传导束型痛、温觉缺失。

2）如病变局限于侧索,则传导深感觉和触觉的纤维无损,从而出现分离性感觉障碍,即深感觉和触觉存在,痛、温觉缺失。

3）虽然组成脊髓丘脑侧束的多数纤维起自对侧后角,但也有少数纤维来自同侧。因而一侧脊髓丘脑侧束有病变时,对侧肢体痛、温觉缺失一段时期后可有不同程度恢复,这可能是不交叉的纤维所起的代偿作用。

4）行于脊髓丘脑侧束中的内脏感觉纤维来自两侧后角,所以一侧脊髓丘脑侧束病变时对内脏感觉无影响。

5）脊髓丘脑侧束在后外侧束上升一两个节段后才进入后角,所以痛、温觉缺失平面较病灶平面低一两个节段。

6）如为髓内压迫性病变所引起的痛、温觉缺失,则由于脊髓丘脑侧束的分层定位关系,病灶早期只能破坏或压迫此束的内侧部（上半身）,晚期才波及外侧部（下半身）,所以痛、温觉缺失平面是由上向下发展的（图4-233）。若为一侧髓外压迫性病变,情况则相反,痛、温觉缺失平面是由下向上上升的（图4-234）。

7）齿状韧带附着于脊髓丘脑侧束后方的脊髓边缘处,当脊髓后方有髓外压迫性肿物时,肿物由后向前压迫脊髓,而脊髓两侧又有齿状韧带牵拉,因而由浅入深地压迫了两侧脊髓丘脑侧束,因此,可发生双侧上升性痛、温觉缺失（图4-235）。

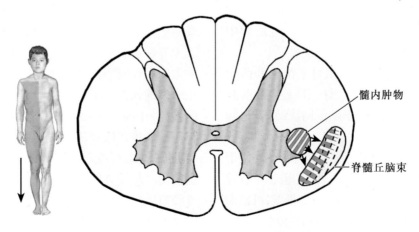

图4-233　脊髓丘脑侧束髓内病变的解剖基础
人体图内绿色区表示痛、温觉缺失和触觉迟钝区

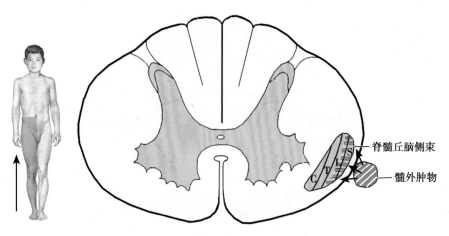

图 4-234　脊髓丘脑侧束髓外侧方病变的解剖基础
人体图内绿色区表示痛、温觉缺失和触觉迟钝区

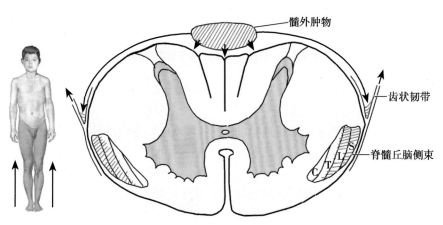

图 4-235　脊髓丘脑侧束髓外后方病变的解剖基础
人体图内绿色区表示痛、温觉缺失和触觉迟钝区

4. 脊髓内的其他上行传导束　在脊髓内除上述上行传导束外,尚有脊髓顶盖束、脊髓网状束和脊髓橄榄束等。

(1) 脊髓顶盖束:脊髓顶盖束位于脊髓丘脑侧束的前方,主要起于对侧后角固有核,与脊髓丘脑侧束伴行,终于中脑顶盖(特别是上丘),把痛、温、触觉的冲动传向中脑顶盖,而后者则是视、听反射中枢,因而此束可能与视、听反射有关。

(2) 脊髓网状束:脊髓网状束位于侧索和前索的内侧部,混杂于脊髓丘脑侧束、脊髓顶盖束和前庭脊髓束中。此束起于后角,止于脑干网状结构,为网状结构的组成部分。

(3) 橄榄束:脊髓橄榄束存在于脊髓上段,位于脊髓小脑前束的前方,前根的穿出处,它起于脊髓对侧后角,经白质前连合交叉止于延髓下橄榄核,可把来自脊髓的某些冲动上传至下橄榄核,进而再传至小脑。

(二) 脊髓下行传导束及其病变综合征

脊髓下行传导束也称为运动传导束,它们起于

脑的各部分,直接或间接止于脊髓前角或侧角,其中把起于大脑皮质,直接终于前角的传导束列入锥体路;把大脑皮质通过皮质下各中枢间接与脊髓前角发生联系的传导束归入锥体外路。

1. 皮质脊髓侧、前束及其病变综合征

(1) 皮质脊髓侧束和前束:皮质脊髓侧束位于脊髓侧索后部,脊髓小脑后束的内侧,由于在腰髓以下无脊髓小脑后束,所以皮质脊髓侧束则位于脊髓侧索的后外侧部;皮质脊髓前束在前索的最内侧,前正中裂的外侧。上述两束均起自大脑皮质,直接或间接(经中间神经元)终于脊髓前角(图 4-236、图 4-237)。其中皮质脊髓侧束起于对侧大脑半球的皮质(但也有少数纤维起自同侧大脑皮质),止于本侧脊髓前角。皮质脊髓前束始于同侧半球皮质,多数纤维经白质前连合逐节交叉至对侧,进入对侧前角,少数纤维则不经白质前连合,直接止于同侧前角。由上可知,脊髓前角运动神经元主要接受来自对侧大脑半球的纤维,但也受少数起自同侧半球的纤维控

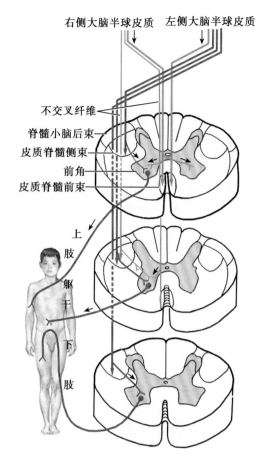

图 4-236　皮质脊髓侧、前束的径路

制,这部分不交叉的纤维主要支配躯干肌,所以躯干肌是受双侧皮质脊髓束控制的。皮质脊髓前束仅存在于脊髓上段,与侧束一起共同支配上肢肌。此外,在皮质脊髓侧束中,尚混有起自脊髓灰质的脊髓皮质纤维,能直达大脑皮质,有人认为是脊髓浅反射弧的组成部分。

皮质脊髓侧束能分层定位,即由内向外依次为到颈、胸、腰、骶部去的纤维,所以支配上半身的纤维在内侧,下半身的在外侧(图 4-237)。

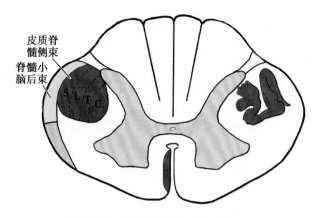

图 4-237　皮质脊髓侧束的位置和定位

(2)皮质脊髓侧、前束病变综合征及其解剖基础(图 4-238):皮质脊髓侧、前束病变时的症状和体征可有如下特点:

1)皮质脊髓侧束的纤维终于同侧前角,因而此束病变时表现为病灶平面以下的同侧肢体传导束型运动障碍。

2)由于躯干肌和颈肌受双侧皮质脊髓纤维(交叉的和不交叉的)控制,所以脊髓的一侧病变并不引起躯干肌的完全瘫痪。

3)一侧的高位颈髓病变,上肢瘫痪往往较下肢

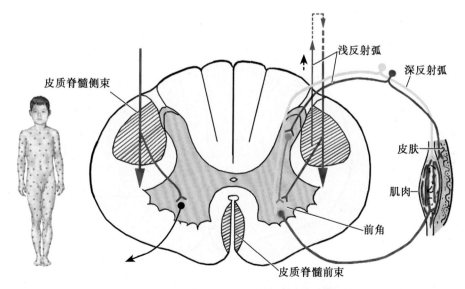

图 4-238　皮质脊髓侧、前束病变的解剖基础
(原发性侧索硬化症)
人体图内红色细点表示肌肉痉挛性瘫痪

215

轻,这是因为上肢肌肉同时受皮质脊髓侧束和前束的控制。

4)皮质脊髓侧束、前束属于上运动神经元或上运动单位。上运动神经元病变时可产生许多症状,总称上运动神经元综合征,主要表现为:瘫痪的肌肉张力增高、痉挛,甚至关节挛缩,所以又称为痉挛性瘫痪或痉挛瘫。由于维持肌肉正常代谢起重要作用的前角运动神经元完整无损,因而瘫痪后的肌肉并不萎缩,也无肌束性震颤,但后期可出现失用性萎缩。反射的改变表现为深反射增强,浅反射减弱或消失,出现病理反射和联带运动。关于上述症状和体征的原理详见本章第六节。上、下运动神经元综合征的比较见表4-21。

单纯皮质脊髓侧束和前束的病变主要见于原发性侧索硬化症,病变部位多在脊髓胸段,且为双侧性,因而出现双下肢上运动神经元综合征(图4-238)。皮质脊髓侧、前束可与前角同时发生病变,此型病变的典型例子为肌萎缩性侧索硬化症,病变部位多在颈段,也为双侧性,所以两侧上肢可出现上、下运动神经元同时受损的综合征;在病程早期,双下肢仅有上运动神经元综合征(图4-239)。皮质脊髓侧、前束还可与后索联合受损,如亚急性脊髓联合变性,病变同时发生于双侧脊髓后索和皮质脊髓侧、前束(图4-240)。

2. 红核脊髓束 红核脊髓束在脊髓侧索内,皮质脊髓侧束的前方,脊髓小脑后束的内侧;此束发自中脑的对侧红核,直接或间接(经中间神经元)止于脊髓同侧前角运动神经元。动物的红核脊髓束很发达,但在人类它已退化,并被红核网状脊髓束所代替,而后者则是由红核下行的纤维先在脑干网状结构内形成突触,然后才下行至脊髓,因而它已是网状脊髓束的一部分(图4-240、图4-241)。红核脊髓束的功能是调节肌张力以及骨骼肌的随意运动,以维持身体的一定姿势。

表4-21 上、下运动神经元综合征的比较

区别点	上运动神经元综合征	下运动神经元综合征	区别点	上运动神经元综合征	下运动神经元综合征
别名	上单位瘫、中枢性瘫、痉挛性瘫	下单位瘫、周围性瘫、弛缓性瘫	肌束性震颤	无	有
			深反射	亢进	减弱或消失
瘫痪范围	范围广泛	范围局限	浅反射	减弱或消失	减弱或消失
肌张力	增高	降低	病理反射	有	无
肌萎缩	无,晚期有失用性萎缩	早期出现	联带运动	有	无
			电兴奋性变化	无	有

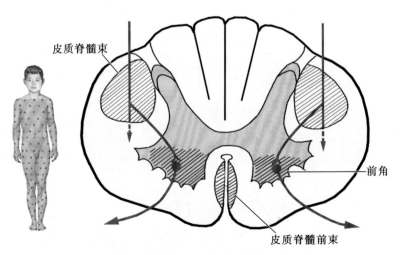

图4-239 皮质脊髓侧、前束与前角病变的解剖基础
(肌萎缩性侧索硬化症)
人体内红点表示痉挛性瘫,粉色区表示弛缓性瘫)

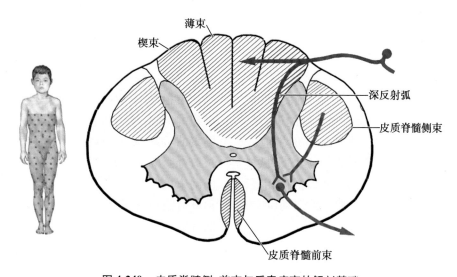

图 4-240　皮质脊髓侧、前束与后索病变的解剖基础
（亚急性联合变性）
人体图内红点表示肌肉痉挛性瘫，蓝色区表示本体觉和精细触觉缺失

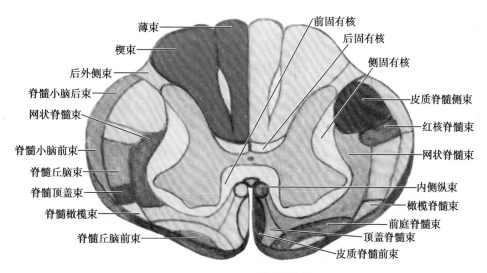

图 4-241　脊髓的传导束（横切面）

3. 网状脊髓束　网状脊髓束起于脑干网状结构，止于脊髓前角和侧角，走行于脊髓侧索和前索的深部，紧贴固有束。其中不交叉的纤维在红核脊髓束和皮质脊髓侧束的前方，并与它们混杂在一起，称为网状脊髓侧束。部分不交叉的纤维和交叉纤维贴近前固有束，称网状脊髓前束（图 4-241）。网状脊髓束对肌张力和内脏活动有调节作用。

4. 内脏运动传导束　关于内脏运动传导束的确切途径尚未清楚，在脊髓位于前、侧索内可能紧贴固有束，弥散在网状脊髓束中；控制胸、腹、盆腔脏器是双侧性的，但支配肢体的皮肤血管和汗腺则是单（同）侧性的，因而一侧脊髓的前、侧索受损，同侧肢体早期可发红、发热，后期则为发绀、发冷，同侧肢体泌汗可减少或无汗。

5. 前庭脊髓束　前庭脊髓束主要起自延髓与脑桥交界处的前庭外侧核，走在脊髓同侧前索的前部，与脊髓丘脑前束相混，止于脊髓前角（图 4-241）。此束几乎存在于脊髓全长，直至脊髓腰段，人类已不甚发达。前庭脊髓束能把来自前庭和小脑的冲动传至脊髓前角，以调节躯干及四肢肌肉的张力，维持体位和平衡。此束虽对屈、伸肌的张力均有增强作用，但对伸肌张力的作用更显著，因此当脊髓横断性病变时，如皮质脊髓束和前庭脊髓束同时受损，可表现出屈曲型截瘫，如只损伤皮质脊髓束，而前庭脊髓束的功能完整，则可产生伸展型截瘫。前庭脊髓束和网状脊髓束都对肌张力的调节和去大脑强直的出现有关。

6. 顶盖脊髓束　顶盖脊髓束位于前索，前庭脊髓束的后内方；起自中脑对侧顶盖，止于同侧前角（图4-241），主要存在于脊髓上段，但也有少数纤维下延到骶髓。此束是视、听探究反射的传出路，如此束受损，则视、听探究反射消失。

7. 内侧纵束　内侧纵束在前正中裂底的两侧（图4-241），纤维来源较多，此束在脊髓部的下行纤维主要终于颈髓前角，参与头颈部肌肉的协调运动。

8. 橄榄脊髓束　橄榄脊髓束起自延髓下橄榄核，下行于脊髓前、侧索交界处，与脊髓橄榄束相混，止于颈髓前角运动神经元，参与颈肌反射活动（图4-241）。

（三）脊髓各传导束的相互位置关系和脊髓半离断综合征

1. 脊髓各传导束的相互位置关系　脊髓内的上述各传导束的配布有一定规律性，一般说来，短的传导束如固有束位于白质内侧部，紧贴灰质表面，长的传导束在白质外侧部，后索内的主要传导束为上行传导束，前、侧索内的上行传导束主要位于白质最外侧部，起节段间联络作用的固有束在白质的最内侧部，下行传导束主要居于白质中间部。现将脊髓各传导束的相互位置关系总结如下（图4-241）：

（1）后索：主要为薄束、楔束：①薄束：在后索的内侧部；②楔束：在后索的外侧部。

（2）侧索：包括以下各束：①脊髓小脑后束：在侧索后外侧周缘部；②脊髓小脑前束：在侧索前外侧周缘部；③皮质脊髓侧束：在侧索后部，脊髓小脑后束的内侧；④红核脊髓束：在脊髓小脑后束前部的内侧，皮质脊髓侧束的前方；⑤网状脊髓侧束：在侧索内侧部，紧邻固有束，与皮质脊髓侧束和红核脊髓束

相混；⑥脊髓丘脑侧束和脊髓顶盖束：在侧索前部，脊髓小脑前束的内侧，红核脊髓束的前方。

（3）前索：有以下各束：①脊髓丘脑前束：前索的最前部；②前庭脊髓束：也在前索前部，与脊髓丘脑前束相混；③皮质脊髓前束：在前索内侧部，前正中裂的两侧；④顶盖脊髓束：在前索内侧部，前庭脊髓束的后方，皮质脊髓前束的外侧；⑤内侧纵束：在顶盖脊髓束的后方，皮质脊髓前束的外侧；⑥网状脊髓前束：在前索深部，并与内侧纵束、顶盖脊髓束和前庭脊髓束混杂；⑦橄榄脊髓束和脊髓橄榄束：在前、侧索之间，前根出脊髓的部位。

2. 脊髓半离断综合征（Brown-sequard 综合征）及其解剖基础　脊髓可因外伤和侧方的肿瘤压迫等因素，致使一侧结构发生横断性病变，其症状和体征如下（图4-242）：

（1）由于一侧皮质脊髓侧束受损，可产生病灶平面以下的同侧肢体上单位瘫。

（2）因为一侧后索和脊髓小脑前、后束病损，所以同侧肢体的深感觉和精细触觉缺失，并有明显的共济失调。

（3）脊髓丘脑侧束受损，结果使病灶平面一两个节段以下的对侧肢体痛、温觉缺失；传导粗略触觉的脊髓丘脑前束来自两侧后角，所以一侧病损，粗略触觉迟钝或接近正常。

（4）病变节段的前、后角受损，因而产生同侧相应节段的下单位瘫和一切感觉消失。于病变早期相邻节段可有刺激征（疼痛和肌束性震颤）。

（5）由于损伤了内脏运动传导束，使同侧肢体早期发红、发热，后期发绀、发冷以及泌汗障碍。

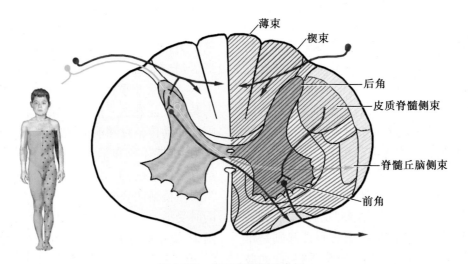

图4-242　脊髓半离断综合征

人体图内绿色区表示痛、温觉缺失，触觉迟钝，蓝色区表示本体觉缺失，紫色区为一切感觉缺失区，红点表示肌肉痉挛性瘫，粉点表示肌肉弛缓性瘫

三、脊髓定位诊断的解剖要点

所谓脊髓横定位，就是根据脊髓横切面上的解剖特点来分析病变部位，其要点总结归纳如下：

1. 凡是灰质性病变，均表现为节段性障碍，其中前角病变为节段性运动障碍，属于下运动单位瘫，后角病变为节段性分离性感觉障碍，即痛、温觉缺失，触觉存在或迟钝，深感觉存在。

2. 于急性病变早期或慢性病变时，灰质病灶周边部可有刺激症状，前角可能出现肌束性震颤，后角可有感觉过敏或疼痛。

3. 凡是白质传导束病变，均可出现病灶平面以下的感觉或运动障碍，即传导束型感觉或运动障碍（属上运动单位瘫）。

4. 主要根据传导束的交叉情况确定病变侧别。交叉部位的损伤，症状表现在两侧。传导束在脊髓内交叉的部位主要在白质前连合，并且是逐节交叉的，所以白质前连合病变呈现出两侧节段性感觉障碍。传导束如在交叉部以上受损，症状表现在对侧肢体（痛、温觉）；若在交叉以下病损，症状出现在同侧肢体（运动和深感觉）。

5. 在左右交叉的传导束中往往存有少数不交叉纤维。因而，凡是两侧支配的器官，感觉或运动障碍很轻，也易恢复，甚至根本不出现功能障碍。

6. 引起分离性感觉障碍的脊髓病变部位可见于后角、白质前连合、侧索或后索单独受损。

7. 病变波及脊髓内的内脏活动中枢和传导路径时，则可产生相应的自主神经功能紊乱症状。

第五节　脊　髓　节

人体的皮肤和骨骼肌等器官是由胚胎时期的原始结构——体节发育而来的，并且每对体节均有相应的脊髓节以及与其相连的神经分布。也就是说，每一脊髓节与某一节段的皮肤（皮节）和肌肉（肌节）等躯体性器官以及内脏器官具有一定的神经支配关系。了解这种对应关系对神经系统疾病的定位诊断具有重要意义。

一、脊髓节与皮肤节段性分布的关系

人体皮肤感觉的节段性分布（图4-243）在颈部和躯干最为明显，因为在发生上，这两个部位的体节没有变迁，所以皮节仍然是依次排列的，每一皮节形成一个环形的束带，环绕躯干和颈部。但在四肢，皮节的分布就复杂多了。因为四肢是由躯干伸出的突起（肢芽）发育而成的，在肢芽的起始处，一些体节就向远端伸入肢芽，并沿着肢芽的长轴平行排列（图4-244）。因此，四肢的皮节虽不如躯干明显，但仍可辨认。关于脊髓节与皮肤感觉的节段性分布大致如下（表4-22）：

枕、颈、肩部皮肤，依次由脊髓第2~4颈节分布。臂、前臂和手的桡侧半皮肤，依次为第5~7颈髓分布；手、前臂和臂的尺侧半皮肤依次由第8颈髓和第1、2胸髓分布。躯干部的皮肤，于胸骨角、乳头、剑突根部、肋弓下、脐和脐与耻骨联合中点平面，

依次由脊髓的第2、4、6、8、10和12胸节分布；腹股沟部由第1腰髓分布。大腿前面为第2、3腰髓分布，小腿前内侧面和足背内侧面为第4、5腰髓分布，足背外侧面、足底、小腿后外侧面、大腿后面为第1、2骶髓分布；以肛门为中心的会阴部鞍形区由第3~5骶髓和尾髓分布。上、下肢的皮节虽均以肢体长轴排列，但并不完全相似。上肢所属的皮节，排列在上肢纵轴的两侧，而下肢的纵轴略呈螺旋形，因而下肢皮节的配布不如上肢规则。造成这种差别的原因，是由于上、下肢在胚胎发育过程中各旋转90°，但方向相反，即上肢向外旋转，而下肢向内旋转，所以，上、下肢皮节的排列就有所不同。

动物实验和临床实践证明，相邻脊髓节的皮肤感觉区有部分重叠现象，其中触觉比痛、温觉的重叠程度更大，在躯干则较四肢更为明显。如当某一脊髓节有病损对，只能出现相应皮节的感觉减退，或只出现主观感觉障碍，缺少客观感觉障碍。如果有相邻的两个以上脊髓节病损，才能出现感觉缺失区（图4-245）。由此可知，感觉缺失区的范围较病变区为小。

二、脊髓节与肌肉节段性分布的关系

人体的肌肉，在胚胎时期是由肌节（约40对）经过分层、合并、纵裂和转移等方式演变而成的。并且每一肌节都受相应脊髓节及其神经支配（图1-26）。

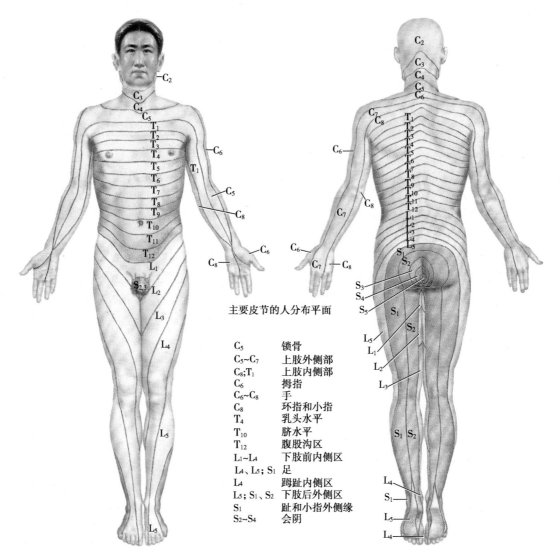

主要皮节的人分布平面

C_5	锁骨
$C_5 \sim C_7$	上肢外侧部
$C_8；T_1$	上肢内侧部
C_6	拇指
$C_6 \sim C_8$	手
C_8	环指和小指
T_4	乳头水平
T_{10}	脐水平
T_{12}	腹股沟区
$L_1 \sim L_4$	下肢前内侧区
L_4、L_5；S_1	足
L_4	踇趾内侧区
L_5；S_1、S_2	下肢后外侧区
S_1	趾和小指外侧缘
$S_2 \sim S_4$	会阴

图 4-243　人体皮肤感觉的节段性分布

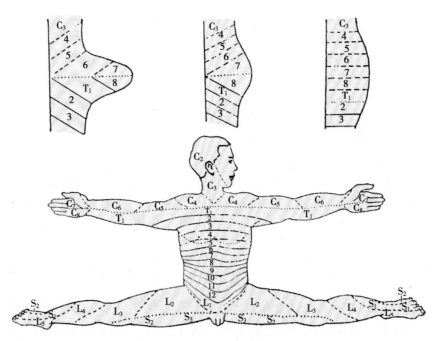

图 4-244　胚芽发生时体节的转移过程

表 4-22　皮肤感觉的节段性分布

脊髓节	人体部位	皮肤节段区域	脊髓节	人体部位	皮肤节段区域
C_1	头颈部	第 1 颈神经无感觉纤维,故无相应皮节	T_{10}		脐平面
C_2		枕部、耳廓后部、颏下部	T_{12}		脐与耻骨联合中点平面
C_3		颈上部、项上部	L_1		腹股沟部(包括大腿最上部)
C_4		颈下部、项下部、肩部	L_2	下肢	大腿上部前面
C_5	上肢	臂部外侧面	L_3		大腿下部前面
C_6		前臂部外侧面	L_4		小腿前内侧面
C_7		手部外侧面	L_5		足内侧半
C_8		手部内侧面	S_1		足外侧半
T_1		前臂部内侧面	S_2		小腿后外面
T_2		臂部内侧面	S_3		大腿后面
	躯干	胸骨角平面		会阴部	以肛门为中心的鞍状区
T_4		乳头平面	S_4		
T_6		剑突根部平面	S_5		
T_8		肋弓下平面	Co		

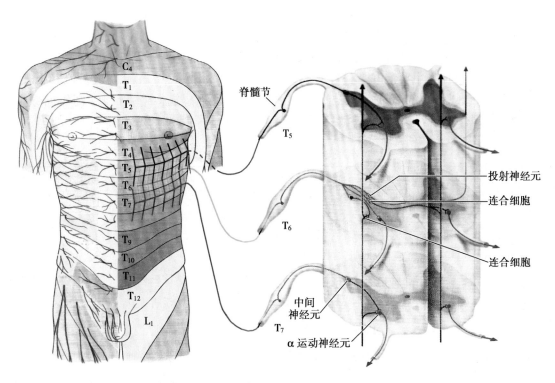

图 4-245　皮肤节段性分布区的相互重叠关系

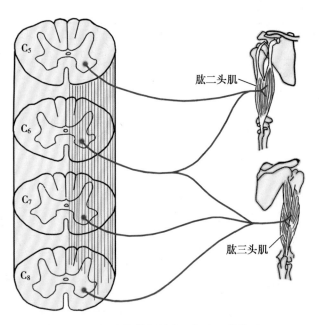

图 4-246　肌肉的节段性支配与脊髓节的关系

因此,当一个肌节分化为数块肌肉时,这些肌肉都受同一脊髓节及其神经支配。如每一块肋间内、外肌都是由同一肌节经过分层形成,因而它们都由同一脊髓胸节和肋间神经支配;此外,脊柱旁的深层短肌一般是由单一肌节形成的。当数个肌节合并成一块肌肉时,这块肌肉则同时受数个脊髓节及其神经支配(图4-246)。如腹直肌就属这类情况,它受 8 个脊髓节($T_5 \sim T_{12}$)支配,四肢肌几乎全由两三个,甚至四个肌节合并而成。因此,一个脊髓节或其前根的病损并不能使一块肌肉麻痹,只能使肌力减弱或无

影响。有些肌肉是由肌节转到他处形成的,如膈肌原在颈部,以后才转移至胸、腹腔之间,因而它仍受脊髓颈段($C_3 \sim C_5$)支配,四肢肌一般也认为是由肢芽根部的肌节转移入肢芽而成的。

关于肌节的配布情况大致与皮节相似,但较皮节复杂得多,一般说来,躯干部肌肉的节段性分布还较明显,四肢肌的节段性则就不很明显了。现将脊髓节与各部肌群和各主要关节运动的关系归纳成表 4-23 和表 4-24,至于每一肌肉与脊髓节的支配关系可参考表 4-25 ~ 表 4-27。

三、脊髓节与内脏的节段性神经支配关系

胸腹腔等部位的脏器在脊髓节内有其固定的中枢,如 $T_1 \sim T_2$ 或 C_8、T_1 内有瞳孔睫状交感中枢,胸上段有心脏的交感中枢,胸中下段则有消化道和消化腺的交感中枢,$S_2 \sim S_4$ 有排便、排尿和性反射中枢等(表 4-28、图 4-247)。因而当病变影响到这些中枢时,相应内脏可发生功能紊乱,对病变的定位诊断有一定参考价值。此外,与内脏节段性神经支配有关的牵涉性痛,对内脏疾病的诊断也有一定帮助。所谓牵涉性痛系指某一内脏发生病变时,常在皮肤的一定区域引起疼痛,如胆囊有病时,常引起右肩部的酸痛;心绞痛时常向左前胸和左上臂内侧放散;胃病时可引起两肩胛间区疼痛;输尿管结石时,疼痛向腹股沟区放散等(图 4-248)。

表 4-23　脊髓节与肌群和若干重要肌肉的支配关系

脊 髓 节	肌　　群	重要肌肉举例	
		肌名	脊髓节
$C_1 \sim C_5$	颈肌和膈肌	膈肌	$C_3 \sim C_5$
$C_5 \sim T_1$(颈膨大)	上肢肌、背深肌和胸浅肌	肱二头肌	$C_5 \sim C_6$
		肱三头肌	$C_6 \sim C_8$
		手肌	$C_8 \sim T_1$
$T_1 \sim L_1$	肋间肌、腹肌、背深肌	腹肌	$T_7 \sim T_{12}$
$L_2 \sim S_2$(腰膨大)	下肢肌	股四头肌	$L_2 \sim L_4$
		小腿三头肌	$L_4 \sim S_2$
		足肌	$L_5 \sim S_2$
$S_3 \sim Co$(脊髓圆锥)	会阴肌	肛门外括约肌	$S_4 \sim S_5$

表 4-24　脊髓节与四肢主要关节运动的关系

关节	运动	主要脊髓节	关节	运动	主要脊髓节
肩关节	屈曲	$C_5 \sim C_6$	髋关节	屈曲	$L_2 \sim L_3$
	伸展	$C_7 \sim C_8$		伸展	$L_4 \sim S_1$
	外展	C_5		内收	$L_2 \sim L_4$
	内收	$C_6 \sim C_8$		外展	$L_4 \sim S_1$
	旋外	C_5		旋内	$L_4 \sim L_5$
	旋内	$C_6 \sim C_8$		旋外	$L_5 \sim S_1$
肘关节	屈曲	$C_5 \sim C_6$	膝关节	伸膝	$L_3 \sim L_4$
	伸展	$C_7 \sim C_8$		屈膝	$L_4 \sim S_1$
	旋前	$C_5 \sim C_6$		旋内	
	旋后	$C_6 \sim C_8$		旋外	
腕关节	屈腕	$C_7 \sim T_1$	踝关节	足背屈	$L_4 \sim L_5$
	伸腕	$C_6 \sim C_7$		足跖屈	$L_5 \sim S_2$
	内收	$C_7 \sim C_8$		足内翻	$L_4 \sim L_5$
	外展	$C_6 \sim C_7$		足外翻	$L_5 \sim S_1$

表 4-25　躯干肌的节段性支配

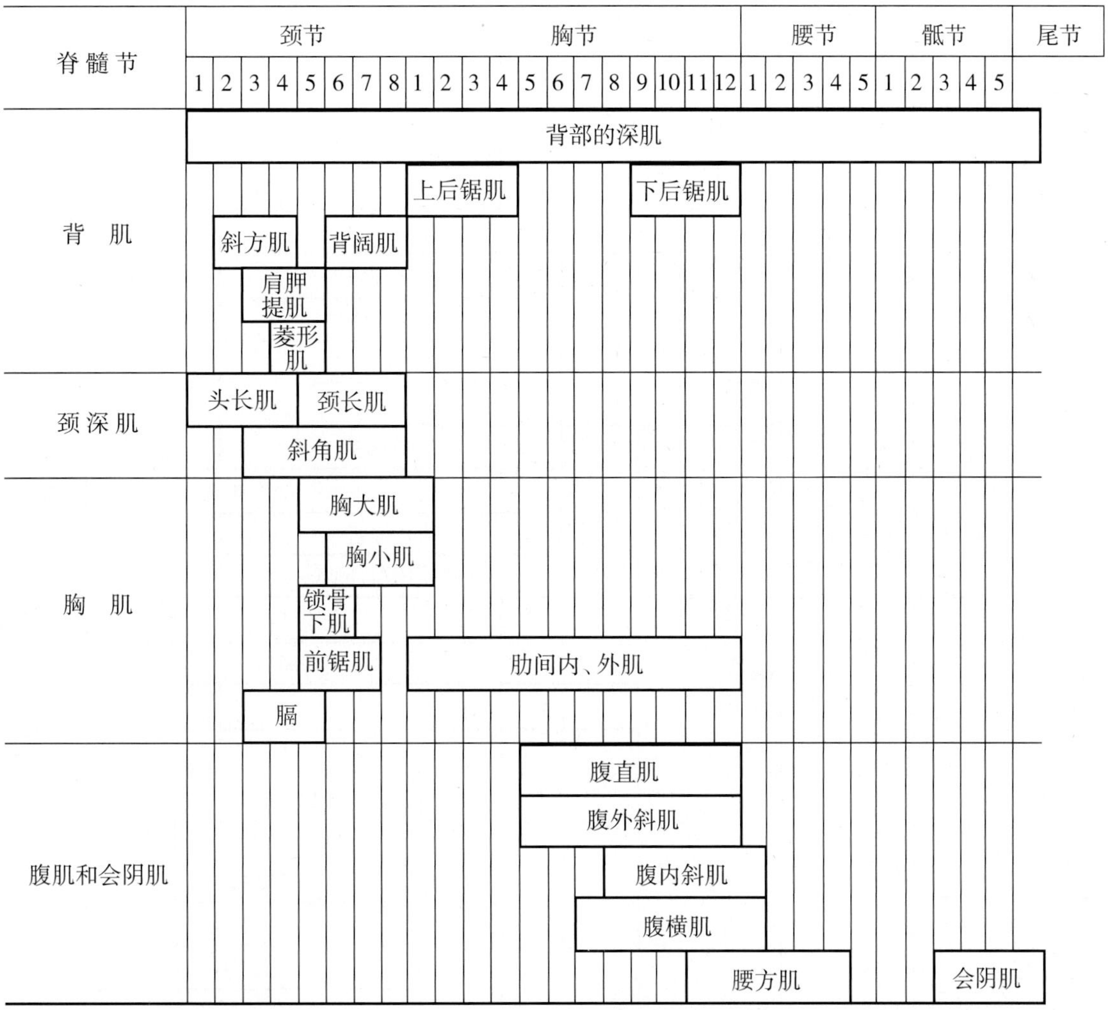

表 4-26 上肢肌的节段性支配

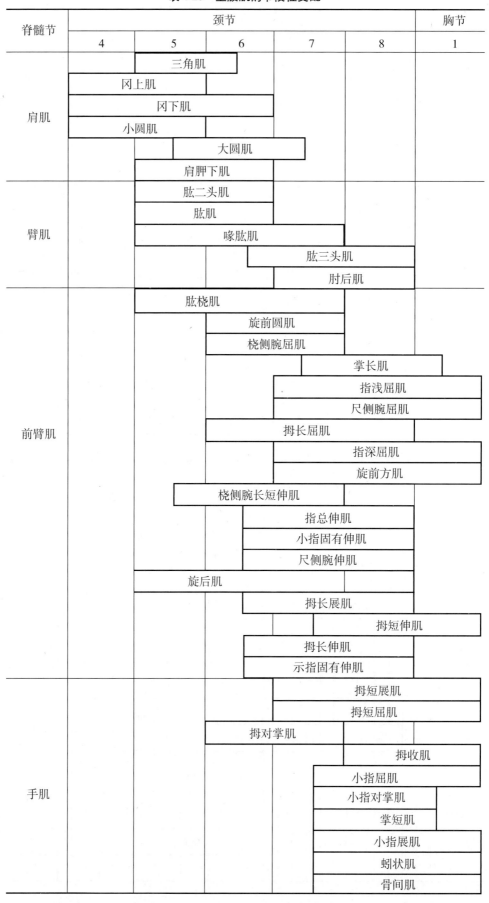

脊髓节		颈节					胸节
		4	5	6	7	8	1
肩肌	三角肌		✓	✓			
	冈上肌	✓	✓	✓			
	冈下肌	✓	✓	✓			
	小圆肌	✓	✓	✓			
	大圆肌		✓	✓	✓		
	肩胛下肌		✓	✓	✓		
臂肌	肱二头肌		✓	✓			
	肱肌		✓	✓			
	喙肱肌		✓	✓	✓		
	肱三头肌			✓	✓	✓	
	肘后肌			✓	✓	✓	
前臂肌	肱桡肌		✓	✓			
	旋前圆肌			✓	✓		
	桡侧腕屈肌			✓	✓		
	掌长肌				✓	✓	
	指浅屈肌				✓	✓	✓
	尺侧腕屈肌				✓	✓	✓
	拇长屈肌			✓	✓	✓	
	指深屈肌				✓	✓	✓
	旋前方肌				✓	✓	✓
	桡侧腕长短伸肌		✓	✓	✓	✓	
	指总伸肌			✓	✓	✓	
	小指固有伸肌			✓	✓	✓	
	尺侧腕伸肌			✓	✓	✓	
	旋后肌		✓	✓	✓		
	拇长展肌			✓	✓	✓	
	拇短伸肌				✓	✓	✓
	拇长伸肌			✓	✓	✓	
	示指固有伸肌			✓	✓	✓	
手肌	拇短展肌				✓	✓	✓
	拇短屈肌				✓	✓	✓
	拇对掌肌			✓	✓		
	拇收肌					✓	✓
	小指屈肌				✓	✓	✓
	小指对掌肌				✓	✓	
	掌短肌				✓	✓	
	小指展肌				✓	✓	✓
	蚓状肌				✓	✓	✓
	骨间肌				✓	✓	✓

表 4-27　下肢肌的节段性支配

脊髓节	肌	胸节	腰节					骶节		
		12	1	2	3	4	5	1	2	3
髋肌	髂腰肌	■	■	■	■					
	臀大肌					■	■	■	■	
	阔筋膜张肌					■	■			
	臀中肌					■	■	■		
	臀小肌					■	■	■		
	梨状肌						■	■		
	闭孔内肌						■	■		
	股方肌					■	■	■		
	闭孔外肌				■	■				
大腿肌	缝匠肌			■	■	■				
	股四头肌			■	■	■				
	耻骨肌			■	■					
	长收肌			■	■					
	股薄肌			■	■	■				
	短收肌			■	■	■				
	大收肌				■	■				
	股二头肌					■	■	■	■	
	半腱肌					■	■	■		
	半膜肌					■	■	■		
小腿肌	胫骨前肌					■	■			
	趾长伸肌					■	■	■		
	踇长伸肌					■	■	■		
	腓骨长肌						■	■		
	腓骨短肌						■	■		
	腓肠肌						■	■	■	
	比目鱼肌						■	■	■	
	腘肌					■	■	■		
	趾长屈肌						■	■	■	■
	踇长屈肌						■	■	■	■
	胫骨后肌						■	■	■	
足肌	踇短伸肌					■	■	■		
	趾短伸肌					■	■	■		
	踇展肌						■	■	■	
	踇短屈肌						■	■	■	
	踇收肌							■	■	
	小趾展肌							■	■	
	小趾短屈肌							■	■	
	小趾对跖肌							■	■	
	趾短屈肌						■	■	■	
	蹠方肌							■	■	
	蚓状肌						■	■	■	
	骨间肌							■	■	

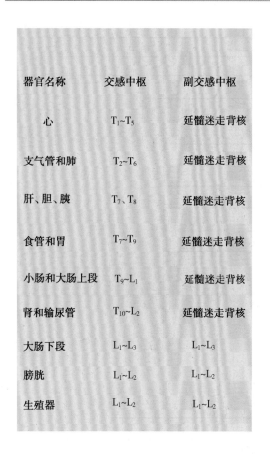

器官名称	交感中枢	副交感中枢
心	$T_1{\sim}T_5$	延髓迷走背核
支气管和肺	$T_2{\sim}T_6$	延髓迷走背核
肝、胆、胰	T_7、T_8	延髓迷走背核
食管和胃	$T_7{\sim}T_9$	延髓迷走背核
小肠和大肠上段	$T_9{\sim}L_1$	延髓迷走背核
肾和输尿管	$T_{10}{\sim}L_2$	延髓迷走背核
大肠下段	$L_1{\sim}L_3$	$L_1{\sim}L_3$
膀胱	$L_1{\sim}L_2$	$L_1{\sim}L_2$
生殖器	$L_1{\sim}L_2$	$L_1{\sim}L_2$

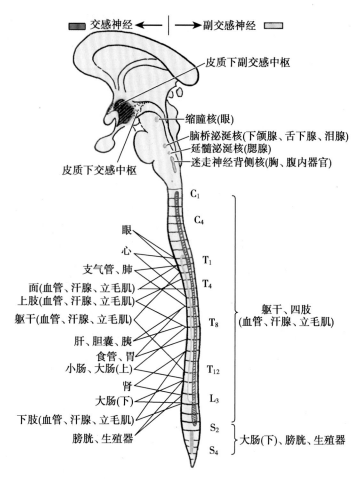

图 4-247　内脏运动神经的低级中枢和自主神经的节段性分布

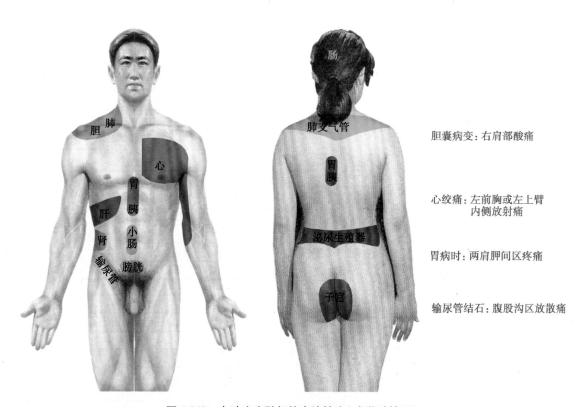

图 4-248　内脏疾病引起的牵涉性痛（感觉过敏区）

表 4-28 胸、腹腔脏器的自主神经中枢

器官名称	交感神经中枢	副交感神经中枢
心	$T_1 \sim T_5$	延髓迷走神经背核
支气管和肺	$T_2 \sim T_6$	延髓迷走神经背核
肝、胆、胰	$T_7 \sim T_8$	延髓迷走神经背核
食管和胃	$T_7 \sim T_9$	延髓迷走神经背核
小肠和大肠上段	$T_9 \sim L_1$	延髓迷走神经背核
肾和输尿管	$T_{10} \sim L_2$	延髓迷走神经背核
大肠下段	$L_1 \sim L_3$	$S_2 \sim S_4$
膀胱	$L_1 \sim L_2$	$S_2 \sim S_4$
生殖器	$L_1 \sim L_2$	$S_2 \sim S_4$

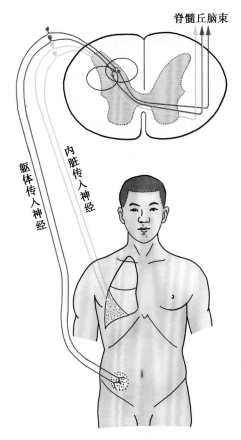

图 4-249 牵涉性痛产生原理图解

内脏牵涉性痛这一事实表明了内脏与皮肤之间有一定的联系和影响。一般认为,产生牵涉性痛的原因是由于某一内脏器官的感觉中枢和一定区域的皮肤感觉中枢十分接近,即传导某一内脏的痛觉纤维和传导某一区域的皮肤痛觉纤维都进入同一个或相邻脊髓节,或与同一个后角感觉神经元发生突触,进而沿脊髓丘脑束上行至丘脑,最后到达大脑皮质的感觉中枢(图 4-249)。当来自病变内脏的传入冲动传入脊髓后角时,可以提高后角细胞的兴奋性,形成某一部位皮肤的过敏区(Head 区),所以对这一皮肤过敏区的轻微刺激便能引起疼痛。此外,当来自病变内脏的传入冲动继续沿内脏与皮肤的共同传入径路传至大脑皮质时,由于皮质对皮肤的躯体痛觉的辨别力比对内脏痛觉的辨别力灵敏得多,因而常把内脏疼痛误认为皮肤疼痛。

脊髓内的自主神经中枢对皮肤血管、汗腺和竖毛肌的支配,也具有一定的节段性,即 $T_1 \sim T_4$ 分布于同侧头颈部,$T_4 \sim T_8$ 分布于同侧上肢,$T_2 \sim T_{12}$ 分布于同侧躯干,$T_{11} \sim L_3$ 分布于同侧下肢(表 4-29)。因而,当脊髓胸腰段病损时,除有运动和感觉障碍外,还可出现相应部位的皮肤无汗、干燥萎缩、不断地脱屑以及肢体发凉、发绀等血液循环淤滞症状。临床上也可以应用发汗试验、皮肤划纹试验和立毛试验等方法来确定病变节段的位置。

表 4-29 皮肤的自主神经节段性支配

脊髓节及病变症状	瞳 孔	皮肤血管	竖毛肌	腺体
$T_{1(2)}$ 或 $C_8 T_1$	瞳孔开大肌*	头颈部、脑、脑膜		口腔部
$T_2 \sim T_4$		面部	面部	面部(汗腺)
$T_4 \sim T_8$		上肢	上肢	上肢(汗腺)
$T_2 \sim T_{12}$		躯干	躯干	躯干(汗腺)
$T_{11} \sim L_3$		下肢	下肢	下肢(汗腺)
刺激症状	散瞳、眼裂扩大、突眼	血管收缩	"鸡皮"	泌汗增加
麻痹症状	Horner 综合征	血管扩张、皮肤发红、发热,皮肤发绀、发冷		无汗

注:*,尚支配上睑板肌和眶肌等,详见本章第三节

四、脊髓各节段的病变综合征

脊髓可因外伤、脊髓压迫症或横贯性脊髓炎等损害使脊髓发生横断性病变。脊髓横断性病变的急性期可发生脊髓休克现象。在休克期后则可发生病灶平面以下的运动、感觉和内脏反射等方面的症状，由于病变在不同的脊髓节段，症状又各有差异，现分述如下（图4-250）。

（一）脊髓上颈段（$T_1 \sim T_4$）综合征及其解剖基础

脊髓上颈段（$T_1 \sim T_4$）综合征及其解剖基础见图4-251。

1. 运动障碍 ①颈髓上段的前角主要支配颈肌和项肌，因而可产生颈肌和项肌的下单位瘫；②膈神经的中枢在$C_3 \sim C_5$，尤其是C_4，所以此中枢破坏后可使膈肌麻痹、呼吸困难，若为邻近中枢的病变则可产生刺激性症状，如呃逆、呼吸不良和咳嗽等；③皮质脊髓束在上颈段很集中，因此，病变时可发生四肢和躯干肌上单位瘫。

2. 感觉障碍 ①病变波及两侧所有上行传导束，病灶平面以下的一切感觉缺失；②根痛可向枕部和耳后部放散。

3. 内脏反射障碍 反射性膀胱和反射性直肠（尿、便失禁）。

（二）脊髓颈膨大（$C_5 \sim T_1$）综合征及其解剖基础

脊髓颈膨大（$C_5 \sim T_1$）综合征及其解剖基础见图4-252。

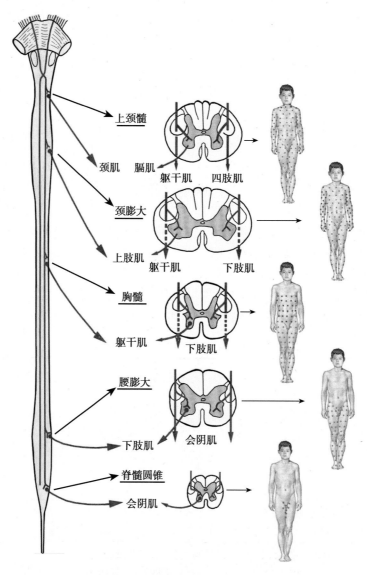

图 4-250 脊髓各段综合征的解剖基础
主要表示运动功能障碍，●为弛缓性瘫，●为痉挛性瘫

1. 四肢痉挛性瘫痪,损害平面以下各种感觉缺失,二便功能障碍,四肢及躯干无汗

2. 枕、颈、肩自发性神经根痛,转颈、咳嗽、喷嚏、用力可使疼痛加重,故常出现强迫头位

3. 损害C_3~C_5节发出的膈神经时,可致呼吸困难,腹式呼吸减弱,咳嗽无力。若为刺激性病变,则发生呃逆

4. 病变损害后索,可引起Lhermitte征,即当患者屈颈时,可有沿脊柱向下放射至躯干及四肢的触电样刺激感

5. 病变损害三叉神经脊髓束核,可致面部感觉障碍

6. 病变累及副神经,可引起胸锁乳突肌和斜方肌瘫痪、萎缩

7. 若病变损害锥体交叉部的侧方时,可引起病变同侧上肢和病变对侧下肢的合并瘫痪

8. 颈髓接近枕大孔,故病变常出现后颅窝损害的症状,如眩晕、眼球震颤、共济失调、发音及吞咽困难、舌肌萎缩及运动障碍,颈髓上接延髓生命中枢,病变波及该部可导致死亡

9. 上颈髓病变常伴发高热

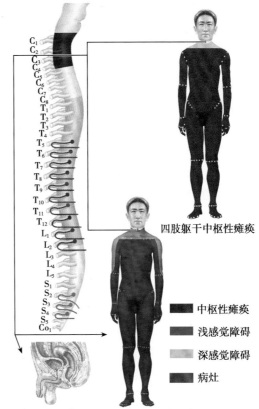

四肢躯干中枢性瘫痪

■ 中枢性瘫痪
■ 浅感觉障碍
■ 深感觉障碍
■ 病灶

中枢性排尿障碍　四肢、躯干各种感觉障碍

图 4-251　上颈髓(C_1~C_4)病变的临床表现

1. 四肢瘫痪,其特点为上肢呈弛缓性瘫痪,下肢呈痉挛性瘫痪

2. 病灶以下的各种感觉丧失,上肢有节段性感觉减退或消失,可有向肩部及上肢放射的神经根痛

3. 中枢性膀胱、直肠功能障碍

4. 病变位于C_8及T_1脊髓节损害侧角细胞(睫状脊髓中枢)时,产生同侧霍纳(Horner)征

5. 上肢腱反射的改变对于受损节段的定位诊断具有重要意义。例如肱二头肌腱反射减弱或消失,肱三头肌腱反射亢进,提示病变在C_5或C_6节段;肱二头肌腱反射正常,肱三头肌腱反射减弱或消失,提示病变位于C_7节段

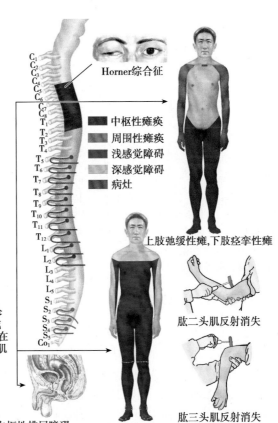

Horner综合征

■ 中枢性瘫痪
■ 周围性瘫痪
■ 浅感觉障碍
■ 深感觉障碍
■ 病灶

上肢弛缓性瘫,下肢痉挛性瘫

肱二头肌反射消失

肱三头肌反射消失

中枢性排尿障碍　损害平面以下深浅感觉障碍

图 4-252　颈膨大(C_5~T_2)病变综合征

1. 运动障碍 ①颈膨大部的前角支配上肢肌，所以病损后双上肢下单位瘫；②颈膨大部的皮质脊髓束主要控制下肢和躯干肌，因而表现为躯干肌和双下肢上单位瘫。

2. 感觉障碍 ①病灶平面以下的一切感觉缺失；②根痛可向上肢放散。

3. 内脏反射障碍 ①C_8、T_1是瞳孔睫状交感中枢的所在，所以可有 Horner 综合征；②反射性膀胱和直肠（尿、便失禁）。

（三）脊髓胸段（$T_2 \sim T_{12}$）综合征及其解剖基础

脊髓胸段（$T_2 \sim T_{12}$）综合征及其解剖基础见图4-253。

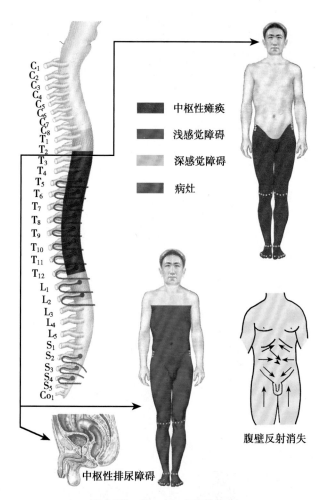

图4-253　$T_3 \sim T_{12}$病变综合征

1. 运动障碍 ①胸髓的前角主要支配肋间肌和腹肌等，因而病变节段所支配的上述肌肉可发生下单位瘫；②双下肢上单位瘫；③由于支配上肢的上、下运动神经元完整无损，因此上肢的功能正常。

2. 感觉障碍 ①病灶平面以下的一切感觉缺失；②根痛呈环绕躯干的束带状放散。

3. 内脏反射 除反射性膀胱和直肠（尿、便失

禁）外，可能还有其他内脏功能紊乱症状。

（四）脊髓腰膨大（$L_2 \sim S_2$）综合征及其解剖基础

脊髓腰膨大（$L_2 \sim S_2$）综合征及其解剖基础见图4-254。

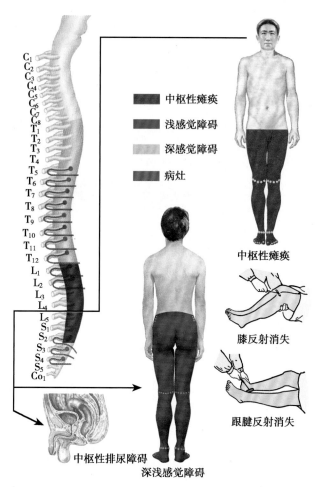

图4-254　腰膨大（$L_1 \sim S_2$）病变综合征

1. 运动障碍 ①上肢和躯干肌的功能正常；②腰膨大的前角支配下肢肌，因而此处的病变，可发生双下肢下单位瘫。

2. 感觉障碍 ①病灶平面以下即双下肢和会阴部一切感觉缺失；②根痛可向下肢放散。

3. 内脏反射障碍 ①病变节段在S_2以上时仍为反射性膀胱和直肠（尿、便失禁）；②如侵及性反射中枢则可发生阳痿。

（五）脊髓圆锥（$S_3 \sim Co$）综合征及其解剖基础

脊髓圆锥（$S_3 \sim Co$）综合征及其解剖基础见图4-255。

1. 运动障碍 ①由于支配四肢的上、下运动神经元无病损，故四肢肌的功能正常；②圆锥部的前角支配会阴肌，所以会阴肌可发生下单位瘫。

2. 感觉障碍 会阴部（鞍区）所有感觉缺失。

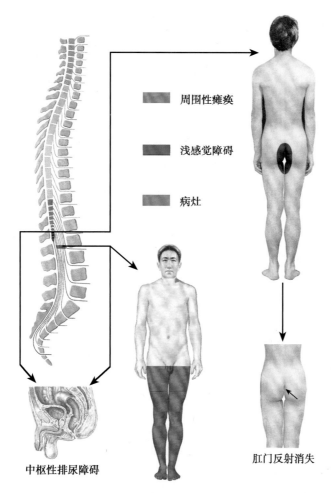

周围性瘫痪

浅感觉障碍

病灶

中枢性排尿障碍

肛门反射消失

图 4-255　脊髓圆锥(S₃ ~ S₅)和马尾综合征

3. 内脏反射障碍　①由于病变破坏膀胱反射中枢,则可发生自动膀胱和直肠(尿,便潴留);②性反射中枢若被破坏则发生阳痿。

（六）马尾综合征及其解剖基础

马尾由腰、骶神经根组成,因而马尾的病变症状类似腰膨大和脊髓圆锥联合病变的症状(图 4-256、图 4-257),但马尾走行颇长,由于病变部位不同,其临床表现也有所差异。

1. 上部马尾综合征(L₂以下)(图 4-258)

（1）运动障碍:整个下肢及会阴部均出现下单位瘫,因而膝反射、跟腱反射、跖反射以及肛门反射均消失,但提睾反射及下腹壁反射均正常。

（2）感觉障碍:整个下肢及会阴部均有感觉缺失,根痛极为明显,多从腹股沟开始扩散到整个下肢以及会阴部、臀部、肛门、骶骨部等。

（3）内脏反射障碍:由于破坏了膀胱、直肠的传入、传出神经,因而发生尿、便潴留,并可产生阳痿。

2. 中部马尾综合征(L₅以下)(图 4-259)

（1）运动障碍:坐骨神经支配的肌肉发生瘫痪,小腿屈曲以及足的运动均不可能,但大腿内转和小腿伸展不受影响,患者不能起立步行。跟腱反射、跖反射和肛门反射消失,而下腹壁反射、提睾反射和膝反射均正常。

（2）感觉障碍:臀部后面、大腿及小腿后面感觉缺失,根痛多沿坐骨神经走行放散。

（3）内脏反射障碍:膀胱、直肠以及性功能障碍同上。

3. 下部马尾综合征(S₃以下)(图 4-260)

（1）运动障碍:仅损害会阴部肌肉,因而下肢无瘫痪,患者可以起立步行,肛门反射消失,而下腹壁反射、提睾反射、膝反射、跟腱反射及跖反射均正常。

（2）感觉障碍:臀部内侧、肛门部、会阴部等处感觉缺失,即所谓马鞍状感觉缺失,根痛也表现在这些部位。

（3）内脏反射障碍:膀胱、直肠及性功能障碍同上。

虽然马尾综合征与脊髓腰骶段病变症状极为相似,但两者各有其特点,详见表 4-30。

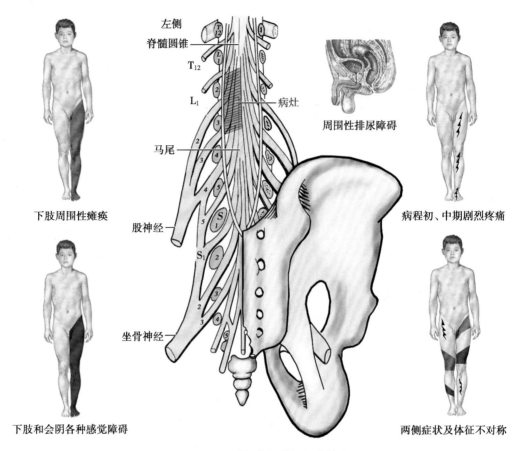

左侧
脊髓圆锥
T₁₂
L₁
病灶
马尾
股神经
S₁
坐骨神经

下肢周围性瘫痪

下肢和会阴各种感觉障碍

周围性排尿障碍

病程初、中期剧烈疼痛

两侧症状及体征不对称

图 4-256　马尾综合征的解剖学基础

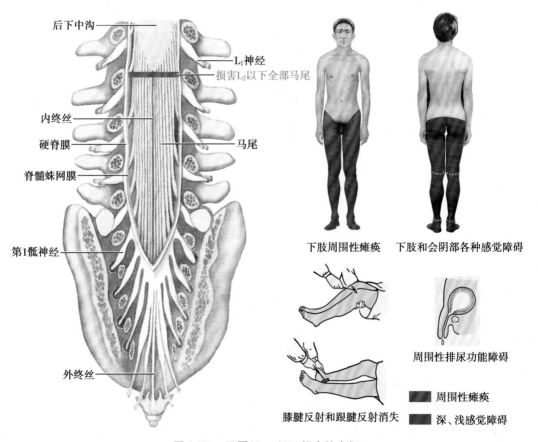

后下中沟
L₁神经
损害L₂以下全部马尾
内终丝
硬脊膜
马尾
脊髓蛛网膜
第1骶神经
外终丝

下肢周围性瘫痪　　下肢和会阴部各种感觉障碍

膝腱反射和跟腱反射消失

周围性排尿功能障碍

■ 周围性瘫痪
■ 深、浅感觉障碍

图 4-257　马尾（L₂ 以下）损害综合征

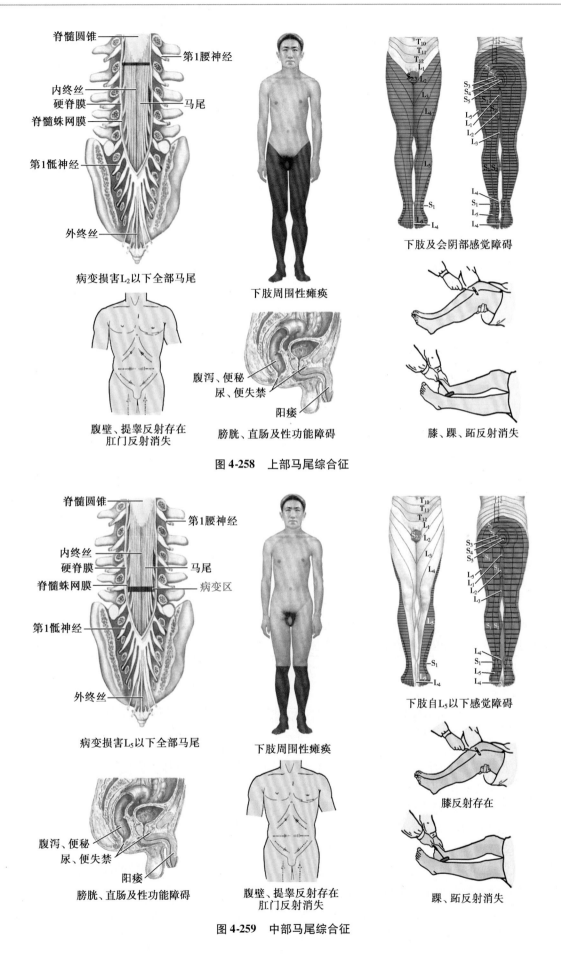

脊髓圆锥
第1腰神经
内终丝
硬脊膜
脊髓蛛网膜
第1骶神经
外终丝
病变损害L₂以下全部马尾

下肢周围性瘫痪

下肢及会阴部感觉障碍

腹壁、提睾反射存在
肛门反射消失

腹泻、便秘
尿、便失禁
阳痿
膀胱、直肠及性功能障碍

膝、踝、跖反射消失

图 4-258　上部马尾综合征

脊髓圆锥
第1腰神经
内终丝
硬脊膜
脊髓蛛网膜
病变区
第1骶神经
外终丝
病变损害L₅以下全部马尾

下肢周围性瘫痪

下肢自L₅以下感觉障碍

腹泻、便秘
尿、便失禁
阳痿
膀胱、直肠及性功能障碍

腹壁、提睾反射存在
肛门反射消失

膝反射存在

踝、跖反射消失

图 4-259　中部马尾综合征

233

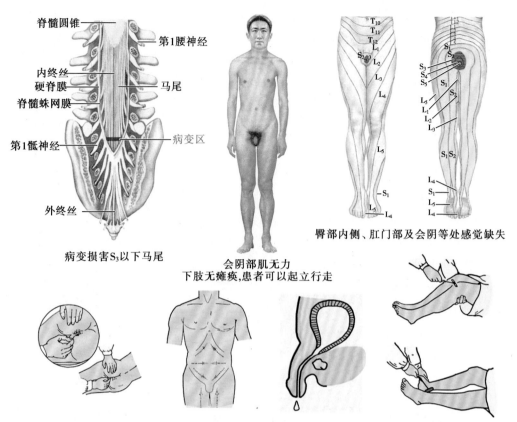

臀部内侧、肛门部及会阴等处感觉缺失

病变损害S₃以下马尾　　会阴部肌无力
　　　　　　　　　下肢无瘫痪,患者可以起立行走

肛门反射消失　　下腹壁反射、提睾反射正常　　膀胱、直肠及性功能障碍　　膝反射、踝反射及跖反射正常

图 4-260　下部马尾综合征

表 4-30　马尾综合征与脊髓腰骶段病变的区别

区别点	马尾综合征	脊髓腰骶段病变
感觉障碍特点	由于病变侵及后根,所以一切感觉丧失	由于病变侵犯脊髓本身,所以可产生分离性感觉障碍
根性刺激症状	根性刺激症状严重,常见于会阴、骶部和膀胱	根性刺激症状轻而少见
损伤侧别	马尾比较分散,病变以侵害一侧多见	脊髓腰骶段体积小,病变常波及两侧
出现膀胱、直肠功能障碍症状的早晚	当病变压迫支配膀胱、直肠的全部神经根后,才能出现膀胱、直肠功能障碍症状	病变早期即能破坏膀胱、直肠中枢,因而出现症状较早

第六节　脊髓的反射功能和病理反射

脊髓的功能主要表现为传导功能和反射功能两方面。脊髓的传导功能由其传导束实现,它能把来自周围的各种感觉性冲动经脊髓传向脑的各部;反之,又能将发自大脑皮质和皮质下各中枢的运动性冲动经脊髓传至效应器。关于这些传导功能已详述于本章第四节,本部分专讨论脊髓的反射功能。所谓脊髓反射是指脊髓的低级中枢与脑的高级中枢脱离联系下所实现的反射。因而脊髓反射是脊髓固有的反射,其反射弧并不经过脑,而只经过脊髓。但脊髓反射却受由脑下行至脊髓的纤维控制,所以无论是脊髓本身的疾病,还是脑或其下行纤维束的病变,均可影响脊髓反射。

脊髓反射包括躯体反射和内脏反射两类。

一、脊髓的躯体反射

脊髓的躯体反射按反射弧经过脊髓节段的数目可分为节段内反射和节段间反射,如依刺激部位不同,可分为深反射和浅反射,在病理情况下,尚可出现病理反射和潜在反射。

（一）节段内反射和节段间反射

在第一章中已提到了最简单的反射弧只有两个神经元(即感觉神经元和运动神经元)组成。但一般的反射尚有一个或几个中间神经元参加。中间神经元的轴突长短不一(图 4-261)。短的轴突可以立即终于同一节段内的本侧前角运动神经元,反射弧仅限于一个脊髓节段内,称为节段内反射弧,由这种反射弧完成的反射活动,称为节段内反射,如髌腱反射。有的中间神经元的轴突较长,分为升、降支和许多侧支,在脊髓固有束内上升或下降若干节段,其侧支和终支与不同节段内的前角运动神经元构成突触。由这类中间神经元参与的反射弧,需经过脊髓的若干节段,因而称为节段间反射弧,通过这种反射弧所实现的反射活动,称为节段间反射,如因疼痛引起的肢体短缩屈曲反射。

由上述中间神经元轴突构成的固有束纤维,一部分是联络同侧不同脊髓节段的,称同侧连合纤维,与单侧反射有关。另一部分纤维则经白质前连合交叉至对侧前角,称异侧连合纤维,与交叉反射有关。

（二）牵张反射

牵张反射为牵拉肌肉而引起被牵拉肌肉的反射性收缩。

1. 牵张反射 包括深反射和肌张力两类。

（1）深反射:为急速刺激肌肉、肌腱或骨膜,使肌肉受到突然牵拉而做短暂有力的收缩,从而改变

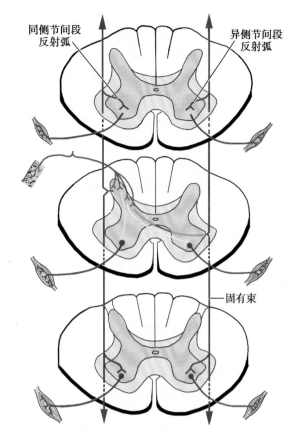

图 4-261 节间段反射弧

了肢体的位置,即牵张反射的位相反应。深反射可根据刺激的组织不同,分为腱反射和骨膜反射。①腱反射为叩诊锤急促地敲击肌腱,引起相应的肌肉收缩;②骨膜反射是叩打骨膜,引起一定肌肉的收缩。关于临床上常用的脊髓深反射详见表 4-31。

表 4-31 常用的脊髓深反射

反射名称	刺激部位	传入传出纤维	中枢部位	效应器	反应表现
肱二头肌反射	叩击置于肱二头肌腱上的手指	肌皮神经	$C_5 \sim C_6$	肱二头肌	屈肘
肱三头肌反射	叩击鹰嘴上方的肱三头肌腱	桡神经	$C_6 \sim C_7$	肱三头肌	伸肘
桡骨膜反射	叩击桡骨茎突或肱桡肌腱	正中神经、肌皮神经、桡神经	$C_5 \sim C_8$	肱桡肌、旋后肌、肱二头肌	屈肘、前臂旋后
尺骨膜反射	叩击尺骨茎突	尺神经、正中神经	C_8 T_1	旋前肌	前臂旋前
腹壁深反射	叩击腹直肌	肋间神经	$T_7 \sim T_{12}$	腹直肌	腹壁收缩
膝反射	叩击髌骨下方的股四头肌腱(髌韧带)	股神经	$L_2 \sim L_4$	股四头肌	伸膝
跟腱反射	叩击跟腱	胫神经	$S_1 \sim S_2$	小腿三头肌	足跖屈

（2）肌张力:为牵张反射的一种,"肌张力"一词实为肌张力反射的简称。所谓肌张力就是指人体

在安静状态时骨骼肌仍不松弛,始终有部分肌纤维轮流地轻度收缩着,使肌肉经常保持一定的紧张度。

235

如当人体直立时,由于身体的重力作用(地心引力作用),使主要持重关节屈曲,就持续地牵拉了相应的伸肌,从而使伸肌的张力反射性地增强,以抵抗各持重关节的屈曲,保持人体的直立姿势。因此,在维持人体直立方面,伸肌的张力较屈肌的张力更为重要。肌张力的重要功能意义在于抗地心引力作用,维持人体的正常姿势;由上可知,肌张力由于缓慢而持久地牵拉肌肉,使肌肉做持续而轻度的收缩反应,以维持人体的一定姿势,即牵张反射的姿势性反应。在临床上常以手扪捏肢体的肌肉,或给患者肢体做被动运动时,均可了解肌张力的状况。

2. 牵张反射弧及其病理变化 牵张反射弧的感受器为肌梭,肌梭内有梭内肌和缠绕其上的螺旋状感觉神经末梢以及支配梭内肌的前角 A 类 γ 运动神经元的纤维末梢。肌梭的一端附着在梭外肌的肌束膜上,另一端则连于肌腱或他处的肌束膜。因此,当肌肉被牵拉时或前角 A 类 γ 运动神经元兴奋而使梭内肌收缩,均能刺激肌梭内的螺旋状感觉神经末梢兴奋,冲动即沿传入神经传入脊髓,兴奋前角α运动神经元后,即能引起梭外肌的收缩(图4-262)。如为深反射,被牵拉的肌肉可产生肌肉运动;若为肌张力,虽不能产生移动肢体的肌肉运动,但能使部分肌纤维经常处于轻度的收缩状态。由于人体本身的重力是经常存在的,因而肌肉也始终保持一定的紧张度。

脊髓牵张反射的低级中枢虽在脊髓,但它却受高位中枢的控制(主要为抑制作用),即前角运动神经元经常受锥体路的上位运动神经元(皮质脊髓束)和锥体外路的下行纤维(主要为网状脊髓束和前庭脊髓束)的影响。因此,当有关高位中枢及其下行纤维有病变时(如上运动神经元麻痹时),脊髓牵张反射中枢就失去了高位中枢的抑制作用,使其兴奋性增强,表现出深反射亢进和肌张力增高。反射增强主要表现为肌肉收缩反应较正常强,引起反射的刺激区域也较正常大,如果腱反射高度亢进,则可出现阵挛。阵挛为急促地牵拉某一肌肉后,使同一肌肉产生连续的节律性收缩,其本质为连续的腱反射。这是由于上运动神经元病变而解除了对脊髓牵张反射中枢的抑制作用,使其兴奋性极度增高,所以在牵拉肌肉甚或轻微刺激时,即能引起一连串的腱反射。最常见的阵挛为膝阵挛和踝阵挛,有时可发生肘阵挛、腕阵挛和指阵挛。膝阵挛的检查需取仰卧位,下肢伸直,检查者用拇、示指突然将髌骨向下推移,股四头肌被牵拉而发生肌肉的节律性收缩和

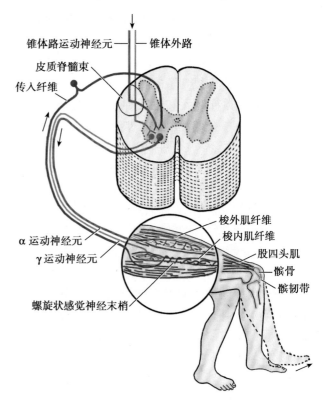

图 4-262 牵张反射弧

髌骨的上下移动。检查踝阵挛时,患者也取仰卧位,检查者以左手托腘窝,使髋、膝关节屈曲,右手握住足的远侧端,并猛力迅速地推足向背侧,以牵拉跟腱,使踝关节做连续的伸屈运动。当上运动神经元损伤严重时,脊髓的反射中枢高度兴奋,甚至被褥轻微的刺激下肢即可引起阵挛。

如当脊髓牵张反射弧因病变而中断时,则所属深反射减弱甚至消失,相应肌肉的肌张力降低或丧失。可见深反射消失和肌张力低下,不仅见于反射弧的传出路,即下运动神经元病变(弛缓性瘫),而且也可发生在反射弧的传入路,如后根病变时,此时运动功能虽属正常,但因完成深反射和维持肌张力的传入冲动减少或中断,所以深反射减弱或消失,肌张力降低。

由于牵张反射弧的结构较为简单,它的中枢只涉及脊髓的一两个节段,反应的肌肉也只限于直接被牵拉的肌肉,所以临床上常利用深反射作为神经系统疾病定位诊断的依据之一。当脊髓本身病变时,如膝反射消失,则说明病变在第2~4腰节,若膝反射亢进,则说明病变的最低节段在第2~4腰节以上。又如某一患者的膈肌麻痹(中枢在第3~5颈节,主要为第4颈节),但肱二头肌反射(中枢在第5、6颈节)却亢进,则说明其病变大约在第4颈节。

（三）浅反射

浅反射为刺激皮肤或黏膜的一定区域，使相应的肌肉发生反射性收缩。其中刺激皮肤引起的反射称为皮肤反射，刺激黏膜所发生的反射则称为黏膜反射。脊髓的浅反射只有皮肤反射而无黏膜反射。临床上较为常用的脊髓皮肤反射有如下几种（表4-32）：

表4-32　常用脊髓浅反射

反射名称	刺激部位	传入传出神经	中枢部位	效应器	反应表现
上腹壁反射	划腹上部皮肤	第7、8肋间神经	胸髓7~8	腹肌	腹壁上部收缩
中腹壁反射	划腹中部皮肤	第9、10肋间神经	$T_9 \sim T_{10}$	腹肌	腹壁中部收缩
下腹壁反射	划腹下部皮肤	第11、12肋间神经	$T_{11} \sim T_{12}$	腹肌	腹壁下部收缩
提睾反射	轻划大腿上部内皮肤	生殖股神经股支、生殖支	$L_1 \sim L_2$	提睾肌	睾丸上提
跖反射	轻划足底外缘皮肤	胫神经	$S_1 \sim S_2$	屈趾肌等	足趾和踝关节跖屈
肛门反射	轻划或针刺肛门周围皮肤	阴部神经	$S_4 \sim S_5$	肛门外括约肌	肛门紧缩

1. 腹壁反射　包括上、中、下3种腹壁反射。可在仰卧屈膝的体位时使腹壁放松，然后沿肋弓下、脐平面和腹股沟部3处以钝头物体自外向内划过腹壁皮肤，则分别引起同侧上、中、下腹壁肌肉的收缩。在正常情况下，一些老年人、6个月以内的婴儿、腹壁皮下脂肪过厚者、因多产而腹壁松弛或经过腹部手术者，均可出现双侧腹壁反射减弱或消失，因而必须两侧同时检查对比，如发现单侧腹壁反射减弱或消失更有病理意义。腹壁反射弧的传入和传出神经均为肋间神经，由于肋间神经支配一定节段的皮肤和肌肉，所以刺激某一节段的皮肤必然会引起同一节段的腹肌收缩。如果腹壁反射的这种节段性反射弧因病变而中断时（如下运动神经元病变时），则同侧腹壁反射减弱或消失。但是，腹壁反射除了短的节段性反射弧外，一般认为还有长距离的反射弧，其具体径路并不十分清楚，有人认为从后根传入脊髓的冲动，除经中间神经元直接传至前角外，尚有部分冲动经脊髓丘脑束最终传至大脑皮质顶叶，再从顶叶至额叶，并沿起自额叶的皮质脊髓束下达脊髓前角，但也有人认为上行至大脑的途径不是经脊髓丘脑束，而是经过混杂在皮质脊髓束中的脊髓皮质纤维，所以当上运动神经元有病变时，可出现腹壁反射减弱或消失（图4-263）。一般说来，上运动神经元的病损轻微，反射可减弱，但并不消失。不过，腹壁反射消失并不一定与上运动神经元病损的严重程度成正比。

2. 提睾反射　生殖股神经的生殖支支配提睾肌，股支支配大腿内侧上部的皮肤。因而当钝头物体轻划大腿内侧上部的皮肤则能引起同侧提睾肌收缩，睾丸上提。正常时，两侧睾丸不对称，即右侧高于左侧，这在检查时应予注意。有时阴囊肉膜能缓慢地做蠕动样收缩，这不应误认为是睾丸上提，由于提睾肌的收缩是很急速的，所以容易区别。有精索静脉曲张的患者提睾反射可减弱或消失。女性虽无睾丸，但有与提睾肌相似的肌肉残存于腹股沟管内，所以刺激女性大腿内侧上部皮肤时，在腹股沟部可能见到肌肉收缩波。提睾反射的反射弧与腹壁反射类似，即由长、短反射弧两部分组成，其临床意义同腹壁反射。因此，当短的节段性反射弧或长的反射弧，如因上运动神经元破坏时，提睾反射均可消失或减弱。小儿的提睾反射比较活跃，刺激一侧则可引出两侧提睾反射，有时刺激下肢的任何部位均能引起睾丸上提。所以在检查小儿的这一反射时，如发现刺激一侧大腿内侧的皮肤只出现同侧提睾反射，而刺激另一侧大腿的皮肤时则能引起两侧提睾反射，这可能与上运动神经元轻度病变有关。

（四）病理反射

病理反射为在正常时所没有的异常反射，也是一类原始的屈肌反射，但在神经系统的结构完整、功能正常的条件下，它被大脑皮质及其下行纤维所抑制而不能显现，当上运动神经元有病变时（如皮质脊髓束受损），则因下运动神经元脱离了高级中枢的影响，原先受到抑制的这类反射就被释放出来。病理反射主要为病理跖反射及其同类反射。此外，防御反射和潜在反射也可归入病理反射，但与病理跖反射的性质不尽相同。现将临床上常用的脊髓病理反射分述如下：

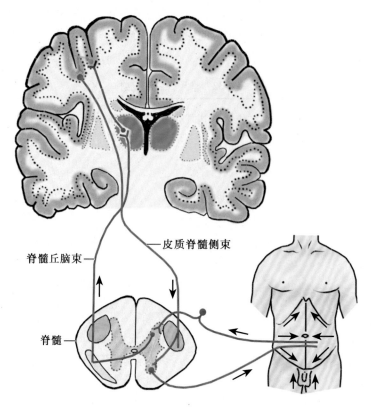

图 4-263　腹壁反射弧

1. 病理跖反射及其同类反射　这类反射虽刺激部位不同,但其反应和意义都相同(图 4-264)。

(1) 病理跖反射或 Babinski 征:为一切病理反射中最重要者,很少见到假阳性,是皮质脊髓束受损的确实证据之一。检查时可用钝针在足底外缘自后向前划过,至趾根部再划向内侧,即可出现蹋趾背伸,其余四趾跖屈并呈扇形展开。在 1 岁以内尚未能独自站立和行走之前的小儿由于皮质脊髓束的形态和功能尚未发育完整(此束纤维的髓鞘尚未发

生),因而能出现这种反射。又如成人在睡眠、全身麻醉、低血糖以及深度昏迷时,皮质脊髓束的功能暂时受到阻抑,也能见到这类反射。

(2) Chaddock 反射(征):以钝针划足的外踝处,出现蹋趾背伸现象。

(3) Oppenheim 反射(征):以拇指用力沿胫骨前面的皮肤由上向下擦过,引起蹋趾背伸。

(4) Gordon 反射(征):用手挤压腓肠肌部皮肤,即可出现蹋趾背伸。

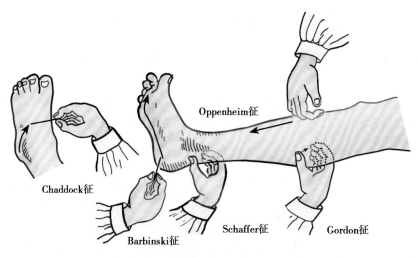

图 4-264　各种病理跖反射的检查法

（5）Schaffer 反射（征）：用手挤压跟腱而引起踇趾背伸。

2. 防御反射（三屈反射或脊髓自动反射）　以捏夹或用针刺足底时，即能引起踝、膝、髋关节屈曲，使下肢缩短，以躲避伤害性刺激，具有防御功能，因而称为防御反射，由于反射的特点是下肢三个主要关节屈曲，所以也称为三屈反射。如前所述，在检查正常踇反射时，若刺激过强，即可出现防御反射，但正常时只有刺激足底才能出现。防御反射属于节段间反射，虽只刺激某一区域的皮肤，但冲动传到脊髓内，影响面很广，使许多节段的前角运动神经元同时兴奋，唯正常时受到大脑皮质的控制作用，因而必须刺激敏感的足底时才出现。如果脊髓有横贯性损伤时，由于下运动神经元脱离了大脑皮质的抑制作用，使反应很明显，与正常的区别点在于刺激敏感区扩大，刺激阈降低，即刺激病灶平面以下的任何部位均可引起此反射，甚至很轻微的刺激，如床铺的震动或被褥的压迫等因素就能引起三关节的屈曲，因而致使下肢处于持续性的屈肌挛缩状态，形成屈曲性截瘫。有人认为利用防御反射的刺激区与病灶的关系可协助确定脊髓病变的下界，即在下肢自下而上地逐渐刺激皮肤，直至不能引出防御反射为止，则此处的界线为病变的下界，例如刺激 L_1 和 T_{12} 的皮节尚能出现防御反射，但刺激到 T_{11} 和 T_{10} 处，防御反射即消失，说明病变下界在 T_{11}，至于病灶上界可由皮肤感觉缺失的上界确定。

3. 潜在反射　当上运动神经元受损时，不仅能使正常的牵张反射增强，而且还能释放某些潜在性的牵张反射，即潜在反射。这类反射在正常时不能出现或很不明显，但有些人也可存在，因而潜在反射只有在十分明显或仅出现于一侧时才有病理意义，并且在上运动神经元有病变时，潜在反射不一定都出现。主要的潜在反射有如下数种：

（1）指屈曲反射：引出这种反射的方法很多，较常用的有下述两种：

1）Hoffmann 反射（征）：检查者以左手托住患者的腕部，用右手示、中指夹住患者的中指，并使其背屈，再以拇指急弹中指的指甲，就能引起拇指屈曲和内收，其余四指也屈曲（图 4-265）。

2）Rossolimo 手反射（征）：检查者以左手握住患者的第二至第五指的第一节，以右手急速地叩打患者手指末节的掌面，即能引起拇指和其余各指的屈曲（图 4-266）。

（2）趾屈曲反射：也可有若干方法引出此

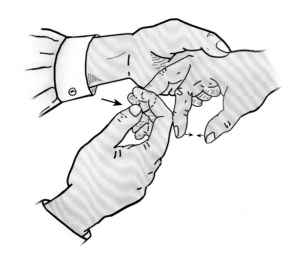

图 4-265　Hoffmann 反射的检查法

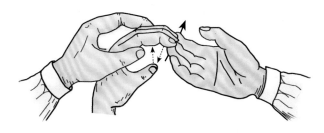

图 4-266　Rossolimo 手反射的检查法

反射。

1）Rossolimo 足反射（征）：急促地叩击足趾的跖面，引起足趾跖屈。

2）Mendel-Bechterew 反射：叩击足背外侧面（骰骨），引起足趾跖屈。

（五）联合运动

正常时很多日常活动可有联合运动，如握拳时常伴有腕的背屈。因此，所谓联合运动就是当身体某一部分的反射运动或强烈的随意运动时，可伴有另一部分肢体的姿势改变。当上运动神经元病变时，可出现若干病理性联合运动，如令患者以健侧的手做强烈握持运动，病肢的肌张力常增强，使病侧前臂、腕和手指缓慢地屈曲，这种姿势一直维持到健侧握持运动停止后；又如在咳嗽和呵欠时常可伴有瘫痪肢体的联合运动，从而造成瘫痪恢复的假象。产生病理性联合运动的原因是由于锥体路皮质脊髓束受损后分化精细的运动能力丧失，但由锥体外路完成的若干肌群的粗糙运动仍存在，故表现出一些病理性联合运动。

二、脊髓的内脏反射

见本章第三节。

三、脊髓休克期反射变化的原理

当脊髓有急性横断性病变时,使脊髓与脑的高级中枢中断了联系,不仅使病灶平面以下的感觉缺失和运动麻痹,而且在急性期还出现病灶平面以下的肌张力低下、脊髓躯体反射消失,内脏反射也不存在,即外周血管扩张、血压下降、无汗、尿便潴留和无病理反射等,总之在一定时期内进入无反应状态,称为脊髓休克。经过一定时期,度过脊髓休克期后各种反射可逐渐恢复,出现上运动神经元病变的症状。休克期的长短依各种动物的进化程度而异;高等动物的神经系统进化比较高级复杂,因而休克期的时间较长,人的脊髓休克期从数天到数月不等,多在2~4周之间。反射恢复的顺序,一般说来离病灶较

远的反射比离病灶近的反射更易恢复,并且比较原始的屈肌反射先于复杂的反射恢复,因此病理反射的出现较膝反射早。

脊髓休克产生的原因可能是由于脊髓低级中枢突然丧失了来自脑的高级中枢的易化作用。因为在正常时高级中枢对脊髓的低级中枢有抑制和易化两方面的作用,只有这两个互相对立又互相联系的共同作用才能维持脊髓低级中枢的正常功能。所以,当脊髓与高级中枢的联系突然中断时,在急性期由于脊髓失去了来自大脑皮质、网状结构和前庭神经核等方面对脊髓的易化作用,使脊髓的低级中枢暂时不行施其反射功能,经过一定时期后,脊髓本身的反射功能才得到恢复,但由于没有正常时的抑制作用,因而恢复后的深反射和肌张力等较正常时高。

第七节　脊髓的血管

一、脊髓的动脉分布及其闭塞综合征

脊髓动脉的来源是多方面的,即来自椎动脉、颈深动脉、肋间动脉、腰动脉、髂腰动脉和骶外侧动脉等。椎动脉除发出脊髓前、后动脉外,尚与其余动脉共同分出许多根动脉,营养脊髓(图4-267)。

(一) 脊髓动脉的髓外分布状况

1. 脊髓前动脉　左、右椎动脉穿颈椎横突孔上行,经枕骨大孔后两侧动脉逐渐向中线靠拢,至脑桥下缘,左、右椎动脉合成一条基底动脉。当椎动脉尚未合成基底动脉之前,各发一支,经枕骨大孔下行,左、右合成一干,称为脊髓前动脉(图4-268)。C. M. Огнева 于1950年统计,脊髓前动脉多以两根起于椎动脉上段(60%),平延髓橄榄中部起于椎动脉者次之(24%),在延髓橄榄体以下起自椎动脉者较少(12%)。有时此动脉还可起自基底动脉。

由于脊髓前动脉是由左、右两根合成的,所以,它与椎动脉之间形成了一个动脉环,即脊髓前动脉环。此环与脑底动脉环类似,对血流动力学有较大意义。脊髓前动脉环主要在延髓和颈髓的前面,但有时可延伸到上胸髓,此时脊髓前动脉的左、右两根并不立即汇合,而是并行一段距离(下行8~10个脊髓节段)。

脊髓前动脉沿前正中裂弯曲下行,此动脉的口

径在脊髓胸段已显著变细,至腰骶段口径又增大,并常有一支较粗大的根动脉与其相连,在脊髓圆锥下端,脊髓前动脉已很细,成为与终丝伴行的终丝动脉。

脊髓前动脉在其行程中向两侧发出许多细支。这些细支或者立即进入脊髓实质内,或者分为升、降支,而相邻的升、降支沿脊髓前外侧沟互相吻合,形成动脉链。上述分支主要见于脊髓的颈、腰段,在胸段很少见。

2. 脊髓后动脉　脊髓后动脉(图4-269)起于椎动脉颅内段,向后下方走行,经枕骨大孔入椎管,左、右脊髓后动脉各沿后外侧沟(多在后根的内侧)下行。脊髓后动脉的走行弯曲,在脊髓的颈、腰段弯曲更明显,而胸段则较直。脊髓后动脉的分支可包绕后根的全部或一部分,围绕后根形成了环状吻合,这些动脉环多见于颈髓,在胸髓则很少遇到。脊髓后动脉的分支还沿后正中沟的两侧吻合成第三对动脉链,此链在脊髓腰段明显。口径几乎与主干等粗。

3. 根动脉　根动脉为一系列的节段性动脉,起源于椎动脉本干、颈深动脉、肋间动脉、腰动脉、髂腰动脉和骶外侧动脉等。这些根动脉均经椎间孔穿入硬膜后分为前、后根动脉。于胚胎早期每一脊神经根均有相应的根动脉;但至生后多数根动脉未能到达脊髓,仅分布到脊神经根和脊神经节;而只有少数前、后根动脉到达脊髓后分别与脊髓前、后动脉吻合。

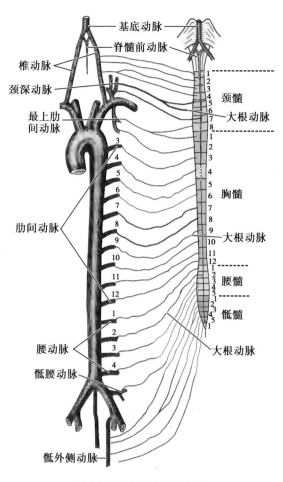

图 4-267　脊髓动脉的起源
小点代表脊髓易出血区

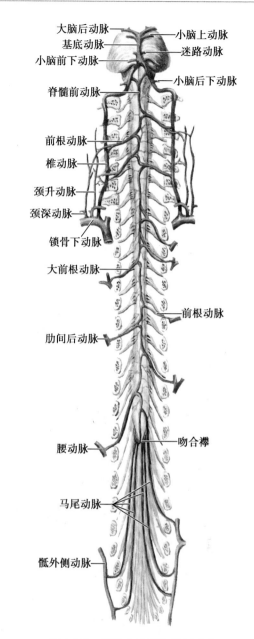

图 4-268　脊髓前动脉和前根动脉

根动脉的长度、口径和数目很不一致,据
М. И. Левантовский 统计,根动脉的长度在颈髓段
最短(1~2cm),胸髓段略长(2~3cm),腰骶髓段最
长(3~5cm)。在根动脉中只有 1~2 支较粗,称为
大根动脉。如果只有一支大根动脉则多在上腰髓,
如有两支大根动脉,则第二支多见于颈髓。胸髓段
的根动脉和后根动脉均较细。根动脉的总数在
10~27 支之间,其中前根动脉为 5~13 支,后根动
脉为 3~16 支。分布于颈髓的根动脉可多达 11 支,
其中前根动脉 2~8 支,后根动脉为 0~4 支,分布于
胸髓的根动脉可达 14 支,其中前根动脉为 2~6 支,
后根动脉为 3~10 支,在腰骶段的根动脉可达 6 支,
其中前根动脉有 0~2 支,后根动脉为 0~6 支。

前、后根动脉和脊髓前、后动脉的分支沿不同节
段的脊髓表面形成包围脊髓的动脉冠或脊髓冠状动
脉。脊髓前、后动脉在下行过程中不断得到前、后根
动脉补充增粗,但在两个相邻根动脉之间的吻合较
为细小,据解剖研究和临床观察结果表明,较大的根
动脉多在 C_6、T_9 和 L_2 节段,因而吻合薄弱点多在 T_4

和 L_1 附近,这些节段也是脊髓最易发生局部缺血的
部分(图 4-267、图 4-270)。

**(二) 脊髓动脉的髓内分布状况及其闭塞综
合征**

在脊髓内部,主要有脊髓前、后动脉和动脉冠的
分支分布(图 4-271)。

1. **脊髓前动脉的髓内分布状况和脊髓前动脉
闭塞综合征**　脊髓前动脉走行于前正中裂过程中,
以直角发出许多脊髓中央动脉或沟动脉,据
М. И. Левантовский 统计,约有 215~235 支。其中
C_1~T_3 间约 80 支;T_3~T_{10} 间最少,只有 48~56 支,
因而胸髓易发生缺血性病变;T_{11}~L_5 间的中央动脉
丰富,有 84~96 支;在脊髓圆锥部仅有 2~3 支。

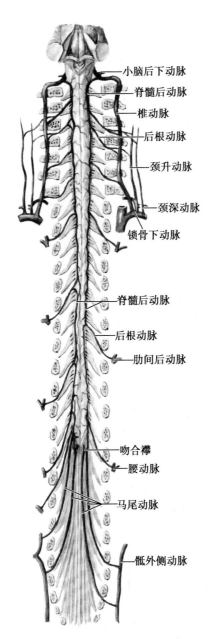

图 4-269　脊髓后动脉和后根动脉

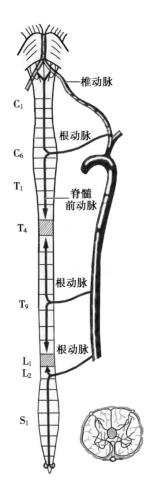

图 4-270　脊髓大根动脉和脊髓前动脉
缺血灶的常见部位

在脊髓颈段和腰骶段,脊髓中央动脉进入脊髓实质处,分为左、右两支,分别营养脊髓的左、右半。在脊髓胸段,中央动脉入脊髓后只有一个分支,营养脊髓的某一侧,一般是左、右交替分布,即上位中央动脉分布于左侧,下位中央动脉则至右侧,如此类推。

脊髓前动脉以中央动脉的分支分布于脊髓灰质的前角、侧角、中央灰质和背核以及白质中的前、侧索。动脉冠的分支营养前、侧索的周边部。因而当脊髓前动脉发生缺血性病变(如动脉硬化等)时,可产生脊髓前动脉闭塞综合征(图 4-272)。此时,由于缺血软化灶波及皮质脊髓束,所以可有病灶以下

的上运动神经元瘫痪的症状;又由于病灶影响脊髓丘脑束,因而病灶平面以下的痛、温觉缺失;由于后索属于脊髓后动脉的分布区,因此深感觉正常。因为病灶影响了双侧内脏活动的上、下行传导束,所以有内脏反射的变化,即休克期的尿潴留和休克期后的尿失禁等。经过一段时期后,由于与邻近动脉(主要与动脉冠的分支)之间建立了侧支循环,因而接近边缘部的脊髓丘脑束的功能可得到部分或全部恢复。脊髓前动脉由于闭塞的部位不同,则可产生相应的综合征,如颈膨大综合征、胸髓综合征、腰膨大综合征等,但以胸髓综合征最为多见。胸髓综合征多见的原因在于胸髓的脊髓前动脉和前根动脉较细,分支间的吻合不充分,中央动脉的数目也最少。

2. 脊髓后动脉的髓内分布状况和脊髓后动脉闭塞综合征　脊髓后动脉的分支分布于后角和后索,当此动脉发生缺血性病变时,可产生脊髓后动脉闭塞综合征(图 4-273),引起同侧肢体的病灶平面以下深感觉缺失、感觉性共济失调、深反射消失(后索);病灶同侧肢体节段性浅感觉缺失(后角);束带感(后

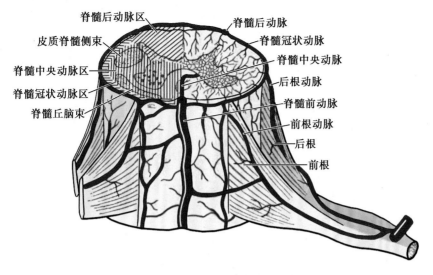

图 4-271　脊髓内部的动脉分布

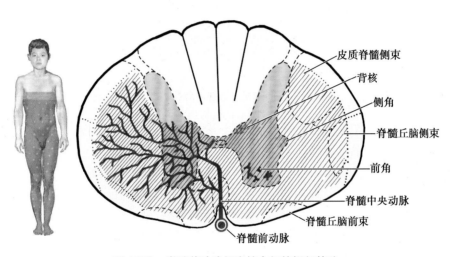

图 4-272　脊髓前动脉闭塞综合征的解剖基础

人体图内粉色表示肌肉弛缓性瘫,红色表示痉挛性瘫,绿点表示痛、温觉缺失区

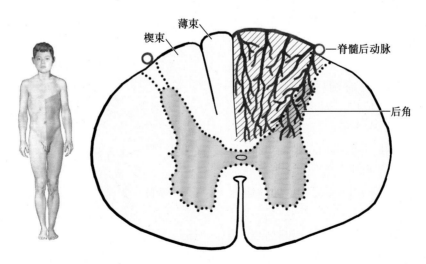

图 4-273　脊髓后动脉闭塞综合征的解剖基础

人体图内紫色表示一切感觉缺失,蓝色表示本体感觉缺失

根）。由于脊髓后动脉的分布区域小,侧支循环较好,所以很少见到此综合征,即或发生症状也很轻。

二、脊髓的静脉回流及其临床意义

脊髓本身的静脉主要经脊柱的静脉回流至上、下腔静脉系,现以脊髓的静脉和脊柱的静脉分述如下。

(一) 脊髓的静脉

脊髓的静脉较动脉多,口径也较大,多集中在脊髓后面,在脊髓前面的较少,于两侧的更少。整个脊髓的静脉可分三大系(图4-274)。

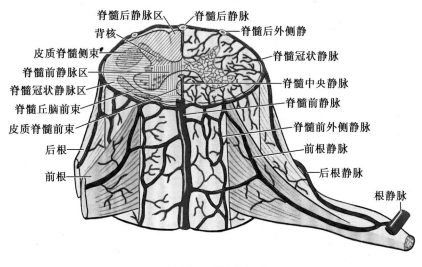

图 4-274　脊髓的静脉

1. 脊髓前静脉系　在脊髓前静脉系中的主干为脊髓前静脉及其两侧的脊髓前外侧静脉。静脉主干以脊髓下段较为明显,至脊髓圆锥部下端续于终丝静脉。

脊髓前静脉与脊髓前动脉伴行于前正中裂,沿途有脊髓中央静脉或沟静脉注入。中央静脉与同名动脉伴行,但只收集前角和前索的内侧部。至于前角外侧部、侧角以及前索和侧索外侧部的静脉血,则经许多小静脉直接穿出脊髓表面。这些小静脉横向吻合成与动脉冠类似的静脉冠或脊髓冠状静脉,这些小静脉还沿前外侧沟纵向吻合成脊髓前外侧静脉。

2. 脊髓后静脉系　位于脊髓后面的脊髓后静脉系,其静脉甚为丰富,形成广泛而密集的静脉丛,尤在腰髓表面更为明显。在脊髓后面的静脉丛中汇集成3条静脉干,即脊髓后静脉沿后正中沟走行,两条脊髓后外侧静脉与脊髓后动脉伴行。脊髓后静脉系接受后角(包括背核)、后索以及近后角处的侧索的静脉血。

3. 根静脉系　根静脉的数目、走行和吻合状况基本与根动脉相似,也有一两支口径较大的大根静脉,大根静脉多存在于脊髓腰段。前、后根静脉一方面与脊髓前、后静脉系相连,另一方面又随脊神经根

经椎间孔至椎管外,并在椎间孔处与椎内静脉丛共同合成椎间静脉。

(二) 脊柱的静脉

脊柱的静脉包括在椎体实质内的椎体静脉,位于椎管内、外的椎内、外静脉丛,以及椎间孔处的椎间静脉等部分。

1. 椎体静脉　椎体静脉位于椎体骨松质内(图4-275)。该静脉除前部的一些小支向前注入椎外静脉丛外,其余多数静脉呈放射状向椎体后部中央汇

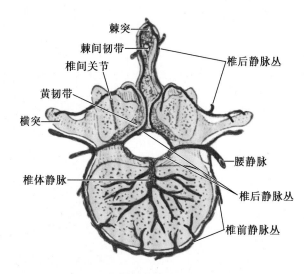

图 4-275　经椎骨横切面的脊柱静脉

集成较大的一两支静脉干,由此静脉干注入椎内静脉丛。

2. 椎内静脉丛 椎内静脉丛位于椎管骨膜与硬脊膜之间,即硬膜外腔内(图 4-275、图 4-276)。此静脉丛收集椎体和脊髓的静脉血,上起枕骨大孔,并经枕骨大孔与颅腔内的基底静脉丛相连续,下至骶骨尖,纵贯椎管全长。椎内静脉丛按其位置可分前、后两部。椎内静脉丛前部在椎体和椎间盘的后方,由在后纵韧带两侧的纵行静脉及许多小支吻合而成,主要接受椎体静脉。此丛经椎间静脉与椎外静脉丛相通。椎内静脉丛后部位于椎管后壁,即椎板和黄韧带的前面,也由两条纵向静脉干和多数小静脉吻合而成,并借若干小静脉支穿经黄韧带向后,与椎后静脉丛(属椎外静脉丛)交通,另有小静脉支沿椎间孔上、下缘向前行,与椎内静脉丛前部会合。

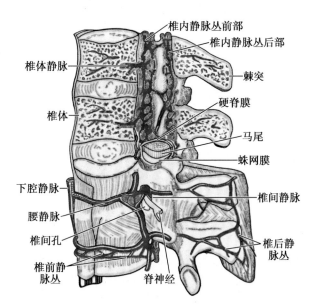

图 4-276 经椎骨纵切面的脊柱静脉

3. 椎外静脉丛 椎外静脉丛在脊柱的外围,又分前、后两丛,其中后丛较前丛发达(图 4-275、图 4-276)。

(1)椎前静脉丛:在脊柱前面,以脊柱颈段较为发达,接受椎体和邻近肌肉的血液,并有分支与椎间静脉和椎后静脉丛相连。

(2)椎后静脉丛:在脊柱后面,即椎板、横突、棘突以及其间的韧带后面,部分静脉丛的分支穿行于脊柱后方的短小肌肉之间。此丛也以脊柱颈段最为发达,并与枕静脉、椎静脉和颈深静脉相连;此外,尚有若干静脉支与椎内静脉丛后部、椎前静脉丛、椎间静脉和肋间静脉交通。

4. 椎间静脉 椎间静脉主要由根静脉经椎间孔延续而来,椎内、外静脉丛也发支参与。椎间静脉依其存在的部位不同注入不同的静脉。如在颈部主要注入椎静脉和颈深静脉,在胸部注入肋间静脉,在腰部注入腰静脉,于盆部主要注入骶外侧静脉(图 4-277)。

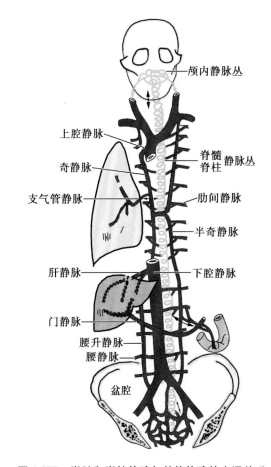

图 4-277 脊髓和脊柱静脉与其他静脉的交通关系

(三)脊髓和脊柱静脉与其他静脉的交通关系及其临床意义

脊髓和脊柱的静脉主要以椎间静脉与头、颈、躯干各部的静脉相通(图 4-277),其相互关系见图 4-278。

脊髓和脊柱的静脉虽依图 4-278 径路回流至上、下腔静脉系,但胸、腹、盆腔内的静脉和脊髓、脊柱的静脉往往无瓣膜,并且硬膜外腔又为负压,因而当胸、腹腔压力增高时(如咳嗽、排便、举物或用力等),血液可以逆流,即胸、腹腔脏器(如肺、肝等)的血液经椎间静脉逆流至脊髓和椎内静脉丛,椎内静脉丛还可以进一步回流至颅内。因此,癌瘤细胞和其他栓子,如血吸虫、肺吸虫等可随逆行的血流至椎管内或颅内,发生脊髓、脊柱或颅内的转移性肿瘤或中枢神经系统的血吸虫病和肺吸虫病等。此外,当

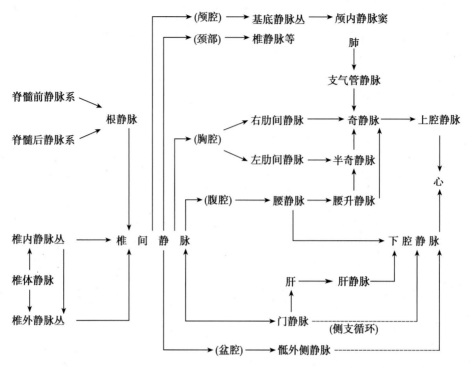

图 4-278　脊髓和脊柱静脉与其他部位静脉的关系

因咳嗽或腹部加压等因素使胸、腹腔压力增高时,血流逆转,椎管内和蛛网膜下隙内的脑脊液压力增高,从而刺激神经根,可发生根性疼痛加剧,或测脑脊液压力时,腹部加压、用力等因素均可影响脑脊液压力的测定。

第五章　脑干和脑神经

脑干包括延髓、脑桥和中脑,几乎全部位于颅后窝,其后上面被小脑覆盖,前下面紧贴颅底。脑干是连接大脑、小脑和脊髓的桥梁,因而脊髓的许多上、下行传导束均经过脑干,当脑干病变时,就可能产生相应的感觉和运动传导障碍。12对脑神经除第Ⅰ、Ⅱ对外,都与脑干相连,在脑干内有与脑神经联系的脑神经核,所以脑干病变与脊髓病变的主要区别,在于有无脑神经症状。脑干内部灰、白质的配布参差相交,不如脊髓那样界限清楚和有规律,因此脑干的网状结构比较发达,在脑干有病损时常可影响网状结构的功能而产生相应症状。

第一节　脑干的一般形态

脑干为一不整形的柱状体,全长约8cm。其中延髓略呈倒置的圆锥体形,在枕骨大孔处由脊髓上延而成,长约2.8cm,下端宽约0.9~1.2cm,上端的横径则扩大为2.4cm左右。脑桥在延髓的前上方,是脑干的最宽部分,横径约3.0~3.6cm,长径为2~3cm左右。中脑是脑干的最上部,长约1.5~2.0cm,最大横径约4.0~4.5cm。由上可知,脑干的上部较粗大,下部略细小。因此,一个较小的病灶,如发生在脑干下部,往往可以引起两侧性症状;若病灶存在于脑干上部,症状多局限于一侧。

一、脑干腹侧部的形态

延髓腹侧面的正中线上有较深的前正中裂;此裂的两侧各有一条锥体形的隆起,称为锥体,它由皮质脊髓束组成。锥体下端延续为脊髓处,有斜行的纤维束互相交叉呈辫状,称为锥体交叉。在锥体的外侧有卵圆形的隆起,称为橄榄体,内藏下橄榄核。在锥体与橄榄体之间的沟,称为橄榄前沟,是脊髓前外侧沟的延续,沟中约有10~15个根丝出脑,合成舌下神经根。在橄榄体的后方有橄榄后沟,与脊髓的侧索相延续。此沟较浅,自上而下有舌咽、迷走和副神经根出脑,其中舌咽神经有4~6个根丝;迷走神经有8~10个根丝;副神经的延髓部有4~5个根

丝,脊髓部则由6~7个根丝组成(图5-1)。

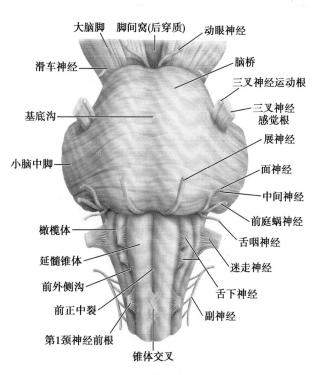

图5-1　脑干腹侧面

脑桥的腹侧部膨隆,称为脑桥基底部,中线上有一浅沟,称为基底沟,容纳基底动脉。脑桥基底部向两侧逐渐缩窄,称为脑桥臂(小脑中脚),借此与小脑相连。在脑桥臂根部的腹侧面有两个三叉神

247

根,其中较粗的在下方,为感觉根;较细的在上方,为运动根。在脑桥与延髓交界处的横沟,称为桥延沟,沟中自内向外依次有展神经根、面神经根、中间神经根和前庭蜗神经根出入脑干。以三叉神经根和面神经根的连线作为脑桥和桥臂的界限。脑桥臂、延髓与小脑的交界处称为脑桥小脑角,前庭蜗神经即在此角入脑,在角的上方有三叉神经根,角的外侧为面神经根,内侧为展神经根,角的下方与舌咽神经根和迷走神经根邻近,角的后方为小脑(图5-1)。因而当脑桥小脑角有病变时(如听神经瘤),除产生听力障碍、眩晕和小脑症状外,病变往往还可波及面神经根、三叉神经根、展神经根、舌咽神经根和迷走神经根,从而产生相应的临床症状(见本章第三节)。

中脑腹侧部有两条粗大的隆起,称为大脑脚,由脑桥上缘伸向外上方,其上端有视束环绕。大脑脚的周边部为起自大脑皮质的下行纤维束,称大脑脚脚底(图5-1)。大脑脚的内侧面有动眼神经出脑。两侧大脑脚之间的凹陷处,称为脚间窝,窝底的灰质层内,有被血管穿过的许多小孔,称为后穿质(图5-1)。

二、脑干背侧部的形态

脑干背侧部几乎全为小脑所覆盖(图5-2 ~ 图5-4),其中脑桥、延髓与小脑之间的内腔,称为第四脑室。它由脊髓中央管向上伸延逐渐扩大而成。第四

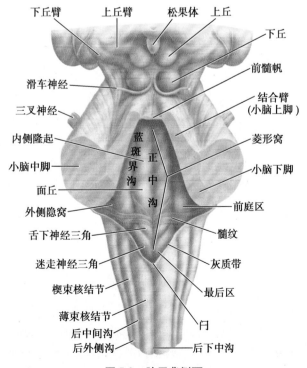

图5-2 脑干背侧面

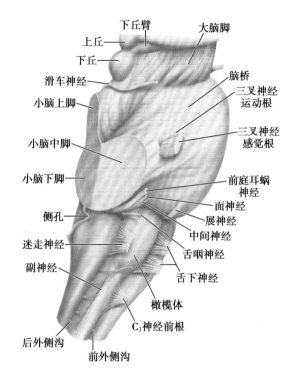

图5-3 脑干侧面

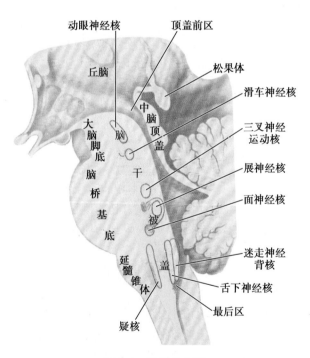

图5-4 脑干的分区

脑室上部又逐渐缩小,伸入中脑内部,称为中脑水管。在中脑水管和延髓中央管周围有一灰质层围绕,称为中央灰质。在第四脑室底的表面,也有一层灰质覆盖,称为室底灰质。在室底灰质和中央灰质的前方,与脑干腹侧部(大脑脚脚底、脑桥基底部和延髓锥体)之间的广泛区域,称为脑干被盖部。

延髓下部的背侧面,后正中沟的两侧,有从脊髓

后索向上延续而来的薄束和楔束。薄束、楔束的上端膨大,其中内侧的膨大部称为棒状体,内含薄束核,外侧的隆起称为楔结节,深方埋有楔束核,棒状体和楔结节向外上方伸展至绳状体(小脑下脚),共同构成第四脑室下部的侧壁,延髓和脊髓就通过绳状体与小脑联系。在楔结节的前外下方有一不甚明显的纵行隆起,称为灰小结节,在其深方藏有三叉神经脊束核。

延髓上部背侧面和脑桥背侧面构成第四脑室底,即菱形窝。此窝呈菱形,其两侧角之间有浅表的横纤维束,称为髓纹,可作为脑桥与延髓之间在背侧面的分界线。在窝底的正中线上有正中沟,其两侧又有与其平行的界沟。在菱形窝上部(髓纹以上),界沟与正中沟之间的纵行隆起,称为内侧隆起,在此隆起的下部有一圆丘,为面神经丘。它由面神经核发出的纤维钩绕展神经核而成,因而又有展神经丘之称。面神经丘的外侧,相当于界沟上端的凹陷处,称为上凹。上凹的上端为蓝斑,内有蓝斑核。菱形窝的下角形如笔尖,故名笔尖。笔尖的尖端称为闩。在菱形窝的下部(髓纹以下),于界沟与正中沟之间,自内上向外下有3个小三角区,其中内上方的小三角区为舌下神经三角,内有舌下神经核,其外侧,相当于界沟下端的凹陷处,称为下凹,在其深方为心血管中枢的一部分(见本章第五节),中间的三角区是灰翼,深方有迷走神经背核,故又称为迷走神经三角,外下方的三角区已在笔尖范围内,称为最后区,富有血管和神经胶质。界沟外侧的三角形区域(包括髓纹上、下方)统称为前庭区,内含前庭神经核。

菱形窝上部的侧壁为结合臂,它主要由联系中脑与小脑的纤维束构成。中脑背侧部即中脑水管以后的部分,称为顶盖,表面有4个圆丘,称为四叠体,其中上方的一对称为上丘,为皮质下视觉反射中枢;下方的一对称下丘,是皮质下听觉反射中枢。上、下丘向前外上方各伸延成上、下丘臂,与间脑的外侧膝状体和内侧膝状体相连。顶盖的前上方与间脑的移行区域,称为顶盖前区。在下丘的下方有很细的滑车神经根出脑,环绕大脑脚向前行。两侧上丘之间的上方有属于间脑的松果体。因而,松果体的肿瘤可由上向下压迫上、下丘,产生四叠体综合征(Parinaud 综合征,详见本章第四节)。

第二节　脑干的主要传导束及有关核团

脊髓的传导束除固有束外,均伸延到脑干。因此脑干的传导束主要包括脊髓经过脑干直接或间接与大、小脑联系的传导束,但也有少数是脑干本身与大、小脑联系的传导束。通过脑干的传导束有些与脑干的灰质核团发生联系,这些核团是脑脊髓传导径路上的中继站,因而也称为中继核团。

脑干的主要下行传导束多集中在脑干的腹侧部,即通过中脑的脚底、脑桥基底部和延髓锥体;脑干的主要上行传导束多聚集在脑干的背侧部,即脑干被盖部(图5-5)。因此,脑干腹侧部的病变主要损害下行传导束,脑干背侧部的病变常累及上行传导束。

一、脑干内的主要感觉传导束

脑干内的感觉传导束主要包括传导意识性本体感觉(深感觉)和精细触觉的内侧丘系以及传导痛、温觉和粗略触觉的脊髓丘脑束和三叉丘系,其中三叉丘系将于本章第三节叙述。

(一) 薄束核、楔束核和内侧丘系

在延髓后索,有从脊髓后索伸延而来的薄束和楔束,其纤维终于薄束核、楔束核。薄束核位于中线两侧,棒状体的深方;楔束核在薄束核的外侧,楔结节内。由薄束核、楔束核发出的纤维围绕中央灰质的周围,呈弓状向前,此为内弓状纤维于中线处与对侧的纤维左右交叉,称为丘系交叉或延髓感觉交叉。交叉后的纤维折向上行,称为内侧丘系或延髓丘脑束,终于丘脑腹后外侧核(图5-6)。

在脊髓和延髓下段,两侧后索列于中线两侧,其中薄束在内侧,传导下半身的意识性本体感觉和精细触觉,楔束在外侧,传导上半身的相应感觉。由于薄束、楔束在丘系交叉之下是未经交叉的纤维,因而一侧后索的病变可使病变侧肢体的相应感觉缺失或减弱(图5-6A)。

在延髓中下段存在丘系交叉,此处的小病灶即能引起整个躯干和四肢的相应感觉障碍(图5-6B)。

在延髓上段,内侧丘系位于锥体的背侧,下橄榄核的内侧,中线的两旁,呈前后纵向排列。由于薄束核位置稍低,由此核发出的二级纤维(传导下半身的深感觉和精细触觉)先交叉,交叉后的纤维占内侧丘

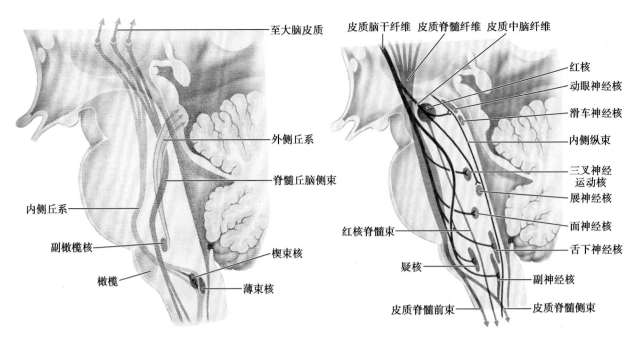

图 5-5　由脊髓、延髓下段经脑干上行的感觉传导路和由皮质下行经脑干的运动传导路

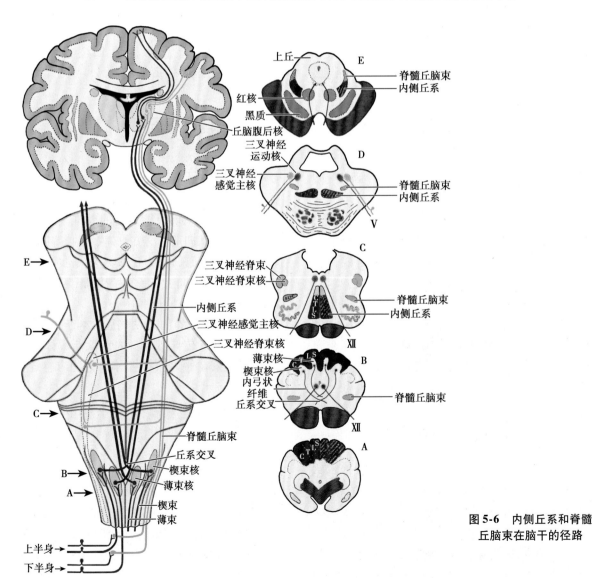

图 5-6　内侧丘系和脊髓丘脑束在脑干的径路

系的前外侧部;楔束核的位置略高,其二级纤维(传导上半身的深感觉和精细触觉)后交叉,交叉后的纤维占内侧丘系的后内侧部,又由于延髓的两侧内侧丘系紧密相邻,所以延髓上段的小病灶往往就能侵袭两侧内侧丘系,使病灶平面以下,即颈部、躯干和四肢的意识性本体感觉和精细触觉缺失(图5-6C)。

内侧丘系上行到脑桥,位于脑桥基底部的背侧,占被盖的最前部,虽然仍在中线两侧,但两侧之间的距离开始拉开,并呈左右横向排列。所以,脑桥中央部的小病灶一般已不能波及两侧的全部内侧丘系,可能仅影响到两侧内侧丘系的内侧部,而内侧丘系的内侧部是传导上半身的本体感觉和精细触觉,外部则是传导下半身的相应感觉(图5-6D)。

内侧丘系在中脑,位于被盖的背外侧部,已远离中线,接近周边部,即在红核的后外方。所以,两侧内侧丘系相隔较远,中脑的病变一般只影响到一侧内侧丘系。由于内侧丘系是经过丘系交叉后的纤维组成的,因此一侧内侧丘系的病变症状表现在病灶对侧肢体。在此节段内侧丘系的前内侧部是传导上半身本体感觉和精细触觉的纤维,后外侧部则是传导下半身的相应感觉纤维(图5-6E)。

(二) 脊髓丘脑束

传导四肢和躯干的痛、温觉和粗略触觉的脊髓丘脑侧束和前束,分别在脊髓的侧索和前索内,上行到延髓时脊髓丘脑侧束仍在侧索内,即在下橄榄核的背外侧,脊髓丘脑前束则因锥体和锥体交叉的存在而被挤向外侧。一般认为,脊髓丘脑前束与脊髓丘脑侧束合并成脊髓丘脑束;但是也有人认为脊髓丘脑前束与内侧丘系伴行。在延髓,由于脊髓丘脑束位于延髓的外侧部,内侧丘系则在中央部,两者之

间有一定的距离,因而在延髓内的小病灶不能同时波及两者,往往只有其中之一受损,产生病灶对侧肢体的浅感觉或深感觉障碍(图5-6C)。在脑桥,脊髓丘脑束位于内侧丘系的背外侧,两者间的距离已较延髓节段接近,因而脑桥的病变有可能同时波及脊髓丘脑束和内侧丘系,但较小的病灶一般仍不能完全损伤此二束,从而出现病灶对侧肢体不等程度的深、浅感觉障碍(图5-6D)。在中脑,脊髓丘脑束在内侧丘系的背外侧,并已与后者紧密毗邻。因此,在中脑的小病灶就有可能同时波及内侧丘系和脊髓丘脑束,引起病灶对侧肢体深、浅感觉缺失(图5-6E)。

脊髓丘脑束也能分层定位,由前外向后内为来自骶、腰、胸、颈的纤维,传导面部浅感觉的腹侧三叉丘系则在脊髓丘脑束的后内侧(见本章第三节)。因此,小范围的病灶可能只损害某一部分的纤维,产生对侧肢体类似节段性的感觉障碍。此外有人还指出,传导温度觉、痛觉和触觉的纤维是由外向内依次排列的(图5-7),所以,一个较小的病灶可能只波及其中一部分,使对侧肢体的痛觉或温度觉缺失,产生分离性痛、温觉障碍。

脊髓丘脑束在脑干内并无中继核,而是直接通过脑干,但一般认为脊髓丘脑束中的部分纤维(尤其是属于脊髓丘脑前束的纤维)可在脑干网状结构内中继,形成所谓脊髓-网状-丘脑束。脊髓顶盖束仍走在脊髓丘脑束的附近,两者共同形成脊髓丘系。

二、脑干内的锥体束

脑干内的锥体束包括皮质脊髓束和皮质脑干束两部分。

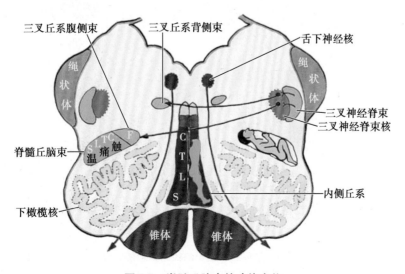

图5-7　脊髓丘脑束的功能定位

（一）皮质脊髓束

皮质脊髓束起自同侧大脑半球皮质，属于锥体路中的上运动神经元，经中脑的大脑脚底、脑桥基底部和延髓锥体下行。由于两侧大脑脚向外展开，此处的两侧皮质脊髓束相距最远，因此中脑的病变不易侵袭双侧皮质脊髓束，一般只引起对侧肢体的痉挛性瘫痪（图5-8A）。在脑桥基底部，皮质脊髓束的位置较深，离中线不远，并被分散成若干小束，所以脑桥基底部的病变可能只损害一侧皮质脊髓束（图5-8B）。在延髓锥体，两侧皮质脊髓束分列于中线两侧（图5-8C），因而一个很小的病灶就可能影响两侧皮质脊髓束，引起四肢痉挛性瘫痪。

皮质脊髓束行至锥体下端，大部分（约75%～90%）纤维越过中线，形成锥体交叉，交叉后的纤维在脊髓侧索内下行，成为皮质脊髓侧束，止于同侧前角；小部分（约10%～25%）纤维并不越过中线，未经交叉，继续沿前正中裂两侧下行，成为皮质脊髓前束，经白质前连合止于对侧前角，少数纤维则终于同侧前角。此外，少数没有交叉的纤维也可参加皮质脊髓侧束的组成，所以有人把这部分纤维称为同侧皮质脊髓侧束；由于此束在皮质脊髓侧束的前外侧部，因而也称为前外侧皮质脊髓侧束（图5-8）。这些始终不交叉的纤维混杂在皮质脊髓前、侧束内，主要控制躯干肌，使躯干肌受双侧大脑皮质控制。所以当一侧皮质脊髓束受损时，只能引起对侧肢体偏瘫，但躯干肌并不瘫痪。

皮质脊髓束控制对侧肢体的运动，其中控制上肢肌肉的纤维在内侧，控制下肢的纤维在外侧。皮

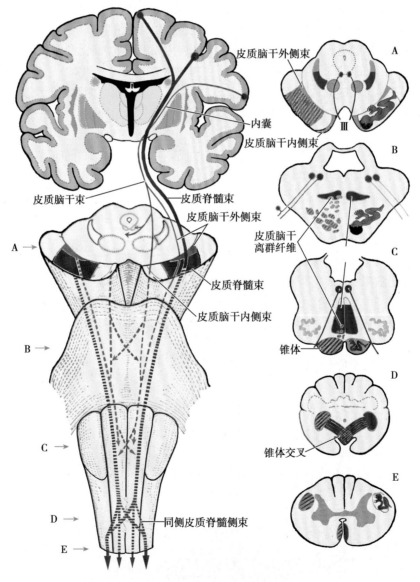

图5-8 锥体路在脑干的径路和功能定位
A,中脑;B,脑桥;C,延髓上部;D,延髓下部;E,脊髓

质脊髓侧束则控制同侧肢体活动,控制上、下肢肌肉的纤维排列如同皮质脊髓束,即上肢仍在内侧,下肢也在外侧。在锥体交叉部,控制上肢肌肉活动的纤维先交叉,即在锥体交叉上部;控制下肢肌肉的纤维后交叉,即在锥体交叉下部(图5-9)。假如病变在锥体交叉以上(即皮质脊髓束),症状表现在病灶对侧的肢体,若病变在锥体交叉以下(即皮质脊髓侧束),则症状见于病灶同侧的肢体。如果病变正好在锥体交叉部,可发生四肢瘫痪。但在锥体交叉外侧部的小病灶(如由脊髓前动脉发出的延髓旁正中动脉血栓形成)可能损伤已经交叉的控制上肢肌肉的纤维和未经交叉的控制下肢肌肉的纤维,因而引起病灶同侧上肢和对侧下肢的瘫痪,即所谓交叉性上、下肢瘫(图5-9)。

由于皮质脊髓束下行于脑干腹侧部,而脑神经根除滑车神经外,也由脑干腹侧部出脑。因而脑干腹侧部的病变可能损伤皮质脊髓束和邻近的脑神经根,引起对侧肢体的上单位瘫和病灶同侧的脑神经下单位瘫,称为脑神经交叉性偏瘫,如动眼神经交叉性偏瘫、面神经交叉性偏瘫、舌下神经交叉性偏瘫等,关于交叉性偏瘫将于本章第四节叙述。

(二) 皮质脑干束

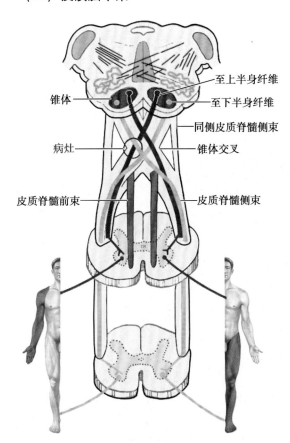

图5-9　锥体交叉部的纤维和交叉性上、下肢瘫的解剖学基础

皮质脑干束也称为皮质延髓束,起源于大脑皮质,随皮质脊髓束下行。当皮质脑干束经过大脑脚脚底时,可分内、外侧两束,其中皮质脑干外侧束走在脚底中3/5部,皮质脊髓束背外侧;皮质脑干内侧束行于脚底内侧1/5部,皮质脊髓束内侧。当皮质脑干束经过脑桥基底部和延髓锥体时,均位于皮质脊髓束背内侧。皮质脑干束在下行过程中,于脑干的不同平面有一些大小不等的纤维束(即离群锥体纤维或迷走锥体纤维)离开,进入脑干被盖部,在内侧丘系中下行一段距离后大部分交叉至对侧,终于对侧全部脑神经运动核,小部分不交叉,止于本侧的大部分脑神经运动核。由此可见,脑神经运动核基本上受双侧皮质脑干束控制,唯独面神经腹侧核(面神经运动核腹侧部)和舌下神经核主要受对侧皮质脑干束控制(见本章第三节)。所以当一侧皮质脑干束受损时,只有上述两个核所支配的肌肉(面下部表情肌和舌肌)发生上单位瘫,其余脑神经运动核所支配的肌肉并不瘫痪(图5-8、图5-10)。

皮质脑干束的离群锥体纤维在走行径路上变异性较大,且较分散,大致可分如下几束(图5-8、图5-11):

1. 丘脑底部离群纤维　自中脑上方,即丘脑底部开始由皮质脑干束分出,至动眼神经核。

2. 大脑脚底离群纤维　自中脑水平分出,在内

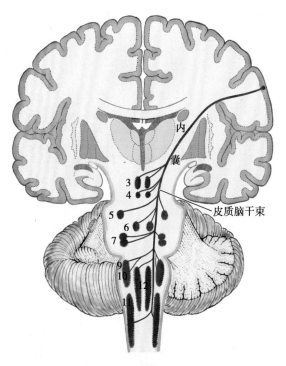

图5-10　皮质脑干束(额状切面)
3. 动眼神经核;4. 滑车神经核;5. 三叉神经核;6. 展神经核;7. 面神经核;9. 舌咽神经核;10. 迷走神经核;11. 副神经核;12. 舌下神经核

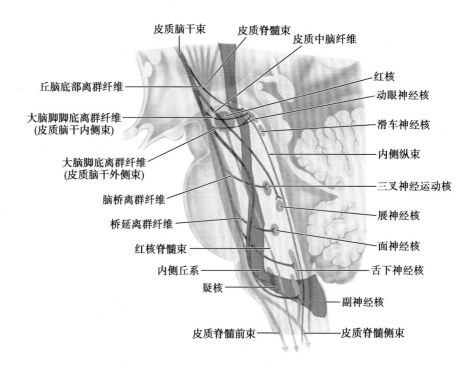

图 5-11　皮质脑干束的离群纤维

侧丘系中下行,止于动眼、滑车、展神经核和副神经核,以控制眼球和头部的联合运动。

3. 脑桥离群纤维　自脑桥基底部分出后也行于内侧丘系中,与大脑脚底离群纤维合并,共同终于三叉神经运动核、面神经核、舌下神经核和疑核。

4. 桥延离群纤维　于桥延沟平面离开皮质脑干束,也下降在内侧丘系中,加强上述离群纤维,至

疑核和舌下神经核,并有部分纤维向上返回至面神经运动核。根据上述解剖特点就容易理解某些临床症状,如脑桥基底部的局限性病灶,可同时破坏皮质脊髓束和皮质脑干束的脑桥离群纤维,而此种纤维可到面神经运动核,从而引起病灶对侧的上、下肢上单位瘫和病灶同侧的核上性面瘫,即肢体和面部肌肉均为上单位瘫(图 5-12)。又如中脑和脑桥被盖部

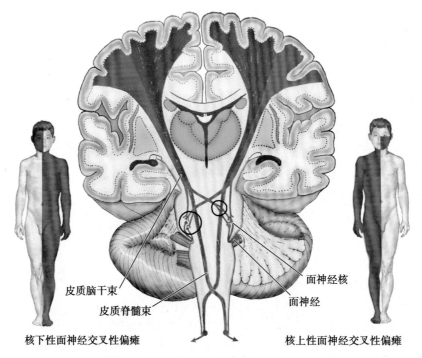

图 5-12　核上性和核下性面神经交叉性偏瘫

的病变波及内侧丘系时,虽然皮质脊髓束无影响,但可能损伤皮质脑干束的离群纤维,发生核上性舌瘫和头眼同向偏斜(图5-11)。

三、脑干内的锥体外路传导束

在脑干内,与锥体外路有关的传导束和中继核团很多,其中主要包括皮质脑桥小脑束、红核、黑质和有关传导束,顶盖和有关传导束以及橄榄核群和有关传导束等。

(一) 皮质脑桥小脑束

皮质脑桥小脑束包括皮质脑桥束和脑桥小脑束两部分。

1. 皮质脑桥束 起于大脑皮质,其中起自大脑额叶皮质的纤维束称为额桥束,经过大脑脚脚底内侧1/5部,在皮质脊髓束与皮质脑干内侧束之间,终于脑桥上段的同侧桥核;发自大脑颞叶、顶叶和枕叶皮质的纤维组成枕颞顶桥束,经过大脑脚脚底外侧1/5部,终于脑桥下段同侧桥核。桥核为散在于脑桥基底部纵横纤维之间的灰质块。由桥核发出的纤维大部分越过中线,经脑桥臂止于小脑半球皮质,此为脑桥小脑束,但是少数脑桥小脑束的纤维也可来自同侧桥核(图5-13)。

2. 皮质脑桥小脑束 皮质脑桥小脑束的功能在于把大脑皮质的冲动传入小脑,使小脑在大脑皮质的控制下,并协助调节由大脑皮质发动的随意性运动,如把猴子的脑桥臂切断后上下肢随意运动的

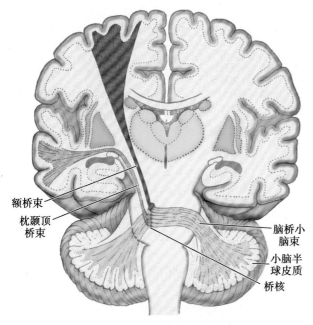

额桥束
枕颞顶
桥束

脑桥小脑束
小脑半球皮质
桥核

图5-13 皮质脑桥小脑束

协调合作即发生困难。

(二) 红核、黑质和有关传导束

红核和黑质为锥体外路中的重要结构之一,均位于中脑被盖部,上端都伸入丘脑底部。

1. 红核及其纤维联系 红核存在于中脑被盖上部(上丘高度),为一卵圆形的大灰质块,在横切面上呈圆形,于新鲜标本上略呈淡红色。红核由大、小两种细胞组成。红核大细胞部由大型多极运动神经元的胞体组成,在发生上比较古老,此部于动物发达,人类已退化,仅占红核腹内侧部,因而也称旧红核。红核小细胞部由小型运动神经元的胞体组成,为红核的主要部分,于人类很发达,是在种系发生上比较新的部分,所以称为新红核(图5-14)。

红核主要接受结合臂的纤维,即小脑红核束,它发自对侧小脑的齿状核,于红核下方进行交叉,成为结合臂交叉,主要止于新红核,少数纤维止于旧红核和其他结构。此外,红核还接受来自大脑额叶皮质(皮质红核束)、大脑基底核(苍白球红核纤维)、上丘(顶盖红核纤维)和前庭神经核(前庭红核纤维)等处的纤维(图5-14)。

红核大细胞部发出的纤维组成红核脊髓束和红核延髓束。这两个束如同大细胞部一样,人类已退化。它们由红核起始后,立即交叉到对侧,在下行过程中止于脑神经运动核的纤维,称为红核延髓束,终于脊髓前角的为红核脊髓束。由红核小细胞部发出的纤维,向下形成红核网状束和红核橄榄束,向上组成红核丘脑束。红核网状束止于对侧和同侧网状结构,再由网状结构发出纤维至脑神经运动核(网状延髓束)、脊髓前角(网状脊髓束)和网状结构的其他部分(网状网状束)。人类的红核网状束特别发达,在功能上已代替了红核脊髓束和红核延髓束,因而也称红核网状脊髓束。红核橄榄束为不交叉的纤维,它直接或间接(通过网状结构)终于同侧下橄榄核。红核丘脑束由红核发出后,与起自小脑齿状核、穿经红核但不止于红核的小脑丘脑束一起向上止于丘脑腹外核,再由此核发出纤维投射到大脑额叶皮质,与上述纤维束一起走行的可能还有红核皮质纤维,直达大脑皮质(图5-14)。

从红核的上述纤维联系来看,红核一方面是小脑至大脑皮质通路上的重要中继站,这一通路对大脑皮质的随意运动有调节作用,假如这一通路受损,可能产生随意运动错乱;另一方面,红核还能把来自大脑皮质、苍白球、小脑和前庭的冲动传向脑干运动核和脊髓前角,协调随意运动,调节肌肉张力和姿势,因此红核有病变时可发生某些过度的不随意运

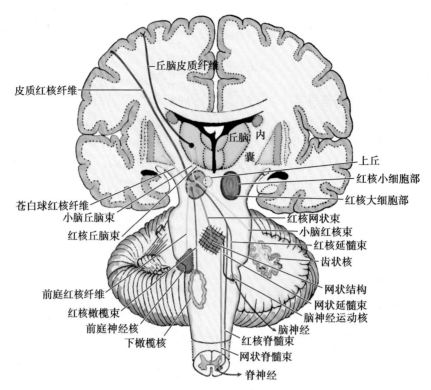

图 5-14 红核的纤维联系

动和共济失调。

2. 黑质及其纤维联系　黑质位于被盖最前部,脚底的背侧,红核的腹侧,见于中脑全长,下起脑桥上缘,上抵丘脑底部。黑质在人类比较发达。横切面上略呈半月形,可分腹、背两区。黑质腹侧区称为网状带,由形状不规则的细胞松散地组成,细胞含铁质,在新鲜标本中呈红褐色,所以也称为红带。黑质背侧区称为密集带,由大型多角或锥体形细胞密集而成,细胞内含黑色颗粒,故呈黑色,也称为黑带。

黑质的纤维联系至今尚未完全清楚,一般认为黑质主要接受来自纹状体(属于脑底神经核)的纹状体黑质束、大脑额叶皮质(4、6 区等)的皮质黑质纤维和丘脑底核的纤维。由黑质发出的纤维包括黑质纹状体纤维返回至纹状体,黑质红核纤维至红核,黑质网状纤维至网状结构,并经网状脊髓束(交叉的)进一步与对侧脊髓前角相联系(图 5-15)。此外,黑质还可能有纤维止于丘脑下部、苍白球、中介核和后连合核等。

黑质是锥体外路中的重要中继站,主要受纹状体、丘脑和大脑皮质的控制,有调节骨骼肌张力的作用,与苍白球的功能类似。所以当黑质受损后,所发生的症状与苍白球病变的症状相似,引起半身震颤性麻痹,即对侧肢体肌张力增强、动作减少、震颤。由于面肌张力增高而缺乏表情,呈"假面具"外貌,

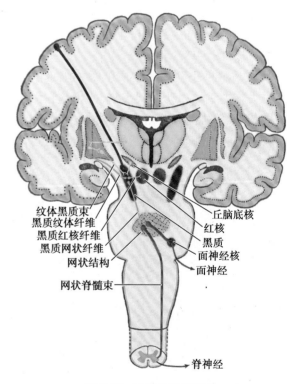

图 5-15 黑质的纤维联系

一些半机械性随意运动时的连带运动障碍,如步行时上肢摆动减少或消失等。

(三) 顶盖和有关传导束

上丘具有灰、白质交替分层的特点,主要接受来

自大脑皮质、外侧膝状体和视网膜的纤维以及脊髓顶盖束和延髓顶盖束（起自脑神经感觉核的二级纤维）。由上丘发出的纤维主要组成顶盖脊髓束和顶盖延髓（网状）束，止于脊髓前角和脑干网状结构。其中顶盖脊髓束在被盖背侧部交叉，称为被盖背侧交叉，而顶盖延髓束直接在内侧纵束附近下行，并无交叉。此外，上丘还发出纤维至红核、黑质以及第Ⅲ、Ⅳ、Ⅵ对脑神经核和小脑等处。上丘是皮质下视觉反射中枢，也是两眼同向侧视运动的调节中枢，以协调眼肌、面肌、颈肌甚至躯干肌的运动。

下丘的结构与上丘不同，它由一个灰质团块组成，称为下丘核。下丘主要接受外侧丘系的纤维，其传出纤维经下丘臂至内侧膝状体，也可能有纤维加入顶盖脊髓束和顶盖延髓束。下丘是皮质下听觉反射中枢，也是听觉传导路上的中继站。

（四）橄榄核群和有关传导束

1. 橄榄核群　橄榄核群包括下橄榄核、内侧副橄榄核和背侧副橄榄核3部分：①下橄榄核埋于延髓上段的橄榄体内，此核大体呈卵圆形，很大，外观似橄榄，在横切面上可见白质在中央，外周为蜿蜒曲折的灰质带，此灰质带卷曲成多皱的囊袋，袋口向内，称为橄榄核门。②内侧副橄榄核为一灰质板，位于下橄榄核的内侧，即下橄榄核与内侧丘系之间。③背侧副橄榄核也是一个灰质板，位于下橄榄核的背侧。两个副橄榄核和下橄榄核的最内侧部在种系发生上较早，因而称旧橄榄；下橄榄核的其余部分在种系发生上较晚，于人类特别发达，称为新橄榄。

2. 橄榄核群的纤维联系及其功能　橄榄核群主要接受被盖中央束的纤维，发出的主要传导束为橄榄小脑束，此外尚有橄榄脊髓束和脊髓橄榄束的纤维出入下橄榄核（图5-16）。

被盖中央束位于脑干被盖部的中央，由混杂在一起的上、下行纤维组成，因而成分复杂，其中包括上行的网状丘脑纤维，以及起自丘脑、红核和脑干上段网状结构止于下橄榄核的下行纤维，即丘脑红核橄榄束和红核网状束。这些纤维在下橄榄的外围形成所谓下橄榄核囊，并终于下橄榄核。此外，脊髓橄

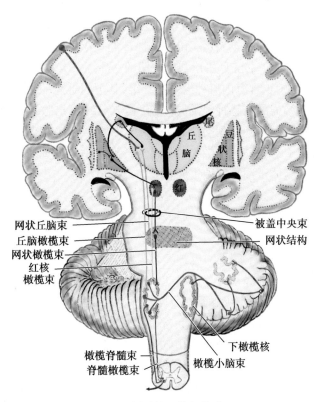

图5-16　橄榄核群的纤维联系

榄束和橄榄脊髓束的纤维也参与下橄榄核囊的组成。

橄榄小脑束起自橄榄核群各核，其中起自下橄榄核的纤维从核内经橄榄核门至核外，越过中线交叉到对侧，与对侧少量不交叉的纤维（主要起自两个副橄榄核）会合，再经过绳状体止于小脑。因而橄榄小脑束大部分是交叉的，仅小部是不交叉的。由旧橄榄发出的旧橄榄小脑束到达旧小脑，自新橄榄起始的新橄榄小脑束主要到新小脑。组成绳状体的纤维，除橄榄小脑束外，尚有脊髓小脑后束等。

从橄榄核群的纤维联系来看，它是锥体外路，特别是纹状体和丘脑与小脑之间的重要中继站。因而橄榄核群与小脑的功能是密切相关的。如果一侧橄榄核群病损，则可引起对侧肢体的小脑性功能障碍。

第三节　脑神经和脑干的反射功能

脑神经共有12对。脑神经的排列序数是以它们出入脑的部位前后次序而定的，其中第Ⅰ、Ⅱ对脑神经属于大脑和间脑的组成部分，第Ⅲ～第Ⅻ对脑神经则与脑干相连。脑神经虽与脊神经同属周围神经，但远较脊神经复杂得多，脑神经的节段性分布已不明显，也不像脊神经那样由前、后根组成。所以，

只有一部分脑神经属于混合性神经(第Ⅴ、Ⅶ、Ⅸ、Ⅹ对脑神经),大部分为单纯运动性神经(第Ⅲ、Ⅳ、Ⅵ、Ⅺ、Ⅻ对脑神经)和感觉性神经(第Ⅰ、Ⅱ、Ⅷ对脑神经)。在有些脑神经(第Ⅲ、Ⅶ、Ⅸ、Ⅹ对脑神经)中也含有内脏神经系统纤维,其中内脏运动神经纤维为副交感神经的脑干部,其节前纤维出脑后在周围部要经过副交感神经节,这种神经节在头部只有4对。脑神经中的内脏感觉纤维和躯体感觉纤维的胞体于周围部聚集成感觉性神经节。

一、脑神经核的概况

第Ⅲ～第Ⅻ对脑神经均与脑干内的脑神经核联系。脑神经核可分为运动核和感觉核两类。脑神经运动核发出运动纤维,所以也称为起始核,其中躯体运动核发出的纤维绝大部分构成本侧脑神经,只有滑车神经核的纤维在出脑前完全交叉至对侧,形成对侧的神经,动眼神经核也有部分纤维参与对侧神经的组成。内脏运动核为副交感性神经核,发出的纤维称为节前纤维。脑神经感觉核接受脑神经的感觉纤维,因而也称终止核。感觉核又可分为躯体感觉核和内脏感觉核两种,它们发出的纤维一部分组成脑干内的上行传导路的二级纤维;另一部分纤维则直接或间接止于脑神经运动核,形成脑干各种反射活动的反射弧(图5-17)。

由于脑干内的中央管扩展成第四脑室以及主要上、下行传导束在脑干内交叉和位置的变迁,促使脑神经核的配布形式丧失了脊髓灰质核团那样的规律

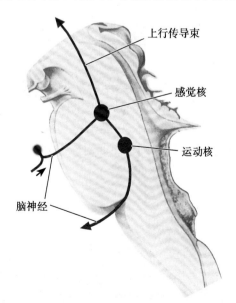

图 5-17　脑神经的起始核和终止核

性。但两者之间仍能找出相似点。无论是脊髓或是脑干,只要是由神经管的基板发生而来的部分,均属于运动核;由翼板演变而成的部分为感觉核。脊髓的前角和侧角出自基板,为运动性,其中前角为躯体运动性,侧角为内脏运动性。后角来自翼板,为感觉性,包括躯体感觉和内脏感觉两部分。脑神经核的配布也基本相似,即运动核由基板发生,感觉核也由翼板演化而来。但脑干内由于第四脑室的扩大,使翼板不在后部,而伸展到脑干的外侧部,基板则被挤向内侧,两者之间以界沟为界,所以界沟内侧部分为脑神经运动核,其中在中线两侧的为躯体运动核,在其外侧的为内脏运动核。在界沟外侧的部分属脑神经感觉核,其中躯体感觉核在最外侧,内脏感觉核略在其内侧。因而脑干内脑神经核的排列关系由内向外大致可分如下4个断断续续的灰质柱(表5-1,图5-18～图5-20)。

1. 躯体运动核柱　在内侧,即中线两侧的核群,自上而下包括动眼神经核(大细胞部)、滑车神经核、展神经核和舌下神经核,支配眼肌和舌肌。在上述核群的前外侧,自上而下还有三叉神经运动核、面神经核、疑核和副神经核,主要支配咀嚼肌、表情肌、咽喉肌和部分颈肌(一般称为特殊内脏运动核柱,但笔者为了简便起见,把它列入躯体运动核柱)。

2. 内脏运动核柱　为副交感性核,主要包括动眼神经核小细胞部(缩瞳核和睫状核)、脑桥泌涎核、延髓泌涎核和迷走神经背核,它们主要支配头、颈、胸、腹部脏器的平滑肌、心肌和腺体的活动。

3. 内脏感觉核柱　为孤束核,在迷走神经背核的外侧,接受内脏运动核分布区域的内脏感觉纤维。

4. 躯体感觉核柱　包括属于一般躯体感觉核的三叉神经主核和三叉神经脊束核以及属于特殊躯体感觉核的前庭神经核和蜗神经核。前一类执行头面部皮肤和黏膜的一般躯体感觉,后一类则有听觉和平衡觉的功能。

二、颅底结构及其与脑神经的关系

颅可分为颅盖和颅底。颅底内面承托脑的底面,因而颅底与脑底的形态相应,自前向后可分为依次下降的三个窝,即颅前窝、颅中窝和颅后窝。由于脑神经和颅内血管均穿过颅底,所以每个颅窝均有相应的孔裂(表5-2,图5-21)。

表 5-1　脑神经各核的性质及其分布

神经名称	运动性				感觉性			
	躯体运动性		内脏运动性		内脏感觉性		躯体感觉性	
嗅神经（Ⅰ）					鼻黏膜（嗅觉）			
视神经（Ⅱ）							视网膜（视觉）	
前庭蜗神经（Ⅷ）							内耳	前庭神经核 蜗神经核
动眼神经（Ⅲ）	眼外肌	动眼神经核	眼内肌	缩瞳核 睫状核				
滑车神经（Ⅳ）	眼外肌	滑车神经核						
展神经（Ⅵ）	眼外肌	展神经核						
舌下神经（Ⅻ）	舌肌	舌下神经核						
三叉神经（Ⅴ）	咀嚼肌	三叉神经运动核					面部皮肤和黏膜	三叉神经主核 三叉神经脊束核
面神经（Ⅶ）	表情肌	面神经核	口腔腺等	脑桥泌涎核	舌黏膜（味觉等）	孤束核	外耳部部分皮肤和黏膜	三叉神经脊束核
舌咽神经（Ⅸ）	咽喉肌	疑核		延髓泌涎核	舌咽部黏膜等			
迷走神经（Ⅹ）			颈、胸、腹脏器	迷走神经背核	颈、胸、腹脏器			
副神经（Ⅸ）	部分颈肌	副神经核脊髓部						

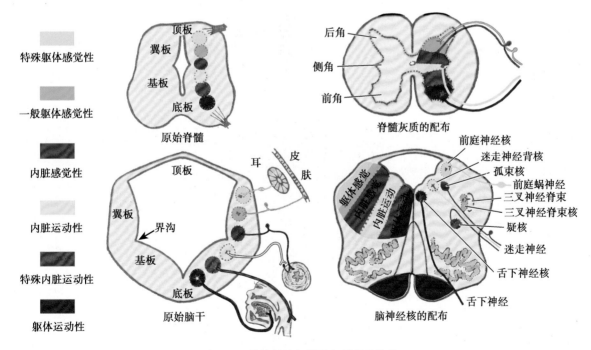

图 5-18　脑神经核与脊髓灰质柱的比较

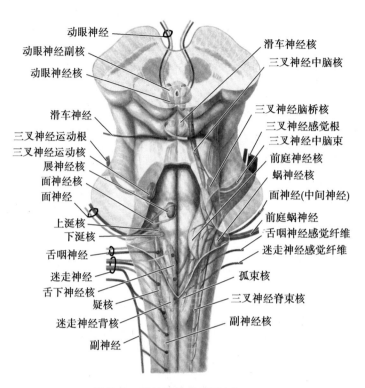

动眼神经
动眼神经副核
动眼神经核
滑车神经
三叉神经运动根
三叉神经运动核
展神经核
面神经核
面神经
上涎核
下涎核
舌咽神经
迷走神经
舌下神经核
疑核
迷走神经背核
副神经

滑车神经核
三叉神经中脑核
三叉神经脑桥核
三叉神经感觉根
三叉神经中脑束
前庭神经核
蜗神经核
面神经(中间神经)
前庭蜗神经
舌咽神经感觉纤维
迷走神经感觉纤维
孤束核
三叉神经脊束核
副神经核

图 5-19　脑神经核模式图(背面观)

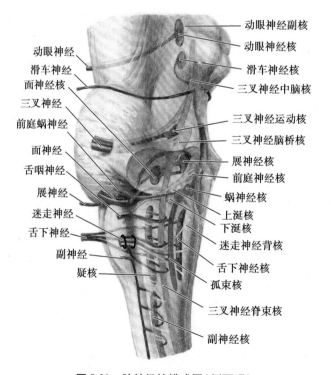

动眼神经
滑车神经
面神经核
三叉神经
前庭蜗神经
面神经
舌咽神经
展神经
迷走神经
舌下神经
副神经
疑核

动眼神经副核
动眼神经核
滑车神经核
三叉神经中脑核
三叉神经运动核
三叉神经脑桥核
展神经核
前庭神经核
蜗神经核
上涎核
下涎核
迷走神经背核
舌下神经核
孤束核
三叉神经脊束核
副神经核

图 5-20　脑神经核模式图(侧面观)

表5-2　脑神经的出颅部位

神经名称		出颅部位	病变综合征		
嗅神经（Ⅰ）		筛孔	眶上裂综合征	岩尖综合征	眶尖综合征
视神经（Ⅱ）		视神经孔			
动眼神经（Ⅲ）		眶上裂			
滑车神经（Ⅳ）					
展神经（Ⅵ）					
三叉神经（Ⅴ）	第一支眼神经				
	第二支上颌神经	圆孔			
	第三支下颌神经	卵圆孔			
面神经（Ⅶ）		内耳门→茎乳孔			
前庭蜗神经（Ⅷ）		内耳门			
舌咽神经（Ⅸ）		颈静脉孔	颈静脉孔综合征		
迷走神经（Ⅹ）					
副神经（Ⅺ）					
舌下神经（Ⅻ）		舌下神经管			

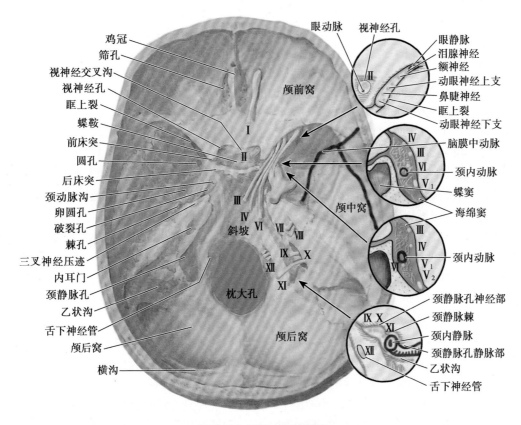

图 5-21　颅底内面的结构

（一）颅前窝

颅前窝最浅，容纳大脑半球的额叶，主要由额骨和筛骨构成。窝的中央部有呈矢状位的骨板隆起，称鸡冠。鸡冠两侧略深，为筛骨筛板，板上有许多筛孔，嗅神经就从鼻腔经这些筛孔入颅内。因而当骨折线通过筛板时，可损伤嗅神经而使嗅觉丧失，同时血液和脑脊液也可经过破裂的筛板入鼻腔，引起鼻腔流血和脑脊液鼻漏。颅前窝的两侧部仅以薄质骨板与眶腔相隔，此部骨折时，可出现眼睑和结膜下淤血。

（二）颅中窝

颅中窝较颅前窝深，主要由蝶骨和颞骨构成。窝的中部隆起，为蝶骨体。体上面形似马鞍，名蝶鞍。蝶鞍中央的深窝容纳脑垂体；故称垂体窝。窝的后方凸隆称为鞍背。鞍背上缘两端的突出部称鞍背突（后床突）。蝶骨体骨质很薄，内含蝶窦，是颅底骨折的好发部位之一。垂体窝前方的横行浅沟称为视神经交叉沟，沟内承托视交叉。由交叉沟向两侧通视神经孔（管），孔宽 4～6mm，长 4～9mm，内有视神经和眼动脉经过。所谓眶尖综合征，病变就发生在视神经孔及其附近，视神经及其他在眶腔尖端附近经过的神经均可受累。在视神经孔的后方有蝶骨小翼向后内方的突起，称小翼突（前床突）。

颅中窝的两侧部较深，容纳大脑半球颞叶。在此部的最前方，视神经孔的外下方，有略呈三角形的眶上裂，此裂外侧部较窄，内侧部较宽。经过眶上裂的血管、神经有动眼神经、滑车神经、展神经、三叉神经第一支（眼神经）、眼静脉、脑膜中动脉眼支以及交感神经纤维等，因而当眶上裂及其周围有病变时，即为眶上裂综合征，可产生相应的神经症状以及眶内静脉回流障碍和眼球轻度突出等症状。眶上裂与视神经孔接近，所以眶上裂综合征与眶尖综合征往往可同时出现。在眶上裂的后下方，自前向后有圆孔、卵圆孔和棘孔，分别通过三叉神经第二支（上颌神经）、三叉神经第三支（下颌神经）和脑膜中动脉。

颞骨岩部呈三棱锥体形，其前上面构成颅中窝，后上面参与颅后窝的组成。岩部尖端与蝶骨体之间共同围成破裂孔，颈内动脉就从颈动脉管和破裂孔入颅腔。在破裂孔的外侧，颞骨岩部上面近尖端处，有一浅凹，称三叉神经压迹，为三叉神经半月神经节的所在处。若因此处骨折或病变压迫上述神经，即可发生颞骨岩尖综合征。在颞骨岩部内有鼓室和内

耳迷路，如果颅底骨折线通过鼓室或内耳迷路，则可发生脑脊液耳漏、鼻漏（经耳咽管至鼻腔）、眩晕和平衡障碍等症状。

（三）颅后窝

颅后窝最深，主要由枕骨和颞骨岩部后面构成，容纳脑干和小脑。枕骨大孔位于颅后窝的中央。孔的前方为一平坦而倾斜的骨面，称斜坡，枕骨大孔的前外侧缘有舌下神经管，舌下神经经此管出颅腔。颅后窝后部有一横行的宽沟，称为横沟，此沟上接颅盖部的矢状沟，向前下连乙状沟。这些沟均为硬脑膜静脉窦的压痕。乙状沟的末端续于颈静脉孔，此孔由枕骨和颞骨的颈静脉切迹合成，一般右侧较左侧大，相差 1～18mm 不等，但多在 12mm 以下。颈静脉孔缘有一骨棘突出，称颈静脉棘。由于此棘的存在，使颈静脉孔多呈葫芦形，前部较小，称神经部，有舌咽神经、迷走神经和副神经通过；后部较大，为静脉部，通过颈内静脉。当颈静脉瘤、神经鞘瘤或此处其他病变可使颈静脉孔扩大，颈静脉棘被破坏。同时，还能损伤上述结构而产生相应的症状，称为颈静脉孔综合征。此外，在颞骨岩部后面中央有一略呈圆形的孔，称为内耳门，与此相连的管为内耳道，面神经和前庭蜗神经均经过内耳门和内耳道，其中面神经还继续穿过颞骨岩部内的小骨管（面神经管），最后经茎乳孔出颅。

三、嗅神经和视神经

（一）嗅神经

嗅神经为特殊的内脏感觉神经，起于鼻腔嗅部（上鼻甲和鼻中隔上部）黏膜内的嗅细胞。嗅细胞的中枢突组成约 20 条嗅丝，穿筛孔达颅前窝，终于嗅球，与嗅球内的僧帽细胞构成突触。从嗅球僧帽细胞发出的纤维构成嗅束。嗅束行于额叶底面，向后连嗅三角（图 5-22）。嗅球、嗅束和嗅三角均属大脑结构。

颅前窝的外伤、肿瘤或脑膜炎等因素可影响嗅神经，产生嗅觉障碍。嗅觉障碍可为两侧性或一侧性，两侧性嗅觉障碍对临床意义不大。因鼻部炎症等病变时也可出现两侧性嗅觉缺失。一侧性嗅觉缺失在任何情况下均有诊断意义。

（二）视神经

视神经为特殊的躯体感觉神经，由视网膜节细胞的轴突聚集而成。视神经无论丛胚胎发生上或组织结构上来看，都不属于周围神经，而是间脑的一部

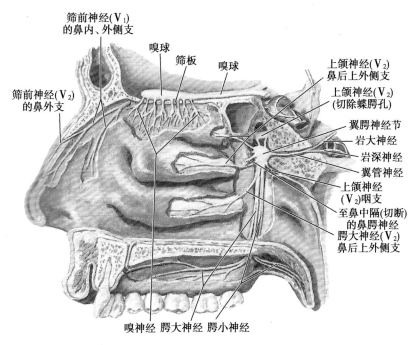

图 5-22 嗅神经

分,相当于走行在脊髓白质中的纤维束,其纤维表面只有髓鞘而无神经膜,所以当视神经损伤后,因无再生所必需的神经膜而不能再生。

视神经全长约 50mm,可分 4 段,即球内段、眶内段、管内段和颅内段。

1. 球内段 为视神经穿眼球壁的一段,长约 0.7mm,在视神经穿过巩膜处,因有许多小孔,故称为巩膜筛板。此板为眼球的薄弱部、弹性较小,因而当炎症或水肿时,穿经巩膜筛孔的神经纤维束易受挤压。

2. 眶内段(图 5-23,图 5-24) 长约 30mm,自巩膜筛板至视神经孔处,略呈 S 形弯曲,其意义在于眼球转动或病理性凸出时,不致因牵拉过紧而损伤视神经纤维。此段视神经的周围有许多三叉神经的分支,即在上方有鼻睫神经及其分支睫状长神经;内侧

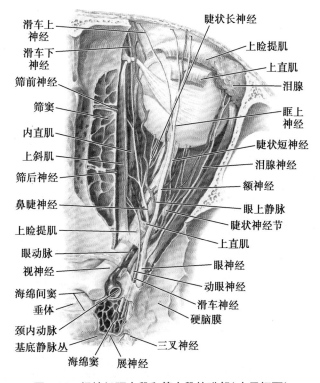

图 5-24 视神经眶内段和管内段的毗邻(水平切面)

有筛前神经和筛后神经;外侧有睫状神经节;眼动脉与视神经伴行,先在视神经的外下方,并在向前走行过程中逐渐转向视神经的上方。视网膜中央动脉由眼动脉分出后就穿入视神经眶内段。由于视神经是间脑前突的一部分,因此三层脑膜也包裹着此段视

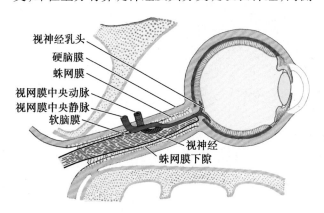

图 5-23 视神经及其被膜

神经的周围。硬脑膜在最外层,前方与眼球的巩膜延续,后方则与视神经孔周围的骨膜相连。视神经周围也有蛛网膜下隙和硬脑膜下腔,并与颅内的相应间隙相通。如当颅内压增高时,视神经周围的蛛网膜下隙的压力也随即增高,当压力增高到一定程度时,一方面可压迫视网膜中央静脉,使血液回流受阻,视盘水肿,引起眼底静脉淤血甚至出血;另一方面巩膜筛板因受视神经周围蛛网膜下隙的高压作用而前突,筛板前方的视盘也就向前突出。此外,由于脑膜的神经分布较为丰富,所以在急性球后视神经炎或眶内其他炎症时,因刺激神经周围的脑膜,可有眼部疼痛。

3. 管内段(图5-24) 长约6mm,为通过视神经孔(管)的一段。在视神经孔内尚有眼动脉经过,因而眼动脉与视神经的关系极为密切(动脉在神经的下方)。视神经的内侧与蝶窦和后筛窦相邻,两者之间仅隔以薄层骨质,所以鼻旁窦的病变可以引起球后视神经炎。包裹视神经周围的硬脑膜在视神经孔增厚,并与骨质和其他两层脑膜紧贴(在上部连接更紧),颅内脑脊液只能经下部的窄隙流至视神经眶内段周围间隙,假如颅前窝占位性病变直接压迫视神经眶内段,往往由于脑脊液不能流入本侧视神经周围间隙而无视盘水肿,但有视神经萎缩,对侧则因脑脊液流注畅通而有视盘水肿,这种现象称为 Foster-Kennedy 综合征(图5-25)。由于此段视神经紧贴视神经孔而无活动余地,因此眶尖部的骨折极易引起视神经和眼动脉损伤而发生眶尖综合征。

4. 颅内段(图5-26) 是从视神经孔至视交叉

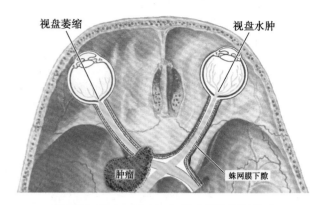

图 5-25 Foster-Kennedy 综合征的解剖基础

的一段,长约10mm。此段无硬脑膜包被,在其上方为大脑半球额叶和大脑前动脉,下外方为颈内动脉和眼动脉,下方与蝶窦毗邻。因此上述动脉的动脉瘤和蝶窦病变可能影响颅内段视神经。

视神经后端与视交叉相连。视交叉、视束和外侧膝状体属于间脑结构,将在第六章叙述。

四、支配眼肌的神经——动眼神经、滑车神经和展神经

动眼神经、滑车神经和展神经共同支配运动眼球的肌肉,它们相互之间无论在形态上或是在功能上关系均很密切,所以一起叙述。

(一)眼肌及其麻痹症状

眼肌包括眼内肌和眼外肌两部分。眼内肌在眼球内,为平滑肌。眼外肌在眼球外,为横纹肌。

1. 眼外肌及其麻痹时的斜视和复视 各眼外肌的作用是使眼球沿着3个互相垂直的运动轴转

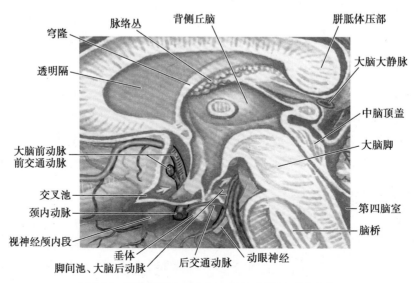

图 5-26 视神经颅内段和视交叉的毗邻(矢状切面)

动(图 5-27)。即眼球沿垂直轴做内转(鼻侧)和外转(颞侧),若两眼同时转动,称为两眼同向侧方运(转)动,其中向左称为同向左转,向右为同向右转。眼球沿水平轴做上转和下转,若两眼共同转动,称为两眼同向垂直运(转)动;如两眼做斜的同向运动,其中眼球向左上方称为左上转,向右上方称为右上转,向左下方称为左下转,向右下方称为右下转。眼球沿矢状轴做回旋运动,其中角膜 12 点处向鼻侧旋转称为内旋,向颞侧旋转为

外旋。

眼外肌包括 7 块(图 5-28 ~ 图 5-35),除 1 块为提上睑的肌肉(提上睑肌)外,其余 6 块均为运动眼球的肌肉,即 4 块直肌(上、下、内、外直肌)和 2 块斜肌(上、下斜肌)。

提上睑肌和 4 块直肌均起于视神经孔周缘,其中提上睑肌沿眶上壁下方前行,止于上睑,有上提上睑和开大睑裂的作用。上直肌于提上睑肌和视神经之间前行,止于眼球巩膜的前上部,其附着线与角膜缘之间形成斜位(向鼻侧倾斜),因而上直肌使眼球转向上内方(上转、内转和内旋)。下直肌在视神经下方沿眶下壁前行,止于巩膜的前下部,其附着线与上直肌相似,即向鼻侧倾斜,所以可使眼球转向下内方(下转、内转和内旋)。内直肌和外直肌分别在视神经的内、外侧前行,止于巩膜的前内侧部和前外侧部,使眼球内转或外转。上斜肌也起自视神经孔周缘,在内直肌和上直肌之间前行,于眶的内上角处通过软骨性滑车,使肌腱改向后外下方,附于巩膜的后外部,能使眼球转向下外方(下转、外转和内旋)。下斜肌起于眶下壁前内侧部,在下直肌和眶下壁之间向后外走行,止于巩膜后外部,可使眼球转向上外方(上转、外转和外旋)。关于眼肌的起止点、作用和神经支配见表 5-3。

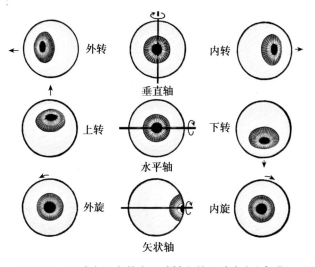

图 5-27 眼球在三个基本运动轴上的运动方向(右眼)

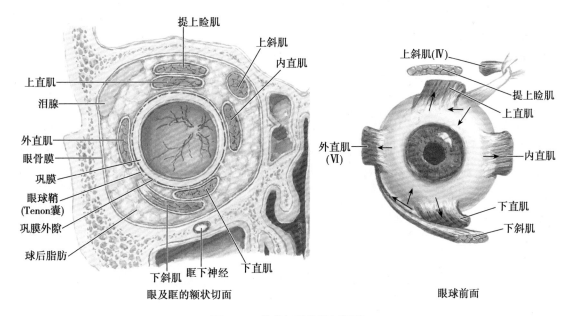

眼及眶的额状切面

眼球前面

图 5-28 眼球和眼外肌(前面)

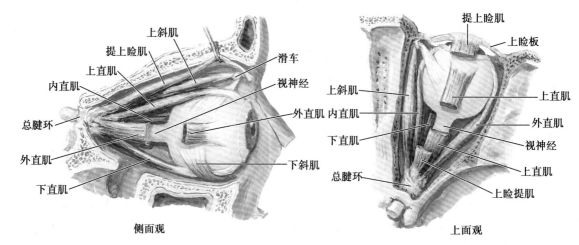

图 5-29　眼球和眼外肌

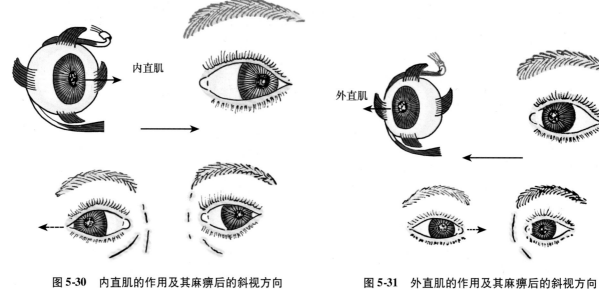

图 5-30　内直肌的作用及其麻痹后的斜视方向　　　　图 5-31　外直肌的作用及其麻痹后的斜视方向

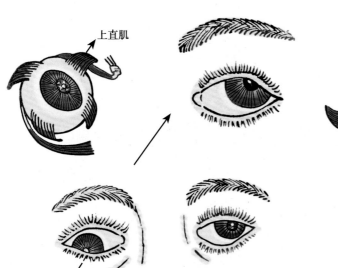

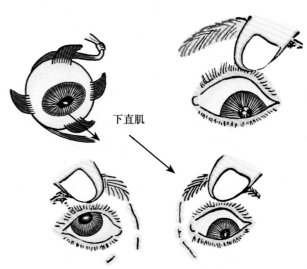

图 5-32　上直肌的作用及其麻痹后的斜视方向　　　　图 5-33　下直肌的作用及其麻痹后的斜视方向

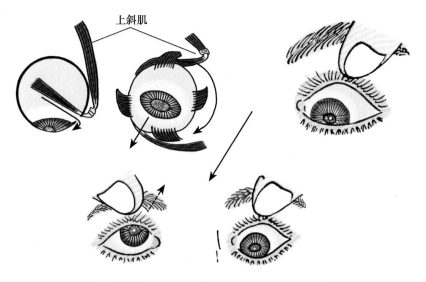

图 5-34　上斜肌的作用及其麻痹后的斜视方向

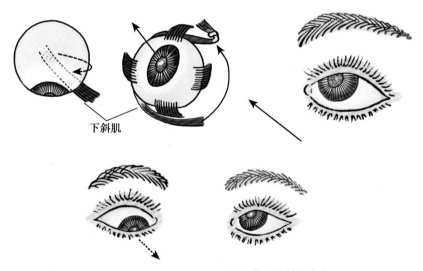

图 5-35　下斜肌的作用及其麻痹后的斜视方向

表 5-3　眼外肌的起点和作用

肌名	起点	止点	作用	协同肌	拮抗肌	神经支配
提上睑肌	视神经孔周缘	上睑	提上睑向上			Ⅲ
上直肌		巩膜前上部（斜向鼻侧）	眼球转向上内方（主要使眼球上转，其次为内转和外旋）	下斜肌、内直肌	下直肌、上斜肌	
下直肌		巩膜前下部（斜向鼻侧）	眼球向下内方（主要使眼球下转，其次为内转和外旋）	上斜肌、内直肌	上直肌、下斜肌	
内直肌		巩膜前内侧部	眼球转向内侧（无次要运动）	上直肌、下直肌	外直肌和上、下斜肌	
外直肌		巩膜前外侧部	眼球转向外侧（无次要运动）	上斜肌、下斜肌	内直肌和上、下斜肌	Ⅵ
上斜肌		经滑车向后外下方，止于巩膜后外侧部	眼球转向下外方（主要使眼球下转，其次为外转和内旋）	下直肌、外直肌	下斜肌、上直肌	Ⅳ
下斜肌	眶下壁前内侧部	巩膜后外侧部	眼球转向上外方（主要使眼球上转、其次为外转和外旋）	上直肌、外直肌	上斜肌、下直肌	Ⅲ

267

表5-3所列的只是两眼在向前平视条件下每块眼肌的作用,假如某一眼肌麻痹,眼球除不能向麻痹肌的作用方向转动外,还由于其拮抗肌的作用,使眼球向麻痹肌作用的反方向偏视,即斜视。斜视在眼球向麻痹肌的作用方向转动时更为明显,如右眼外直肌麻痹时,则右眼不能外展,并向内侧(鼻侧)斜视;若为上斜肌麻痹,眼球不能向下外方转动,同时还向内上方斜视(图5-29～图5-34)。

眼球运动时,往往不是单块眼肌的作用,而是两三块肌肉(协同肌)同时收缩的结果。如当眼球向上仰视时,为上直肌和下斜肌同时收缩的结果;向下俯视时,则由下直肌和上斜肌共同完成;眼球外展为外直肌和上、下斜肌的作用;眼球内转则为内直肌和上、下直肌的作用。

关于眼外肌的上述作用,只有两眼在向前平视的原位条件下是这样的(图5-36)。由于上、下直肌和上、下斜肌在眼球的附着部是倾斜的,肌肉长轴与眼球长轴之间均成一定角度,因而这些肌肉的作用可随眼球位置的变化而变化。如上、下直肌长轴与眼球长轴外侧之间形成23°角,所以当眼球外展23°时,使肌肉与眼球的长轴一致,上、下直肌的上、下转作用最强;若眼球内转67°时,其上、下转作用就完全消失(图5-37A)。又如上、下斜肌长轴与眼球长轴的内侧夹有51°角,因而眼球内转51°时,其上、下转作用最强;而当眼球外转39°时,上、下转作用完全丧失(图5-37B)。由上可知,当两眼同向左转(左眼外转、右眼内转)时,左眼的上、下直肌和右眼的上、下斜肌的上、下转作用增强,所以可把左上直肌和右下

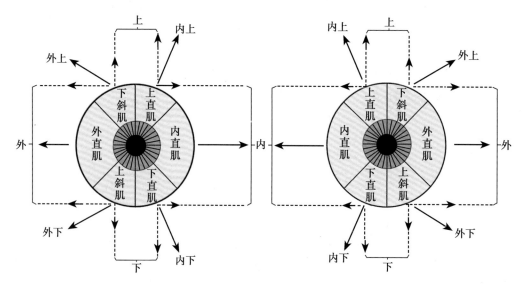

图5-36 两眼向前平视时各眼肌的作用

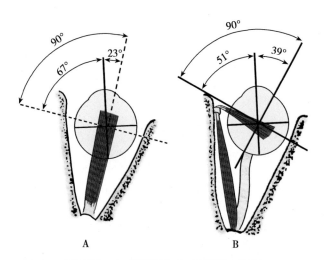

图5-37 上、下直肌和上、下斜肌在两眼
同向运动中的作用原理
A. 上、下直肌;B. 上、下斜肌

斜肌称为左上转肌,左下直肌和右上斜肌称为左下转肌。当两眼同向右转(右眼外转、左眼内转)时,左下斜肌和右上直肌为右上转肌,左上斜肌和右下直肌为右下转肌(图5-38)。

正常时,当用两眼看一个物体时只看成一个而不能看做两个,这是由于外界物体投射到两眼视网膜的对应点上,而这依赖于协同肌的作用。如当某一眼肌麻痹,除出现斜视外,还由于物像不能投射到两眼视网膜的黄斑区结像,使麻痹侧在视网膜的周边区结像,这两个不对称物像不能经过中枢的整合作用成单视觉,因而出现复视。例如右眼外直肌麻痹,该眼成内斜视,物像必然投射到该眼视网膜黄斑区的鼻(内)侧,而在正常时鼻侧视网膜是接受视野颞侧的光线,因而在右眼的颞侧视野出现一个虚像或假像(图5-39)。由此可见,复视的方向均在麻痹

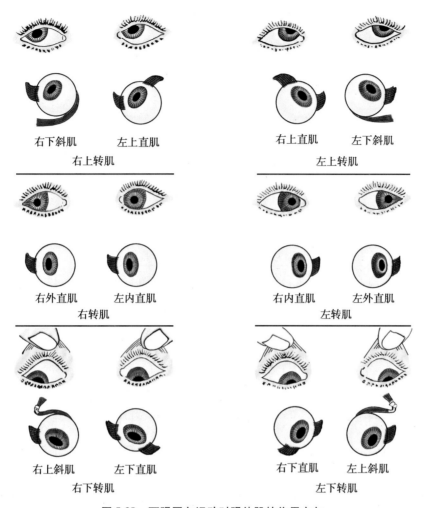

右下斜肌　　　左上直肌
右上转肌

右上直肌　　　左下斜肌
左上转肌

右外直肌　　　左内直肌
右转肌

右内直肌　　　左外直肌
左转肌

右上斜肌　　　左下直肌
右下转肌

右下直肌　　　左上斜肌
左下转肌

图 5-38　两眼同向运动时眼外肌的作用方向

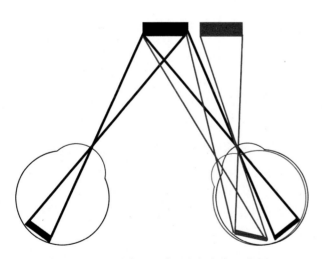

图 5-39　右眼外直肌麻痹时复视虚像形成原理
■ 示两眼视物时的正常位置,物象结在视网膜的对应点上;■ 示右眼外直肌麻痹时的位置,物体的光线投到黄斑区的鼻侧而得虚像;■ 示右眼在正常位置时黄斑鼻侧区反映的物体位置(虚像)

肌的方向一侧,并且越向麻痹肌的作用方向注视,虚像离真实物体之间的距离越大。患者头部常向麻痹肌的作用方向偏斜,以此补偿复视,例如右外直肌麻痹时的复视像在右侧,头向右侧旋转;右上直肌麻痹时的虚像在上方,头向右上方旋转,其他肌肉麻痹以此类推(表 5-4)。

复视在临床上可以 9 个方位进行检查,并在一眼前置一红玻璃,如有复视,则可出现虚、实二像,如红玻璃置于麻痹侧眼前,则红像为虚像,白像为实像。虚像与实像的距离如在水平位上,为内、外直肌麻痹所致;虚像、实像间的距离若在垂直位上,则为上、下直肌和上、下斜肌麻痹所致;虚像、实像间距离最大的方位,为向该方位转动的肌肉麻痹。各眼外肌麻痹时所出现的复视像如图 5-40 所示。

2. 眼内肌及其麻痹时的症状　眼内肌为眼球内的平滑肌,包括瞳孔开大肌、瞳孔括约肌和睫状肌3 种。

(1) 瞳孔开大肌和瞳孔括约肌:瞳孔开大肌和瞳孔括约肌均在虹膜内,分别受交感神经和副交感神经支配,管理瞳孔的开大和缩小。瞳孔括约肌由环绕瞳孔的环行平滑肌纤维构成,收缩力强,能缩小

269

表 5-4　各眼外肌麻痹时的特点

麻痹肌名	复像位置	使复像分离程度最大的眼示位置	以克服复视的代偿性头部姿势	麻痹肌名	复像位置	使复像分离程度最大的眼示位置	以克服复视的代偿性头部姿势
右外直肌	水平	右转	面转向右侧	右下直肌	垂直	右下转	面转向右下侧
左外直肌	水平	左转	面转向左侧	左下直肌	垂直	左下转	面转向左下侧
右内直肌	水平	左转	面转向左侧	右上斜肌	垂直	左下转	面转向左下侧
左内直肌	水平	右转	面转向右侧	左上斜肌	垂直	右下转	面转向右下侧
右上直肌	垂直	右上转	面转向右上侧	右下斜肌	垂直	左上转	面转向左上侧
左上直肌	垂直	左上转	面转向左上侧	左下斜肌	垂直	右上转	面转向右上侧

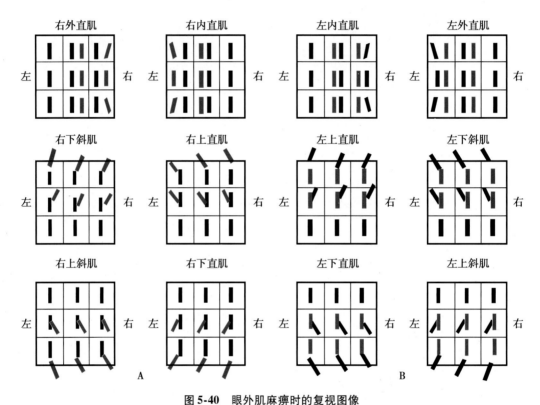

图 5-40　眼外肌麻痹时的复视图像

A. 右眼外肌麻痹,红色镜片置于右眼前方;B. 左眼外肌麻痹,红色镜片置于右眼前方

瞳孔,对瞳孔调节起主导作用。瞳孔开大肌的纤维呈放散状排列,其外周端起于睫状肌,内侧端止于瞳孔边缘,因瞳孔开大肌是一种尚未完全转变成平滑肌的肌性上皮组织,所以收缩力弱,调节瞳孔不起主要作用。

瞳孔呈圆形,其直径一般在 2~6mm 之间,平均直径为 4mm,如果瞳孔在室光下,<2mm 者称瞳孔缩小,>6mm 者称为瞳孔散大。通常女性的瞳孔大于男性;儿童和老年人的瞳孔较青年者小,如四五十岁的瞳孔平均直径才 2.5mm。正常瞳孔可受很多因素影响,如在强光下,瞳孔直径可缩小至 1mm,在暗室内其直径又可扩大至 8mm,又如在睡眠和麻醉时瞳孔较小,疾病濒危时瞳孔散大;再如看近物时瞳孔缩小,看远物时瞳孔散大。

(2)睫状肌及其对晶状体凸度的调节作用:睫状肌在睫状体内,切面呈直角三角形,其肌纤维的方向不同,大致可分为纵行、放射状和环形三种。睫状肌的收缩和舒张能调节晶状体的凸度(图 5-41)。如看近物时,睫状肌收缩,使睫状体向前内方移动而靠近晶状体,晶状体悬韧带松弛,晶状体则由于本身的弹性作用而变凸,屈光力增大,使近物的物像正好落在视网膜上。当看远物时,睫状肌松弛,睫状体后移,晶状体悬韧带被拉紧,晶状体变扁而凸度减小,因而屈光力减小,使远物的光线结像于视网膜上,如

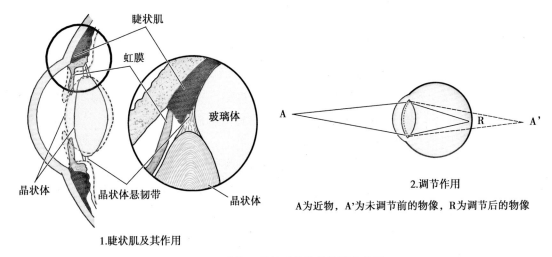

1.睫状肌及其作用

2.调节作用

A为近物，A'为未调节前的物像，R为调节后的物像

图 5-41　睫状肌及其对晶状体的调节作用

睫状肌麻痹，对晶状体凸度大小的调节能力丧失，所以看近物时视力减弱。

（二）动眼神经及其病变综合征

动眼神经为支配眼肌的主要运动神经，包括躯体运动和内脏运动两种成分，此外，可能还有眼外肌的本体感觉纤维，这种纤维先走行在动眼神经内，经过海绵窦时则入三叉神经的眼神经内，最后进入脑干内，终于三叉神经中脑核。

1. 动眼神经核和核性麻痹　动眼神经核位于中脑水管周围的中央灰质腹（前）侧，相当于上丘的高度，在内侧纵束背（后）侧，下端与滑车神经核相接，上方平上丘的上界，全长约 10mm。动眼神经核

可清楚地分为大细胞部和小细胞部两部分（图 5-19、图 5-20、图 5-42）。

（1）动眼神经核大细胞部：动眼神经核大细胞部由大型多极运动神经元的胞体组成，属于躯体运动核，支配眼外肌，它又可分为外侧核和正中核。

1）动眼神经外侧核（主核）：占整个动眼神经核群的全长偏外侧，左右成对，在内侧纵束的背侧，并有些胞体混杂其间，外侧核支配眼肌，但各人对其具体定位的意见尚未统一，一般认为此核自上而下依次支配提上睑肌、上直肌、内直肌、下斜肌和下直肌。其中分布到提上睑肌和上直肌去的纤维起于本侧外侧核；至内直肌和下斜肌的纤维发自两侧外侧

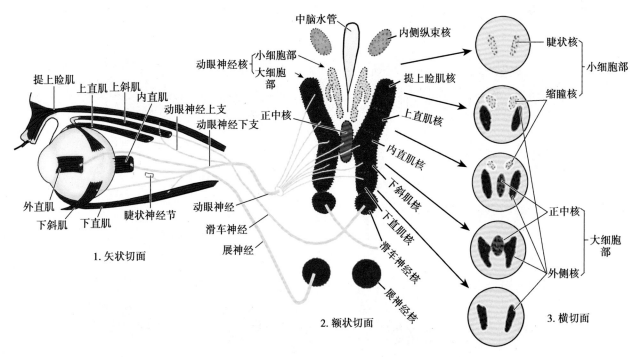

1.矢状切面

2.额状切面

3.横切面

图 5-42　第Ⅲ、Ⅳ、Ⅵ对脑神经核

核;支配下直肌的纤维来自对侧核群。此外,动眼神经外侧核尚支配同侧的眼轮匝肌。

2) 动眼神经正中核(Perlia 核):只有 1 个,在中线上,仅存在于外侧核中段平面,尤其在近内直肌核平面更明显,甚至与外侧核融合。正中核的细胞较外侧核略小,发出的纤维到两侧外直肌,管理两眼的集合运动。

(2) 动眼神经核小细胞部:动眼神经核小细胞部由小型梭形或卵圆形神经元胞体组成,属于内脏运动核,即副交感性核,支配眼内肌,它又可分为缩瞳核和睫状核。

1) 缩瞳核(Edinger-Westphal 核):位于外侧核的背内侧,占整个动眼神经核群的上部,左右成对,由此核发出的节前纤维入睫状神经节,控制瞳孔括约肌。

2) 睫状核(上正中核):是缩瞳核上端的直接延续,其节前纤维也入睫状神经节,控制睫状肌,以调节晶状体的屈度。

(3) 动眼神经核性麻痹及其与核下性麻痹的比较:当病变侵犯动眼神经核时,可出现所支配的眼肌麻痹,即动眼神经核性麻痹。由动眼神经核发出的纤维受损时,则为动眼神经核下性麻痹,鉴于动眼神经核群的解剖特点,核性麻痹和核下性麻痹相比可有下列特点(表5-5):

1) 由于动眼神经核位于中线附近,因而核性麻痹常表现为两侧性。这与核下性麻痹不同。因为两侧动眼神经除起始部外,其余部分的距离都较远,故

表5-5 动眼神经核性麻痹和核下性麻痹的比较

区别点	核性麻痹	核下性麻痹
影响侧别	多为双侧	多为单侧
麻痹程度	多为不全性麻痹	多为完全性麻痹
眼轮匝肌是否受累	可同时受累	正常
眼内肌麻痹状况	可不受累	首先受累
其他症状	多为脑干邻近结构的症状	多为动眼神经邻近结构的症状

局限性病变时麻痹多表现于一侧,但在弥散性病变时(如脑底脑膜炎和蛛网膜炎等),也可侵犯两侧动眼神经。

2) 由于动眼神经核群呈长柱状,各核较为分散,因此较小的病变往往只影响部分眼肌,如核的下段受累,只出现下直肌和下斜肌麻痹,核的上段病变,仅提上睑肌麻痹;如为上行性(浸润性肿瘤等)病变,则依一定次序出现眼外肌麻痹,即下直肌、下斜肌、内直肌和上直肌先后麻痹,而提上睑肌麻痹最后出现。核性麻痹时眼内肌不一定受累。由上可知核性麻痹多为不全性麻痹,而核下性麻痹常为完全性麻痹。在动眼神经完全性麻痹时(图5-43)可出现上睑下垂,因病眼被遮盖,所以无复视。如将麻痹的上睑推向上方,则可见到眼球向外下方斜视,眼球不能做内转和集合运动,仰视和俯视也受限;同时瞳孔开大,晶状体调节麻痹(近视力模糊)、瞳孔对光

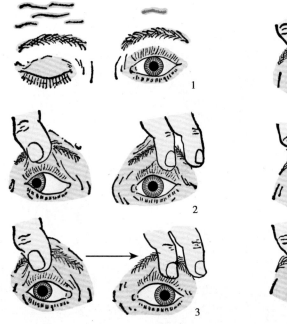
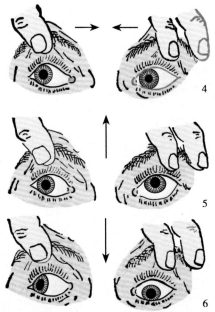

图5-43 动眼神经麻痹的临床表现

反射和调节反射消失。只出现上述症状的一部分者,称为动眼神经不全麻痹。不全麻痹除见于核性麻痹外,也可见于完全麻痹的恢复期或发病早期,如为核下性麻痹,眼内肌多首先受累,刺激性病变或发病早期使瞳孔缩小,而破坏性病变则瞳孔开大;在眼外肌中以提上睑肌出现麻痹最早。

3)眼轮匝肌主要受面神经核支配,但动眼神经核发出的纤维于脑干内下行,通过面神经也支配眼轮匝肌。所以,当动眼神经核性麻痹时可出现眼轮匝肌的不全麻痹,即闭眼无力。但在动眼神经核下性麻痹时,绝不会有眼轮匝肌的不全麻痹。

4)核性麻痹时,病变还侵及动眼神经核周围的结构而出现其他相应的症状。

2. 动眼神经的走行和核下性麻痹的常见部位　动眼神经依其走行可分为4段,即脑内段、颅后窝段、颅中窝段和眶内段。

(1)脑内段的走行:动眼神经核群发出的纤维在中脑内呈放散状向前下行,穿过红核和黑质内侧端后,纤维趋向集中,在大脑脚内侧面接近脑桥上缘处出脑。因此,红核、黑质和大脑脚底的病变往往同时侵犯动眼神经,产生动眼神经交叉性红核综合征、动眼神经交叉性黑质综合征和动眼神经交叉性锥体束综合征等,关于上述综合征参阅本章第四节。

(2)颅后窝段的走行:动眼神经出脑后,就进入蛛网膜下隙的脚间池,在其出脑处邻近基底动脉终点,神经根穿行于大脑后动脉与小脑上动脉之间,在后交通动脉的下方前行,穿过蛛网膜后,则位于小

脑幕切迹前部的上方,并于蝶鞍后床突的外侧穿经硬脑膜,进入颅中窝(图5-26、图5-44)。由上可知,动眼神经与脑底动脉邻近,尤其与后交通动脉、大脑后动脉和小脑上动脉的关系最为密切,如上述动脉发生动脉瘤,则可压迫动眼神经而发生动眼神经周围性麻痹。又由于动眼神经在走行中与小脑幕切迹的边缘十分接近,大脑颞叶又在动眼神经的上外方,所以颅内占位性病变所致的小脑幕切迹疝可把颞叶推向中线而压迫动眼神经。

(3)颅中窝段的走行:动眼神经入颅中窝后,即穿入海绵窦外侧壁继续前行。在窦壁内动眼神经最初在滑车神经和眼神经(三叉神经第一支)的上方,然后居于两者之下,在窦内侧有展神经和颈内动脉经过(图13-250,图13-251)。当动眼神经穿行于海绵窦外侧壁时,还接受来自颈内动脉海绵窦交感神经丛的分支。最后动眼神经穿出海绵窦外侧壁,经眶上裂入眶腔,在入眶腔之前已分为上、下两支。由于动眼神经颅中窝段穿经海绵窦外侧壁和眶上裂,所以在海绵窦综合征和眶上裂综合征时常包括动眼神经受累的症状。

(4)眶内段的走行和睫状神经节:动眼神经在经眶上裂之前已分上、下两支(图5-42、图5-45、图5-46)。动眼神经上支支配提上睑肌和上直肌;动眼神经下支分布于内直肌、下斜肌和下直肌。因此,眶内的局限性病变常只影响某一或某些分支而引起动眼神经的不全麻痹。

动眼神经的下斜肌支发出小支至睫状神经节。睫状神经节位于眶腔的后部,外直肌与视神经之间,

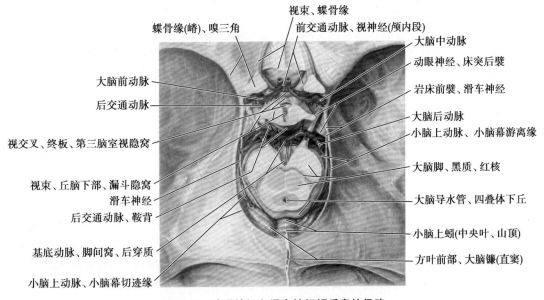

图 5-44　动眼神经和滑车神经颅后窝的径路

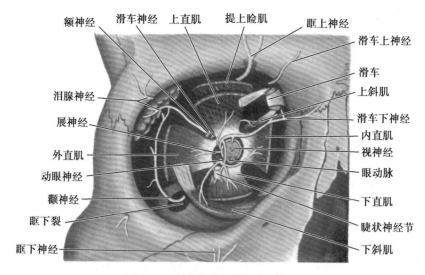

额神经　滑车神经　上直肌　提上睑肌　眶上神经
滑车上神经
滑车
上斜肌
泪腺神经
滑车下神经
展神经
内直肌
外直肌
视神经
动眼神经
眼动脉
颧神经
下直肌
眶下裂
睫状神经节
眶下神经
下斜肌

图 5-45　眶内各神经的配布(前面)

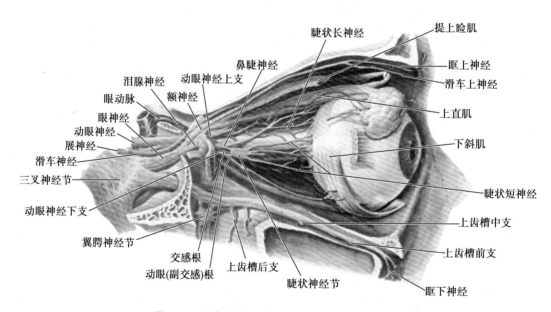

睫状长神经　　　提上睑肌
鼻睫神经　　眶上神经
泪腺神经　动眼神经上支　滑车上神经
眼动脉　额神经
眼神经　　　　上直肌
动眼神经
展神经　　　　下斜肌
滑车神经
三叉神经节
睫状短神经
动眼神经下支
上齿槽中支
翼腭神经节
上齿槽前支
交感根
动眼(副交感)根　上齿槽后支　睫状神经节　眶下神经

图 5-46　眶内各神经的配布和睫状神经节(侧面)

为副交感性神经节。进入该节的纤维有 3 种(图 5-47):①缩瞳核和睫状核发出的节前纤维(睫状神经节副交感根),进入本节后与节内的节后神经元胞体构成突触,并由此节发出节后纤维;②来自颈内动脉海绵窦交感丛的纤维,这种纤维为交感干颈上节发出的节后纤维(睫状神经节交感根),其节前纤维出自第 8 颈髓或第 1 胸髓的侧角;③躯体感觉纤维,即鼻睫神经分出的睫状神经节感觉根。后两种纤维在睫状神经节内不形成突触,只是通过此节而已。上述 3 种纤维汇集成若干短细的睫状短神经,从节的前缘走出,经眼球后部入眼球内,其中副交感纤维支配瞳孔括约肌和睫状肌,若此副交感纤维有刺激性病变,则使瞳孔缩小,如为破坏性病变,则使瞳孔散大;交感神经纤维支配瞳孔开大肌,感觉纤维管理眼

球的感觉。

(三) 滑车神经及其病变综合征

滑车神经为单纯躯体运动神经,仅支配上斜肌,还可能有上斜肌的本体感觉纤维。

滑车神经核位于中脑水管周围的中央灰质腹侧,相当于下丘高度,内侧纵束的背侧,居动眼神经(外侧)核的下方,但较动眼神经核小。由滑车神经核发出的纤维环绕中央灰质周围行向后下方,左右交叉后在下丘下方中线附近前髓帆系带的两侧出脑(图 5-19、图 5-20、图 5-42)。因此,一侧滑车神经核的病变可引起对侧滑车神经麻痹,如同时伴有同侧动眼神经病损,则还表现出同侧动眼神经麻痹,即所谓动眼-滑车神经交叉瘫,但此处的病变往往侵袭两侧神经核。如果病变侵犯滑车神经出脑处,因两侧

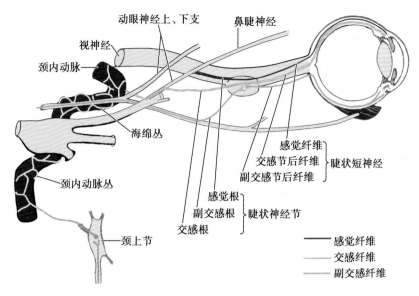

图 5-47　睫状神经节的纤维联系

神经相距很近,所以也多表现为双侧性麻痹。

滑车神经很细,出脑后绕大脑脚向前行,经大脑后动脉(在神经与动脉之间隔有小脑幕)与小脑上动脉之间,在后床突的后方,小脑幕切迹处穿过硬脑膜,进入海绵窦外侧壁继续前行。在窦壁内,滑车神经先居动眼神经外下方,近眶上裂处,则在其上内方。最后,滑车神经经眶上裂入眶腔,支配上斜肌。滑车神经核下瘫单独出现者极其少见,往往同时伴有附近神经的损伤,可见于海绵窦综合征、眶上裂综合征或眶尖综合征等。

滑车神经麻痹:病眼不能转向外下方(上斜肌麻痹),若两眼俯视(如下楼梯)时可有轻度内斜视和复视,为此患者头部常偏向对侧肩部以调节复视;如两眼仰视、侧视或平视时则无复视(图 5-48)。

（四）展神经及其病变综合征

展神经为躯体运动神经,支配外直肌,但也可能含有外直肌的本体感觉纤维,其感觉神经元的胞体沿展神经根排列。

1. 展神经核和核性麻痹　展神经核属于躯体运动核(图 5-19、图 5-20、图 5-42),长约 3mm,位于脑桥被盖中下部、内侧隆起外侧部,即面丘的深方,内侧纵束的外侧。展神经核被面神经核发出的根纤维所环绕,因而展神经核区的病变,除展神经核受损外,必然还有面神经纤维的损害,使展神经核性麻痹和面神经核下瘫同时存在。

展神经核的附近,于脑桥网状结构中尚有几个小团细胞群,称为旁展神经核或副展神经核。旁展神经核的作用是协调两眼球的侧方运动,即能使两

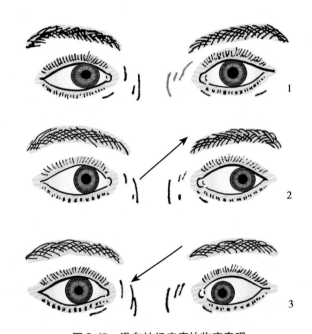

图 5-48　滑车神经麻痹的临床表现

眼都向同侧转动。因此,展神经核区的病变也往往损害邻近旁展神经核,这样不但使同侧外直肌麻痹,而且不能使两眼向病侧注视,结果两眼向对侧凝视。

当展神经核性麻痹时,往往还有邻近结构(如其他脑神经核或传导束等)损伤的脑干症状。

2. 展神经的走行和核下麻痹的常见部位　展神经核发出的纤维向前直行,至脑桥被盖的前缘,于锥体束外侧折向下行,在脑桥与延髓交界处的桥延沟处出脑。因而展神经根出脑处的病变往往同时累及锥体束,出现展神经交叉性偏瘫,即脑桥基底内侧综合征。

展神经根出脑后即进入蛛网膜下隙的桥池内,在颅后窝沿枕骨斜坡行向上外方,此处展神经与邻近血管的关系极为密切,如有人统计在展神经腹侧横过的有小脑前下动脉(约80%)、迷路动脉(约5%)等,有的动脉(主要为小脑前下动脉)有时还可在神经的背侧经过(图5-49)。因此,上述动脉不仅发生动脉瘤时可压迫展神经,而且有人(如Cushing)认为颅内压高时,在神经背侧与其交叉的动脉可向斜坡挤压神经而使展神经麻痹。

展神经根出脑后有时可分裂成主、副两根(图5-49),主根较粗,副根较细。据Jain统计,副根的出现率约6%。副根走行一段距离后多与主根合并,但也可始终分离直达外直肌。展神经主、副根之间常可见到小脑前下动脉或迷路动脉穿过。因此,当颅内压增高而脑干下移时,不仅展神经被牵拉而致麻痹,还可使夹于主、副根之间的动脉血流受阻。

展神经在蝶骨鞍背的外侧穿过硬脑膜后,紧贴颞骨岩部尖端后面继续前行,越过岩下窦至前外侧,再经岩蝶韧带的下方绕过颞骨岩部尖端的上缘弯向前方,进入海绵窦(图5-50)。

岩蝶韧带为附着于颞骨岩部尖端与蝶骨鞍背后床突之间的纤维束,此韧带常可骨化。当展神经通过岩蝶韧带与岩部尖端上缘之间的裂隙时,常与骨膜密着而固定于岩尖上。因此,颞骨岩部尖端附近的骨折或其他病变时,均可损伤展神经等结构而发生岩尖综合征。当颅内压增高而脑干下移时,展神经在其起始部与岩蝶韧带下方的固定处之间因被牵拉过紧,并被挤压于岩尖上缘而受损。由此可见,只要颅内压增高,展神经就可能受损,所以单纯的展神经麻痹往往无定位诊断上的意义。

展神经在海绵窦内,居于颈内动脉的外下方,而动眼神经、滑车神经和三叉神经第一支则经过海绵窦外侧壁。所以,因海绵窦外侧壁附近病变所致的海绵窦综合征以动眼神经和滑车神经受损较重,展神经麻痹发生较晚或较轻;反之;当窦内病变,如海绵窦血栓形成时,则以展神经受损最早和最重。

展神经出海绵窦后,经眶上裂入眶腔支配外直肌(图5-45、图5-46),因此当眶上裂综合征或眶内病变时,展神经均可发生麻痹。

展神经麻痹或展神经核下性麻痹主要表现为外直肌功能障碍,病眼不能外展而呈内斜视,并有复视(图5-51),患者头部常转向病侧,以代偿外展之不足而减轻复视。

(五) 以动眼、滑车和展神经为主的联合病变综合征

由于动眼、滑车和展神经有其共同的径路,有病

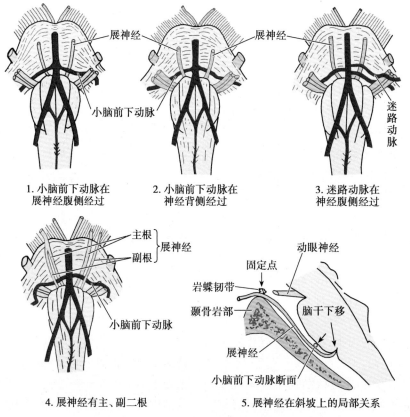

1. 小脑前下动脉在展神经腹侧经过　　2. 小脑前下动脉在神经背侧经过　　3. 迷路动脉在神经腹侧经过

4. 展神经有主、副二根　　5. 展神经在斜坡上的局部关系

图5-49　展神经在颅后窝与动脉的各种关系

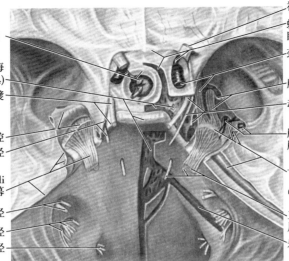

鞍隔、垂体、垂体上动脉

后海绵间窦、颈内动脉、海绵窦、鞍背、基底窦(丛)

动眼神经、岩床后襞

岩上窦、Meckeli腔
岩床前襞、滑车神经

幕神经、三叉神经(Meckeli腔)、岩上窦、小脑幕

面-中间神经、前庭蜗神经

舌咽、迷走、副神经

舌下神经

视神经

蝶窦缘、前海绵间窦、眼动脉

颈内动脉、眼神经

脑膜支、上颌神经

动眼、滑车、展神经

脑膜中动脉、下颌神经
脑膜支、脑膜副动脉

下颌神经、半月节、脑膜

中半月节动脉、岩上窦

三叉神经(大、小部)
展神经
岩下窦

图5-50 颞骨岩部尖端的局部解剖(右侧脑膜已切除)

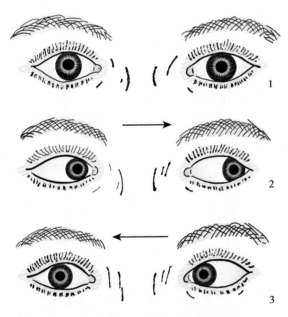

图5-51 展神经麻痹的临床表现

变时往往同时受损,又由于病变部位不同,影响了邻近的不同结构,即能产生不同的病变综合征,如眶上裂综合征、眶尖综合征、岩蝶间隙综合征、岩尖综合征和海绵窦综合征等,其中岩尖综合征将在三叉神经中叙述,海绵窦综合征则在第十三章叙述。

1. 眶上裂综合征 眶上裂综合征(Rochon-Duvignaud综合征)常因眶上裂骨膜炎引起,也可因肿瘤、外伤和颈内动脉瘤引起。眶上裂是第Ⅲ、Ⅳ、Ⅵ对脑神经、第Ⅴ对脑神经第一支和眼静脉的通路,因而眶上裂区的病变必然影响上述结构而产生相应症状和体征,上述脑神经受累的顺序为展神经、滑车神经、三叉神经第一支、动眼神经,甚至三叉神经第二

支。由于支配眼外肌的神经受损,眼外肌全部麻痹,上睑下垂、眼球固定而不动。因眼外肌麻痹、肌张力低下,缺乏牵引眼球向后的力量而使眼球前突,眼静脉血流受阻,使眶内静脉淤血,也是发生眼球前突的原因之一。由于行于动眼神经内的副交感性纤维受损,可有瞳孔开大、晶状体调节麻痹、瞳孔反射消失。当眼神经受累时,眼裂以上的额部皮肤和角膜感觉过敏(疼痛和麻木)或缺失、神经麻痹性角膜炎以及角膜反射消失等。因为眼静脉血流受阻,使前额部和眼睑静脉怒张、眼底静脉扩张和视盘水肿等。在X线片上常有眶上裂区骨质破坏。

2. 眶尖综合征 眶尖综合征(Rollet综合征)可因额窦和筛窦外伤、囊肿、肿瘤、感染、动脉瘤、炎症和出血(血肿)等引起。眶尖部除眶上裂外,尚有视神经孔,两者十分接近,因此,眶尖部的病变可同时影响第Ⅱ、Ⅲ、Ⅳ、Ⅵ对脑神经和第Ⅴ对脑神经第一支(眼神经),可见眶尖综合征与眶上裂综合征的临床表现极为相似,唯一不同处为前者尚有视神经病变,如视神经炎、视盘水肿,晚期出现视盘萎缩、视力下降。但是对这两个综合征的诊断,各家意见尚不一致,有人认为眶上裂综合征也可有视神经病变症状,也有人认为眶尖综合征包括了眶上裂综合征的概念,或如前述的两者区别点在于有无视神经病损。总之,在临床实践中的区别有时是很不容易的。

3. 岩蝶间隙综合征 岩蝶间隙综合征(Jacod综合征)多为颅中窝底部的原发性或转移性肿瘤(如鼻咽癌)侵犯经过眶上裂、卵圆孔和圆孔等处的

神经所致,其临床表现为第Ⅱ～Ⅵ对脑神经受损的症状,如单侧全眼肌麻痹、三叉神经痛和视神经萎缩等,其他还可出现耳聋、软腭麻痹和颈淋巴结肿大等。

(六)动眼、滑车和展神经的核上联系及其病变综合征

动眼、滑车和展神经核均接受两侧皮质脑干束的纤维。因而一侧大脑半球皮质或一侧皮质脑干束受损时均不能引起眼外肌的核上性麻痹。同时,这些神经核也与管理两眼协调运动的皮质中枢和皮质下中枢有纤维联系,借以调节两眼的协调运动。虽然这些核上纤维联系还不十分清楚,不过一般认为调节两眼协调运动的最高中枢是大脑皮质,由皮质中枢发出的纤维交叉至对侧,终于对侧皮质下中枢或核上中枢,再由皮质下的核上中枢发出纤维,经过内侧纵束到达第Ⅲ、Ⅳ、Ⅵ对脑神经核,从而引起两眼共同性协调运动。

两眼共同性协调运动包括同向运动和异向运动两类。同向运动依其运动方向可分为同向侧视运动和同向垂直运动,依其是否受意识控制又可分为随意性同向运动和反射性同向运动。异向运动也可分为两种,即集合运动和分散运动。

1. 两眼同向侧视运动及病变综合征

(1)随意性两眼同向侧视运动及其麻痹症状:所谓随意性两眼同向侧视运动为两眼同时向左或向右转动,如两眼向左看,必须是左眼的外直肌和右眼的内直肌同时收缩,向右看时相反。随意性两眼同向侧视运动的皮质中枢在大脑皮质额叶额中回的后部(Brodmann 8区),由此中枢发出的纤维可能随皮质脑干束经内囊膝部和大脑脚脚底,在脑桥上部交叉至对侧,终于对侧的旁展神经核。此核为皮质下侧视中枢,位于展神经核附近。由旁展神经核发出的纤维,一部分至同侧展神经核,引起同侧外直肌收缩,另一部分纤维则经内侧纵束终于对侧动眼神经核,使对侧内直肌收缩,从而完成两眼随意性同向侧视运动(图5-52、图5-53)。

1)皮质性侧视麻痹:当一侧额中回后部皮质或其交叉部以上的纤维有刺激性病变时,使两眼转向病灶对侧,即向病灶对侧注视;若为破坏性病变,则因不能向病灶对侧注视,但向病灶侧注视的神经通路完整无损,故出现两眼向病灶侧凝视。如左侧额叶皮质病变引起的偏瘫患者,在急性期往往可出现两眼向病灶对侧(右侧)侧视麻痹,使两眼向病灶侧凝视,犹如患者的两眼注视着自己的病灶(图5-54、

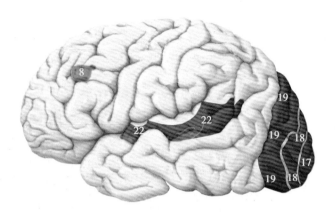

图5-52 两眼共同性协调运动的皮质中枢
8区,随意性两眼协调运动中枢;18、19区,视反射性两眼协调运动中枢;22区,听反射性两眼协调运动中枢

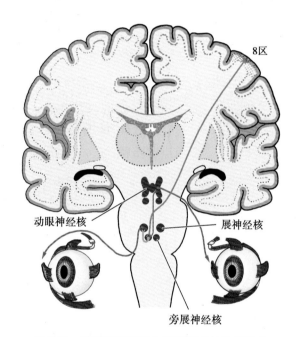

图5-53 随意性两眼同向侧视运动的传导径路

图5-55)。由于两眼同向侧视运动的皮质中枢也存在于枕叶、颞叶,所以因皮质病变出现的注视麻痹只存在于急性期,经过一段时期后,注视麻痹可因其他皮质中枢的代偿作用而消失。

2)核性侧视麻痹:病变发生在皮质下侧视中枢,即脑桥的旁展神经核受损。可出现向病灶侧的侧视麻痹,而使两眼向病灶对侧凝视,患者好像注视着自己的麻痹肢体(锥体束同时受损时)。由于旁展神经核与展神经核十分接近,所以多伴有展神经麻痹(图5-56)。

又由于两侧的旁展神经核靠近中线,所以常出现双侧性两眼侧视麻痹。脑桥的侧视中枢一旦被破坏,侧视麻痹就永久存在,这与皮质性侧视麻痹不同。关于皮质性侧视麻痹和核性侧视麻痹的主要区

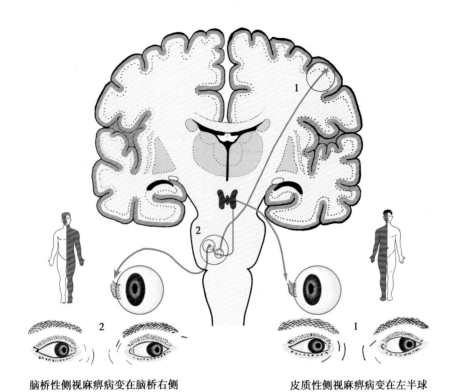

脑桥性侧视麻痹病变在脑桥右侧　　　　　　皮质性侧视麻痹病变在左半球

图 5-54　皮质性和脑桥性侧视麻痹的发生原理

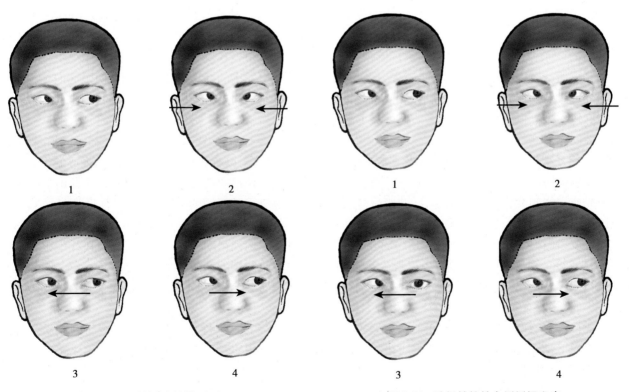

图 5-55　皮质性右侧侧视麻痹

1. 向前平视时,两眼向左侧凝视;2. 集合运动正常;
3. 向右侧视时,两眼向右转动轻微,表明向右侧视麻痹;4. 向左侧视正常

图 5-56　脑桥性核性右侧侧视麻痹

1. 向前平视时,两眼向左侧凝视;2. 集合运动正常;
3. 向右侧侧视时,因右展神经麻痹右眼不能右移,左眼内直肌在集合运动时正常,但向右侧视时,左内直肌收缩力弱,故左眼右移不明显;4. 左侧视正常

别点见表5-6。

表5-6　皮质性和核性侧视麻痹的比较

区别点	皮质性侧视麻痹	核性侧视麻痹
病变部位	额中回后部及其下行纤维（交叉部以上）	旁展神经核及其纤维
影响侧别	多为一侧	一侧或两侧
持续时间	暂时性	永久性
凝视方向	刺激性病变:向病灶对侧凝视 破坏性病变:向病灶侧凝视	刺激性病变:少见向病灶侧凝视 破坏性病变:向病灶对侧凝视
伴发症状	头部同向偏转,上肢中枢性瘫(单瘫)	展神经麻痹,中枢性偏瘫

3）核间性侧视麻痹:病变破坏了脑桥侧视核与第Ⅲ、Ⅵ对脑神经核之间的纤维联系。如果在旁展神经核与展神经核(同侧)之间的纤维联系中断时(由于脑桥被盖部的病变),称为下(后)核间性侧视麻痹,此时病灶侧外直肌不能做侧视运动,但两眼的内直肌仍能做侧视运动和集合运动,若病变发生在内侧纵束,中断了皮质下侧视中枢与对侧动眼神经核之间的联系,称为上(前)核间性侧视麻痹,表现为做侧视运动时内直肌的侧视功能丧失,但集合运动和外直肌的功能正常。一般说来,一侧性核间性侧视麻痹多见于血管闭塞性疾病,两侧性者常见于多发性硬化症、脑炎或肿瘤等。

(2）反射性两眼同向侧视运动及其麻痹症状:反射性两眼同向侧视运动不受人的意志支配,而是由于光或声的刺激,经视、听觉传导,两眼发生反射性地追随某一移动的物体时所产生的侧视运动。听反射性皮质侧视中枢在大脑颞叶皮质(Brodmann 22区,图5-52)。视反射性皮质侧视中枢则在大脑枕叶皮质(Brodmann 18、19区,图5-52),一般认为由此区发出的纤维,除一部分至额叶侧视中枢外,其余纤维组成枕叶中脑束(可能行于视辐射的内侧),经内囊枕部向下,交叉至对侧,止于上丘,再由上丘发出的纤维下行至脑桥侧视中枢,调节反射性侧视运动(图5-57)。当上述径路有病变时,也可发生侧视麻痹,但症状较轻。大脑皮质额、枕、颞叶的侧视中枢在功能上可互相代偿,所以如果额叶侧视中枢有急性病变时,经过一定时期后其他中枢能够代偿,慢性病变则在未出现侧视麻痹前已得到了代偿。

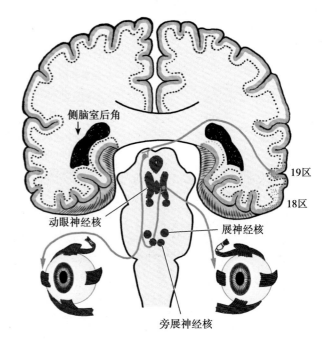

图5-57　反射性两眼同向侧视运动的传导径路

2. 两眼同向垂直运动及病变综合征　两眼同向垂直运动为两眼同时仰视或俯视运动,也可分为随意性和反射性两种。

(1）随意性两眼同向垂直运动的皮质中枢也在额叶的额中回后部(Brodmann 8区),此区的上部为俯视中枢和侧视中枢,下部则为仰视中枢。由皮质中枢发出的纤维最初与随意性两眼同向侧视运动的纤维共同走行于皮质脑干束中,经内囊膝部后,离开皮质脑干束。沿上丘臂到达对侧上丘,形成突触后再由上丘发出纤维入内侧纵束,至两侧各有关的第Ⅲ、Ⅳ对脑神经核,引起两眼的仰视或俯视。其中皮质下仰视中枢在上丘上部,由此处发出的纤维经内侧纵束至两侧的动眼神经核,使两侧的上直肌和下斜肌共同收缩,产生两眼的仰视运动(图5-58)。皮质下俯视运动中枢在上丘下部,其纤维也经内侧纵束至同侧的动眼神经核和对侧的滑车神经核,使下直肌和上斜肌同时收缩,以完成俯视运动(图5-59)。

(2）反射性两眼同向垂直运动的皮质中枢也在枕叶皮质。有人用动物实验证明,枕叶Brodmann 19区上部为反射性俯视中枢,下部是仰视中枢。由枕叶皮质中枢发出的纤维经皮质顶盖束至上丘,上丘以后的径路与随意性垂直运动相同。

1）皮质性两眼垂直运动麻痹:当额中回后部有病变时,多出现皮质性侧视麻痹,而皮质性仰视和俯视麻痹极为少见。

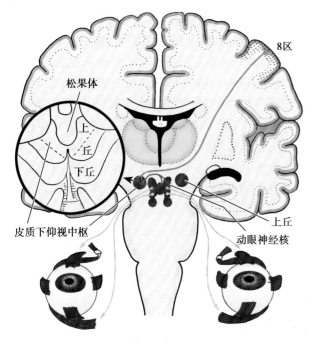

图 5-58　两眼仰视运动的传导径路

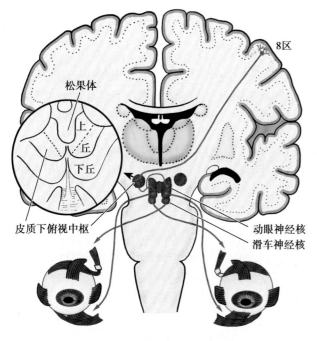

图 5-59　两眼俯视运动的传导径路

2）皮质下两眼垂直运动麻痹：在上丘附近的病变可发生皮质下仰视和俯视麻痹，最多见于由松果体肿瘤引起的四叠体综合征，由于瘤体是自上而下压迫上丘的，所以上丘部最先受累而出现仰视麻痹，随着瘤体的增大才发生俯视麻痹（图5-60）。关于四叠体综合征请参阅本章第四节。此外，这种病变也可见于上丘和丘脑、小脑的病变，如脑炎、多发性硬化、神经胶质瘤和血管性疾病等。

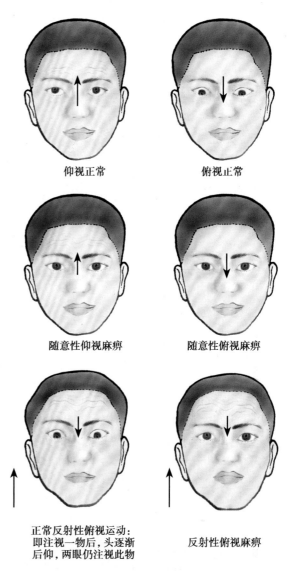

图 5-60　随意性和反射性两眼垂直运动麻痹

3. 两眼集合运动及其麻痹

（1）两眼集合运动：当两眼注视一物体时，并将此物由远及近的移动，两侧内直肌共同收缩，双眼即向中线集合，以保证两眼视轴相遇于物体，此为集合运动。集合运动以注视视平面以下的近物为最显著，若注视视平面以上的物体时，则集合能力较差。因此，有人认为两眼仰视近物时，不但不能发生集合运动，反而可发生分散运动。正常时，两眼集合运动左右侧略有差异，并且多由于屈光不正所致，如远视眼时，集合运动明显；近视眼时，集合运动较差。

管理两眼集合运动的随意性皮质中枢可能也在额中回后部，反射性皮质中枢也在枕叶皮质（Brodmann 19 区）。上述中枢发出的纤维均下行至中脑动眼神经正中核（Perlia 核），再由动眼神经正中核和外侧核发出纤维至两侧内直肌，引起集合运动（图5-61）。

281

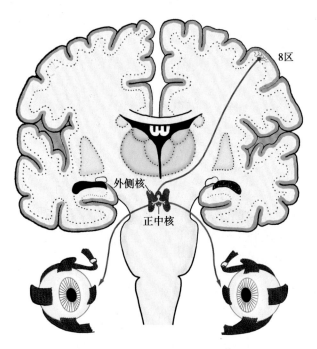

图 5-61　两眼集合运动的传导径路

（2）两眼集合运动麻痹：不能使两眼向中线集合，并有复视等症状。皮质性集合运动麻痹极其少见。皮质下集合运动麻痹的病损区在正中核，此时做侧视运动时，内直肌功能良好，但不能做集合运动，故集合运动麻痹并非是因为内直肌麻痹（图 5-62）。此外，由于正中核与缩瞳核等邻近，所以在集合运动麻痹时往往还能伴发瞳孔反射消失。集合运

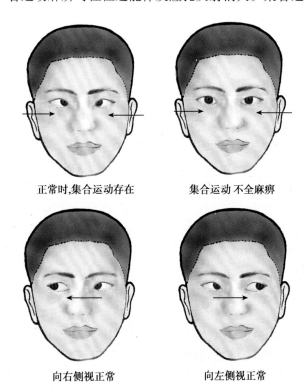

图 5-62　两眼集合运动麻痹

动麻痹可因肿瘤、动脉瘤对有关中枢的压迫，或脑炎、多发性硬化、帕金森病和血管性疾病引起。

4. 两眼分散运动及其麻痹

（1）两眼分散运动：两眼注视一近物时，将此物体逐渐移远，两眼即随物体的远移而有两眼分散运动。这种分散运动一方面是由于集合运动被抑制，另一方面也是两侧外直肌同时收缩的结果。所以有人认为，有一分散运动的调节中枢，并认为此中枢可能在脑桥内，展神经核附近靠近中线处（图 5-63）。

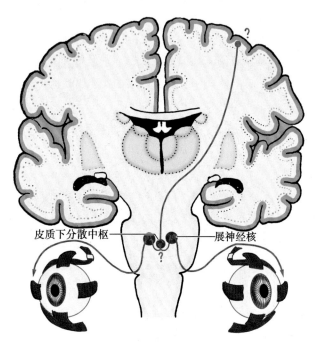

图 5-63　两眼分散运动的径路

（2）两眼分散运动麻痹：突然发生，两眼由近及远地看物体时不能做分散运动，但向侧方看时并无外直肌麻痹，可表现为集合性斜视。分散运动麻痹比较少见，可由脑炎、多发性硬化等引起。

五、前庭蜗神经

前庭蜗神经包括前庭神经和听神经两部分，均属于特殊躯体感觉神经，但两者的功能截然不同。

（一）前庭神经及其病变综合征

前庭神经为传导人体位置觉和平衡觉的感觉神经，其神经节（前庭神经节）位于内耳道底，由双极神经元的胞体组成。双极神经元的轴突（中枢突）组成前庭神经，与听神经和面神经同经内耳道入颅后窝，于脑桥小脑角处入脑，在入脑前有小脑前下动脉于其腹侧横过；由于三者在行程中关系极为密

切,因而有病变时上述神经往往同时或先后受累。双极神经元的树突(周围突)分布于内耳的前庭器官。

1. 前庭器官　前庭器官为内耳迷路的一部分,埋在颞骨岩部内,由复杂的骨性和膜性管道组成。

骨性管道在外层,称骨迷路;膜性管道在内层,称膜迷路。骨、膜迷路之间的间隙内充满淋巴液,此为外淋巴;膜迷路的腔内也充满淋巴液,即内淋巴。前庭器官依其形态和功能可分为前庭和半规管两部分(图5-64)。

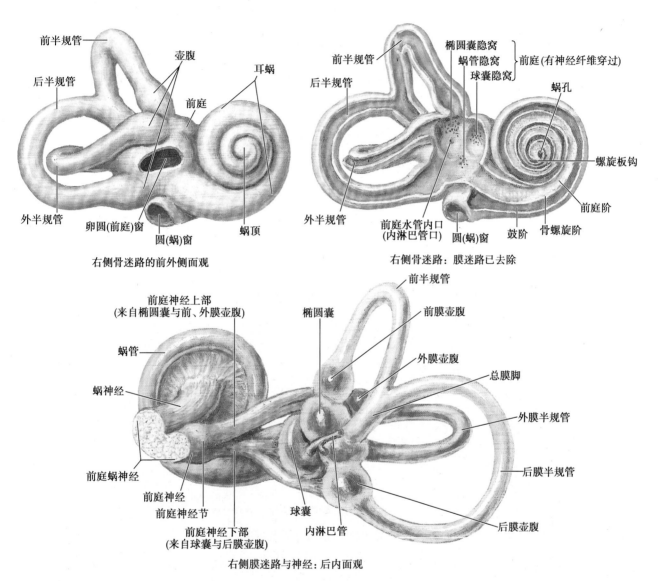

右侧骨迷路的前外侧面观

右侧骨迷路:膜迷路已去除

右侧膜迷路与神经:后内面观

图5-64　内耳迷路(骨迷路与膜迷路)模式图

(1) 前庭:前庭占内耳迷路的中部,在半规管和耳蜗之间,内含两个互相连通的囊,其中较大的囊称椭圆囊;较小的囊称球囊。两囊的囊壁上均有囊斑(位觉斑),囊斑主要由毛细胞和支持细胞构成。细胞表面覆有一层含耳石的胶质膜,即耳石膜,此膜由碳酸钙和蛋白质组成。毛细胞的毛插入耳石膜内,而毛细胞的周围则有前庭神经末梢分布(图5-65),其中至椭圆囊斑的称为椭圆囊神经,到球囊斑的则称为球囊神经。当头部位置改变,做直线加速或减速运动时,由于惯性和重力作用,耳石被牵引而

刺激毛细胞,产生兴奋,冲动经前庭神经传入脑内,以调节姿势,维持身体平衡,并产生空间位置觉和变速运动觉。

椭圆囊斑位于椭圆囊的下壁(囊底),呈水平位,几乎与颅底平行,主要感受头部前后方向倾斜的位置觉。球囊斑在球囊的前壁,略呈额状位,主要感受头部左右侧方运动时的位置觉,由于椭圆囊斑和球囊斑互相垂直(图5-66),所以头部做各方直线运动或倾斜时,均能刺激囊斑中的毛细胞。

(2) 半规管:半规管占内耳迷路的后部,包括

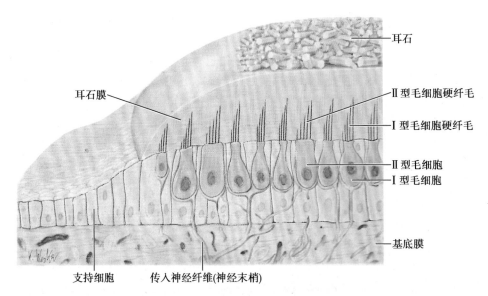

耳石膜

耳石

Ⅱ型毛细胞硬纤毛

Ⅰ型毛细胞硬纤毛

Ⅱ型毛细胞

Ⅰ型毛细胞

基底膜

支持细胞　　传入神经纤维(神经末梢)

图 5-65　囊斑的结构(椭圆囊斑)

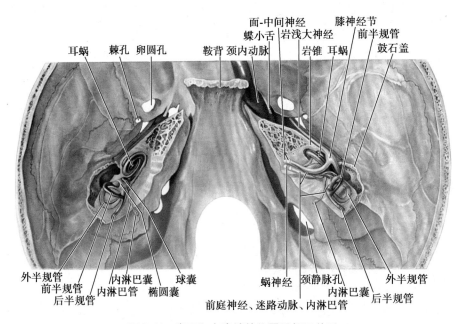

耳蜗　棘孔　卵圆孔　　鞍背　颈内动脉　面-中间神经　膝神经节
蝶小舌　岩浅大神经　前半规管
岩锥　耳蜗　鼓石盖

外半规管　　　内淋巴囊　球囊　　蜗神经　颈静脉孔　外半规管
前半规管　内淋巴管　椭圆囊　　　　　　　内淋巴囊　后半规管
后半规管　　　　　　前庭神经、迷路动脉、内淋巴管　内淋巴管

图 5-66　囊斑和壶腹嵴的位置及相互关系

互相垂直的 3 个半规管,即前半规管、外半规管和后半规管。每一半规管均有两脚,其中一脚末端膨大,称为壶腹。各壶腹内有一隆起,称为壶腹嵴。壶腹嵴主要也由毛细胞和支持细胞组成,表面盖有一层很厚的胶质膜,称为终帽。毛细胞的毛也伸入终帽内,其细胞周围有前庭神经末梢缠绕(图 5-67)。每一壶腹嵴的底部形成一条壶腹神经。壶腹神经与椭圆囊神经和球囊神经均由前庭神经节细胞的树突组成(图 5-68)。

当人的头部做旋转运动时,膜性半规管内的内淋巴流动,迫使终帽变位,刺激毛细胞,由此产生了神经冲动,并沿前庭神经传入脑内,一方面冲动传入皮质下中枢(主要为小脑),引起眼球震颤和骨骼肌张力改变,以调节姿势,保持平衡;另一方面冲动还传至大脑皮质,使人们引起旋转的感觉。由于每侧 3 个半规管是互相垂直的(图 5-66),即前半规管略呈矢状位,与颞骨岩部长轴垂直,主要感受前后矢状方向上的旋转运动刺激;后半规管近似额状位,与颞骨岩部长轴平行,主要感受左右额状位上的旋转运动刺激;外半规管几乎呈水平位,与水平面约成 30°角,主要接受水平位上的旋转运动刺激。因此,外半规管称为水平半规管,上、后两半规管统称为后半规管。当头部在各个方位上做旋转运动时,壶腹嵴均能感受刺激。

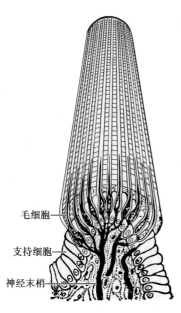

毛细胞——

支持细胞——

神经末梢——

图 5-67 壶腹嵴的结构

2. 前庭神经核群 前庭神经核群位于菱形窝的前庭区深方,包括 4 个核,即前庭内侧核、前庭外侧核、前庭上核和前庭脊束核。前庭神经入脑后,于绳状体与三叉神经脊束之间向后行,除一部分纤维直接进入小脑外,其余纤维都分为升、降支。升支较短,主要止于前庭内侧核和前庭上核;降支较长,止于前庭外侧核和前庭脊束核(图 5-69、图 5-70)。

(1) 前庭内侧核(主核):为各核中最大者,主要由小型细胞构成,占菱形窝前庭区的大部分,包括延髓上部和脑桥下部,即下起薄束核上端高度,上至展神经核平面。

(2) 前庭外侧核:在内侧核的外侧,主要位于脑桥内,下起前庭神经纤维入脑后分为升、降支的部位,上至展神经核上端高度。外侧核基本上由类似网状结构大型运动神经元的胞体组成。由它发出的纤维主要为下行纤维。

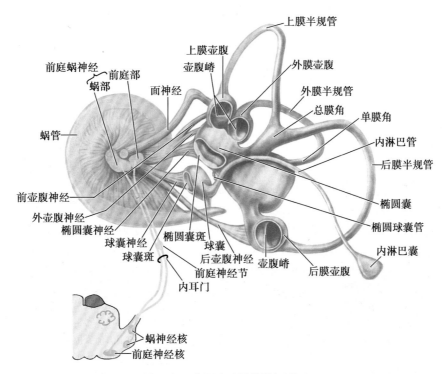

图 5-68 内耳迷路及其神经联系

(3) 前庭上核:在外侧核的背侧,并接续外侧核,约在展神经核与三叉神经感觉核之间的范围。前庭上核主要由中型神经元的胞体构成。

(4) 前庭脊束核(降核):在绳状体的内侧,内侧核的外侧,自前庭神经根入脑处至薄束核上端的范围。由前庭神经纤维降支组成的前庭脊束主要终止于此核。脊束核由中、小型神经元的胞体组成。

3. 前庭神经核的核上联系 由前庭神经核群发出的纤维,可至某些脑神经运动核、小脑、脊髓、脑干网状结构和丘脑等处,分别组成内侧纵束、前庭小脑束、前庭脊髓束、前庭网状纤维和前庭丘脑纤维等。现分述如下:

(1) 内侧纵束:内侧纵束位于中线两侧,上起第三脑室底附近,下至脊髓颈段,包括上、下行纤维。此束的大部分纤维来自前庭神经核群(图 5-69、图 5-70),其中前庭内侧核发出的纤维交叉至对侧。在

285

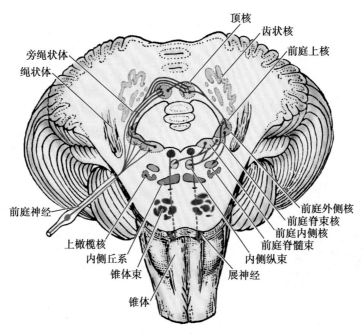

图 5-69　前庭神经核与前庭神经的联系

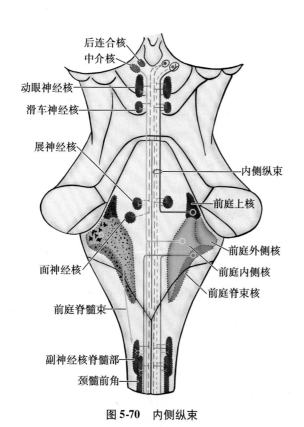

图 5-70　内侧纵束

对侧内侧纵束内分为升、降两种纤维,上升纤维至第Ⅲ、Ⅳ、Ⅵ对脑神经核,下降纤维则至第Ⅺ对脑神经核和颈髓的前角运动神经元;前庭上核发出的纤维在同侧内侧纵束内上行,止于第Ⅲ、Ⅳ、Ⅵ对脑神经核;前庭脊束核发出的纤维在两侧内侧纵束内下行,终于第Ⅺ对脑神经核和颈髓前角运动神经元。此

外,组成内侧纵束的纤维还有下列来源:①中介核(Cajal 核)和后连合核(Darkschewitsch 核),此二核位于中脑顶盖的最上部(顶盖前区),发出的纤维下行于内侧纵束内,沿途止于第Ⅲ、Ⅳ、Ⅵ、Ⅶ、Ⅺ对脑神经核,最后终于颈髓前角。中介核和后连合核除接受前庭神经核群的纤维外,尚接受来自苍白球和黑质(属于锥体外路系统)等的纤维。因此,眼肌、颈肌和表情肌也受锥体外路的控制。②两眼共同性协调运动各皮质下中枢的纤维经内侧纵束与支配各眼肌的神经核发生联系,以完成两眼共同性协调运动。③来自上橄榄核的纤维可经内侧纵束至展神经核和面神经核,以完成感受声音刺激而引起的反射性注视运动。④来自上丘的纤维,以执行视觉反射。

由上可知,内侧纵束主要与转眼和转头的神经核群发生联系,以调节眼外肌和颈肌的协调运动,如当头部突然改变位置时,由于椭圆囊和球囊的囊斑受刺激,可引起姿势性两眼同向偏视;又如当颈部旋转或倾向一侧时,由于颈肌紧张度不同,刺激颈肌的本体感受器,也能引起姿势性两眼同向偏视;再如当头部在空间移动或旋转时,由于半规管的内淋巴流动,刺激壶腹嵴,从而引起眼球震颤。因此,内侧纵束有病变时,可发生眼肌的协调障碍和眼球震颤。

(2)前庭神经核与小脑的联系:前庭神经核群与小脑之间有往返的纤维联系,包括小脑前庭束和前庭小脑束两部分(图 5-69、图 5-71)。

前庭小脑束主要由前庭内侧核、前庭上核和前

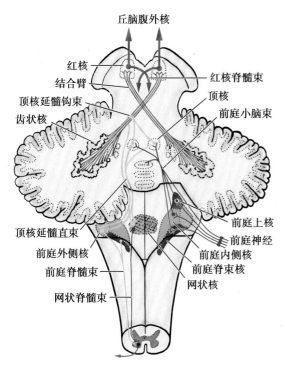

丘脑腹外核

红核
结合臂
顶核延髓钩束
齿状核

红核脊髓束
顶核
前庭小脑束

顶核延髓直束
前庭外侧核
前庭脊髓束
网状脊髓束

前庭上核
前庭神经
前庭内侧核
前庭脊束核
网状核

图 5-71　前庭与小脑和脊髓间的纤维联系

庭脊束核发出的纤维组成。此外，尚有前庭神经的部分纤维直接到达小脑，前庭小脑束经绳状体内侧部进入小脑，止于小脑皮质和两侧顶核。前庭小脑束的功能是把人体（主要为头部）在空间的位置觉传入小脑。

前庭神经核群（主要为前庭外侧核）接受小脑延髓纤维，即小脑前庭束。此束由小脑皮质和顶核发出后，一部分纤维经绳状体内侧部直接到达前庭神经核群（顶核延髓直束），另一部分纤维绕过结合臂后才止于前庭神经核群（顶核延髓钩束）。小脑前庭束的纤维直接或间接（经前庭外侧核和内侧纵束）到达第Ⅲ、Ⅳ、Ⅵ对脑神经核和两眼同向侧视中枢以及颈髓上段的前角，以调节眼外肌和颈肌的协调运动，维持身体的平衡。当前庭与小脑间的联系有病变时，即可发生眼球震颤和共济失调。

（3）前庭脊髓束：前庭脊髓束（图 5-69、图 5-71）主要由前庭外侧核发出的纤维组成，前庭脊束核的少数纤维也有参加。前庭脊髓束于同侧脊髓前索的前部下行，逐节止于脊髓前角。前庭外侧核接受前庭神经和小脑的纤维，并通过前庭脊髓束维持肢体肌肉的紧张度（特别是伸肌的张力），以调整姿势，保持平衡。当前庭脊髓束及其起始核有病变时，即能引起伸肌张力低下和平衡失调。在去大脑强直时，肢体肌肉（尤其是伸肌）强直，就有前庭外侧核

和前庭脊髓束的作用，如果破坏上述结构，肌肉强直就消失。

（4）前庭神经核与网状结构的联系：前庭内侧核发出的纤维可到脑干的两侧网状结构和其中的脑神经内脏运动核，如迷走神经背核、脑桥和延髓泌涎核等，以协助调节内脏活动。当前庭器官受过度刺激时（如晕船、晕车等），即可引起恶心、呕吐、血压下降、心动过速、面色苍白、流涎和出汗等症状。

（5）前庭神经核与丘脑、皮质的联系：一般认为前庭神经核与丘脑和大脑皮质之间有纤维联系，但具体径路还不十分清楚，意见也不一致，有的认为前庭神经核群发出某些纤维在脑桥内交叉到对侧，然后上行至丘脑；有的则认为前庭神经核群的交叉纤维和不交叉纤维，在脑干的两侧上行至丘脑；也有人认为前庭神经只有部分纤维终于前庭神经核群，其余纤维则止于蜗神经前核的前部，经斜方体交叉至对侧，其中部分纤维止于两侧的上橄榄核和斜方体核，一部分纤维形成外侧丘系的前外侧部，上行至下丘后，再由下丘发出纤维直接或间接（经内侧膝状体）到达大脑颞叶皮质的前庭区。因此，前庭皮质纤维是随外侧丘系上行的。当前庭器官病变时，可有眩晕症状。颞叶皮质前庭区的病变也可产生皮质性自发性眩晕症状。

4. 眼球震颤　眼球震颤为两侧眼球的一种不随意的、有节律的同向往返运动，属于皮质下的反射活动，也是眼肌共济失调的表现形式。

（1）眼球震颤的快相和慢相：眼球震颤可分为快相和慢相两种动作，两者交替地出现。慢相为两侧眼球缓慢地移向某一方向的动作，快相则为继慢相之后，两侧眼球迅速地恢复原来位置的动作。

眼球震颤可由旋转运动刺激半规管的壶腹嵴引起。单独刺激某一半规管只能引起与这一半规管同一平面的眼球震颤。以头部垂直纵轴为中心所做的旋转运动，如使外（水平）半规管受刺激，能引起水平性眼球震颤；若以头部前后矢状轴为中心所做的旋转运动，则使后（额状）半规管受刺激，能引起旋转性眼球震颤；若以头部横轴为中心所做的旋转运动，使上（矢状）半规管受刺激，能引起垂直性眼球震颤。现以水平半规管为例说明眼球震颤的过程：当旋转开始时，半规管因随身体旋转而旋转，但管内的内淋巴因其惯性作用而不能立即伴随转动，所以壶腹嵴的终帽因受内淋巴的影响而后倾，毛细胞即受刺激而兴奋，然后冲动沿前庭神经传入脑内，产生眼球震颤的反应。旋转继续进行，由于内淋巴与半

规管共同旋转,因此两者处于相对的静止状态,不能刺激壶腹嵴的毛细胞。但当旋转停止时,半规管随着整个人体旋转的停止而停止,内淋巴则因惯性作用仍继续旋转一段时间,壶腹嵴的终帽就被内淋巴的冲击作用而前倾,毛细胞即受刺激,又有冲动传入中枢,发生眼球震颤反应。临床上用旋转法检查半规管的功能,就是在旋转停止后所产生的眼球震颤。

内淋巴在半规管内朝壶腹方向流动,称为向壶腹运动。由向壶腹运动引起的刺激,称为向壶腹刺激。若内淋巴的流动是离开壶腹方向的,称为离壶腹运动。由离壶腹运动引起的刺激,称为离壶腹刺激,水平半规管的向壶腹刺激强于离壶腹刺激,而后半规管的离壶腹刺激强于向壶腹刺激。如水平半规管自左向右旋转,当旋转停止时右水平半规管的内淋巴为离壶腹运动,左水平半规管的内淋巴则为向壶腹运动,因此左侧所受的刺激较右侧强,眼球震颤快相和主观眩晕觉向左,眼球震颤慢相和肢体偏斜向右(图5-72),由于快相容易观察,因而以快相作为眼球震颤的方向。

(2)眼球震颤的神经通路:眼球震颤的慢相运

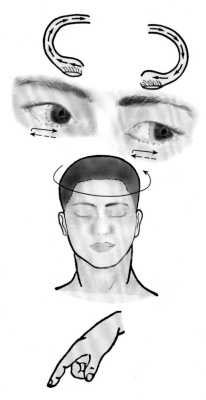

图5-72　眼球震颤和肢体偏斜与半规管内淋巴流动方向的关系

当被试者由左向右旋转停止时,半规管的内淋巴因惯性作用而继续运动,由于水平半规管的向壶腹刺激强于离壶腹刺激,所以眼球震颤慢相(虚线箭头)和肢体偏斜向右,但眼球震颤快相(实线箭头)和主观眩晕向左

动与内淋巴的流动方向一致,是前庭受刺激的真正反射运动。当半规管受刺激时,产生神经冲动经前庭神经传入前庭神经核群(主要至前庭内侧核和前庭上核),再由前庭神经核群发出二级纤维经内侧纵束至第Ⅲ、Ⅳ、Ⅵ对神经核,引起相应的眼外肌收缩,产生眼球震颤的慢相运动。图5-73为水平半规管由左向右旋转时所产生的眼球震颤的神经通路模式图。

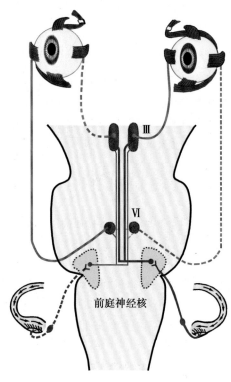

图5-73　眼球震颤慢相的神经通路
水平半规管由左向右旋转时

眼球震颤快相运动一般认为是大脑皮质兴奋后对眼球位置的矫正动作,但其神经通路不甚清楚。Bartels和Rosenfeld认为由于参与慢相运动的眼肌收缩作用,牵拉了相应的拮抗肌而刺激了该肌的本体感受器,由此产生的冲动经传入神经传至大脑皮质感觉区,再由感觉区传至运动区,最后由运动区发出下行传导束至各眼外肌的运动神经核,从而引起慢相运动的拮抗肌收缩,产生快相运动(图5-74)。但也有人通过动物实验和某些无脑畸形患者的观察,认为快相与大脑皮质无关,它与慢相均为皮质下的反射,其反射弧较为复杂。

(3)眼球震颤的常用临床检查法:前庭器官及其神经通路的病变常表现出眼球震颤、眩晕、平衡失调和迷走神经刺激性症状(如恶心、呕吐、出冷汗、面色苍白、心动过速和血压下降等),其中眼球震颤是前庭症状中最常见和最可靠者。眼球震颤包括自发

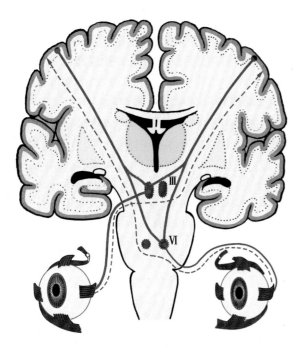

图 5-74　眼球震颤快相的神经通路假想图

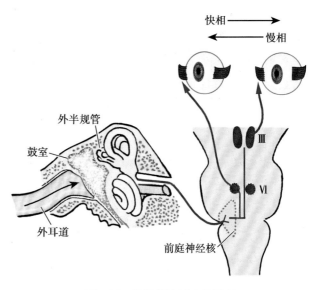

图 5-75　半规管冷试验的原理

和诱发两类。

1）自发眼球震颤检查法：检查者可用手指引导患者的视线向前、向上、向下、向左、向右各方向，以观察在各种不同的方向下有无眼球震颤或震颤情况。一般检查者的手指离患者眼球 0.5～1.0m 左右，患者的视线与中线之间的夹角不应超过 45°～50°，以免在极度侧视情况下发生类似震颤的眼球运动。

眼球震颤可分三度（级）：第Ⅰ度为只向快相方向注视时才出现眼球震颤；第Ⅱ度为向快相方向和向前平视时都可出现眼球震颤；第Ⅲ度为向任何方向都能出现眼球震颤。

2）诱发眼球震颤检查法：诱发眼球震颤检查的方法很多，但较简便而常用的有旋转试验和冷热试验等。关于这些方法均需耳鼻咽喉科专科检查，这里只说明概念，具体方法从略。

A. 旋转试验：为当人体旋转时，使半规管的内淋巴流动，刺激了壶腹嵴而发生眼球震颤等前庭反应。

B. 冷热试验：为用冷水（约 20℃）或热水（约 42℃）缓慢地注入外耳道，由于外半规管隆凸在鼓室内侧壁突向鼓室，因而可间接地（隔着鼓室）使外半规管突然冷却或增温。冷却的内淋巴比重高而下降，温热的内淋巴比重低而上升，因此形成内淋巴的流动（离壶腹运动），壶腹嵴的毛细胞即受刺激而发生眼球震颤等前庭反应（图 5-75）。

（4）眼球震颤的定位诊断：当前庭器官、前庭神经、前庭神经核群和前庭神经核上联系（内侧纵束

和小脑）等结构有刺激性病变时，即可出现眼球震颤；如果上述结构的一侧有破坏性病变时，由于健侧占优势，因而也可出现眼球震颤。

1）周围性眼球震颤：为前庭器官或前庭神经病变引起的眼球震颤。前庭器官的病变主要见于迷路炎、梅尼埃病（Meniere 病）和颅底骨折等。前庭神经的常见疾病为听神经瘤和颅后窝蛛网膜炎等。

由前庭神经和前庭器官刺激性病变引起的周围性眼球震颤多发生快相向病灶侧的水平性眼球震颤，也可能有轻度的旋转性眼球震颤，但无垂直性眼球震颤，也可能伴有头和肢体向病灶侧倾斜。当刺激性病变转为破坏性病变时，眼球震颤和头部、肢体偏斜的方向相反。但破坏性周围性眼球震颤的持续时间较短，一般经 3～6 周即可消失，这是由于前庭神经核的代偿作用。因为前庭神经核群不仅接受本侧的前庭神经纤维，也可接受对侧的纤维，所以经过一定时期后，其功能得到代偿。由于前庭器官与耳蜗，前庭神经与蜗神经和面神经的关系都很密切，因此，周围性眼球震颤往往同时伴有耳蜗、蜗神经和面神经受损的症状。

2）脑干性眼球震颤：为脑干内的前庭神经核群和内侧纵束病变引起的眼球震颤。脑干的常见病变为肿瘤、血管病、各种脑炎、多发性硬化症、延髓空洞症等。由于脑干的结构极其复杂，除可能有眼球震颤的症状发生外，尚有对定位诊断价值更大、更重要的症状，因此眼球震颤对脑干病变的定位诊断只有参考意义。

前庭神经核群和内侧纵束与蜗神经核并不紧密相邻，因而脑干性眼球震颤可无蜗神经核受损的症状，此为脑干前庭功能障碍的特点之一。又由于前庭神经核群的各核比较分散，内侧纵束纵贯脑干全长，所以在脑干内有病变时，上述结构受损的程度可

不一致,眼球震颤和肢体偏斜的程度也不一致,如可以表现为眼球震颤明显而肢体偏斜不显著,也可以以肢体偏斜为主而无眼球震颤,甚至出现眼球震颤与肢体偏斜的方向反常。脑干性眼球震颤为持续性,这也是与周围性眼球震颤的不同点之一。

脑干性眼球震颤可出现水平性、旋转性、垂直性或复合性震颤等,尤其是垂直性眼球震颤为脑干病变的特有症状。延髓(前庭神经核群)病变的眼球震颤多为旋转性,如病灶在左侧,可出现顺时针旋转性眼球震颤;若病灶在右侧,则出现逆时针旋转性眼球震颤。脑桥病变时多发生水平性眼球震颤,由于多伴有展神经受损,所以眼球震颤可以并不典型。中脑病变时常出现垂直性眼球震颤,也可出现搏动性眼球震颤,即在垂直性眼球震颤的同时,还伴有眼球前突和后突的前后方向移动。

3)小脑性眼球震颤:一般认为此种眼球震颤是由小脑病变影响了邻近的前庭神经核群或其联系所致,常为复合多向性眼球震颤,但以水平性或旋转性震颤多见,并伴有其他小脑症状。

(二)蜗神经(听神经)及其病变综合征

蜗神经为传导听觉的感觉神经,起源于内耳的耳蜗,与前庭神经合成前庭蜗神经。

1. 耳蜗和蜗神经及其病变症状　耳蜗为内耳迷路的前部(图5-64),由呈螺旋形的骨管卷曲(2+3/4圈)而成,形如蜗牛,尖端向前外下方,称窝顶;其底为蜗底,朝向后内上方,对内耳道底。窝顶与蜗底之间的骨质称为蜗轴。蜗神经和螺旋神经节就在蜗轴内。在骨性蜗管内套有膜性蜗管,并把整个蜗管的内腔分为3部分,即前庭阶、膜蜗管和鼓阶(图5-76)。在前庭阶和鼓阶内有外淋巴,膜蜗管内有内淋巴。膜蜗管的断面呈三角形,它与前庭阶相邻的壁称为前庭膜,与鼓阶相邻的壁称为基底膜。基底膜上有螺旋器(Corti器),主要由毛细胞和支持细胞组成(图5-77)。毛细胞的游离端有毛,并与盖膜接

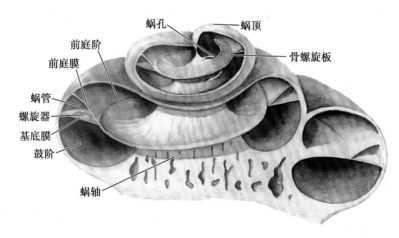

图 5-76　耳蜗切面模式图

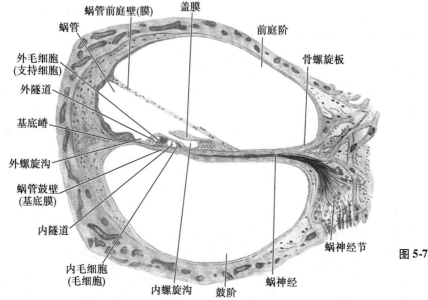

图 5-77　螺旋器

触。毛细胞的周围被螺旋神经节内的双极细胞周围突围绕,而双极细胞的中枢突组成蜗神经。每一螺旋器与基底膜上的若干纤维相连,近蜗底部的基底膜纤维较短,主要感受高音,近蜗顶部的基底膜纤维则较长,主要感受低音,此为共鸣学说的形态基础(图5-78)。感受高音的蜗神经纤维在蜗神经的表面,感受低音的纤维则在蜗神经的中轴。所以当听神经瘤的早期,肿瘤由外向内侵犯,高音调的听力首先减退。

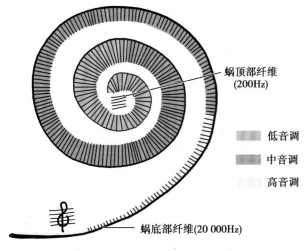

图 5-78　基底膜的纤维与共鸣学说

蜗顶部纤维(200Hz)

低音调
中音调
高音调

蜗底部纤维(20 000Hz)

声波经外耳、中耳直至内耳,先后引起外淋巴和内淋巴振动,使螺旋器的毛细胞与盖膜接触而受刺激,冲动即沿蜗神经传入中枢,产生听觉(图5-79)。

耳蜗和蜗神经有病变时,可产生耳鸣和耳聋。耳鸣为刺激性病变,多见于药物中毒、各种慢性耳病、听神经压迫刺激性病变、血管硬化、高血压、贫血、低血压和神经衰弱等。耳聋又可分为传导性聋和神经性聋两种。传导性聋由外耳和中耳疾病引起,如外耳道耵聍、中耳炎和耳硬化等。神经性聋由内耳和蜗神经的疾病引起,如炎症、外伤、药物中毒、局限性蛛网膜炎、脑膜瘤、听神经瘤和循环障碍等。关于传导性聋和神经性聋的主要区别见表5-7。

表 5-7　传导性与神经性聋的比较

区别点	传导性聋	神经性聋
音调感受力	低音调感受障碍	高音调感受障碍
Rinne 试验	阴性(骨导>气导)	阳性(气导>骨导)
Weber 试验	骨导偏向病灶侧	骨导偏向健侧

脑桥小脑角综合征:为脑桥小脑角处的肿瘤、炎症等疾病所引起的一系列症状和体征的总称,最常见的疾病为听神经瘤和蛛网膜炎等。由于脑桥小脑

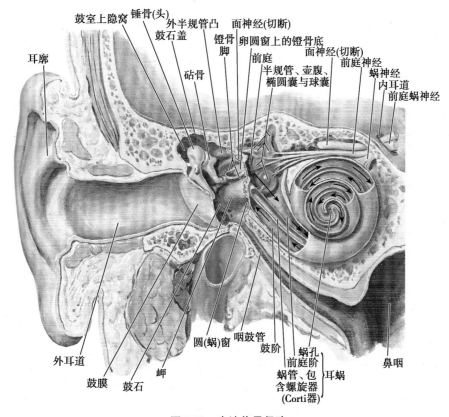

鼓室上隐窝　锤骨(头)　外半规管凸　面神经(切断)
鼓石盖　　　镫骨脚　　卵圆窗上的镫骨底
　　　　　前庭　　　　面神经(切断)
砧骨　　半规管、壶腹、　前庭神经
　　　　椭圆囊与球囊　　蜗神经
　　　　　　　　　　　　内耳道
　　　　　　　　　　　前庭蜗神经
耳廓

外耳道
鼓膜　鼓石　岬　　圆(蜗)窗　咽鼓管
　　　　　　　　　　　　鼓阶　蜗孔
　　　　　　　　　　　前庭阶　耳蜗
　　　　　　　　　蜗管、包　　　鼻咽
　　　　　　　　　含螺旋器
　　　　　　　　　(Corti器)

图 5-79　声波传导径路

角的局部解剖关系,随着病灶的扩大逐渐影响周围结构,从而产生相应症状。首先可产生前庭蜗神经受损的症状,如耳鸣、耳聋、眩晕和眼球震颤;当病灶影响小脑时,即可产生小脑性共济失调和步态蹒跚等症状。由于病灶继续增大,颅内压也随之增高,所以可发生头痛、呕吐和视盘水肿等,与前庭蜗神经伴行的面神经也往往早期受损,附近的其他脑神经(Ⅴ、Ⅵ、Ⅸ、Ⅹ)症状要到病灶扩大到一定程度时才出现。

2. 蜗神经核群及其病变症状 蜗神经核位于脑桥与延髓交界处,附着在绳状体表面(图5-19、图5-20、图5-80)。蜗神经核包括腹、背两个,其中蜗神经腹侧(前)核在绳状体前外侧,蜗神经背侧(后)核在绳状体的后外侧。上述两个蜗神经核的背侧部主要接受来自蜗底部传导高音的纤维,两个蜗神经核的腹侧部则接受来自蜗顶部传导低音的纤维。

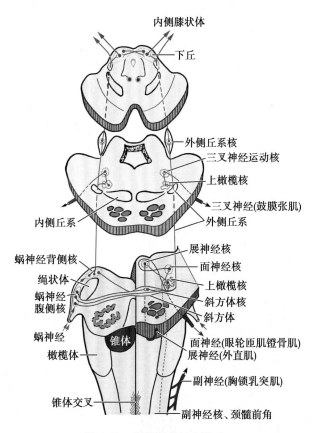

图 5-80 蜗神经的核上联系

蜗神经核与前庭神经核之间有一定距离,因而脑干内的小病灶可只影响蜗神经核而前庭神经核不受损害,产生耳蜗前庭分离性感觉障碍,即只有听力障碍而无前庭系统的症状。这点与前庭蜗神经的病变不同。但是,脑干较大的病灶往往还可侵犯邻近结构,而且多是主要症状。

3. 蜗神经的核上联系及其病变症状 蜗神经腹、背侧核(主要为腹侧核)发出的大部分二级纤维进入脑桥后斜穿脑桥基底部与被盖之间,交叉至对侧,这些交叉纤维称为斜方体。斜方体的纤维在脑桥中上段折向上行,成为外侧丘系。外侧丘系纤维主要止于内侧膝状体,再由内侧膝状体发出的三级听觉纤维(听放射)终于大脑颞叶皮质的听觉中枢。蜗神经核(主要为背侧核)的小部分二级纤维不交叉至对侧,而是直接上行参加外侧丘系的组成(图5-80)。因此,从外侧丘系以上的神经通路直至大脑皮质,来自两侧蜗神经核,如果仅一侧病变,不能引起耳聋,最多出现双侧听力减弱。

外侧丘系中有部分纤维不到或不直接到内侧膝状体,而是到达外侧丘系邻近的灰质核团,如位于斜方体纤维之间的斜方体核,斜方体外侧部后方的上橄榄核、脑桥上段外侧丘系附近的外侧丘系核以及下丘核等(图5-80)。这些核团发出的纤维一部分又加入外侧丘系,另一部分纤维至其他脑神经运动核或脊髓前角,形成听觉反射径路。在这些反射径路中以上橄榄核和下丘核较为重要,如上橄榄核发出的纤维可向后内方至展神经核,构成由声音刺激而引起的侧视反射路径;上橄榄核发出的纤维也可到面神经核(至眼轮匝肌和镫骨肌)和三叉神经运动核(至鼓膜张肌),当强烈的声音刺激时,反射性地引起闭眼和听小骨固定,防止强的声波冲击;上橄榄核发出的纤维还可以到副神经核和脊髓颈段的前角,使头部反射性地转向声源方向。

六、三叉神经及其病变综合征

三叉神经为混合性神经,包括感觉和运动两种纤维,但主要是感觉纤维。此外,在三叉神经的某些分支中尚有来自其他神经的交感和副交感神经纤维。

(一) 三叉神经及其核下性病变综合征

1. 三叉神经根和半月神经节及其病变综合征 三叉神经根于脑桥臂的根部出脑,由粗大的感觉根和较细的运动根组成(图5-1)。感觉根在后外方,并有一个神经节,称为半月神经节。半月神经节由假单极感觉神经元的胞体组成,其中枢支构成感觉根,周围支于半月神经节的前缘合成三大分支,即第一支为眼神经,第二支为上颌神经,第三支为下颌神经(图5-81)。运动根在感觉根的前内方,经过半月神经节的下方,加入下颌神经。因此三叉神经的运

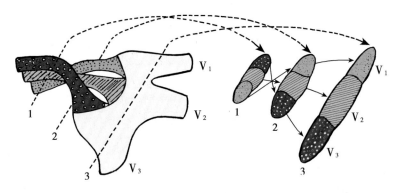

图 5-81　三叉神经根

动根、感觉根和半月神经节与脊神经的前、后根脊神经节极为相似。

　　三叉神经根邻近脑桥小脑角，因此脑桥小脑角的病变，如听神经瘤和脑桥小脑角蛛网膜炎引起的粘连等，均可侵袭三叉神经根，产生相应的刺激性症状或破坏性症状。

　　半月神经节和岩尖综合征：半月神经节紧贴颞骨岩部尖端前面的三叉神经压迹（Meckel 窝）处，此处被两层硬膜包裹，神经节的下方为破裂孔的软骨部；外侧为棘孔，有脑膜中动脉经此通过；内侧有海绵窦、颈内动脉和脑垂体；上方为大脑颞叶（图 5-50）。因此，当半月神经节邻近结构的病变，如颞骨岩部尖端的骨折和炎症，邻近的脑膜瘤、颞叶内侧部的肿瘤、颈内动脉瘤、脑垂体和蝶窦肿瘤以及颅底肿瘤经破裂孔侵袭到岩尖部等，均可引起岩尖综合征。岩尖综合征除有展神经麻痹症状外，主要为半月神经节受损的症状。半月神经节受累首先表现为三叉神经分布区的全部或部分有非阵发性、不可缓解和不可忍受的疼痛；同时往往伴发带状疱疹。疱疹发生在三叉神经分布区，但初期多见于眼神经分布区；随着病变的发展，疼痛可逐渐减轻，分布区的感觉则日益减退或缺失，但也有感觉虽已缺失而疼痛仍存在的情况；与三叉神经有关的反射迟钝或消失；病变侵及运动根时则可出现咀嚼肌麻痹。

　　2. 三叉神经的分支及其病变综合征

　　（1）眼神经

　　1）眼神经本干的毗邻及其病变综合征：眼神经从半月神经节的前内缘分出，经海绵窦外侧壁前行，在窦壁内位于动眼神经和滑车神经的下方，在窦壁的前部已分为泪腺神经、额神经和鼻睫神经三支（图 5-21、图 5-46、图 5-82），均经眶上裂入眶内。因此，海绵窦和眶上裂处的病变都可侵犯眼神经及其邻近的脑神经，引起海绵窦综合征和眶上裂综合征。

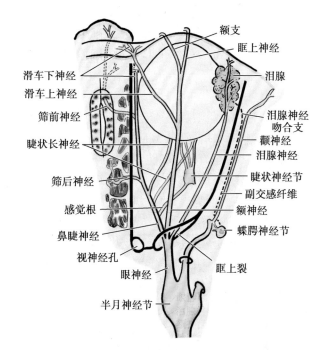

图 5-82　眼神经的分支状况

　　2）额神经：为眼神经分支中最粗者，于提上睑肌与眶上壁之间前行，又分为滑车上神经、额支和眶上神经三支。①滑车上神经于内眦部经上斜肌的滑车上方出眶腔，分布于鼻背和内眦附近的皮肤；②额支绕额切迹出眶腔，分布于额部皮肤；③眶上神经为额神经的直接延续，较粗，经眶上切迹（或眶上孔）出眶腔，也分布于额部皮肤。眶上切迹在眶上壁前缘的中内 1/3 交界处、距眉间 2.5cm，可用手指触知，眶上切迹约有 25% 的人呈孔状，又名眶上孔（图 5-83）。额切迹则在眶上切迹的内侧。在三叉神经痛时，可在眶上切迹处行眶上神经注射，但滑车上神经较细，注射不易成功。

　　3）鼻睫神经：为眼神经三分支中最内侧和最低者，又分为若干支，如睫状神经节感觉根，至睫状神经节；睫状长神经有两支，在视神经的内、外侧入眼球，分布于角膜、睫状体和虹膜；筛后神经经眶腔内

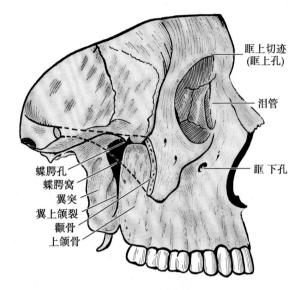

图 5-83 翼腭窝

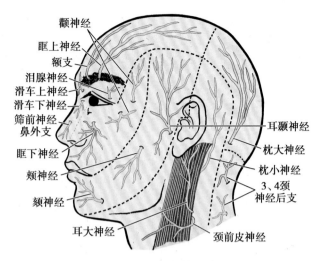

图 5-84 头面部的皮神经

侧壁的筛后孔入后筛窦,分布于此处黏膜;筛前神经经眶腔内侧壁的筛前孔入颅腔,分布于颅前窝的硬脑膜,然后又穿经筛板入鼻腔,分布于鼻腔上部黏膜(图 5-22),并有鼻外支分布于鼻尖部皮肤;滑车下神经为鼻睫神经的终支,经上斜肌的滑车下方,分布于鼻背部皮肤(图 5-84)。

4)泪腺神经:为眼神经三支中最外侧的分支,除分布于泪腺(管理感觉)外,尚有细支分布于外眦部皮肤(图 5-84)。泪腺神经尚与上颌神经的颧神经吻合。

(2)上颌神经:上颌神经由半月神经节前缘的中部起始,沿海绵窦外侧壁的下缘前行,经圆孔出颅,入翼腭窝。翼腭窝位置很深,离面颊表面约 5.5 ~ 6cm,由后方的蝶骨翼突、内侧的腭骨和前方的上颌骨围成。翼腭窝可借眶下裂与眶腔相通,向下经翼腭管通口腔的硬腭,向内侧以蝶腭孔与鼻腔相通,借翼上颌裂通向外侧(图 5-83)。因三叉神经痛行上颌神经注射时,针尖即经翼上颌裂入翼腭窝,就可刺到上颌神经本干。上颌神经在翼腭窝内分为如下若干支(图 5-84):

1)眶下神经:为上颌神经的直接延续,向前经眶下裂入眶腔,再沿眶下壁内的眶下沟和眶下管走行,最后经眶下孔至面部,分为许多小支,分布于下睑、鼻侧部、面颊和上唇等部皮肤。三叉神经痛时可行眶下神经注射。眶下孔离正中线约 3cm,距眶下缘下方 7 ~ 9mm 处,与眶上孔在同一垂直线上(图 5-85)。

2)颧神经:分布于颧部皮肤,与泪腺神经之间有吻合支存在。

3)蝶腭神经:常有两支,向下与蝶腭神经节相连。

4)上牙槽后神经:在翼腭窝处由本干发出,向前下方从上颌骨后面穿入骨内,分布于上颌后部牙

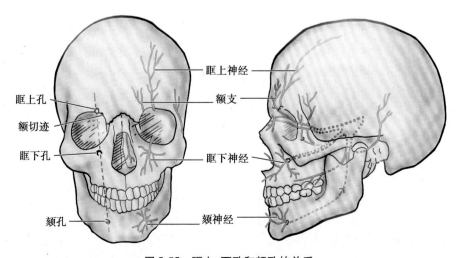

图 5-85 眶上、下孔和颏孔的关系

齿和牙龈。

5）上牙槽前神经：由眶下神经经眶下管处发出，沿上颌窦前壁下降，分布于上颌前部牙齿和牙龈。

6）蝶腭神经节及其分支：蝶腭神经节为副交感性神经节，上颌神经的感觉纤维经过此节分成许多小支，如腭前、后神经，经翼腭窝向下，分布于软、硬腭和扁桃体；鼻后上外侧支经蝶腭孔到鼻腔，分布于上、中鼻甲；鼻后下外侧支分布于下鼻甲；鼻腭神经分布于鼻中隔下部和硬腭的前部切牙管附近（图 5-22）。

（3）下颌神经：下颌神经为三叉神经最大的分支，其感觉根自半月神经节前外缘发出后，在卵圆孔处与运动根合并，经卵圆孔出颅腔。卵圆孔离面颊表面约 4.5～5cm，正对下颌小头的前下方，此处为三叉神经痛时进行下颌神经注射的部位。

下颌神经本干出卵圆孔后不久即分为前、后干。下颌神经的分支分别由本干和前、后干发出（图 5-84）。

1）下颌神经本干发出两条神经，棘孔神经经棘孔返回颅腔内，伴随脑膜中动脉分布于硬脑膜，并有分支入鼓室，分布于鼓室黏膜，翼内肌神经支配翼内肌。

2）下颌神经前干较细，行于翼外肌的深面，其分支中除颊神经分布于颊部皮肤和黏膜外，其余分支均为运动神经，如翼外肌神经、咬肌神经和颞肌神经等，均支配同名肌肉。

3）下颌神经后干较粗，大部分分支为感觉神经，仅少数为运动神经，有如下分支：耳颞神经以两根起于后干，中夹脑膜中动脉，合成一干后弯向上方，行于耳廓的前侧，分布于外耳和颞部皮肤以及下颌关节，并有分支与面神经吻合，管理腮腺的感觉。因此，当三叉神经痛时，常引起反射性的面肌痉挛。

腭帆张肌神经和鼓膜张肌神经支配同名肌肉。舌神经沿翼内肌外面行向前下方，分布于舌前 2/3 黏膜，司一般感觉。下牙槽神经在舌神经的后方与其平行下降于翼内肌和下颌支之间，经下颌孔入下颌骨内，分支分布于下颌牙齿和牙龈；其终支经颏孔出下颌骨，改名为颏神经，分布于附近皮肤。颏孔与眶上、下孔在同一垂直线上（图 5-85），为三叉神经压痛点的敏感区。颏孔朝向后内上方（图 5-86），为颏神经的注射点。下颌舌骨神经由下牙槽神经入下颌孔之前发出，沿下颌骨内面下降，支配下颌舌骨肌和二腹肌前腹。

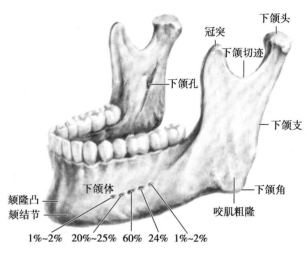

图 5-86 颏孔位置的变异

（4）三叉神经各主支分布区的总结和三叉神经分支的病变症状：综上所述，三叉神经的第一、二支属感觉神经，第三支为混合性神经。三叉神经的感觉纤维分布于头面部的皮肤和黏膜，三主支间的界限大致与眼裂和口裂一致，各支间的分布区域很少重叠；此外，三主支都分出脑膜支，分布于硬脑膜。三叉神经的运动纤维主要支配咀嚼肌（图 5-87）。关于三叉神经的具体分布状况见表 5-8。

表 5-8 三叉神经各主支的分布状况

分布区域	眼神经	上颌神经	下颌神经
皮肤	鼻背和眼裂以上皮肤	眼裂与口裂之间皮肤	颞部和口裂以下皮肤
眶腔	眼球、泪腺和结膜		
鼻腔黏膜	鼻中隔上部、前部、鼻腔外侧壁黏膜	鼻中隔后部、鼻腔下壁黏膜	
鼻旁窦黏膜	额、蝶、筛窦黏膜	上颌窦黏膜	
口腔		腭黏膜、上牙、牙龈、扁桃体	颊、口底、舌黏膜、下牙、牙龈
硬脑膜	小脑幕、颅前窝硬脑膜	颅中窝硬脑膜	颅中窝硬脑膜
肌肉			咀嚼肌等（本体感觉、运动）

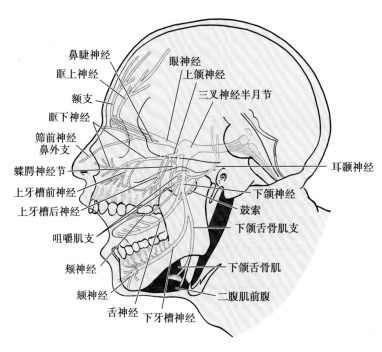

图 5-87　三叉神经的分支状况

三叉神经分支的病损并不多见,如有病损,早期症状常为刺激性症状(三叉神经痛),随后可出现各分支的破坏性症状。

1) 眼神经病变症状:眼神经分布区域,即鼻背部和眼裂以上的皮肤感觉缺失,眉弓反射也消失,由于角膜感觉缺失,因而角膜反射消失,并可出现营养性角膜炎,甚至角膜溃疡。

2) 上颌神经病变症状:上颌神经分布区域,即口裂与眼裂之间的皮肤感觉缺失,并有喷嚏反射消失。

3) 下颌神经病变症状:由于下颌神经是混合性神经,故有病变后可出现感觉、运动和反射功能障碍症状。感觉症状为其分布区域,即口裂以下皮肤的

感觉缺失,下颌反射消失。运动障碍症状表现为下颌神经支配的肌肉瘫痪。由于颞肌、咬肌和翼内肌有上提下颌的作用,因而当下颌神经麻痹后,让患者做咀嚼运动时,以视诊和触诊发现颞肌和咬肌不收缩,病侧咬合力弱。下颌的侧方移动主要为翼内、外肌的作用,尤以翼外肌的作用更显著,即一侧翼外肌收缩,使下颌移向对侧(图 5-88),如两侧翼外肌同时收缩,则使下颌前移。所以当一侧翼外肌瘫痪后,于张口时下颌偏向病侧(健侧翼外肌的作用),下颌不能向健侧移动,向前移动无力而不对称(病侧翼外肌麻痹)。下颌舌骨肌和二腹肌前腹为口底肌的一部分,因而三叉神经麻痹时,口底触诊可发现病侧张力较弱。由于三叉神经支配鼓膜张肌,此肌有紧张

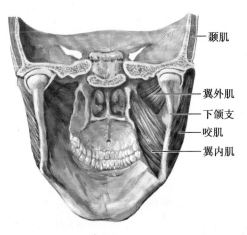
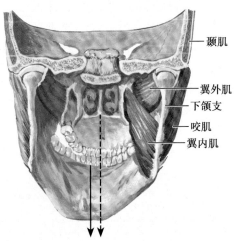

图 5-88　咀嚼肌的作用及其麻痹症状

鼓膜和限制听小骨颤动的作用,所以三叉神经麻痹时,可有听力减退或听觉过敏现象。腭帆张肌也由三叉神经支配,有紧张软腭的作用,因而有人报告三叉神经麻痹时发现软腭偏向健侧。

(二) 三叉神经核群及其核性病变综合征

三叉神经核群分为感觉和运动两类,感觉核上起中脑,下至颈髓,自上而下包括三叉神经中脑核、三叉神经上核、三叉神经感觉主核和三叉神经脊束核(图5-19、图5-20、图5-89)。

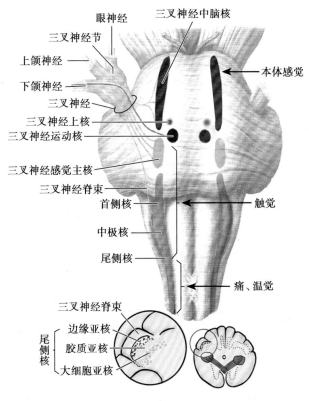

图 5-89　三叉神经核群

1. 三叉神经中脑核　三叉神经中脑核位于中脑水管周围的中央灰质外侧部,自脑桥上部一直伸延到中脑的上界。三叉神经中脑核主要由大型假单极神经元的胞体组成,类似脑、脊神经节的细胞。其突起合成三叉神经中脑束(根),下降到脑桥,以侧支终于三叉神经运动核;其终支出脑后成为运动根的一部分,主要分布于咀嚼肌、牙和硬腭,执行本体感觉功能,但有人认为面肌、眼肌和舌肌的本体感觉也与中脑核有关。

2. 三叉神经上核　三叉神经上核在中脑核之下,运动核附近,由小型神经元的胞体组成,其功能不十分清楚,它可能接受三叉神经中脑核的侧支,由此核发出的突起至三叉神经运动核,并通过其他核群(如蓝斑等)间接与分泌唾液有关的核群(上、下

涎核)联系。

3. 三叉神经感觉主核和脊束核　三叉神经感觉主核位于脑桥中段被盖外侧部,三叉神经脊束核为感觉主核向下伸延的部分,在延髓上段脊束核隐于绳状体的深面,向下逐渐浅出至灰小结节深方,最后与脊髓的胶状质相连,脊束核的下端可下达第4颈节。三叉神经脊束核自上而下又分上、中、下三段:上段称为首侧核,自感觉主核下端至延髓下橄榄核上1/3平面;中段称为中极核,相当于下橄榄核上1/3与闩部之间的高度;下段为尾侧核,上起延髓闩部平面,下至脊髓第4颈节。尾侧核尚可分为内、中、外三带,外带称为边缘亚核,中带称为胶质亚核,内带称为大细胞亚核。

三叉神经半月神经节内的假单极神经元的中枢支入脑后,传导触觉的纤维分为短升支和长降支,升支止于感觉主核,降支终于脊束核;传导痛、温觉的纤维则不分升、降支,入脑后与触觉纤维的降支共同下行,组成三叉神经脊束。三叉神经脊束覆盖在脊束核的外面,并终于脊束核。三叉神经脊束及其核的形态和功能均类似脊髓的后外侧束和胶状质。在三叉神经脊束内,来自三叉神经第一支的感觉纤维在腹侧部,第三支的纤维在脊束的背侧部,第二支的则在两者之间。三叉神经脊束和脊束核也接受来自脑膜和外耳皮肤经第Ⅶ、Ⅸ、Ⅹ对脑神经的感觉纤维,这些纤维就在来自三叉神经第三支纤维的背侧。脊束内的上述各部纤维可有部分重叠现象(图5-90)。

头面部的触觉受三叉神经感觉主核和脊束核控制,其中有意识的触觉主要集中在感觉主核,而与口腔、鼻腔和角膜等反射有关的触觉主要在脊束核的上、中段,即首侧核和中极核。头面部的痛、温觉仅

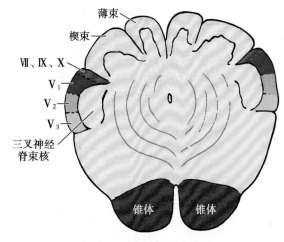

图 5-90　三叉神经脊束的定位

由脊束核下段(尾侧核)管理,据动物实验和临床手术结果证明,来自第一支(眼神经)的痛、温觉纤维终于脊束核的尾侧核的中部(第2颈节),来自第二、三支的痛、温觉纤维止于尾侧核的最下部,即第3、4颈节。由上可知,传导痛、温觉纤维的终点在第2颈节以下,因此,临床上做三叉神经脊束切断术以治疗三叉神经痛时,切口应在第2颈节平面以下,即在闩部以下约8mm处的平面切断脊束。由于三叉神经脊束及其核在延髓外侧部和颈髓上段,所以这些部位的病变,如小脑后下动脉血栓形成、延髓空洞症、多发性硬化症、肿瘤和炎症等,均可引起脊束和脊束核的损伤。

三叉神经的皮肤感觉分布,不仅具有以眼裂和口裂为界的周围型皮肤分布特点,而且也有核型皮肤分布方式,即同心圆式或"葱皮"式的面部皮肤感觉分布(图5-91)。因而,当三叉神经脊束及其核有病变时,皮肤痛、温觉缺失区呈同心圆状排列,即脊束核最下段的病变,面部痛、温觉缺失区在周边部,如病变在尾侧核上部,则在最内侧部。这种感觉缺失区的特点有别于以口裂和眼裂为界的周围型皮肤感觉障碍。

4. 三叉神经运动核 三叉神经运动核在脑桥中段被盖外侧部,位于感觉主核的内侧。此核发出的纤维组成三叉神经运动根,主要分布于咀嚼肌。其中运动核的腹侧部支配接近背侧的肌肉,核的背侧部则支配近腹侧的肌肉;核上部支配上部的肌肉,核下部支配下部的肌肉。当三叉神经运动核有病变时,其相应肌肉瘫痪。

(三) 三叉神经的核上联系及其病变症状

与三叉神经核群有关的纤维束主要包括皮质脑干束、三叉丘系和有关反射弧。

1. 三叉神经运动核的核上联系 三叉神经运动核接受两侧皮质脑干束的纤维,因而一侧皮质脑干束的损伤不能引起三叉神经运动根所支配的肌肉麻痹,只有病变累及两侧皮质脑干束才能出现三叉神经的核上瘫。

三叉神经运动核尚接受三叉神经中脑束的侧支和三叉神经的其他感觉纤维,组成两个神经元的反射弧;两侧三叉神经感觉核的二级纤维(主要来自舌和口腔黏膜)也可反射性地控制咀嚼肌的活动。

2. 三叉神经感觉主核和脊束核的核上联系 三叉神经感觉主核和脊束核发出的二级纤维,除到三叉神经运动核、面神经核、疑核、舌下神经核、脊髓前角以及迷走神经背核和上、下泌涎核等,形成某些脑干反射弧(角膜反射、鼻反射、咽反射、流泪反射、泌涎反射和眼心反射等)的一部分外,主要形成三叉丘系(图5-92)。

三叉丘系为一传导头面部痛、温、触觉的上行传导束,它又可分为腹、背两束,腹侧三叉丘系传导痛、温觉和部分触觉,其纤维自三叉神经脊束核和部分感觉主核起始后交叉至对侧上行,在延髓行于脊髓丘脑束的内侧,与脊髓丘脑束传导上肢的纤维毗邻,在脑桥和中脑走行于内侧丘系的背侧。背侧三叉丘系传导部分触觉,起于三叉神经感觉主核,主要为不交叉纤维,在第四脑室底的室底灰质和中脑水管周围的中央灰质附近上行。腹、背二束均上行至丘脑,因而又有三叉丘脑束之称。如果在脑干内一侧三叉丘系受损,可引起对侧面部的感觉障碍(主要为痛、温觉缺失),由于还同时累及其他结构,所以往往伴有其他症状。

3. 三叉神经中脑核的核上联系 三叉神经中脑核的二级纤维应传至丘脑,最后上达大脑皮质,但

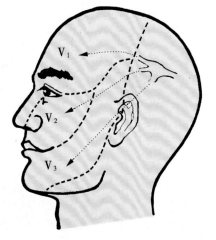
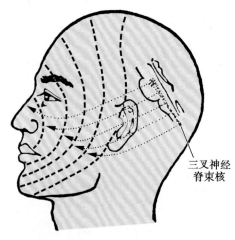

图5-91 头面部皮肤感觉的核型和周围型分布特点

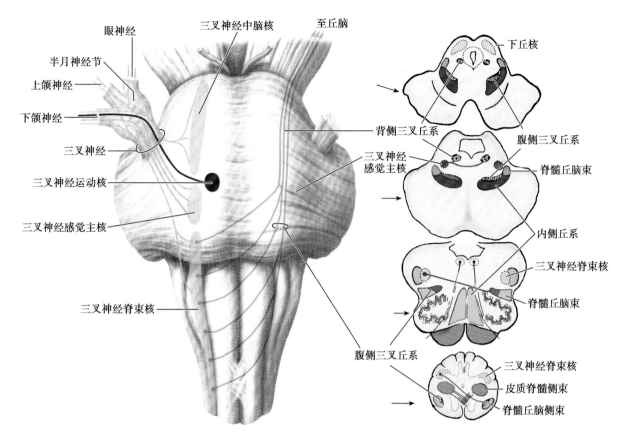

图 5-92 三叉丘系的起始和径路

其具体径路尚未清楚。有人报道中脑核发出的二级纤维可到小脑(中央核群)。

七、面神经及其病变综合征

面神经是混合性神经,但主要为支配面部表情肌的运动神经,其中尚混有感觉纤维(包括面部表情肌的本体感觉纤维)和内脏运动纤维。

(一) 面神经核群和核性病变综合征

面神经核群主要包括面神经核、脑桥泌涎核和孤束核。此外,三叉神经脊束核也与面神经有联系(图 5-19、图 5-20)。

1. 面神经核和核性面瘫 面神经核位于脑桥下段被盖外侧部,展神经核的腹外方,三叉神经脊束核的腹内侧。核柱长约 4mm,由典型的多极神经元胞体组成。

(1) 面神经核:面神经核尚可分为若干亚核,即面神经腹、背侧核和副核。面神经背侧核发出的纤维支配额肌、眼轮匝肌和皱眉肌等;面神经腹侧核又由几个细胞群组成,自内向外,可能依次支配颈阔肌、耳周肌、口轮匝肌及其他面肌;面神经副核位于上述两核的背内侧,由此发出的纤维可能支配在种系发生上较古老的肌肉,如镫骨肌、茎突舌骨肌和二腹肌后腹等。但也有与上述意见相反的记载,即认为面神经腹侧核支配面上部肌肉,背侧核支配面下部肌肉。

面神经核发出的纤维先向后内方,至展神经核的内侧,折向上行,至展神经核的上端水平向外,然后又行向前外下方于脑桥小脑角处出脑。面神经核的纤维包绕展神经核的部分,称为面神经内膝,面神经丘即由此得名。因而面神经丘部的病变可同时损伤展神经核和面神经膝,从而产生同侧外直肌和表情肌的瘫痪症状。

眼轮匝肌和口轮匝肌除受面神经核发出的纤维支配外,还分别受动眼神经核(外侧核)和舌下神经核的控制,一般认为由动眼神经核发出的纤维在脑干内下降,经面神经核(背侧核)和面神经到达眼轮匝肌;由舌下神经核发出的纤维,则在脑干内上行,也经面神经核(腹侧核)和面神经至口轮匝肌(图 5-93)。因此,当动眼神经核或舌下神经核有病变而面神经核未受累时,除出现眼肌或舌肌麻痹外,尚可有眼轮匝肌或口轮匝肌的不全麻痹。

(2) 核性面瘫:核性面瘫为面神经核损害所产

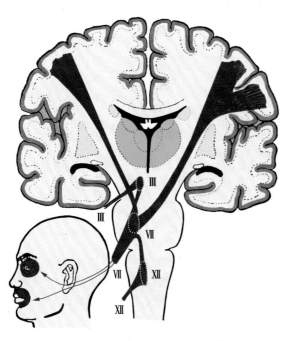

图 5-93　眼轮匝肌和口轮匝肌的核性神经支配

生的肌肉瘫痪症状,具有以下特点:

1)表情肌瘫痪(图 5-94):由于病变侧表情肌瘫痪,所以出现额纹消失和不能皱额(额肌功能丧失);不能皱眉(皱眉肌作用消失);睑裂扩大、不能闭眼或闭眼无力(眼轮匝肌功能丧失);鼻唇沟变浅,病变侧不能闭嘴、吹口哨和鼓腮,因口唇不能闭合而漏气(口轮匝肌功能丧失);病变侧口角下垂并被拉向健侧,在笑或做露齿动作时更明显(病侧口周围肌功能丧失,健侧口周围肌功能增强);进食时食物常留滞于病变侧颊和牙齿间的间隙内,昏迷患者病变侧面颊则可随呼吸运动而扇动(颊肌瘫痪)。

2)贝尔(Bell)征(图 5-95):用力闭眼时可见病侧眼球转向上方,这本来是一种生理现象。但在正常时,由于睑裂闭合,所以不能显现眼球转动,而在面瘫时,因为病侧不能闭眼,才能显现眼球向上外方转动,于角膜下露出白色巩膜。眼球向上外方转动是下斜肌的作用,这可能是下斜肌与眼轮匝肌为协同肌之故。

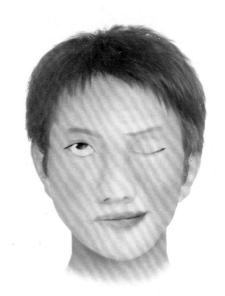

图 5-95　右侧周围性面瘫(Bell 征)
闭目时由于患眼不能闭合可见眼球向上翻转

3)泪液外溢(图 5-96):核性面瘫时可有泪液外溢,这与眼轮匝肌麻痹有关。即一方面由于眼轮匝肌麻痹后下睑就有轻度外翻,泪点不能与眼球表

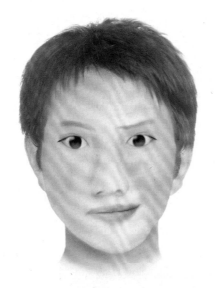

图 5-94　右侧周围性面瘫
右额纹消失、右眼裂大、右眼不能闭合、
右鼻唇沟浅、示齿口角向左偏

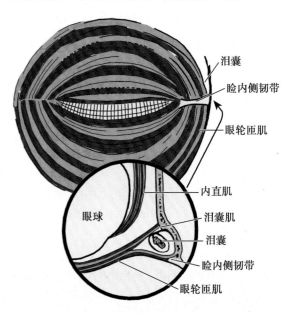

图 5-96　眼轮匝肌与泪囊的关系
副图为泪囊的横切面

面接触,泪液也就不能经泪点、泪小管等流入鼻腔,因而泪液外溢;另一方面,由于眼轮匝肌有一部分肌纤维附着于泪囊的后方(称泪囊肌)和前方,在眼轮匝肌收缩闭眼时可牵张和挤压泪囊,促使泪液吸入排出泪囊,所以在眼轮匝肌麻痹后,其排泪功能受影响。

4)听觉过敏:镫骨肌能控制镫骨过度向内耳振动,所以此肌瘫痪即可产生听觉过敏。

5)舌根较低:茎突舌骨肌和二腹肌后腹有拉舌骨向后上方的作用,而舌根的固定又与舌骨有关,所以上述二肌瘫痪后舌根较低。

6)有关反射缺失:凡是由面肌作为反射弧的组成部分的反射均消失,如角膜反射、鼻睑反射和吸吮反射等。

7)核性面瘫属于下运动单位瘫,因而它具有下运动单位瘫的某些特点,如肌张力低、肌纤维震颤和面肌萎缩等。

8)由于面神经核与展神经核、内侧丘系和锥体束邻近,因而在核性面瘫时上述结构可同时受累,产生相应结构的脑干症状,常见于脑桥基底内、外侧综合征。

2. 脑桥泌涎核　脑桥泌涎核(上涎核)属于副交感性核,其界限不清,位于脑桥下端的网状结构中,为一散在的细胞群。此核发出的节前纤维间接控制舌下腺、颌下腺、泪腺、鼻腔和腭黏膜的腺体。

3. 孤束核　孤束核为内脏感觉核,位于延髓室底灰质的内侧部,迷走神经背核的外侧,其上端较膨大,接近脑桥下界;下段略细,伸向第四脑室下端。传导舌前2/3味觉的面神经感觉纤维入脑后下行,组成孤束的一部分,并以侧支和终支终于孤束核的上段,所以孤束核的上段也称为味觉核。孤束核就围绕在孤束的周围,又分前、后两核。孤束前核在孤束的前外方,由小型和大型细胞构成;孤束后核在孤束的后内方,由小型细胞组成。

4. 三叉神经脊束核　传导外耳皮肤的躯体感觉纤维,经面神经入脑后,下行于三叉神经脊束内,在楔束的前方,占脊束的后部,终于脊束核(图5-90)。

(二)面神经的周围部和核下性病变综合征

面神经的周围部依其走行经过大致可分为颅内段、管内段和颅外段。

1. 面神经颅内段及其病变症状　面神经在脑桥小脑角处以两根出脑(图5-97),其中较粗的根为面神经运动根,由面神经核发出的躯体运动纤维组成;较细的根为面神经感觉副交感混合根,由脑桥泌涎核发出的节前纤维和终于孤束核上段的味觉纤维组成,因其位置正好在面神经运动根与前庭蜗神经之间,所以此根又称为中间神经。面神经的两个根在前庭蜗神经的内上方,并与其伴行,穿蛛网膜下隙后进入内耳道,在内耳道内面神经的两个根合成一总干。面神经和前庭蜗神经在入内耳道之前,于蛛网膜下隙内常有小脑前下动脉于神经腹侧横过,但有时动脉也可在神经的背侧与其交叉,或在面神经的两个根与前庭蜗神经之间穿过,有的还可攀附在神经周围绕圈经过(图5-98)。因此,在脑桥小脑角区手术时,小脑前下动脉与神经的关系应予注意,尤其是动脉较细而位置隐蔽时,误伤的危险性更大。当脑桥小脑角区有病变时(如听神经瘤、脑桥小脑角蛛网膜炎、小脑前下动脉瘤等),因此区的神经受累而引起脑桥小脑角综合征。面神经颅内段受损的症状主要表现为同侧面瘫,同侧舌前2/3味觉丧失,泪液和唾液分泌减少等。

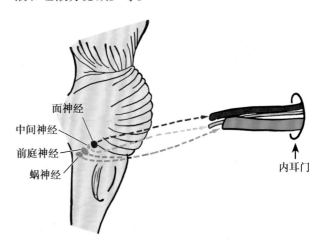

图 5-97　面神经和前庭蜗神经的出脑部位

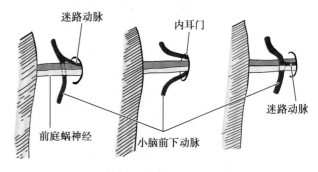

图 5-98　面神经和前庭蜗神经与小脑前下动脉的关系

2. 面神经管内段及其病变综合征

(1)面神经管内段的走行:面神经管内段走行于颞骨岩部内的面神经管内(图5-99)。面神经管

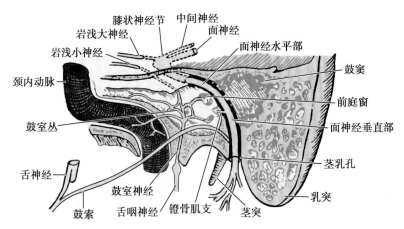

图 5-99　面神经管与面神经管内段的毗邻

起自内耳道底,在耳蜗与前庭之间向前外方斜行,达鼓室上部内侧壁附近,呈锐角折向后外方,面神经在此转折处,称为面神经外膝,转折后的面神经行于前庭窗上方的鼓室内侧壁,几乎水平向后达鼓室口的内侧壁,又呈弓形弯向下方,经茎乳孔出面神经管至颅外。面神经在前庭窗上方的横行部分,称为面神经水平部,此部的管壁凸出于鼓室内侧壁,称为面神经管凸,有时此处管壁很薄,甚至缺如,面神经表面仅覆盖鼓室黏膜,因而中耳鼓室炎症可侵袭面神经。面神经在鼓室后壁的下行部分,称为面神经垂直部。面神经的水平部和垂直部于中耳手术时均应保护,以免损伤。

(2)面神经管内段的分支和病变综合征:面神经管内段除在面神经外膝处有一膨大的膝状神经节外,主要分支如下:

1)膝状神经节及其病变综合征:膝状神经节位于面神经外膝处,由假单极神经元的胞体组成,因而此节属于感觉性神经节。假单极神经元的中枢支组成中间神经入脑,终于孤束核和三叉神经脊束核;周围支分布至舌前 2/3 黏膜,司味觉,此外也分布到面

深部的黏膜和外耳(耳甲和耳后部)皮肤,司一般感觉(图 5-100)。

膝状神经节综合征(Hunt 综合征):当膝状神经节受带状疱疹病毒侵袭时,即可产生膝状神经节综合征的特有症状,一般发病较急,病初可有耳甲部(中间神经分布区)的疼痛,在外耳门附近可有带状疱疹,一般耳痛持续时间不长,但少数患者也可在疱疹消退后耳痛仍持续数周甚至数年。此外,膝状神经节处的病变,除有面神经的其他症状,如面瘫、同侧舌前 2/3 味觉缺如和腺体分泌障碍等外,还可有邻近的前庭蜗神经的症状,如眩晕、耳鸣和听力障碍,特别是眩晕更为常见,因前庭神经较蜗神经更接近膝状神经节。

2)岩浅大神经和蝶腭神经节及其病变综合征:岩浅大神经自膝状神经节处开始,经面神经管裂孔出面神经管,达颞骨岩部前上面向前行,穿破裂孔至颅底,与来自颈内动脉交感丛的岩深神经合成翼管神经,再经翼管入翼腭窝,连接蝶腭神经节(图 5-101)。岩浅大神经含有感觉和副交感两种纤维。其中副交感节前纤维由脑桥泌涎核起始后,依次经过

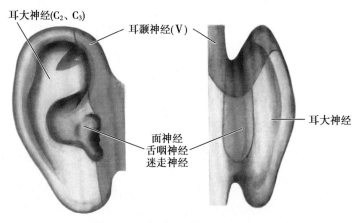

图 5-100　外耳的感觉神经分布

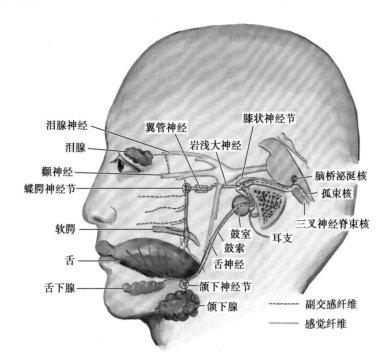

图 5-101　面神经的感觉、副交感纤维的分布状况

中间神经、膝状神经节、岩浅大神经和翼管神经（由岩浅大神经与岩深神经汇合而成）至蝶腭神经节。蝶腭神经节为副交感神经节，副交感性节前纤维在节内与节后神经元的胞体形成突触，部分节后纤维由蝶腭神经节发出后顺次混入上颌神经、颧神经、泪腺神经吻合支，最后经泪腺神经分布于泪腺，司泪腺分泌。蝶腭神经节的另一部分副交感性节后纤维经蝶腭神经节处的分支，如腭前、中、后神经，鼻后上、下外侧神经以及鼻腭神经，分布于腭和鼻腔黏膜的腺体。岩浅大神经中的感觉纤维，由膝状神经节内的假单极神经元周围支组成，经过翼管神经、蝶腭神经节和腭后神经，分布于软腭和扁桃体等部黏膜，司一般感觉。岩深神经由颈上神经节发出的交感神经节后纤维组成，经过翼管神经和蝶腭神经节（但不形成突触），并伴由此节发出的副交感性节后纤维，分布于泪腺和鼻、腭黏膜的腺体与血管。

岩神经痛和蝶腭神经节综合征：为岩浅大神经或翼管神经或蝶腭神经节受刺激的症状，即蝶腭神经节的副交感节后纤维和岩深神经的交感节后纤维受刺激后，均能使泪腺分泌增加、鼻腔黏膜血管扩张、腺体分泌，因而受刺激时可发生流泪、鼻腔黏膜肿胀和分泌物增多以及部位不定的疼痛（多在鼻根部、眶部、额部或颞部等）。此综合征可由邻近结构（如蝶窦和中鼻甲等）的病变引起，如蝶窦炎、中鼻甲肥厚等，当做蝶腭神经节阻滞麻醉或手术摘除神经节后，症状就迅速消除，即流泪少、鼻黏膜变干而

收缩。由此可见，岩浅大神经和蝶腭神经节的破坏性病变就可使泪液分泌减少。

3）镫骨肌神经及其病变症状：镫骨肌神经为一极其短细的神经，由面神经垂直部经过鼓室后壁时发出（图 5-99），支配镫骨肌。此肌就隐藏在鼓室后壁上的锥隆起内。其肌腱细如线状，经锥隆起尖端的小孔入鼓室内，止于镫骨小头，可牵引镫骨向后，防止镫骨底板过度向前庭推进，缩小听小骨振动的振幅（图 5-102）。因而当镫骨肌瘫痪时，听小骨的振幅增大，使听觉过敏。

4）鼓索及其病变综合征：鼓索由面神经垂直部出茎乳孔之前发出，向上返回经一细管入鼓室，在鼓膜内面与镫骨柄交叉，然后穿一窄隙（岩鼓裂）出鼓室，向前下方以锐角与舌神经吻合（图 5-101）。鼓索内包含有两种纤维：①味觉纤维：其胞体在膝状神经节内，中枢支入脑干止于孤束核，周围支则经鼓索随舌神经分布到舌前 2/3 黏膜的味蕾，司味觉；②由脑桥泌涎核发出的副交感节前纤维，经鼓索和舌神经终于舌神经与颌下腺之间的颌下神经节，并与节内的副交感神经元构成突触，由此发出的节后纤维分布于颌下腺和舌下腺。支配这两个腺体的尚有起自颈上神经节的交感神经节后纤维，沿颈外动脉和面动脉走行，通过颌下神经节（但不形成突触）与副交感神经纤维共同分布于腺体。如果刺激副交感纤维，能使血管扩张、唾液分泌量增加、含酶丰富；若刺激交感纤维，则能使血管收缩、唾液黏稠、含酶量低。

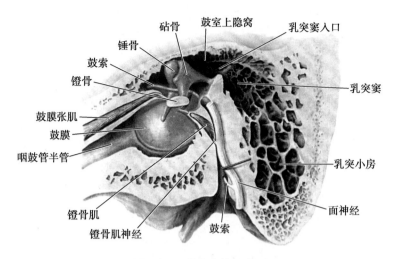

图 5-102　鼓室内的听小肌

A. 味觉及其障碍：味觉感受器（味蕾）主要存在于舌上面的黏膜。味觉有咸、甜、苦、酸 4 种，这些味觉在舌面的不同部位，敏感度也不一致（图 5-103）。舌黏膜的神经分布是多源性的，舌前 2/3 黏膜的一般感觉由三叉神经传导，而味觉则由面神经传导，但近来有人提出，三叉神经也可能传导部分（舌前 1/3）味觉；舌后 1/3 黏膜的一般感觉和味觉均由舌咽神经传导，迷走神经可能也管理一小部分味觉（图 5-104）。由于这种神经分布的特点，因而仅某一神经受损，患者很少主诉味觉缺失。舌本身的局部性病变，如舌被覆厚苔时，可引起味觉缺失。面神经的味觉纤维受损也可发生同侧舌前 2/3 黏膜的味觉缺失或迟钝，但并不多见。

B. 鳄鱼泪征和耳颞综合征：前者为在进食时引起反射性流泪的现象，后者为在进食时引起反射性的颞部皮肤（耳颞神经分布区）发红和出汗。产生这种现象的原因可能是分布到口腔腺的分泌纤维于病损后（多为腮腺疾患或手术后）再生方向紊乱，误入泪腺或耳颞神经，因而当分泌唾液的中枢兴奋，即可引起流泪或出汗。

3. 面神经颅外段及其病变症状　面神经的出颅部位为茎乳孔（图 5-99），此孔位于茎突与乳突之间，约在乳突前内方 2cm 处。在茎乳孔处可做酒精注射，以治疗面肌阵挛。面神经自茎乳孔出颅，向前

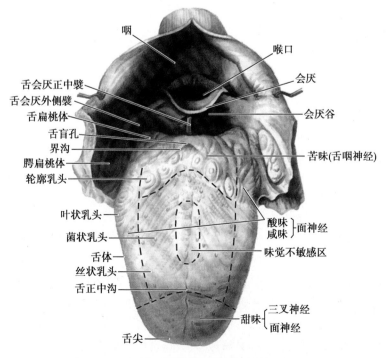

图 5-103　各种味觉在舌黏膜上的敏感区

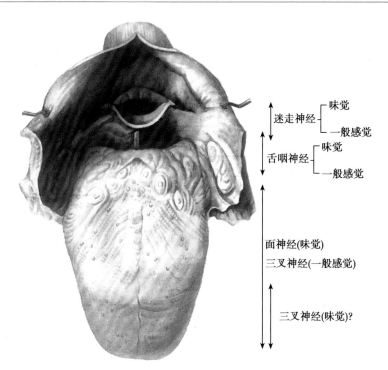

图 5-104　舌黏膜的神经支配

越过茎突、面后静脉和颈外静脉后,进入腮腺实质。面神经入腮腺前的一段体表标志,常以通过耳垂的上方的水平线表示。临床上可做面-舌下神经吻合术、面-副神经吻合术或面-膈神经吻合术来治疗面瘫,此处则是术中寻找面神经的良好部位。

　　面神经入腮腺前先发出三小支,即茎突舌骨肌神经、二腹肌神经和耳后神经,分别支配茎突舌骨肌、二腹肌后腹以及耳后肌和枕肌。面神经在腮腺内分为上、下两干,每干又分为若干支,互相吻合成丛,此即腮腺丛,再由丛发出面神经的五大终支,于腮腺前缘呈放射状离开腮腺,支配表情肌。面神经的五终支自上而下依次为(图 5-105、图 5-106):

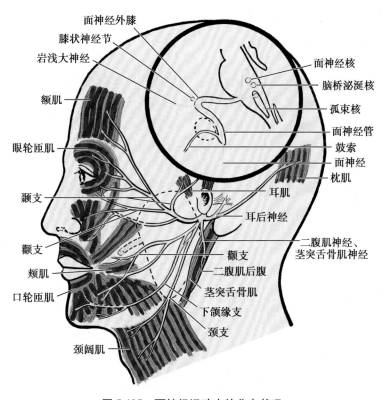

图 5-105　面神经运动支的分布状况

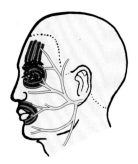 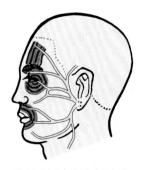 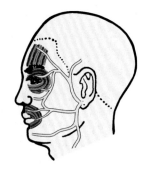

Ⅰ型:上、下干之间无吻合(15%)　　　Ⅱ型:上干内有吻合(20%)　　　Ⅲ型:上、下干之间有吻合(28%)

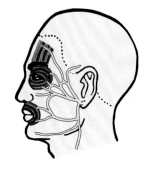 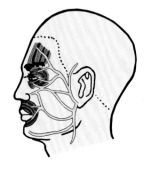 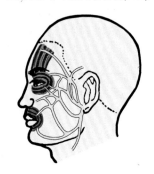

Ⅳ型:上干内有二次环形吻合(24%)　　Ⅴ型:下干内有二次吻合,并　　　Ⅵ型:有广泛吻合(6%)
　　　　　　　　　　　　　　　　　与上干的分支有联系(9%)

图 5-106　面神经运动支的类型(360 例)

（1）颞支:向前上方至颞部,支配耳前肌、耳上肌、额肌、皱眉肌和部分眼轮匝肌。

（2）颧支:在腮腺管上方前行,支配部分眼轮匝肌、颧肌和鼻肌等。

（3）颊支:在腮腺管下方前行,支配颊部和上、下唇的肌肉,如颧肌、笑肌、上唇方肌、犬齿肌、颊肌、口轮匝肌、三角肌和下唇方肌等。

（4）下颌缘支:沿下颌骨下缘前行,支配下唇方肌和颏肌等。

（5）颈支:于下颌角附近下降于颈部,支配颈阔肌等。

面神经在茎乳孔处或颅外段受损,可出现上述同侧面肌瘫痪,假如面瘫不全恢复时常可出现瘫痪面肌痉挛和异常联带运动。面肌挛缩表现为瘫痪侧面肌抽缩,使口角偏向病侧、鼻唇沟加深、眼裂缩小,易把健侧误为瘫痪侧,但患者做主动运动(如露齿)时,则可见挛缩侧肌肉并不收缩。异常联带运动常表现为闭眼时伴有上唇颤动,露齿时可伴有闭眼运动,或闭眼时额肌收缩。一般认为产生联带运动的原因是再生的神经纤维"错误地"长入到正常时并不支配的肌肉。

4. 面神经各段核下性病变的解剖定位　面神经的分支由不同部位陆续分出,因而面神经不同部位的病变所产生的症状也不相同,根据不同的症状,可确定面神经病变的部位(图 5-107、表 5-9)。

（三）面神经的核上联系和核上性病变综合征

面神经核群中的孤束核和脑桥泌涎核的核上联系还不清楚,在此从略。面神经核的核上联系比较清楚,它可接受皮质脑干束、锥体外路和脑干反射径路中的感觉核纤维。

1. 面神经核与皮质脑干束的联系　面神经核所属的各亚核与皮质脑干束的联系状况并不相同(图 5-108),即支配面上部肌肉的亚核(可能为面神经背侧核)接受两侧皮质脑干束的纤维,而支配面下部肌肉的亚核(可能为面神经腹侧核)只与对侧皮质脑干束发生联系。因此,面上部肌肉的随意运动往往是两侧联合运动,如做皱额和闭眼动作,尤其是皱额多是两侧同时进行的,若只一侧闭眼必须经过训练才能实现;而面下部的肌肉均可单侧活动。

核上性面瘫:由于面神经核上联系的特殊性,因此大脑皮质或皮质脑干束有病变时,症状主要表现在面下部的肌肉,特别是口周围的肌肉,而面上部的肌肉则无症状或症状轻微,即仍能皱额和闭眼,或者皱额略较健侧困难,闭眼力也略弱,有时也可出现 Rivilliod 脸征。此征表现为两侧闭眼可随意进行,健侧能单独闭眼,但面瘫侧不能单独闭眼,必须与健侧共同进行才能闭合。

核上性面瘫又称中枢性面瘫,属于上运动神经元瘫,核性面瘫和核下性面瘫统称周围性面瘫,属于下运动神经元瘫。它们之间的差异见图 5-108 和表 5-10。

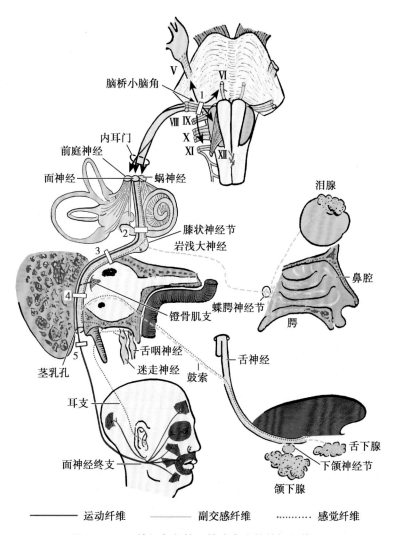

图 5-107　面神经各段核下性病变症状的解剖基础

图中红色阿拉伯数字表示病变损害部位;5. 鼓索起点以远;4. 鼓索与镫骨肌神经起点之间;3. 镫骨肌神经与岩浅大神经之间;2. 内耳门与岩浅大神经之间;1. 脑桥小脑角与内耳门之间

表 5-9　面神经各段核下性病变症状的比较

病变部位	常见病变原因	病变症状
鼓索起点以远	面神经炎	同侧面瘫
鼓索与镫骨肌神经起点之间	颅底骨折、中耳手术损伤、中耳炎	同侧面瘫、同侧舌前 2/3 味觉缺失、唾液分泌减少
镫骨肌神经与岩浅大神经之间		同侧面瘫、同侧舌前 2/3 味觉缺失、唾液分泌减少、听觉过敏
内耳门与岩浅大神经之间	颅底骨折、听神经瘤、带状疱疹	同侧面瘫、同侧舌前 2/3 味觉缺失、唾液分泌减少、同侧泪液分泌缺失、眩晕、耳痛和耳甲部带状疱疹、神经性聋
脑桥小脑角与内耳门之间	听神经瘤、颅底脑膜炎	除上述症状外,伴有其他脑神经症状(第Ⅵ、Ⅸ、Ⅹ、Ⅺ、Ⅻ对脑神经)和颅内高压

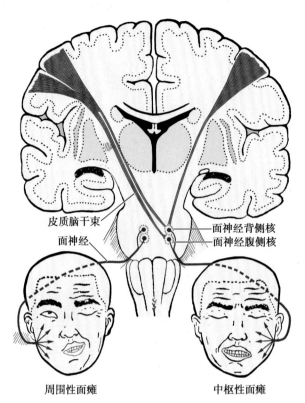

图 5-108 中枢性面瘫与周围性面瘫的比较

表 5-10 中枢性面瘫与周围性面瘫的比较

不同点	中枢性面瘫（核上性面瘫）	周围性面瘫	
		核性面瘫	核下性面瘫
面肌受累范围	面上部肌肉变化不大，仅病灶对侧面下部肌肉瘫	病灶侧面肌全部或部分（病灶未波及整个核）瘫痪	病灶侧全部面肌瘫痪
反射性情感运动	丘脑以上的病损可保留反射性情感运动	随意性和反射性情感运动均消失	
面肌痉挛和异常联带运动	很少出现	面瘫不恢复或恢复不全时可出现	
面肌萎缩和电兴奋性变性反应	无	有	
角膜反射、鼻睑反射	正常	消失	
味觉障碍、腺体分泌障碍	正常	多正常	在鼓索起点以上受损可出现
邻近结构的症状	皮质脑干束与皮质脊髓束伴行，所以面瘫有偏瘫	面神经核与展神经核、内侧丘系和皮质脊髓束邻近，所以可伴随同侧外直肌麻痹，交叉瘫，对侧半身感觉障碍	面神经在行程中可与第 V、VI、VIII、IX、X、XI、XII 对脑神经邻近，所以上述神经可有不等程度的损伤

2. 面神经核与锥体外路的关系　面神经核除接受皮质脑干束外，还接受锥体外路的下行纤维，这些纤维主要来自苍白球、丘脑和黑质，它们可直接到达面神经核，也可经过网状结构中继后间接到面神经核。所以面肌的表情动作往往是反射性的，而且是不随意的，如果单纯一侧锥体路（丘脑以上部位）

受损，患者虽不能做露齿、吹口哨等随意运动，但反射性的哭、笑等表情动作不受影响，甚至瘫痪侧的表情动作更加有力。假如病变发生在苍白球、黑质和丘脑时，面肌虽能做随意运动，但反射性的表情动作丧失，表现为表情呆板，呈假面具状（图 5-109）。此外，当哭、笑等反射性情感动作时，可伴有呼吸暂停

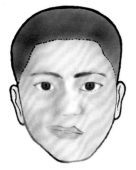
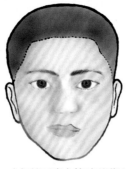
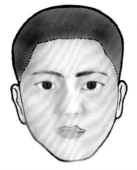
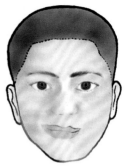

中枢性面瘫在随意运动时明显　　中枢性面瘫在笑时不明显　　情感性面瘫在随意运动时不明显　　情感性面瘫在笑时明显

图 5-109　中枢性面瘫与情感性面瘫的比较

或加速现象,这说明面神经核与呼吸中枢之间有纤维联系,但还不十分清楚。

3. 面神经核与脑干反射径路中某些核团的联系　面神经核可接受三叉神经感觉核的二级纤维或三叉神经感觉根的纤维,以完成角膜等三叉、面肌反射。面神经核还接受来自上橄榄核和其他听觉核的二级或三级纤维,完成听觉、面肌反射,如强音能引起闭眼和镫骨肌反射。面神经核也接受上丘的纤维,完成视觉、面肌反射,如强光能引起闭眼。

八、后四对脑神经——舌咽神经、迷走神经、副神经和舌下神经

后四对脑神经,即第Ⅸ~Ⅻ对脑神经,均与延髓相连。它们的出脑、出颅部位基本相同或很接近,延髓内、外的病变常引起这四对脑神经不同组合的病变综合征。

(一)舌咽神经和迷走神经及其病变综合征

舌咽神经和迷走神经均为混合性神经,都包括躯体运动、内脏运动(副交感)、躯体感觉和内脏感觉 4 种成分,两者有共同的神经核、共同的走行和共同的分布特点。

1. 舌咽神经和迷走神经的核群及其核上联系　舌咽神经和迷走神经的核群包括疑核(躯体运动)、三叉神经脊束核(躯体感觉)、孤束核(内脏感觉)、延髓泌涎核和迷走神经背核(内脏运动)(图 5-19、图 5-20、图 5-110)。

(1)疑核:疑核位于延髓被盖外侧部,三叉神经脊束核与下橄榄核之间的中点。此核下端在丘系交叉平面,上端至髓纹阶段。疑核由典型的多极运动神经元组成,核上段发出的纤维成为舌咽神经的组成部分,核下段发出的纤维则参与迷走神经的组成,它们主要支配咽喉肌(横纹肌)。疑核接受两侧皮质脑干束的纤维,因而一侧皮质脑干束的病变不能引起咽喉肌的瘫痪,只有在两侧皮质脑干束均有病变时才出现两侧咽喉肌的瘫痪(假性延髓麻痹

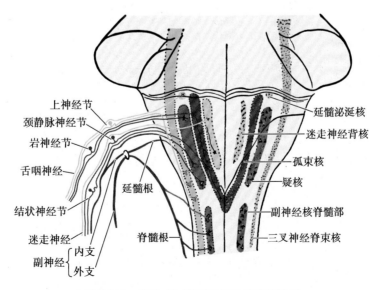

图 5-110　第Ⅸ、Ⅹ、Ⅺ对脑神经核和神经根

时）。此外，疑核还接受三叉神经、舌咽神经和迷走神经的二级感觉纤维，以完成咳嗽、呕吐、咽和喉的反射活动。

（2）延髓泌涎核：延髓泌涎核也称下涎核，位于延髓上段，其纤维进入舌咽神经，通过耳神经节发出的节后纤维，分布于腮腺，管理腺体分泌。

（3）迷走神经背（运动）核：迷走神经背（运动）核位于灰翼内侧部的深方，核的上界平延髓髓纹阶段，下界在下橄榄核下方。迷走神经背核主要由较小的梭形细胞组成，其间尚有散在的大细胞。Winkler 认为大细胞支配内脏的平滑肌（尤其是胃），小细胞支配心肌和头部黏膜血管的平滑肌，Getz 和 Sirnes 指出，迷走神经背核上段支配腹部脏器和肺，核的中段支配腹部脏器和心肌，下段支配气管、支气管和食管等。

迷走神经背核与大脑皮质和丘脑之间的联系径路虽不清楚，但这种联系是肯定存在的，因为当情绪冲动时可有恶心、呕吐和心跳的变化。迷走神经背核可以接受迷走神经和舌咽神经感觉核发来的二级纤维以及起自前庭内侧核的二级纤维，反射性地引起呕吐等内脏活动。

（4）孤束核：孤束核已在面神经中提到，此核的上段属于面神经，中段属舌咽神经，下段属迷走神经。孤束核的上、中段为味觉核，中、下段为一般内脏感觉核。孤束核发出的二级纤维与丘脑和大脑皮质间的纤维联系尚未十分清楚，有人认为在两侧网状结构的后部上行，有人则认为行于内侧丘系中。孤束核的二级纤维可至脑、脊神经的运动核，如有的

二级纤维可直接或间接终于舌下神经核和脑桥、延髓泌涎核，执行舌的运动和唾液分泌反射；有的二级纤维止于疑核，完成咽、喉反射；也有的纤维到迷走神经背核和脊髓中的前角（支配膈肌和肋间肌的部分），实现咳嗽、呕吐和呼吸反射。

（5）三叉神经脊束核：三叉神经脊束核虽为三叉神经的主要感觉核之一，但是在面神经、舌咽神经和迷走神经中传导外耳皮肤和硬脑膜的躯体感觉纤维，入脑后也组成三叉神经脊束（占此束的背侧部），并终于三叉神经脊束核（图5-90）。

2. 舌咽神经的周围部和病变综合征　舌咽神经以4~6个根丝由延髓上部的橄榄后沟出脑，出脑后就进入蛛网膜下隙内，此时小脑后下动脉往往在其背侧横过。然后舌咽神经在迷走神经和副神经的前方，经过颈静脉孔出颅，因而在颈静脉孔附近的病变和骨折可损伤舌咽、迷走和副神经，即颈静脉孔综合征。舌咽神经出颅后，在颈内动、静脉之间下降，绕颈内动脉向前，至茎突咽肌的后缘（图5-111），分为两终支，即舌支和咽支。舌咽神经沿途还发出若干分支，包括肌支、鼓室神经、岩浅小神经、窦神经和扁桃体支（图5-112）。

（1）上神经节和岩神经节：舌咽神经在出颅处有两个神经节，其中上方的称为上神经节，下方的称为岩神经节。上神经节在颈静脉孔处，属于躯体感觉性神经节，节内神经元的中枢支终于三叉神经脊束核，周围支分布于外耳皮肤（经迷走神经耳支）和硬脑膜。岩神经节在颈静脉孔下方，为内脏感觉性神经节，其中枢支到孤束核，周围支至舌后1/3部、

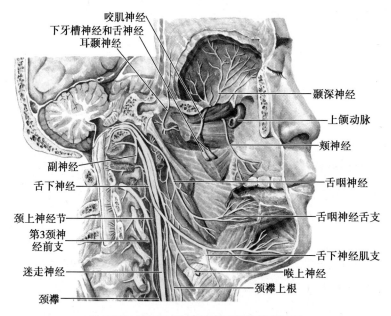

咬肌神经
下牙槽神经和舌神经
耳颞神经

颞深神经
上颌动脉
颊神经
舌咽神经
舌咽神经舌支
舌下神经肌支
喉上神经
颈襻上根

副神经
舌下神经
颈上神经节
第3颈神经前支
迷走神经
颈襻

图 5-111　后 4 对脑神经出颅处的局部解剖

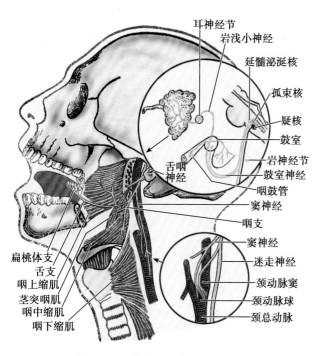

图 5-112　舌咽神经的分支和分布

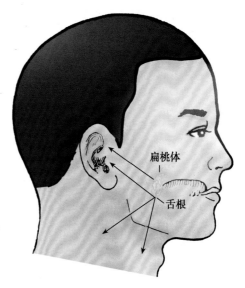

图 5-113　舌咽神经痛疼痛放射部位

腭扁桃体、咽和中耳等处的黏膜及颈动脉窦。

（2）舌支、咽支和扁桃体支及其病变综合征：舌咽神经舌支由主干发出后绕茎突咽肌行向前下方，经舌骨舌肌深面达舌根，分布于舌后 1/3 的黏膜，司味觉和一般感觉。扁桃体支起自舌支，分布于腭扁桃体、软腭和前、后腭弓的黏膜，司一般感觉。舌咽神经咽支为若干细支，与迷走神经和交感神经的咽支在咽壁内共同组成咽丛，分布于咽肌和咽部黏膜。其中咽部痛觉由舌咽神经管理，而触、温觉等则由迷走神经控制。所以手术切断舌咽神经后咽部痛觉消失，而触觉存在。当原发性舌咽神经痛时，与原发性三叉神经痛类似，疼痛是阵发性闪电式的剧烈刺痛，疼痛常开始于舌咽神经上述分支的分布区域，即一侧咽壁、腭扁桃体或舌根部疼痛，并向外耳道和颈部等处放散，舌根部、咽和咽峡等疼痛始发部位易受刺激而使疼痛发作，尤其是在吞咽食物时更易诱发（图 5-113）。当舌咽神经有破坏性病变时，则舌后 1/3 味觉以及舌根部、软腭和咽上部的一般感觉缺失或迟钝，但单独舌咽神经受损很少见。

（3）舌咽神经肌支及其病变症状：关于舌咽神经运动纤维的分布状况，意见颇不一致，一般认为舌咽神经以其肌支支配茎突咽肌，此外也很可能支配咽上缩肌。茎突咽肌有提咽作用，咽上缩肌能缩小咽腔。当舌咽神经的运动纤维受损后，茎突咽肌的麻痹表现不明显，但因一侧咽上缩肌的作用丧失，当患者发"啊"音时，瘫痪侧咽后壁移向健侧（健侧咽上缩肌的作用），此为咽上缩肌帘症。咽上缩肌麻痹时，还可发生吞咽困难，尤其是吞咽固体食物时更困难。

（4）窦神经：窦神经由舌咽神经发出后下降，止于颈动脉窦和颈动脉球，迷走神经和交感神经也有分支到上述两个结构，窦内的压力变化和球内的化学成分变化所产生的冲动经舌咽神经传入中枢，以实现减压反射。所以，在切断舌咽神经后血压可暂时升高。

（5）鼓室神经和岩浅小神经：鼓室神经自岩神经节处起始，穿经鼓室下壁入鼓室，在鼓室内形成鼓室神经丛，由丛发出感觉纤维，分布于鼓室和耳咽管。鼓室神经的终支为岩浅小神经，由延髓泌涎核发出的副交感节前纤维组成，经鼓室上壁出鼓室，在颞骨岩部上面行于颞浅大神经的外侧，继而经卵圆孔至颅外，进入耳神经节。耳神经节位于卵圆孔下方，下颌神经的内侧，属副交感神经节，由此节发出节后纤维随耳颞神经分布到腮腺，管理腮腺分泌。当舌咽神经受损时，可发生腮腺分泌障碍，但由于舌下腺和颌下腺的分泌功能正常，所以不引起口干。

3. 迷走神经的周围部和病变综合征　迷走神经以 8～10 个根丝于舌咽神经根的下方出自橄榄后沟，小脑后下动脉也多从其后面经过，此处迷走神经恰在舌咽神经和副神经之间，并与它们共同经过颈静脉孔出颅（图 5-21）。在颈静脉孔处，迷走神经有一略为膨大的颈静脉神经节，此节属于一般躯体感觉神经节，其中枢支入脑后止于三叉神经脊束核，周围支至外耳和硬脑膜。迷走神经在颈静脉孔下方，又有一个呈梭形膨大的神经节，此为结状神经节，属

311

于内脏感觉神经节,其中枢支终于孤束核,周围支分布于迷走神经所支配的脏器(图5-110)。迷走神经出颅后,最初位于舌咽神经的后方,副神经和颈内静脉的前方(图5-111),然后在颈血管鞘内沿颈内静脉与颈内动脉(下段为颈总动脉)之间下降,至胸廓上口后,两侧行程不同。其中左迷走神经在左锁骨下动脉与左颈总动脉之间下行,越过主动脉弓的前面,并在左支气管后方与其交叉,达食管的左前面,在食管表面分为许多分支;右迷走神经经右锁骨下动、静脉之间和气管的右侧下行,再过右支气管的后方,达食管的右后面,也分为若干分支。左、右迷走神经在食管周围形成食管丛,至食管下段合成前、后两干,其中前干主要由左迷走神经形成,后干则主要由右迷走神经组成。前、后迷走神经干分别位于食管的右前方和后方,并随食管穿膈肌的食管裂孔入腹腔(图5-114)。迷走神经在颈、胸、腹各部均有若干分支,分布于各部器官(图5-115)。

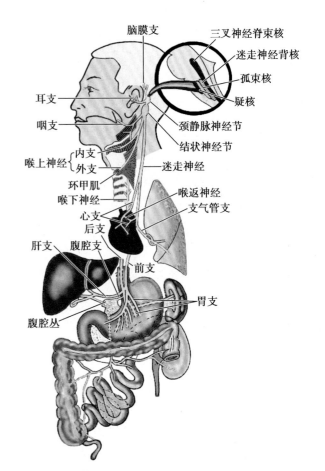

图5-115　迷走神经的分支和分布

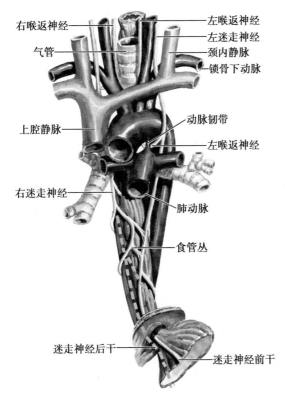

图5-114　迷走神经本干的走行

(1)迷走神经在颈部的分支和病变综合征

1)脑膜支:起于颈静脉神经节处,经颈静脉孔返回颅后窝,分布于附近硬脑膜,司一般感觉(图5-115)。

2)耳支:也起自颈静脉神经节,在颈内静脉上端(颈内静脉球)的前方,进入乳突小管,此管在颞骨岩部内,与面神经管交通,在此处接受面神经和舌咽神经分布于外耳的感觉纤维,然后,耳支穿出乳突小管,分布于外耳道、耳廓后面和耳廓前面耳甲腔的皮肤,司一般感觉(图5-116)。

迷走神经耳支刺激症:当迷走神经耳支受刺激时,病侧外耳道可发痒难受,外耳道皮肤常脱屑,分泌增加,耵聍增多,并因经常瘙痒而继发外耳道湿疹。这种患者有时还可出现耳屏牵拉征阳性,即牵拉耳屏以刺激处于过敏状态的耳支,可反射性地发生咳嗽。

3)咽支:自结状神经节处发出,常有两支,于颈内、外动脉之间下降,达咽中缩肌表面,与舌咽神经和交感神经分出的咽支共同组成咽丛,其中感觉纤维分布于咽壁黏膜,运动纤维支配腭肌(除腭帆张肌由三叉神经支配外,其余腭肌,如舌腭肌、咽腭肌、腭垂肌、腭帆提肌均由迷走神经支配)和咽肌(咽中缩肌,有人认为还包括咽上缩肌)。

A. 迷走神经咽支刺激症(迷走神经咽支痛):常在感冒后或无任何诱因,使迷走神经咽支发生病理性过敏状态而引起咽痛或咽部不适和异物阻塞感,

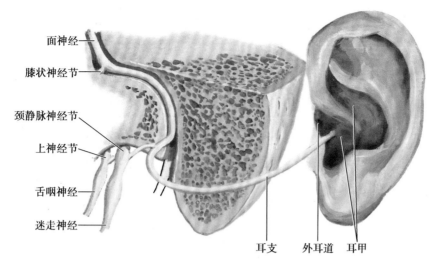

图 5-116　迷走神经耳支及其与面和舌咽神经的联系

疼痛可向外耳和舌底扩散,也可出现耳屏牵拉征阳性,即牵拉耳屏,刺激耳支,反射性地发生咽喉疼痛与呛咳。当吞咽固体食物时,患者反而感觉疼痛减轻,即空咽痛。

　B. 迷走神经咽支麻痹症:当病变破坏咽支后可发生支配区域的感觉障碍,即咽峡以后(咽峡以前属三叉神经分布区)的咽黏膜感觉迟钝或缺失;咽反射消失;运动症状主要表现为病侧软腭低于健侧,腭垂也偏向健侧,病侧前、后腭弓较健侧稍宽(图 5-117),吞咽困难,易发生呛咳。

　4)喉上神经:于结状神经节处起始后,在颈内动脉内侧贴咽中缩肌向前下行,至舌骨大角处分为内、外两支(图 5-118)。喉上神经外支较细,与甲状腺上动脉伴行,支配咽下缩肌和环甲肌。所以在

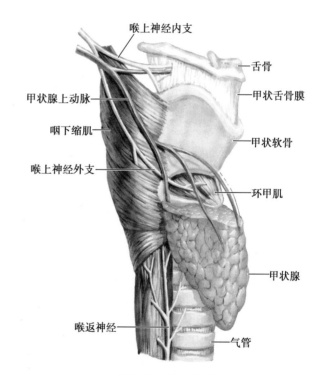

图 5-118　喉上神经

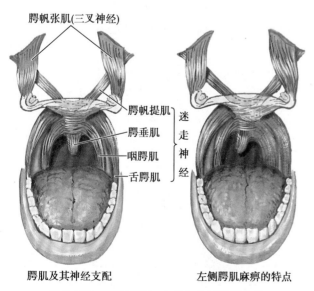

膜肌及其神经支配　　　　左侧腭肌麻痹的特点

图 5-117　腭肌的神经支配和左侧软腭麻痹

甲状腺手术结扎该动脉时易误伤外支,使发音稍嘶哑、声带略松弛(图 5-119)。喉上神经内支稍粗,由感觉纤维组成,穿甲状舌骨膜入喉,分布于舌根部、梨状隐窝和声门裂以上的喉黏膜。当在甲状腺手术处理高度向上肿大的侧叶上极时,易受损伤,此时由于感觉障碍、吞咽困难,尤其是吞咽流食时易发生反呛。喉上神经内支的刺激症状为喉上神经痛,其疼痛性质如迷走神经咽支痛,也是空咽痛,但疼痛部位在喉部,在喉上神经内支穿入甲状舌骨膜处,压痛明显,如在压痛点做阻滞麻醉,疼痛可消失。

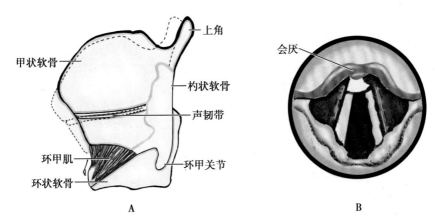

图 5-119 喉上神经外支麻痹
A. 环甲肌的作用；B. 右侧喉上神经麻痹声带麻痹

5）心上支：常有两支在喉上神经起始处以下起于迷走神经，沿颈总动脉下行入胸腔，参加心丛，其中有一支称为降压神经，分布于主动脉弓，与窦神经的作用相似，有降低血压作用。

（2）迷走神经在胸部的分支和病变综合征

1）喉返神经：主要由副交感神经纤维和感觉神经纤维组成，尚有躯体运动纤维参与。喉返神经的起点左、右两侧并不相同。左侧喉返神经在动脉韧带的左侧钩绕主动脉弓，而右侧喉返神经在肺尖部钩绕右锁骨下动脉后上行。左、右喉返神经各钩绕动脉后，沿气管的两侧（左侧行于气管食管沟内）上行，穿咽下缩肌下缘入喉（图 5-120），改名为喉下神经，分布于声门裂以下的喉黏膜以及除环甲肌以外的喉肌。因而，气管、食管、纵隔和右肺尖部的病变可使喉返神经受损。喉返神经在气管旁上行过程中，于甲状腺下动脉的前方或后方与其交叉，因而在甲状腺手术结扎甲状腺下动脉时有可能被损伤。喉返神经损伤主要表现为发音障碍，即声音嘶哑而成

耳语状，如为进行性器质性病变，在病初首先发生声带外展肌麻痹，故声带不能外展，居于中线旁位；在疾病晚期，声带内收肌也受累，声带麻痹，于吸气和发音时，声带不能运动（图 5-121）。

2）心下支：起于喉返神经，与心上支和交感神经的心上、中、下神经等共同组成心丛。当迷走神经兴奋时心跳变慢变弱，血压下降。当一侧迷走神经的心支受损后，可出现心率不整或心动过速、心眼反射消失，但也可无任何症状。

3）支气管支：当两侧迷走神经在左、右支气管后方横过时，分出前、后支气管支，围绕支气管周围，形成肺前、后丛，分布于支气管和肺，管理感觉和支气管平滑肌的收缩。当迷走神经受刺激时，可发生呼吸缓慢甚或发生陈-施（Cheyne-Stokes）呼吸（多为中枢性）。

4）食管支：在食管周口形成食管丛，由丛发出细支入食管。

（3）迷走神经在腹部的分支和病变综合征

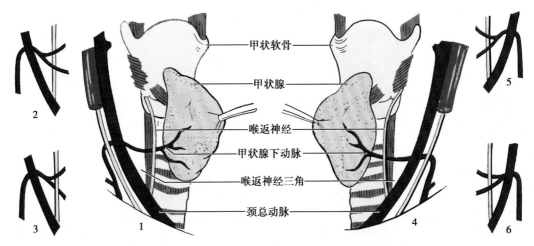

图 5-120 喉返神经的毗邻

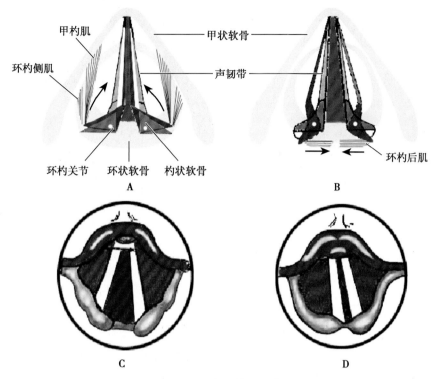

图 5-121 喉返神经麻痹
A. 声带内收肌的作用；B. 声带外展肌的作用；C. 左侧麻痹初期：左声带居于中线旁位；
D. 左侧麻痹后期：左声带固定不动，右声带内收，甚至超过中线

1）胃支：迷走神经在腹部的分支主要由迷走神经背核发出的副交感节前纤维和终于孤束核的内脏感觉纤维组成。迷走神经前、后干均分出若干胃支（图 5-122），在胃的前、后壁形成胃前、后丛，进入胃壁，管理胃壁的运动、分泌和感觉。如切断迷走神经可降低胃酸分泌，用以治疗溃疡病，为不损伤肝支和腹腔支，则可做选择性胃迷走神经切断术，以减少手术的并发症。

2）肝支：由迷走神经前干分出，经小网膜至肝门，与腹腔丛来的分支共同组成肝丛，分布于肝和

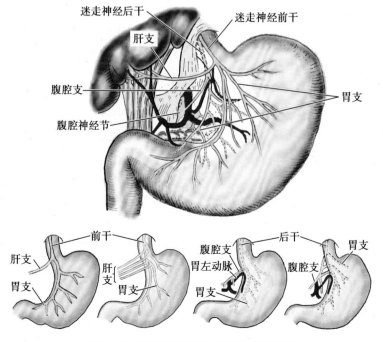

图 5-122 迷走神经的胃支、肝支和腹腔支

315

胆囊。

3）腹腔支：起自迷走神经后干，伴随胃左动脉，至腹腔动脉周围，与交感神经共同组成腹腔丛，由丛发出的分支随血管分布到胰、脾、肾、小肠和结肠右半。副交感性神经节在这些脏器附近或在脏器内，如胃肠壁内的肌间神经丛和黏膜下神经丛，丛内有节后神经元。

（4）迷走神经不同部位受损时的临床表现：由于迷走神经在其走行过程中，陆续发出许多分支，因而不同部位的病变临床表现也不相同，现分述于下（图5-123）：

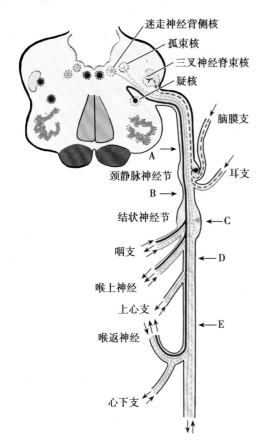

图5-123　迷走神经的分支与各部病变间的关系
（A～E的"→"为病变部位）

1）迷走神经在喉返神经起始部以上受损时（图5-123E），主要表现为同侧喉返神经麻痹的症状和体征，如同侧声带麻痹，在发音和吸气时声带不动，声音嘶哑等。

2）迷走神经在心支根部以上受损时（图5-123D），除有喉返神经受损的表现外，还有心动过速，但多数人并不出现心脏受损的症状，因为心脏受两侧迷走神经的心支支配，若只有一侧受损，可无心脏症状。

3）迷走神经结状神经节处受损时（图5-

123C），除喉返神经和心支损伤的症状外，因喉上神经也受损，所以喉黏膜感觉丧失。

4）迷走神经在结状神经节与颈静脉神经节之间受损时（图5-123B），除上述症状外，由于病变也损伤了咽支，还可出现咽部感觉丧失（病变侧）和部分咽肌麻痹的症状。

5）迷走神经在颈静脉神经节以上受损时（图5-123A），由于耳支也受累，所以除了上述症状外，还有外耳道感觉缺失或感觉过敏等耳支症状。

（二）副神经及其病变综合征

副神经为运动神经，支配胸锁乳突肌和斜方肌，但有人认为在副神经中尚有传导上述肌肉本体感觉的纤维。

1. 副神经核和副神经的走行及其病变综合征　副神经核属躯体运动核，包括延髓部和脊髓部。副神经核延髓部位于疑核的下方，有人则认为就是疑核的下段；副神经核脊髓部在脊髓上4～5个颈节的前角后外侧部，副神经核脊髓部的上段主要控制胸锁乳突肌，下段控制斜方肌。

副神经根与副神经核相对应，分为延髓根和脊髓根两部分（图5-110）。副神经延髓根由副神经核延髓部发出的纤维组成，有4～5个根丝，于迷走神经根的下方出自橄榄后沟。副神经脊髓根由副神经核脊髓部发出的纤维组成，多以6～7个根丝出自脊髓上4～5个颈节的侧面，即在脊后根与齿状韧带之间出脊髓。副神经脊髓根在根动脉后方沿脊髓侧面上行，经枕骨大孔入颅腔，与延髓根会合，然后经颈静脉孔出颅。出颅后的副神经又分为内、外两支，内支为延髓根的纤维，在结状神经节的上方并入迷走神经，支配咽、喉肌。外支是副神经脊髓根的纤维，经颈内静脉的前方，行向外下方，过二腹肌后腹深面，进入胸锁乳突肌，以若干分支支配此肌后，从胸锁乳突肌后缘中点附近穿出，继续行向下外方，并与第三、四颈神经吻合后，至斜方肌前缘中、下1/3交界处进入斜方肌，并支配该肌（图5-124）。

胸锁乳突肌下方附着于胸锁关节附近，上方连于乳突。当胸锁乳突肌一侧收缩时使头向同侧倾斜并转向对侧（图5-125），若两侧同时收缩，使头后仰。分布到胸锁乳突肌去的神经虽包括副神经和第2、3颈神经的后根纤维，但一般认为胸锁乳突肌的随意运动完全由副神经支配，而第2、3颈神经的纤维只是传导本体感体冲动。所以，一侧副神经受损，同侧胸锁乳突肌完全瘫痪，肌肉萎缩，但由于其他颈肌的代偿作用，头部仍能向对侧旋转，并不出现头部

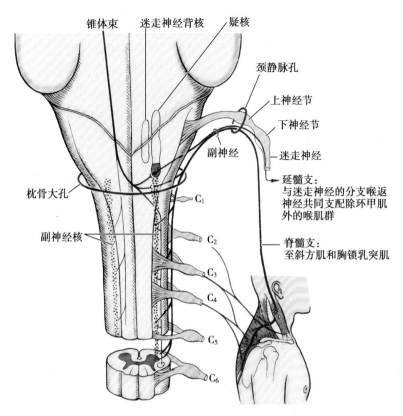

图 5-124　副神经的走行及其与颈神经的关系

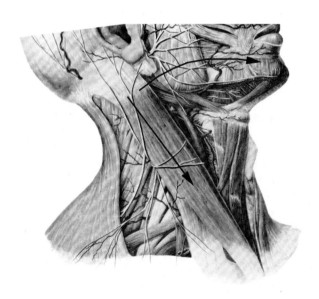

图 5-125　胸锁乳突肌及其作用

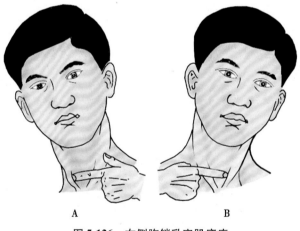

图 5-126　右侧胸锁乳突肌瘫痪
A. 右侧瘫痪,头转向左侧时松弛;B. 左侧
正常,头转右侧时紧张

旋转运动障碍。只有当头部向左、右侧旋转时,以手指推移胸锁乳突肌的肌腹,才能发现病侧的肌腹松弛无力(图 5-126)。

斜方肌为一扁平三角形的肌肉(图 4-98),其内侧端起于枕骨及全部胸椎棘突,外侧止于锁骨外侧半和肩胛冈,当斜方肌的上部纤维收缩时,若头部固定,可上提肩胛(图 4-170),使肩胛骨外侧角转向内

上方;如肩部固定,使头部向同侧倾斜,以协助胸锁乳突肌的转头动作,并转向对侧。斜方肌的下部纤维收缩时,使肩胛下拉,肩胛骨下角外旋,以协助肩胛骨外侧角向内上方旋转(图 4-171、图 4-174)。当整个斜方肌收缩时,能使肩胛骨向脊柱靠近。

一般认为,斜方肌上部主要由副神经支配,而下部主要由第 3、4 颈神经控制;但也有与此相反的意见,即副神经主要支配斜方肌下部,而第 3、4 颈神经

主要支配斜方肌上部。无论何种意见,均说明斜方肌由副神经和第3、4颈神经共同支配,并且其中到斜方肌的颈神经包括了运动和感觉两种纤维。因此,当一侧副神经损伤时,斜方肌并不完全瘫痪,只出现斜方肌的部分功能障碍,症状多表现在斜方肌上部,即病侧肩胛下垂,肩胛骨内侧缘离开脊柱,病侧上肢较健侧长(系肩胛下垂和外移引起),病侧不易耸肩,斜方肌萎缩以上部更为明显。斜方肌的功能障碍经一定时期后可被第3、4颈神经部分代偿,因此副神经可作为移植神经,进行面-副神经吻合术以治疗顽固性周围性面瘫。

副神经核的病变多见于急性脊髓灰质炎。副神经的病损可见于颅后窝的肿瘤和炎症,颈静脉孔附近病变,即颈静脉孔综合征;颈部外伤,如颈淋巴结手术误伤等。

2. 副神经核的核上联系及其病变综合征 副神经核可接受某些脑神经感觉核的二级纤维、来自小脑的纤维、锥体外路的纤维和锥体路的纤维等。副神经核与两侧皮质脑干束发生联系,其中斜方肌主要受对侧大脑皮质控制,而胸锁乳突肌主要受同侧皮质控制,特别是受同侧大脑半球运动区(Brodmann 8区)的头部转动中枢控制,当此中枢兴奋时,由于胸锁乳突肌的作用使头转向对侧。因此,一侧大脑皮质运动前区有刺激性病变时患者的头部转向对(健)侧;若为破坏性病变(如因半球病变而偏瘫时),可使头部转向病灶侧。

(三) 舌下神经及其病变综合征

舌下神经为躯体运动性神经,支配舌肌,但传导舌肌的本体感觉纤维也走行于舌下神经内。

1. 舌下神经的周围部和核下性病变综合征 舌下神经以10~15个根丝于延髓前外侧沟出脑,出脑后合为一干,经舌下神经管出颅。可见舌下神经的出颅部位与舌咽、迷走和副神经不同,所以在颈静脉孔综合征中并不包括舌下神经的症状。舌下神经出颅后,最初在迷走神经和颈内动脉的后方,然后绕到它们的外侧(图5-111),在颈内动、静脉之间下行,经二腹肌后腹和茎突舌骨肌的深面,呈弓状向前行,沿舌骨舌肌外侧面进入舌内,支配全部舌肌(图5-127)。此外,舌下神经与第1~3颈神经之间尚有吻合支,形成舌下神经襻,主要支配舌骨下肌群。

舌肌属横纹肌,分为舌内肌和舌外肌(图5-128、图5-129)。

(1) 舌内肌:包括舌上纵肌、舌下纵肌、舌横肌和舌垂直肌。舌纵肌的纤维呈前后方向走行,其中舌下纵肌收缩使舌缩短,舌上纵肌使舌上卷;舌横肌的纤维呈左右方向排列,使舌变厚变长;舌垂直肌的纤维与前述纤维交叉,使舌变薄。

(2) 舌外肌:起于舌外,止于舌内,包括茎突舌肌、舌骨舌肌和颏舌肌。茎突舌肌起自茎突,向前下方止于舌骨舌肌外面,能牵引舌根向后上方;舌骨舌肌起于舌骨大角,向前上方止于舌的侧部,拉舌向后下方;颏舌肌由下颌体内面正中的颏棘,向后上方略

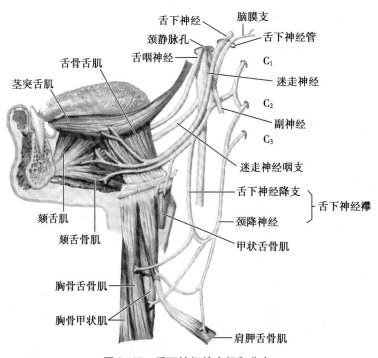

图 5-127　舌下神经的走行和分布

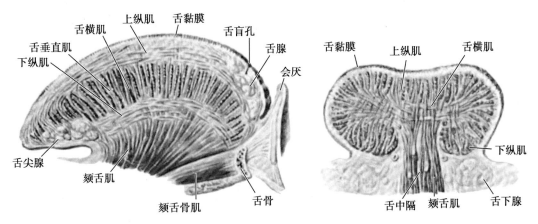

图 5-128 舌内肌

于喉口,使呼吸困难,此外还有发音、咀嚼和吞咽等功能障碍。

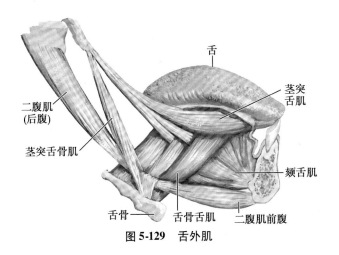

图 5-129 舌外肌

偏外呈扇形止于舌内,有拉舌向前下内方的作用。

　　两侧舌肌的纤维在中线上互相交织在一起,因而一侧舌下神经麻痹时,无明显的舌肌功能障碍,临床上常利用这种特点,可把舌下神经作为移植神经进行面-舌下神经吻合术,以治疗顽固性周围性面瘫。一侧舌下神经损伤(核下性舌瘫)后,虽无明显的临床症状(如发音、吞咽),但可发现麻痹侧舌肌萎缩,舌表面不平,出现电变性反应,舌在口腔内,由于健侧舌肌的张力强于病侧,因而舌尖偏向健侧。如令患者伸舌于口外,则舌尖偏向麻痹侧,这是由于伸舌动作主要由两侧颏舌肌完成,如只有一侧(健侧)颏舌肌收缩,使舌前伸外,还由于颏舌肌外侧部纤维的作用,使舌尖向对侧(麻痹侧)偏斜(图 5-130)。若令患者缩舌至口内,则可发现舌尖偏向健侧,这是由于健侧舌肌(特别是茎突舌肌)的作用,而麻痹侧舌肌缩舌无力,被健侧带回口内。如让患者以舌尖顶推面颊和口角,则可发现麻痹侧肌力减弱。当双侧舌下神经麻痹时,舌不能运动,舌根可后缩(正常时有颏舌肌向前牵引),将会厌盖

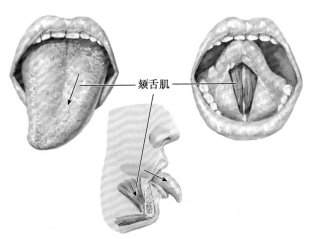

图 5-130 伸舌时颏舌肌的作用(右侧舌肌麻痹时)

　　舌下神经核下性病变多见于颅底肿瘤和颈部外伤,单独舌下神经受损极为少见,往往与邻近脑神经同时损伤。

　　2. 舌下神经核及其核性病变综合征 舌下神经核为一个细长的灰质柱,长约2cm,隐于延髓背侧部舌下神经三角深方的室底灰质内,下端平下橄榄核下缘平面,上端达髓纹高度(图 5-19、图 5-20)。舌下神经核属躯体运动核,由典型的多极运动神经元胞体组成。由舌下神经核发出的纤维组成舌下神经根,行向前外方,在锥体与下橄榄核之间出脑,因而此处的病变,除舌下神经麻痹外,往往还有锥体受损的症状,即舌下神经交叉性偏瘫。又由于舌下神经核列于中线两侧,因此中线附近的病变可侵袭两侧舌下神经,发生完全性舌瘫。因舌下神经核病损所产生的舌肌瘫痪,称为核性舌瘫,其症状基本同核下性舌瘫,但核性舌瘫还可出现麻痹侧舌肌的肌

纤维性震颤以及邻近结构受损的症状。此外,舌下神经核发出的纤维还可上行至脑桥,通过面神经核,再经面神经,支配口轮匝肌(图5-93),所以,在舌下神经核区的病变,除出现同侧核性舌瘫外,还可有口轮匝肌的不全麻痹。

3. 舌下神经的核上联系及其病变综合征 舌下神经核虽接受两侧皮质脑干束的纤维,但主要接受对侧的纤维,因而当一侧皮质脑干束有病变时(如偏瘫),即可发生病灶对侧的舌肌瘫痪,伸舌时舌尖偏向病灶对侧,但无肌纤维性震颤和舌肌萎缩。若为舌下神经的核性或核下性病变,结果则相反,伸舌时舌尖偏向病灶侧,出现肌萎缩,核性病变还可出现肌纤维性震颤(图5-131)。两侧核上性舌瘫见于双

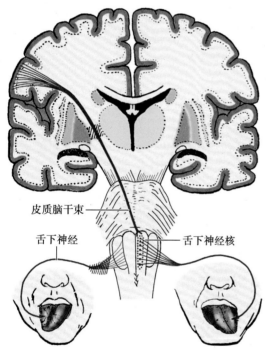

图 5-131 舌下神经核上性瘫与核下性瘫的解剖学基础

侧皮质脑干束病变(假性延髓麻痹),如两侧瘫痪完全而均等,舌不能运动;若两侧瘫痪不全而不均等,伸舌时仍能偏向一侧。

此外,舌下神经核尚接受舌咽、迷走、面和三叉神经的二级感觉纤维,传入舌黏膜的味、触、痛、温觉起反射性的舌肌运动。

(四) 后四对脑神经的联合病变综合征

后四对脑神经可因不同的病因和病变部位引起不等数目的脑神经联合受损,组合成不同的病变综合征,其中较主要者有如下几种:

1. 颈静脉孔综合征 颈静脉孔有颈内静脉和第Ⅸ、Ⅹ、Ⅺ对脑神经通过(图5-21、图5-132),因而颈静脉孔区的骨折、肿瘤(如鼻咽癌晚期)、炎症(常由脑底脑膜炎和乳突炎波及而来)等病变可引起同侧舌咽神经、迷走神经(高位受损)和副神经损伤的症状和体征,即颈静脉孔综合征,此时可出现同侧软腭、咽喉肌以及胸锁乳突肌和斜方肌麻痹,当病变侵及颈内动脉周围的颈内动脉交感丛时,还可并发Horner综合征。由于舌下神经是从舌下神经管出颅的,所以舌下神经往往不受累。

2. 咽旁综合征 第Ⅸ、Ⅹ、Ⅺ对脑神经均沿咽的两侧(咽旁间隙或咽外侧间隙)下行,因而能侵及咽旁间隙的肿瘤和炎症,均能损伤上述神经而发生咽旁综合征(图5-133),由于迷走神经损伤部位在结状神经节以下,所以喉上神经可不受损而只伤及喉返神经。此综合征的主要症状为部分喉肌瘫痪。声音嘶哑和同侧核下性舌瘫,因为颈交感干位于咽旁间隙附近,所以往往伴有Horner综合征。

3. 延髓麻痹 系双侧后四对脑神经的核性麻痹,但由于副神经核脊髓部位于上部颈髓,因而副神经症状可不出现。延髓麻痹的症状主要表现为唇、舌、腭、咽、喉肌的瘫痪和萎缩,即口轮匝肌麻痹、舌在口腔内不能运动、语言障碍(舌下神经核性病

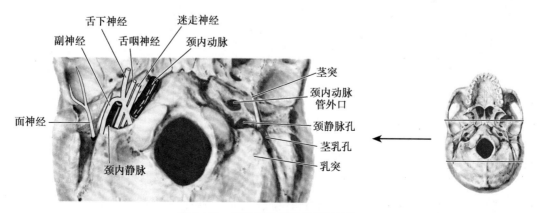

图 5-132 颈静脉孔区及其邻近结构

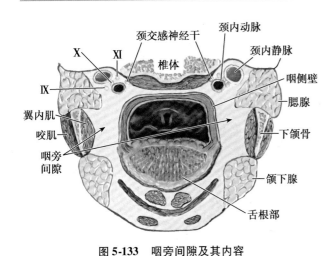

图 5-133　咽旁间隙及其内容

变)、吞咽困难、饮水发呛、声音嘶哑、咽反射消失(疑核和副神经核延髓部病变)。延髓麻痹常见于炎症、血管疾病(椎-基底动脉系血栓形成)、肿瘤、多

发性硬化和肌萎缩性侧索硬化等。

4. 假性延髓麻痹　为两侧皮质脑干束(脑桥以上)病损后引起的后四对脑神经麻痹,症状基本同延髓麻痹,但属于上单位瘫,因而有咽反射、无肌萎缩出现。引起假性延髓麻痹的最常见原因为两侧性血管病变,也可见于肌萎缩性侧索硬化症。

九、脑干的反射功能

脑干的功能与脊髓的功能基本相似,包括传导功能和反射功能两方面。脑干的传导功能已述于本章第二节。脑干的反射为通过脑干低级中枢所实现的反射。但也受脑的高级中枢影响。脑干的反射可分为深反射、浅反射和内脏反射 3 类,其中前两者属于躯体反射(表 5-11)。

表 5-11　脑干的主要深浅反射

反射名称		刺激部位	传入神经	中枢部位	传出神经	效应器	反应
深反射	下颌反射	叩击轻微张开的下颌中部,刺激下颌关节等部位	三叉神经第三支	脑桥三叉神经核群	三叉神经第三支	咀嚼肌	下颌上提
	眉弓反射	叩击鼻根部或眉弓内侧端的骨膜	三叉神经第一支	脑桥三叉神经感觉核和面神经核	面神经	眼轮匝肌	闭眼
	口反射	叩击口唇或口角	面神经?	脑桥面神经核	面神经	口轮匝肌	上、下唇噘起做吸吮动作
浅反射	角膜反射和结膜反射	轻触角膜或结膜	三叉神经第一支	脑桥三叉神经感觉核或面神经核	面神经	眼轮匝肌	闭眼
	鼻反射	刺激鼻腔下部黏膜	三叉神经第二支	脑桥三叉神经感觉核、运动核、面神经核、延髓疑核、前角细胞	三叉神经第三支、面神经、舌咽神经、迷走神经、膈神经和肋间神经	咀嚼肌、面肌、咽喉肌、膈肌和肋间肌等	喷嚏动作
	软腭反射和咽反射	轻触软腭或咽后壁黏膜	舌咽神经、迷走神经	延髓孤束核、疑核、迷走神经背核	舌咽神经、迷走神经	咽腭肌、胃肠平滑肌和腹肌等	软腭和腭垂上提或呕吐
	吞咽反射	可随意发生	舌咽神经、迷走神经	延髓孤束核、疑核和舌下神经核	舌咽神经、迷走神经、舌下神经	舌肌、咽喉肌和食管肌	吞咽动作

(一)脑干的深反射

脑干的深反射主要包括下颌反射和鼻睑反射,此外,还有一种口反射,就其本质来说属于深反射,但在正常生理状态下并不出现,故有人把它列为病理反射。

1. 下颌反射　以叩诊锤叩击稍微张开的下颌中部,刺激下颌关节等部引起的冲动,经三叉神经第

三支下颌神经传入脑干,终于三叉神经中脑核,并由中脑核发出的纤维至三叉神经运动核,再经三叉神经第三支的运动纤维,到达咀嚼肌,引起咬肌、颞肌和翼内肌的收缩,使下颌急速上提,此为下颌反射(图 5-134)。正常时,此反射很弱或不出现,如果到三叉神经运动核的两侧皮质脑干束纤维(上运动神经元)受损(例如假性延髓麻痹、肌萎缩性侧索硬化

症等),下颌反射即能亢进。因为上运动神经元(皮质脑干束)对下运动神经元(三叉神经运动核)有控制作用。

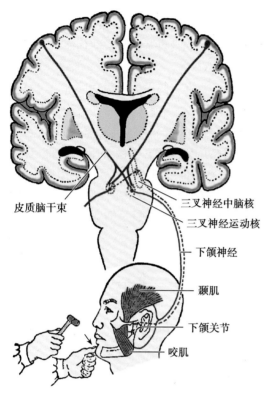

图 5-134　下颌反射的反射弧

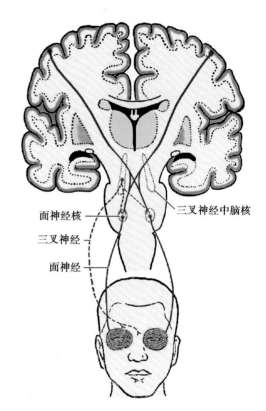

图 5-135　眉弓反射的反射弧

2.眉弓反射(鼻睑反射)　以叩诊锤叩击鼻根部或眉弓内侧端的骨膜,冲动经三叉神经第一支传入脑干,终于三叉神经中脑核,并由三叉神经中脑核发出的纤维至面神经核,再由此核发出的纤维经面神经,分布于眼轮匝肌,引起闭眼动作。此为眉弓反射或鼻睑反射(图 5-135)。此反射的临床意义同下颌反射,即在两侧皮质脑干束受损时可出现反射亢进。

3.口反射　口反射也称为吸吮反射,用叩诊锤叩击口唇或口角时,刺激口轮匝肌的本体感觉纤维,可能经面神经传入脑干,然后再到面神经核,由此核发出的运动纤维,经面神经传至口轮匝肌而使其收缩,上、下唇就向前噘起而做吸吮动作。正常时并不存在,只有在上运动神经元,即皮质脑干束病变时才出现,故一般把它列为病理反射,但在新生儿和幼儿,此反射属于生理反射。

(二)脑干的浅反射

脑干的浅反射属于黏膜反射,较有实践意义的主要包括角膜反射、鼻反射、软腭反射、咽反射和吞咽反射等。

1.角膜反射和结膜反射　首先让被检查者睁眼并侧视,检查者则以棉花轻触角膜或结膜,冲动即沿三叉神经第一支进入脑干,至三叉神经脊束核,由脊束核发出的二级纤维终于两侧面神经核,再由面神经核起始的运动纤维,经面神经至眼轮匝肌,引起此肌收缩(闭眼),即为角膜反射和结膜反射,其中刺激侧的反应称直接角膜反射,未刺激侧的反应则称间接角膜反射(图 5-136)。正常时,角膜反射很敏感,但当反射弧被破坏时,则反射消失,可见于三叉神经及其核的病变和面神经及其核的病变。由于角膜反射的反射弧如同腹壁反射,即其反射弧直接在脑干形成外,三叉神经感觉核发出的二级纤维,经丘脑传至大脑皮质感觉区,再至运动区,最后经皮质脑干束达面神经核,因而皮质与脑桥间的径路中断时角膜反射减弱,但一般不完全消失。

2.鼻反射(喷嚏反射)　刺激鼻腔下部黏膜时,可反射性地引起喷嚏,此为鼻反射或喷嚏反射。此种反射的传入径路为三叉神经第二支,传至三叉神经感觉核,并发出三叉神经二级纤维至三叉神经运动核、面神经核、疑核和脊髓前角等,再由这些运动核经三叉神经、面神经、舌咽神经、迷走神经、膈神经和肋间神经至相应肌肉,产生一个强烈的呼气动作,因而当三叉神经第二支有病变时鼻反射消失。

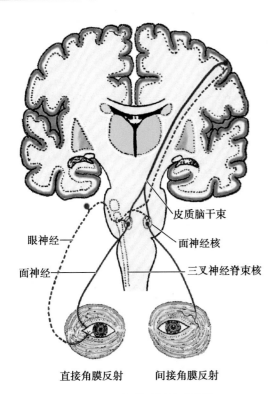

图 5-136　角膜反射的反射弧

3. 软腭反射和咽（呕吐）反射　用压舌板等轻触软腭或咽后壁，即可引起软腭或腭垂上提或呕吐动作，前者称软腭反射，后者称咽反射或呕吐反射。两反射的反射弧基本一致，即传入和传出神经均为舌咽神经和迷走神经，中枢在延髓，即孤束核和疑核，呕吐反射的中枢尚有迷走神经背核（图 5-137）。上述两反射不甚恒定，有的人很敏感，但也有的人可

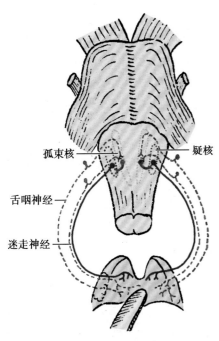

图 5-137　软腭反射和咽反射的反射弧

不存在。如果一侧反射弧中断，则可出现一侧反射减弱或消失，因而这两个反射应分别检查两侧，以进行对比。

4. 吞咽反射　吞咽反射为将食物从口腔吞入胃内的反射性动作，其反射弧的传入神经为来自软腭、会厌、咽后壁和食管等处的感觉纤维，经舌咽和迷走神经入延髓内的孤束核，再由孤束核发出纤维至疑核和舌下神经核，其传出纤维经舌咽、迷走和舌下神经到达舌、咽、喉和食管上段的肌肉。当吞咽反射弧因病变而中断时，吞咽反射即可消失，患者就不能吞咽任何食物。

（三）脑干的内脏反射——瞳孔反射

脑干的内脏反射很多，包括瞳孔反射、泌涎反射以及与心跳、血压和呼吸有关的反射等，后几个反射的中枢在脑干网状结构内，因而将在本章第五节叙述，本部分只介绍瞳孔反射。

瞳孔反射可区分为瞳孔对光反射和瞳孔调节反射。

1. 瞳孔对光反射　瞳孔对光反射就是用强光（如电筒）照射眼睛时，出现两侧瞳孔缩小的反应。其中被照射侧的瞳孔缩小，称为直接对光反射，另一侧的瞳孔缩小反应称间接对光反射。

瞳孔对光反射的反射弧：光线照射到视网膜后，冲动经视神经、视交叉、视束和上丘臂，直到顶盖前区。由顶盖前区发出的纤维，一部分终于本侧缩瞳核，另一部分则经中央灰质（后连合）越过中线，至对侧缩瞳核。缩瞳核发出的节前纤维随动眼神经下面入眶，在睫状神经节内交换神经元后，发出节后纤维经睫状短神经分布于瞳孔括约肌，使瞳孔缩小。由于起自视网膜的纤维在视交叉处有部分交叉和顶盖前区发出的纤维终于两侧缩瞳核，所以照射一眼时能引起两眼瞳孔缩小（图 5-138）。

2. 瞳孔调节反射　瞳孔调节反射为两眼由远及近地注视近物时，可使两侧瞳孔缩小、晶状体凸度增加和两眼向内侧集合三方面反应。在检查时，可先让患者注视远方，把被注视物（如手指等）移至患者眼前，并嘱其注视手指，此时两眼球必转向内侧注视目标，同时发现瞳孔缩小。

瞳孔调节反射的反射弧：传入途径也是经视觉路，即经视神经、视交叉、视束、外侧膝状体和视辐射，最后到达皮质视觉中枢（Brodmann 17 区）。由枕叶 17 区发出纤维至 19 区，再由 19 区发出纤维间接（经额叶皮质、锥体束）和直接（经枕叶中脑束）至中脑动眼神经正中核、缩瞳核和睫状核。由缩瞳核

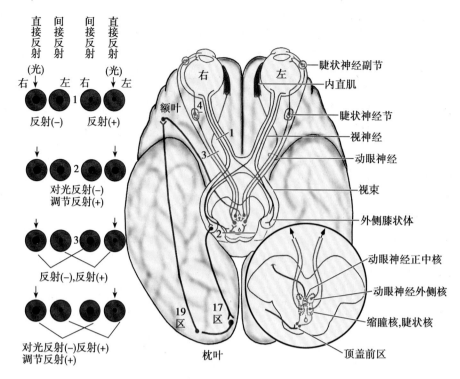

图 5-138　瞳孔对光反射弧和调节反射弧
1. 右视神经损伤；2. 顶盖前区损伤；3. 动眼神经损伤；4. 睫状神经节损伤

和睫状核发出的节前纤维经动眼神经入眶，在睫状神经节内交换神经元（但有人认为在巩膜内的副睫状神经节中交换神经元），以其节后纤维至瞳孔括约肌和睫状肌，使瞳孔缩小和晶状体变厚，从而实现瞳孔调节反射（图 5-138）。由动眼神经正中核发出的纤维经两侧动眼神经至两眼内直肌，使两眼球向鼻侧转动，以完成集合反射，所以瞳孔调节反射与集合反射同时并存。

3. 瞳孔反射弧病变时瞳孔的变化（图 5-138）

（1）视神经病变时：光照病眼时，直接对光反射和间接对光反射均消失，这是由于光刺激所产生的冲动不能传至瞳孔反射中枢的结果。光照健侧眼时，因为神经冲动可以通过健侧视神经、视交叉、视束至两侧顶盖前区和两侧缩瞳核，最后到达两侧瞳孔括约肌，所以直接对光反射和间接对光反射均存在。如有一侧眼的视觉传导路正常，则调节反射也正常，这是由于一眼视觉路可以投射到两眼调节反射中枢。

（2）顶盖前区病变时：因为损伤了瞳孔对光反

射弧的中间神经元，所以两侧瞳孔对光反射消失。但由于瞳孔调节反射弧不经过顶盖前区，故调节反射仍存在。瞳孔变化的这种特点为对光反射与调节反射的分离现象，可因顶盖前区的肿瘤、炎症或脑膜炎而引起。

（3）动眼神经（干）损伤时：破坏了行于动眼神经内的瞳孔反射传出路径，但传入路径仍然完好。所以光照病侧眼时，直接对光反射消失，而间接对光反射存在。照射健侧眼时，直接对光反射存在，间接对光反射消失。总之，无论光照哪一侧眼睛，病侧眼的瞳孔均无反应。由于动眼神经损伤也破坏了病侧调节反射的传出路径，加之内直肌瘫痪，所以调节反射和集合反射均障碍。

（4）睫状神经节病变时：病侧眼瞳孔对光反射消失，而调节反射正常。这可能是由于调节反射传出路的副交感神经不通过睫状神经节交换神经元，而是在到达巩膜时由动眼神经分出，至巩膜内的副睫状神经节，然后分布于瞳孔括约肌和睫状肌。

第四节　脑干内部结构及其病变综合征

在前面几节中，对脑干的主要传导束、中继核团和脑神经核及其联系已进行了系统的描述，本节则从横向的角度出发，总结归纳脑干各部的内部结构，并以此为依据来分析脑干病变综合征的临床症状和体征。

　　脑干按其内部结构的特点大致可分为3区,即腹侧区(为基底部)、中区(为被盖部)、背侧区(为顶盖部)(图5-4)。如前所述,脑干基底部在不同的部位有不同的名称,在中脑称为大脑脚脚底,在脑桥称为脑桥基底部,在延髓称为锥体。在脑干基底部主要有下行的锥体束通过,因而基底部的病变可损伤锥体束,引起不同范围和不等程度的对侧半身上单位瘫。又由于脑神经根多从基底部出脑,所以基底部的病变除了有对侧偏瘫外,还往往有同侧一个或几个脑神经受损的症状,即所谓交叉瘫,这是脑干病变特有的症状,也是脑干定位诊断的重要依据。脑干被盖部位于脑干基底部与中脑水管和第四脑室之间,分别称为中脑被盖部、脑桥被盖部和延髓被盖部。在被盖内主要有上行的感觉传导束、网状结构和脑神经核,其中脑神经核多集中在被盖的最背侧部,即室底灰质内和中央灰质前方。由上可知,被盖部的病变可能损伤上述结构,产生相应的感觉传导束障碍(对侧)、脑神经核性障碍(同侧)和网状结构功能障碍等症状。脑干顶盖部主要存在于中脑,在脑桥和延髓已成为第四脑室顶的薄层组织,而中脑顶盖则是皮质下视听反射的重要中枢,受损后可产生相应症状(图5-5、图5-139)。

　　大致来说,第Ⅲ、Ⅳ对脑神经及其核和瞳孔反射中枢在中脑,第Ⅴ～Ⅶ对脑神经及其核和角膜反射中枢在脑桥,第Ⅷ对脑神经及其核在脑桥延髓交界

部,第Ⅸ～Ⅻ对脑神经及其核和咽反射在延髓。此外,在延髓内尚存有三叉神经脊束核。所以当动眼神经所支配的眼肌麻痹,瞳孔反射消失,并伴有脑干传导束障碍的症状,就能说明病变部位在中脑;如果三叉神经分布区域的运动和感觉障碍,角膜反射消失,同时有传导束功能障碍,病变可确定在脑桥;假如有第Ⅸ～Ⅻ对脑神经的某些症状,咽反射消失和对侧肢体的运动或感觉障碍,其病变必在延髓。由此可见,脑干纵向定位诊断主要依赖于脑神经根和脑神经核的存在部位。

一、延髓的内部结构及其病变综合征

　　延髓为脊髓的直接延续,因而不仅在外形上,而且在内部结构上,与脊髓相比仍有很多相似点(尤其是延髓的下段),但由于橄榄核、锥体交叉和丘系交叉的出现,以及延髓中央管扩展成第四脑室等因素,所以延髓灰白质的配布也有了显著的改变,这种结构上的变化越向上越明显。现将延髓在不同平面的主要结构及其有关综合征分述如下。

(一) 平锥体交叉部的延髓内部结构

　　延髓在锥体交叉平面上,无论是外形和内部结构,与脊髓相比均极为相似,如灰质在中央部仍像"H"形,中央管尚未扩大,白质还分前、侧、后三索,并且多数传导束的排列关系变化不大。但这一部位却有了因锥体束部分交叉所形成的锥体交叉,因此又有许多为脊髓所没有的特点(图5-140)。

　　1. 灰质的变化　灰质虽似"H"形,但后角已外展,其尖端为三叉神经脊束核及其表面的三叉神经脊束。前角则被锥体交叉的纤维冲散成两段。于前角根部有副神经核。由此核发出的副神经根纤维水平向外出脑。在中央管周围的一层灰质,称为中央灰质。前、后角之间的网状结构已见扩大。

　　2. 后索的变化　薄束、楔束已较脊髓的粗大,由于薄束核的位置较楔束核低,因而在薄束的中央已开始出现薄束核,楔束核则尚不明显或在楔束的前缘刚能显出。在楔束的外侧为前述的三叉神经脊束及其前内方的三叉神经脊束核。它们向下与脊髓的后外侧束和胶状质相延续。

　　3. 前、侧索的变化　在前索内,皮质脊髓束在中线形成锥体交叉。由于锥体交叉的存在,使原在脊髓前索中线两侧的各纤维束,如内侧纵束、顶盖脊髓束和前庭脊髓束被挤向外侧。至于原来在脊髓侧索内走行的各纤维束变化不大,如皮质脊髓侧束、脊

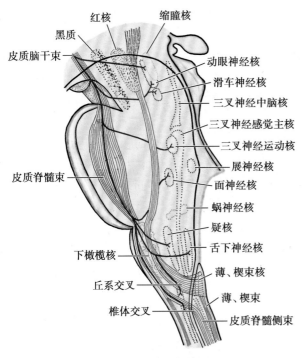

图5-139　脑干内部结构的一般配布

图中标注：红核、缩瞳核、黑质、皮质脑干束、动眼神经核、滑车神经核、三叉神经中脑核、三叉神经感觉主核、三叉神经运动核、展神经核、皮质脊髓束、面神经核、蜗神经核、疑核、舌下神经核、下橄榄核、薄、楔束核、丘系交叉、薄、楔束、椎体交叉、皮质脊髓侧束

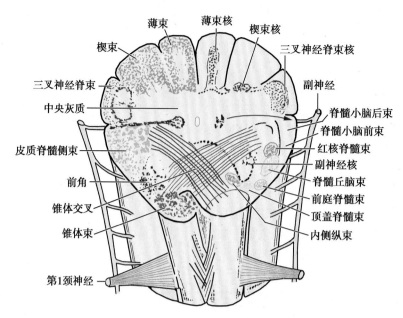

图 5-140　平锥体交叉的延髓切面

髓小脑后束、脊髓小脑前束、红核脊髓束和脊髓丘脑束（由脊髓丘脑前、侧束合并而成）等均在原位上。

（二）平丘系交叉部的延髓内部结构

在丘系交叉平面上，虽然外形仍与脊髓相似，但沟裂已较脊髓宽而明显。至于内部结构，由于丘系交叉的形成，已很少与脊髓相似，其主要特征如下（图 5-141）：

1. 后索及其核　在这一平面上，于薄束、楔束中央的薄束核、楔束核已显著扩大，并在前方与中央灰质相连，而其外围的薄束、楔束纤维反而减少，因

已有部分纤维进入相应的核内形成突触。三叉神经脊束及其核在楔束和楔束核的外侧。此外，在楔束核的后外方有一胞体较大的楔外核，功能与背核相似。

2. 丘系交叉　由薄束核、楔束核发出的二级纤维环绕中央灰质的外缘，呈弓状前行，此为内弓状纤维（当然内弓状纤维中，也包含了由三叉神经脊束核发出的二级纤维）。内弓状纤维在中央灰质前方交叉，称为丘系交叉，也称为延髓感觉交叉，交叉后的纤维又折向上行，构成内侧丘系。

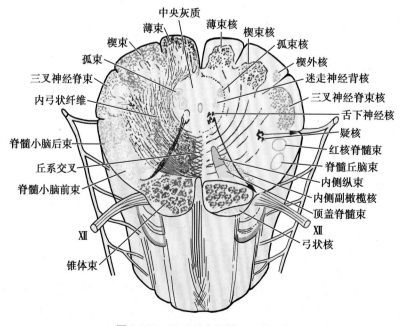

图 5-141　平丘系交叉的延髓切面

3. 前、侧索 在前索内,下行的皮质脊髓束列于前正中裂的两侧,形成了锥体。在锥体背侧,于中线附近有丘系交叉以及少量内侧丘系纤维。在内侧丘系的背侧有内侧纵束和顶盖脊髓束,并与内侧丘系的纤维相混。在锥体的腹侧,有呈梭形的弓状核存在。在锥体和内侧丘系的背外侧,已能见到内侧副橄榄核,有时还可见到下橄榄核的下端。在侧索内,除无皮质脊髓侧束外,其余各束变化不大,即脊髓小脑前、后束在侧索边缘,紧靠三叉神经脊束的腹侧,红核脊髓束和脊髓丘脑束则在脊髓小脑前、后束的内侧。

4. 中央灰质和脑神经核 这一平面的灰质已失去了"H"形的外貌。中央灰质和中央管由于其腹侧有丘系交叉、内侧丘系和锥体束等存在而移向背侧,尤其是中央管与后正中沟十分接近。如再向上,后正中沟与中央管完全会合,为第四脑室的下端,即笔尖的下端。在中央灰质内及其邻近区域有若干脑神经核。即在中央管的腹侧,中线的两侧有舌下神经核,由此核发出的舌下神经根纤维向前外方,于锥体的外侧出脑。在舌下神经核的后方有迷走神经背核,再向后外,尚有孤束核,此核围绕着中央的孤束。在网状结构内,三叉神经脊束核的腹内侧有疑核,并可见到由此核发出的纤维构成副神经延髓根水平向外出脑。

（三）平橄榄中部的延髓内部结构

在这一平面,延髓的外形与内部结构几乎与脊

髓无共同之处,其最大的特点为橄榄核群的出现和第四脑室的存在(图 5-142)。

1. 室底灰质和延髓后外侧区 中央管已开放成第四脑室,中央灰质就成了室底灰质。在室底灰质内有若干脑神经核,如在中线两侧的舌下神经三角内仍有舌下神经核,其根纤维仍向前外方于锥体与橄榄体之间出脑,舌下神经核的外侧,即相当于灰翼内,有迷走神经背核和孤束核;在迷走神经背核前外方的网状结构中有疑核,由疑核发出的纤维先向后内,然后又折向前外方,与迷走神经背核发出的纤维以及终于孤束核的根纤维共同组成迷走神经根,在室底灰质的外侧端,即前庭区内,可见到前庭内侧核和前庭脊束及其核。延髓后外侧区的表面凸隆,此为绳状体。在绳状体的内侧偏后有残存的楔束核上端和楔外核,偏前有三叉神经脊束及其核。在三叉神经脊束核的前方为红核脊髓束和脊髓丘脑束。脊髓小脑前、后束仍在侧区表面、绳状体的前方,但脊髓小脑后束实际上已成了绳状体的组成部分。

2. 延髓橄榄区 在延髓的橄榄区内,主要为下橄榄核,其内侧和背侧有内侧副橄榄核和背侧副橄榄核。由橄榄核群发出的纤维大部交叉至对侧成为橄榄小脑束。终于下橄榄核的被盖中央束,位于下橄榄核外方的网状结构内。

3. 延髓旁正中区(前内侧区)在前方锥体凸出于表面,内部有锥体束通过。在锥体腹侧仍有新月

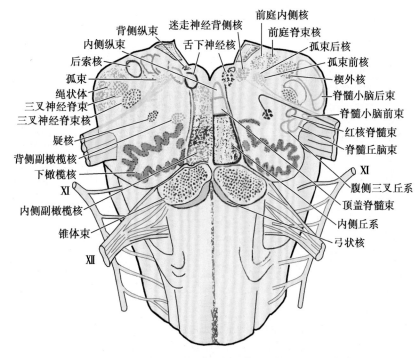

图 5-142 经橄榄中部的延髓切面

形的弓状核。于锥体的后方,中线两侧,由前向后依次为内侧丘系、顶盖脊髓束和内侧纵束。内侧纵束就在舌下神经核的前方。在舌下神经核的后外方有背侧纵束。背侧纵束也称为 Schütz 背侧纵束,组成此束的纤维来源较多,并且还不十分明了,其中部分纤维束来自丘脑下部、中脑被盖后核和前庭内侧核等,其终支和侧支可到脑神经运动核和网状结构以及脊髓侧角。

(四) 平延髓最上部的延髓内部结构

这一平面相当于第四脑室最宽处,在腹侧部可

切到脑桥基底部;背侧部的最外侧端为绳状体。于绳状体的腹、背侧附有蜗神经腹、背侧核,由这两个核发出的二级听觉纤维向上斜越中线交叉形成斜方体。绳状体内侧的室底灰质内有前庭外侧核和前庭内侧核。其余各结构同前一平面(图 5-143)。

(五) 橄榄前综合征

橄榄前综合征(舌下神经交叉性偏瘫)可由脑血管病或炎症引起,病变部位在下橄榄核的前内侧,其主要症状如下(图 5-144):

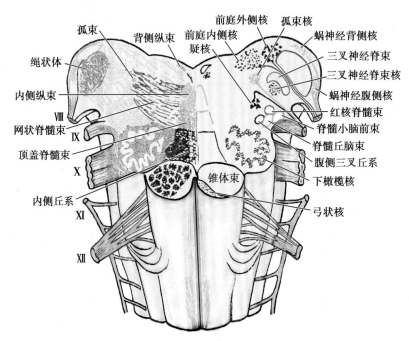

图 5-143 经桥延髓交界处的延髓切面

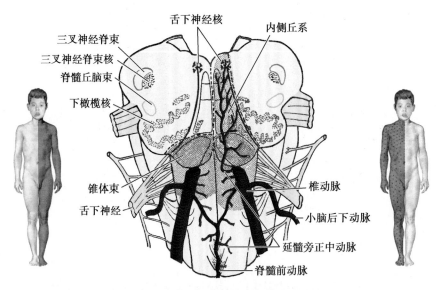

图 5-144 橄榄前综合征和延髓旁正中动脉闭塞综合征的解剖基础
左侧为旁正中动脉闭塞综合征的病变区,右侧为橄榄前综合征的病变区(人体图内的红色区为肌肉痉挛性瘫区,蓝点区为本体感觉缺失区)

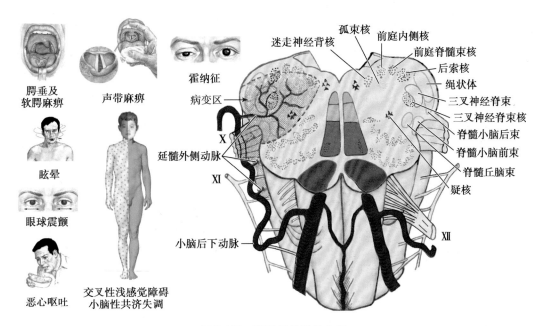

图 5-145　延髓后外侧综合征
人体图内的小点区为小脑性共济失调区,绿色区为痛、温觉缺失区

1. 由于病变波及锥体束,因而出现对侧肢体偏瘫,属于上单位瘫。

2. 病变累及舌下神经根,所以出现同侧核下性舌瘫。

3. 如为延髓旁正中动脉闭塞所致,此时称延髓旁正中动脉闭塞综合征,病变范围还扩大到内侧丘系和舌下神经核,因而尚可发生对侧肢体(不包括面部)深感觉缺失,但浅感觉存在,因脊髓丘脑束在延髓侧区未被病变侵袭。至于舌瘫可能是核性的。

(六)　延髓后外侧综合征

延髓后外侧综合征(Wallenberg 综合征)最常见的原因为小脑后下动脉血栓形成或椎动脉血栓形成,病变范围主要在延髓上段的后外侧区(图 5-145、图 5-146)。

1. 脊髓丘脑束和三叉神经脊束及脊束核相距较近,均在病变区域内,而脊髓丘脑束为已交叉的纤维,传导对侧肢体的浅感觉,三叉神经脊束及其核直接与同侧三叉神经根联系,传导同侧面部的浅感觉。因而这两个束同时受损时势必引起同侧面部和对侧肢体的痛、温觉缺失和触觉减退,此为交叉性偏身感觉障碍。

2. 由于绳状体(由脊髓小脑后束、橄榄小脑束和前庭小脑束等组成)受损,因而出现同侧肢体的小脑性共济失调。

3. 当病变累及前庭神经核时,则可发生眼球震颤(垂直性)、剧烈眩晕、恶心和呕吐等前庭系统刺

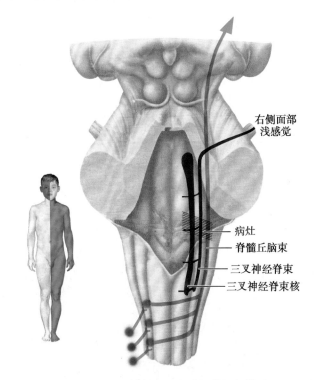

图 5-146　交叉性偏身感觉障碍的解剖基础
人体图内绿色区为痛、温觉缺失区

激症状。

4. 疑核及其根纤维受损,发生同侧软腭、咽、喉肌的核性麻痹,引起吞咽困难、声音嘶哑和同侧软腭低垂等症状。

5. 在延髓后外侧区的网状结构内,有交感瞳孔纤维下行至脊髓 $C_8 \sim T_1$ 节的侧角,因而这种纤维受损时可发生同侧 Horner 征。

6. 有时病变范围较大，软化灶可侵袭到脑桥下部而引起展神经和面神经受损的症状。

（七）延髓橄榄体综合征

延髓橄榄体综合征的主要症状表现为软腭和咽后壁做前后或上下方向的往返快速抽搐动作（阵挛），故本综合征又称软腭阵挛。但阵挛的肌肉并不限于软腭，如有时咽鼓管咽口可出现节律性开闭而有听觉症状，声门裂也可出现阵挛（声门裂扩大或缩小），肢体肌肉也能发生类似的阵挛。此综合征的病变部位主要在下橄榄核群及其有关纤维（被盖中央束），此外也可见于小脑齿状核和结合臂等（图5-147）。

（八）橄榄后综合征

橄榄后综合征常因肿瘤或血管闭塞性疾病引起，病变部位在橄榄后方的延髓外侧区，由于脊髓丘脑束在延髓侧区的周边部，因而常被损害而引起对侧肢体的痛、温觉缺失和触觉迟钝。

又由于舌咽、迷走和副神经（延髓）根出自橄榄后沟，所以在橄榄后区的病变，上述神经必然受累。关于各神经的病变症状可见本章第三节。根据各脑神经根或其核受累的情况不同，可构成不同的综合征，分述如下：

1. 舌咽、迷走、副神经综合征　又称 Schmidt 综合征（图5-148）。

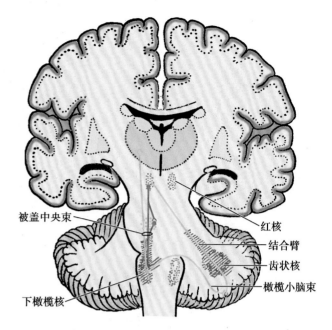

图 5-147　延髓橄榄体综合征的解剖基础

2. 舌咽、迷走、舌下神经综合征　又称 Tapia 综合征（图5-149）。

3. 舌咽、迷走、副、舌下神经综合征　又称 Jackson 综合征（图5-150）。

4. 舌咽、迷走神经综合征　又称 Avellis 综合征（图5-151）。

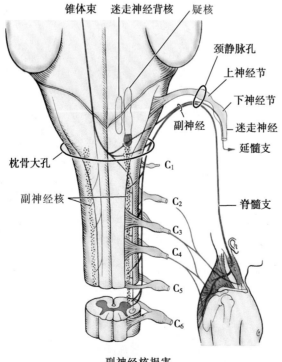

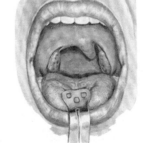

图 5-148　Schmidt 综合征

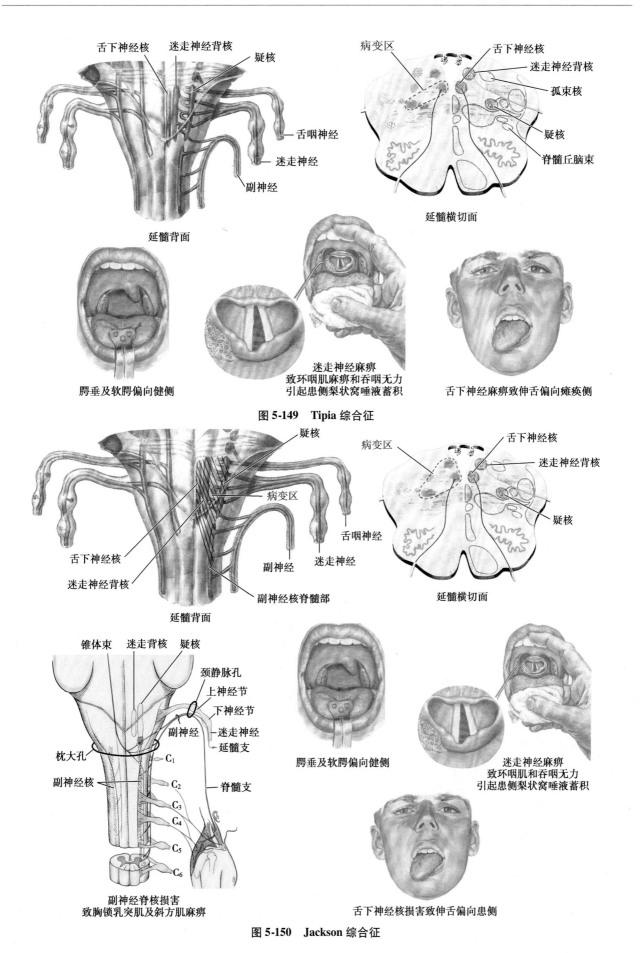

舌下神经核　迷走神经背核　疑核

舌咽神经

迷走神经

副神经

延髓背面

病变区　　舌下神经核

迷走神经背核

孤束核

疑核

脊髓丘脑束

延髓横切面

腭垂及软腭偏向健侧

迷走神经麻痹
致环咽肌麻痹和吞咽无力
引起患侧梨状窝唾液蓄积

舌下神经麻痹致伸舌偏向瘫痪侧

图 5-149　Tipia 综合征

疑核

病变区

舌下神经核

迷走神经背核

副神经核脊髓部

舌咽神经

副神经　迷走神经

延髓背面

病变区　　舌下神经核

迷走神经背核

疑核

延髓横切面

锥体束　迷走背核　疑核

颈静脉孔

上神经节

下神经节

副神经　迷走神经

延髓支

枕大孔　　　　　　　　　C1

副神经核　　　　　　　　C2

脊髓支

C3

C4

C5

C6

副神经脊核损害
致胸锁乳突肌及斜方肌麻痹

腭垂及软腭偏向健侧

迷走神经麻痹
致环咽肌和吞咽无力
引起患侧梨状窝唾液蓄积

舌下神经核损害致伸舌偏向患侧

图 5-150　Jackson 综合征

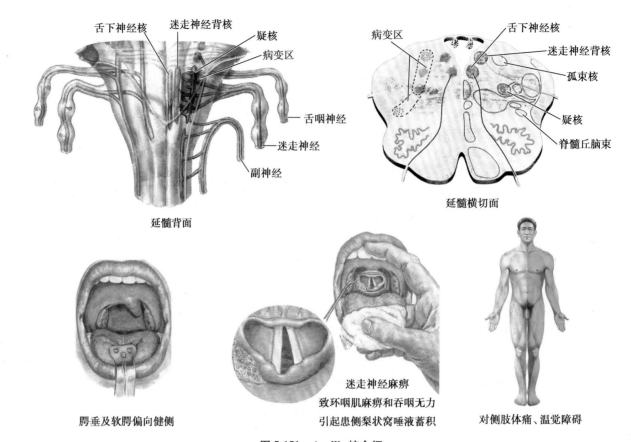

舌下神经核　迷走神经背核　疑核　病变区　舌咽神经　迷走神经　副神经

病变区　舌下神经核　迷走神经背核　孤束核　疑核　脊髓丘脑束

延髓背面　　延髓横切面

腭垂及软腭偏向健侧

迷走神经麻痹
致环咽肌麻痹和吞咽无力
引起患侧梨状窝唾液蓄积

对侧肢体痛、温觉障碍

图 5-151　Avellis 综合征

二、脑桥的内部结构及其病变综合征

脑桥以内侧丘系（或斜方体）为界分为腹、背两部分，内侧丘系背侧（包括内侧丘系在内）为脑桥被盖部，是延髓向上的直接延续，其结构也与延髓相似。内侧丘系腹侧的部分为脑桥基底部，是大小脑之间联系的桥梁，脑桥因此得名。

（一）平展神经核和面神经核的脑桥下部结构

脑桥基底部由纵横纤维和散在其间的桥核组成（图 5-152）。脑桥纵纤维为起自大脑皮质的下行纤维，包括锥体束和皮质脑桥束。它们被形状不规则的桥核和脑桥横纤维分隔成大小不一的纤维束，因此锥体束不如在延髓那样集中。皮质脑桥束就在同侧桥核中形成突触。由桥核发出的纤维为脑桥横纤维，即脑桥小脑束，分深、浅层包裹纵纤维。脑桥小脑束大部分交叉至对侧，与少数不交叉的纤维共同经脑桥臂入小脑半球。

脑桥被盖部的最前部，于中线两侧为上行的内侧丘系纤维以及与其斜行交叉的斜方体纤维，在其外侧为上橄榄核和由斜方体纤维折向上行的外侧丘系，再向后外为脊髓丘脑束、脊髓小脑前束和红核脊

髓束。内侧丘系的后方仍有顶盖脊髓束和内侧纵束。于顶盖脊髓束的外侧，接近被盖中央处有被盖中央束（图 5-152）。

在室底灰质和被盖后部仍有许多脑神经核，即在面丘处的室底灰质内，有展神经核，由此核发出的根纤维行向前下方，经桥延沟出脑。面神经核位于被盖前外侧部，由此核发出的根纤维向后内方，围绕展神经核的一部分后折向前外方，在转折处称面神经内膝。在室底灰质的外侧部仍可见到前庭上核和前庭外侧核。在前庭外侧核的前外方有三叉神经脊束及其核。

（二）平三叉神经根的脑桥上部结构

脑桥基底部的结构基本上与脑桥下部相同，但纵纤维更较下部分散（图 5-153）。

脑桥被盖部的最前部仍为内侧丘系和斜方体，但两侧的内侧丘系已稍离开中线，斜方体较下部更为发达。在斜方体的后外方仍有上橄榄核、外侧丘系、脊髓丘脑束和红核脊髓束。内侧纵束和顶盖脊髓束的位置不变，仍在中线两侧。被盖中央束已居被盖中央。在被盖的外侧部，即在红核脊髓束和脊髓丘脑束的后方，有三叉神经感觉主核和三叉神经运动核。感觉核在外侧，运动核在内侧。两核之间

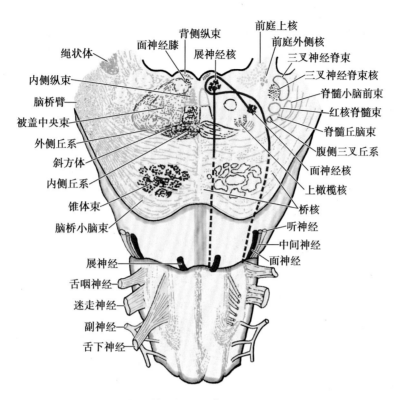

图 5-152 经展神经核和面神经核的脑桥下部切面

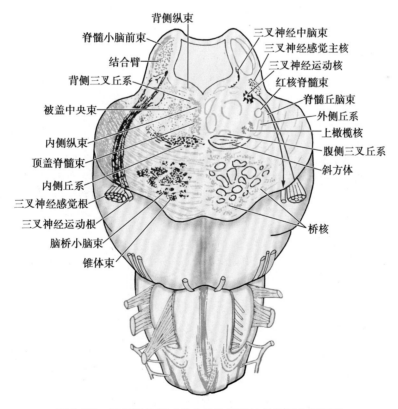

图 5-153 经三叉神经感觉主核和运动核的脑桥上部切面

有三叉神经根向前外方经脑桥臂根部出脑。在后方,结合臂构成了第四脑室侧壁,其前内方有三叉神经中脑束和三叉神经中脑核,后外有脊髓小脑前束(图5-153)。

(三) 脑桥基底内侧综合征

脑桥基底内侧综合征(Foville综合征)常因血管性疾病(脑桥旁正中动脉)引起,病变在脑桥基底的内侧部(图5-154),其主要症状如下:

1. 在脑桥的锥体束损伤必然引起对侧肢体痉挛性瘫痪和对侧核上性舌瘫。

2. 由于展神经根经过脑桥基底内侧部,使同侧展神经麻痹,因而本综合征又称展神经交叉性偏瘫。

3. 皮质脑桥小脑束受损可引起对侧肢体小脑性共济失调、肌张力低下等。

4. 如当病变波及被盖内侧部,则可影响内侧丘系,引起对侧肢体深感觉障碍。

5. 假如旁展神经核受损,还可出现同侧两眼侧视麻痹、两眼斜向健侧。

(四) 脑桥基底外侧综合征

脑桥基底外侧综合征(Millard-Gubler综合征)多因炎症、肿瘤等原因引起,血管性疾病较少见,病变在脑桥基底外侧部(图5-155)。其症状如下:

1. 因锥体束和皮质脑桥小脑束受损而引起的症状,基本上与脑桥基底内侧综合征相似。

2. 由于面神经根受损,可引起同侧核下性面瘫,因而本综合征也称为面神经交叉性偏瘫。

3. 当病灶扩大损伤展神经根时,可有同侧外直肌瘫痪症状。

(五) 脑桥被盖综合征

脑桥被盖综合征(Raymond-Cesten综合征)可由血管性疾病(小脑上动脉的分支)或肿瘤等引起,病变区域在脑桥上段(面神经核和展神经核以上部分)的被盖部(图5-156)。其主要症状如下:

1. 内侧丘系及其外侧的脊髓丘脑束损伤后引起对侧肢体浅、深感觉缺失,如果病变还侵袭三叉神经感觉根和主核,还可出现同侧面部感觉障碍,因而表现为交叉性感觉障碍的形式。

2. 当三叉神经运动核受损时,可出现同侧核性咀嚼肌瘫。

3. 被盖中央束受损,可出现肢体肌肉阵挛。

4. 内侧纵束被侵袭时,可有眼球震颤。

5. 当结合臂受累时(因小脑上动脉也分布于结合臂,被盖的肿瘤也可压迫结合臂)可发生同侧肢体的小脑性共济失调。

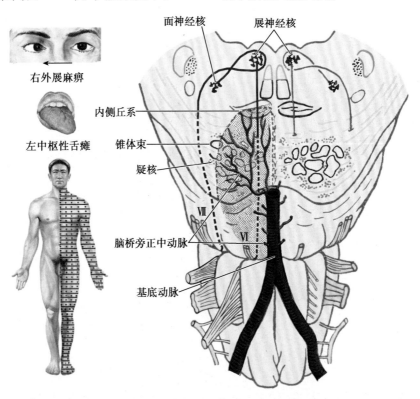

右外展麻痹

左中枢性舌瘫

面神经核　展神经核

内侧丘系

锥体束

疑核

Ⅶ

脑桥旁正中动脉

Ⅵ

基底动脉

图5-154　脑桥基底内侧综合征的解剖基础
人体图内蓝线示本体感觉缺失区,红点示肌肉痉挛性瘫区

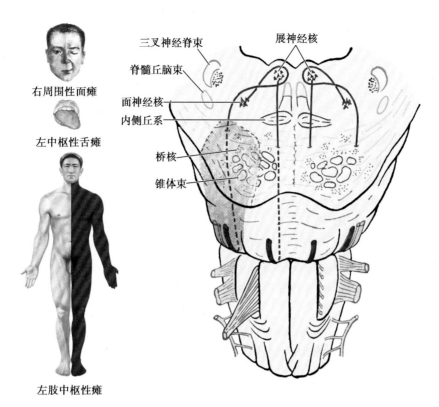

右周围性面瘫

左中枢性舌瘫

左肢中枢性瘫

图 5-155　脑桥基底外侧综合征的解剖基础

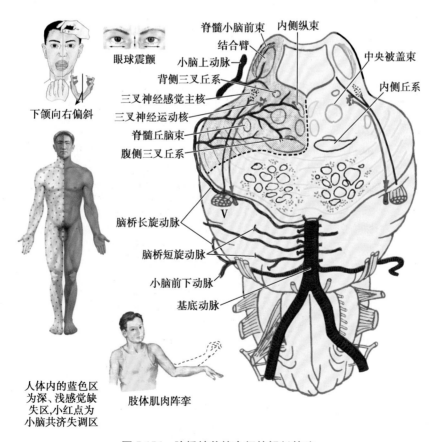

眼球震颤

下颌向右偏斜

人体内的蓝色区
为深、浅感觉缺
失区，小红点为
小脑共济失调区

肢体肌肉阵挛

图 5-156　脑桥被盖综合征的解剖基础

三、中脑的内部结构及其病变综合征

中脑以中脑水管为界分为腹、背两部分，中脑背侧部为顶盖，包括上、下丘；在顶盖的最上部，即与间脑的移行部，称为顶盖前区。此区主要有中介核和后连合核，参与内侧纵束的组成。中脑腹侧部为大脑脚，而大脑脚又以黑质为界分为在其前方的脚底和后方（包括黑质在内）的被盖。中脑水管周围的灰质层为中央灰质。

（一）平下丘的中脑下部结构

大脑脚脚底为发自大脑皮质经内囊下行至脑桥基底部的纤维束。脚底的中间 3/5 部为皮质脊髓束和皮质脑干外侧束，内侧 1/5 为额桥束和皮质脑干内侧束，外侧 1/5 是枕颞顶桥束（图 5-157）。

中脑被盖部的最前部为黑质，切面呈新月形。在黑质的背侧为内侧丘系。两侧内侧丘系已相距较远。内侧丘系的背内侧有结合臂交叉，它占据了被盖的大部分。在内侧丘系、结合臂交叉和黑质之间的区域有红核脊髓束。内侧丘系的背侧为脊髓丘脑束和外侧丘系。在外侧丘系的纤维中，散有细胞体，组成外侧丘系核；在被盖中央部有被盖中央束。此束的背侧可见背侧三叉丘系。内侧纵束仍在被盖背

侧部的中线两侧，在其背侧有滑车神经核嵌入，由滑车神经核发出的根纤维绕中央灰质周缘向后下方，于下丘下方交叉出脑。在中央灰质周缘仍能见到三叉神经中脑束及其核（图 5-157）。

顶盖部的下丘内有下丘核，部分外侧丘系的纤维终于下丘核。

（二）平上丘的中脑上部结构

脚底的纤维基本上同前一平面。黑质仍占被盖的最前部。在黑质的背内侧可见大而浑圆的红核。于两侧红核之间的中线上有两个纤维交叉，前方的称被盖前交叉，也称为红核脊髓束交叉，后方的交叉称被盖后交叉，即顶盖脊髓束交叉。中脑上部由于红核的存在，两侧内侧丘系被挤向被盖背外侧部，即被挤向红核的背外侧，使两侧的内侧丘系间的距离进一步拉开，而脊髓丘脑束与内侧丘系已合并在一起。内侧丘系的内侧，于被盖的中央仍可见到被盖中央束。中央灰质的前方，中线的两侧有内侧纵束，内侧纵束的背内侧为动眼神经核。由动眼神经核发出的动眼神经根纤维穿经红核，于大脑脚内面出脑。中央灰质的前外方可见背侧三叉丘系，在此纤维束的背侧，中央灰质的侧缘有三叉神经中脑束及其核。上丘的灰、白质交替成层排列（图 5-158）。

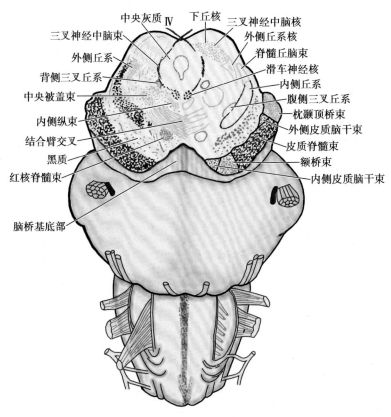

图 5-157　经下丘的中脑切面

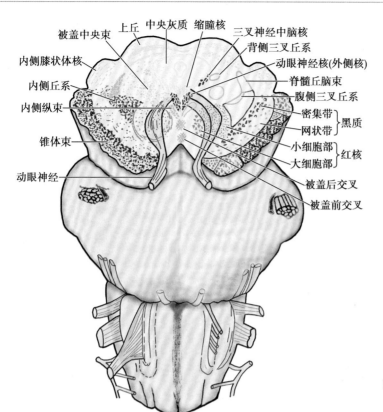

图 5-158 平上丘的中脑横切面

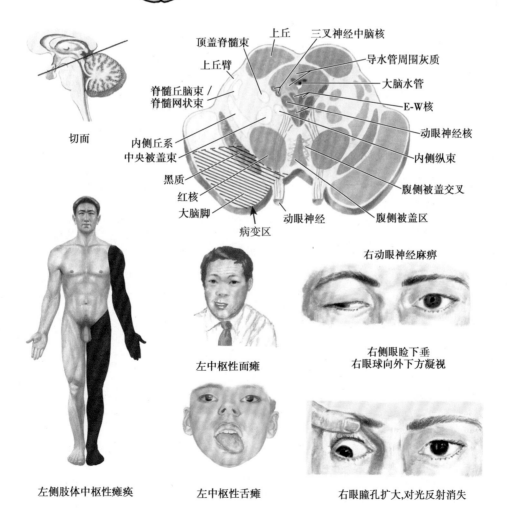

图 5-159 Weber 综合征

337

（三）动眼神经交叉性锥体束综合征

动眼神经交叉性锥体束综合征也称为动眼神经交叉性偏瘫或 Weber 综合征，多因小脑幕切迹疝或其他因素压迫所致，病变部位在大脑脚脚底（图 5-159），主要产生如下症状：

1. 由于皮质脊髓束受损，使对侧肢体发生痉挛性瘫痪。

2. 脚底部的皮质脑干束包含至脑桥和延髓脑神经运动核的纤维，因而此束受损，可引起对侧核上性面瘫和舌瘫。

3. 动眼神经根在大脑脚内侧面出脑，由于病变常累及此神经根，所以可出现同侧动眼神经麻痹症状。

（四）动眼神经交叉性黑质综合征

动眼神经交叉性黑质综合征也称动眼神经交叉性锥体外系综合征或 Benedikt 综合征，多因局部炎症或外伤引起，病变部位在黑质（图 5-160），可有如下症状：

1. 由于黑质是锥体外路中的重要一环，它通过网状结构（网状脊髓束）控制对侧脊髓前角，调节肌张力，因而黑质有病变时对侧肢体可表现为肌张力增高和震颤，即半身震颤性麻痹，但也可表现为半身舞蹈病或半身手足徐动症。

2. 动眼神经根纤维穿经黑质内侧端，所以黑质病变时常累及动眼神经，引起同侧动眼神经麻痹。

（五）动眼神经交叉性红核综合征

动眼神经交叉性红核综合征也称 Claude 综合征，多由炎症或外伤引起，病变区域主要在红核（图 5-161），可有如下症状：

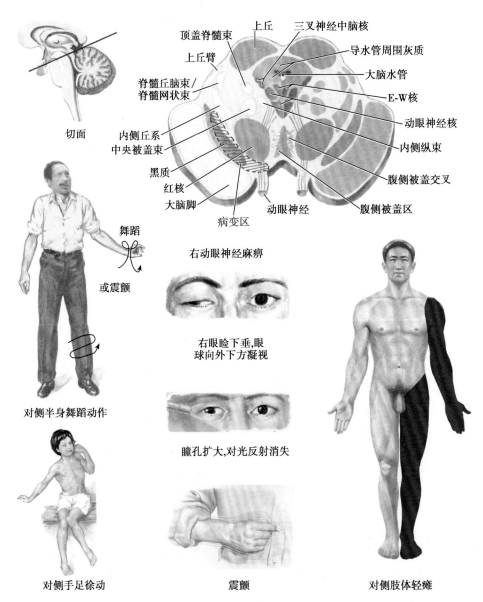

图 5-160　动眼神经交叉性黑质综合征

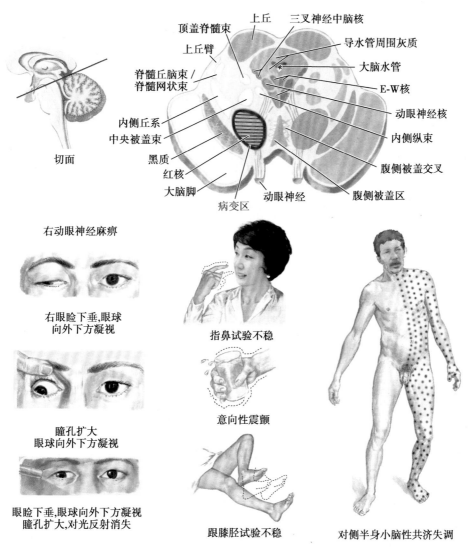

图 5-161　动眼神经交叉性红核综合征

1. 由于红核是大、小脑之间的重要中继站并通过红核网状脊髓束调节对侧肢体的协调运动。因此，红核区的病变可引起对侧肢体的共济失调（小脑性共济失调）。

2. 动眼神经根纤维穿经红核，所以红核有病变时必然会妨害动眼神经根而产生同侧动眼神经麻痹的症状。

3. 当病变侵及被盖后外侧部时内侧丘系和脊髓丘脑束可受累，引起对侧肢体的感觉障碍等症状。

（六）四叠体综合征

四叠体综合征也称 Parinaud 综合征，多由松果体肿瘤或四叠体和小脑蚓部肿瘤引起，此外，也可因局部炎症和血管性病变所致。由于四叠体及其附近有许多重要结构（图 5-162），所以产生如下主要症状：

1. 由于上丘是两眼同向垂直运动的皮质下中枢，因而四叠体受压的早期症状为垂直性眼球震颤，晚期的压迫症状表现为两眼同向垂直运动麻痹，包括向上注视麻痹、向上下注视麻痹和向下注视麻痹3 种类型。因为本病多由松果体肿瘤引起，自上而下压迫上丘，所以首先使位于上丘上半部的向上注视运动中枢受损，表现为向上注视麻痹，然后才压迫上丘下部，致使位于上丘下半部的向下注视中枢受损，引起两眼向下注视麻痹，单独出现向下注视麻痹者少见（图 5-162A）。

2. 当肿物继续向前压迫时，因损伤了动眼神经核的外侧核和正中核以及滑车神经核，所以可出现眼睑下垂、眼肌麻痹、瞳孔轻度扩大、两眼集合运动无力或麻痹、瞳孔对光反射消失等（图 5-162B）。

3. 随着肿瘤的继续生长，可向前外上方压迫内外侧膝状体，引起视野缺损和听觉减退（图 5-162C）。

4. 当肿物压迫中脑水管时,可使中脑水管受阻,发生脑室积水(图 5-162D)。

5. 当肿瘤扩大压迫丘脑下部时,可产生嗜睡、肥胖和性功能障碍等症状(图 5-162E)。

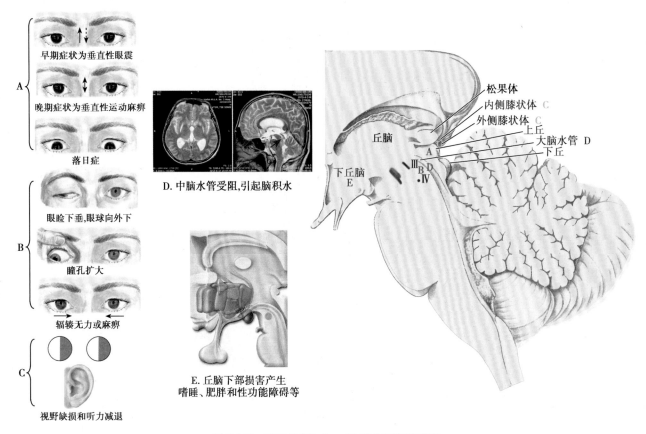

图 5-162　四叠体(Parinaud)综合征解剖基础

第五节　脑干网状结构

一、脑干网状结构的概念

网状结构这一名词是来自早期解剖学家用光学显微镜对脑干中央区网络状外观的描述,在光镜下这部分组织学的特点是神经细胞分散、形态各异、大小不等,神经纤维纵横交错穿行其间,形成一种灰白质交织的结构,称为网状结构。所以网状结构是指脑干内边界明显的灰质和白质以外的细胞体和纤维互相混杂分布的部分。

但是脑干网状结构并非杂乱无章,无论在结构上还是在功能上,均可分辨出网状神经核群和网状结构形成的纤维束。远在 1855 年,Lenhossek 认为脑干的网状细胞可能是一个独立系统,而网状结构这一概念是由 Deiters 首先在 1865 年提出来的。当时他认为,所谓的网状结构就是指灰、白质相交的组织,即在脑干内除了一些界限清楚、功能明确的神经核团和纤维束外,尚有纵横交错的神经纤维交织成网,网眼内散布着许多大小不等、形态各异的神经元胞体。然而,网状结构不仅限于脑干内,下起脊髓上段,上至间脑的广泛区域内,均有网状结构存在,不过以脑干网状结构最为发达。一般所说的网状结构,主要是指脑干网状结构而言。实际上,脑干的概念就广义来说也包括间脑,因而脑干网状结构与间脑网状结构也是密不可分的。间脑网状结构包括丘脑、丘脑下部和丘脑底部中的有关核团。丘脑网状结构主要为中线核群、髓板内核群、背内侧核的大细胞部、腹前核和丘脑网状核等丘脑核群。丘脑下部网状结构在丘脑下部的后外侧区。丘脑底部网状结构主要为疑带(暖昧带)和被盖前核。这些结构将详述于以后的有关章节中。脊髓网状结构主要为中央灰质和脊髓网状核,后者位于颈髓的前、后角之间和上胸髓的后、侧角之间的灰、白质交界处。脑干网状结构主要存在于脑干被盖部的中线附近,为本章叙述的重点。

在低等脊椎动物,中枢神经系统大部分由网状结构组成,至高等脊椎动物,虽已有大量边界明显的灰质和白质出现,但网状结构仍然是脑内的一个重要组成部分,它代表脑在进化上的古老部分。几乎所有来自外周的传入纤维都有终支或侧支进入网状结构,而网状结构又直接或间接与中枢各部保持密切联系,影响中枢神经的各方面活动。所以从某种意义上来说,网状结构是中枢神经内的一个整合中心,从此中心不断地发放冲动传导信息到大脑皮质、脊髓和小脑等其他脑区发挥调节作用。

二、脑干网状结构的特点

(一) 解剖学特点

1. 脑干网状结构可分为内、外侧两大区。

(1) 外侧区:亦称感觉区或联络区,占据延髓和脑桥的外侧 1/3。此区以接受各种传入冲动为主,以小型细胞为多,其轴突多向内侧行至内侧区。

(2) 内侧区:亦称效应区或整合区,占据延髓、脑桥的内侧 2/3,以及中脑被盖的大部。此区以大中型细胞为主,其轴突很长,有的上行投射至间脑或前脑;有的下行投射至脊髓;约有半数细胞轴突分升降两支,兼向首、尾两侧投射(图 5-163)。

2. 脑干网状结构的细胞构筑仍有节段性。如同脊髓细胞构筑具有节段性一样,网状神经元的树突分布野多与脑干长轴相垂直,伸向脑干横截面的各个方向;而网状神经元的轴突多沿脑干长轴上下分布;轴突有许多侧支,构成脑干各个节段间的联系(图 5-164)。

3. 以菱脑峡平面分界,其上方的内侧网状神经元以向间脑和前脑投射为主,下行投射次之;其下方的内侧网状神经元以下行脊髓投射为主,上行投射次之(Jones 等 1985)。另一些学者的研究结果与此不同,认为向上投射为主的网状神经元在脑干内位置相对较低;向下投射为主的网状神经元在脑干内位置相对较高。

4. 脑干网状结构神经元具有许多特点:

(1) 神经元形态多种多样(图 5-164):网状结构神经元的特征之一是形状多样,大小有很大差别,小的直径只有 $12 \sim 14 \mu m$,而大的可达 $90 \mu m$。细胞的大小与轴突的长短有关,表明网状结构内神经元

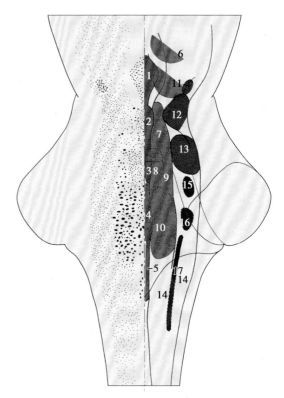

图 5-163　脑干网状结构半模式图(背侧面)

图左侧为细胞构筑;图右侧为区域划分;密集点区为脑神经运动核团

■ 代表正中组　■ 代表内侧组　■ 代表外侧组
■ 代表脑神经运动核　正中组(中缝核群):1. 中缝背核;2. 上中央核;3. 中缝脑桥核;4. 中缝大核;5. 中缝隐核

内侧组(内侧网状结构):6. 楔形核或楔形下核;7. 脑桥嘴侧网状核;8. 脑桥被盖网状核;9. 脑桥尾侧网状核;10. 巨细胞网状核

外侧组(外侧网状结构):11. 脑桥被盖网状核;12. 臂旁外侧核;13. 臂旁内侧核;14. 延髓中央核

脑神经运动核:15. 三叉神经运动核;16. 面神经核;17. 疑核

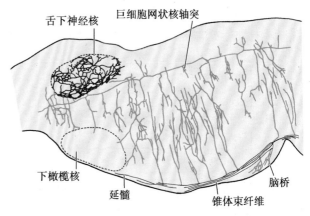

图 5-164　网状结构神经元

的传导可以是长距离的,也可以是短距离的。细胞体的大小还与轴突的粗细和传导速度有关,表明网状结构内的传导可以是快速的,也可以是慢速的。

（2）神经元的分布不均一：大细胞差不多只局限在内侧的 2/3 区，特别多见于延髓的巨细胞网状核和脑桥的尾侧网状核。其中也混杂有中小型细胞。小细胞和极少量的 Golgi Ⅱ 型细胞几乎只分布在外侧的 1/3 区。由于网状结构的大部分神经元属等树突型神经元，它们主要分布在内侧 2/3 区。异树突型或特有树突型神经元则分布在外侧 1/3 区。

（3）树突联系广泛：由于网状结构神经元大多数轴突的侧支和大多数树突的分支均沿着与脑干纵轴相垂直的平面分布，范围广阔，有的竟占半个横切面面积的 50%，所以神经元的树突分支和其他神经元的轴突分支相互重叠的范围也很大，神经元相互接触的机会一定很多。据计算，一个网状神经元可接受 4000 个以上其他神经元的传入，它发出的轴突又可影响约 25 000 个其他神经元（Noback 1981）。树突与树突之间广泛的重叠形成了一个沿脑干长轴延伸的重叠的树突野，这样任何外源性的或内源性的路过轴突都难以逃脱其包围。因此，神经冲动经过网状结构时可能的途径必然很多，神经冲动原有的特异性难再保持。

（4）多突触联系和长距离投射并存（图 5-165）：脑干网状结构内有一些短轴突神经元，它们组成连续的细胞传递链，神经冲动经其传递要经历较长的时间延搁才到达丘脑。另有一些网状结构神经元发出长的轴突直接到达丘脑和前脑其他结构，如皮质和边缘系统。还有许多神经元的轴突是上行、下行或分叉上、下行的。下行的可追踪到脊髓，上行的可追踪到间脑。上、下行纤维沿途呈直角发出许多侧支，这些侧支可以伸至很远的地方，其中一些伸

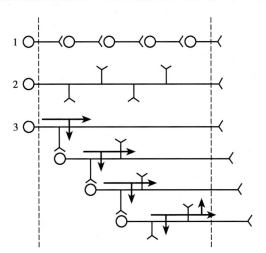

图 5-165　网状结构神经元的传导模式
1. 短轴突神经元传递链；2. 长轴突神经元传递链；3. 长轴突并行传递

入脑神经的运动核和感觉中继核。同一条轴突分出的侧支可有不同的分支模式，表明一个神经元可同时作用于头侧和尾侧。

（二）生理学特点

1. 在整个中枢神经系统中，脑干网状结构是神经冲动会聚和分散的核心场所。现在已知，脑和脊髓各个部位的信息都向脑干网状结构会聚，因此它对神经系统的各种功能均起整合作用。反之，脑干网状结构又将信息返回脑和脊髓各个部分，影响着整个中枢神经系统的功能状态水平。

2. 脑干网状结构以传递"非特异性"传入信息为主。如各种感觉传导通路的侧支或部分纤维进入脑干网状结构，虽然与特异性视、听、嗅以及躯体感觉无直接联系，但对维持大脑皮质的清醒状态很重要。另一方面，脑干网状结构也传递诸如内脏的慢痛等特异性信息。

3. 脑干网状结构既有上行的功能系统，如上行网织激动系统，又有下行的功能系统，如皮质网状纤维和网状脊髓束等。

4. 脑干网状结构内有多个特定的功能中心，如呼吸中枢和心血管调节中枢等，这些功能中心具有相应的解剖学定位，但缺乏明确的解剖境界，有些甚至相互重叠。因此它们可被视为一些功能组合单位。

三、脑干网状结构的分区和主要核团

脑干网状结构的细胞虽然比较分散，但根据细胞的类型和密集程度仍能区分出许多核团，总共约有 40 多个。根据现有资料，关于网状结构核团的形态、纤维联系和功能还不十分清楚，研究材料也多限于动物，是否能直接应用于人还是问题。现将脑干网状结构的主要核团简介如下（图 5-166）：

（一）延髓下段网状结构的主要核团

1. 网状外侧核（侧索核）　网状外侧核（图 5-166 ~ 图 5-169）存在于脑干延髓下橄榄核下部的平面，位于下橄榄核的后外方（少数细胞可分离到下橄榄核的前方），三叉神经脊束核的前方，靠近脊髓小脑前束。此核的下部，即在下橄榄核下端平面最为发达，切面呈三角形，尖端向内；核的上部较细，且分散成几个部分（大细胞部、小细胞部和三叉神经下群）。网状外侧核主要由中型细胞组成，但也有大、小型细胞参与。

网状外侧核主要接受脊髓小脑前束的侧支。由此核发出的大部分纤维组成前外弓状纤维，经同侧

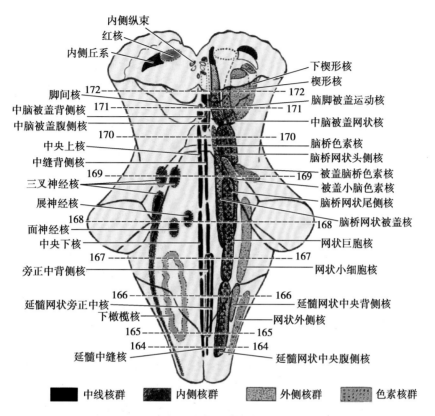

图中各标注：

内侧纵束
红核
内侧丘系
下楔形核
楔形核
脚间核　172　　　172　脑脚被盖运动核
中脑被盖背侧核　171　　　171　中脑被盖网状核
中脑被盖腹侧核　170　　　170　脑桥色素核
中央上核　　　脑桥网状头侧核
中缝背侧核　　　被盖脑桥色素核
三叉神经核　169　　　169　被盖小脑色素核
展神经核　　　脑桥网状尾侧核
面神经核　168　　　168　脑桥网状被盖核
中央下核　　　网状巨胞核
旁正中背侧核　167　　　167　网状小细胞核
延髓网状旁正中核　166　　　166　延髓网状中央背侧核
下橄榄核　　　网状外侧核
165　　　165
延髓中缝核　164　　　164　延髓网状中央腹侧核

■ 中线核群　　■ 内侧核群　　外侧核群　　色素核群

图 5-166　网状结构主要核团在脑干内的投影
图中阿拉伯数字均为下文相应图号的横切面

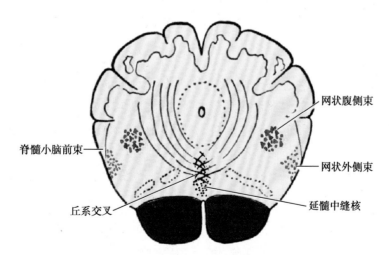

脊髓小脑前束
网状腹侧束
网状外侧束
丘系交叉
延髓中缝核

图 5-167　延髓网状结构的核团
经丘系交叉的切面，图 5-166 之 164 切面

343

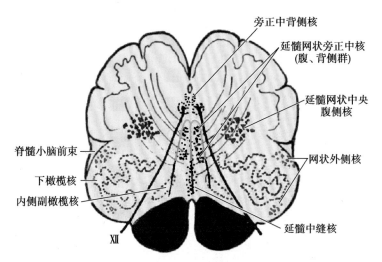

图 5-168　延髓网状结构的核团
经橄榄下部的切面,图 5-166 之 165 切面

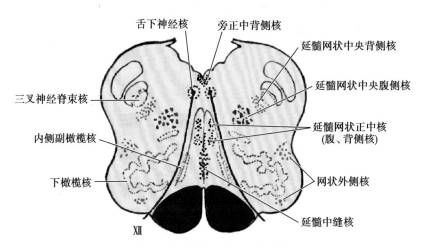

图 5-169　延髓网状结构的核团
经橄榄中部的切面,图 5-166 之 166 切面

绳状体入小脑,也有少数纤维交叉至对侧,经对侧绳状体入小脑。由此可见,网状外侧核是脊髓至小脑传导路径上的中继站。此外,网状外侧核还接受皮质网状纤维,并发出纤维至丘脑(网状丘脑纤维),再由丘脑发出纤维返回至皮质。所以,网状外侧核还是皮质-网状结构-丘脑-皮质回路上的中间站之一。

2. 网状腹侧核(延髓网状中央腹侧核)　网状腹侧核(图 5-166、图 5-167)存在于延髓下段,即下橄榄核中下部的平面,为网状巨胞核的下延部分,位于下橄榄核的背侧,由大、中型细胞组成。网状腹侧核接受脊髓网状束等纤维,发出纤维向下主要组成网状脊髓束,向上构成网状丘脑束。

3. 网状背侧核(延髓网状中央背侧核)　网状背侧核(图 5-168、图 5-169)存在于延髓中下段,位于延髓网状腹侧核的背外侧,三叉神经脊束核内侧,

主要由小型细胞组成。

4. 延髓网状旁正中核　延髓网状旁正中核(图 5-166,图 5-168 ~ 图 5-170)存在于延髓中上段,位于内侧副橄榄核的背侧,中线两旁,即中缝与舌下神经根纤维之间,可分为腹侧群、背侧群和附属群三群,由中、小型细胞组成。此核主要与小脑有往返的纤维联系。

5. 延髓中缝核(缝际核)　延髓中缝核(图 5-166 ~ 图 5-169)存在于延髓全长,位于中线两侧的狭长地带,由大、中、小型细胞组成。

(二) 延髓上段和脑桥下段网状结构的主要核团

1. 网状巨胞核　网状巨胞核(图 5-166、图 5-170、图 5-171)存在于延髓上段和脑桥中下段,即从下橄榄核中部至面神经核节段,位于下橄榄核的背侧,占网状结构内侧 2/3 的大部分区域。网状巨胞

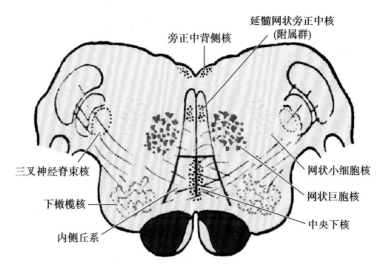

图 5-170　延髓网状结构的核团

经橄榄中部的切面,图 5-166 之 167 切面

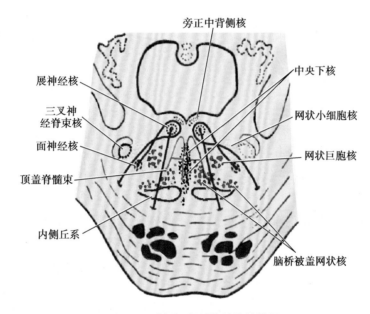

图 5-171　脑桥下段网状结构的核团

经面神经核的切面,图 5-166 之 168 切面

核向下延续为网状腹侧核,向上伸延成脑桥网状尾侧核。此核主要由巨型和大、中型细胞组成,其中巨型细胞在核的背侧部,大型细胞主要在腹侧部。网状巨胞核接受来自多方面的纤维,即皮质网状纤维、顶盖网状纤维、小脑(顶核)网状纤维和脊髓网状束,由网状巨胞核发出的纤维约有 2/3 组成下行的网状脊髓束,约 1/3 的纤维成为上行的网状丘脑束。因而,有人认为网状巨胞核的部分轴突分为升、降支,分别终于丘脑和脊髓。

2. 脑桥网状尾侧核　脑桥网状尾侧核(图 5-166、图 5-172)存在于脑桥中下段,即从面神经核至三叉神经感觉主核节段,由网状巨胞核向上直接延

续而来。构成此核的细胞主要为大、中型细胞,其纤维联系基本同网状巨胞核。

3. 网状小细胞核　网状小细胞核(图 5-166、图 5-170、图 5-171)存在于延髓上段和脑桥中下段,位于网状巨胞核的背外侧,三叉神经脊束核的内侧,主要由小细胞组成。

4. 中央下核　中央下核(图 5-166、图 5-170、图 5-171)存在于延髓最上段和脑桥下段,为中缝核上延的最发达部分,从蜗神经核到面神经核平面,位于内侧丘系与顶盖脊髓束之间的中缝两侧,也由大、中、小型细胞组成。

5. 旁正中背侧核　旁正中背侧核(图 5-166、图

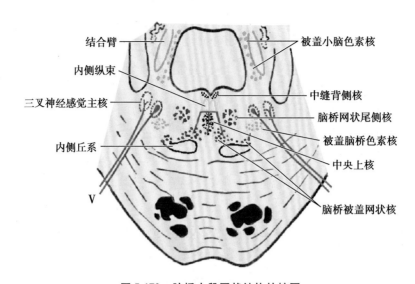

图 5-172　脑桥中段网状结构的核团
经三叉神经感觉主核的切面,图 5-166 之 169 切面

5-168 ~ 图 5-171)存在于延髓中上段和脑桥下段,位于第四脑室底,中线两旁,舌下神经核的背内侧,主要由小型细胞组成。此核部分向外延伸于舌下神经核的背侧,特称圆束核。

(三) 脑桥上段网状结构的主要核团

1. 中缝背侧核(缝际背核)　中缝背侧核(图5-166、图 5-172、图 5-173)存在于脑桥上段,位于中线两侧的中央灰质内,内侧纵束的背侧,为狭长的细胞带,由中、小型细胞组成。

2. 中央上核　中央上核(图5-166、图 5-172、图5-173)存在于脑桥上段和中脑最下段,位于中缝,由密集的中、小型细胞组成,为中央下核上延而成。

3. 脑桥被盖网状核　脑桥被盖网状核(图5-

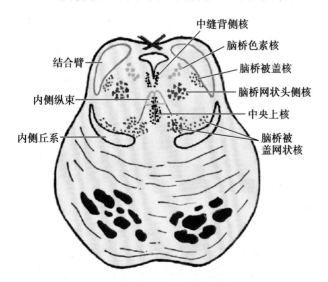

图 5-173　脑桥上段网状结构的主要核团
滑车神经出脑处的切面,图 5-166 之 170 切面

166、图 5-171 ~ 图 5-173)存在于脑桥全长,但以脑桥中上段最发达,位于脑桥基底部的背侧,内侧丘系的背内侧,可分内、外侧两群。内侧群较大,几乎位于内侧纵束的腹侧,外侧群略小,伸向被盖背外方。有人认为此核是桥核伸入被盖而成,所以此核的细胞与桥核相似,但由大型多极神经元胞体组成。脑桥被盖网状核的纤维与小脑有联系。

4. 脑桥网状头侧核　脑桥网状头侧核存在于脑桥中上段网状结构内侧 2/3 区域,为脑桥网状尾侧核直接向上伸延的部分,主要由大、中、小型细胞组成,在核的下段有少量巨细胞。此核主要接受双侧脊髓网状束以及顶盖网状纤维和皮质网状纤维,由此发出的纤维有网状脊髓束等。

5. 脑桥色素核(蓝斑核)　脑桥色素核(图5-166、图 5-173)主要存在于脑桥上段,从三叉神经运动核水平向上伸延到中脑下丘平面,位于第四脑室上端侧方,内侧纵束的外侧,三叉神经中脑核的腹侧。此核由中、小型细胞组成,部分中型细胞含有色素。关于蓝斑核的功能尚未十分清楚,有人认为它是脑桥上部调节呼吸运动的中枢之一。此外,它也可能与三叉神经有关。

脑桥色素核的细胞有些可向脑桥被盖外侧部扩散,组成被盖脑桥色素核(图5-172),另一些细胞则可向第四脑室顶外侧部附近的小脑中弥散,形成被盖小脑色素核(图5-172)。

6. 脚桥被盖核　脚桥被盖核(图5-166、图 5-173、图 5-174)存在于脑桥上段和中脑下丘段,位于结合臂及其交叉的外侧,主要由中型细胞组成。

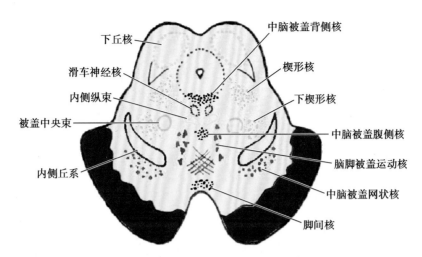

图 5-174　中脑下段网状结构的主要核团
经下丘的切面,图 5-166 之 171 切面

（四）中脑网状结构的主要核团

1. 中脑被盖背侧（后）核（滑车上核）和腹侧（前）核　中脑被盖背侧核（图 5-166、图 5-174、图 5-175）由中缝背侧核上延而成,存在于中脑全长,位于中脑水管腹侧、中线两侧的中央灰质内,内侧纵束和第三、四对脑神经核的背侧,主要由小型细胞组成,但也有少数较大的细胞。

中脑被盖腹侧核（图 5-166、图 5-174、图 5-175）可能是中央上核的延续部分,存在于中脑全长,位于内侧纵束的腹侧、中线及其附近。

中脑被盖腹、背侧核发出的纤维除参加被盖中央束外,其中被盖背侧核接受脚间核和乳头体的纤维（乳头被盖束）。这两个核和下述的脚间核均与内脏躯体复合反射有关,并与边缘系统的关系密切。

2. 脚间核　脚间核（图 5-174）存在于脑桥最上部和中脑下丘高度,位于脚间窝底的被盖前部中线上,由中、小型细胞组成,其轴突至中脑被盖背侧核和丘脑下部等处,接受缰核的纤维（缰核脚间束）。

3. 中脑被盖网状核　中脑被盖网状核（图 5-166、图 5-174、图 5-175）为脑桥被盖网状核的上延部分,在内侧丘系的腹侧,大脑脚脚底的背侧,由中型细胞组成。

4. 脚脑被盖运动核　脚脑被盖运动核（图 5-166、图 5-174、图 5-175）存在于中脑全长,位于中缝与红核之间,主要由大型多极细胞组成。

5. 楔形核　楔形核（图 5-166、图 5-174、图 5-175）存在于脑桥最上部和中脑全长,在上、下丘的前方,中央灰质的前外方,内侧丘系的后内方,主要由小型细胞组成。

6. 下楔形核　下楔形核（图 5-166、图 5-174、图 5-175）存在于中脑全长,位于楔形核的前方,被盖中央束的前外方,主要由小细胞组成,但也有少数大细胞。

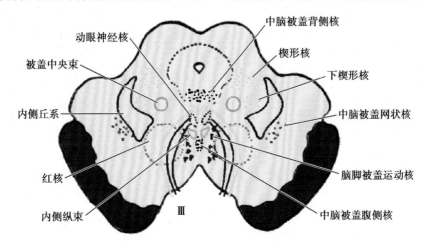

图 5-175　中脑上段网状结构的主要核团
经上丘的切面,图 5-166 之 172 切面

（五）脑干网状结构主要核团的分群

Brodal 将脑干网状结构区分为内、外侧两大部分。脑干网状结构内侧部占被盖内侧 2/3 区域，主要由巨型和大、中型细胞构成，多为一些网状运动核。巨型和大型细胞的树突分支少而长，可达相当远的距离，其轴突较粗，多呈"T"字形分为升、降支，构成网状结构的上、下行长纤维束，与脊髓和脑的各部相联系。同时，这些网状运动核接受来自大脑皮质、脑底神经核、小脑、中脑、脑干的某些脑神经感觉核和脊髓的纤维，再把上述各部传来的冲动进行综合后，又经传出纤维传至脊髓和脑的各部，以调节肌张力和姿势，是锥体外路中的重要组成部分。在大细胞之间所夹杂的小细胞的纤维联系还不很清楚，有些可能与脊髓的束细胞和固有束的功能相似，起节段间联系的作用；另一些可能是内脏活动传导路上的中继站。一般说来，大细胞与横纹肌有关，小细胞则与内脏活动有关。由于网状结构内侧部核群发出的纤维主要到脑干和脊髓的躯体和内脏运动核，因而网状结构内侧部也称网状结构综合效应区。脑干网状结构外侧部占被盖的外侧 1/3 区域，主要由中、小型细胞组成，此区也接受一些传入纤维，如来自脊髓、某些脑神经感觉核、顶盖和大脑皮质等的纤维，但不如网状结构内侧部所接受的纤维广泛。这一区域内小细胞的树突较短，轴突很细，并且不组成上、下行的长纤维束，而是直接转向内侧，终于网状结构的内侧部，或投射到小脑。因而网状结构外侧部也称为网状结构感受联络区。但上述区分主要见于脑桥和延髓的网状结构，而在中脑则不明显。但是，与小脑有明确联系的网状结构核团一般说来不包括在上述区分范围内。现在根据各网状核团的形态特点和相互关系归纳成 3 个纵细胞柱和 4 个横细胞群（表 5-12）。

四、脑干网状结构的纤维联系

脑干网状结构的纤维联系十分广泛，几乎遍及整个中枢神经系统。总体而言，网状结构作为一个整合中心，分别接受下位中枢的信息并发送到上位中枢；接受上位中枢的信息并发送到下位中枢，从而组成了网状结构的上行系统（图 5-176）和下行系统（图 5-177）。

（一）网状结构与脊髓的纤维联系

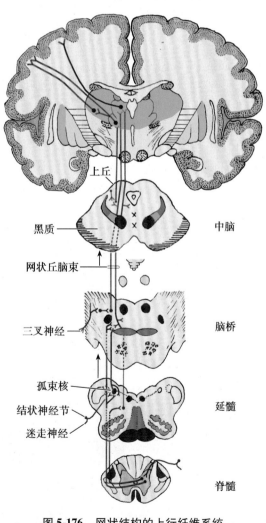

图 5-176　网状结构的上行纤维系统
来自低位水平的传入起自脊髓和脑神经核团，由网状结构的上行纤维终止于丘脑的板内核等，起自中缝核的篮斑的上行纤维可到达大脑皮质的广泛区域

表 5-12　脑干网状结构主要核团的分类

分群	中缝核群	内侧核群	外侧核群
中脑网状结构	中脑被盖背侧核	脑脚被盖运动核	楔形核
	中脑被盖腹侧核	中脑被盖网状核	下楔形核
	脚间核		
脑桥上段网状结构		脑桥网状头侧核	脚桥被盖核
	中央上核	脑桥被盖网状核	
脑桥下段及延髓上段网状结构	旁正中背侧核	脑桥网状尾侧核	网状小细胞核
	中央下核	网状巨胞核	
延髓下段网状结构	延髓网状旁正中核	网状腹侧核	网状背侧核
	延髓中缝核		网状外侧核

图中标注：上丘、黑质、网状丘脑束、三叉神经、孤束核、结状神经节、迷走神经、中脑、脑桥、延髓、脊髓

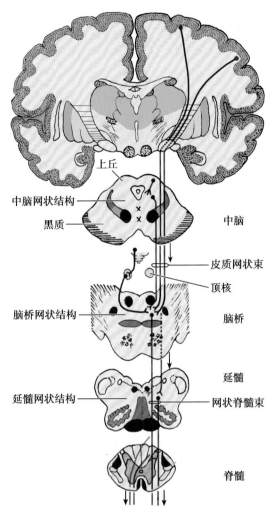

图 5-177　网状结构的下行传导系统
来自大脑皮质的传入终止于网状脊髓神经元，
大多数长距离投射可以是交叉的或不交叉的

1. 脊髓网状束(纤维)　从脊髓上行到网状结构的纤维中，除了脊髓丘脑系的侧支和部分终支进入网状结构外，主要为脊髓网状束。

脊髓网状束主要起自脊髓全长的对侧后角细胞，但也有起于胸髓以下的同侧背核和腰骶髓对侧前角的中间神经元。脊髓网状束主要走行在脊髓前外侧索的内侧部，与脊髓丘脑侧束、脊髓顶盖束等混杂在一起，但也可在皮质脊髓侧束和脊髓小脑前、后束中上行。脊髓网状束的部分纤维终于同侧网状外侧核等，而网状外侧核是网状小脑纤维的起点，因而脊髓网状束成了脊髓-网状结构-小脑通路中的第一段(图 5-178)。脊髓网状束的另一部分纤维终于延髓、脑桥网状结构内侧 2/3 的广泛区域(如网状腹侧核、网状巨胞核下部、双侧脑桥网状头侧核和脑桥网状尾侧核等)，而这一区域的相应核团又是网状丘脑纤维的起点，因而脊髓网状束还是脊髓-网状结构-

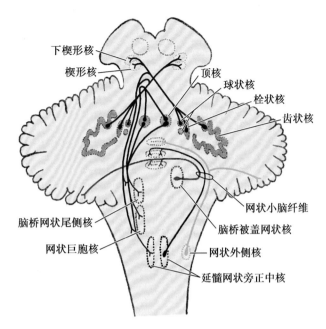

图 5-178　网状结构与小脑间的纤维联系

丘脑-大脑皮质通路上的第一段。

2. 网状脊髓束(纤维)　网状脊髓束主要起源于延髓和脑桥的网状结构(图 5-179)，其中大部分纤维起自延髓、脑桥网状结构内侧 2/3 区域的网状运动核(如网状巨胞核、网状腹侧核、脑桥网状尾侧核上部和脑桥网状头侧核下部等)，少数纤维也可起于网状结构外侧 1/3 区，也有可能起自中脑的网状结构。出自脑桥的网状脊髓束下行于同侧脊髓，而发自延髓的网状脊髓束则沿两侧下行(即有部分交叉纤维)。网状脊髓束在脊髓的位置紧邻固有束，并

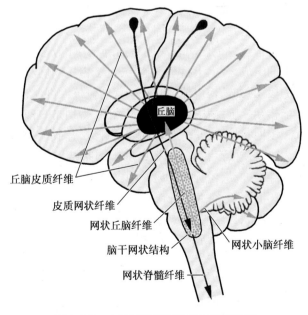

图 5-179　皮质网状纤维及其与网状脊髓、
网状小脑和网状丘脑纤维的关系

与红核脊髓束、皮质脊髓侧束、顶盖脊髓束和前庭脊髓束混杂在一起。从网状运动核发出的网状脊髓束纤维止于前角,以调节躯体运动,由小细胞起始的网状脊髓束纤维则终于侧角,以影响内脏活动。网状脊髓束一般只到脊髓的颈、胸节段。

(二) 网状结构与小脑的纤维联系

1. 网状小脑纤维 网状小脑纤维起源于网状外侧核、延髓网状旁正中核和脑桥被盖网状核,经过绳状体到达小脑。其中网状外侧核大细胞部的纤维止于同侧小脑半球皮质;其小细胞部的纤维止于同侧蚓部皮质;网状外侧核三叉神经下群发出的纤维终于同侧绒球小结叶。延髓网状旁正中核的纤维止于两侧蚓部皮质和对侧小脑半球皮质(图5-178)。

2. 小脑网状纤维 小脑网状纤维起自小脑中央核群。其中由顶核发出的顶核网状纤维,一部分组成顶核延髓束(直接束),经绳状体入脑干,另一部分形成钩束,绕结合臂降入脑干,两者共同止于对侧延髓网状旁正中核、网状巨胞核和脑桥网状尾侧核等。自齿状核、栓状核和球状核起始的纤维为齿核网状束,经结合臂终于中脑的楔形核、下楔形核和延髓、脑桥网状结构内侧2/3区域(图5-178)。

(三) 网状结构与间脑的纤维联系

1. 网状丘脑纤维 网状丘脑纤维为被盖中央束的重要组成部分,主要起自延髓和脑桥网状结构内侧2/3区的网状核团(如网状腹侧核、网状巨胞核和脑桥网状尾侧核下部等)和外侧1/3区的网状外侧核,也有少数纤维起于中脑网状结构。网状丘脑纤维由各起始核起始后,即在被盖网状结构中上行,至脑桥被盖以上已集合成明显的纤维束,为被盖中央束的组成之一,上行至丘脑后,止于古丘脑网状结构的核团,如髓板内核、中线核、背内侧核大细胞部、腹前核和丘脑网状核,再由这些核团(特别是腹前核和丘脑网状核)发出大量丘脑皮质纤维,弥散地投射到大脑皮质的广泛区域,把由脑干网状结构汇集的非特异性冲动,经丘脑传向大脑皮质(图5-179)。

2. 网状丘脑下部纤维 网状丘脑下部纤维的起点较网状丘脑纤维的起点高,它主要起于脑桥上段和中脑的网状结构,如楔形核和下楔形核等,也经中央被盖束上行,终于丘脑下部后外侧区(图5-179)。

此外,丘脑网状结构、丘脑底部和丘脑下部也可能发出纤维至脑干网状结构,但其具体路径还不十分清楚。

(四) 网状结构与大脑的纤维联系

1. 皮质网状纤维 皮质网状纤维为起自大脑皮质终于脑干网状结构的纤维(图5-179)。它主要起于大脑额叶和顶叶皮质(特别是额叶的运动区和运动前区的皮质),部分纤维起自大脑颞叶和枕叶皮质。皮质网状纤维可能与锥体束一起下行,大部分交叉至对侧网状结构,少数纤维不交叉,止于同侧网状结构。皮质网状纤维的主要终止核包括网状巨胞核、脑桥网状头侧核、脑桥网状尾侧核、网状外侧核、延髓网状旁正中核、脑桥被盖网状核以及中脑网状结构内侧2/3区,而上述核团不仅是皮质网状纤维的终点,也是网状脊髓纤维、网状小脑纤维和网状丘脑纤维的起点。其中止于网状巨胞核、脑桥网状头侧核和脑桥网状尾侧核的皮质网状纤维构成皮质-网状结构-脊髓径路的网状下行系统的始段,终于网状外侧核、延髓网状旁正中核和脑桥被盖网状核的皮质网状纤维,为皮质-网状结构-小脑径路的始段;此外,止于网状巨胞核、脑桥网状尾侧核和网状外侧核等的皮质网状纤维是皮质-网状结构-丘脑-皮质的反馈系统的一部分。这样,特异性感觉冲动经感觉路传到大脑皮质后,由大脑皮质发出的冲动经皮质网状纤维至网状结构,汇集了非特异性冲动,再经返回至皮质的反馈系统传至皮质,使大脑皮质不断获得冲动,以影响皮质的功能活动状态。

2. 网状皮质纤维 网状皮质纤维在形态上虽还不清楚,但实验表明可能有网状皮质纤维存在。

3. 纹状体网状纤维和网状纹状体纤维 大脑脑底神经核,即纹状体与脑干网状结构之间有来回的纤维联系。由豆状核(主要为苍白球)起始的纤维构成纹状体网状纤维,穿豆状核襻,止于同侧中脑网状结构。起自中脑上段网状结构内侧2/3区的网状纹状体纤维,经被盖中央束上行,终于尾状核和豆状核。

(五) 网状结构与脑干其他结构的纤维联系

脑干网状结构与脑干的中继核团以及脑神经运动核和感觉核之间均有纤维联系,较重要者有如下几个:

1. 顶盖网状纤维 顶盖网状纤维主要起自上丘,但也有少数纤维来自下丘,不交叉的纤维止于同侧中脑网状结构,交叉的纤维下行至对侧脑桥和延髓的网状结构(如脑桥网状头侧核、脑桥网状尾侧核和网状巨胞核等)。

2. 红核网状纤维和黑质网状纤维 红核网状纤维和黑质网状纤维分别起于红核和黑质,止于脑干网状结构,构成红核-网状结构-脊髓径路和黑质-网状结构-脊髓径路。

3. 被盖网状纤维 被盖网状纤维主要起自中脑被盖部,下行至延髓网状结构。

4. 网状结构与脑神经核的联系 网状结构发出纤维至脑神经躯体运动核,此为网状延髓束,也有部分纤维止于脑神经内脏运动核。脑神经感觉核,如三叉神经感觉核、孤束核和前庭神经核等起始的二级纤维侧支,或相应脑神经一级纤维的侧支均可终于脑干网状结构。

五、脑干网状结构的功能及其病变症状

脑干网状结构的核团是锥体外路、边缘系统和小脑控制躯体运动和内脏活动的重要中继站和整合中枢,也是神经系统低级部分对大脑皮质功能活动(如意识、情绪和记忆等)产生重要影响的部位。因此,网状结构的功能与其结构一样是极其复杂的。脑干的伤病也必然影响网状结构的功能,产生相应的病变综合征。

(一)脑干网状结构对躯体运动的调节作用及其病变综合征

脑干网状结构对躯体运动,即对脊髓牵张反射的调节作用是通过皮质-网状结构-脊髓径路,即网状结构下行系统实现的。网状结构下行系统包括下行易化系统和下行抑制系统两部分(图5-180)。

1. 脑干网状结构下行易化系统 起自网状结

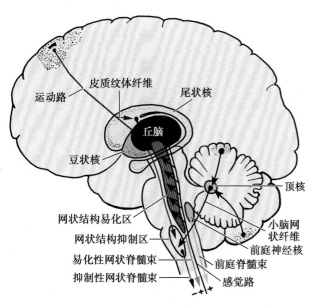

图5-180 脑干网状结构下行易化系统和抑制系统模式图

构易化区,间脑、中脑和脑桥网状结构以及延髓网状结构的外侧部均属网状结构易化区。由此区发出的下行纤维称为易化性网状脊髓束,其终支可直达脊髓前角,与α-前角运动神经元和γ-前角运动神经元构成兴奋性突触;其侧支达前角后,可先与易化性中间神经元发生联络,然后才与前角运动神经元形成突触。当网状结构易化区受刺激时,冲动可经易化性网状脊髓束直接或间接传至前角运动神经元,以提高前角运动神经元的兴奋性,从而增强脊髓牵张反射和肌张力(主要为伸肌的张力),这种作用称为下行易化作用。此外,上行的感觉传导束,如薄束、楔束、内侧丘系、脊髓丘脑束等的侧支可终于网状结构易化区;来自小脑后叶和前庭神经核的纤维也能到网状结构易化区,以增强易化区的活动。前庭神经核尚可通过前庭脊髓束来影响脊髓前角,使牵张反射增强。

2. 脑干网状结构下行抑制系统 起自网状结构抑制区。抑制区不如易化区广泛,只存在于延髓网状结构的腹侧部,由此发出的下行纤维为抑制性网状脊髓束,下达脊髓前角,直接或间接(经抑制性中间神经元)与γ-前角运动神经元构成抑制性突触。所以当网状结构抑制区受刺激时,冲动即沿抑制性网状脊髓束传至前角,使牵张反射消失、肌张力减弱,此为下行抑制作用。但是网状结构抑制区不能自动发出神经冲动,而是受大脑皮质运动区和运动前区(经皮质网状纤维)、尾状核(经纹状体纤维)、红核、黑质(红核网状纤维和黑质网状纤维)以及小脑前叶和后叶旧区传来的冲动所影响。在临床上,锥体束损伤出现痉挛性瘫痪,这有几种原因:①大脑皮质神经元对下位运动神经元的抑制性作用取消;②前脑网状纤维和网状结构抑制区的效应减弱;③脑干网状结构易化区的作用相对加强。

脑干网状结构就是通过既互相矛盾对立又互相协调统一的上述两个系统来调节脊髓的牵张反射和肌张力的,一旦这种对立统一过程被破坏,即可表现出下行易化系统和抑制系统的功能失调,可以一个经典的动物实验来说明:如把动物(猫)在上、下丘之间(即在红核以下)切断脑干,动物的肌张力立即增强,尤其是伸肌的张力增强,表现为四肢伸直僵硬、头后仰、背呈弓形(角弓反张)和尾伸展。这种现象称为去大脑僵直。若在脑桥和延髓交界处切断脑干,则上述的僵硬消失。这是因为在中脑切断脑干后,一方面阻断了到达网状结构抑制区的皮质网状纤维和纹状体纤维,使发自大脑皮质和纹状

351

体的抑制性冲动不能下达到网状结构抑制区,而抑制区又不能自行发放冲动,所以就大大减少了抑制区至前角 γ-运动神经元的抑制性冲动,另一方面上行感觉传导束经过延髓和脑桥后已有大量侧支进入网状结构易化区,所以,当在中脑切断脑干后网状结构易化区仍能获得足够的上行传入冲动,并且小脑和前庭神经核至网状结构易化区的纤维联系毫无影响。结果,下行易化系统的功能大大超过了下行抑制系统的功能,使前角运动神经元在失去了抑制作用的前提下,兴奋性冲动大量被释放,表现出全身肌张力增强、牵张反射亢进。至于在脑桥与延髓交界处切断脑干,不仅中断了大脑皮质和纹状体至抑制区的纤维联系,也同时阻断了上行感觉传导路至易化区的大部分侧支和破坏了前庭神经核,使网状结构发放的易化性和抑制性冲动都减少,所以去大脑僵直现象即可消失。可见去大脑僵直是脊髓前角运动神经元失去了网状结构抑制区控制的结果。维持去大脑僵直的结构主要是网状结构易化区和前庭神经核及其至脊髓的纤维(前庭脊髓束)。

在临床上,可因颅脑损伤、炎症、肿瘤等颅内压增高或脑缺血、乏氧、脑发育不全等因素,损伤脑干网状结构而产生去大脑僵直等现象,也表现为四肢伸肌张力增强和角弓反张。如果去大脑僵直突然转变成四肢肌张力消失,表明病变已累及延髓与脑桥之间的前庭神经核,为临死前的征兆。

3. 脑干网状结构与运动调节系统的关系

(1) 与两大运动调节系统(两组下行脑干通路)有关

1) 腹外侧脑干通路(图 5-181):其主要成分是网状脊髓束、前庭脊髓内、外侧束和顶盖脊髓束,它们在脊髓前索下行,终止于脊髓前角内侧运动细胞柱。此通路控制脑干的头、眼运动神经核(第Ⅲ、Ⅳ、Ⅵ、Ⅹ、Ⅺ对脑神经),(脑干)内侧的中间神经元、长行的脊髓固有神经元、前角内侧运动细胞柱,肌肉的近端肌>远端肌,伸肌>屈肌。

2) 背外侧脑干通路(图 5-182):主要成分为红核脊髓束,起始于红核尾侧的大细胞部,在脊髓背外侧索内下行,止于脊髓前角外侧运动细胞柱。控制第Ⅴ、Ⅶ、Ⅷ、Ⅻ对脑神经核、薄束核、楔束核、(脑干)外侧的中间神经元;短行的脊髓固有神经元;前角外侧固有细胞柱,远端肌>近端肌,屈肌>伸肌。

(2) 经小脑中、下脚与小脑联系,通过小脑实现对躯体运动自由度的调节。

(3) 经过黑质-纹状体系的联系,涉及躯体运动

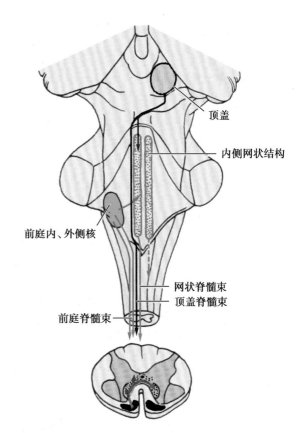

顶盖

内侧网状结构

前庭内、外侧核

网状脊髓束
顶盖脊髓束

前庭脊髓束

图 5-181 脑干网状结构腹外侧通路

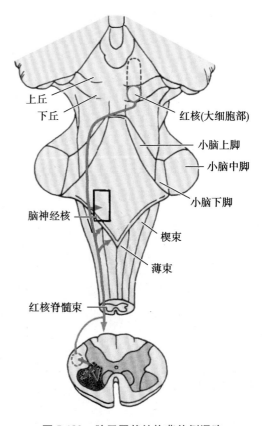

上丘
下丘

红核(大细胞部)

小脑上脚

小脑中脚

小脑下脚

脑神经核

楔束

薄束

红核脊髓束

图 5-182 脑干网状结构背外侧通路

稳定机制的调节。

（4）终于下橄榄核、红核、上丘、下丘、丘脑腹前核和腹中间核等的纤维，也间接调节躯体运动。

（二）脑干网状结构对躯体感觉的控制

网状结构对传入中枢的感觉信息有修改、加强或抑制等多方面的影响：①控制上行感觉信息：调节痛信息及其他感受的传递过程；②对初级传入纤维在脊髓和脑干的终点给予突触前或突触后，易化性或抑制性影响；③与处理感觉信息有关的脑区（如丘脑核群、边缘系统及躯体感觉皮质等）均接受脑干网状的传入影响；④视、听、嗅特殊感觉也接受网状结构的影响。

（三）脑干网状结构对大脑皮质兴奋性的影响及其病变综合征

脑干网状结构对大脑皮质兴奋性的影响主要是通过上行非特异性投射系统实现的。由脊髓和脑干至大脑皮质上行投射纤维包括两大类（图5-183）：①传导特定的感觉冲动，止于大脑皮质特定区域的传导束，如脊髓丘脑束、三叉丘系、内侧丘系和视、听传导束等，可把这些传导束统称为上行特异性投射系统；②上行非特异性投射系统，它是上行特异性投射系统经过脑干时发出的侧支，进入网状结构内，并由网状结构发出网状丘脑纤维，上行至丘脑网状结构，再由丘脑网状结构发出大量丘脑皮质纤维，广泛地投射到大脑皮质的各区域和各层细胞。因此，上行非特异性投射系统实际上是网状结构-丘脑-大脑皮质径路，各种特异性感觉冲动经这一径路传递后已失去了产生特异性感觉的特点，而只能引起大脑皮质的兴奋性增强。这是因为网状结构的网状神经

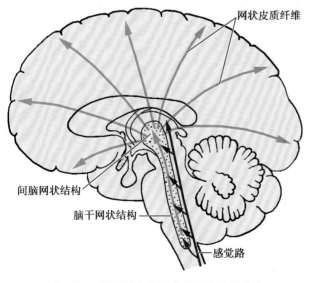

图5-183　网状结构上行非特异性投射系统

元与其他神经元间形成的突触主要为轴树突触，而不是轴体突触。轴体突触能使后神经元发生传导性兴奋，轴树突触只能发生不传导的兴奋性突触后电位，使突触后神经元胞体的兴奋性增强，因而特异性感觉冲动经轴树突触传递后到达大脑皮质已变成了非特异性冲动，这种非特异性冲动能改变大脑皮质的兴奋性。

有人认为，脑干网状结构的上行非特异性投射系统包括在功能上完全不同的两个系统，即上行网状激活系统和上行网状抑制系统。上行网状激活系统已为大家所公认，它主要起源于脑桥上段以上的网状结构，若在动物实验时刺激此区，可使动物从睡眠中清醒过来，或使已经清醒的动物激动，并可在大脑皮质引导出广泛分布的高电压脑电波，如破坏这一区域则结果相反，使动物处于长期昏睡状态。在人类的日常生活中也是这样，当人们经过白天的劳动和工作之后，到了夜间，由外界传入的各种冲动大为减少，使上行网状激活系统活动减弱，大脑皮质兴奋性降低，随即进入睡眠状态。假如在脑桥上段和中脑下段有病变时，由于破坏了部分上行网状激活系统，因而常常可以引起昏睡；若病变发生在中脑上段和间脑，由于破坏了整个上行网状激活系统，则发生典型的昏迷；此外，目前认为脑震荡也是脑干网状结构受损的后果之一。上行网状抑制系统起源于脑桥下段和延髓，上行至大脑皮质，使皮质的兴奋性降低。有人通过动物实验证实了上行网状抑制系统的存在，如以异戊巴比妥10mg注入动物的椎动脉后，即可出现脑神经运动功能丧失，但仍可呈现出觉醒状态的脑电图；若注射生理盐水作对照，则不出现觉醒反应。所以认为这种觉醒反应的出现并不是上行网状激活系统受刺激，而是药物抑制了上行网状抑制系统的结果。临床上也可见到当病变发生在脑桥下段和延髓（只损伤了上行网状抑制系统），但并不出现意识障碍症状。

此外，发自大脑皮质的皮质网状纤维对调节上行网状激活系统的兴奋性也有重要作用，即皮质网状纤维构成了皮质-网状结构-皮质的反馈系统的始发部分。当各种感觉冲动经上行特异性投射系统传到大脑皮质后，由皮质发放的冲动经皮质网状纤维下行至网状结构，在网状结构内汇合了非特异性投射系统的冲动，再经丘脑返回至皮质，提高了皮质的兴奋性，冲动经这一反馈系统如此往返循环，使皮质的兴奋性越来越高。当脑干网状结构由于病变而破坏了这一反馈系统时，大脑皮质的兴奋性就不能维

持在正常水平,因而也可产生昏睡、昏迷等症状。

上行网状激活系统除由网状结构发出的长距离上行纤维束构成外,尚有许多短轴突、多突触的上行纤维参加,因而传导冲动的速度较慢,也由于这种特点,对某些镇静药、安眠药或麻醉药比较敏感,认为这些药物就是通过阻断上行网状激活系统而发挥镇静、安眠和麻醉作用的,有人认为针麻也可能是作用于这一系统而发生麻醉效果。某些中枢神经兴奋药,如肾上腺素也是通过刺激上行网状激活系统而发挥兴奋作用的。

(四)脑干网状结构对内脏活动的调节作用及其病变症状

脑干网状结构内有许多上、下行的内脏传导束通过。一般说来,传导内脏感觉的上行传导束和调节内脏活动的下行传导束是由多突触组成的。它们在到达大脑皮质或内脏低级中枢之前均在脑干网状结构内的某些核团形成突触(中继)。因此在网状结构内形成了许多内脏活动的调节中枢,其中一些维持生命活动极为重要的中枢都集中在延髓的网状结构内,所以延髓网状结构的病变如影响到重要的生命活动中枢,势必危及生命。

脑干网状结构对内脏活动的调节作用是与丘脑下部和边缘系统的功能密切相关的。一般认为,边缘系统对内脏的调节作用是通过丘脑下部和脑干网状结构实现的。所以边缘系统、丘脑下部和脑干网状结构是调节内脏活动的统一整体。

1. 网状结构对呼吸的调节作用 呼吸中枢存在于脑干网状结构内,一些重要的呼吸反射也都经过脑干网状结构。所以当网状结构的病变波及调节呼吸的部位时,必然产生相应的呼吸功能障碍。

(1)呼吸中枢:呼吸中枢包括吸气中枢、呼气中枢、长吸中枢和呼吸调整中枢4部分,分散在脑干网状结构内(图5-184)。吸气中枢在延髓中、上段网状结构的腹内侧部,位于下橄榄核的背侧,相当于笔尖范围内,其下界在闩的稍上方。当动物实验刺激此中枢时,可出现深吸气,如果进行连续刺激,即能使动物因不能呼气而死亡;假如破坏此中枢,则动物因不能吸气而致死。呼气中枢在吸气中枢背外侧的网状结构内,位置较吸气中枢略低,其下界可下延到闩以下3mm处。在动物实验刺激此区时,能引起呼气,若破坏此区,动物就不能呼气。延髓的吸气中枢和呼气中枢在位置上虽能粗略地划分开,但这两个中枢的位置大部分是互相交错重叠的,不能截然分开。在这两个中枢的神经元之间,存在着环状联系,彼此间可发生交互抑制,即吸气中枢兴奋时,能抑制呼气中枢,产生吸气动作,呼气中枢兴奋,虽不足以引起呼气肌收缩,但由于对吸气中枢的交互抑制作用,使吸气肌舒张,产生呼气动作。延髓的吸气中枢和呼气中枢是整个呼吸中枢最重要、最基本的组成部分。一般认为,延髓呼吸中枢具有自动节律性,能维持呼吸运动的一定节律,但它必须在其他呼吸中枢和肺牵张反射的影响下才能保持呼吸运动的正常节律性。

长吸中枢位于脑桥中、下段的网状结构外侧部,

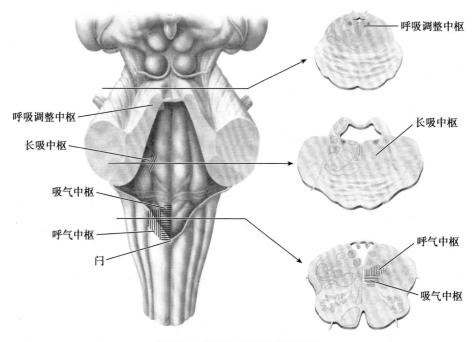

图5-184 脑干内呼吸中枢的位置

此中枢发放的冲动能加强延髓吸气中枢的兴奋性，并产生长吸式呼吸。呼吸调整中枢位于脑桥上段和中脑下段的网状结构背外侧部（包括蓝斑核），在正常情况下此中枢可以调整长吸中枢的活动，使长吸式呼吸冲动转变为正常的呼吸节律。长吸中枢和呼吸调整中枢的作用可通过动物实验得到证实（图5-185）；在切断双侧迷走神经（排除肺牵张反射的影响）的动物，如在脑桥中、上段之间切断（在呼吸调整中枢与长吸中枢之间切断），动物表现为长吸式呼吸，即吸气过程延长，吸气动作强烈，呼气动作极不规则，也不及时；若在中脑上、下丘之间横断脑干（在呼吸调整中枢以上横切），动物的呼吸运动节律基本正常，并不产生长吸式呼吸；假如在脑桥与延髓之间切断脑干（仅保留延髓呼吸中枢），因无呼吸调整中枢和长吸中枢对延髓呼吸中枢的调节作用而表现出延髓呼吸中枢的自动节律性，动物出现喘式呼吸或平静呼吸，喘式呼吸为吸气的幅度很大，并在吸气之后立即转为呼气，呼气节律也不规整；最后，将延髓呼吸中枢破坏，则动物的呼吸立即停止。

从以上实验可知，各呼吸中枢之间存在着一定关系（图5-185）。吸气中枢和长吸中枢兴奋后能引起呼吸调整中枢的兴奋，而呼吸调整中枢的兴奋又能引起呼气中枢的兴奋，并同时抑制长吸中枢和吸气中枢，从而使吸气停止，产生呼气，由于吸气中枢被抑制不能引起呼吸调整中枢的兴奋，也不能进一

步兴奋呼气中枢和抑制吸气中枢，所以吸气中枢的抑制被解除后又转为兴奋，呼气停止，产生吸气。各呼吸中枢之间就是如此反复相互影响的。因此，各呼吸中枢之间的这种反馈系统是保证呼吸运动得以正常、有节律地进行的重要装置之一。

在临床上，当脑干网状结构受损时，可产生呼吸功能障碍，如在脑干上部受损时，主要表现为呼吸节律紊乱，出现长吸式呼吸或喘式呼吸，若病变累及脑干下段，则可出现潮式呼吸，进而呼吸停止。

（2）肺牵张反射：延髓吸气中枢在二氧化碳或其他代谢产物的作用下，经常处于兴奋状态，所以吸气是主动过程；而只有当吸气中枢暂时被抑制时，才产生呼气，因此呼气是被动过程。抑制吸气中枢的冲动除来自如前所述的呼吸调整中枢外，主要来自肺泡的牵张感受器。如当吸气中枢兴奋时，经网状脊髓纤维至脊髓前角，冲动经膈神经和肋间神经传到膈肌和肋间外肌等，引起这些肌肉收缩，扩大胸腔，肺泡被动的扩大，由于肺泡扩张，刺激了肺泡牵张感受器，冲动即沿迷走神经中的感觉纤维传入延髓的孤束核，由孤束核发出二级纤维至邻近网状结构，兴奋呼气中枢，同时抑制吸气中枢，再由延髓网状结构发出网状脊髓纤维至脊髓，抑制脊髓的吸气肌中枢，使吸气肌松弛，停止吸气，并被动产生呼气动作，这就是肺牵张反射（图5-186）。肺泡随着呼气而缩小，肺泡牵张感受器则不再受刺激，呼气中枢

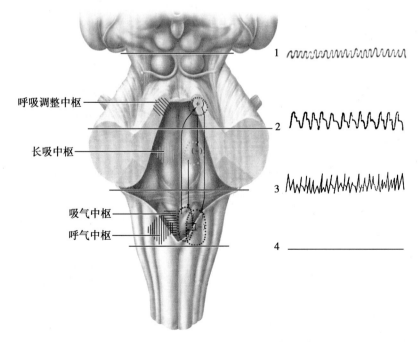

图5-185　在猫脑干不同平面切断后所产生的呼吸型式
1. 上、下丘之间横切脑干，出现平静呼吸；2. 脑桥中、上段之间横切脑干，出现长吸式呼吸；3. 脑桥、延髓之间横切脑干，出现喘式呼吸；4. 破坏延髓呼吸中枢，呼吸停止

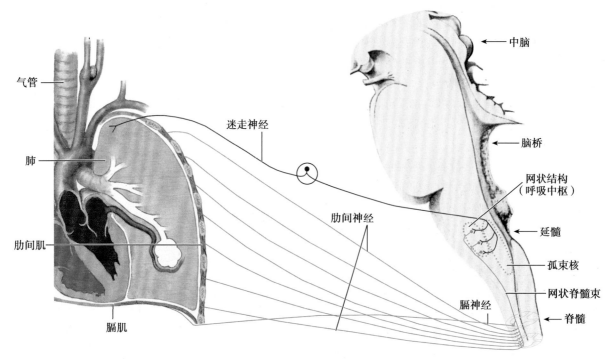

图 5-186　肺牵张反射弧

的兴奋性也就减弱,吸气中枢的抑制即被解除,又发出冲动,引起吸气动作,如此周而复始的循环使呼吸运动有节律地进行。虽然肺牵张反射和呼吸调整中枢均能维持呼吸的节律性,但以前者更为重要。所以当双侧迷走神经受损阻断了肺牵张反射弧,就有可能引起呼吸节律的变化。

2. 网状结构对心血管的调节作用

(1) 心血管反射中枢:心血管反射中枢均在延髓网状结构内,包括心加速中枢、心抑制中枢、血管收缩中枢和血管舒张中枢 4 部分(图 5-187)。心加速中枢和血管收缩中枢位于延髓上段网状结构背外侧部,相当于第四脑室底下凹附近的延髓网状结构内,并且通过网状脊髓束与胸髓侧角的中间外侧核(交感神经低级中枢)有联系。如果刺激此区则可出现心跳加快、血管收缩和血压升高等一系列循环系统的交感性反应;若破坏此区则可出现心跳减慢、血压下降等副交感性反应。心抑制中枢就在迷走神经背核,即位于第四脑室底灰翼的深方,心加速中枢的背内侧。若刺激此中枢,可引起心跳减慢,甚至停跳;如破坏此中枢,则出现心跳加快。血管舒张中枢可能在延髓下段网状结构的前内侧部,即在闩两侧和最后区附近的网状结构内,因为刺激此区可使血压下降,但血管舒张中枢是否存在还缺乏足够的资料,一般认为血管舒缩的调节主要依赖于血管收缩中枢。

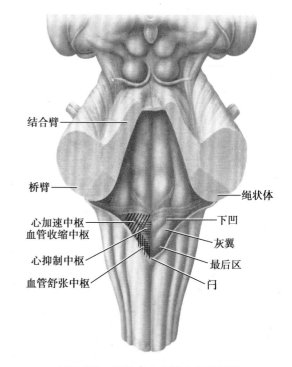

图 5-187　脑干内心血管中枢的位置

上述 4 个中枢的协调活动对维持心血管系统的正常功能是极其重要的。在正常情况下,它们之间存在交互抑制关系,如心加速中枢兴奋时,则心抑制中枢受抑制。但这些中枢都具有一定的紧张性,即经常不断地发出冲动到心血管系统,不过以心抑制中枢和血管收缩中枢的紧张性兴奋占优势。

在临床上,由于脑干的病变或损伤可出现循环障碍症状,如因病变破坏下凹附近的心加速中枢和血管收缩中枢,或因血肿等压迫而刺激灰翼深方的心抑制中枢,都可出现心跳减慢和血压下降等严重症状,最后发生心跳停止。

(2) 颈动脉窦和主动脉弓反射:在颈动脉窦和主动脉弓的壁内存有对压力敏感的牵张感受器。当血压升高时,这种感受器所受的刺激增大,沿窦神经(为舌咽神经的分支)和主动脉神经(属迷走神经)传入延髓的冲动增加,在延髓内,冲动首先到孤束核,再沿孤束核发出的纤维一方面至心抑制中枢(迷走神经背核),引起其兴奋;另一方面又抑制心加速中枢和血管收缩中枢的活动,最后冲动沿相应的传出神经至心血管系统,反射性地引起血压下降、心跳减慢减弱等变化,此为颈动脉窦反射和主动脉弓反射。如果血压下降,上述感受器所受刺激减弱,进入中枢的刺激减少,结果出现血压回升、心跳变快(图5-188)。这一反射的主要意义在于防止血压过高,保持血压的相对稳定性。迷走神经紧张性高的患者对这一反射比较敏感,临床上可用手指压迫颈动脉窦处,使窦内压力人为地升高,则能反射性地引起血压下降、心跳变慢,正常时一般每分钟减少 6 ~ 12 次,如心跳减少次数每分钟在 12 次以上,则为病态。

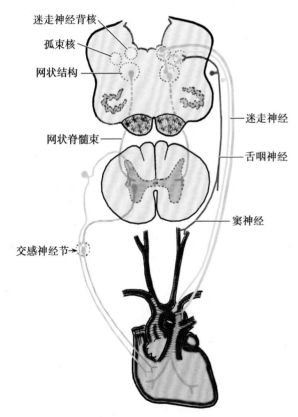

图 5-188　心血管反射弧

(3) 颈动脉球和主动脉球反射:颈动脉球和主动脉球为特殊的化学感受器,分别附着在颈动脉窦和主动脉弓的管壁外,由特殊的上皮细胞和大量血管网组成,其传入神经也为窦神经和主动脉弓神经。所以当血液中因缺氧或二氧化碳过多时,颈动脉球和主动脉球的化学感受器即受刺激,冲动传导的径路大致同颈动脉窦和主动脉弓反射,最后反射性地兴奋呼吸中枢,使呼吸加快加深,兴奋心加速中枢,使心跳加快,兴奋血管收缩中枢,使血管收缩、血压升高,这样有利于氧的输送和二氧化碳的排除。这些就是颈动脉球反射和主动脉球反射。

3. 网状结构对其他内脏活动的调节作用　在网状结构内,除了上述调节呼吸和心血管运动的中枢外,尚有许多调节其他内脏活动的中枢和神经通路,如呕吐中枢在延髓背外侧部的网状结构内;与咽喉反射有关的疑核位于延髓网状结构外侧部;控制分泌唾液的中枢,即脑桥泌涎核和延髓泌涎核也在网状结构中,在延髓网状结构内可能还存在着调节骶髓副交感性活动的结构,从而对调节排便、排尿和性功能也有一定作用。所以,脑干有病变时,也可能影响到上述内脏活动。此外,在脑干网状结构内有从上位中枢发出到达脊髓的皮肤血管、汗腺和眶内平滑肌中枢的交感性下行纤维经过,因而当病变损及走行在网状结构内的有关纤维时,就可能产生相应症状,如延髓后外侧部网状结构受损,可产生 Horner 综合征,又如脑桥和延髓网状结构中有泌汗和缩血管的纤维经过,并且泌汗纤维一般在脑桥交叉,有人还认为分布到头部和下肢去的泌汗纤维于延髓仍行于同侧网状结构内,所以脑干不同部位的病损可产生不同部位和不同侧别的少汗、皮肤苍白、发冷等症状。

(五) 脑干网状结构对内分泌腺活动与生物节律的影响

脑干网状结构的神经元发出纤维经被盖中央束和其他上行束进入下丘脑,从而影响垂体的功能活动。如在动物实验中于中脑网状结构与丘脑下部之间切断,从而中断了两者间的纤维联系,再以疼痛刺激该动物,则不能引起促肾上腺皮质激素的分泌增加。这是因为在正常时脑干网状结构在强烈性的传入冲动激发下,可通过与丘脑下部的纤维联系,再经丘脑下部-垂体系统来调节内分泌活动。此外,脑干网状结构还可通过网状脊髓束部分纤维终止于胸髓节前神经纤维,后者至颈上交感神经节,其节后纤维(松果体神经)支配松果体,从而网状结构也调控着松果体的内分泌活动。所以脑干网状结构对垂体和松果体的功能活动都有重要影响。许多生物节律依赖下丘脑的参与,松果体与昼夜24小时生物节律调节有关,故网状结构也间接影响生物节律的调节。

（六）脑干网状结构对睡眠、觉醒、意识状态的影响

1. 脑干网状结构与睡眠-觉醒周期

（1）动物实验和临床病例都表明,脑干网状结构参与睡眠-觉醒周期的调节。反复刺激正在睡眠的猫的延髓、脑桥和中脑网状结构的内侧区,可使其迅即觉醒,脑电图也由睡眠时的慢波变为清醒时的快波。刺激各种外周传入也可诱发同样的行为和脑电的警醒。如果破坏中脑被盖中央区的网状结构而未伤及周边部的特异性上行传导束,动物可进入持续性睡眠状态,脑电亦呈现持续的慢波。对昏睡性脑炎患者进行尸检发现病变在中脑和尾侧间脑。大量证据表明,中脑和尾侧间脑是维持觉醒的关键部位。

（2）上行网状激活系统的正常活动可维持大脑皮质的觉醒状态。该系统的解剖学基础包括脊髓灰质中间带和脊髓网状纤维;脑神经和其感觉核传入网状结构的纤维和顶盖网状纤维;脑干网状结构内侧区、蓝斑和网状丘脑纤维;丘脑前核群、板内核群、中线核群和丘脑皮质纤维。因上行网状激活系统损害或失活所致的睡眠称为被动睡眠。

（3）上行网状抑制系统与上行网状激活系统的动态平衡决定着睡眠-觉醒周期的变化。上行网状抑制系统的解剖学基础为延髓孤束核的周围和脑桥下部网状结构内侧区。刺激该区可迅即入睡,可出现慢波脑电图。在脑桥中段切断脑干则动物呈现不眠状态,提示此区的上行纤维对脑干网状结构的上部给予抑制性影响。由此区活动产生的睡眠称主动睡眠。

2. 脑干网状结构与全身唤醒反应（图5-189）

（1）4种唤醒反应都通过脑干网状结构,即每一种传入刺激经过特异性投射通路到达大脑皮质特异性功能区,产生一种特异性感觉,同时又经过侧支纤维刺激兴奋脑干网状结构,网状神经元发出广泛弥散的纤维引起4种唤醒反应:①皮质唤醒反应,脑电去同步化;②情感唤醒反应,通过网状结构呈边缘系统的投射;③植物性唤醒反应,通过网状结构与下丘脑的联系;④脊髓唤醒反应,通过网状脊髓束提高肌张力。如当一个人突然受到惊吓时,他会立即警觉起来（皮质唤醒反应）;心情感到恐惧（情感唤醒反应）;心跳加快（植物性唤醒反应）;全身肌肉紧张（脊髓唤醒反应）。这一系列的全身反应代表着机体对惊吓刺激的适应状态。

（2）4种唤醒反应与疾病的关系（图5-190）:从生物-心理-社会三元论的现代医学模式考虑,脑干网状结构参与的4种唤醒反应与维持体内环境平衡与稳定有关。疾病往往反映在这种反应机制的过度或不足两个方面。

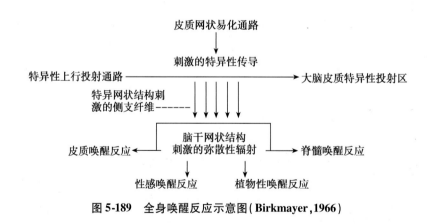

图5-189　全身唤醒反应示意图（Birkmayer,1966）

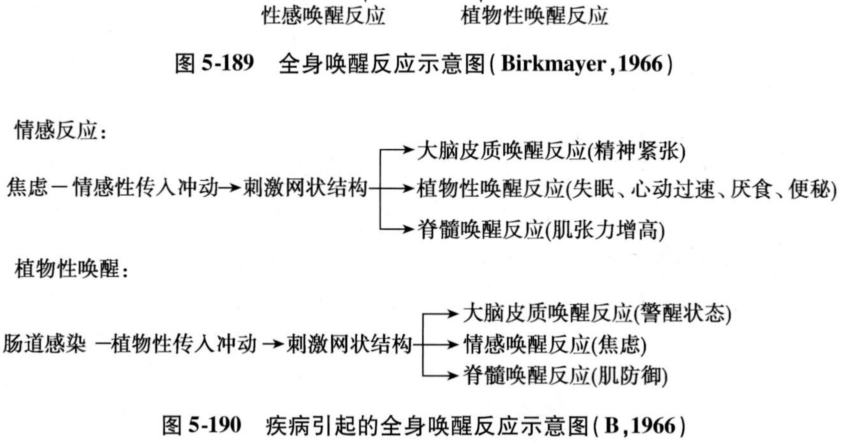

情感反应:

焦虑-情感性传入冲动→刺激网状结构→大脑皮质唤醒反应(精神紧张)
植物性唤醒反应(失眠、心动过速、厌食、便秘)
脊髓唤醒反应(肌张力增高)

植物性唤醒:

肠道感染-植物性传入冲动→刺激网状结构→大脑皮质唤醒反应(警醒状态)
情感唤醒反应(焦虑)
脊髓唤醒反应(肌防御)

图5-190　疾病引起的全身唤醒反应示意图（B,1966）

3. 脑干网状结构与意识状态　上行网状激活系统和上行网状抑制系统与大脑皮质相互影响,决定着意识的各个水平。从昏迷、木僵、睡眠、困倦、松弛的心境到觉醒、注意、有效的知觉、辨认,以及准备给予适当的反应,都属意识的不同水平。早期观点认为,意识是由大脑皮质单独决定的;目前认为,上行网状激活系统与上行网状抑制系统保持动态平衡,两者与大脑皮质的相互影响决定着意识的各个水平。

介绍几种意识状态与脑干网状结构相关的实例。摇篮中的婴儿被催眠入睡,可能是通过前庭网状联系实现的。教师乏味的讲授使学生打瞌睡,可能是通过皮质网状抑制通路实现的,该通路也是催眠术发挥效益的基础。总之,重复性的单调阈下刺激可以抑制脑干网状结构。突发的阈上刺激可以兴奋脑干网状结构,产生全身唤醒反应。皮质网状联系也参与辨认和注意机制,有选择地忽略其他刺激。如在一个热烈而嘈杂的宴会上,人们可能从中鉴别出某位朋友熟悉的说笑声。巴比妥类导致的麻醉状态可能是作用于上行网状激活系统多突触部位,降低突触传递效应所致。目前认为,脑干网状结构必须与大脑皮质和丘脑密切合作,才能实现对意识水平的调节。

（七）脑干网状结构与高级神经活动

脑干网状结构向下丘脑-边缘系统投射,可能参与时-空性分辨、认知性映射、探究、酬谢、学习与记忆,以及情感变化等高级神经活动。这些复杂的神经活动涉及许多神经递质和神经调质交互作用机制。当以手术或药物改变网状结构功能状态时,上述功能都会发生变化。

第六章 间 脑

间脑位于中脑的前上方,胼胝体的下方,两个大脑半球之间,连接大脑半球和中脑,除腹侧部之外,全为大脑所掩盖。间脑是大脑的"入口区",是自主神经系统的皮质下高级中枢,功能极为重要。间脑的背侧面以大脑小脑裂(大脑横裂)与悬突其上方的大脑半球相隔;其外侧面与大脑愈合,内囊是间脑的外侧界,它将间脑与外侧方和前外侧方的基底神经节之各部分隔开;其内侧面为第三脑室的侧壁,亦即间脑的内腔为第三脑室;其腹侧部借漏斗与垂体相连,向下逐渐与中脑融合。间脑可区分为丘脑、丘脑上部、丘脑后部、丘脑下部、丘脑底部和第三脑室(图 6-1 ~ 图 6-4)。

丘脑构成间脑的大部,是两个略呈卵圆形的灰质团块,中夹第三脑室。丘脑前端凸隆,称丘脑前结节,后端膨大,为丘脑枕。在枕的下方有一微凸的小隆起,称内侧膝状体;枕的外方亦有一小隆起,称外侧膝状体。内、外侧膝状体分别以上、下丘臂与上丘和下丘相连。内、外侧膝状体和丘脑枕可合称丘脑后部。丘脑外侧面紧贴内囊,下面连接丘脑下部;上面和内侧面游离,上面的外侧有终纹,与尾状核分界,内侧面是脑室面(图 6-5),壁上有从前上斜向后下的丘脑下沟,是丘脑和丘脑下部的分界线。两侧丘脑之间有一由灰质构成的中间块(或称丘脑间黏合,约占 70%)连接。

丘脑上部位于第三脑室顶部周围。在丘脑上面和内侧面的交界处有一细束纤维,称丘脑髓纹。髓纹沿着室顶边缘向后扩展成一三角区域,称缰三角。两侧缰三角借由白质构成的缰连合连接。在缰连合的后缘上附有松果体,位于两个上丘中间。在松果体的下方,中脑水管的背侧壁上有横行的纤维束,称后连合(图 6-1、图 6-2)。

丘脑下部为丘脑下沟以下的间脑部分。从脑底面观察,可见到属于此部的视交叉以及视交叉前上方的终板和视交叉后方的灰结节。灰结节向下移行为漏斗。漏斗的下端连有椭圆形的脑垂体。在灰结节的后方有一对圆形隆起,称乳头体(图 6-2)。

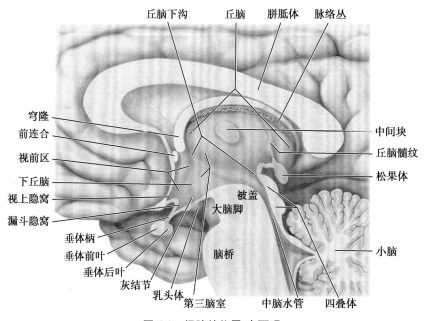

图 6-1 间脑的位置-内面观

丘脑下沟　丘脑　胼胝体　脉络丛
穹隆
前连合
视前区
下丘脑
视上隐窝
漏斗隐窝
垂体柄
垂体前叶
垂体后叶
灰结节
乳头体　第三脑室
大脑脚
脑桥
被盖
中脑水管　四叠体
中间块
丘脑髓纹
松果体
小脑

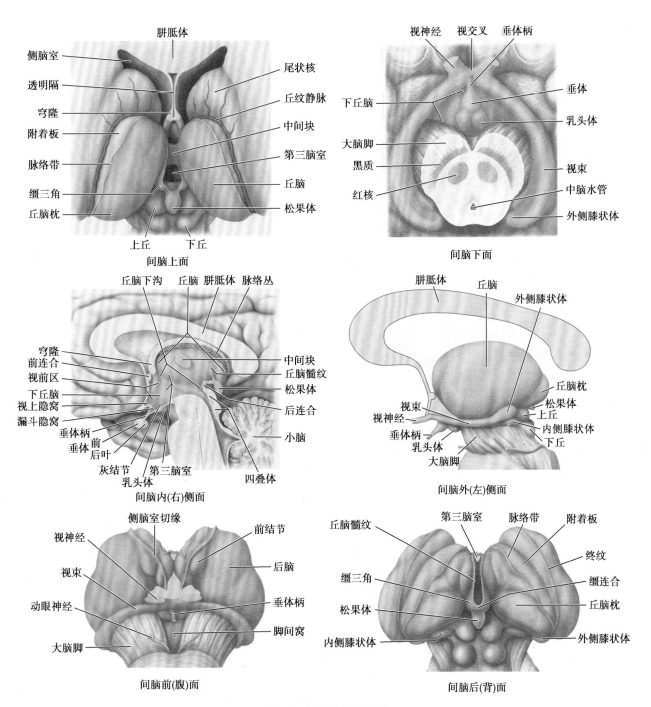

图 6-2　间脑外形六面观

間脑上面图注：
胼胝体、侧脑室、透明隔、穹隆、附着板、脉络带、缰三角、丘脑枕、尾状核、丘纹静脉、中间块、第三脑室、丘脑、松果体、上丘、下丘

間脑下面图注：
视神经、视交叉、垂体柄、下丘脑、大脑脚、黑质、红核、垂体、乳头体、视束、中脑水管、外侧膝状体

間脑内(右)侧面图注：
丘脑下沟、丘脑、胼胝体、脉络丛、穹隆、前连合、视前区、下丘脑、视上隐窝、漏斗隐窝、垂体柄、垂体前叶、后叶、灰结节、第三脑室、乳头体、中间块、丘脑髓纹、松果体、后连合、小脑、四叠体

間脑外(左)侧面图注：
胼胝体、丘脑、外侧膝状体、视束、视神经、垂体柄、乳头体、大脑脚、丘脑枕、松果体、上丘、内侧膝状体、下丘

間脑前(腹)面图注：
视神经、视束、动眼神经、大脑脚、侧脑室切缘、前结节、后脑、垂体柄、脚间窝

間脑后(背)面图注：
丘脑髓纹、缰三角、松果体、内侧膝状体、第三脑室、脉络带、附着板、终纹、缰连合、丘脑枕、外侧膝状体

361

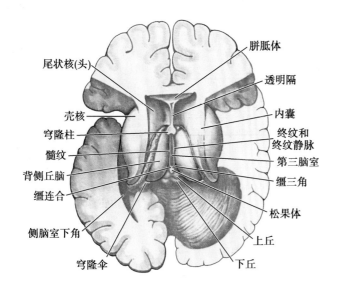

尾状核(头)

胼胝体

透明隔

内囊

终纹和
终纹静脉

第三脑室

缰三角

松果体

上丘

下丘

壳核

穹隆柱

髓纹

背侧丘脑

缰连合

侧脑室下角

穹隆伞

图 6-3　丘脑与内囊、尾状核、
豆状核的关系

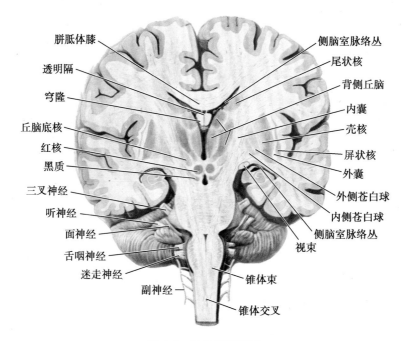

胼胝体膝

透明隔

穹隆

丘脑底核

红核

黑质

三叉神经

听神经

面神经

舌咽神经

迷走神经

副神经

侧脑室脉络丛

尾状核

背侧丘脑

内囊

壳核

屏状核

外囊

外侧苍白球

内侧苍白球

侧脑室脉络丛

视束

锥体束

锥体交叉

图 6-4　脑的额状切面

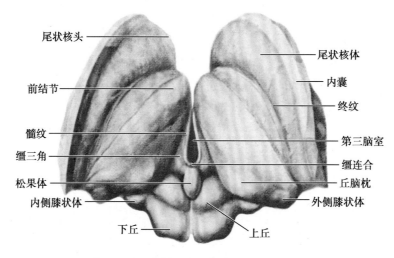

尾状核头

前结节

髓纹

缰三角

松果体

内侧膝状体

下丘

尾状核体

内囊

终纹

第三脑室

缰连合

丘脑枕

外侧膝状体

上丘

图 6-5　丘脑和丘脑上部的外形(上面观)

第一节　丘　脑

丘脑为间脑的主要部分,各种感觉传导路均经丘脑中继后传入大脑。因而丘脑是皮质下的最高感觉中枢。丘脑的病变可以引起各种感觉不同程度的障碍。

面覆有一薄层白质纤维,称外髓板,分隔丘脑和丘脑网状核。丘脑网状核的外侧是内囊后肢。每一侧丘脑中间有一垂直的"Y"字形的白质纤维板,称内髓板,通过内髓板可把丘脑的核团分为五群:①内髓板"Y"字形分叉以前的核团为前核群;②内髓板内侧的核团为内侧核群;③内髓板外侧的核团为外侧核群;④外侧核群以后部分的核团为后核群;⑤弥散在内髓板内的细胞为髓板内核群(图6-6,表6-1)。

一、丘脑的核团

丘脑是一对卵圆形的灰质团块,在丘脑的外侧

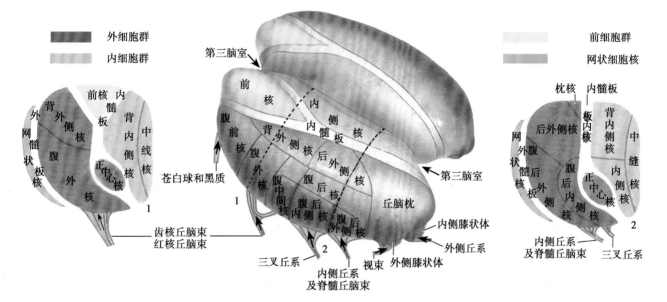

图 6-6　丘脑的核群
1. 平腹外核的冠状切面;2. 平腹后核的冠切面

表 6-1　丘脑的核团

核群	亚群	核团名称	核群	亚群	核团名称
丘脑前核群		前内侧核 前背侧核 前腹侧核		背侧亚群	背外侧核 后外侧核 网状核
丘脑内侧核群		背内侧核 腹内侧核	髓板内核群		正中心核(中央正中核) 旁中央核 中央外侧核 束旁核
	中线核	室旁核 中央内侧核 菱形核 室周灰质 丘脑旁带核	丘脑后核群		枕核 内侧膝状体 外侧膝状体 膝体上核 界核
丘脑外侧核群	腹侧亚群	腹前核 腹外核			
		腹后核 { 腹后内侧核 腹后外侧核			

（一）丘脑前核群

丘脑前核群（图6-7、图6-8）位于内髓板分叉处的前方，前结节的深部，包括前内侧核、前背侧核和前腹侧核。3个核在丘脑的额状切面上容易分辨。

人类的前腹侧核最显著，是3个核中最大的核，位于前结节的前部，并延伸至中间块的尾侧。前内侧核在种系发生上与古老的中线核密切相关。所有的核都成自中、小型细胞，细胞呈圆形或多角形。

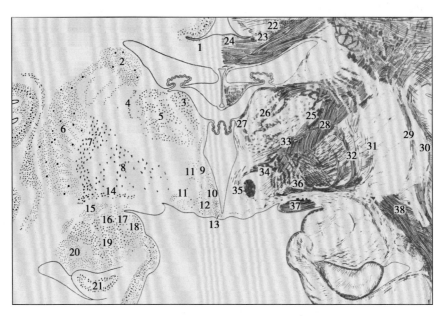

图6-7 经丘脑前部、杏仁体及海马前极的切面

1. 灰被原基；2. 尾状核体；3. 丘脑前核；4. 丘脑网状核；5. 腹前核；6. 壳核；7. 苍白球外侧核；8. 苍白球内侧核；9. 下丘脑后核；10. 腹内侧核；11. 下丘脑外侧区；12. 结节核；13. 漏斗核；14. 无名质；15～20. 杏仁复合体（15. 中央核；16. 副基底核；17. 内侧核；18. 皮质核；19. 基底核；20. 外侧核）；21. 海马；22. 扣带；23. 外侧纵纹；24. 内侧纵纹；25. 外髓板；26. 内髓板；27. 丘脑髓纹；28. 内囊后肢；29. 外囊；30. 最外囊；31. 外髓板；32. 内髓板；33. 丘脑束；34. 豆核束；35. 穹隆柱；36. 豆核襻；37. 视束；38. 前连合

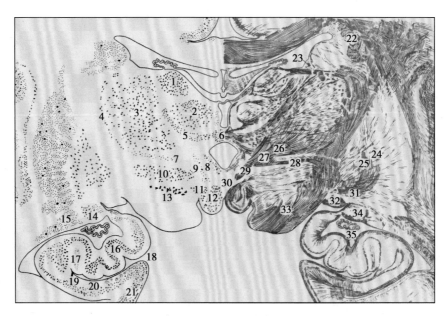

图6-8 经第三脑室中心、乳头体及海马的切面

1. 丘脑前核；2. 丘脑内侧核；3. 丘脑腹中间核；4. 丘脑网状核；5. 板内核；6. 丘脑内侧核；7. 未定带；8. 下丘脑后核；9. 下丘脑外侧核；10. 丘脑底核；11. 乳头体外侧核；12. 乳头体内侧核；13. 黑质；14. 杏仁体；15. 豆状核脚；16. 海马；17. 齿状回；18. 钩切迹；19. 海马裂；20. 下托；21. 内嗅皮质；22. 上枕额纤维；23. 终纹（1）；24. 外髓板；25. 内髓板；26. 丘脑束；27. H 被盖区；28. 豆核束；29. 乳头丘脑束；30. 乳头主束；31. 豆核襻；32. 视束；33. 大脑脚；34. 终纹（2）；35. 海马槽

丘脑前核群似乎是下丘脑乳头体和大脑皮质内侧面扣带回(23、24、32区)之间的中继站(图6-9)。丘脑前核接受粗大的乳头丘脑束,也发出纤维经此束投射至乳头体、穹隆、海马和嗅脑。另外,尚发出大量的投射纤维经内囊的额部往返于扣带回,与丘脑其他核团也有广泛的联系。前腹侧核的纤维至皮质23区,前内侧核的纤维投射至皮质24区。

前核群的功能与自主神经活动的调节有关。刺激人的前核群,可产生对血压和呼吸的抑制性反应。丘脑前核群又参与Papez回路,与近记忆的建立有关。

(二) 丘脑内侧核群

丘脑内侧核群(图6-10)主要为背内侧核和中线核。

1. 背内侧核 背内侧核位于内髓板和室旁灰质之间的大部区域。其前端达前腹侧核平面,后端至中央中核和束旁核平面。此核随额叶皮质的发展而增大,人类内侧背核特别大。此核可分为较小的位于前内侧的大细胞部,细胞大,深染,多角形;和位于后外侧的较大的小细胞部,细胞小,染色浅。

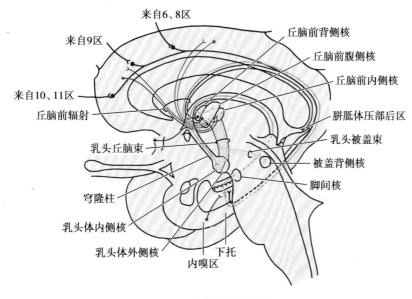

图6-9 丘脑前核的纤维联系

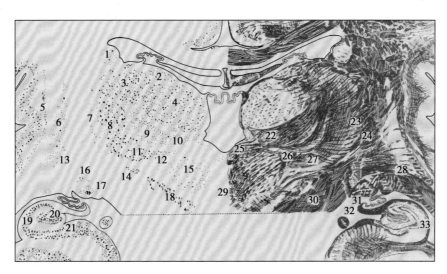

图6-10 经丘脑和壳核后部的切面

1. 尾状核尾;2. 丘脑外侧背核;3. 丘脑后外侧核;4. 丘脑内侧核;5. 屏状核;6. 壳核;7. 丘脑网状核;8. 丘脑腹后外侧核;9. 中央中核;10. 束旁核;11. 丘脑腹后内侧核;12. 腹后内侧核小细胞部;13. 苍白球外侧部;14. 未定带;15. 红核;16. 膝体前核;17. 外侧膝状体;18. 黑质;19. 海马;20. 齿状回;21. 下托;22. 内髓板;23. 外髓板;24. 内囊后肢;25. 内侧纵束;26. 小脑上脚;27. 内侧丘系;28. 内囊豆状核下部;29. 下行的小脑上脚;30. 大脑脚;31. 视束;32. 海马伞;33. 海马槽

丘脑背内侧核的纤维联系十分广泛(图6-11、图6-12)。与其他多数丘脑核团、下丘脑核团、纹状体、边缘系统诸结构、基底前脑诸结构,以及大脑半球眶部皮质(13、14、25区)和6区、32区前方的全部额叶皮质(11、12、45、46、47区)均有往返联系。其中,内侧背核与前额皮质的联系具有局部定位性分布,即该核中的内外侧顺序大致对应前额皮质中的前后顺序。但13区则不接受此核来的纤维,10、12区仅接受少量纤维(图6-13、图6-14)。经过嗅球→杏仁核和梨状皮质→内侧背核→前额皮质的联系,嗅刺激可影响前额皮质。

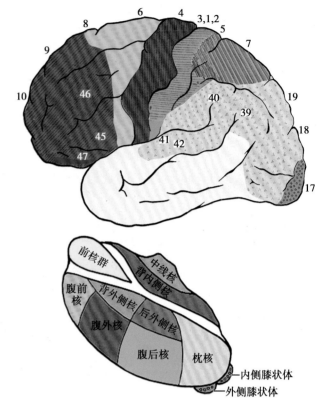

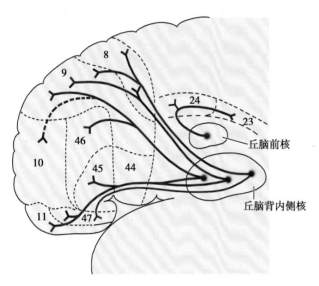

图 6-11　丘脑内侧背核与额前皮质的投射区

图 6-13　丘脑各核团在皮质上的投射区(外侧面)

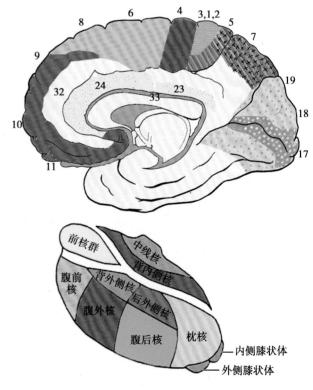

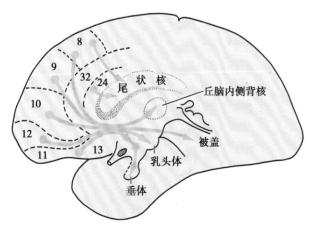

图 6-12　前额皮质的投射纤维

关于背内侧核的功能:①由于内侧背核一方面与其他丘脑核团联系:因此各种感觉传入可会聚于此核;另一方面,此核又与下丘脑和边缘系统联系,因此又涉及多种自主性神经活动和内分泌功能,似乎内侧背核是内脏和躯体活动发生复杂整合作用的

图 6-14　丘脑各核团在皮质上的投射区(内侧面)

部位;②内侧背核与纹状体的联系:实验证明它涉及运动功能的调节;③内侧背核与前额皮质的联系:涉及意识性活动和记忆,影响或产生不同的心境和情感调节。既往为治疗某些精神病患者阻断前额皮质与内侧背核的联系,收到缓解精神病症状和严重焦虑状态的疗效。但是术后患者往往情绪不稳、性格变态、抽象思维能力下降、判断力有缺欠等。

2. 中线核群 中线核是丘脑中最古老的核,位于室旁灰质和中间块中,成自小梭形细胞,类似节前自主神经元。此核主要包括室旁核、中央内侧核、菱形核、室周灰质和丘脑旁带核等,常一并称为中央灰质。中央内侧核和菱形核构成中间块。中间块有一定变异,约28%的男性和14%的女性无中间块。中央内侧核是中线核中最大的核,它的非连合部可延伸到中间块的前后,细胞大,呈烧瓶状。菱形核位于中间块的最上部,它的灰质连合部较窄,占据中间块的前1/3,为小细胞。连合(接)核位于中线核的最腹侧,它从前结节的后部延伸到中间块的中部,恰好在第三脑室壁的外侧,细胞小,呈球形。

中线核主要接受脑干网状结构的上行纤维,接受三叉丘系、内侧丘系和脊髓丘脑束的纤维,可能也接受来自顶盖、顶盖前区和丘脑其他核群、下丘脑、基底核群、杏仁复合体、嗅脑等原始结构的纤维。发出的纤维主要至丘脑下部、脑底神经核,丘脑的内、外侧核群、眶回、顶叶、枕叶的新皮质、海马、海马旁回、嗅皮质及扣带回等部位。从纤维联系上看,此核群与边缘系统关系密切(图6-13、图6-14)。

中线核主要接受来自内脏的冲动,与内脏活动有关。也接受来自躯体中轴部分的冲动,在核内整合,并对疼痛刺激进行有限的鉴别。此外,中线核构成丘脑网状系统的一部分。

(三) 丘脑外侧核群

丘脑外侧核群是位于内髓板与外髓板之间的一组核团。这一组核团又可分为上、下两层,即背侧部和腹侧部。背侧部包括背外侧核和后外侧核;腹侧部又分为前、中、后三部,即腹前核、腹外核(腹中间核)和腹后核。腹后核又进一步分为内、外侧两部,即腹后内侧核和腹后外侧核(图6-15、图6-16)。

1. 腹前核 腹前核位于外侧核群的前部。核的内侧部为一些大细胞,接受来自黑质和皮质6区的纤维;外侧部由一些小而不太规则的细胞组成,接受经豆核束和豆核襻传来的苍白球纤维。腹前核还接受小脑核经结合臂传来的纤维、大脑皮质下行纤维的侧支和脑干网状结构的上行纤维、来自丘脑内其他核团(中央中核、束旁核、中线核群等)的传入纤维。皮质6区纤维至腹前核的大部分。发出纤维至大脑皮质运动区(6、4区)、脑岛前部和眶回、尾状核、腹外核、板内核群、对侧腹前核等(图6-12)。

以前,丘脑外科选择此核作为控制震颤的破坏目标,但后来证实将破坏部位后移更为适宜。

2. 腹外核 腹外核(腹中间核)位于外侧核群的中部,腹前核和腹后外侧核之间。可分为3个亚核,即嘴侧部、尾侧部和内侧部。它经豆核襻及豆核束接受来自苍白球的纤维,经齿状核-红核-丘脑途

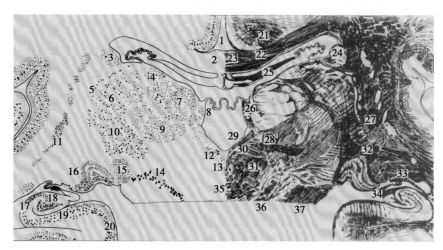

图6-15 经内、外侧膝状体的切面

1. 扣带回;2. 灰被原基;3. 尾状核尾;4. 背外侧核;5. 丘脑网状核;6. 后外侧核;7. 丘脑内侧核;8. 缰核;9. 中央中核;10. 腹后外侧核;11. 豆状核尾侧部;12. 间质核;13. 动眼神经副核;14. 黑质;15. 内侧膝状体;16. 外侧膝状体;17. 海马;18. 齿状回;19. 下托;20. 内嗅皮质;21. 扣带;22. 外侧纵纹;23. 内侧纵纹;24. 终纹(1);25. 穹隆脚;26. 丘脑髓纹;27. 内囊豆核后部;28. 缰核脚间束;29. 背侧纵束;30. 内侧纵束;31. 小脑上脚;32. 视辐射;33. 终纹(2);34. 海马伞;35. 下行的小脑上脚;36. 内侧丘系;37. 大脑脚

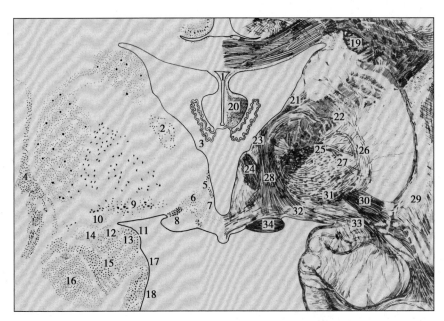

图 6-16　经室间孔、下丘脑及杏仁复合体的切面

1. 透明隔腔;2. 丘脑腹前核;3. 室间孔;4. 屏状核;5. 室旁核;6. 下丘脑外侧区;7. 下丘脑前区;8. 视上核;9. 无名质;10. 终纹床核;11. 半月回;12 ~ 16. 杏仁复合体(12. 内侧核;13. 皮质核;14. 副基底核;15. 基底核;16. 外侧核);17. Ambiens 回;18. 海马旁回;19. 上枕额束;20. 穹隆柱;21. 终纹;22. 尾核苍白纤维;23. 丘脑髓纹;24. 穹隆柱;25. 豆核束;26. 外髓板;27. 内髓板;28. 丘脑下脚;29. 下枕额束;30. 前连合;31. 豆核襻;32. 脚襻;33. 杏仁传出纤维;34. 视束

径接受来自小脑的纤维。来自黑质网状部的纤维至该核的内侧部。此核内侧部还接受来自其他丘脑核团(中央中核、内侧背核枕核)的纤维。发出投射纤维至中央前回(4、6 区),同时也接受来自此部的纤维(图 6-13、图 6-14)。此外,它还与丘脑的内侧核群、背外侧核和枕核有纤维联系。

腹外核与皮质运动区间的联系存在局部定位关系。核的内侧部投至皮质运动区的面区,中央部投至上肢和躯干区,外侧部投至下肢区。

腹外核接受本体感觉冲动,在电生理学上它的自发活动显示特有的慢波和高电位。在帕金森症的患者,发现在此区产生的震颤节律和周围肢体的震颤节律一致。因此,把丘脑的这个区域称为"震颤源区"。目前,治疗运动障碍的患者在不考虑其原发病变部位和运动障碍的严格性质的情况下,在腹外核进行实质破坏性损伤,对于控制脑底神经核病变引起的震颤、肌张力增高和运动异常可能是最适宜的位置。

可见,腹中间核和腹前核是联系小脑和黑质-纹状体两个运动调节装置的重要部位,两者又都与皮质运动区有密切联系。

3. 腹后核　腹后核分内、外两部,即腹后内侧核和腹后外侧核。腹后内侧核位于正中心核的腹外侧,主要为大细胞,另有少数小细胞。核呈半月形,故又称半月核或弓状核,在其内侧尚有副半月核。味觉纤维在副半月核中继。腹后外侧核位于腹后内侧核的外侧,并向后上伸延,隐没于丘脑枕。此核主要由大细胞组成。腹后内侧核接受三叉丘系的纤维。腹后外侧核是内侧丘系和脊髓丘脑束的终点。躯体感觉在此二核具有局部定位关系,来自面及舌的传入纤维止于腹后核的最内下部,来自小腿的纤维止于核的最外上部(图 6-17)。由腹后核发出的纤维组成丘脑皮质束投至中央后回(3、1、2 区),其中腹后内侧核发出的纤维投至中央后回的面区,腹后外侧核内、外侧部发出的纤维分别投至中央后回的上肢区和下肢区(图 6-13、图 6-14)。此外,据认为深、浅感觉在腹后核也有定位,核的前部主要接受深感觉冲动,核的后部主要接受浅感觉冲动。

全身一切躯体感觉冲动都终止于腹后核,在此中继后再传至皮质。一般认为,感觉在丘脑已初步产生,这种感觉是质的、情感性的,到达大脑皮质后再进一步进行分辨。

4. 背外侧核和后外侧核　背外侧核位于丘脑的背侧面,紧靠内髓板上缘的外侧,向后续于后外侧核。其皮质下传入纤维来自顶盖前核、上丘及其他丘脑核,特别是腹外侧核和腹后核。背外侧核与扣

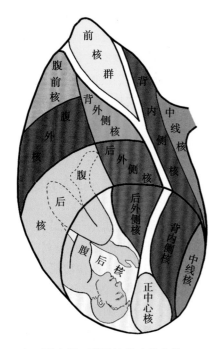

图 6-17　腹后核的功能定位

带回、海马旁回后部、海马结构的前下托及顶叶皮质相联系。

后外侧核位于背外侧核的后方,腹后外侧核的背侧。向后与枕核分界不清,此核由小细胞组成。接受来自上丘的皮质下传入纤维。与顶上小叶有往返的纤维联系。与顶下小叶、扣带回及海马旁回皮质内侧部相联系(图 6-13、图 6-14)。

5. 网状核　网状核为一薄层大多角形细胞,位于外髓板与内囊之间,覆盖丘脑的全部外侧面,并延至前面,在此似与腹前核融合,向下与丘脑底部的未定带连续。丘脑与大脑皮质的纤维几乎全部穿行网状核,因而使之成网状而得名。

丘脑网状核接受来自大脑皮质、丘脑主要核团及脑干网状结构的纤维,网状核亦发出纤维至相应核团,但丘前核团无来自网状核的纤维。目前已否认丘脑网状核有向大脑皮质的弥散性投射。自丘脑投射至皮质特定区的纤维发出侧支终于网状核的特定部位。皮质至丘脑的纤维亦发出侧支至网状核。从功能上看,丘脑网状核可能对大脑皮质与丘脑间的神经活动起整合作用,并影响丘脑和中脑的活动。

（四）髓板内核群

髓板内核群是内髓板白质中分散的细胞群,细胞大小不等,边界不清。它包括正中心核、束旁核、旁中央核和中央外侧核、中央内侧核及腹内侧核。其中主要的核为正中心核和束旁核。

1. 正中心核(中央正中核)　是此核群中唯一巨大而边界清晰的细胞群,位于丘脑的中心,背内侧核的腹外侧,腹后核的背内侧。纤维呈网状,细胞散在其中,几乎全被内髓板纤维包绕,唯其内侧与束旁核细胞交错。人类此核最发达。

2. 束旁核　位于正中心核的内侧,背内侧核尾侧部的腹侧,由小细胞组成,集中于缰核脚间束(后屈束)周围。由于束旁核与中央正中核之间无明显分界,故常将此两核合称为中央正中-束旁核复合体。

3. 旁中央核(中央旁核)　位于内髓板内靠近背内侧核的前部,在后部中央旁核和中央外侧核融合,其内侧缘为背内侧核。

4. 中央外侧核　位于内髓板的外侧部内。

5. 中央内侧核　靠近中央旁核的内侧部。

6. 腹内侧核　为前内侧核向后延续的部分,可达丘脑间连合的下方。

髓板内核群联系广泛,其传入纤维来自脊髓、小脑齿状核与顶核、脑干网状结构、导水管周围灰质及中缝核群、苍白球、大脑皮质运动区(4、6区)。传出纤维至丘脑中线核群、丘脑网状核、苍白球、壳核以及大脑皮质躯体感觉运动区等。髓板内核群与纹状体的往返联系丰富;至大脑皮质的纤维弥散而稀少;反之,大脑皮质下行至髓板内核群者则较丰富。

髓板内核群、中线核群及丘脑后复合体都与痛传导有关,尤其与慢痛的中枢机制有关。在针刺镇痛机制的研究中,我国学者证明上述核群多涉及痛与镇痛的神经机制。上述核群属"非特异性丘脑核团",是上行网状激活系统的组成部分,与觉醒状态及意识水平有关(参见脑干网状结构章节)。

神经外科通过破坏或中断丘脑的髓板内核来治疗难以控制的疼痛。另外,由于它同苍白球有纤维联系,所以在对扭转痉挛、肌张力障碍采取外科治疗时也常将此部一并破坏。

（五）丘脑后核群

丘脑后核群包括丘脑枕核、内侧膝状体、外侧膝状体和膝体上核等。

1. 丘脑枕核　枕核是一较大的核团,它形成丘脑的后端,向前延伸到缰核的前极水平。其后下方为内、外侧膝状体和中脑的背外侧面。核可分为3部分,即:①内侧枕核:位于背内侧部,由致密而均匀的神经元组成;②外侧枕核:位于外侧伸向下方;③下枕核:位于丘脑枕的最下方和外侧,由一个较为均匀的细胞团组成。

丘脑枕的纤维联系较复杂,迄今到丘脑枕的皮质下传入纤维仍不十分肯定,但内侧枕核和外侧枕核接受来自上丘及顶盖前区的纤维;下枕核除了接受来自上丘的纤维外,还有来自视网膜的传入纤维,而且有完整的视网膜局部的代表区。还有报道有来自脊髓及下丘脑的传入纤维,来自皮质的传入纤维,来自视皮质纹状区、颞叶、顶叶的联络区,甚至来自前额皮质和躯体感觉区(Kievi 和 Kyypers 1977)。

丘脑枕的传出纤维至皮质靶区的分布广泛,近年来的研究发现,发自内侧枕核的传出纤维投射至顶叶的顶下小叶皮质、扣带回后部及颞叶广泛区域,包括海马旁回后部和嗅脑周围皮质,还有报道与前额皮质及额叶眶部皮质间有联系。外侧枕核则与枕叶外纹状区联系并与颞叶联络区皮质后部以及与顶叶相联系,可能还与嘴内侧前额叶皮质相联系。下枕核与枕叶的外纹状皮质和纹状皮质有联系,并与颞叶后部的视联络区相联系(图6-13、图6-14)。

关于丘脑枕的功能,现知下枕核有完整的视网膜局部代表区,外侧枕核与内侧枕核亦全有视觉应答细胞,但内侧枕核并非单纯与视觉相关,亦能记录到其他方式的应答,其中有些细胞可能感受多种感觉。这些所投射的皮质联络区有复杂的功能,特别是颞叶联络区具有知觉、认知和记忆功能。推测丘脑枕在调节这些功能方面的作用是十分复杂的(Cusick 等 1993;Baizer 等 1993)。

枕核属于联络核,作用是把来自腹后核的躯体感觉与来自内、外侧膝状体的视、听特殊感觉进行整合,然后再投射至顶叶后部和枕颞区域皮质。

枕核的全部功能尚不十分清楚,但最近注意到,破坏枕核用以治疗痉挛状态是有效的。

2. 内侧膝状体　内侧膝状体分上、下两部,上部细胞大而密集;下部细胞小而稀疏。内侧膝状体(主要是上部)接受外侧丘系和下丘发出的纤维,其投射纤维组成听放射至颞横回(图6-13),另有纤维至丘脑外侧核群及枕核等。内侧膝状体的下部发出纤维至丘脑底部,并至对侧的内侧膝状体。

3. 外侧膝状体　外侧膝状体由大细胞的背侧部和小细胞的腹侧部组成。但在人,小细胞的腹侧部似乎已与视觉系统无关,而成为丘脑底部成分。主核的切面呈口向内的蹄形铁,含有6层同心排列的细胞,各层间有纤维分隔。在种系发生上,无视交叉的动物此核只有3层细胞,在出现视交叉之后,细胞才演变成6层。交叉和不交叉的纤维各占3层(由外向内第1、4、6层接受来自对侧眼的纤维;第2、3、5层只接受来自同侧眼的纤维)。外侧膝状体是视束的主要终止点,发出视辐射投至距状裂附近的皮质(17区),并接受此区的纤维;还发出纤维经上丘臂至上丘和顶盖前区,另外尚与丘脑的枕核、外侧核群有纤维联系。

二、丘脑的纤维联系和功能

丘脑各核团依其进化的早晚、纤维联系和功能可区分为古丘脑,旧丘脑和新丘脑3类(图6-18)。

(一)古丘脑的纤维联系和功能

古丘脑在种系发生上为丘脑最古老部分,属于丘脑网状结构,故又称丘脑网状。主要包括中线核、髓板内核、背内侧核大细胞部、丘脑网状核、腹前核。这些核团形体微小,界限不清,纤维联系也难辨认。古丘脑接受脑干网状结构的网状丘脑纤维,其各核团最后经丘脑网状核发出大量纤维广泛地投射到整个大脑皮质,构成了上行网状系统(上行非特异性投射系统)的最上部分。古丘脑通过这一系统调节大脑皮质的活动,使其处于清醒状态。中脑、丘脑底部网状结构影响皮质,产生广泛的醒觉反应,而丘脑网状系是对限定的皮质区域产生振奋反应。所以丘脑病变可出现昏睡、昏迷等网状结构受损的症状。

脑干网状结构→网状丘脑纤维→ 古丘脑 →
丘脑网状核→网状皮质纤维→广泛大脑皮质。

(二)旧丘脑和新丘脑的纤维联系和功能

古丘脑属非特异性投射系统,或称弥散性投射系统,是网状上行激动系统的组成部分。与古丘脑的纤维联系和功能不同,旧丘脑和新丘脑则多为特异性投射系统,包括丘脑特异性中继核和连合核、特异性传入丘脑纤维束、特异性丘脑与大脑皮质的往返联系。

1. 旧丘脑的纤维联系(图6-17)　旧丘脑在种系发生上为丘脑的较新部分,属于上行特异性投射系统的中继核,也称丘脑中继核。主要包括腹后内、外侧核和内、外侧膝状体。其功能是把各种感觉冲动传递至大脑皮质的特定感觉区,产生各种感觉(表6-2)。

2. 新丘脑的纤维联系(图6-17)　新丘脑在种系发生上为丘脑的最新部分。包括背内侧核的小细

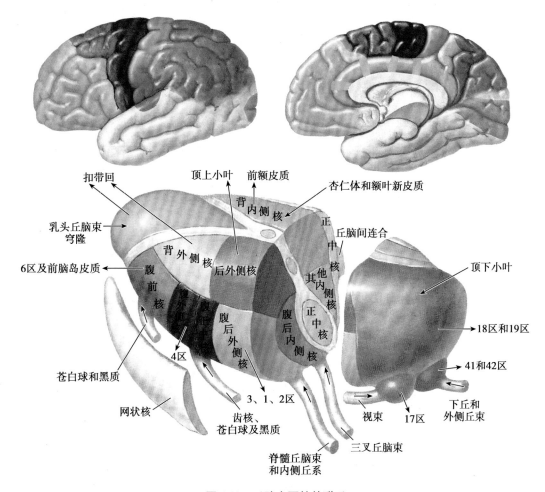

图 6-18　丘脑主要核的联系

表 6-2　旧丘脑的纤维联系

中继核名称	传入纤维	传出纤维	大脑皮质投射区
腹后外侧核	内侧丘系 脊髓丘脑束	丘脑皮质束	顶叶皮质 3、1、2 区（中央后回上 2/3 部，深、浅感觉区）
腹后内侧核	三叉神经	丘脑皮质束	顶叶皮质 3、1、2 区（中央后回下 1/3 部，深、浅感觉区）
外侧膝状体	视束	视辐射	枕叶皮质 17 区（距状裂附近皮质，视觉区）
内侧膝状体	外侧丘系	听放射	颞叶皮质 41 区（颞横回，听觉区）

胞部、背外侧核、后外侧核、枕核、腹前核、腹外核和前核群等。这些核团主要接受丘脑中继核团和其他皮质下中枢的纤维（不直接接受外来的感觉纤维），将其传入的冲动经过整合作用后，再经传出纤维投至大脑皮质某一区域（联络区等），可能与各种感觉在丘脑与大脑皮质之间的联系协调有关，所以又称丘脑联络核。如丘脑前核群除与丘脑下部之间有往返联系外，尚发出纤维投射至扣带回（23、24 区），与内脏活动调节有关，腹前核和腹外核接受苍白球、小脑齿状核和中脑红核的纤维，发出纤维投至大脑皮质运动区和运动前区（4、6 区），参与皮质对运动的调节；丘脑枕核接受内、外侧膝状体的纤维，并发出纤维投射到大脑皮质顶、枕叶和颞叶的中间联络区，参与各种感觉的联系功能；背内侧核的小细胞部除与丘脑下部有往返纤维联系外，也与额叶皮质前部和眶部有往返联系，可能与内脏感觉和精神情绪活动有关，背外侧核和后外侧核接受丘脑中继核（主要为外侧核群的腹侧亚群）的纤维，并与顶叶皮质后部（5、7 区）有往返纤维联系（表 6-3）。

表 6-3　新丘脑的纤维联系

中继核名称	传入纤维	传出纤维	大脑皮质投射区
丘脑前核	乳头丘脑束	丘脑皮质束	扣带回皮质
背内侧核	丘脑其他核团纤维	丘脑皮质束	额叶前部皮质
背外侧核	丘脑其他核团纤维	丘脑皮质束	顶上小叶皮质
枕核	内、外侧膝状体	丘脑皮质束	顶下小叶、枕叶、颞叶后部

3. 新、旧丘脑的功能　丘脑的功能十分复杂，也不尽清楚。除嗅觉外，一切感觉纤维束在到达大脑皮质之前，都在丘脑特异性中继核内形成突触。如内侧丘系、脊髓丘脑束、三叉丘系、外侧丘系、视束等，都要终止于丘脑和后丘脑的特异性中继核。虽然嗅觉冲动直接进入嗅觉皮质，但也转而联系丘脑前核。因此丘脑是各种感觉信息传入大脑皮质的入口，来自身体内外的一切感觉冲动都必须通过丘脑。但丘脑不仅仅承担这种简单中继的驿站作用，更重要的是通过丘脑的联络核群以及广泛的纤维联系对周围传来的简单冲动进行繁简不等的联络和综合，所以丘脑本身就是复杂的感觉性整合器官。

据认为，粗略的感觉，如痛、温、触觉在丘脑以下部分可分别受损，但在丘脑以上，这些感觉已密切融合，不再分开。实际上，感觉在丘脑就已产生，若完全破坏两侧皮质感觉区，丘脑仍能领略痛觉、粗略触觉和温度觉，但这种感觉只是粗浅的质的辨别，如对温度觉的冲动，丘脑只能区别冷和热，而到了皮质才进一步分辨冷热的程度。一般称丘脑的感觉为情感性的，基于这种粗略的感觉，因而就可产生痛苦、愉快和不愉快的情感反应。尤其是对内脏的感觉，几乎无分辨的成分，完全是情感性的，它是产生健康或不适感以及较强的情绪状态的基本因素。皮质的感觉则是分辨性的，即比较各种刺激的强度、部位以及时间和空间的相互关系，并对刺激加以定位、辨别，以形成形态、大小和质地的概念。对于本体刺激则能判定它的方向、范围和时序。但丘脑与皮质间具有广泛的往返联系，因此在丘脑和皮质间形成具有相互作用的潜在回路，在功能上两者是不可分割的，皮质对刺激的分辨有待于丘脑对刺激的整合，而丘脑的情感性感觉也受到皮质的修正和节制。

丘脑腹前核和腹中间核属特异性中继核，是联系黑质-纹状体系统和大脑-小脑回路两个运动调节系统的部位，实现运动信息的整合。内侧背核属

特异性中继核，是内脏信息与躯体信息发生复杂整合作用的部位；其与前额皮质的联系涉及意识性活动和情感的调节；其与纹状体的联系涉及运动的调节。丘脑前核群属特异性中继核，参与 Papez 回路，与记忆活动有关；前核群又参与自主性神经活动的调节。

丘脑和大脑皮质之间形成具有躯体定位性组构的丘脑辐射，路经内囊的大部分，可分为 4 组：①丘脑前脚：经内囊前肢，是丘脑内侧核群、前核群、外侧核群前部与额叶之间的联系纤维；②丘脑上脚：经内囊膝部和后肢，是丘脑外侧核群与皮质运动区及顶叶间的联系纤维；③丘脑后脚：经内囊豆状核后部，是丘脑尾侧部，包括视辐射纤维，与枕叶和顶叶后部之间的联系纤维；④丘脑下脚：经内囊豆状核下部，是听辐射纤维等与颞叶及岛叶的联系纤维。在许多丘脑皮质纤维中保持了信息类型的高度特定性和信息起始部位的精确定位性。

丘脑可以把有关感觉、躯体运动、自主运动的信息从脑干和脊髓传至大脑皮质，其核团又与大脑皮质相关区存在相互联系。丘脑的特异性核团可投射至大脑皮质的特定局部区域，这些核团包括：①感觉投射核（腹后外侧核-躯体感觉，腹后内侧核-头面部感觉，外侧膝状体-视觉，内侧膝状体-听觉）；②运动相关核（腹外侧核和腹正中核-小脑，腹前核和腹外侧核-基底节）；③自主运动和边缘系统相关核（前核和背外核-扣带皮质，背内侧核-额叶、扣带）；④联络区相关核团和后外侧核-顶叶皮质。丘脑的非特异性核团［板内核（正中核和束旁核），腹前内侧核］可与大脑皮质的大部分区域和其丘脑核广泛联系，而丘脑网状核则可参与调节丘脑投射核的兴奋性。丘脑损伤可导致严重的神经源性疼痛，即丘脑综合征。

三、丘脑综合征

由于丘脑病变而引起的一系列症状称丘脑综

合征(Dejerine-Roussy 综合征)。因丘脑的外侧即为内囊和豆状核,所以丘脑综合征时往往同时伴有内囊和豆状核受损所致的锥体路和锥体外路症状,在此着重叙述丘脑本身病变引起的症状。

(一)丘脑病变的症状

在经典的丘脑综合征中,自发性疼痛和对情绪(愉快及不愉快)刺激的主观反应过度是最显著的特点。丘脑的刺激性病变可引起对侧半身中枢性疼痛(痛苦难忍、异常不适、疼痛弥散、定位不清,受内、外刺激或情绪改变而增减),或感觉过敏;丘脑的破坏性病变可致对侧半身深、浅感觉障碍,对侧半身共济失调、半身多动、手足舞蹈徐动症、情感性面瘫、对侧半身水肿、丘脑手(掌指关节略屈,指骨间关节伸直甚或过度伸直,前臂屈曲于旋前位);丘脑部分损害可致对侧半身感觉过度或感觉倒错,常伴情感色彩;丘脑枕损害引起两眼对侧同向偏盲、丘脑手。丘脑手亦可见于顶叶病变,且常有营养性和血管运动性紊乱。

1. **对侧半身感觉障碍** 丘脑是传导对侧半身一切内、外感觉冲动至皮质的重要中继站,也是皮质下的最高感觉中枢,并有初步分析功能。所以在丘脑病变时,对侧半身各种感觉必然都受到影响。

由于丘脑与大脑皮质之间的纤维回路对一个完整的感觉产生是十分重要的,因而当这种联系受损时,最初感觉可完全丧失,随后痛觉、粗略触觉和大部分温度觉可见恢复,但精细触觉、位置觉和运动觉则归于丧失或严重障碍(可出现感觉性共济失调);这种情况在丘脑腹后核单独受损时尤为突出,因为传导浅部感觉的纤维除到腹后核外,也到中线核。此外,传导浅部感觉的纤维只是部分交叉,另有一部分不交叉,而深部感觉纤维则完全交叉;所以当一侧丘脑受损时,所产生的对侧半身感觉障碍,其特点是深部感觉障碍比浅部感觉障碍明显而持久。

丘脑综合征的一个突出症状是对侧半身感觉异常,即自发性疼痛、感觉过度、感觉过敏和感觉倒错。这些症状可同时出现,也可单独出现。产生这些痛觉异常的原因,有人认为疼痛已在丘脑产生,但平时大脑皮质对丘脑有抑制作用,当皮质与丘脑间的抑制径路受损后,丘脑即因释放而过度活动,产生痛觉异常现象。另有人认为这种痛觉异常是由于丘脑本身受病变刺激而发生的过度反应。当病变波及外侧膝状体时,可发生对侧同向偏盲。

2. **对侧面部表情障碍** 患者虽可做表情肌的随意运动,但在病变对侧面部则丧失了情感性或反射性表情运动,此为分离性面部运动障碍。这是由于病变中断了丘脑(腹前核)与苍白球的联系,而苍白球又与面神经核有联系,这一丘脑-苍白球-面神经核径路控制着表情肌的情感反射运动,而表情肌的随意运动则受锥体路控制。所以丘脑病变时可出现对侧面部表情丧失而表现呆板。

3. **对侧半身不自主运动** 由于丘脑与纹状体之间有往返纤维联系,并且病变有时可直接侵犯邻近的纹状体,所以可出现对侧半身肢体的手足徐动和舞蹈样运动。

4. **对侧半身小脑性共济失调** 当病变侵犯齿状核、红核至丘脑腹外核的纤维联系时,可发生对侧半身小脑性共济失调。

丘脑综合征多由血循环障碍引起,如出血或血栓等。

(二)丘脑病变综合征

1. **丘脑综合征** 又称为 Dejerine-Roussy 综合征,1903 年由 Dejerine 和 Egger 首先报告,1907 年Roussy 正式确认并命名。病变位于丘脑外侧核的后半部,病因主要是丘脑膝状体动脉发生闭塞,其症状特点是:

(1)对侧肢体的运动障碍:发病时出现转瞬即逝的对侧肢体偏瘫,同时因为丘脑与纹状体的密切联络中断,出现对侧肢体的不随意运动,或舞蹈样或手足徐动,其程度均轻。

(2)对侧面部表情运动障碍:由于丘脑至皮质下基底神经节核团反射径路受累中断,造成病灶对侧面部分离性运动障碍,即当患者大哭大笑、情绪激动时,病灶对侧面部表情丧失,呈现面肌瘫痪征。但如果同时令患者做示齿或病灶对侧的上、下肢运动,并无瘫痪表现。

(3)对侧半身感觉障碍:丘脑是各种感觉的总汇,丘脑损害引起对侧半身感觉障碍,特点如下:

1)对侧半身感觉缺失,而且是各种感觉都缺失,这是丘脑外侧核,特别是腹后外侧核受累的结果。

2)感觉障碍的程度并不一致,一般来说上肢比下肢重,肢体的远端较近端重。

3)深感觉和触觉障碍的程度比浅感觉(痛觉、温度觉)要重。患者表现为深感觉障碍性共济失调,这是腹后外侧核受累的结果。由于该核同时接受丘脑穿动脉和丘脑膝状体动脉的血液供应,故仅丘脑膝状体动脉闭塞所表现的共济失调是轻度的。

4）实体感觉障碍：由于对侧肢体的浅、深感觉丧失，出现实体感觉障碍，呈现肢体感觉失认的现象。

（4）对侧半身自发性剧痛：这是由于丘脑内髓板核、中央核受累的结果。患者病灶对侧上、下肢出现剧烈的、难以忍受和难以形容的"自发痛"或中枢性痛。剧痛为持续性，而且可有突然加重之势。疼痛常可因某种刺激而加剧，如强光照射、风吹、特殊气味及高尖的声音等。这种自发的丘脑性疼痛常常伴有感觉过敏和感觉过度。其疼痛的部位不清，常呈弥漫性并难以说出准确的定位。疼痛的性质各种各样，有烧灼感、冷感和难以描述的痛感。疼痛常受情绪的影响，情绪激动可使疼痛加重。

（5）对侧半身感觉过敏和感觉过度：这是丘脑病变的常见典型症状。所谓感觉过敏，是由痛觉阈值降低所致，如轻微的触摸刺激症状侧半身皮肤立即引起明显疼痛。有时出现感觉倒错，即对刺激的性质、程度发生曲解，如把温暖误认为寒冷，把触摸误认为是针刺等。感觉过度不同于感觉过敏，因为痛阈常常升高，轻微的刺激不能引起反应，但是如果刺激一旦达到阈值，立即出现过分强烈的疼痛并向整个上下肢扩散，持续很长时间，使患者对于任何刺激都极为恐惧。感觉过度是丘脑病变独有的特点，很有诊断价值。

（6）丘脑性疼痛伴有自主神经功能障碍：如血压增高、心跳加快、泌汗增多或血糖升高等。

2. 红核丘脑综合征 病变位于丘脑外侧核群的前半部，多见于丘脑穿动脉阻塞时。

（1）小脑性共济失调：这是由于丘脑腹外侧核受累，使小脑发出的结合臂纤维到此处中断，不能向大脑中央前回运动区投射，从而使小脑丧失了大脑皮质支配的结果。

（2）意向性肢体震颤：原因同上。

（3）短暂的舞蹈样手足徐动：由腹侧前核受累所致。

（4）对侧头面部感觉障碍：由腹后内侧核受累所致。

这组综合征的特点是以不随意运动为主，并有静止或运动时的意向性震颤。除头面部外，对侧半身并无感觉障碍出现。

3. 丘脑内侧综合征 病变位于丘脑内侧核群，本综合征是由丘脑穿动脉闭塞引起的。其临床特点：

（1）痴呆及各种精神症状：因丘脑向边缘系统的纤维投射中断所致。

（2）睡眠障碍：因网状上行激活系统经丘脑前核及内侧核向大脑皮质投射径路中断所致。

（3）自主神经功能障碍：表现为体温调节异常、心血管运动障碍、胃肠运动失调等。

（4）自发性疼痛：这是内髓板核、中央核受累的症状。

第二节　丘脑上部

丘脑上部是间脑背侧部向尾侧与中脑顶盖前区相移行的部分，位于背侧丘脑的后上方，第三脑室顶的周围。包括丘脑髓纹、缰三角、缰连合、松果体、后连合、连合下器（图6-19）。

一、丘脑髓纹

脑背侧面与内侧面的分界标志。包括来自隔核和内侧基底嗅区的纤维；来自海马结构的纤维，从穹隆分开加入丘脑髓纹；来自丘脑前核的纤维，也有来自苍白球的纤维。髓纹纤维大部分终止于缰三角的缰核内，部分纤维经缰连合交叉至对侧缰核；有些纤维穿经缰核下行至导水管周围灰质；还有少量纤维至某些丘脑核团。

丘脑髓纹、缰核、缰核脚间束在功能上与嗅觉和内脏活动有关。

二、缰三角

缰三角是第三脑室顶后端，上丘前方的三角形结构。缰三角内的灰质为缰核，左右缰三角之间由缰连合相连，一侧丘脑髓纹的纤维经过缰连合止于对侧缰核。两侧缰核间的纤维也经过缰连合。

三、缰核

缰核位于缰三角内，包括小的内侧核（由密集而深染的神经细胞组成）和大的外侧核（由分散的浅染的大多极神经元组成）。

缰核的传入纤维来自丘脑髓纹、中脑脚间核、中

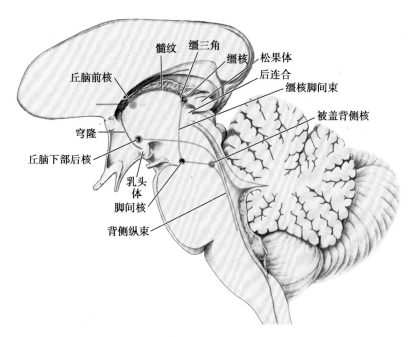

图 6-19　丘脑上部的纤维联系

脑中缝核群、导水管周围灰质及腹侧被盖区。缰核的传出纤维主要有缰核脚间束（Meynert 后屈束），自缰核向尾侧行，止于中脑脚间核。另一些传出纤维下达导水管周围灰质和中脑网状结构。

缰核属边缘系统结构，是前脑和脑干联系的中继站。缰核脚间束将冲动传至脚间核后，可经中脑网状结构联系顶盖-被盖脊髓束，至自主性节前神经元，从而控制唾液分泌、胃肠腺分泌和胃肠蠕动，并控制与消化有关的咀嚼和吞咽运动。破坏缰核，可导致代谢、内分泌及体温的变化。

四、松　果　体

松果体（脑上腺）是一小的松果形红灰色腺体，位于两上丘之间，胼胝体压部的下方，借第三脑室脉络组织与胼胝体分开。腺体底部朝向前方，通过一白质柄附着于第三脑室顶部。柄可分上、下两板，上、下板之间隔有第三脑室松果体隐窝，上板同缰连合延续，下板同后连合延续。松果体是视器（第三眼睛）退化的遗迹，第三眼睛在某些爬行类或其他低等脊椎动物存在，在哺乳类呈现退化。

松果体在内部结构上主要成自一些特殊的松果体细胞，细胞大小不等，核淡染，胞质有嗜银颗粒。腺体在初期呈腺样结构，7 岁时达到最大发展，青春期以后腺组织逐渐消失，代之以结缔组织，并有部分钙化。一般认为松果体接受来自丘脑髓纹、缰核和后连合的纤维，纤维呈丛状止于松果体细胞间。

松果体可发生肿瘤，其临床表现主要是肿瘤对周围结构的压迫症状，即四叠体综合征（图 6-20）。

五、后　连　合

后连合属于中脑结构。位于上丘的嘴侧，在中脑水管上口与第三脑室之间移行部的背侧，因此是中脑向间脑移行的标志。后连合由粗壮的横行纤维组成，但纤维的头侧、外侧和腹侧均由细胞所环绕，这些细胞称为后连合核。组成后连合的纤维目前知其主要包括：①来自苍白球的纤维，其中有些纤维直接或间接终于中脑被盖和红核，其余的纤维可能终于中介核和达克谢维奇（Darkschewitsch）核；②左右上丘间的连合纤维；③皮质顶盖纤维，终于上丘的带状层；④来自顶盖前区的纤维，终于对侧的缩瞳核，组成瞳孔反应径路。

六、连　合　下　器

连合下器（图 6-21）位于中脑水管的嘴端，后连合的腹侧，是一高柱状室管膜区。一般认为，连合下器属室周器官，但其毛细血管无窗孔，室管膜下层含神经元。其室管膜细胞的突起可伸入后连合纤维之间，或终于血管周围间隙。其分泌物形成许多平行排列的线状物，总称 Reissner 纤维，沿中脑水管分

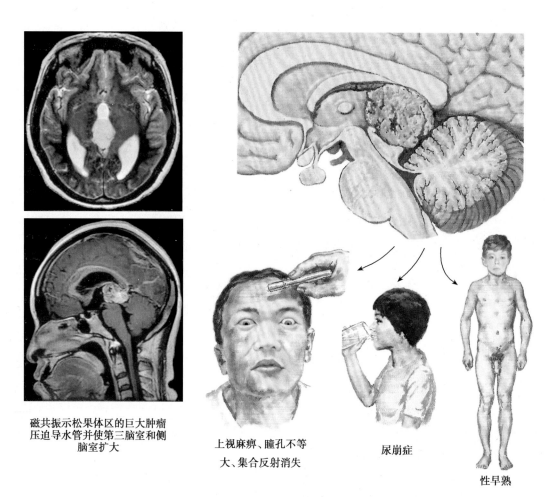

磁共振示松果体区的巨大肿瘤
压迫导水管并使第三脑室和侧
脑室扩大

上视麻痹、瞳孔不等
大、集合反射消失

尿崩症

性早熟

图 6-20   松果体瘤-四叠体综合征

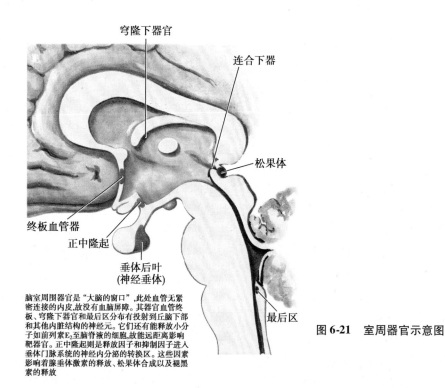

脑室周围器官是"大脑的窗口",此处血管无紧
密连接的内皮,故没有血脑屏障。其器官血管终
板、穹隆下器官和最后区分布有投射到丘脑下部
和其他内脏结构的神经元。它们还有能释放小分
子如前列素E_2至脑脊液的细胞,故能远距离影响
靶器官。正中隆起则是释放因子和抑制因子进入
垂体门脉系统的神经内分泌的转换区。这些因素
影响着腺垂体激素的释放、松果体合成以及褪黑
素的释放

图 6-21   室周器官示意图

布,其至下达脊髓中央管。此种分泌物可能含调节脑脊液成分、压力及流速的报警因子。目前多数学者认为,在调节水代谢和控制口渴方面,连合下器的分泌物可能起作用。儿童在4~5岁以后连合下器开始退化。

第三节　丘脑底部

丘脑底部又称腹侧丘脑,是指丘脑与中脑被盖间的交界地区,此区外邻内囊,前内侧是丘脑下部,背侧是丘脑,腹侧是中脑的大脑脚。红核和黑质的上端也伸入至此区(图6-4)。丘脑底部的灰质包括丘脑底核、未定带、丘脑底部网状核、Forel H 区、膝状体前核、红核及黑质的上端及脚内核。白质有 Forel 被盖区(红核前区,H 区)、豆核襻、豆核束(H2 区)、丘脑束(H1 区)(图6-22、图6-23)以及后屈束、内侧丘系、脊髓丘系、三叉丘系上部、孤束核丘脑束、双侧齿状丘脑束和同侧红核丘脑束等。

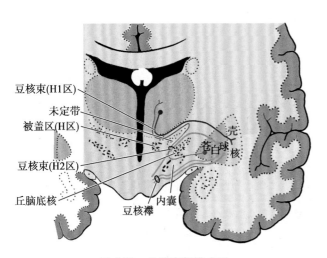

图6-22　丘脑底部模式图

一、丘脑底核

丘脑底核(Luys 体)为一扁卵圆形带棕色的灰质团块,位于丘脑外侧核群的腹侧,内囊腹侧纤维的内侧,黑质上端的背外侧,并延伸到红核的外侧(图6-4、图6-22 ~ 图6-26)。它主要由一些大的多极细胞组成。此核接受苍白球和额叶运动前区及前额叶的纤维,还有中缝背核、蓝斑核、黑质致密部、脚桥网状被盖核。发出纤维到苍白球、黑质、红核和中脑被盖。

丘脑底核在功能上同纹状体,尤其是与苍白球密切相关。基于多年来临床和神经病理学方面的知识,一般认为此核损伤可产生对侧肢体的舞蹈样运动,尤以上肢为著,表现为对侧上肢做连续的不能控制的投掷运动,称半身舞蹈病。以猴为实验对象,表明损伤此核超过20%,即可产生半身舞蹈病,而且这种舞蹈样运动的持续取决于苍白球或豆核束的完整性,在破坏这些结构之后,症状可部分或完全消失。在人丘脑手术时,偶可损伤丘脑底核而产生术后半身舞蹈病。相反,患自发性半身舞蹈病的患者,在丘脑手术时可因丘脑损伤的扩大或伤及苍白球而使症状得以消失。

另有人认为,丘脑底核在正常情况下控制和抑制姿势反射。患轻型半身舞蹈病的患者对姿势的变化可有高度敏感性,并主张这种不随意运动是由于不稳定性而引起的姿势反射的过度反应。

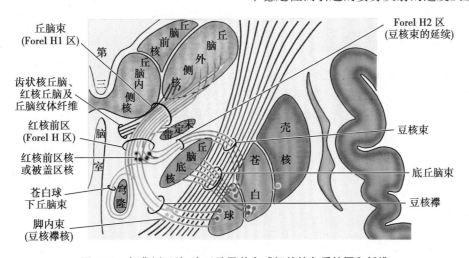

图6-23　与背侧丘脑、底丘脑及苍白球相关的灰质核团和纤维

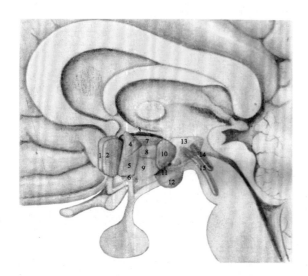

图 6-24 丘脑底部和丘脑下部的透视图
1. 视前区外侧核；2. 视前区内侧核；3. 丘脑下部外侧核；4. 室旁核；5. 丘脑下部前核；6. 视上核；7. 丘脑下部背区；8. 丘脑下部背内侧核；9. 丘脑下部腹内侧核；10. 丘脑下部后核；11. 乳头体中间核；12. 乳头体核；13. 丘脑底核；14. 红核；15. 黑质

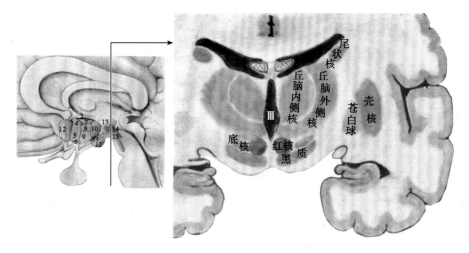

图 6-25 丘脑底部

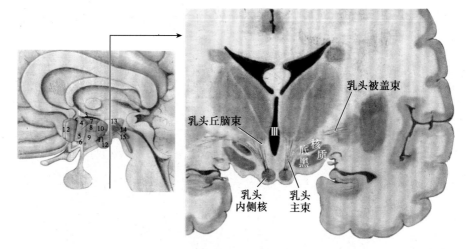

图 6-26 丘脑下部

二、未 定 带

未定带是丘脑束和豆核束间的一条灰质,为一弥

散的细胞群(图 6-22、图 6-27 ~ 图 6-29)。它主要接受苍白球和皮质运动前区的纤维,同时和髓板内核、红核和中脑被盖有密切联系。丘脑底部网状核和未定带皆可视为中脑网状结构在丘脑底部的延续。

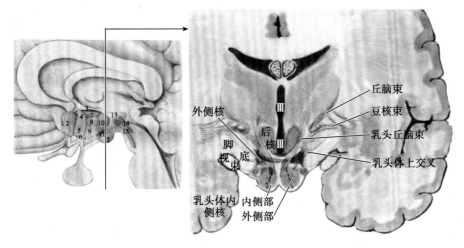

图 6-27 乳头体区后部

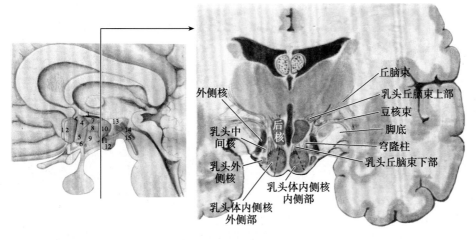

图 6-28 乳头体区前部

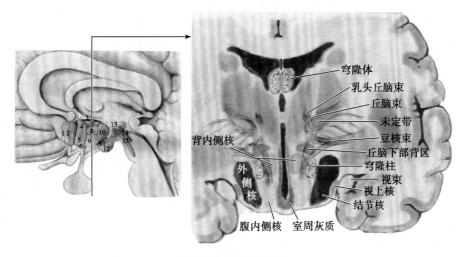

图 6-29 漏斗结节区

丘脑底部在功能上属于锥体外路和网状结构的一部分。未定带也称为疑带或暧昧带。

三、被盖区或红核前区

被盖区（Forel 被盖区）或红核前区（H 区）为丘脑底部的最内侧部，相当于红核前上方的区域，由一些纤维和散在的细胞组成，散在的细胞称被盖区核或红核前区核（图 6-22、图 6-23）。红核前区核连同沿丘脑束和豆核束散在的类似细胞统称丘脑底部网状核。

四、豆核束

豆核束是起自苍白球内侧的纤维，此纤维从苍白球背内侧缘发出后在靠近内囊内侧面时转向内侧，形成一清晰的纤维束，其中有些纤维行于底丘脑

的背侧缘未定带的腹侧，称 Forel H2 区。豆核束继向内向尾侧行，在达未定带内侧缘处，豆核束与豆核襻的纤维相混，也和红核前区的分散结构及齿状丘脑束、红核丘脑束纤维相混。这一多种成分相混的径路及与之相联系的细胞群称为红核前区（被盖区）或 Forel H 区，而后豆核束与豆核襻等束纤维继向前向外行，共同组成丘脑束或 Forel H1 区，向背侧与丘脑腹侧核联系。丘脑束是豆核束、豆核襻、齿状丘脑纤维及丘脑纹状体纤维的延续部（图 6-22、图 6-23、图 6-27 ~ 图 6-29）。

五、豆核襻

豆核襻起自苍白球的两个部分、壳及其邻近结构，它的部分纤维在沿行程分布的神经元中中继，这些中继神经元称为脚内核。豆核襻绕内囊腹侧弯曲

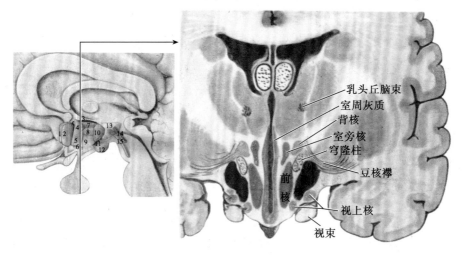

图 6-30 视上区后部

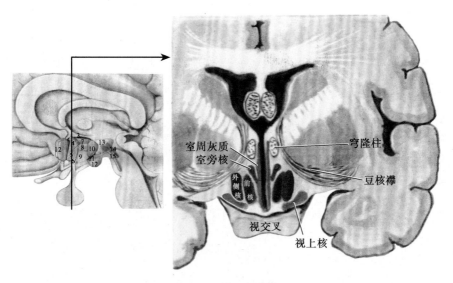

图 6-31 视上区前部

并向内侧行,继而向背内侧走行,而与走在红核前区内的纤维相混,豆核襻与豆核束中的某些纤维与底丘脑核、红核前区核及未定带神经元相突触。其余的纤维继向上外行,终于丘脑核团,主要是前腹侧核及中央内侧核(图 6-22、图 6-23、图 6-30、图 6-31)。

六、苍白球下丘脑束

为发自苍白球的纤维,在红核前区内弯曲绕穹隆柱的腹内侧向下丘脑行,又弯向外侧再向背侧加

入 Forel H1 区,推测该束终于背内侧核。

七、底丘脑束

是一条横过内囊的双向往返排列的纤维,将底丘脑核与苍白球或壳的一小部分相联系。

八、后 屈 束

又称缰核脚间束,已在上丘脑内叙述。

第四节 丘 脑 下 部

一、丘脑下部的外形及概述

丘脑下部(又称下丘脑)位于(背侧)丘脑的前下方,构成第三脑室两侧壁的下半和底壁。成年人的丘脑下部重约 4g,体积不大,只含 4cm³ 的神经组织,占整个脑组织的 0.3% ~ 0.5%,但它通过内脏神经系统及内分泌系统控制机体多种功能。下丘脑的背外侧被端脑覆盖,只有在脑的底面和正中矢状断面上可观察到下丘脑的结构(图 6-24 ~ 图 6-32)。

1. 丘脑下部的底面由视交叉、灰结节及乳头体等构成。在脑底面可见到下丘脑最下部的结构,它是由视交叉、视束和左右两侧大脑脚围成的近似菱形的区域,从后向前分别为乳头体、灰结节、漏斗、垂体和视交叉(图 6-33)。

乳头体位于两侧大脑脚之间,是脚间窝内后穿质前方的一对半球状隆起。灰结节位于乳头体的前

方,为微小隆起的薄层灰质,构成第三脑室底壁的中部。漏斗为第三脑室向下方的漏斗状延伸部,其尖端最细的部分称为漏斗柄,借此与垂体相连。漏斗基部的周围形成隆起的灰结节,此区又称正中隆起。视交叉位于漏斗的前方,由左右视神经合成。视交叉向后外侧延续为视束,视束从外侧绕过大脑脚达外侧膝状体。

垂体为连于漏斗的内分泌腺,位于蝶骨体上方的垂体窝内,其上方被硬脑膜形成的鞍膈所覆盖。成年人的垂体有指尖大小,约 0.7cm×1cm×1cm,重约 0.5 ~ 0.7g。它由发生于拉特克囊上皮的腺垂体,和来源于下丘脑神经组织凸出的神经垂体芽形成的神经垂体所组成。垂体内可发生腺瘤。

2. 丘脑下部构成第三脑室的底壁和两侧壁的前下部。下丘脑构成第三脑室两外侧壁的前下部和底壁,脑室面衬覆室管膜。下丘脑的后上方为丘脑,在脑室面,两者以自室间孔走向中脑水管的丘脑下

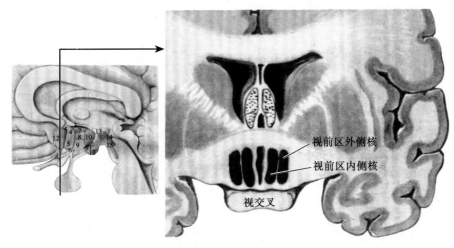

图 6-32 视前区

沟分界。第三脑室的前界由薄层膜状的终板构成，上部尚有连接两侧大脑半球的横行纤维束——前连合。后界为第三脑室后壁的下部，向后上延续为中脑水管，下丘脑直接过渡到中脑的上端。下界为第三脑室的底壁，从前向后由视交叉、漏斗、灰结节和乳头体构成。下丘脑前下部的组织，在终板和视交叉之间形成小的凹陷，称为视隐窝；最下部的组织向

下延伸为漏斗，形成第三脑室最低的部分，称为漏斗隐窝（图6-34）。

第三脑室与下丘脑存在密切的位置关系，第三脑室内的病变，尤其是发生在第三脑室前下部的占位性病变，极易对下丘脑造成损伤并影响其功能。如第三脑室和下丘脑内的肿瘤常可引起性早熟。这类情况正逐渐引起临床医学工作者的重视。

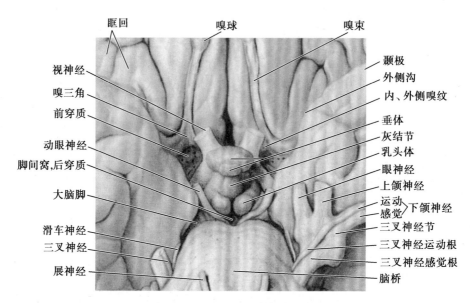

图6-33　下丘脑的脑底面观

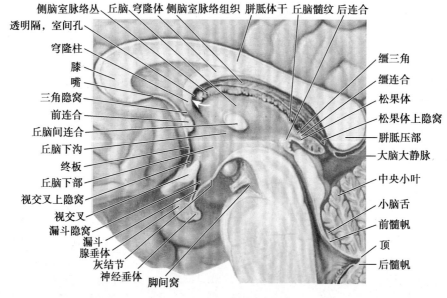

图6-34　第三脑室和丘脑下部

二、丘脑下部的核团及分区

丘脑下部的神经细胞、神经纤维及神经信息物质是实现下丘脑功能的重要结构和物质基础。丘脑

下部的神经组织主要由神经细胞和神经纤维组成，除了终板血管器、正中隆起和神经垂体三个室周器官，神经胶质和结缔组织成分很少。

下丘脑有两个结构特点：①神经元数目不多，但联系广泛而复杂。②下丘脑具有特殊的神经元，称为

神经内分泌细胞,这种细胞既具有一般神经元的特点,如有树突和轴突,也可由神经递质触发而去极化;又有内分泌细胞的特点,如能合成激素、分泌激素的释放因子或抑制释放因子,调控垂体的内分泌活动。

下丘脑神经细胞的细胞体大都聚集成边界不甚清晰的神经核团。神经纤维是神经细胞发出的轴突,可分为传入纤维、传出纤维以及下丘脑内部的联络纤维。传入或传出纤维常聚集在一起走行,形成各类神经纤维束。

（一）丘脑下部的分区

丘脑下部的分区不同学者和不同动物常有差异。

1.“二带、三区”区分法　即在下丘脑的额状切面上,从内侧向外侧以穹隆柱为标志,分为内侧区(带)和外侧区(带);在下丘脑的矢状切面上,从前向后分为视上区、结节区、乳头区(图6-24、图6-27~图6-31)。

2.“三带、三区”区分法　即在丘脑下部额状切面上从内向外分为:①室周区(带):位于第三脑室管膜下的薄层灰质;②内侧区(带):位于室周带外侧,穹隆柱和乳头丘脑束的内侧;③外侧区(带):位于穹隆柱和乳头丘脑束的外侧。

3.“三带、四区”区分法　即在纵向上,下丘脑分为室周带、内侧带和外侧带;在横向上分为视前区、视上区、结节区、乳头区。

本文采用“三带、四区”区分法,且按前后四区描述(图6-24、图6-27~图6-32)。

（二）丘脑下部的核团

在纵向上自内向外可分为三个带、在横向上从前向后可分为四个区。室周带位于第三脑室室管膜下的薄层灰质;内侧带位于室周带外侧,穹隆柱和乳头丘脑束的内侧;外侧带位于穹隆柱和乳头丘脑束的外侧,有前脑内侧束通过。视前区位于视交叉前缘和前连合连线以前的部分。过去认为,视前区是由端脑发育而成,现知此区是由下丘脑前始基发育而来,在结构和功能上都应归属下丘脑。视上区位于视交叉上方。结节区位于灰结节内。乳头区位于乳头体内及其上方(表6-4,图6-35)。

1.视前区　是第三脑室最前部的中央灰质,有视前室周核、视前内侧核和视前外侧核(图6-24、图6-32、图6-35)。

(1)视前室周核:位于视前区第三脑室室管膜下,由小细胞组成,向后细胞渐稀。

(2)视前内侧核:位于视前部中间带,与视前外侧区之间无明显分界,此区由小细胞组成,在尾侧部细胞密集形成视前内侧核。此核有性别差异,雌雄动物呈同质异形,雄性动物此核较大,但在去势后核中细胞数量明显减少。此核对垂体前叶的促性腺激素有调控作用。视前内侧区接受隔核和伏隔核的纤维,路经前脑内侧束;接受杏仁复合体,路经终纹和杏仁腹侧径路的纤维;此区发出纤维经前脑内侧束至下丘脑的大部分核团、隔核、中脑,经终纹至杏仁复合体,经室周系统和丘脑髓纹至丘脑和缰核,并有直接纤维至正中隆起。

(3)视前外侧核:位于视前区外侧带,其外侧与无名质毗邻。此区有前脑内侧束经过,因此此区细胞散在于纤维之间,也称视前外侧核,是前脑内侧

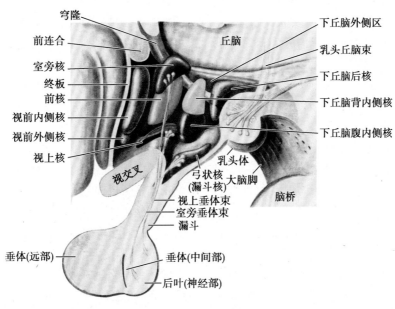

图6-35　下丘脑核团模式图

表6-4　下丘脑三带四区中的主要核团

	视前区	视上区	结节区	乳头区
室周带	正中视前核 视前室周核	交叉上核	弓状核	
内侧带	视前内侧区	下丘脑前区 室旁核 交叉上核	下丘脑背侧区 下丘脑背内侧核 下丘脑腹内侧核	乳头体核 下丘脑后区
外侧带	视前外侧区	视上核	结节核	下丘脑外侧区

束的中继核。此区接受来自隔核、内嗅区、海马、梨形皮质及纹状体的纤维，发出纤维至隔核、内嗅区、斜角带核及杏仁复合体，最外侧的大细胞发出纤维参与组成丘脑髓纹。

视前区至少参与3个方面的功能：①可能有感受体温变化的感受器，通过散热反应参与调控体温；②此区兴奋能产生副交感神经兴奋效应，如心跳减慢减弱；③调控腺垂体内分泌活动，可能产生某些垂体激素的释放因子，发纤维经漏斗核至垂体前叶。

2. 视上区　视上区的灰质有交叉上核、视上核、室旁核及下丘脑前区（图6-24、图6-30、图6-31、图6-35）。

（1）交叉上核：是位于视交叉背方的小圆形核团，细胞密而小，其中小部分细胞分泌加压素（Vandesande等1979）。交叉上核主要接受来自对侧视网膜的视束纤维，同侧较少，也接受视网膜经外侧膝状体中继的间接投射纤维。光线照射可兴奋交叉上核，因而它可能参与调节内分泌的昼夜节律。此纤维称视网膜交叉上束，交叉上核→内侧前脑束→脑干→交感神经节前神经元→颈上神经节→松果体。破坏交叉上核则内分泌的昼夜节律消失。交叉上核还接受来自伏隔核经前脑内侧束来的纤维，以及来自中脑中缝核的5-羟色胺能纤维。由交叉上核发出的纤维至结节区的室周核、腹内侧核、背内侧核、弓状核及正中隆起。近年的研究发现，交叉上核是生物钟，视网膜至交叉上核的投射是环境昼夜节律和体内生物钟的解剖联系。GABA是昼夜节律的主要递质，交叉上核表达GABA，并表达生长抑素、加压素、血管肠肽、P物质、神经紧张素及血管紧张素Ⅱ。

（2）视上核：是下丘脑中较为明显的核团，根据它与视束的关系可分为3部分：背外侧部、腹内侧部和背内侧部。背外侧部和腹内侧部在冠状切面上呈哑铃状，两部之间以薄层细胞相连。背内侧部为一些分散的小细胞群，亦称副视上核。视上核的细胞密集，以大细胞为主，属下丘脑的大神经分泌细胞。大细胞轴突走向漏斗，集合形成视上垂体束，至垂体后叶的毛细血管网近旁。大细胞分泌的加压素和催产素分别与其相应的运载蛋白Ⅰ、Ⅱ，形成有膜的小泡状蛋白激素复合物，循轴浆流至轴突末梢释出。视上核接受来自嗅结节、隔核及脑干经内侧前束的纤维以及来自海马、下丘脑室旁核、腹内侧核的纤维。

（3）室旁核：是下丘脑中最为明显的核团，此核位于中间带近室周带处，呈长楔形，前下端在视交叉上方数毫米处，向后上斜越背内侧核的背方至下丘脑沟。此核细胞密集，有大小两类细胞，小细胞在内侧，大细胞在外侧。按细胞构筑小细胞神经元可分为5个亚核，大细胞神经元可分为3个亚核。神经分泌大细胞的轴突形成室旁垂体束，与视上垂体束一起组成下丘脑垂体束，下行到神经垂体。还有部分轴突，主要为血管加压素能纤维，止于正中隆起垂体门脉系的初级毛细血管周围间隙。神经分泌小细胞的轴突下行终止于正中隆起，并有突起穿过室管膜，以球形神经终末与第三脑室脑脊液直接接触。大细胞的形态功能与视上核大细胞相似，室旁核接受来自海马的穹隆纤维、隔核及副核经内侧前脑束来的纤维、脑干蓝斑及其他含儿茶酚胺细胞群的纤维、孤束核的纤维、中脑中央灰质发出的背侧纵束的纤维、下丘脑核团如腹内侧核及弓状核的纤维。室旁核的传出纤维终止于大部分下丘脑的核团，并发出上行纤维终于隔核及杏仁体。其下行纤维经被盖腹侧区至延髓孤束核、疑核、脊髓的侧角细胞及后角Ⅰ、Ⅱ层细胞。下丘脑室旁核神经元除分泌催产素和加压素外，还产生其他递质，如脑啡肽、肠多肽、生长抑素、胆囊收缩素等，并且也是一氧化氮合酶阳性神经元。

（4）下丘脑前区：指视上区内侧除了视上核和室旁核外的分散细胞群，此区与视前内侧区相连难以分界，一般以视交叉的前后界为前区的前后界。前区接受来自视网膜的视束纤维，杏仁复合体经终纹来的纤维、自隔核、伏隔核经前脑内侧束来的纤维，以及来自视前内侧核及下丘脑腹内侧核的纤维。由前区发出的纤维至下丘脑的其他各核团，并有上行纤维终于隔核及杏仁复合体。

3. 结节区　此区范围最广，被穹隆柱分为内、外侧区。位于此区的核团有漏斗核(弓状核)、结节核、背内侧核、腹内侧核等(图6-24、图6-29、图6-35)。

(1) 漏斗核：又称弓状核，位于结节区的室周带内，第三脑室的腹侧，垂体柄的后上方。向前伸至正中隆起，向后伸至乳头前区，衬在漏斗隐窝底。此核在冠状切面上呈弓形，核内的细胞小而深染，大多为单极或双极细胞，有的细胞与室管膜的伸长细胞相似，核中有些细胞有发达的内质网和高电子密度的小囊泡，表明有合成和分泌功能。这些细胞的轴突参与组成漏斗垂体束，止于正中隆起区垂体门脉的一级毛细血管网，在此膨大的轴突末梢紧贴在毛细血管基膜上。有些细胞是多巴胺能神经元，其轴突至正中隆起、视前内侧核、交叉上核、腹内侧核及室旁核等。弓状核接受来自视前内侧区、交叉上核、室周核群及下丘脑前区的纤维，还有纤维来自下托、嗅结节、隔核、杏仁复合体以及由脑干中央灰质发出经背侧纵束上行的纤维。

(2) 结节核：位于灰结节的底部，在下丘脑外侧带中，每侧有2~3个小核团，核团周围有一浅色带，细胞深染。年轻人细胞核核仁清楚，老年人胞核着色深，核仁不清楚，胞核偏位，胞质内的脂褐素增多。

(3) 背内侧核：此核位于腹内侧核的背侧，两者界限不清，但此核细胞较腹内侧核少，着色浅。此核发出纤维至腹内侧核及下丘脑后区，有些纤维加入室周纤维下行至脊髓，止于自主神经节前神经元。背内侧核的传入纤维发自视前内侧区、下丘脑前区、室旁核、交叉上核及腹内侧核，也有来自隔核及副隔核经前脑内侧束的纤维以及经终纹来的杏仁复合体的纤维。

(4) 腹内侧核：此核位于结节区内侧带的腹侧部，略呈卵圆形，核的周围细胞稀少，含有传入纤维及树突，这些纤维形成腹内侧核的被囊。核内细胞形状各异，其轴突与邻区细胞相接触。核内有部分细胞发出轴突与核内部细胞相互联系；其他细胞轴突几乎达下丘脑所有核团，而且还通过视上连合至对侧下丘脑腹内侧核、背内侧核及外侧带，还发出纤维至结节漏斗束。下丘脑腹内侧核发出纤维上行至隔核、终纹床核以及杏仁复合体，经室周纤维系至丘脑内侧核、中线核及缰核，下行纤维经前脑内侧束至中脑被盖腹侧区，经室周系统至脑干的导水管周围灰质、网状结构、蓝斑和中缝核群。腹内侧核还接受

自嗅结节、隔核经前脑内侧束来的纤维及来自海马、杏仁复合体及苍白球的纤维。此核参与调节摄食等内脏与情感活动。

4. 乳头区　人类的乳头体是一对呈球形结构突出于下丘脑底面的核团，外周包被着有髓纤维的被囊。乳头区内包含乳头体核和下丘脑后区(图6-24、图6-27、图6-28、图6-35)。

(1) 乳头体核：乳头体核可分为3个部分：内侧核、中间核和外侧核。①内侧核：最大，呈球形；②中间核：小，呈卵圆形；③外侧核：亦较小，核周围有髓纤维包绕的被囊，穹隆纤维进入此核。

乳头体的传入纤维至少有3路(图6-36、图6-37)：①来自下托及海马发出的穹隆纤维，它自乳头体的上方进入核外侧部；②来自隔核和斜角带的纤维；③由中脑被盖背、腹核及脚间核发出的纤维，经乳头脚上行，被盖背核发出的纤维止于乳头体外侧

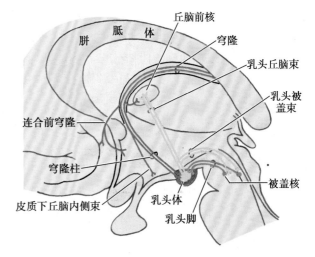

图 6-36　乳头体的纤维联系

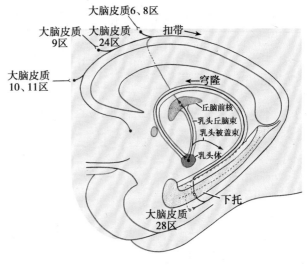

图 6-37　Papez 回路

核,腹核的纤维止于内侧核。

由乳头体发出的纤维形成乳头主束,由被囊内侧部上行,随即分为两束:①乳头丘脑束:向上至丘脑前核群;②乳头被盖束:下行至中脑的被盖腹、背侧核。

(2)下丘脑后区(核):在乳头体的背侧,是相当大的区,其上界为下丘脑沟,向前进入结节部与下丘脑腹内侧核及背内侧核相邻,向后达中脑中央灰质。在靠近乳头体背侧面有一些细胞散在分布于乳头上交叉纤维间称乳头上核。后区接受来自嗅结节和隔核路经前脑内侧束的纤维,此外还有来自海马、下丘脑背内侧核及正中隆起的纤维,来自脑干中央灰质经背侧纵束的上行纤维和来自被盖背核经乳头体脚上行的纤维。后区的传出纤维下行至脑干中央灰质、中缝核、蓝斑、孤束核及脊髓(图6-24、图6-27~图6-32、图6-35~图6-37)。

5.下丘脑外侧区 位于外侧带,包括视上区、结节区及乳头区的外侧部。其前端续于视前外侧区,后端接中脑被盖,外侧与内囊及底丘脑毗邻,内侧以穹隆和乳头丘脑束与内侧带分界。外侧区在结节区最宽,其前后段较窄。前脑内侧束松散地纵贯此区,其纤维之间混杂着形态大小不一的细胞,多为中小型细胞。人的外侧区还有些大而深染的细胞。前脑内侧束的一些纤维止于此区细胞,而后者的轴突又多加入前脑内侧束上下行。因此,外侧区可以

看做是下丘脑与其他脑区的中继站。外侧区接受上自前额皮质内侧区、嗅结节、隔区及倚核的下行纤维,还接受自孤束核、臂旁核、中缝核及中脑被盖的上行纤维。外侧区传出纤维上达杏仁复合体、隔核及缰核;下至中脑被盖、蓝斑、臂旁核及脊髓。

三、丘脑下部的纤维联系

下丘脑的联系广泛(图6-38、图6-39),其中有

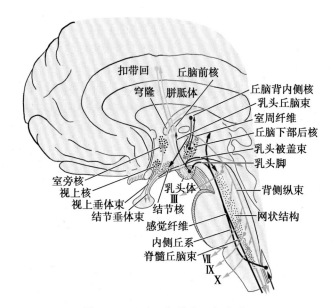

图 6-38　丘脑下部的主要纤维联系

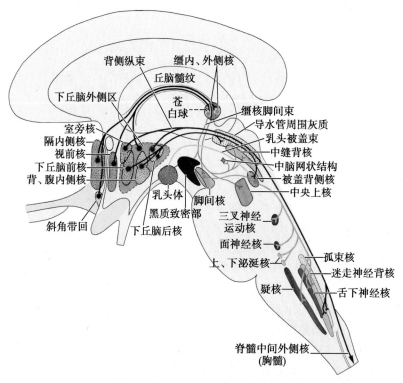

图 6-39　基底前脑的下行纤维(前脑内侧束以外的下行纤维束)

的纤维组成明显的束,有的是无髓或薄髓纤维,不易显示及追踪。丘脑下部接受来自一般感觉传导束、二级嗅觉束、海马皮质、苍白球、丘脑底核、丘脑以及额叶的纤维。它发出纤维至脑干及脊髓的自主神经中枢、丘脑背内侧核、垂体后叶和丘脑前核。有关下丘脑各核团的纤维联系已经述及,以下只着重介绍下丘脑内的大纤维束及下丘脑的外部联系。

概括地说,下丘脑的传入纤维来自上行的内脏和躯体感觉系统、嗅觉和视觉系以及来自脑干、丘脑、"边缘"结构及新皮质的纤维。传出神经投射大

多数与传入纤维是往返的。端脑通过下丘脑对内脏神经中枢及内分泌系统起调控作用。

（一）传入联系

下丘脑的传入纤维包括前脑内侧束、海马下丘脑纤维、杏仁下丘脑纤维、皮质下丘脑纤维、前脑传入纤维、脑干传入纤维等(图 6-39)。

1. 前脑内侧束(图 6-40、图 6-41)　前脑内侧束是一个边界弥散的纤维束,纤维纵贯端脑基底部、下丘脑外侧区及脑干,主要由薄髓及无髓纤维组成,既有上行纤维,又有下行纤维。其前端约在前连合

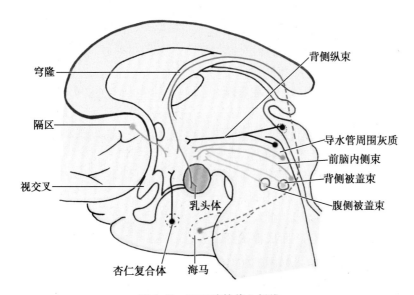

图 6-40　下丘脑的传入纤维

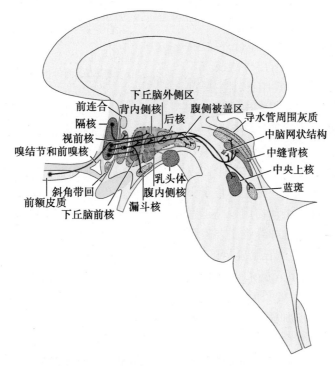

图 6-41　基底前脑的下行联系(前脑内侧束)

水平,后端在中脑被盖区。其包含的纤维有:

（1）起自嗅脑、边缘叶及纹状体至下丘脑的纤维:①自嗅前核及嗅结节的嗅下丘束;②自隔区和海马的隔下丘脑束;③自梨状皮质的皮质下丘脑外侧束;④起自眶额皮质的纤维;⑤起自尾状核、壳和倚核的纹状下丘脑束。

（2）下丘脑各核间的相互联系纤维。

（3）上行纤维:包括起自中脑被盖核、导水管周围灰质以及网状结构的纤维。

2. 海马下丘脑纤维（图9-27、图9-28） 此束纤维起自海马CA₁及下托,隔区也有纤维加入,这些纤维构成穹隆,人的穹隆比较发达。此束在前连合上方分为两股,大的一股行于前连合后方,称连合后穹隆,进入下丘脑后改称穹隆柱,在下丘脑中间和外侧带之间向后下至乳头体,终于乳头体核内侧。此外,在穹隆柱的前端还发出一小束（皮质下丘脑内侧束）至下丘脑腹内侧核及外侧核;还有一束纤维向上到丘脑前核群;另有一小部纤维向尾侧,经乳头上交叉和乳头脚至中脑。小的一股纤维称连合前穹隆,在前连合下方下行进入视前区、下丘脑外侧区及隔核和斜角带核。

3. 杏仁下丘脑纤维（图9-7、图9-11） 此纤维来自杏仁核复合体,组成两条不同径路:长而成襻的纤维行经终纹区（杏仁体背侧部径路,终纹）;另一条在豆状核下方短而直接的纤维称腹侧离杏仁径路（杏仁体腹侧部径路）。终纹起自杏仁体皮质内侧核,行经丘脑和尾状核之间终于视前内侧核、下丘脑前区内侧部、腹内侧核和弓状核。腹侧离杏仁纤维起自杏仁体基底外侧核及梨形皮质,与前脑内侧束伴行,经豆状核下方,通过前穿质弥散的投射至下丘脑外侧核。

4. 皮质下丘脑纤维 皮质下丘脑纤维主要起自额、顶、枕皮质。猴内侧前额皮质损害出现下丘脑外侧区从头侧至尾侧的纤维终末退变。同样变化见于外侧乳头体。额颞粒皮质损害可导致下丘脑外侧、背侧区及后区的顺行性退变。电刺激扣带回发音区纤维表现有向下丘脑的投射,主要是终止于下丘脑视前区及背内侧区。在啮齿类动物用束路追踪方法证明存在皮质下丘脑纤维。这种纤维主要发自岛叶、外侧额叶、边缘前区,终止在下丘脑外侧区。

5. 前脑传入纤维 投射至下丘脑的前脑纤维主要发自种系发生中的古皮质区,如梨形皮质、海马结构,并被相应的皮质下投射所加强,如杏仁体和隔。这些皮质下区和覆盖其上的皮质间有相互联系。在种系发生上的新皮质区,如扣带回能通过内嗅皮质及海马结构影响下丘脑,而扣带皮质又被自

丘脑前核群的下丘脑投射所影响。

6. 脑干传入纤维 内脏感觉及躯体感觉的上行纤维的侧支在脑干网状结构换神经元后,发出的纤维汇集在中脑中央灰质和被盖核。

（1）起自中脑被盖背侧核和腹侧核的纤维经乳头体脚（图6-36、图6-38、图6-40、图6-42）投射至乳头体外侧核。

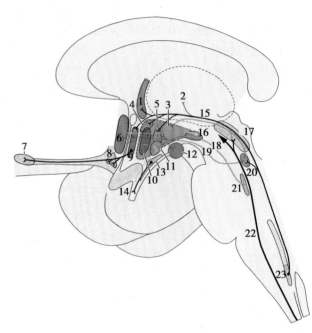

图6-42 基底前脑的上行联系
1. 终纹床核;2. 室周核群;3. 下丘脑外侧核;4. 室旁核;5. 背内侧核;6. 隔核;7. 嗅球;8. 嗅结节和前嗅核;9. 视前核;10. 下丘脑前核;11. 腹内侧核;12. 乳头体外侧核;13. 漏斗核;14. 漏斗;15. 背侧纵束;16. 腹侧被盖区;17. 导水管周围灰质;18. 前脑内侧束;19. 乳头体脚;20. 被盖背侧束;21. 外侧丘系核;22. 前外侧束;23. 孤束核尾侧部

（2）从脑干的中脑中缝核、蓝斑、外侧臂旁核亦发出纤维投射至下丘脑,其中来自中央上核的5-羟色胺能纤维在前脑内侧束内上升行经外侧下丘脑,终止于视前区、下丘脑外侧区、室旁核、交叉上核。去甲肾上腺素能纤维起自蓝斑,在被盖背侧束中上行终止于下丘脑背内侧核、视上核及室旁核。

（3）脑干的单胺类传入纤维对下丘脑神经元的各种亚型活动起作用,如增加5-羟色胺量能诱导即早基因c-fos的表达。在渗透压降低时能诱导室旁核及视上核中的催产素免疫反应阳性神经元表达即早基因c-fos。

（4）孤束核的尾侧部接受一般内脏感觉,发出纤维先投射至臂旁外侧核,臂旁外侧核纤维终止于下丘脑视前内侧区、室旁核及下丘脑背内侧核。

（5）孤束核的背侧部接受特殊内脏感觉（味觉），发出的纤维先投射至臂旁内侧核。再由此投射至无名质、杏仁核及下丘脑的后外侧区。

发自视网膜节细胞的纤维经视神经视交叉投射至下丘脑双侧交叉上核神经元的树突上，交叉上核亦接受外侧膝状体核的传入纤维和丘脑室旁核的纤维。

（二）传出联系

下丘脑的传出纤维部分和传入纤维是往返联系，如前脑内侧束、背侧纵束等（图6-43）。

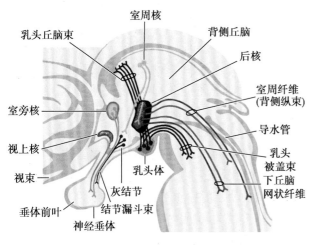

图6-43　丘脑下部传出纤维

1. 前脑内侧束（图6-41）　前脑内侧束由薄髓及无髓纤维组成，纵向行走通过下丘脑和脑干联系前脑自主神经系统及边缘系，由于所含髓鞘量少，故用髓鞘染色不能显示前脑内侧束。起自下丘脑外侧纤维向头侧投射至隔核及斜角带核，由此再发出纤维经海马伞至海马结构。下丘脑的下行传出纤维经前脑内侧束、腹侧被盖区投射至中央上核、被盖前核及中央灰质。发自下丘脑外侧区的纤维经无名质至杏仁体，其中经终纹的纤维发自较内侧的细胞。

2. 背侧纵束（图6-38、图6-41）　背侧纵束是联系下丘脑和脑干的一大束纤维，多数发自下丘脑的内侧带及室周区，投射至中脑被盖、中央灰质及顶盖。某些下行纤维可延伸入被盖背侧核。背侧纵束中的上行纤维含去甲肾上腺素能纤维及5-羟色胺能纤维，其分支达下丘脑各核。

3. 乳头体传出纤维　主要起自乳头体内侧核，少量起自中间核及外侧核。这些纤维组成一明显的乳头主束，向背侧行很短路程即分为乳头丘脑束及乳头被盖束（图6-35）。乳头丘脑束含发自乳头体内侧核的纤维，投射至同侧丘脑前内侧核和丘脑前腹侧核，还含有发自乳头体外侧核的纤维，投射至双

侧丘脑前背侧核。乳头被盖束的纤维向尾侧弯行终止于中脑被盖的被盖背侧核和腹侧核。

Papez环路：来自海马结构及下托至新皮质扣带回皮质经过连合后穹隆纤维，①到丘脑前核。②到乳头体核经中继至丘脑前核，再由前核至扣带回；而发自扣带回至海马结构的兴奋要经过内嗅皮质，这种联系形成一紧密的解剖学环路，称Papez环路（图6-36）。

4. 下丘脑皮质纤维　用逆行追踪法研究表明，大鼠下丘脑结节区外侧核及下丘脑后核投射至整个大脑皮质。在猴下丘脑后核及外侧结节核发出纤维投射至额顶枕叶。

5. 下丘脑下行投射　下丘脑下行至脑干及脊髓的纤维主要是调节中枢的内脏神经元（图6-35、图6-38、图6-39、图6-41、图6-43）。室旁核的小细胞神经元、下丘脑外侧区及后区细胞发出纤维直接投射至迷走神经背核、孤束内侧核、疑核及延髓的腹外侧区。这些纤维在脊髓外侧束中下行终止于中间外侧核，并影响脑干及脊髓的内脏神经元。未定带及下丘脑背内侧核中的多巴胺神经元亦发出下行束终于脊髓。在人类下丘脑、脑干被盖外侧及脊髓外侧索损害时出现一侧交感神经缺陷。

6. 视上交叉　是在视交叉背侧横过中线的纤维，其起止和功能不清，可分为3部分：

（1）下丘脑前交叉：又称Granser连合，位于最前方，此连合纤维起自红核前区（H区）的腹内侧，弓形跨过穹隆柱，在第三脑室的腹侧越过中线，散入视前区和下丘脑前区。至下丘脑前区的纤维可能来自脑桥嘴侧的网状结构和内侧纵束一起伴行。此交叉可能联系两侧的下丘脑和底丘脑。

（2）视上背交叉：又称Meynert连合，为横行于视交叉背方的一束纤维，可能连接双侧的苍白球。

（3）视上腹交叉：又称Gudden连合，此束纤维紧贴视交叉背侧，与视纤维混杂，可追踪至内侧膝状体及顶盖（图6-44）。

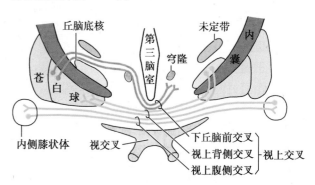

图6-44　下丘脑交叉纤维示意图

7. 视上垂体束和室旁垂体束 视上垂体束由视上核和室旁核大细胞神经元发出的纤维组成，经漏斗柄终于垂体后叶（图6-45、图6-46）。大细胞神经元分泌的催产素和加压素（抗利尿激素）由后叶激素运载蛋白大分子前体裂解产生，并与它们相关的后叶激素运载蛋白均位于视上核和室旁核中。但每种激素由各自核团中不同的神经元合成。视上核、室旁核还分泌脑啡肽、强啡肽、胆囊收缩素等其他活性物质。

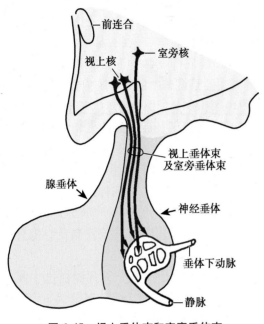

图6-45 视上垂体束和室旁垂体束

8. 结节垂体束 又称结节漏斗束，此束只能追踪到正中隆起和漏斗柄，此束起自结节区的弓状核，弓状核的细胞位于漏斗最上部，即正中隆起的室管膜下，这些细胞的轴突形成结节漏斗束，终于正中隆

起区垂体门脉的一级毛细血管网（图6-46、图6-47）。结节漏斗束的纤维运送释放或抑制因子经垂体门脉血管至垂体前叶，调节垂体前叶激素的合成和释放。弓状核有多巴胺神经元，此多巴胺神经元支配正中隆起外带，并将多巴胺释放入垂体门脉中。多巴胺能抑制前叶催乳素的释放。

弓状核中有神经元发出纤维投射至视前内侧区、交叉上核、下丘脑腹内侧核及室旁核等，并有纤维至杏仁体。

（三）丘脑下部与垂体的神经内分泌联系

神经内分泌是指神经元分泌的物质进入毛细血管周围间隙而不是进入突触间隙。早在19世纪20年代人们就开始观察下丘脑的内分泌功能。内分泌神经元的发现是通过Gomod铬明矾苏木素染色。这种染色揭示了细胞体和轴突内呈现有小珠状结构。其后的实验研究通过横切漏斗、垂体的移植，神经垂体移植物的培养，用生物的、化学的分离、提取、放射自显影的标记、电刺激、局部切除、电生理记录、原位杂交、免疫组化、光镜、电镜的观察等证明下丘脑神经内分泌的性质。神经内分泌神经元胞体含丰富的粗面内质网、高尔基复合体及大量的分泌颗粒。内质网先合成神经分泌颗粒前体，由高尔基复合体用蛋白水解酶包裹成神经分泌颗粒（160nm），这种神经分泌颗粒沿着轴索，通过快速运输，以胞吐形式释放，此时神经终末处有细胞外的Ca^{2+}内流活动，所释放的分泌物进入有窗孔毛细血管的血管周隙中。

目前所知的下丘脑神经内分泌神经元均属于肽能神经元，因为已确定结构的神经激素都是神经肽，与体内其他部分分泌的神经肽一样，具有含量微、分

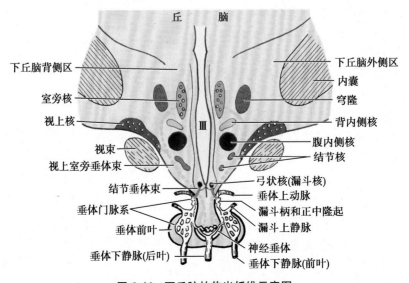

图6-46 下丘脑的传出纤维示意图

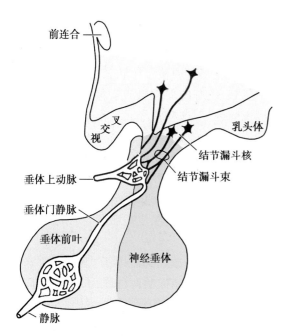

图 6-47　结节漏斗束示意图

布广泛、作用多样的特点。下丘脑神经内分泌细胞按形态的不同区分为大细胞神经内分泌细胞及小细胞神经内分泌细胞两类。神经内分泌神经元具有简单的树突树，它们所分泌的肽类不仅可以在其轴突及胞体中发现，也存在于树突中。有证据表明加压素和催产素的释放并不仅限于血管周围的轴突终末，也存在于许多部位的轴突及树突和胞体中。神经内分泌神经元的分泌活动比一般神经元轴突终末分泌单一活性产物来得复杂，几乎所有的神经内分泌神经元都分泌一种以上的活性化合物，共存的肽较之主要肽含量为少，可能是释放部的旁分泌或自分泌的作用。

神经内分泌神经元产生动作电位的机制与一般的神经元大致相同，静息电位一般为 -80 ~ -50mV，动作电位为 50 ~ 80mV。

神经激素和其他激素一样具有反馈作用。但下丘脑激素的反馈调节层次更多，既有全身靶器官分泌激素的长反馈调节，又受到腺垂体分泌的促激素的短反馈调节，还受到神经激素的超短反馈调节。神经分泌还受到脑内其他神经元传至细胞的突触传入控制，也受到围绕它们胞体、树突及终末的神经胶质细胞的调控。

下丘脑神经内分泌神经元的神经纤维终止在整个正中隆起、漏斗及垂体后叶的血管上。后叶的神经终末分泌加压素及催产素，进入垂体下毛细血管丛，再由丛经长和短的主体门静脉进入垂体前叶的

内分泌细胞间的血窦内。差不多所有垂体的血液都来自下丘脑垂体门脉血管，血流从正中隆起及漏斗流到前叶，但有时血流可能发生倒流，使垂体前叶及其他血液运送的激素经正中隆起进入下丘脑，正中隆起缺乏血脑屏障。

1. 大细胞神经内分泌细胞　大细胞神经元位于视上核、室旁核。视上核内的细胞密集。Mc Cubbin(1963)报道人的视上核有 40 000 ~ 55 000 个大细胞，其细胞特点是胞核大而偏位，核仁清楚，胞质外周有尼氏小体，内分泌颗粒被 Gomori 铬苏木精染成小珠状。用免疫组化方法可辨认出有两种内分泌神经元，即加压素神经元和催产素神经元，前者多后者少，主要集中在视上核背外侧部的中央。由大细胞发出的纤维走向漏斗，集合成视上垂体束下行至垂体后叶。

室旁核的细胞亦密集，人类室旁核约有39 000 ~ 54 000 个大细胞，细胞与视上核相似，主要是加压素神经元和催产素神经元，亦是催产素神经元较少，这些大细胞的轴突组成室旁垂体束，下行至垂体神经叶。加压素神经元的轴突还止于漏斗部垂体门脉系的一级毛细血管附近。大细胞神经内分泌颗粒直径为 50 ~ 200nm，催产素和加压素储存在不同轴突的致密核心囊泡内，这些致密核心囊泡释放入毛细血管周围间隙中。加压素神经元是渗透压敏感神经元，接受来自正中视前核及穹隆下器的渗透压感觉传入以及来自脑干去甲肾上腺素能神经元的心血管传入，它们可以被谷氨酸、乙酰胆碱、血管紧张素 II 及 α_2 肾上腺素能传入所兴奋而被 GABA 所抑制。除加压素外，神经元还分泌少量的其他肽类物质，如强啡肽、甘丙肽、胆囊收缩素、组异肽，以及随生理状态含量变动的促甲状腺素释放激素。催产素和少量的脑啡肽、胆囊收缩素、促肾上腺皮质激素释放激素、甘丙肽、强啡肽及促甲状腺素释放激素一起分泌。这种神经元在泌乳反射时接受来自乳头、子宫颈、阴道的兴奋传入，紧张可引起加压素释放，但抑制催产素释放。

2. 小细胞神经内分泌细胞　小细胞内分泌神经元在下丘脑分布较广泛，主要位于下丘脑内侧区，特别是室旁核小细胞部及内侧弓状核及室周核内，它们含的神经肽的分泌颗粒(80 ~ 100nm)小于大细胞神经内分泌颗粒。小细胞神经元的轴突在漏斗处集聚成结节漏斗束，终止在垂体门脉的血管襻上，调节垂体前叶，其分泌物流入垂体上毛细血管丛，再由丛经由长和短的垂体门脉静脉进入垂体前叶细胞间

的血窦中。垂体前叶未见有大的神经供应，但近年来有报道前叶有神经供应（Ju & Liu 1989）。有关小神经元的传入控制不详，然而前叶所有激素分泌有昼夜节律变化，提示交叉上核有纤维投射至小细胞神经内分泌神经元；来自边缘系的传入可能媒介紧张效应，而来自脑干的5-羟色胺及去甲肾上腺素影响垂体前叶大多数激素的释放。

小细胞神经内分泌细胞能分泌前叶释放或抑制因子，经结节漏斗束至垂体门脉血管，再送至垂体前叶，调节垂体前叶激素的合成和释放。

下丘脑内有些神经元能合成促进或抑制腺垂体激素分泌的促垂体因子。此外，下丘脑内还有神经元对某些激素的浓度敏感，这种神经元称觉察细胞，这种细胞在获取信息后可以反馈调节上述肽类化学物质的分泌，从而能更好地调节控制腺垂体。下丘脑所分泌的促垂体激素释放因子有促肾上腺皮质激素释放因子、生长激素释放因子、促性腺激素释放因子、促甲状腺素释放因子、催乳素抑制因子、生长抑素、黑素细胞释放激素、β-趋脂素及β-内啡肽。

（1）生长激素释放激素：分泌生长激素释放激素的神经元主要位于弓状核，它们的纤维行经室周区到正中隆起的神经血管区。这些小细胞神经分泌细胞接受来自位于腹内侧核中的葡萄糖感受器的传入信息，以及来自海马、杏仁复合体、隔复合体的传入，这些神经联系的存在可以解释在紧张时分泌生长激素。在人类出现隔-视发育不良，总是伴有生长激素分泌的缺陷。中枢神经产生的多巴胺可能具有刺激效应，而左旋多巴及嗅麦角隐亭可引起生长激素的释放。

（2）生长抑素：C-14及C-28生长激素释放抑制激素的神经元主要位于室周核内，亦见于弓状核。生长激素释放激素与生长抑素分泌呈周期性（3～5小时）交互脉冲，但此脉冲的来源不清楚。在慢波睡眠时出现分泌生长抑素的大脉冲。此外还发现生长抑素能抑制垂体释放促甲状腺激素，生长抑素对单胺类，如多巴胺、去甲肾上腺素及5-羟色胺均起刺激效应。临床研究证实，生长抑素对生长激素有强的抑制作用，对胰岛素及胰高血糖素亦有抑制作用。

（3）促甲状腺素释放激素：分泌促甲状腺素释放激素的神经元广泛分布于室周核、腹内侧核及背内侧核。促甲状腺素释放激素的释放受下丘脑前部感受温度的影响及受甲状腺素的反馈影响。有关神经递质控制促甲状腺素释放激素释放的说法不一，促甲状腺素释放激素能刺激垂体释放甲状腺刺激激

素，也对视前区的冷敏神经元起兴奋作用，但对温敏神经元起抑制作用。

（4）促性腺激素释放激素：促性腺激素释放激素的神经元位于室周核及弓状核内，它们发出投射至正中隆起，还有的促性腺激素释放激素神经元位于室周视前区，但这些神经元发出的投射终止于终板血管器。促性腺激素释放激素可使垂体分泌黄体生成素和尿促卵泡素，从而使黄体发育，促进排卵，也可刺激睾酮生成及精子生成，治疗不育症。促性腺激素释放激素可受中枢神经递质单胺类、GABA的影响，亦可受促肾上腺皮质激素释放因子及内源性阿片的影响。

（5）催乳素释放及抑制因子：下丘脑对腺垂体分泌催乳素有促进和抑制两种作用，平时以抑制为主。催乳素释放、抑制因子是一种多巴胺，主要由外侧结节核产生，而产生催乳素释放因子的位置是下丘脑前区。促甲状腺素亦能促进催乳素释放，垂体前叶多巴胺浓度下降时催乳素分泌增加。

（6）促肾上腺皮质激素释放激素：产生促肾上腺皮质激素释放激素的神经元主要位于小细胞室旁核中。促肾上腺皮质激素释放激素神经元接受边缘系的传入及低血糖（腹内侧核）应激反应的刺激，还受皮质酮的负反馈控制。加压素促进ACTH的释放，ACh能刺激中枢ACTH释放，而去甲肾上腺素、5-羟色胺、GABA、生长抑素-28及类阿片肽能抑制其释放。

（7）促黑素细胞激素释放因子及促黑素细胞激素释放抑制因子：下丘脑有促使黑素细胞激素释放和抑制其释放的两种功能，平时以促黑素细胞激素释放因子的作用为主。

（8）β-内啡肽：下丘脑弓状核中含ACTH、β-趋脂素及β-内啡肽前体（前阿黑皮素）。β-趋脂素可能是类阿片肽的前激素。β-内啡肽有比吗啡强5～10倍的止痛能力，但仅见于颅内给药时。β-内啡肽神经元的轴突沿脑室壁至视上核、室旁核、室周核及交叉上核，还有些纤维到达丘脑。在应激时，前叶同时一起释放ACTH、β-趋脂素及β-内啡肽。

β-内啡肽细胞位于下丘脑结节区，而β-内啡肽标记的轴突沿脑室壁延伸至前连合。视上核、室周核、室旁核及交叉上核均接受丰富的β-内啡肽标记纤维。

最近的研究发现下丘脑的一氧化氮合酶阳性神经元产生NO，可刺激促肾上腺皮质激素释放激素、生长激素释放激素、催乳素释放因子、促黄体素释放

激素、SRIF 释放增加,而 NO 的增加可导致神经元的死亡(Bluet Pajot 1998;Mc Cann 1997)。

四、丘脑下部的功能

丘脑下部是皮质下自主神经的高级中枢,是脑内维持机体内环境平衡稳定的最重要部位之一,是控制内分泌功能活动的重要部位。它直接或间接通过丘脑背内侧核或前核与大脑皮质之间进行往返联系,接受脑内与学习、记忆等相关功能中枢部位的信息,接受来自内部环境(如体温、血糖浓度、激素浓度等)的变化与来自外部环境(通过感觉系)的信息变化,并将这些信息进行综合处理,然后作出适宜的反应。使机体内环境保持平衡,以控制与内脏相关的各种活动。临床和实验证明,丘脑下部的损伤可产生严重的内脏功能紊乱,如水平衡、内分泌、糖及脂肪代谢、情绪、体温调节以及睡眠机制等都可引起严重失调。

(一) 丘脑下部对内脏神经系统的调节

丘脑下部是皮质下内脏活动中枢,调节交感神经和副交感神经以维持机体适宜的内环境(图 6-48)。然而在丘脑下部控制这两种神经的中枢部位至今尚不十分确切。一般认为丘脑下部的前区、内侧区(视前区、视上区)及灰结节的脑室部控制副交感神经活动,是丘脑下部的副交感神经中枢。丘脑下部的后区及外侧区控制交感神经的活动,是丘脑下部的交感神经中枢。刺激丘脑下部的副交感神经中枢可以促进副交感神经活动,引起心跳减慢、周围血管扩张、血压下降、胃肠蠕动增强等。刺激丘脑下

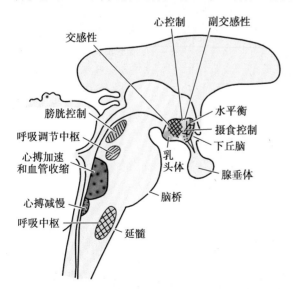

图 6-48 脑干和下丘脑自主神经活动控制区

部的交感神经中枢,特别是刺激发出下行纤维的后区,可兴奋交感神经活动,引起心跳加快、血管收缩、血压升高、呼吸加深加快、胃肠蠕动减慢、情绪紧张、瞳孔散大、毛发竖立、好斗或奔放等,这些症状均与情绪兴奋有关,但可受到大脑皮质特别是额叶皮质的控制。切除皮质或阻断皮质与丘脑下部的联系可引起情绪兴奋状态的许多内脏症状,称为"假怒",表现为瞳孔散大、竖毛、心率加快、血压升高和唾液分泌等交感神经活动兴奋现象。破坏丘脑下部后外侧区交感神经中枢,出现情绪抑郁、昏睡及由于内脏躯体活动减少而引起体温降低。

丘脑下部的自主神经中枢可因炎症、外伤、肿瘤以及脑室内出血受到刺激而表现为交感或副交感神经中枢受损的临床症状。如在心血管系统可出现心率、心律和血压等变化,表现为阵发性高血压、周期性低血压、特发性心动过速、窦性心动过速或心动过缓以及类似心肌梗死的表现,心电图也可有明显变化。呼吸系统可出现呼吸频率、深度的变化,严重时可发生肺水肿和出血,原因是丘脑下部在正常情况下可调节静脉库容量,当副交感中枢受到损伤后,交感中枢则处于优势状态,可能导致体循环静脉库的收缩,使大量的血液涌入肺循环,造成肺水肿和出血。消化系统可发生消化液分泌障碍、胃肠张力和运动紊乱,或因胃肠壁血循环及营养障碍而发生溃疡和出血,从而出现呕血和黑便。另外尚可出现排尿、排便紊乱、血离子紊乱和血糖升高等。情绪方面变化表现为易激动、难控制性发怒、病理性哭笑、定向力障碍和幻觉等。

如症状为发作性,表现为瞳孔的散大或缩小、面、颈和肢体潮红、突然大量出汗(有时为一侧性)、毛发竖立、心动过速或过缓、血压突然升高或降低、呼吸节律的突然变化、呃逆、哈欠,突然发热或战栗、腹痛或排便感等,伴有或不伴有意识障碍,临床上称为间脑性癫痫,多因丘脑下部或丘脑受到病变损害的结果。

(二) 丘脑下部对体温的调节

所有的恒温动物热的产生及丧失是平衡的,这是交感和副交感反应的协调。丘脑下部是一个中枢性温度感受器,能控制内脏神经、内分泌及代谢,从而对温度变化起反应。体温升高时,可通过皮肤血管扩张、出汗、气喘及减少热的产生而散热;体温降低时,皮肤血管收缩,停止泌汗,肌肉兴奋发抖,如继续降低则甲状腺活动增加,使内脏活动加强等。这是一个牵涉广泛理化过程的复杂的功能。体温的调

节机制表现为两个方面,即散热机制和产热机制。正常体温的维持是两个方面的功能活动对立统一的结果。散热中枢位于丘脑下部的前内侧区,尤其是视前区(图 6-49),对体温的升高是敏感的。在体温升高时,它的散热机制即被发动,表现为气喘、出汗及血管扩张,这样通过热辐射及汗液的蒸发散失多余的热量,以维持正常的体温。这是通过前脑内侧束投射至脑干及脊髓的内脏神经中枢而起散热作用的。如散热中枢病变破坏了散热机制,则表现为高热和不能忍受温暖的环境。进行垂体肿瘤手术时,如果向蝶鞍扩展而损害了丘脑下部前区,能导致无法控制的体温上升(高热)。产热中枢位于丘脑下部的后外侧区(图 6-49),对低的体温敏感,受到低于体温的温度刺激,则可发动产热机制,表现为血管收缩、汗腺分泌减少、竖毛、心率增加、内脏活动增强、战栗时肌肉的不自主性收缩以及基础代谢率的提高。通过这些活动来减少散热和产生热量以维持正常的体温。如此区的病变破坏了产热机制,则可表现为体温过低。但如为刺激性病灶,则可激发产热机制,而表现为体温过高。

有研究提出,在丘脑下部后区背内侧部有发抖的"运动中枢"。用电生理方法破坏乳头体背外侧部能使寒战消失。还有实验研究提示,丘脑下部后区没有温度感受器,因此热的散失及热量的保存似乎是来自位置更为前方的体温感受器,即丘脑下部前部是中枢温度感受器的主要部位。又有人认为丘脑下部后部是接受外周及中枢(包括视前区周围)温度感受器信息进行整合的部位。破坏双侧丘脑下部后部常产生体温随环境变动的情况(变温动物),因为这种损伤有效破坏了有关保温和散热的下行通路。体内体温调节的两种对抗机制并非独立的功能,而是随机体的改变和需要而相互关联彼此平衡的,这种协调反应使机体保持恒定的最适宜的体温。

关于丘脑下部对体温调节的环路仍在研究中。中枢递质对体温调节的影响已进行了较多研究,发现丘脑下部前部的 5-羟色胺和去甲肾上腺素,可能

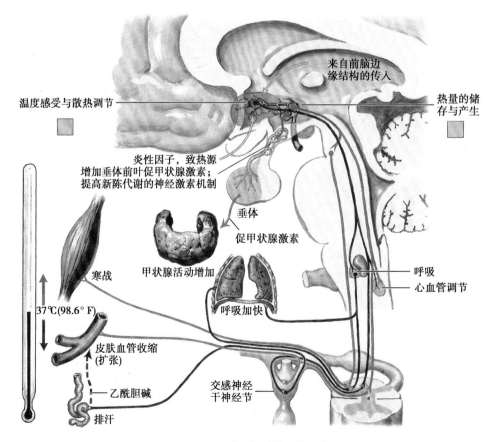

图 6-49　丘脑下部对体温的调节

丘脑下部视前区有热敏感神经元,后区有冷敏感神经元。神前区及丘脑前核启动神经元对散热的反应,后区则启动神经元对产热的反应。源于脑干和前脑边缘系统的神经元通路能调控温度调节系统的活动。视前区对致热源和炎性细胞因子白介素-1β 产生反应,并能提高温度调节点,从而刺激与疾病有关的发热。丘脑下部与脑干和脊髓的广泛联系可引起相应的散热和产热反应,同样,适当的行为方式例如到较温暖或较凉爽的位置也可使体温调节在理想水平

控制着该部胆碱能产热通路;5-羟色胺使之兴奋,体温下降,去甲肾上腺系使其抑制,体温上升。乙酰胆碱的效应则和部位有关,在视前区能使体温升高,而在丘脑下部的后部常使体温降低。

(三) 丘脑下部对摄食及代谢的调节

摄食保持能量平衡,是机体维持内环境稳定的重要条件之一。虽然摄食行为的基本过程在脑干水平就能完成,但一系列的摄食活动,如空腹感的发生、食物与非食物的识别、为获取食物的努力、摄食后的满足等,都必须有以丘脑下部为中心的复杂的神经回路参与。丘脑下部存在着两个调节摄食活动的区域。丘脑下部对进食的调节体现在摄食中枢与饱食中枢的平衡活动上。摄食中枢位于丘脑下部的外侧区,饱食中枢位于丘脑下部腹内侧核(图 6-50)。摄食中枢的兴奋唤起食欲,引起进食,饱后可兴奋饱食中枢,则表现进食的抑制。所以在正常情况下,两个中枢根据能量的消耗和相对恒定体重的维持而对进食活动进行极为精确的调节。在这两个中枢的平衡活动中,似乎是摄食中枢的活动占优势。因为同时破坏这两个中枢,则表现厌食和体重减轻。至于这两个中枢的传入和传出纤维的确切径路尚不甚清楚。下丘脑外侧区接受嗅传入,嗅传入具有重要的食物信号,此两区均接受来自边缘结构的广泛传入,也可能经上行的感觉纤维传达内脏感觉冲动。传出纤维可能经过背侧纵束(图 6-51)。

动物实验证实,破坏两侧摄食中枢,结果表现为厌食,如不强迫喂食,动物将死于饥饿。在临床上,此区的病变也表现为厌食、食欲缺乏和消瘦以致呈恶病质状态。破坏动物的双侧腹内侧核的饱食中枢则表现为贪食无厌和肥胖。因该中枢破坏后动物不知饥饱,也就不会自动停止进食。在临床此核的损

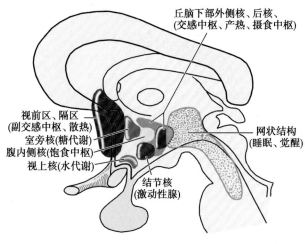

图 6-50　丘脑的功能定位

伤表现为食欲亢进、饮食过量及过度肥胖。

电生理的研究还发现刺激一个中枢可以抑制另一个中枢的神经元活动。破坏丘脑下部摄食中枢或饱食中枢后,经过相当时间以后,动物的摄食活动能恢复,体重也能在新的水平上达到平衡,表明脑内的其他结构也具有摄食作用,因而设想脑内存在着以丘脑下部为中心包括大脑皮质、杏仁复合体、脑干及锥体外系在内的与摄食相关的复杂环路。电生理的研究发现,丘脑下部摄食中枢中含葡萄糖敏感神经元。饱食中枢内含葡萄糖受体神经元。腹内侧区受刺激时有利于高血糖素的释放,增加糖原分解、糖原异生作用及脂肪分解。刺激下丘脑外侧区引起胰岛素释放及相反的代谢效应。

(四) 丘脑下部对血浆渗透压、血容量及水摄入的调节

丘脑下部前区(包括终板血管器及正中视前核)及视上核的大细胞加压素神经元是丘脑下部的渗透压感受器。这种渗透压感受器能测出少到 0.1% 的血液渗透压变化,并刺激垂体后叶释放加压素。下丘脑其他区,如视前区、下丘脑外侧区、穹隆下器、终板血管器、中脑及延髓等也发现有渗透压感受神经元。

提高血浆渗透压就刺激了饮水行为,下丘脑的视上核和室旁核与身体水平衡保持有关。视上核和室旁核通过神经内分泌的作用产生抗利尿激素和加压素,经无髓或薄髓视上垂体束和室旁垂体束轴突运输贮存于其终末内,待需要时释放(图 6-44、图 6-45、图 6-48)。在正常情况下,如果机体有过度失水,可使血液渗透压升高。当流经丘脑下部的血液变成高渗时,视上核和室旁核神经分泌物质增加,促进抗利尿激素的释放,因而促使远端肾小管细胞再吸收较多的水分,同时又可排出一些钠离子,以求细胞外液的渗透压恢复正常。另一方面,当细胞外液的渗透压因某种原因而张力降低时,如当饮入大量水后,血液渗透压降低时,则丘脑下部就会减少对脑垂体的刺激而抑制抗利尿激素的释放,使肾脏远端曲管对水的再吸收减少,故排出大量水分。同时肾小管又可能再吸收较多的钠离子而产生所谓生理性的利尿作用(图 6-52)。当丘脑下部视上核、室旁核及其至垂体的纤维破坏时,可引起尿崩症,患者饮入和排出大量的水分,尿的比重明显降低。另外,血管紧张素Ⅱ也与水平衡的调节相关,它可以通过缺乏血脑屏障的终板血管器、穹隆下器进入丘脑下部前区,引起饮水增加。血管紧张素Ⅱ的作用与促进乙

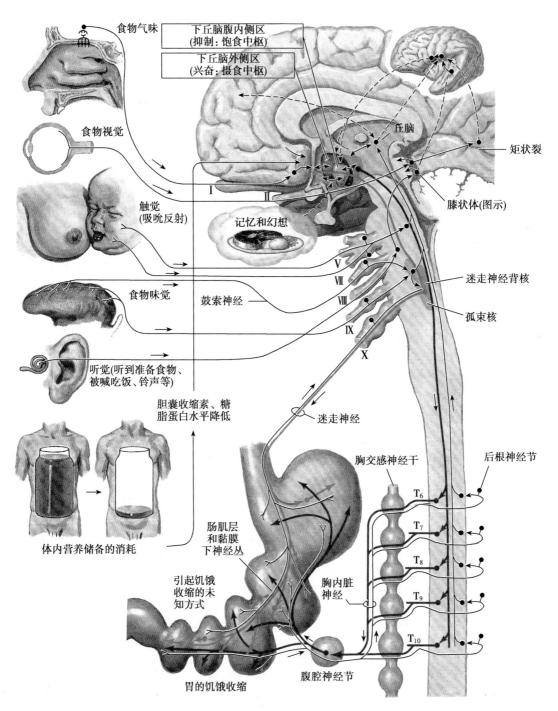

食物气味

下丘脑腹内侧区
(抑制：饱食中枢)

下丘脑外侧区
(兴奋：摄食中枢)

食物视觉

丘脑

矩状裂

膝状体(图示)

I

II

触觉
(吸吮反射)

记忆和幻想

V

VII

迷走神经背核

鼓索神经

VIII

孤束核

食物味觉

IX

X

听觉(听到准备食物、
被喊吃饭、铃声等)

胆囊收缩素、糖
脂蛋白水平降低

迷走神经

胸交感神经干

后根神经节

T_6

T_7

肠肌层
和黏膜
下神经丛

T_8

胸内脏
神经

T_9

体内营养储备的消耗

引起饥饿
收缩的未
知方式

T_{10}

胃的饥饿收缩

腹腔神经节

图 6-51　食欲和饥饿的神经控制

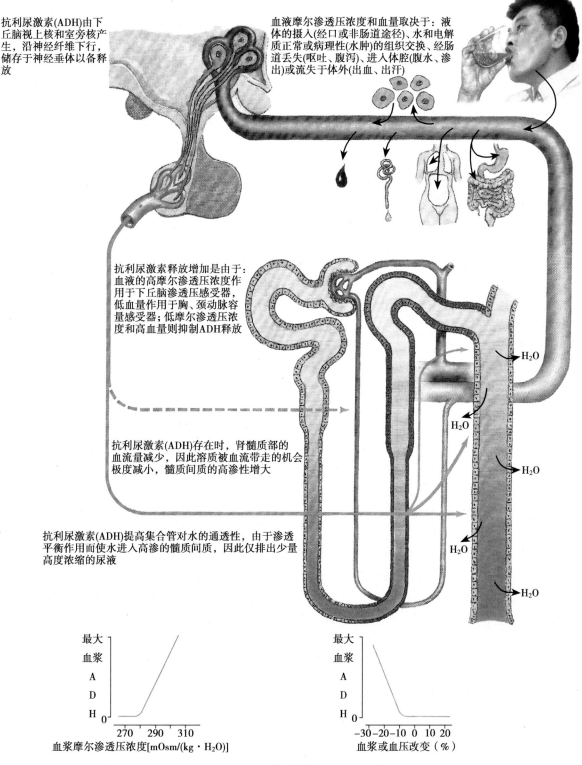

抗利尿激素(ADH)由下丘脑视上核和室旁核产生,沿神经纤维下行,储存于神经垂体以备释放

血液摩尔渗透压浓度和血量取决于:液体的摄入(经口或非肠道途径)、水和电解质正常或病理性(水肿)的组织交换、经肠道丢失(呕吐、腹泻)、进入体腔(腹水、渗出)或流失于体外(出血、出汗)

抗利尿激素释放增加是由于:血液的高摩尔渗透压浓度作用于下丘脑渗透压感受器,低血量作用于胸、颈动脉容量感受器;低摩尔渗透压浓度和高血量则抑制ADH释放

抗利尿激素(ADH)存在时,肾髓质部的血流量减少,因此溶质被血流带走的机会极度减小,髓质间质的高渗性增大

抗利尿激素(ADH)提高集合管对水的通透性,由于渗透平衡作用而使水进入高渗的髓质间质,因此仅排出少量高度浓缩的尿液

H_2O

血浆摩尔渗透压浓度[mOsm/(kg·H_2O)]

血浆或血压改变(%)

图6-52 抗利尿激素调节尿量和尿液浓度的机制

酰胆碱的释放有关,而乙酰胆碱对视上核和室旁核神经元具有兴奋及抑制的双向效应。恶性疼痛情绪紧张均能引起加压素的释放,加压素形成过程缺陷时,或视上垂体束由于头部损伤被阻断时,均可引起脑性尿崩症。

另有实验表明丘脑下部与水摄入调节有关,电刺激丘脑下部前区产生烦渴,导致大量饮水。此区可能是调节食物摄入区的一部分,一般当体液渗透压增加时,则刺激水分的摄入。局部毁损大鼠腹内侧核平面的丘脑下部外侧区产生水摄入减少,但不影响食物摄入,但丘脑下部外侧区较大的损害产生不渴症和吞咽不能。丘脑下部外侧区能兴奋视上核细胞,而视上核细胞能以负反馈环路抑制下丘脑外侧区。

(五) 丘脑下部对睡眠的调节

睡眠和觉醒是人类最为明显的生物节律。研究发现,刺激丘脑下部视前区能使动物入睡,破坏视前区则能使动物长时期清醒不睡。与此相反,刺激丘脑下部后部如乳头体,能使动物觉醒;破坏丘脑下部后区,则使动物久睡。因此有人认为,丘脑下部前部与睡眠有关,丘脑下部后部与觉醒有关。一般认为,丘脑下部的后区属于网状结构的一部分,它与丘脑底部共同组成间脑底部的网状结构(图6-50)。因此,它参与上行网状激活系统的功能,这个系统不断地把来自身体内部和外界环境的冲动输送至大脑皮质的广泛区域,引起和维持大脑的醒觉状态(第五章第五节)。正常睡眠的产生是由于该系统输入冲动相对减少的结果。当然睡眠也受精神、情绪和其他因素的影响。所以丘脑下部后区的损伤以及上行网状激活系统其他部分的破坏都能影响正常的觉醒和睡眠,可产生睡眠过度、嗜睡、发作性嗜睡和睡眠规律颠倒等,严重时可导致昏迷。此种情况可见于丘脑下部后区的炎症、肿瘤、外伤、脑室内出血和颅内压升高等。如同时有周期性发作性睡眠过度、食欲过盛、易兴奋和精神紊乱,称 Kleine-Levin 综合征。

(六) 丘脑下部对情绪行为的调节

一般认为,丘脑下部是情绪反应的主要中枢。丘脑下部参与伴随情感活动而出现的自主性活动、躯体活动和内分泌活动,与情绪反应有十分密切的关系。任何威胁有机体平衡的事件都可以引起紧张,丘脑下部是产生紧张反应的主要结构。情绪的状态包括机体感觉及由此伴随而来发生的活动,两者共同形成情绪表达,完成这些活动必须有完好的丘脑下部、边缘系统及新皮质的参加。电刺激丘脑下部前部外侧区最易引起逃跑反应,刺激内侧核区引起嘶嘶声、咆哮、露齿和咬为特征的挑衅反应,破坏双侧腹内侧核引起凶猛行为。

1. 攻击与逃避反应 最具代表性的攻击行为是动物的愤怒表现。丘脑下部的腹后侧区是假怒出现的必要部位,电刺激丘脑下部穹隆周围、腹内侧核等处,假怒反应十分明显。除丘脑下部外,刺激杏仁复合体、中脑水管周围灰质,也能激怒动物。但是,当上述部位遭受损毁时,动物不再出现攻击行为而表现出逃避反应。

2. 应激与防御反应 此类反应与循环系统的变化密切相关。刺激下丘脑前部,近中线两旁的腹内侧区,可出现心率加快、血压上升、骨骼肌血管扩张血流量增加;皮肤和小肠血管收缩血流量减少。这些都是应激状态下出现的防御反应,是交感神经兴奋的表现(图6-53)。

丘脑下部对自主神经活动的调节是通过两种方式进行的:①丘脑下部的普通神经细胞投射至脑干和脊髓内的神经核,进而再影响内脏运动神经的节前神经元活动;②丘脑下部的神经分泌细胞,合成和释放多种神经多肽激素,对内脏神经活动产生明显的影响。但是心血管和呼吸运动并不需要丘脑下部的持续监控,而主要是靠孤束核等的协调作用来维持。

3. 奖赏与惩罚反应 若将电极埋藏在猴的丘脑下部外侧区及前脑内侧束区,动物情愿按动电键持续不断地自我刺激,提示动物可能得到自身满足和愉快,人们称此区为愉快或"奖赏中枢"。如果把电极埋藏在丘脑下部穹隆周围,则动物因感到痛苦或厌恶而不再行自我刺激,人们称该区为厌恶或"惩罚中枢"。推测这类反应可能与刺激脑内内源性吗啡(如脑啡肽)的合成和释放有关。

由此可见,下丘脑在动物的情感反应中对行为反应和内分泌变化发挥重要的整合作用。端脑对于由无关紧要刺激引起的情绪反应有抑制作用。目前认为,在情绪机制方面,杏仁核的作用很重要,它能将更高级的认知信息,包括从海马在内的大脑皮质(主要是额前叶)得到的信息带给丘脑下部,而且直接从丘脑得到传入纤维。这种直达的丘脑传入信息可能介导短潜伏期的朴素情绪反应,为接受更复杂的情绪信息做好接受准备。

(七) 丘脑下部对昼夜节律的调节

世界上所有生物,从低等到高等,其生命活动都呈现节律性变化,这就是生物节律,而且这种机体的生命活动,如生物体的许多组织、器官和系统,在某些功能活动方面有着周期性变化,其周期时限大约为24小时,即与自然昼夜节律同步,称昼夜节律。它包括体温的规律性波动、血浆中激素的浓度、红细胞数、肾脏的分泌功能、睡眠与觉醒等,都是有规律的昼夜循环往复的活动。这种活动能使身体参加或适应环境的变化。这种活动有的是部分器官或组织本身的内在性质,但大多数都受丘脑下部全面控制,如果丘脑下部单独受损,这种节律性就会受到严重干扰。在20世纪60年代研究发现,只有在破坏下

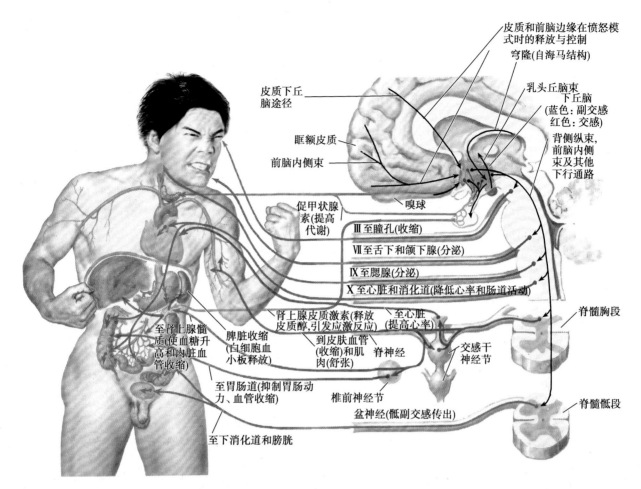

图 6-53　神经、神经内分泌和机体在愤怒时的反应

图示的愤怒是典型的交感神经应激反应,涉及神经内分泌"应激激素"的分泌。包括下丘脑-垂体-肾上腺轴分泌的肾上腺皮质激素以及交感神经末梢和肾上腺髓质分泌的去甲肾上腺素。交感神经与内脏的联系导致生理变化以启动应激综合反应。这些变化引起血液从内脏和皮肤流向肌肉、心率和心排血量增加、支气管张大、瞳孔扩大、胃肠道活动减少以及肝糖原分解等。前脑边缘、皮质、脑干传入纤维调节下丘脑的神经内分泌活动和自主神经功能,并在启动应激反应中起重要作用。在应激反应时,脑干副交感神经的功能被抑制

丘脑腹内侧区才能使昼夜节律消失。

　　近年研究发现,交叉上核是机体运动、体温、激素血浆浓度、肾分泌、睡眠和觉醒等各种活动昼夜节律的神经基础。

(八) 丘脑下部对光及节律的调节

　　内源性生物钟的主要特征是能够独立的表达自由运转的昼夜节律。在脊椎动物调节生物钟的主要刺激是明暗循环。因此昼夜节律钟和光感受器的结构紧密相关。在低等脊椎动物,光感受器是由视网膜和松果体来表达的。松果体是通过有节律的释放褪黑激素来完成的。在麻雀中已经证明了松果体的生物钟意义,切除麻雀的松果体后,其活动和休息的昼夜节律即被破坏,若再给予移植供体的松果体便又能恢复其昼夜节律。这可能是通过有节律的释放褪黑激素所致。哺乳动物的松果体也按昼夜节律分

泌褪黑激素,但它不是一种自身维持的生物钟,也不表达另一种昼夜节律。用损害的方法进行研究的结果提示确定光周期的生物钟不是在松果体而是在丘脑下部。用现代束路追踪法研究可证明存在视网膜下丘脑束。此束大部分纤维终止于交叉上核。交叉上核是维持昼夜节律功能的关键。在实验动物,破坏这些结构可以阻断内分泌及行为节律。在人类交叉上核区的损害可导致类似的综合征,引起睡眠和觉醒周期的紊乱。

　　交叉上核是一个很小的核团,每一个交叉上核仅含有几千个神经元,但它却是一个值得注意的具有独立性的结构,它们具有明显的电活动、代谢及神经肽的合成和分泌的明显昼夜节律。更有趣的是含有交叉上核的胚胎下丘脑组织的移植物能修复受损的啮齿类机体活动和休息的自由运转的昼夜节律。

这一重要实验证实含交叉上核的移植物中确实含有昼夜节律钟组织，这种动物的昼夜周期在恒定的环境中为20小时。

包括人类在内的哺乳动物，其交叉上核包括两个主要部分：①视网膜纤维终于交叉上核的腹外侧部，其特征是神经元呈血管活性肠多肽免疫反应阳性，这是一般的传入区，亦接受来自中脑中缝核及丘脑外侧膝状体核的传入；②交叉上核的背内侧部有较稀疏的传入神经，其特点是含有精氨酸加压素免疫反应阳性的小细胞神经元。

内脏神经系统包括通过松果体分泌的褪黑激素对昼夜节律的调控可能是通过丘脑下部室旁核中继的，但传导信号的神经通路仍不清楚。直接接受视网膜传入的交叉上核神经元对图案、运动或颜色不起反应，而代之以起光亮探测器的作用，对光的照射及消失起反应，其激发率随光的强度而异，因此与明-暗循环周期同步。传入交叉上核的视网膜纤维含兴奋性氨基酸。最近的研究发现，N-甲基-D天门冬氨酸型以及非N-甲基-D天门冬氨酸型谷氨酸受体在生物钟的调节中起作用。

交叉上核接受来自视网膜细胞调节亮-暗节律的谷氨酸能传入纤维，但发现盲人也有亮-暗调节，提示来自视网膜的谷氨酸能传入对于产生昼夜节律不是必不可少的。存在无光的昼夜节律，那么无光产生的昼夜节律的机制是什么，对此人们了解很少，只是在最近才对非感光生物钟的作用有所认识。无光产生昼夜节律对胚胎的生命特别重要。生物钟早在视网膜纤维长入交叉上核形成突触前已开始摆动了，在此时期母亲和胎儿通过胎盘的信号建立了同步作用，包括母亲分泌的褪黑激素节律性。人类新生儿的昼夜节律曾是个有争议的问题，但最近的研究认为，昼夜节律在出生后立即表达，甚至在不足月婴儿也如此。这一发现对于设计有利于新生儿的护理是有重要意义的。在成人，在更替工作或跨子午线的飞行后，机体内部的昼夜节律时间和外部环境产生了暂时性的认知及情绪的失常，需要逐步适应。破坏昼夜节律有可能是难以消除的病理变化，并且是产生压抑的基础，典型的压抑具有睡眠-觉醒及内分泌周期的障碍。

来自较低等脊椎动物松果体以及单细胞有机体的证据提示，单个细胞可能起昼夜节律振荡器的作用。在哺乳动物体内研究表明，用河豚毒素阻断钠通道发现交叉上核中在缺乏动作电位时生物钟继续发挥功能，提示时间机制与交叉上核内的电活动及突触活动无关。在体外实验中交叉上核能自发产生节律性，细胞内钙浓度的高频波在细胞间传播，而且可能是经过缝隙连接传播的。

在低等动物已分离出许多自发的诱导畸变的昼夜节律系。在果蝇一个基因的畸变可导致昼夜节律周期变长、缩短甚至消失。总之对生物钟还需要进行深入研究，而且还必须依靠解剖学和分子生物学方法的共同运用。

（九）丘脑下部对生殖功能的调节

丘脑下部在机体生殖功能开始时和协调中均起重要作用，此功能具有性别差异。丘脑下部结节区基本上是保持促性激素的基础水平，但视前区与促性激素的周期性变化相关。促性激素的周期性变化先于排卵，电刺激丘脑下部视前区或杏仁复合体的皮质内侧核群可使兔和猫排卵。刺激视前区的结果可以被切断结节区和视前区间联系所消除，而刺激杏仁体的效应可被切断终纹所阻断。这说明内侧视前区与杏仁复合体及结节区之间存在着功能联系。丘脑下部的肿瘤或其他病变常影响性的发育。这些损害可伴以早熟的青春期或出现第二性征发育不全的性功能减退，虽然性功能减退可归因于松果体病，但许多早熟的青春期的出现与肿瘤侵犯丘脑下部，尤其是丘脑下部后部有关。

丘脑下部控制垂体催产素、促性腺激素及催乳素的分泌。催产素是由神经垂体分泌神经终末所释放，它能诱导足月妊娠子宫的收缩以及围绕乳腺小泡的肌上皮细胞收缩。与之相关的有两种神经内分泌反射：①Ferguson反射：在婴儿出生时，子宫颈的延伸刺激了一条多突触的径路，此径路经过盆丛、脊髓前外侧柱、脑干至大细胞催产素神经元。此反射是一个正反馈机制，在胎儿出生后即终止；相继出现乳汁射出反射。②乳汁射出反射：与吸吮乳头刺激肋间神经有关，有同样的中枢径路。乳汁射出可以因孩子的哭闹而有条件反射，但能因神经紧张而受抑制。

促性腺激素及催乳素的分泌受到它们相关的丘脑下部因子的控制。促性腺激素释放激素大约在出生时释放，但之后就受抑制，直到青春期再分泌，此时其释放是有节奏的，先在晚上分泌，以后昼夜均分泌。促性腺激素释放激素分泌始于青春期，受体重影响，饥饿、精神紧张也能阻断促性腺激素释放激素的分泌，从而影响生殖功能。中枢的促性腺激素释放激素激发动物的性行为。下丘脑的疾病既能抑制生殖发育及生殖功能，亦能导致早熟的青春期。在有吸吮刺激时，催乳素就分泌，它能抑制弓状核神经元释放多巴胺。

饥饿、干渴及渴望繁殖均是动物强烈的基本欲望，这些均需要有完好的下丘脑。然而它们与行为完全的结合，如寻找食物、饮水、交配、筑巢以及抚育年青一代等行为均需要有新皮质。特别是需要边缘系统。在人类新皮质及边缘系统结构的巨大发育，意味着人类这些结构对下丘脑的功能较低等动物具有相应的较大影响。

（十）丘脑下部的二态现象与性别及性定向的关系

人脑有性别差异，已被近年来的研究所证实。成人脑重有性别差异，女性低于男性。性的二态性主要是性激素的周期不同，视前区在调节垂体前叶释放促性腺激素中起重要作用。女性的促性腺激素释放激素呈周期性释放，其周期和月经周期相一致，而男性亦释放促性腺激素，但无规律，因此两性视前区的功能和结构各不相同。对动物二态性的研究发现大鼠视前区有性二态核，此核在生后早期在雄激素睾酮的影响下进行分化，雄激素在男性8倍于女性。推定人类有与大鼠的性二态核同源的核，此核在交叉上核平面位于视上核与室旁核之间，胞核大，细胞深染。此核从出生到4岁时在两性均增加很快，在4岁时在女性此核细胞数开始下降至男性的50%，而男性细胞数保持恒定至50岁，50岁以后不论男性还是女性，细胞数均进一步减少。如果切除新生动物的睾丸，视前区的性二态核就不发育。

（十一）成体丘脑下部的可塑性

几十年来Cajal关于"成体中枢神经，其神经通路在某种程度上是固定终止而不可改变的"观点深深地影响着神经解剖学家的思想。然而近50年来已有大量证据表明神经系统有较大的可塑性，这种可塑性表现在神经系统某些部位神经元和胶质的安排、神经元树突数、突触的连接、神经元的受体与功能等方面。

丘脑下部的大细胞神经元在分娩及泌乳时催产素释放增加，神经元胞体也增大，它们的树突形成了广泛的神经元与神经元之间的接触而未见有星形胶质细胞层将它们分隔。此外，γ-氨基丁酸能神经元突触终末与催产素神经元胞体或树突接触数量增加，这种轴体连接的突触数在老年动物亦增加，而且这些大细胞神经元活动亦增加，而邻近的加压素神经元没有这种变化。神经元的可塑性并不限于胞体及树突，而且当激素释放增加时在垂体后叶中的神经分泌神经终末被星形胶质细胞样的垂体细胞突起围绕的情况也变少了，因此和血管周围的基膜形成更多的接触。这种变化是很迅速的：丘脑下部突触的可塑性在刺激后48小时内发生，1小时内垂体细胞包围的终末释放激素。胞体和树突的变化似乎是由于丘脑下部内催产素神经元树突或催产素突触释放催产素引起的。神经垂体的可塑性与β-肾上腺素能刺激有关。同样的可塑性的变化亦见于正中隆起的促性腺激素释放激素神经元及其终末系统，可能还有其他释放因子神经元。突触可塑性的快速性可见于弓状核，在弓状核雌激素受体神经元被包裹在星形胶质细胞层内，在4天生殖周期中雌激素增加的当天，γ-氨基丁酸能轴体突触数量就明显减少了。

这些实验表明，雌激素能影响丘脑下部腹内侧区神经元的胞体大小及突触的形式，引起轴树突触增加，树突棘密度变化及催产素受体在神经元上的重新分布，说明成人丘脑下部的突触、受体神经元及胶质细胞均能发生变化（Theodosis & Poulain 1993）。

五、丘脑下部的功能障碍及有关疾病

丘脑下部的体积很小，但其功能、结构十分复杂，损伤后很少出现单一的症状，绝大多数表现为一组临床症候群。

丘脑下部的重要功能有：①参与调节水代谢、血管组织间渗透压及离子代谢活动；②参与调节摄食、碳水化合物和脂肪代谢；③参与调节体温；④调节垂体前叶分泌功能，在性行为、生殖过程、应力反应及其他内分泌功能上起作用；⑤参与调节睡眠-觉醒活动和意识活动过程；⑥参与情感行为活动，并对记忆过程起作用；⑦参与和调节内脏活动并调节周围自主神经活动；⑧调节许多与躯体功能相适应的自主性活动。病变时可出现一组以内分泌、代谢障碍为主伴以自主神经系统症状和轻微神经、精神症状的综合征，即丘脑下部综合征。

丘脑下部综合征的病因较多，有感染性疾患、颅脑外伤、肿瘤、中毒、内分泌疾患、脑血管病、放射性损伤、严重精神创伤、超强体力劳动、高温或低温、先天性结构不全等，均可引起丘脑下部功能失常进而产生症状。

丘脑下部损害的临床症状多种多样，并可组成综合征存在，归纳起来有：①体温调节障碍：有高温、低温、变异性体温；②摄食障碍：有贪食、厌食或不食;③饮水障碍:有强迫饮水、不渴症、中枢性特发高钠血症;④睡眠和意识障碍:有嗜睡、睡眠节律倒错、运动不能缄默症、昏迷;⑤精神障碍:有假怒、幻觉等;⑥内分泌功能障碍:肾上腺及性腺功能的亢进与减退、甲状腺功能减退、类肢端肥大症、闭经溢乳症;⑦自主神经系统障碍:有肺水肿、心律不齐、括约肌障碍、消化道出血、血管运动(如脉搏、血压改变等)障碍、呼吸改变、异常划痕症、多汗;⑧下丘脑周期性疾患:如间脑性癫痫、Kleine-levin 综合征、Wolff 周期发放综合征;⑨遗传性下丘脑疾患:如 Laurence-Moon-Biedle 综合征;⑩其他:如 Prader-Willi 综合征、婴儿间脑综合征(Russel 综合征)、脑型巨人症。

丘脑下部损害的症状在人现已可能定位:①视前区损害:可有自主神经功能障碍,如心律失常、膀胱失禁和肺水肿;②丘脑下部前部视前区损害:有高热;③丘脑下部前部损害:有摄食障碍,在婴儿纵然进食正常仍可显恶病质(婴儿间脑综合征);④丘脑下部前外侧部损害:伴有渴感消失或摄食改变;⑤丘脑下部前部涉及视上、室旁两核病损或刺激时有尿崩症、中枢性特发高钠血症或异常抗利尿激素综合征;⑥丘脑下部腹内侧区病变时有摄食过度、肥胖和性格改变,如病损向正中隆起扩延,即可产生内分泌功能障碍,包括尿崩症、性功能减退和 ACTH、生长激素和催乳素的分泌异常;⑦近结节核病损时可伴有胃黏膜的浅层糜烂、溃疡和点状出血,虽然在任何急性脑部疾患只要损及丘脑下部邻近其联系纤维时都可有大量的胃肠出血;⑧丘脑下部的中部外侧区病损时,可引起厌食和体重下降,但在人类少见;⑨丘脑下部后部病损有意识改变、嗜睡、运动不能缄默症,低温或变异体温;⑩乳头体和第三脑室壁受损时可有精神错乱、严重的学习和记忆障碍(柯萨可夫综合征)。应该指出,以上这些症状的定位只是相对的,因为丘脑下部是如此之小,因此甚至在病理上也难以准确地分析它的缺失症状。另外,症状的表现还取决于疾病的发展过程,如对下丘脑前部的轻微手术损伤就能引起急性致命高热。但如疾病缓慢发生,如在颅咽管瘤时,虽然此区已有大块破坏,其功能仍可正常,说明在丘脑下部病变时功能代偿十分惊人。再则,丘脑下部的功能也只是脑功能的一部分,要说某一功能缺失一定是丘脑下部病变而不是由在更大整合性神经结构中产生也常是困难的。

关于丘脑下部综合征的分型在临床上至今还没有一个完善的、为大家所接受的分型法。早在 1963 年,前苏联有人把它分为神经-内分泌型、神经营养障碍型、自主-血管型、间脑癫痫、睡眠-觉醒型、神经肌肉型、无力-疑病型 7 型。这种分法至今改变不大,仍有参考价值。本文以 8 型作以介绍。

(一) 神经-内分泌型

这是丘脑下部综合征中最基本和可靠的一型。可有甲状腺、肾上腺、性腺或泌乳功能和碳水化合物、脂肪、蛋白质或水盐代谢障碍。

1. 脑型肥胖综合征　它与自发性肥胖有以下不同:①具有较高胰岛素血症;②贪食;③肥胖由脂肪细胞肥大引起,而不是由于脂肪细胞的增殖引起;④有高度多变的内分泌障碍,常见的为性腺功能障碍;⑤多病原,最常见的为颅咽管瘤;⑥体重很少超过 140kg。

在以肥胖为主的此型中又包括:①依森柯-库欣综合征:其特点为肥胖、性欲减退、闭经、血压升高、多毛症等,多见于女性,并常与丘脑下部其他症状相结合。在中枢性病原中,目前认为它系丘脑下部中促肾上腺皮质激素释放激素分泌过多引起垂体腺瘤所致。尸检时可有视上、室旁、乳头-漏斗与腹内侧核严重改变,垂体则正常。②脂肪生殖营养不良征(Froehlich's syndrome):结节核与结节漏斗囊破坏而有性腺发育停顿或迟缓,伴肥胖,常为原发性。颅咽管瘤、麻疹后脑炎等均可引起,后者可有智力障碍。③Laurence-Moon-Biedle 综合征:有肥胖、性功能减退、精神迟钝、多指与视网膜色素沉着。某些病例呈家族性。④Pickwickian 综合征:极端肥胖、肺泡换气不足、CO_2 潴留和在持续欲睡状态中的经常短暂性睡眠发作。另有一种表现为周期性呼吸暂停,运动时呈换气不足,贪食、肥胖、血高渗状态、渴感消失。⑤Prader-Willi 综合征:肥胖、身材矮、性腺功能不足、精神发育迟缓、婴儿时可伴有糖尿病、体温调节异常,认为与下丘脑病变有关,但尚未得到病理证实。

2. 脑型消瘦综合征　见于下丘脑外侧部损害:①婴儿间脑综合征:有严重消瘦、厌食、呕吐、眼震、手足肥大。常发生于 2 岁前婴儿,多为视交叉部及三脑室底的胶质细胞瘤引起,预后不良,偶也可活到十多岁。②神经厌食:多见于 30 岁前女性,有厌食、闭经、严重消瘦与性格改变。其原因是下丘脑、边缘脑障碍,但如经详尽的神经、内分泌检查结果正常时,也可考虑为功能性。

3. 抗利尿激素分泌综合征　①尿崩症:凡病理过程减少抗利尿激素分泌或影响其输送到神经垂体时均可产生;②尿崩症伴渴感消失综合征:患者无口

渴感,不能随时饮水以补偿尿崩时的需要,血容量低、失水、体液高渗等,如照顾不当,可引起死亡。③异常抗利尿激素分泌综合征:是一种不管血浆渗透压变低到什么程度仍然分泌抗利尿激素的综合征。临床症状与水中毒相似并与低血钠程度有关。④中枢性特发高钠血症:在不完全尿崩症时发生,是一种体内代偿的中间稳定状态,某些病例慢性高血钠与高渗透性可持续多年,血清钠可高达170~190mmol/L,而无明显症状。

4. 性腺功能异常综合征 有月经周期紊乱、闭经、性欲减退、阳痿或性欲亢进,下丘脑内侧基底部病变时见到,常与肥胖、尿崩症等结合出现。在女性有所谓假孕症,可能系丘脑下部源性。在男性一种称嗅觉生殖发育异常症,常可伴有色盲、神经性聋,被认为是一种丘脑下部的性腺功能减退的遗传性缺陷。

性早熟症一般是指10岁前男孩有雄激素和精子产生;8岁前女孩有雌激素分泌和卵巢周期活动,认为当病变影响到第三脑室底部平时抑制性激素分泌处即可发生,多见于颅咽管瘤、错构瘤、星形胶质细胞瘤、结节性硬化、狭颅症等。

5. 闭经-溢乳综合征 高催乳素血症,催乳素超过60~100ng/ml(正常为5~20ng/ml)时通常伴有闭经。高催乳素能干扰促黄体生成素对卵巢的作用而有闭经。任何干扰下丘脑分泌或输送催乳素释放抑制激素到垂体的病理或药理作用,均可增加血中催乳素而激发溢乳。在男性,高催乳素血症常伴性功能低下、性欲缺失,偶尔有溢乳和罕见的男子女性乳房。

6. 类肢端肥大症 有人认为肢端肥大症的病变在丘脑下部,生长激素过度分泌伴血中生长激素增高,可在垂体腺瘤临床症状前出现。类肢端肥大症时垂体可无病理改变。

7. 下丘脑性甲状腺功能减退症 常伴有其他内分泌和丘脑下部症状。

8. 血糖异常 一过性高血糖和糖尿在某些蛛网膜下腔出血和卒中时见到。还没有由下丘脑性肥胖而引起的糖尿病病例,但极少数可有糖尿病表现,则认为与长期贪食后削弱胰岛β细胞功能有关,不是丘脑下部直接损伤的结果。

丘脑下部内分泌代谢综合征的基础在于特殊核区的损害,由此影响它们对垂体功能的调节和控制。上述症状能由中枢神经系统其他部分或其他内分泌腺和一些异位病变产生,在诊断时要排除这些病变的可能。

(二) 自主-血管型和自主-内脏型

自主-血管型和自主-内脏型比较多见。两型较为相近,症状紧密交织。自主-内脏型表现为心血管、呼吸和胃肠等内脏方面的调节障碍。自主-血管型可为不断的血管运动障碍,由此而产生自主-血管性危象(间脑危象发作),它常为交感-肾上腺素性,也可为副交感-胰岛素性或为两者混合。前者可有头痛、心区发闷和疼痛、心悸、呼吸困难、寒战感、恐惧、动脉压上升、血中有时白细胞上升、血糖升高,这是在危象基础上向血内排出肾上腺素所致。可伴有体温升高,发作常持续30~90秒,常在晚上或入睡时出现,也有连续发作。在部分患者可伴有强直性肌肉紧张,少数患者可出现意识模糊,发作后常软弱无力。两种类型可分别与其他丘脑下部综合征伴随或单独出现。类似的发作也可见于周围自主神经系统病变、神经症和嗜铬细胞瘤等。因此单有这些症状不足以确定诊断,还必须结合有特殊的神经内分泌代谢障碍和一些轻微脑器质性症状时才行。

胃、十二指肠出血:只要病变损及丘脑下部结节核区,或邻近区丘脑下部的离心纤维时都可发生。它是由胃和十二指肠溃疡、黏膜糜烂或点状出血引起。溃疡常发生于胃大弯、幽门或贲门部,与一般消化性溃疡不同,急性颅脑外伤、卒中,特别是脑出血时常见。

(三) 体温调节障碍型

丘脑下部前部病损,散热机制破坏可引起规律性高热,常见于第三脑室底区手术、严重颅脑外伤、脑出血时。体温可高达40~41℃,肢体冰冷、皮肤发干、心动过速、呼吸增快,但白细胞不一定升高,应用阿司匹林也不能使之下降,有时苯巴比妥加冷却降温可奏效,如不处理则将在数小时内死亡。丘脑下部后部病损时可有低温或变异体温,后者只有在升高和降低室温下测温时才能发现。目前认为丘脑下部性低温远比高温为多,只是人们未加注意,同时不为一般体温计所能测得。

下丘脑性低热,体温常在37~37.5℃之间,常见于儿童或青年人,其反应决定于情感和体力负担,有时腋温可接近肛温,一般不为退热剂所影响。体温异常并不是丘脑下部病损的特有症状,亦可见于多种疾患,包括神经症在内,诊断此型时要特别注意。

(四) 睡眠-醒觉障碍型

睡眠-醒觉障碍是在丘脑下部脑干水平损伤了

上行网状激活系统的结果。但不要只把睡眠-醒觉障碍作为丘脑下部病损的表现和病理型来提,因为睡眠-醒觉障碍能见于所有的神经症、精神病、老年脑动脉硬化等。

Klein-levin综合征多见于年轻男性,女性很少。可发生于感染疾患后,其特点为长时嗜睡后伴有特殊行为和贪食,可持续数天至数周,并可在数年中都有,为丘脑下部与网状结构的功能性障碍。在一定时期内发作能自然减少或完全停止,发作间期完全正常。

(五)假神经衰弱和精神病型

临床上情感紊乱在下丘脑功能低下时常可见到。精神上的异常有易激动、发怒、哭笑发作、忧虑、抑郁、疑病、各种癔症和甚至类精神分裂症,表现有幻觉等。在多种病因下乳头体区损坏可有柯萨可夫综合征表现。现已证实下丘脑、边缘脑、网状结构在精神活动、情感反应、记忆过程中的作用。

(六)下丘脑癫痫(间脑癫痫)

由Penfield于1929年首先描述。其特征后人归纳为发作性、顺序性和以自主神经症状为主,可伴有或不伴有意识障碍。发作一般持续半小时或2~3小时,频度亦可不一,发作后情绪低落、疲乏,1~2天恢复。

(七)神经营养障碍型

一些原因不明的水肿和疾病,如脂肪营养不良症、脸面半侧萎缩、斑秃、秃头和急性部分或全身毛发脱落被归于本型。它们可与内分泌代谢型或自主-血管型结合在一起。本型较少见。

(八)神经肌肉型

无论在实验、临床和病理上均已证实存在下丘脑性肌无力、肌强直、肌病与肌麻痹,系在内分泌代谢障碍和自主性紊乱基础上产生的。

以上分型是人为的和条件性的,在临床现实中,独立的下丘脑障碍特征是相互交叉的,只有这种或那种现象占优势时才能说这是下丘脑病理的某一型,而且还必须注意到这些综合征只是原发于下丘脑,它必须与其他只有下丘脑参与的综合征相区别。

六、第 三 脑 室

(一)解剖学

第三脑室为间脑内位于中线的矢状腔隙,其外侧壁上部为背侧丘脑的前2/3,下部前方为下丘脑,后方为底丘脑。丘脑下沟由室间孔延至中脑水管,

该沟分隔间脑的背侧部(背侧丘脑和上丘脑)与间脑的腹侧部(下丘脑和底丘脑)。外侧壁的上界为丘脑髓纹深面的沟。两外侧壁之间有丘脑间黏合相连,后者为两侧背侧丘脑间的灰质团块。顶为薄的室管膜,该膜在穹隆下方与脉络组织延续,脉络组织来自端脑的侧脑室,并形成脉络丛下垂于第三脑室顶部,然后绕背侧丘脑上面和后端至侧脑室下角。第三脑室的前界为终板和前连合,后界为松果体、后连合和中脑水管上口。在第三脑室的后上壁有松果体隐窝,后者的尖端有松果体柄附着。第三脑室的底,前部较低,后部较高,其有关结构自前向后为视交叉、漏斗、灰结节、乳头体、后穿质和中脑被盖。第三脑室伸入漏斗内的部分称漏斗隐窝。

第三脑室前壁与顶相交处有室间孔,该孔前界为穹隆柱,后界为背侧丘脑的前核。室间孔将侧脑室与第三脑室相通,第三脑室再借中脑水管与第四脑室相通。

(二)第三脑室与丘脑下部之间存在密切的结构和功能关系

第三脑室为间脑内的腔隙,丘脑下部构成它的两侧壁下部和底。第三脑室脑脊液与丘脑下部脑组织之间,仅隔一层室管膜上皮。所以,第三脑室与丘脑下部存在着密切的结构和功能联系。

1. 丘脑下部室管膜细胞及其构筑特点 衬覆于丘脑下部的室管膜上皮主要由室管膜细胞构成。室管膜细胞可分为普通室管膜细胞和特化室管膜细胞。已发现成年动物丘脑下部室管膜的某些区域,尚有大量丘脑下部神经分泌细胞的突起,穿过室管膜以球形神经终末样结构与第三脑室脑脊液直接接触。在丘脑下部普通室管膜细胞、特化室管膜细胞以及球形神经终末呈现区域性分布特征(图6-54~图6-56)。

(1)普通室管膜细胞:可谓脑室壁的"装饰细胞" 该细胞的数量最多,占据室管膜的绝大区域。细胞呈立方形,表面有大量微绒毛和许多长纤毛(图6-54),每个细胞约有20根纤毛;在其侧面,细胞间缺乏紧密连接,相对缺乏脑脊液-脑屏障。普通室管膜细胞对第三脑室下丘脑壁主要起装饰作用;通过细胞表面纤毛的规律性摆动可协助脑脊液的定向流动。

(2)特化室管膜细胞:可谓脑脊液和血液间的"运载工具" 特化室管膜细胞的数量较普通室管膜细胞少。在第三脑室只存在于丘脑下部的终板血管器、视前隐窝、正中隆起或漏斗隐窝区。细胞呈长

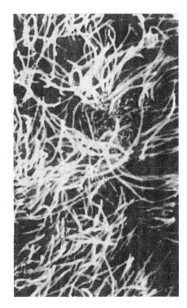

图 6-54 第三脑室下丘脑区室
管膜纤毛细胞区

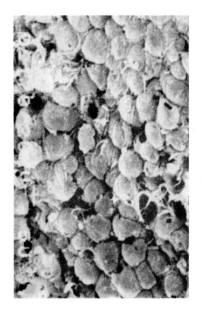

图 6-56 第三脑室下丘脑区
室管膜神经终末区

（3）球形神经终末有条件地向第三脑室释放神经分泌物：丘脑下部某些神经内分泌细胞的球形神经终末（图 6-56）穿过室管膜直接与第三脑室脑脊液相接触。此类球形神经终末只出现在成年动物，并且只分布于丘脑下部视前核、室旁核和弓状核区室管膜。球形神经终末可能为神经分泌性质，在不同的生理或实验条件下有时呈分泌相表现，以某种固有的分泌形式，即整体释放形式，向第三脑室脑脊液中释放膜包神经分泌颗粒。

目前，关于释放人脑脊液中的神经分泌颗粒的化学性质尚未确定，推测可能是不同的胺类和肽类激素或调质。它们通过脑脊液这种信息载体发挥旁分泌作用，首先影响中枢神经系统的活动。这种神经分泌活动突然或持续地分泌过多或过少，将改变脑脊液中的信息参量，影响动物的内驱力，并可引发不同程度的情感或行为障碍、内分泌或代谢紊乱。

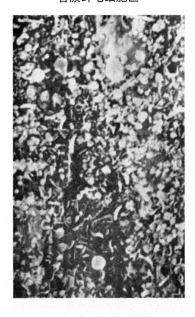

图 6-55 第三脑室下丘脑区室管膜
伸展细胞区

柱状，脑室面有形状和数量不等的微绒毛，并有长短不一的单根顶心纤毛；在细胞侧面，细胞之间靠紧密连接装置相连；细胞基部发出长突起，主要终止于所在器官的血管周隙。由此类细胞组成的室管膜区具有良好的脑脊液-脑屏障功能。根据特化室管膜细胞的形态结构特点，此类细胞又称伸展细胞（图 6-55）。它们构成第三脑室脑脊液和所在器官血管周隙之间的桥梁或通道。大量的实验研究表明，此类细胞具有活跃的物质吸收和转运能力，承担某些生物活性物质的主动运输，特别是从第三脑室脑脊液向所在器官血管周隙的物质转运。

2. 丘脑下部室管膜上成分及其意义 20 世纪70～80 年代用扫描电镜观察，在丘脑下部室管膜表面存在多种室管膜上成分，如室管膜上神经分泌颗粒、胞膜碎片、巨噬细胞、神经纤维、神经细胞以及结节样小体等（图 6-57～图 6-62）。这些室管膜上成分主要出现在终板血管器、视前隐窝、正中隆起或漏斗隐窝等非纤毛性室管膜区。

（1）神经分泌颗粒：神经分泌颗粒（图 6-57）数量最多，近似球状结构，大小不等，直径可达 1～5μm。神经分泌颗粒通常形体饱满、表面光滑；有时表面粗糙、皱缩，并可裂解成许多微小颗粒；裂解后

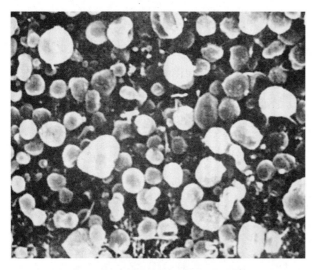

图 6-57　第三脑室下丘脑区室管膜上神经分泌颗粒

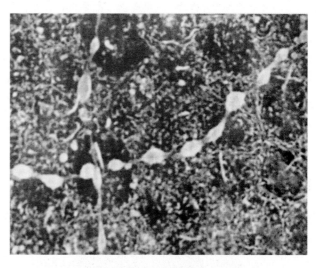

图 6-60　第三脑室下丘脑区室管膜上神经纤维

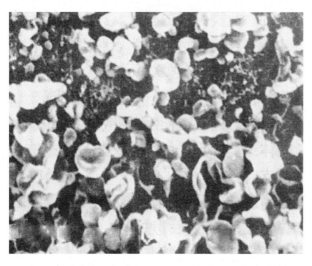

图 6-58　第三脑室丘脑下区室管膜上胞膜碎片

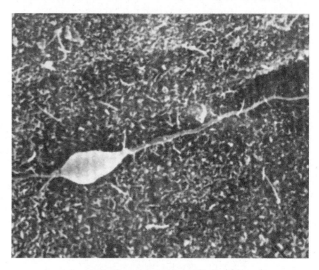

图 6-61　第三脑室下丘脑区室管膜上神经细胞

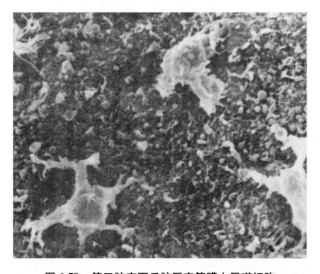

图 6-59　第三脑室下丘脑区室管膜上巨噬细胞

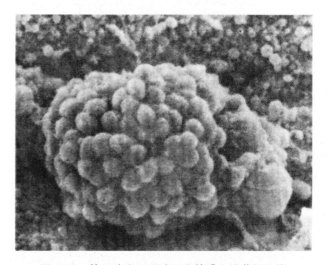

图 6-62　第三脑室下丘脑区室管膜上结节样小体

遗留胞膜碎片。

神经分泌颗粒是脑内某些神经分泌细胞直接向脑脊液释放的分泌物，但其化学性质尚未确定。受脑脊液渗透压的影响释放出的分泌颗粒呈现由小涨大，甚至裂解的现象。多数学者推测，此类分泌颗粒内含神经多肽激素或调质，并可将其缓慢释放入脑脊液中。曾有人指出，生物体内存在生物活性物质的"缓释"机制。

（2）胞膜碎片：胞膜碎片（图6-58）是一类为数众多的室管膜上成分，其大小和形状极不一致。小碎片 $0.1 \sim 0.5\mu m$，大碎片可达 $1 \sim 4\mu m$，常呈"残壳"形式。胞膜碎片常散在分布，偶尔亦可聚集成堆。胞膜碎片为神经细胞和室管膜细胞的代谢产物，尤其是神经分泌颗粒裂解后遗留的胞膜物。此类室管膜上成分可能并无生理意义；相反，如果未得到及时处理，在脑脊液或脑室系统内堆积过多将会导致垃圾成灾进而危害机体。

（3）巨噬细胞：巨噬细胞（图6-59）是最常见的一类室管膜上成分。此类细胞贴附于室管膜表面，大小、形态及数量变化不定。多呈圆形或卵圆形，直径约 $6 \sim 10\mu m$，表面可带有指状突起；较大的巨噬细胞可在 $30\mu m$ 以上，胞体不规则，并伸出伪足状胞质性突起。

有许多研究提示，室管膜上巨噬细胞可能来源于血液中的单核细胞系统。由于形态多变，可区分为若干类型。其形态变化反映了此类细胞的不同功能状态。功能相对静止时，细胞较小，呈圆形；功能活跃时，细胞增大，形状变得不规则，常伸出许多伪足状突起。室管膜上巨噬细胞作为脑内"清道夫"，吞噬和处理脑室内的有害物质或细胞代谢产物。它们是整个中枢神经内巨噬细胞系统的一部分，参与所在器官的免疫或防御功能，维持所在器官的微环境处于最佳状态。在某些生理或病理情况下，室管膜上巨噬细胞数量的变化可能更具重要意义。

（4）串珠状神经纤维：串珠状神经纤维（图6-60）多存在于室管膜的非纤毛区。其形态类似神经元的轴突，直径 $0.2 \sim 0.6\mu m$；局部的珠状膨大亦大小不等，通常为 $0.5 \sim 2.5\mu m$。此类纤维的长度、排列及走行无序，可直行或变曲，可互相平行或交叉。

串珠状神经纤维可能是室管膜下神经元的轴突纤维，串珠代表了透射电镜下观察到的轴膨体，其细胞体位于何处尚不清楚。曾有些学者推测，这类纤维可能来自室管膜下层或距室管膜较远的神经元。此类纤维成分的出现也可能是神经组织分化过程中的异构现象。

（5）神经细胞：神经细胞或神经元（图6-61）为较少见的一类室管膜上成分。胞体呈圆形、锥形或卵圆形；纤维状突起呈多极性，可区分出树突或轴突；轴突和主树突尚发出小的侧支。

室管膜上神经元与室管膜细胞的相互关系尚未明确，此类神经元的性质仍不清楚。如众所周知，神经系统在发育过程中存在神经细胞的迁移现象。室管膜下面的神经细胞，若向室管膜表面出现异常迁移，则会出现室管膜上神经元。这种细胞迷走现象亦可经常发生在机体的其他组织。

（6）结节样小体：结节样小体（图6-62）实属罕见的一类室管膜上成分。其形状不规则，表面凹凸不平，呈结节状，无细胞的形态特征；结节样小体是体积最大的室管膜上成分，直径可超过 $50\mu m$。

有些学者提出，结节样小体可能是神经分泌颗粒、胞膜碎片、脑室内异物以及室管膜代谢产物等集结形成的"凝聚体"。这种小体的出现是否为一种病理现象，能否构成脑室内结石或病灶，尚待观察研究。

由于获取人类新鲜标本存在固有困难，室管膜上成分主要是在各类实验动物脑内观察发现。但是，上述6类室管膜上成分可能适用于人类。神经分泌颗粒、胞膜碎片和巨噬细胞实属脑脊液中的有形成分。曾有研究报道在人的脑脊液中，从形态学上观察到这3类成分。串珠状神经纤维、神经元和结节样小体似为室管膜表面结构的变异。关于室管膜上成分的形态学分类和功能意义仍需深入研究，进一步提高认识。

第七章　小脑的解剖生理及定位诊断

第一节　小脑的解剖生理

小脑是随着动物躯体运动的进化而发展起来的一个躯体运动的协调中枢，而不是直接指挥肌肉活动的运动中枢。小脑虽然也接受身体各种感觉信息的投射，但主要是反映身体各部的位置和运动状态，并不产生意识性活动。小脑的传入性联系主要来自前庭、脊髓及大脑皮质，而小脑的功能影响也主要作用于前庭、脊髓及大脑皮质。小脑对此三者的影响代表了小脑进化的三个阶段。如水栖动物主要依靠前庭位觉器系感知体位运动的改变，其小脑主要由接受前庭纤维的部分组成。这部分在哺乳类已退化，但仍保留下来，即绒球小结叶，也称古小脑。陆生动物由于出现了四肢，维持姿势和运动方式复杂化，致使神经调节也相应复杂化，故随之出现了小脑体。随着动物的进化，小脑体分为前后两叶，前叶和后叶的后部主要接受脊髓小脑束的纤维，一般称为旧小脑。后叶（包括山坡和方叶后部、蚓叶和蚓结节、上半月叶、下半月叶和二腹叶）为种系发生上最新的部分，接受皮质桥小脑束的纤维，称为新小脑。小脑有病变时不直接引起肌肉的瘫痪，主要表现为躯体协调运动障碍，即小脑性共济失调。

一、小脑的外形

小脑位于脑桥及延髓的后方，形似一蝴蝶，占据后颅窝的大部。其上面较平坦，与上方的小脑幕相适应。前后缘凹陷，称小脑前、后切迹。后切迹里有小脑镰。小脑下面中部凹陷包绕脑桥和延髓，称为小脑谷。小脑中间窄细的部分如卷曲的蚯蚓，称为蚓部，两个外侧部大而膨隆，称小脑半球。小脑的表面有大量横贯蚓部及半球的窄沟，将小脑表面分成许多叶片。有少数的沟较深，称为裂，将小脑分成若干小叶。其中最显著者是水平裂，始自脑桥臂以水平方向绕小脑半球的外侧缘和后缘，终于小脑的后切迹。此裂将小脑分为上面和下面。小脑的上面平坦，蚓部的上面（上蚓）与半球之间无明显分界，小脑下面凸隆，蚓部下面（下蚓）以两深沟与左、右半球为界。一般认为，小脑蚓部的前部支配头肌和咽喉肌，后部支配躯干肌。小脑半球与四肢的协调运动有关，其中半球的上部支配上肢肌，半球的下部支配下肢肌。因此，小脑某一部分病变时，即可引起相应部分肢体的共济失调。

（一）小脑的上面

小脑上面有明显的原裂，呈"V"字形，其尖端向后，位于上蚓中后 1/3 之间，该裂向前外与水平裂前端相遇。上蚓被深沟分为 5 部，从前向后为小脑小舌、中央小叶、山顶、山坡、蚓小叶。由于脑沟与脑回在半球和蚓部是互相移行的，所以蚓部的每一个小叶与两侧半球的各小叶相对应。除小脑小舌外都与半球的小叶相连，中央小叶连于中央小叶翼，山顶和山坡连于方叶，蚓叶连于上半月叶（图 7-1）。

（二）小脑的下面

小脑下面包括下蚓和小脑半球的下面。下蚓可分为 4 个部分，从后向前依次是蚓结节、蚓锥体、蚓垂、蚓小结。蚓结节向两侧连于下半月叶，蚓锥体连于二腹叶，蚓垂连于小脑扁桃。小结是下蚓的最前部，它与蚓垂之间以后外侧裂为界，小结向两侧以后髓帆与绒球相连（图 7-2、表 7-1）。

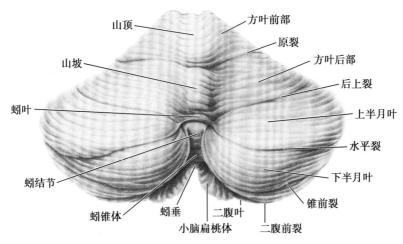

图 7-1　小脑的外形（上面）

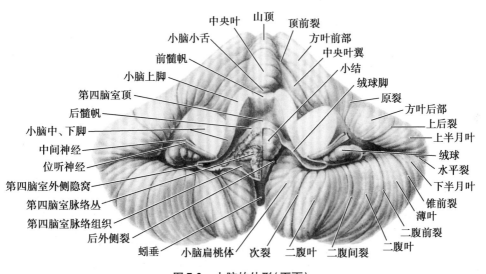

图 7-2　小脑的外形（下面）

表 7-1　小脑各小叶的名称

蚓部的小叶			半球的小叶	
上蚓	脑小舌 中央小叶 小山{山顶 　　 山坡} 蚓小叶	前 后	小舌纽 中央小叶翼 方叶{前部 　　后部} 上半月叶	上半球
下蚓	蚓结节 蚓锥体 蚓垂 蚓小结	后 前	下半月叶 二腹叶 小脑扁桃 绒球	下半球

（三）小脑的功能分叶

目前多结合小脑的进化、纤维联系和功能将小脑区分为 3 个叶（绒球小结叶、前叶和后叶）和 3 个部分（小脑蚓部、蚓旁部和小脑半球外侧部）。

1. 小脑的分区　传统上小脑分为前叶、后叶和绒球小结叶。各叶损伤可出现躯体同侧综合征：

①前叶受损：下肢僵直；②后叶受损：协调丧失、辨距不良、意向性震颤、肌张力减退、共济失调、运动分解；③绒球小结叶受损：躯干共济失调（图 7-3 ～图 7-5、表 7-2）。

（1）绒球小结叶或古小脑：绒球小结叶位于小脑下面的最前部，包括属于小脑半球的绒球和下蚓

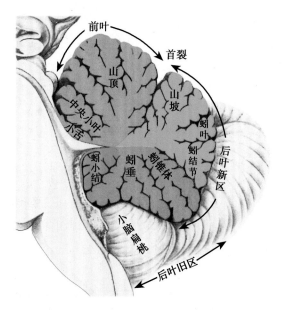

图 7-3　小脑的分叶（正中矢状切面）

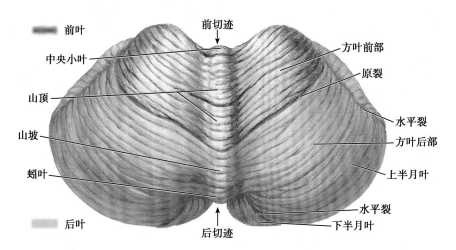

图 7-4　小脑的分叶（上面）

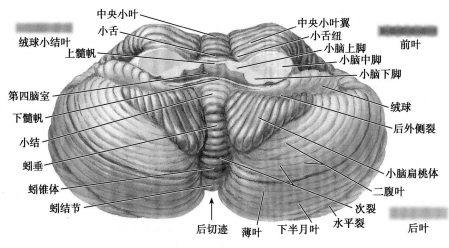

图 7-5　小脑的分叶（下面）

表 7-2　小脑的功能分叶

小脑叶的名称		蚓部和半球各小叶的名称		
绒球小结叶		下蚓 下半球	蚓小结 绒球脚、绒球	古小脑
小脑前叶		上蚓 上半球	小舌、中央小叶、小山（山顶） 舌纽、中央小叶翼、方叶（前部）	旧小脑
小脑后叶	旧区	下蚓 下半球	蚓垂、蚓锥体 小脑扁桃	
	新区	上蚓 上半球 下蚓 下半球	小山（山坡）、蚓小叶 方叶（后部）、上半月叶 蚓结节 下半月叶、二腹叶	新小脑

的蚓小结以及连接绒球与蚓小结之间的绒球脚。小结的前上面朝向脑室，前面被覆一层灰质。在此以双层软脑膜与第四脑室相隔。绒球为小卵圆形的游离部分，位于听神经的下方，其前方有舌咽、迷走神经根丝横过，其内端成窄带状，称为绒球脚，由传入与传出纤维组成。绒球小结叶主要接受前庭神经核和前庭神经的纤维。它在进化过程中见于没有四肢只有躯干的水栖动物。由于这类动物没有四肢运动，仅需维持躯干的平衡，所以绒球小结叶的功能是维持平衡。又由于绒球小结叶是小脑在进化过程中最早的部分，因而又把它称为古小脑。

（2）前叶和后叶或旧小脑和新小脑：小脑前叶在小脑上面的前部，即小脑首裂以前的部分。包括小舌、舌纽、中央小叶、中央小叶翼、小山前部（山顶）和方叶前部。小脑后叶为小脑首裂以后的小脑上部和小脑下部（绒球小结叶除外）。后叶又可分为新、旧两区。后叶旧区较小，仅占后叶前下部，包括蚓锥体、蚓垂和小脑扁桃；后叶新区较大，为后叶的后上部，包括小山后部（山坡）、方叶后部、蚓小叶、上半月叶、蚓结节、下半月叶和二腹叶。

小脑前叶和小脑后叶旧区占了蚓部的绝大部分，主要接受脊髓小脑前、后束的纤维。这两部分合称旧小脑，因为它在进化过程中较古小脑出现晚，见于以四肢支撑躯干离开地面的动物。由于这种动物躯体的重心离支撑点较远，如要维持躯体的一定姿势，必须克服地心引力的影响。因此，旧小脑的功能主要与调节肌张力和维持姿势有关。

小脑后叶新区占据小脑半球的绝大部分。它是小脑在进化过程中出现最晚的部分，所以也称为新小脑。新小脑见于哺乳动物，其四肢运动已精细复杂，特别是人类，随着大脑半球的高度发展，与大脑半球有密切联系的新小脑（主要为小脑半球）也得到了很大的发展。新小脑的功能主要与四肢的协调运动有关。

2. 小脑的分布　根据小脑皮质区向其深部不同小脑核团的投射，将小脑按纵向系统垂直划分为小脑蚓部、绒球小结叶（投射至顶核与前庭外侧核）、蚓旁部（投射至球状核及栓状核）以及半球外侧部（投射至齿状核）（图7-6）。

每一个功能区都与其深部特异性核团有关。顶状核接收蚓部的传入信息并投射至网状核和前庭核，它们是网状脊髓束和前庭脊髓束的起始部，部分蚓部和绒球小结叶的浦肯野细胞可直接投射至前庭外侧核（一些专家称之为第5个小脑核）。球状核和栓状核接收蚓旁部的传入并投射至红核（发出红核脊髓束），齿状核可接收小脑半球外侧的传入并投射至丘脑腹前核和腹外侧核，换元后再投射到皮质脊髓束和皮质小脑束的起始细胞。

（四）小脑脚

小脑以三对脚与脑干相连。小脑下脚或称绳状体，位于脑桥臂的内侧，向尾内侧连于延髓。小脑中脚，或称桥臂，和上、下脚相比最粗大，其位置最靠外侧，它向腹侧连于脑桥。小脑上脚又称结合臂，位于最内侧，它向嘴侧连于中脑（图7-7）。第四脑室顶小脑的白质分为上、下两部。上部张于两结合臂之间，称为前髓帆。下部很薄，向下后方越过小结，称为后髓帆，与第四脑室脉络组织相连。后髓帆向两侧延至绒球，形成一白质带，连接绒球和小结（图7-2、图7-3）。

411

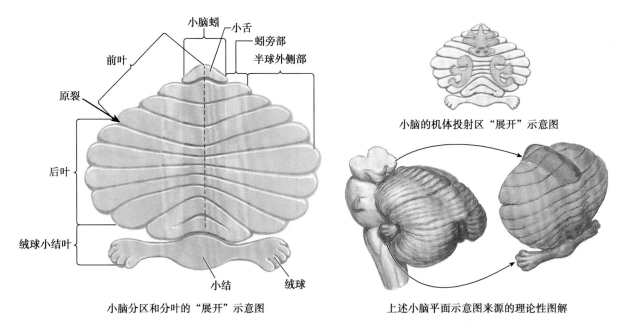

小脑分区和分叶的"展开"示意图

小脑的机体投射区"展开"示意图

上述小脑平面示意图来源的理论性图解

图 7-6 小脑的功能分区

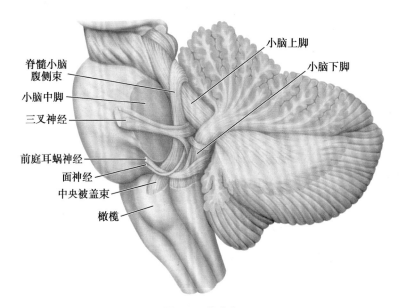

图 7-7 小脑脚

二、小脑的内部结构

小脑表面由一层灰质构成小脑皮质,皮质之下为出入皮质的纤维组成小脑白质。在白质的深部有4对神经核,其位置排列自内向外依次为顶核、球状核、栓状核及齿状核。

(一)小脑皮质

小脑皮质具有很多皱褶,表面积达 1000cm²。其中只有1/6露在表面。各叶的皮质结构相同,由表及里可分为分子层、浦肯野细胞层和颗粒细胞层(图7-8)。

1. 分子层 是最厚的一层,细胞较少,除浅表的星形胶质细胞和深方的大星形胶质细胞外,其主要成分是浦肯野细胞的树突和颗粒细胞的轴突的分支。星形胶质细胞也称为水平细胞,其胞体小,位于此层浅部,有数个短细的树突和一个较短呈水平走行的纤细轴突与浦肯野细胞的树突相接触。大星形胶质细胞也称为篮状细胞,位于此层的深部,靠近浦肯野细胞层,发出很多短粗的树突及一个特殊的轴突,树突在分子层内上行,轴突呈水平走行,途中分出很多带有分叉的侧支,这些侧支在浦肯野细胞体的周围形成筐篮状网样的联系,故称篮状细胞。

2. 浦肯野细胞层(节细胞层) 浦肯野细胞(Purkinje 细胞)是体积很大的多极细胞,并列成单

412

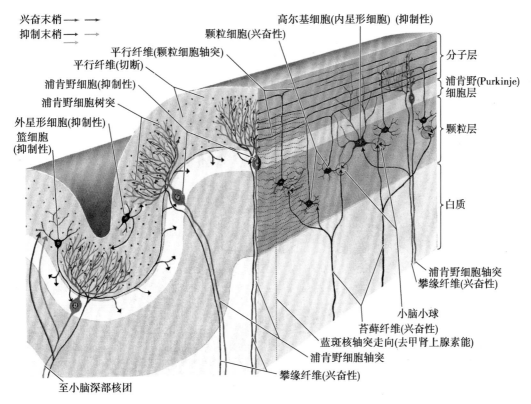

兴奋末梢　⟶
抑制末梢　⟶

平行纤维(颗粒细胞轴突)
平行纤维(切断)
浦肯野细胞(抑制性)
浦肯野细胞树突
外星形细胞(抑制性)
篮细胞(抑制性)

颗粒细胞(兴奋性)
高尔基细胞(内星形细胞)(抑制性)

分子层
浦肯野(Purkinje)细胞层
颗粒层
白质

浦肯野细胞轴突
攀缘纤维(兴奋性)

小脑小球
苔藓纤维(兴奋性)
蓝斑核轴突走向(去甲肾上腺素能)
浦肯野细胞轴突
攀缘纤维(兴奋性)

至小脑深部核团

图 7-8　小脑皮质的结构

独的一层,胞体呈梨形或烧瓶状,由胞体发出 2～3 个树突,进入分子层后又分出许多分支而呈扇形。胞体的另一端发出有髓轴突,经颗粒细胞层到白质,止于小脑中央核群。在轴突起始处可有侧支止于邻近浦肯野细胞。这种结构能扩大反应。因为只有浦肯野细胞轴突伸入白质,所以到达小脑皮质的一切冲动必然经浦肯野细胞传出。

3. 颗粒细胞层　位于浦肯野细胞层的深侧,由许多小的颗粒细胞组成,每个细胞都发出 3～5 个末端呈爪状的短粗树突,其无髓的轴突伸向小脑叶片表面,进入分子层后呈"丁"字形分叉,与浦肯野细胞的树突形成突触。由于小脑皮质各叶构造基本相似,所以临床上对小脑皮质疾病的诊断不像大脑皮质那样能精确定位。

(二) 小脑白质

小脑白质位于小脑皮质深部,由传入纤维、传出纤维和连合纤维组成。传入小脑皮质的纤维,按其末梢部的形态分为攀缘纤维及苔藓纤维(图 7-8)。传出纤维按浦肯野细胞的轴突组成终于齿状核。

1. 攀缘纤维　或称攀登纤维、爬行纤维,由桥小脑束和前庭小脑束组成。纤维较细,入小脑皮质后穿过颗粒层,经浦肯野细胞体旁而达其树突干,失去髓鞘,分为数支,攀浦肯野细胞的树突枝而上,并

与树突棘形成突触。其侧支还与星形胶质细胞、篮状细胞、高尔基细胞形成接触,一根攀缘纤维可以和 10～15 个浦肯野细胞接触。

2. 苔藓纤维　或称苔状纤维,由脊髓小脑后束和橄榄小脑束组成,纤维较粗,入皮质前在白质内分叉成 20～30 根二、三级分支,分布在广泛的皮质区内,在颗粒层内发出大量侧支而终,主要与颗粒细胞形成突触。

以上是小脑与小脑以外的脑组织相联系的纤维,此外,在小脑白质内还有两种起联络作用的纤维:①联合纤维:是联系同侧小脑半球不同部位的纤维;②连合纤维:是连接小脑两半球的纤维。

进入小脑的传入纤维,除少数前庭核来的纤维直接止于顶核外,其余都止于小脑皮质。所有离开小脑的纤维均起自中央核群。小脑的传入纤维较多,超过传出纤维近 3 倍以上,主要传导来自中枢和周围(前庭、肌、肌腱、关节等)的冲动。近年来研究证明,触、视、听觉等冲动也可在小脑皮质得到反应。小脑的传入纤维大部分经小脑中、下脚进入小脑白质,成为苔藓纤维。苔藓纤维在白质中反复分支后进入皮质的颗粒细胞层,并于此层内又分出许多茸细的苔藓状分支,与颗粒细胞形成突触。颗粒细胞的轴突进入分子层,与浦肯野细胞的树突形成突触。浦肯野细胞的轴突均止于小脑中央核,再由小脑中

央核发出纤维组成小脑传出纤维,主要经小脑上脚离开小脑。此外,小脑中央核发出的部分轴突或其返支可返回皮质内,成为攀登纤维,攀附于浦肯野细胞树突的分支,并且也与星状细胞和篮状细胞等形成广泛联系。所以攀缘纤维实际上是小脑各部分之间的连合纤维(图 7-8)。

(三)小脑中央核群

在每侧小脑半球的白质中都有 4 个核团,由中央向两侧依次为顶核、球状核、栓状核及齿状核(图 7-9)。

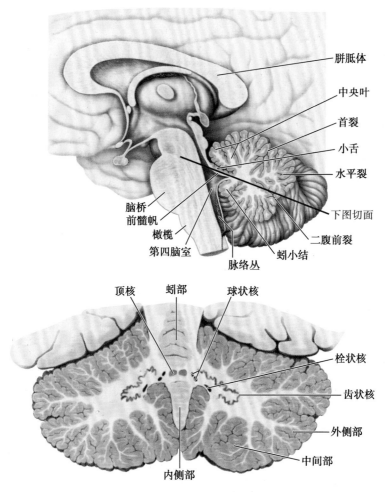

图 7-9 小脑的内部结构(水平切面)

1. 顶核 位于第四脑室顶的蚓部中线两侧,两侧顶核相距很近。顶核可分为内、外侧两部。内侧部在发生上较新,含小细胞;外侧部较古老,含大型多极细胞。顶核主要接受前庭神经及其核和旧小脑皮质来的纤维;其传出纤维组成顶核延髓束。

2. 球状核 位于顶核的外侧,为一个或数个圆形灰质块,内含大型和小型多形细胞。此核主要接受来自旧小脑皮质的纤维,发出的纤维主要到红核大细胞部和前庭神经核及延髓网状结构。

3. 栓状核 位于齿状核的内侧,为一楔形灰质块,由多极细胞构成。此核接受旧小脑皮质的纤维;其传出纤维止于红核大细胞部。

4. 齿状核 位于白质中靠近蚓部两侧,为中央核群中最大的一个,在最外侧。在人类此核较为发达,形状似下橄榄核,核门开向后方。核团由大型多极细胞构成,有多分支的树突,富有铁质。齿状核区分为两部,后内侧部较小,为旧部,接受旧小脑皮质来的纤维;前外侧部较大,在发生上为较新的部分,即新部,主要接受新小脑来的纤维。齿状核的传出纤维均经结合臂到红核和丘脑的腹外核,由此再投射到额叶皮质。

三、小 脑 脚

小脑的传入及传出纤维形成 3 条较大的传导束,称为小脑上、中、下脚,分别与中脑、脑桥和延髓相连(图 7-10、表 7-3)。

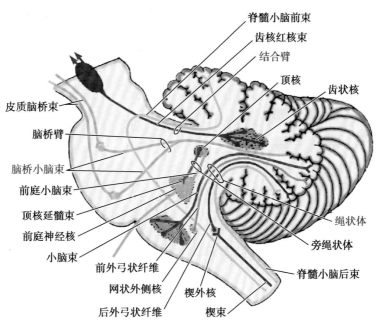

图 7-10　经小脑脚的主要纤维

表 7-3　小脑脚及其传入与传出纤维

小脑脚	传入纤维	传出纤维
下脚（绳状体）	脊髓小脑束 后束 前束 楔小脑束 橄榄小脑束 网状小脑束 三叉小脑束	顶核桥延束 钩束　　　　　至前庭核和网状核 小脑前庭纤维
近绳状体	中缝核-小脑纤维 前庭小脑束 （初级和次级纤维）	
中脚（脑桥臂）	脑桥小脑束	
上脚（结合臂）	脊髓小脑前束 三叉小脑束 顶盖小脑束 上丘 下丘 蓝斑-小脑纤维	齿状核-丘脑纤维 齿状核-红核纤维 齿状核-网状结构纤维 中间部-红核联系 （经球核和网状核）

（一）小脑下脚

也称绳状体,沿第四脑室的外侧缘上升至外侧隐窝前,立即弯向背侧,在小脑上、中脚之间进入小脑。包括传入及传出两部分纤维。主要由脊髓小脑后束及前庭神经的纤维组成。

1. 传入纤维　①脊髓小脑后束:终止于小脑半球的前叶及后叶,主要为同侧性的;②后外侧弓状纤维:由同侧楔外侧核而来,终于小脑半球皮质;③前外侧弓状纤维:由对侧的弓状核发出,终于小脑半球皮质;④由三叉神经、面神经及舌咽神经等感觉核所发出的纤维;⑤前庭小脑束:由同侧前庭神经核发出,多直接至小脑皮质,或亦有少量纤维至球状核及栓状核;⑥橄榄小脑束:由同侧及对侧下橄榄核发出,止于小脑蚓部及小脑半球后叶皮质。

2. 传出纤维　①小脑前庭束:起自小脑顶核止于同侧前庭神经核;②小脑橄榄束:至双侧下橄榄核,最近证实有从小脑的齿状核及间位核(球状核及栓状核),可能还有顶核至下橄榄核的投射,结果形成小脑皮质-小脑核-下橄榄核-小脑皮质以及小脑核-下橄榄核-小脑核两条反馈回路;③小脑网状束:自顶核、球状核发出的纤维止于延髓网状结构,经中继后至脑神经运动核及脊髓前角细胞。

(二) 小脑中脚

即脑桥臂,是桥核发出的脑桥横行纤维,越过中线,至对侧小脑上、下脚的外侧组成的脑桥小脑束,并进入小脑。桥核接受皮质脑桥束(额桥束、颞桥束、顶桥束及枕桥束)传来的冲动经小脑中脚至对侧小脑皮质。

(三) 小脑上脚

也称为结合臂,大部分为齿状核、球状核及栓状核发出的纤维;传入纤维有脊髓小脑前束、顶盖小脑束、红核小脑束及三叉中脑核小脑束。

1. 传出纤维　传出纤维由浦肯野细胞发出纤维至小脑齿状核(亦有至栓状核及球状核),中继后经小脑上脚在中脑交叉至对侧,分为升、降两支。

(1) 升支(小脑红核纤维):升支纤维至红核的大细胞部及小细胞部。红核大细胞部发出 3 路纤维:①红核脊髓束:至脊髓前角细胞;②红核延髓束:至延髓的脑神经运动核;③红核丘脑纤维:至丘脑,再更换神经元组成丘脑皮质束至大脑皮质 4 区及 6 区。

(2) 降支(小脑网状纤维):向下终止于脑桥及延髓网状结构。

2. 传入纤维

(1) 脊髓小脑前束:由脊髓上升经延髓及脑桥上升至结合臂的背外侧,绕经小脑上脚终止于同侧的小脑前叶皮质。

(2) 顶盖小脑束:起于上丘脑止于小脑。

四、小脑的纤维联系

小脑与其他神经部分的联系甚多,其传入纤维

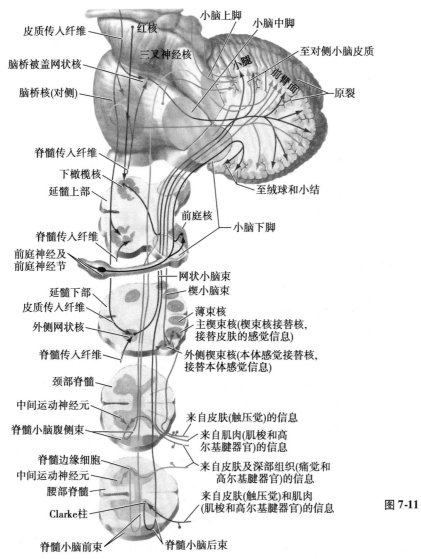

图 7-11　小脑的传入通路

比传出纤维约多 3 倍以上，多数传入纤维束经下脚和中脚进入小脑，少数则经上脚进入小脑。除红核小脑纤维、前庭小脑纤维和橄榄小脑纤维一部分终于小脑中央核外，所有传入纤维都终于小脑皮质。

小脑皮质并不直接与其他神经部分发生联系，而是发出纤维至小脑中央核群，再由这些核发出神经纤维并主要经过结合臂与神经系统的其他部分发生联系（图 7-11、图 7-12）。

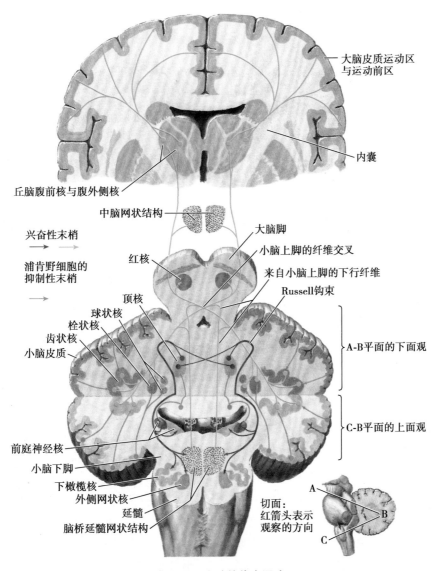

兴奋性末梢 ⟶

浦肯野细胞的
抑制性末梢
⟶

大脑皮质运动区
与运动前区

内囊

丘脑腹前核与腹外侧核

中脑网状结构

大脑脚

小脑上脚的纤维交叉

来自小脑上脚的下行纤维

Russell 钩束

红核

顶核

球状核

栓状核

齿状核

小脑皮质

A-B 平面的下面观

C-B 平面的上面观

前庭神经核

小脑下脚

下橄榄核

外侧网状核

延髓

脑桥延髓网状结构

切面：
红箭头表示
观察的方向

图 7-12　小脑的传出通路

大脑半球发出的纤维交叉后主要止于对侧脊髓前角。所以一侧大脑半球的病变症状表现在病灶对侧。但小脑的情况却相反，由小脑发出的纤维，经过几次灰质核团的中继和数次纤维交叉后，总是止于同侧脊髓前角。因而一侧小脑的病变，其症状一定表现在病灶同侧的肢体。

小脑的功能主要表现在维持身体平衡、维持肌肉张力和调节肌肉的协调运动三方面，而这些功能又分别与古小脑、旧小脑和新小脑相关联。因而当小脑的某一部分有病变时，就能发生相应的功能障碍。但人类小脑病变往往不易精确定位。因为小脑不像大脑那样具有任何直接的运动功能和有意识的感觉功能；而且小脑又处于一个被颅骨和小脑幕紧密包裹的幕下间隙内，一旦有了病变，很少有空间向周围扩张，结果压力的增高不但压迫病灶区，而且还同时影响远隔部位甚至小脑全部。为了便于理解小脑的纤维联系、生理功能和病变症状三者间的关系，下面仍以古、旧、新小脑三部分加以叙述。

（一）古小脑的纤维联系

古小脑的皮质部分为绒球小结叶，其中央核为顶核。古小脑与前庭系统的关系极为密切，是维持平衡的重要中枢，病损后必然引起平衡失调。

古小脑的传入纤维为前庭小脑束，传出纤维为小脑延髓纤维（图 7-10，图 7-13）。

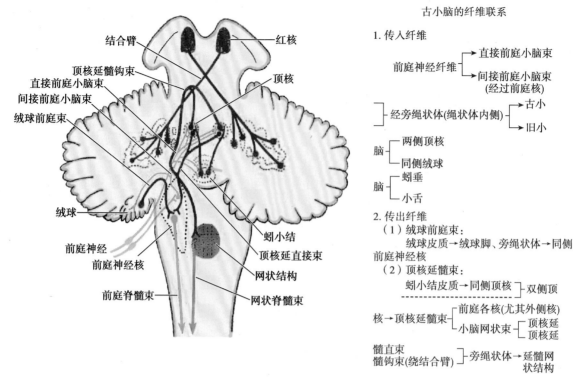

图7-13 古小脑的纤维联系

1. 古小脑的传入纤维 前庭小脑束包括两部分纤维,一部分是直接来自前庭神经根的纤维,称为直接前庭小脑束,另一部分是前庭神经纤维先终于前庭神经核,然后由前庭上核、前庭外侧核和前庭内侧核发出纤维,组成间接前庭小脑束。直接和间接前庭小脑束均经绳状体内侧的旁绳状体,终于古小脑的两侧顶核和同侧绒球与蚓小结,此外尚有部分纤维止于旧小脑的蚓垂和小舌。

2. 古小脑的传出纤维 直接由古小脑发出的纤维为小脑延髓纤维。小脑延髓纤维包括绒球前庭束和顶核延髓束。绒球前庭束起于绒球皮质,经绒球脚和旁绳状体,止于同侧前庭神经核。顶核延髓束由蚓小结皮质发出的纤维先止于同侧顶核大细胞部(旧部),然后由两侧顶核发出的纤维组成顶核延髓束,终于前庭神经各核(特别是前庭外侧核)和延髓网状结构。其中部分顶核延髓束的纤维直接经旁绳状体到达延髓,称为顶核延髓直接束;另一部分顶核延髓束的纤维先绕过结合臂,然后再经旁绳状体入延髓,因而称为顶核延髓钩束(Russell钩束)。顶核延髓束止于延髓网状结构的纤维也称小脑网状束(纤维)。

(二)旧小脑的纤维联系

旧小脑的皮质部包括小脑前叶和后叶旧区,占据蚓部的大部分,所以有人把蚓部称为旧小脑。中央核群中属于旧小脑的有球状核、栓状核和齿状核后内侧部。

旧小脑的传入纤维主要来自脊髓和脑干,传出纤维主要经小脑上脚至红核旧部(图7-14、图7-15)。

1. 旧小脑的传入纤维

(1)脊髓小脑后束:其一级纤维为薄束的部分终支和侧支,入后角背核,由同侧背核发出的二级纤维即为脊髓小脑后束,于脊髓侧索上行,经绳状体入小脑,止于前叶的上蚓(小舌、中央小叶和山顶)和后叶旧区的下蚓(蚓垂和蚓锥体),传导同侧下肢的反射性本体感觉。

(2)脊髓小脑前束:其一级纤维为脊髓后索的部分侧支和终支,至脊髓中间内侧核,由两侧的中间内侧核(以对侧为主)发出的二级纤维组成脊髓小脑前束,也行于脊髓侧索内,经过延髓和脑桥,随小脑上脚入小脑,止于前叶的上蚓,其终点在脊髓小脑后束稍内侧,传导两侧下半身的反射性本体感觉。

(3)后外弓状纤维(楔外核小脑纤维):其一级纤维为同侧楔束的部分终支和侧支,终于在楔束核外侧的楔外核,由楔外核发出的二级纤维即为后外弓状纤维,经同侧绳状体入小脑(图7-16),终于脊髓小脑前、后束的止点处,传导上半身的反射性本体感觉冲动。

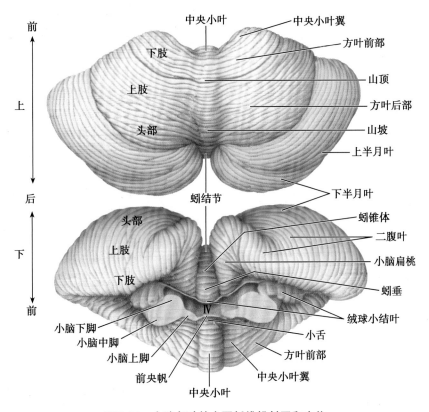

图 7-14　小脑各叶的主要纤维投射区和定位

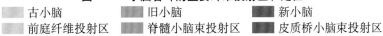

古小脑　　　旧小脑　　　新小脑
前庭纤维投射区　脊髓小脑束投射区　皮质桥小脑束投射区

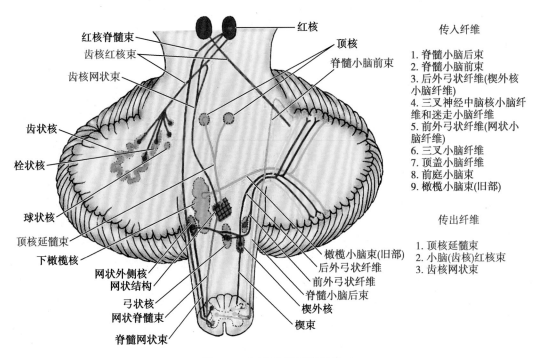

传入纤维
1. 脊髓小脑后束
2. 脊髓小脑前束
3. 后外弓状纤维(楔外核小脑纤维)
4. 三叉神经中脑核小脑纤维和迷走小脑纤维
5. 前外弓状纤维(网状小脑纤维)
6. 三叉小脑纤维
7. 顶盖小脑纤维
8. 前庭小脑束
9. 橄榄小脑束(旧部)

传出纤维
1. 顶核延髓束
2. 小脑(齿核)红核束
3. 齿核网状束

图 7-15　旧小脑的纤维联系

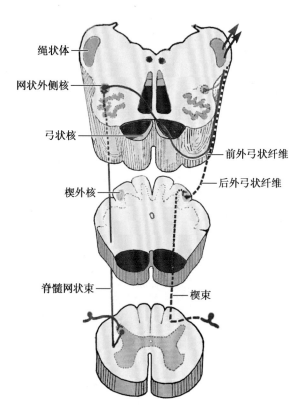

绳状体
网状外侧核
弓状核
前外弓状纤维
后外弓状纤维
楔外核
脊髓网状束
楔束

图 7-16　前后外弓状纤维

（4）三叉神经中脑核小脑纤维和迷走小脑纤维：分别起自三叉神经中脑核和迷走神经有关核团，进入小脑后的终点尚未清楚，有人认为能把头面部肌肉和咽喉肌的本体感觉冲动传入小脑。

（5）前外弓状纤维（网状小脑纤维）：起自两侧的延髓网状外侧核和同侧弓状核，而网状外侧核又接受来自脊髓后角固有核的脊髓网状束的纤维。前外弓状纤维主要经同侧绳状体，少数纤维则经对侧绳状体入小脑（图 7-14），主要止于旧小脑的蚓部。前外弓状纤维的功能可能是传导浅感觉（触觉）。

（6）三叉小脑纤维：起自三叉神经感觉主核，其具体径路不甚清楚，传导面部的浅感觉（触）。

上述两类纤维传导全身的浅感觉（触觉）至小脑，它们在小脑的终点于动物已有精细的定位（图 7-12）。

（7）顶盖小脑纤维：起自中脑的顶盖，经结合臂入小脑，终于上蚓，传导视、听觉至小脑。

（8）前庭小脑束：有部分纤维止于旧小脑，已述于古小脑部分。

（9）橄榄小脑束（旧部）：由旧橄榄发出的橄榄小脑束，经绳状体入小脑，止于旧小脑的蚓部皮质。橄榄小脑束是苍白球至小脑的最后一段径路，能把纹状体苍白球发出的冲动传入小脑。

（10）网状小脑纤维：始于延髓外侧核和

旁正中网状核，经同侧绳状体进入小脑。外侧网状核的纤维终于同侧的前叶和旁中央小叶。旁正中网状核的纤维大部分终于前叶的蚓部、蚓锥和蚓垂，有些纤维终于顶核。这些纤维可能是小脑网状反馈系的一部分。

2. 旧小脑的传出纤维　旧小脑的传出纤维远较传入纤维少，主要包括顶核延髓束、小脑红核束和小脑网状束。

（1）顶核延髓束：旧小脑皮质（蚓垂和小舌）发出的纤维至顶核的小细胞部（新部）。

（2）小脑红核束（齿核红核束）：球状核、栓状核和齿状核后内侧部均接受旧小脑皮质的纤维，由这些核发出的纤维组成结合臂，即小脑红核束或齿核红核束。结合臂纤维在中脑下丘平面交叉（结合臂交叉），交叉后的纤维止于红核大细胞部（旧部），再由红核大细胞部发出红核脊髓束，经交叉后下行，终于脊髓前角运动神经元，控制骨骼肌的张力。

（3）齿核网状束：主要起自齿状核后内侧部，参与结合臂的构成，但这部分纤维在结合臂交叉之前和交叉之后就离开结合臂下行，构成齿核网状束，终于脑干网状结构。脑干网状结构发出网状脊髓束至脊髓前角运动神经元，也控制骨骼肌的张力。

（三）新小脑的纤维联系

新小脑的皮质部为小脑后叶新区，占据小脑半球的大部分，因而有人把小脑半球统称为新小脑。小脑中央核群中的齿状核前外侧部属于新小脑。

新小脑的纤维联系与大脑的关系极为密切，它随着大脑半球的发展而发展，所以人类的新小脑已高度发达，其传入纤维来自大脑半球皮质和纹状体，传出纤维除到脊髓外，也回到大脑皮质（图 7-17、表 7-4）。

1. 新小脑的传入纤维

（1）橄榄小脑束：由新橄榄发出的纤维，大部分交叉至对侧，与起自本侧新橄榄的少数纤维共同组成橄榄小脑束，经绳状体入小脑，止于新小脑的半球皮质。下橄榄核接受苍白球、红核和网状结构发出的纤维。因而橄榄小脑束是纹状体、红核和网状结构到小脑的重要途径。

（2）皮质脑桥小脑束：皮质脑桥束（额桥束和枕颞顶桥束）止于同侧桥核，由桥核起始的大部分纤维交叉至对侧，与少数不交叉的纤维共同组成脑桥小脑束，经脑桥臂入小脑，止于新小脑的半球皮质。通过这一系统使大脑半球与小脑半球紧密联系起来。

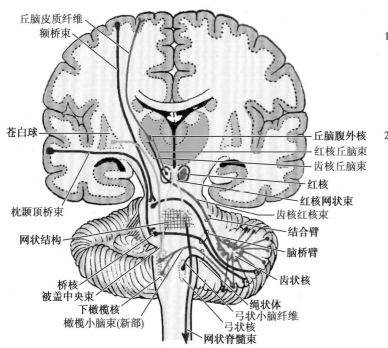

新小脑的纤维联系

1. 传入纤维

（1）橄榄小脑束

（2）皮质脑桥小脑束

（3）皮质弓状小脑纤维

2. 传出纤维

（1）新小脑脑干系统：

齿状核→红核→网状结

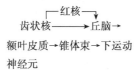

（2）新小脑大脑系统：

齿状核　　　红核　　丘脑→

额叶皮质→锥体束→下运动

神经元

图 7-17　新小脑的纤维联系

表 7-4　新小脑纤维联系简表

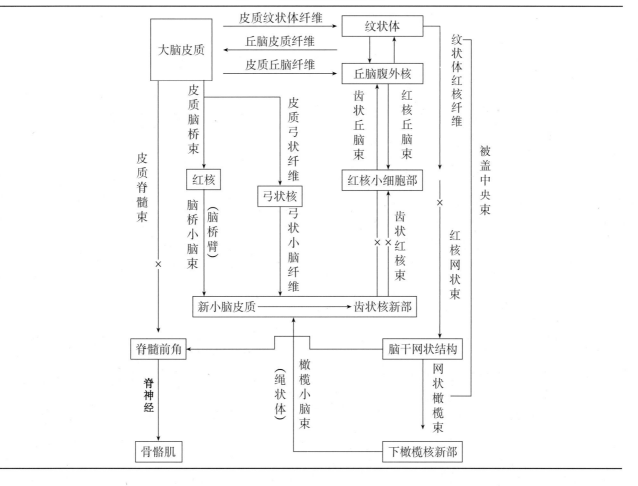

（3）皮质弓状小脑纤维：延髓锥体前方的弓状核可以看做是桥核的下延部分，它也可能接受大脑皮质的纤维，称皮质弓状纤维，为皮质脑桥束的一部分。弓状核还可能接受对侧网状外侧核的纤维。同侧弓状核起始的弓状小脑纤维随前外弓状纤维经绳状体入小脑（图7-13），止于新小脑。

2. 新小脑的传出纤维 新小脑的传出纤维包括新小脑脑干系统和新小脑大脑系统，这两个系统均经结合臂离开小脑。

由新小脑皮质发出的纤维终于齿状核前外侧部（新部），由此部起始的纤维与齿状核后内侧部、球状核和栓状核起始的纤维共同组成结合臂，在中脑下丘平面交叉至对侧，部分结合臂纤维止于红核，称为齿核红核束。其中止于红核大细胞部（旧部）的为齿核红核束旧部，属于旧小脑，人类不发达；止于红核小细胞部（新部）的为齿核红核束新部，属新小脑，人类比较发达。从红核小细胞部发出红核网状束，至对侧脑干网状结构，再由网状结构发出网状脊髓束和网状延髓束，分别止于脊髓前角和脑神经运动核，控制骨骼肌的张力。部分结合臂纤维不止于红核，而只是穿过红核，与从红核小细胞部发出的红核丘脑束共同向上，终于丘脑腹外核，此为小脑（齿核）丘脑束。丘脑腹外核发出丘脑皮质纤维，止于大脑皮质额叶，再由额叶皮质发出锥体束至下运动神经元，控制骨骼肌的协调运动。

（四）小脑与其他脑组织的联系总结

小脑与其他神经部分的联系十分广泛、复杂，但总结起来有如下4个方面的联系通路：①脊髓-小脑-脊髓；②大脑-小脑-大脑；③前庭-小脑-前庭；④网状结构-小脑-网状结构。现就这四个方面的联系说明如下。

1. 小脑与脊髓的联系（图7-18） 脊髓-小脑和小脑-脊髓通路。

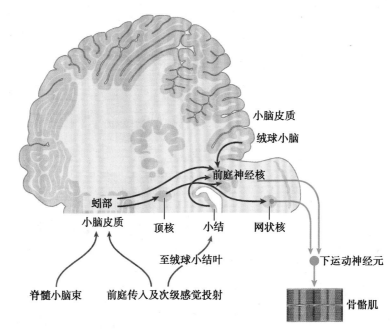

图7-18 脊髓小脑和小脑脊髓通路

（1）上行束：①脊髓小脑后束；②脊髓小脑前束。

（2）下行束：小脑通过以下传导束影响脊髓：①前庭脊髓束；②红核脊髓束；③网状脊髓束；④橄榄脊髓束。其中，小脑与网状结构和前庭神经核的联系都通过小脑下脚。

2. 小脑与前庭神经核的联系（图7-19）

（1）传入纤维：①直接前庭小脑束：为前庭神经纤维直接至绒球小结叶；②间接前庭小脑束：由前庭神经核发出纤维至小脑前叶及后叶的后部。

（2）传出纤维：①绒球小结叶的浦肯野细胞发出纤维至前庭神经核；②回返纤维经顶核至前庭神经核。

3. 小脑与大脑的联系（图7-20）

（1）传入纤维：大脑对小脑的影响没有直接的纤维联系，而是通过桥核、橄榄核及网状结构来实现的。

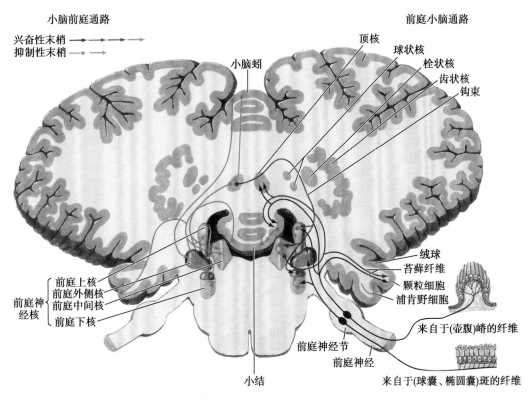

图 7-19　前庭小脑和小脑前庭通路

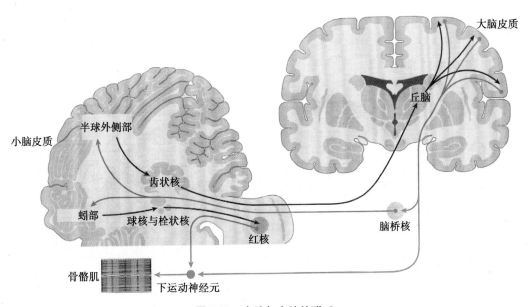

图 7-20　小脑与大脑的联系

（2）传出纤维：小脑与大脑的联系也不是直接的，而是通过丘脑（腹外侧核、腹前核、枕及某些板内核）。大部分至大脑的纤维是起自齿状核及顶核，通过小脑上脚至中脑及丘脑更换神经元，然后至大脑皮质的感觉区、运动区。

4. 小脑与脑干网状结构的联系（图 7-18）

（1）传入纤维：自中脑及延髓的网状结构发出纤维形成网状小脑束，经过小脑上脚及小脑下脚，再经过苔状纤维及攀状纤维分布于小脑皮质的浦肯野细胞。

（2）传出纤维：起自小脑半球皮质的浦肯野细胞，经齿状核及起自小脑蚓部皮质的浦肯野细胞经

423

顶核更换神经元至脑干网状结构。

五、小脑的功能

为了便于理解小脑的纤维联系、生理功能和病变症状三者间的关系,下面以古、旧、新小脑三部分加以叙述。

(一) 小脑的功能定位

1. 小脑蚓部 = 古小脑 = 姿势小脑-蚓部是躯干的代表区

$$\left.\begin{array}{l}\text{左侧蚓部-管理左半身} \quad \text{上蚓-司躯干上部}\\ \\ \text{右侧蚓部-管理右半身} \quad \text{下蚓-司躯干下部}\end{array}\right\} \xrightarrow[\text{(损害时)}]{\text{障碍}} \boxed{\begin{array}{l}\text{躯体平衡失调(静止时、}\\ \text{起立、步态、起坐障碍)}\end{array}}$$

2. 小脑半球 = 新小脑 = 运动小脑-半球是同侧肢体的代表区

$$\left.\begin{array}{l}\text{小脑上半部-管理上肢}\\ \\ \text{小脑下半部-管理下肢}\end{array}\right\} \xrightarrow[\text{(损害时)}]{\text{障碍}} \boxed{\begin{array}{l}\text{四肢的共济运动失调(运动}\\ \text{时四肢的共济和协调障碍)}\end{array}}$$

(二) 古(原始)小脑、旧小脑、新小脑的功能

1. 小脑的发生、结构、连接及功能定位

发生	结构	连接	功能定位
古小脑	绒球小结	前庭神经核	躯体平衡
旧小脑	蚓部	脊髓	躯体平衡
新小脑	半球	大脑	肢体协调运动

2. 古小脑(绒球小结)的功能 古小脑主要是维持身体平衡。古小脑接受来自前庭器官的冲动,将传入的冲动经过整合后又通过传出纤维至前庭神经核和延髓网状结构。所有前庭神经的功能均受顶核控制。顶核对同侧前庭神经核有易化作用,而对对侧前庭神经核则有抑制作用。前庭神经核通过前庭脊髓束到达同侧脊髓前角,控制骨骼肌的张力,以维持身体平衡。来自小脑的冲动还可经内侧纵束到达第Ⅲ、Ⅳ、Ⅵ、Ⅺ对脑神经运动核和颈髓前角,调节眼外肌及颈肌运动,以保持头部位置的平衡。由小脑发出的冲动也可能经前庭神经核-丘脑-大脑皮质这一路径传到大脑皮质。延髓网状结构发出的冲动主要经网状脊髓束到达脊髓前角。与前庭脊髓束共同控制骨骼肌的张力。此外,小脑还可通过前庭网状纤维把冲动传到延髓网状结构内的胃肠运动、心血管和呼吸等中枢,参与内脏活动的整合作用。所以,前庭器官受刺激时可产生胃肠症状(恶心、呕吐)、心肺症状(心悸、呼吸频率改变)和血管舒缩症状(脸色苍白、血压下降)。

从上述可知,古小脑主要是通过控制前庭神经核的功能来维持身体平衡的。当古小脑病损时,患者即可发生平衡失调,主要表现以躯干为主,也称为躯干性共济失调,或称为绒球小结综合征。Romberg征阴性,站立及步态不稳,易向后倾倒,但四肢运动完好。当病损波及旧小脑的小舌和蚓垂(也接受前庭系的冲动)时,则平衡失调的症状加重。由于蚓小结突入第四脑室内,所以蚓部的肿瘤很容易引起脑脊髓液循环障碍,使颅压增高。若肿瘤压迫前庭神经核,则引起前庭功能障碍,发生眩晕和眼震等。

古小脑的反射路径为:前庭器官(内耳)→前庭核→古小脑→前庭核→脊髓前角细胞→骨骼肌。

3. 旧小脑(蚓部的锥体、蚓垂和前叶的顶部)的功能 旧小脑主要是调节肌张力以维持身体的平衡姿势。旧小脑借其传入纤维接受来自全身各处肌、腱、关节的本体感觉冲动。部分前庭冲动和视、听、触觉等外部感觉冲动,经过整合作用后,又经传出纤维,最后通过网状脊髓束和红核脊髓束至脊髓前角,控制肌肉的张力,维持身体的姿势和平衡(维持身体的平衡不仅需要不断地来自前庭器官的冲动,而且也需要来自肢体肌、腱、关节经脊髓小脑束传入的本体感觉冲动),调节大组肌群(如运动大关节的肌肉)的协调运动。所以,当旧小脑有病变时,即可发生病灶侧肢体肌张力低下、容易疲劳;平衡失调,尤其是下肢大组肌群共济失调、步态蹒跚(醉酒步

态),不能沿直线行走,步行时两下肢须分开较远,以稳定重心,保持平衡;闭目难立征(Romberg 征)阴性,表现为闭目、启目均重心不稳;构音障碍、语音减慢,呈吟诗或爆破样发音。语言障碍对定位诊断很有意义。若有平衡失调而无语言障碍,表明病变在脊髓,只损伤脊髓小脑前、后束;若平衡失调同时有语音障碍,表明病变在旧小脑,不仅损伤了传导肢体本体感觉的脊髓小脑前、后束及后外弓状纤维等,而且也损伤了传导咽喉肌本体感觉纤维。旧小脑对肌张力的控制有易化和抑制两个方面的作用,其中小脑前叶和后叶的旧区通过顶核延髓束到达网状结构的抑制区,再经抑制性网状脊髓束到达脊髓前角,降低肌张力。当这部分小脑损害时,则出现角弓反张、肌紧张度增高现象。小脑后叶的两侧部(半球)发出的纤维可能通过顶核、前庭神经核或者作用于网状结构的易化区,并经易化性网状脊髓束到达脊髓前角,可提高肌张力。小脑对肌张力的作用主要为易化作用,所以小脑病损后表现为肌张力低下。

旧小脑的反射路径为:①深部感受器(肌肉、关节、韧带)→脊髓小脑束→小脑前叶→顶核→脑干网状抑制区→网状脊髓束→脊髓前角细胞→骨骼肌。当这部分小脑损害时,出现角弓反张、肌张力增高现象。②深部感受器(肌肉、关节、韧带)→脊髓小脑束→小脑前叶→网状结构易化区→易化性网状脊髓束→脊髓前角细胞→骨骼肌。当这部分小脑损害时,表现为肌张力低下。③深部感受器→脊髓小脑束→小脑前叶→顶核、前庭神经核→前庭脊髓束→脊髓前角 γ-神经元→骨骼肌。这部分损害时,表现为肌张力低下。

4. 新小脑(两半球)的功能　新小脑有加强肌紧张的作用及协调随意运动的功能。来自纹状体和大脑皮质的冲动,分别经被盖中央束和皮质脑桥小脑束传入新小脑。并汇合古、旧小脑的传入冲动,通过新小脑的整合作用后,经结合臂离开小脑。一方面,由红核网状脊髓束向下传至脊髓前角;另一方面,又由红核丘脑束和齿状丘脑束,再进一步经丘脑皮质纤维传回到大脑皮质,形成一个反馈环。对大脑皮质发动的随意运动和半机械运动有制动作用,防止动作过度,校正肢体(特别是四肢远端)的精细动作,使其更加准确和协调。所以,当新小脑有病变时,除发生肌张力低下外,尚有小脑性共济失调。主要表现为四肢精细运动协调障碍(意向性震颤、辨距过远、书写障碍、轮替动作障碍、反击现象、协同障碍)。

新小脑的反射路径为:

(1) 加强肌紧张的作用,有两条反射路径:①新小脑(齿状核)→红核→丘脑→大脑皮质运动区→锥体束→兴奋脊髓前角细胞→骨骼肌肌紧张增强;②新小脑→红核→脑干网状结构易化区→网状脊髓束→兴奋脊髓前角细胞→骨骼肌肌紧张增强。当新小脑的这部分路径损伤时,则出现肌张力减低,有钟摆样膝反射。

(2) 协调随意运动的功能,亦有两条环路路径:①皮质→脑桥→小脑→红核→丘脑→皮质环路,这条环路对大脑皮质有抑制作用;②本体感觉→脊髓小脑束→小脑→红核→丘脑→皮质环路,上达大脑皮质,对大脑皮质的下传冲动再度控制。通过上述两条环路能使已活动的肌群不断调整,使运动准确、平稳、动作精细。当这两条环路损害时,产生协调运动障碍,如指物不准、运动不能快速转换、运动性(意向性)震颤等。

总之,小脑经常接受大脑皮质运动区、前庭器官及本体感觉来的冲动,并随时又发出冲动到达大脑皮质运动区,有的到达脑干网状结构,经网状脊髓束到达脊髓,组成锥体外系的大脑皮质-小脑途径,在调节肌紧张及随意运动中起着重要作用。故小脑病损出现"三乏"症状(即乏紧张、乏力气、乏合作)。

小脑损害的部位与临床症状总结见表7-5。

表 7-5　小脑的病灶部位与症状

病灶部位	综合征	症状部位	运动失调			眼震	构音障碍	肌张力低下	反击试验	其他
			躯干	上肢	下肢					
古(原始)小脑	小脑底部(下蚓部)	躯干	+	0	±	±	0	±	0	
旧小脑	小脑前叶(上蚓部)	躯干及下肢	±	±	+	0	0	+	±	头位异常小脑发作强直性昏厥
新小脑	小脑外侧(小脑半球)	半身	+	+	+	+	+	+	+	
全脑	全小脑	全身	+	+	+	+	+	+	+	

第二节　小脑病变的定位诊断

小脑病变的定位诊断要比在大脑半球、间脑、脑干简单些。小脑的功能主要表现在维持身体平衡、维持肌肉张力和调节肌肉的协调运动三方面。概括地说，小脑蚓部与平衡有关，发生病变后主要表现为躯干平衡障碍（躯干性共济失调）；小脑半球的功能则与同侧肢体有关，发生病变后主要表现为同侧肢体共济运动失调。

一、小脑病变的症状及体征

（一）共济失调

小脑病变时最突出而又最重要的症状是共济失调。由于小脑有协调肌肉运动的功能，故当小脑病变时，各肌肉或各个运动之间出现不协调，即协调功能障碍。这种协调障碍，称为共济失调。共济运动失调主要见于小脑半球损害。其特点主要表现为肢体共济运动失调，上肢重于下肢，远端重于近端，精细动作较粗大动作更明显。

1. 指鼻试验（图7-21）　用伸直的示指指端来回伸屈肘关节点触自己的鼻尖，先睁眼点触，后闭眼点触，左右手分别进行。感觉性共济失调的患者睁眼时

并无困难，闭眼后则发生障碍；小脑性共济失调的患者则睁眼闭眼均动作笨拙、摇摆，指尖触不准鼻尖。

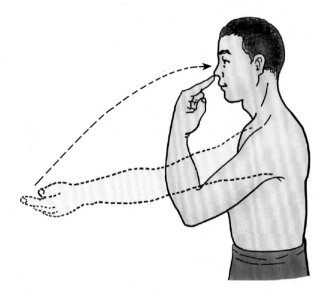

图7-21　指鼻试验

2. 指指试验（图7-22）　左右手的示指或中指来回互相并对，观察能否准确相对。小脑性共济失调的患者不能准确相对。

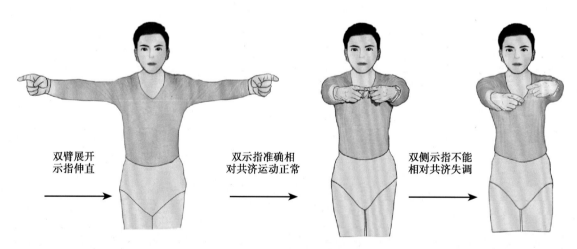

双臂展开
示指伸直

双示指准确相
对共济运动正常

双侧示指不能
相对共济失调

图7-22　指指试验

3. 快复动作或轮替运动（图7-23）　小脑病变时，由于主动肌和拮抗肌之间交互作用障碍，使动作转变能力发生障碍，患者从事单一运动是正常的，但当作急速的反复转换运动时则出现运动笨拙而不协调。如：①双手交替的旋前、旋后；②双手交替的握拳与展开；③各手指分别交替伸屈；④用一个手的手

背及手掌交替的快速轻拍另一手的手背；⑤拇指与其他四指快速依次地接触或叩击。小脑半球损害时，上述动作快慢不一、节律不协调、笨拙、缓慢等。

4. 指误试验（图7-24）　患者和医生对面而坐或站立，两人上肢向前平伸，医生示指指腹向上，患者示指指腹向下，两者示指互相接触，嘱患者抬高伸

直的上肢,然后上肢恢复至原位,以示指再接触医生的示指。先测右手后测左手,先睁眼检查,后闭眼检查,依次观察结果。正常人无偏斜;在小脑或迷路病变时偏向患侧,闭眼时更明显;前庭病变时双上肢均向病侧偏斜;一侧小脑病变时仅出现同侧上肢向病侧偏斜。

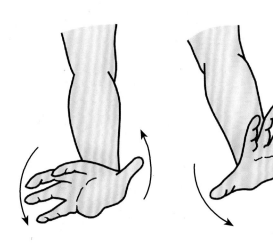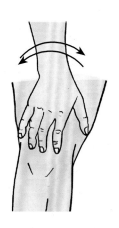

两手轮替做旋前和旋后动作　　　让患者用手背和手掌轮替叩击股部

图 7-23　快复动作或轮替运动试验

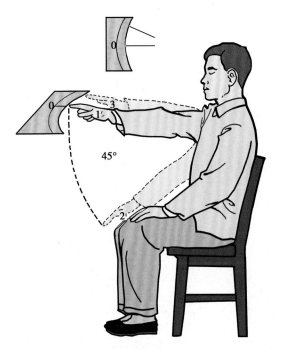

图 7-24　指误试验

从 2 向 1 作 45° 运动,开始试验时指向 0 字指标,闭目后指向 3 即患侧偏倚(右小脑或前庭病)。正常人于闭目后的误差不应超过 2°~5°,超过 15° 以上则为显著病态

5. 翻手试验(图 7-25)　嘱患者两手前伸,手掌向上,再令其迅速翻转,手掌向下。小脑病变时同侧旋转过度,同时内收的拇指朝向下方,或旋转不到位。

6. 书写试验(图 7-26)　因有动作性共济失调及动作性震颤,故字迹不整齐,不能划直线,有时出现写字过大症。

7. 跟膝胫试验(图 7-27)　患者卧床,令其做下述 3 个动作:①先高举一侧下肢;②继将举起的下肢足跟放于对侧下肢的膝盖上;③再将足跟沿胫骨向下滑动至内踝。正常人能准确而平稳的完成这 3 个动作。小脑病变时,同侧下肢高举不稳、摇晃;或足跟不能准确、平稳地放在对侧膝盖上;或足跟不能顺直地沿胫骨滑下去。

(二) 平衡障碍

小脑蚓部损害,主要表现为躯体平衡障碍(躯干性共济失调)。患者躺在床上四肢肌力如常人,但难以站立、坐及行走,如无别人扶持,则马上跌倒,病情轻者尚能勉强行走,两脚远离,摇摆不定,步行时两脚叉开,蹒跚如醉,微抬两肩以保持平衡。如令患者两脚完全并拢站立时,身体即摇摆不定。睁眼及闭眼对此种平衡障碍不产生影响。

1. 站立试验阳性(站立不能)　患者两下肢以不同姿势站立,先观察睁眼时的表现,再观察闭目时的影响,以测定身体平衡是否良好。在这些检查中,感觉性共济失调在闭目时出现平衡障碍,小脑半球或前庭损害者向两侧倾倒,而小脑蚓部病变者向前后倾倒。

(1) 并足直立试验(图 7-28):嘱患者两侧足跟和足尖相并站立,正常人站得很稳,小脑病变而有明显平衡障碍的患者,在站立时即有困难,表现为摇摆,常两脚分开,以防跌倒,在减少患者的支持依赖时平衡障碍更为明显。

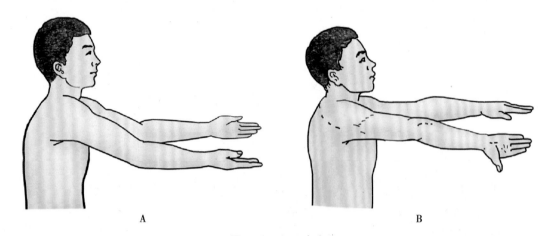

图 7-25　翻手试验

A. 翻手试验前准备姿态；B. 翻手试验后手部姿态，右手手掌翻转超过左侧，同时内收的拇
指朝向下方，示右侧小脑半球有病变

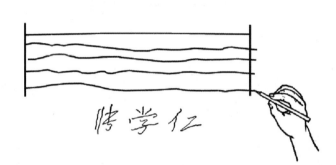

图 7-26　书写试验（书写障碍）

图下方为患者写的姓名；上图为患者和检查者所画的横
线，第一根横线为检查者所绘，其余为患者所绘，超出直
线界限

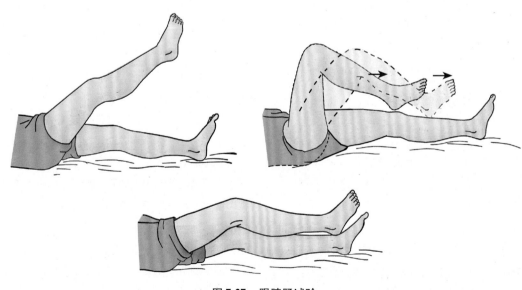

图 7-27　跟膝胫试验

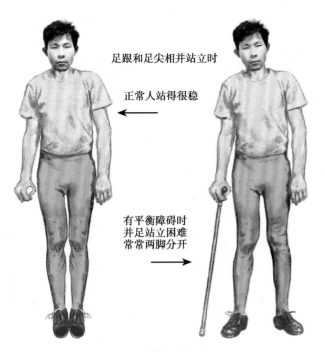

图7-28　并足直立试验

使倾向一侧,然后再试另一侧,观察能否继续站稳,小脑半球损害时推向病侧更易显出平衡障碍。

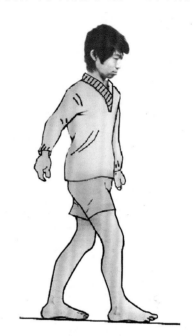

图7-30　两足前后站立试验

（2）闭目直立试验(Romberg 征)(图7-29):嘱患者两足跟和足尖相并站立,先观察睁眼时的表现,后观察闭目时的影响。在两下肢有深感觉障碍(感觉性共济失调)时睁眼可站立平稳,而闭眼则倾斜不稳。小脑蚓部病变时闭眼或睁眼都有站立不稳,闭眼时可较睁眼时稍明显。

（4）独脚站立试验(图7-31):嘱患者独脚站立,在小脑半球病变时,同侧下肢常不能独立站稳,而对侧下肢站立可无困难。

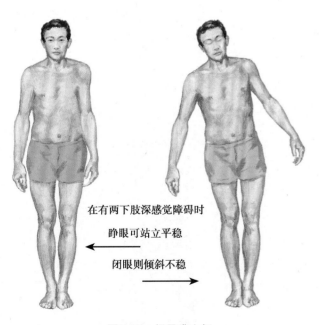

在有两下肢深感觉障碍时

睁眼可站立平稳

闭眼则倾斜不稳

图7-29　闭目难立征

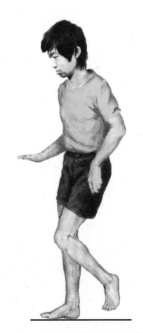

图7-31　独脚站立试验

（3）两足前后站立试验(图7-30):较轻的平衡障碍,可嘱患者将两足前后站成一线,观察睁眼及闭眼时有无站立不稳。或检查者用手轻推患者肩部,

2. 坐立试验阳性(坐立不能)　患者坐立时需两脚分开,两手撑床,躯干方能坐稳。如双脚并拢,双手放于正中,则躯干坐立困难、摇摆不稳,甚至倾倒,不能坐立(图7-32)。

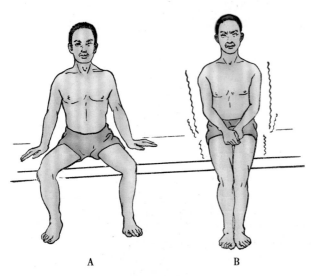

图 7-32　坐立试验
A. 脚分开,手撑床,躯干稳;B. 脚手
合拢,躯干不稳、摇晃

3. 坐起及弯身动作

(1) 起身试验(图 7-33):患者仰卧于没有枕头的检查台上,两手交叉于胸前,嘱其不用手帮助坐起。正常人于躯干坐起时两下肢向下压;小脑病变者于坐起时,随着躯干的屈曲,同时有一腿或两腿(两侧病变时)亦出现屈曲,称为臀部躯干联合屈曲征。

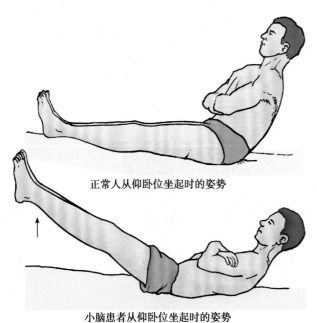

正常人从仰卧位坐起时的姿势

小脑患者从仰卧位坐起时的姿势

图 7-33　起身试验

(2) 弯身试验(图 7-34):患者站立,头及躯干向前、向后及左右弯曲,如有共济失调,在这些动作过程中就不能保持平衡,如向后弯时(后仰试验),由于膝关节不屈曲,身体的重心离开足部而倾倒;向

左侧侧弯时,特别是向病变侧侧弯时,不能保持平衡而容易倾向该侧。

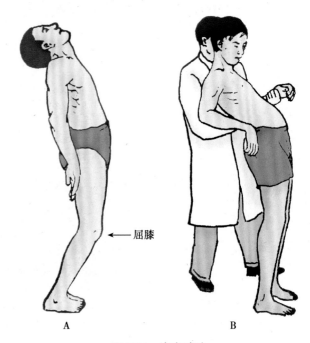

屈膝

图 7-34　弯身试验
A. 正常人躯干后倾时的姿势;B. 小脑
患者躯干后倾时的姿势

4. 行走(蹒跚步态)　嘱患者向前、向后或循直线行走,注意行走时是否有蹒跚、摇摆或偏斜。小脑蚓部损害的患者无论睁眼或闭眼,行走时都有蹒跚摇摆,但不向两侧倾倒;小脑半球损害的患者向病侧倾倒;感觉性共济失调的患者于闭眼时有摇摆不稳或倾倒(图 7-35)。

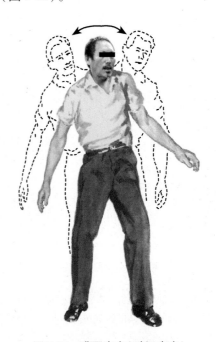

图 7-35　蹒跚步态(醉汉步态)

（三）肌张力减低

1. 肌张力减低（图7-36）　是小脑病变时常见的症状，由于肌张力减低，使肢体产生姿势异常，如

处于过伸过屈位；静止时肌张力明显低下，肌肉松弛，被动运动时可感到明显的肌张力减低，主动运动开始与终止均缓慢，自觉无力，容易疲劳。

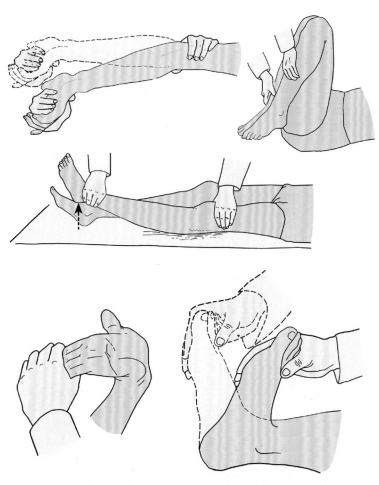

图7-36　肌张力降低时关节过度屈伸现象

2. 腱反射减弱　由于肌张力减低，腱反射也减低或消失。

3. 钟摆样反射（图7-37）　由于肌张力减低，可以有钟摆样反射，这种反射振幅增大，以膝腱反射明显，肱二头肌腱反射偶见。易被误认为反射亢进。

4. "反击征"阳性（图7-38）　嘱患者用力屈肘，检查者用手握住其腕部用力向相反方向牵拉，当检查者突然松手时，正常人由于拮抗肌的收缩，前臂屈曲立刻被控制，不致反击自己的身体。小脑病变时，由于肌张力减低和拮抗肌作用不足，缺乏这种拮抗肌的协同运动，前臂立即回缩反击自己的身体。

（四）动作性震颤

动作性震颤（意向性震颤）指患者做主动运动时出现粗大而不规则的震颤，手足越接近目的物，震

颤越明显，肢体静止时震颤消失（图7-39）。

（五）语言障碍

语言障碍（断裂性或吟诗状语言）指语言迟缓，发音含糊不清，忽高忽低，断续而涩滞，呈间断式暴发性语言，多由于小脑蚓部病变所致。

（六）眼球震颤

眼球震颤多为水平性，也可为垂直性或旋转性，向病灶侧注视时明显，是由于前庭与小脑之间的联系受损之故。

（七）低估重量

小脑病变时常不能正确估计手中所持物体的重量，出现在病灶侧（图7-40）。

（八）肌阵挛

小脑齿状核（包括红核、下橄榄核）病变时可出现肌阵挛。

431

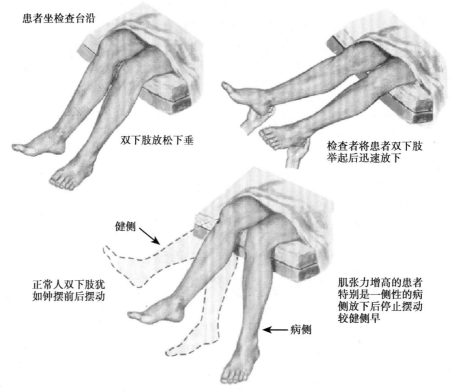

患者坐检查台沿

双下肢放松下垂

检查者将患者双下肢
举起后迅速放下

健侧

正常人双下肢犹
如钟摆前后摆动

肌张力增高的患者
特别是一侧性的病
侧放下后停止摆动
较健侧早

病侧

图 7-37　下肢钟摆试验

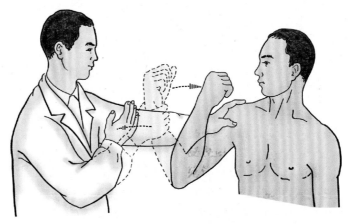

图 7-38　"反击征"阳性

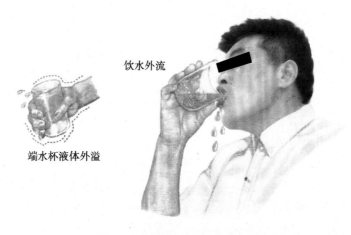

饮水外流

端水杯液体外溢

图 7-39　动作性震颤（意向性震颤）

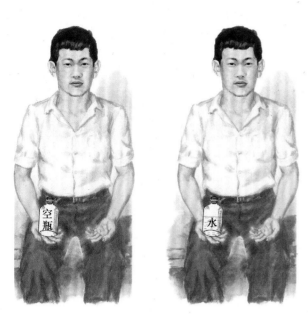

图 7-40　低估重量

二、小脑病变的定位诊断

从临床角度,小脑病变的定位诊断可以分为小

脑蚓部病变所致的小脑蚓部或中线综合征以及小脑半球病变所致的小脑半球综合征。

(一) 小脑蚓部病变的定位诊断

小脑蚓部属旧小脑,与前庭有密切联系,故受损时其临床症状与前庭受损很相似,主要表现为头及躯干的平衡障碍,即所谓躯干性共济失调。如果病变仅限于小脑蚓部,则临床上只出现躯干性共济失调,不出现小脑半球性(四肢性)共济失调,如上肢的指鼻、指指与指耳试验及下肢的跟膝胫试验等完全正常或稍有障碍。由于人类站立行走,身体重心离地面较远,小脑对下肢和躯干运动的调节对于维持平衡起重要作用,故小脑损害时,下肢障碍重而上肢基本正常。躯干性共济失调主要表现在坐、立、走三个动作及语言障碍上,分述如下(图 7-41):

1. 坐立不能　患者不能正常坐立,坐位时身躯摇摆不定,难以保持坐的姿势。故患者坐位时常两脚分开,双手撑床,躯干方可平衡。检查时,令患者手脚合拢,即见躯干摇晃、不稳定。

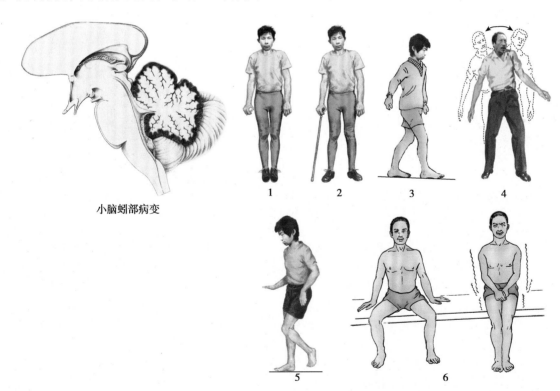

图 7-41　小脑蚓部病变致躯干性共济失调

1. 正常人可以并足直立;2. 小脑蚓部有病变时并足站立困难,常常两足分开;3. 患者不能将两足前后站成一线,也不能走直线;4. 患者步态蹒跚,呈醉汉样;5. 患者不能单腿站立;6. 患者坐立不稳,需两脚分开,两手撑床,躯干方能坐稳

2. 站立不能　患者站立困难、不稳,不能维持直立位,常向前或向后倾倒。轻者摇摆不定,为了代

偿作用维持平衡,双脚站立时分开距离较大,全身摇晃,头及躯干摇晃尤甚,称为姿势性震颤或姿势性小

433

脑运动失调症。重者完全不能站立。

3. 醉汉样步态 患者步行异常,在步行开始时两足先分开较大距离,全身摇晃,两上肢摆动失调,呈外展位以保持身体平衡,两下肢跨前过度,躯干常常落后于下肢,故常向后方或病侧倾倒,步态蹒跚,状如醉汉,故称醉汉样步态。重者完全不能行走。

4. 语言障碍 患者语言不流利,缓慢,吐字不清,或高或低,断续而涩滞,有时出现吟诗样语言或发音猛烈冲撞,故称为吟诗样或爆破样语言。

(二) 小脑半球病变的定位诊断

小脑半球病变与小脑蚓部病变不同,四肢的共济运动障碍非常显著,而平衡功能只不过有轻度障碍。上肢的指鼻试验及下肢的跟膝胫试验等障碍非常显著,而坐位时不发生明显摇摆,站立时双脚分开,步行时亦可出现双下肢共济运动障碍,所以小脑半球病变时的特点除发生肌张力低下外,尚有小脑性共济失调,主要表现为四肢精细运动的协调障碍。其症状常常手和上肢较足和下肢为重,远端较近端明显,对精细动作的影响较粗糙动作更显著(图7-42)。

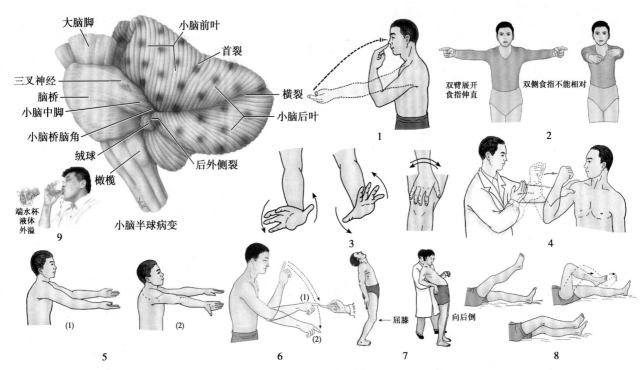

图 7-42 小脑半球病变-肢体性共济失调

1. 指鼻试验不准确;2. 指指试验不准确;3. 快复动作笨拙不灵;4. 肌回缩试验阳性(反冲力消失);5. 辨距过远;6. 指误试验向病侧偏斜;7. 弯身试验失平衡,易倾向病变侧;8. 跟膝胫试验阳性;9. 意向性或运动性震颤

1. 意向性震颤或运动性震颤 在做随意运动时,有肢体的震颤,越接近目的物,震颤越明显,在安静时震颤减轻或消失(这与苍白球病变时静止性震颤相反)。如在上肢,做指鼻试验或指指试验则发现手指越接近目的物(鼻尖),手指或整个手和上肢的震颤越明显而不能很好完成;若在下肢,做跟膝胫试验时,则可发现高举下滑的下肢有明显的摇摆和震颤。在做这些试验时,睁眼与闭眼无明显差别,这是小脑性共济失调的特点之一。产生运动性震颤的原因在于破坏了小脑对额叶皮质的反馈系统,对大脑皮质发动的随意运动不能起到制动协调作用,因而震颤只发生在随意运动时。

2. 辨距过远 患者分辨距离往往过远,方向不准确。若让患者的两上肢前伸,掌心向上,然后迅速将掌心转向下方,即可发现小脑病变侧掌心旋转过度。产生辨距不良的原因,也是由于小脑对大脑皮质发动的随意运动丧失了制动协调作用。所以随意运动的动作往往过度。

3. 书写障碍 由于运动性震颤,使字迹不规则,笔画呈锯齿状;由于辨距不良,运动过度,所以字体一般写得偏大,这与帕金森病的字体过小不同。

4. 轮替运动障碍 患者不能完成迅速交替地相反方向的运动。如掌心与手背迅速翻转的快复动作,或是前臂迅速旋前、旋后的轮替动作,均显得笨拙而不灵活。这是由于小脑丧失了对肢体肌肉精细运动的协调作用。在正常时,每完成一个动作要有许多肌肉的协调运动,如前臂旋前时,不仅要有旋前肌的收缩,而且也要有拮抗肌(旋后肌)的适当松弛,以及其他肌群对邻近关节的固定作用;在做旋后运动时,情况正好相反。小脑对肌肉的这种交互支配关系使肢体运动非常精确、灵活。所以小脑半球病变时,肢体这种精细运动协调障碍,便不能完成快速的轮替动作。

5. 反击现象 被检查者在遇阻力的情况下全力屈肘,若阻力突然消失,在正常时,屈肢运动可立即停止;但小脑半球病变时,则前臂继续屈曲而反击胸壁,这是由于屈肘的拮抗肌(如肱三头肌)收缩缓慢的缘故。

6. 协调障碍 正常时,为维持身体平衡和稳定重心,往往伴有一些协同运动,如直立头后仰时必然有屈膝、屈踝等动作,使重心稳定,保持平衡。若小脑有病变时,这种协调运动丧失而向后跌倒。

一侧小脑半球病变时,病灶同侧的上下肢出现共济运动失调,肌张力低下,腱反射减弱或消失,向病灶侧有侧方倾倒现象。

下面将小脑病变的部位与临床症状之间的关系做一简要的比较:

小脑蚓部＝古、旧小脑→躯干性小脑共济失调(坐、立、走障碍)。

小脑半球＝新小脑→四肢性共济运动失调(运动性小脑运动失调)。

小脑全部＝古、旧、新小脑→全小脑性运动失调(躯干性及四肢性共济失调)。

(三) 小脑脚病变的定位诊断

单纯的小脑脚病变在临床上很少见,常常伴随脑干损害,出现感觉、运动、自主神经及脑神经损害的症状,而且小脑脚病变时所出现的症状以共济运动障碍为主,而平衡障碍较轻,尤其在中脑病变时则更是如此。脑干损害时可因累及小脑脚、内侧丘系和前庭传导系统而出现小脑性共济失调、感觉性共济失调及前庭性共济失调,需要加以鉴别(图7-43)。

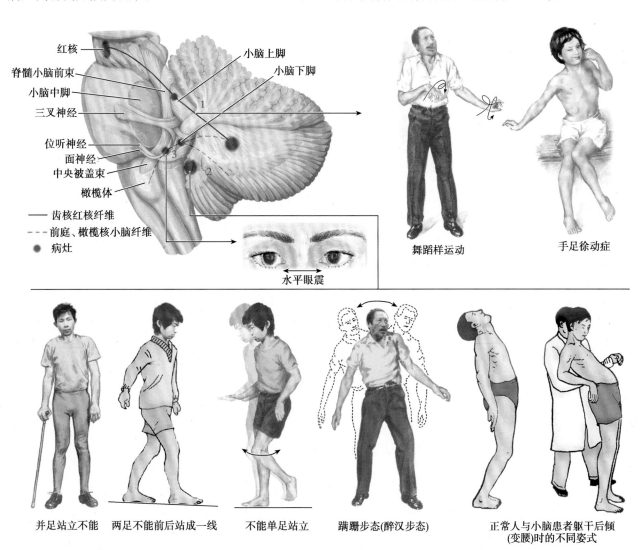

图 7-43 小脑脚病变

1. 齿状核或其与红核联系纤维的病变引起舞蹈划指运动过多症;2. 病灶在蚓部:粗略静止觉障碍,患者不能站立、不能行走,当企图把头后仰时就失去平衡而跌倒;3. 小脑下脚内的前庭小脑联系纤维病变伴有水平眼震

1. 小脑下脚(绳状体)病变　小脑下脚病变时于病灶同侧出现平衡障碍及侧方倾倒现象,患者坐、立、走的静止性平衡障碍,同侧的上下肢亦出现共济失调,下肢较上肢显著。

小脑下脚损害最常见的疾病为小脑后下动脉血栓形成,在小脑后下动脉血栓形成时,可损害病灶同侧的绳状体,出现同侧小脑性共济失调。如果病变向前扩张侵及同侧下橄榄核,可使小脑症状加重,并且可出现双侧小脑症状及体征,因为从下橄榄核发出的纤维有交叉至对侧及不交叉至同侧两种,分别通过对侧及同侧的绳状体终于两侧的小脑蚓部及小脑半球。因此,当绳状体与同侧的下橄榄核同时受损害时,不仅病灶同侧的肢体出现小脑症状与体征,对侧的肢体亦同时出现小脑症状与体征。小脑症状与体征不仅有躯干性共济失调,还同时有小脑半球性肢体共济运动失调。在下橄榄核病变时常常合并舌下神经髓内纤维损害,出现病灶同侧下运动神经元性舌下神经瘫痪。如果病变再向前扩张至锥体束,则出现对侧上下肢上运动神经元性瘫痪。

2. 小脑中脚(桥臂或脑桥小脑束)病变　在临床上,单纯的小脑中脚病变是很少见的,因为在脑桥后上方有小脑上脚,在脑桥后下方有小脑下脚,小脑中脚病变常常合并小脑上脚及小脑下脚损害。当小脑中脚单独发生病变时,其主要临床表现为病灶同侧上下肢共济运动失调,这在脑桥底部病变时可以见到。此时常合并一侧或双侧锥体束损害,出现偏瘫或四肢瘫。即使在一侧脑桥底部发生病变时,亦往往出现双侧小脑的症状与体征,此为一侧脑桥底部发生病变时侵害了同侧及对侧桥核发出的脑桥小脑束之故。如老年人常常在脑桥基底部发生散在性的小软化灶,出现假性延髓麻痹,称为脑桥小脑型假性延髓麻痹。

3. 小脑上脚(结合臂)病变　小脑上脚(结合臂、齿状核红核束)病变时,只出现运动性及静止性粗大震颤,不出现躯干性共济失调,即平衡障碍。在结合臂交叉以下病变时,常常合并脑桥被盖部受累,故病灶同侧出现小脑性共济失调,病灶对侧出现感觉障碍。此外,亦可出现病灶同侧上下肢的锥体外系不自主运动。在结合臂交叉以上病变时,可同时损害红核和动眼神经髓内根,因此出现病灶同侧动眼神经麻痹及病灶对侧上下肢小脑性共济失调,称为红核下部综合征(Claude 综合征),此外,在结合臂交叉以上病变时,还可出现红核综合征(Benedikt 综合征)及红核上部综合征(Marieg-Guillain 综合征)。

第八章　大　脑

　　人的大脑高度发展,它包罩着间脑,覆盖在中脑和小脑上面。大脑主要包括左右大脑半球,由纵沟,即半球间裂将两半球分隔,在间裂的底部是连接两半球的宽厚的纤维束板,即胼胝体,在大脑和小脑之间隔以大脑小脑裂。每个大脑半球的表面被覆一层灰质,称为大脑皮质,皮质的深方是髓质。髓质中埋藏一些灰质核团,称为基底神经节。左右大脑半球内部的腔隙是侧脑室。

　　人类的大脑是人类神经系统最高级的部分,是人类在漫长演化过程中不断发生发展,逐渐由量变到质变的飞跃,成为思维活动的器官。其中大脑皮质是高级神经活动的物质基础,是机体全部功能的最高调节器官。

第一节　大脑半球的外形

一、外部形态

　　每个大脑半球的外部形态可以概括为三个面、三个缘、四个极、六个叶(图 8-1、图 8-2)。

　　(一)大脑半球的三个面

　　1. 背外侧面　是大脑半球膨隆的凸面,此面与颅顶内侧面相平行。

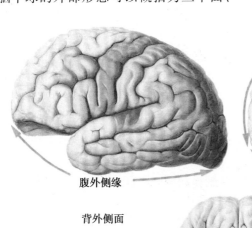

背内侧缘

腹内侧缘

腹外侧缘

背外侧面

内侧面

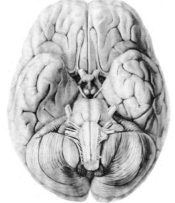

底面

图 8-1　大脑半球的三个面及三个缘

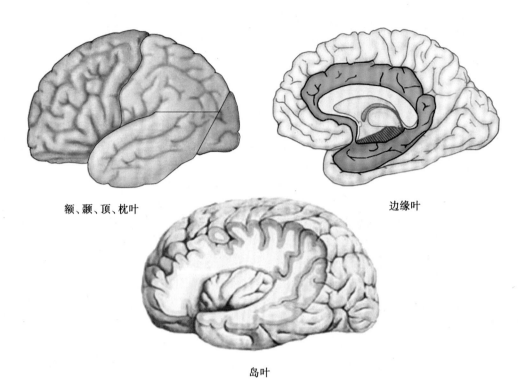

额、颞、顶、枕叶　　　　　　　　　　　边缘叶

岛叶

图 8-2　大脑半球的分叶

2. 内侧面　是位于半球间裂之内,两半球相对的一面,内侧面垂直且比较平坦。

3. 底面　底面凹凸不平,与颅底内侧面相适应,其前部位于颅前窝及颅中窝,后部位于小脑幕的上方。

（二）大脑半球的三个缘

1. 背内侧缘　界于背外侧面与内侧面之间。

2. 腹外侧缘　位于背外侧面和底面之间,此缘自后极水平向前约 4cm 处比较凹陷,称为枕前切迹。

3. 腹内侧缘　位于内侧面与底面之间,但其界限不规则,可分为前后两部:

（1）内眶缘:为腹内缘的前部,位于内侧面与眶面之间。

（2）内枕缘:为腹内缘的后部,位于内侧面与小脑幕面之间。

（三）大脑半球的四个极

1. 额极　是额叶的最前端。

2. 颞极　是颞叶的最前端。

3. 枕极　是枕叶的最后端。

4. 岛极　是岛叶的前端、相当于岛域,隐藏在颞叶深方。

（四）大脑半球的六个叶

1. 额叶　位于中央沟的前方及外侧裂的上方。

2. 颞叶　位于外侧裂的下方及顶枕裂与枕前切迹连线的前方。

3. 顶叶　位于中央沟的后方,外侧裂的上方,顶枕裂的前方。

4. 枕叶　在半球的内侧面上,此叶位于顶枕裂的后方,在半球的背外侧面上,位于顶枕裂上端与枕前切迹假想连线的后方。

5. 岛叶　位于外侧裂的深方被岛盖所覆盖。

6. 边缘叶　系从功能与发生学角度,将大脑半球又分出一个边缘叶,由大脑半球内侧面和底面与间脑连接处的各部结构组成,包括穹隆回（扣带回、海马回、海马沟）和海马结构（海马、齿状回）,还包括脑岛和额叶眶面结构。

二、主要的沟、裂

（一）大脑外侧裂

是大脑半球最深、最明显的一条裂。位于半球外侧面的中部,由颞极前方的大脑外侧谷开始,向后外上方不远处分为 3 支:①前支较短,行向前方,称水平支;②升支几乎垂直向上;③后支最长,是外侧裂的延续,斜向后上方终于顶叶的缘上回。大脑外侧裂的深部埋藏有三角形的脑岛。额叶、颞叶和顶叶覆盖着脑岛的部分,分别称为额盖、颞盖和顶盖,合称为岛盖（图 8-3、图 8-4）。

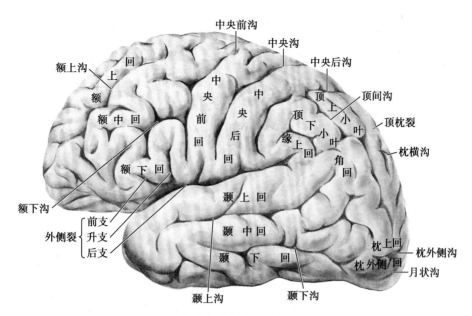

图 8-3 大脑半球背外侧面的沟与回

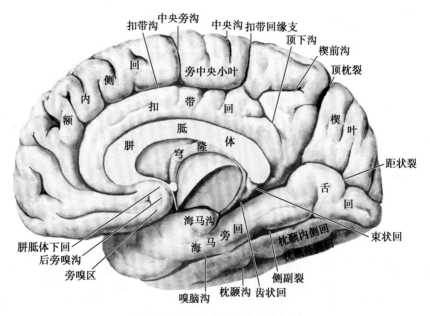

图 8-4 大脑半球内侧面的沟与回

（二）中央沟

是大脑半球最明显的沟,起自半球背内侧缘的中点稍后方,沿半球背外侧面斜向前下,至外侧裂后支的上方,离后支终点约 2.5cm 处。此沟的上端常切过半球的上缘,转到内侧面,达扣带沟缘支的前方。

（三）顶枕裂

位于半球内侧面偏后部,起自中央沟与枕极之间中点的稍后方,沿内侧面斜向前下至胼胝体后端的下方。

（四）距状裂

位于半球内侧面的后部,常以两支始于枕极,先

向前上方再转向前下方,终于胼胝体压部的下方。

（五）扣带沟

位于大脑半球的内侧面,起始于胼胝体嘴的下方,并与胼胝体嘴的方向一致,向前向上,绕过胼胝体膝,继续沿胼胝体上方后行,然后转向上方,在中央沟上端的稍后方到达背内侧缘,故称此段为缘支。

（六）侧副裂

位于半球的小脑幕面,起自枕极附近,向前可接近颞极。常分为两段:①后段位于距状裂的外下方,与距状裂之间隔以舌回;②前段形成海马回的外界,又称为嗅裂(嗅脑沟)。

三、各叶的沟、回

（一）额叶

额叶是大脑半球最前面的部分,可区分为背外侧面、内侧面和底面。

1. 背外侧面　其后界为中央沟,下界为大脑外侧裂。额叶的背外侧面有 3 条主要的脑沟,分成 4 个脑回。中央沟前方有与其平行的中央前沟。两沟之间为中央前回。在中央前沟前方有上、下两条与背内侧缘平行的脑沟,即额上沟与额下沟。额上沟以上为额上回。额上、下沟之间为额中回。额下沟与大脑外侧裂之间为额下回。额下回又被大脑外侧裂的前支和升支分为 3 部分,即前支以下的部分为眶部;前支与升支之间为三角部;升支与中央沟之间为盖部。三角部和盖部合称布洛卡(Broca)回(图 8-3、图 8-4)。

2. 内侧面　以扣带沟与扣带回分界,后界以中央沟上端向下到扣带沟的连线为界。额叶内侧面前方大部分为额上回,又称为内侧额回。其后方以旁中央沟与旁中央小叶为界。旁中央小叶是扣带沟缘支和旁中央沟之间的部分。旁中央小叶被中央沟末端分为前大、后小两部分,是中央前、后回延伸到内侧面的部分。

3. 底面　也称为额叶眶面。有一与内眶缘平行的直沟,称为嗅沟,此沟内容纳嗅球与嗅束。嗅沟将额叶的底面分为内、外侧两部分。嗅沟的内侧部称为直回;嗅沟外侧部称为眶回。眶回又被“H”形沟分为 4 部:①外侧部为眶外侧回,移行于额下回的眶部;②前部称为眶前回,向额极移行于额中回;③后部为眶后回,向后到岛阈,其外侧连于岛盖部;④内侧部为眶内侧回,向前与额上回相连(图 8-5)。

（二）顶叶

顶叶可区分为背外侧面及内侧面。

1. 背外侧面　在中央沟的后方,大脑外侧裂后支的上方,顶枕裂上端至枕前切迹连线的前方。背外侧面有与中央沟平行的中央后沟,在两沟之间为中央后回。顶间沟始自中央后沟的上段,与背内侧缘平行向后,至顶枕裂上端的下方,转向下形成枕横沟。顶间沟把顶叶后部分为上、下两部。上部为顶上小叶。下部为顶下小叶,顶下小叶的前部围绕外侧裂后支末端的部分,称为缘上回。顶下小叶的后部围绕颞上沟末端的部分,称为角回。

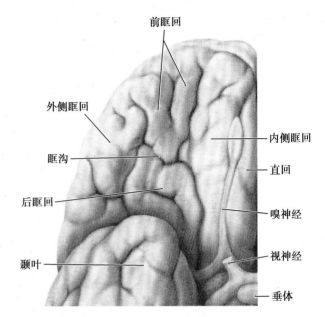

图 8-5　大脑半球额叶的眶面

（图中标注：前眶回、外侧眶回、眶沟、后眶回、颞叶、内侧眶回、直回、嗅神经、视神经、垂体）

2. 内侧面　在扣带沟缘支的后方,顶枕裂的前方,顶下沟的上方。内侧面由扣带沟缘支分为前后两部,前部较小是旁中央小叶的后部,是中央后回在半球内侧面的延续。顶叶内侧面的后部较大,称为楔前叶,此叶在扣带沟缘支的后方,顶枕裂的前方,顶下沟的上方。

（三）枕叶

枕叶位于大脑半球的后部,有 3 个面,即背外侧面、内侧面和底面(小脑幕面)。

1. 背外侧面　枕叶在半球的背外侧面比较小,前部的界限不明显,自顶枕裂的上端至枕前切迹的连线为枕叶的前界,表面有一些不规则而又不恒定的沟回,可见短小的枕横沟和枕外侧沟,枕极前方有月状沟。这几条短沟分界一些小的脑回。枕外侧沟的上方为枕上回,下方为枕外侧回(枕下回)。

2. 内侧面　有一条深而恒定的裂隙,称为距状裂,此裂起自胼胝体压部的下方斜向后上,与顶枕裂会合后,又弯向后下方,止于枕极内侧面,或绕过枕极至背外侧面。距状裂将枕叶分为上、下两回:上方的称为楔回(楔叶),其前界为顶枕裂;下方的称为舌回,其下界为侧副裂。舌回的后部属于枕叶,前部归入颞叶。

3. 底面　自枕前切迹至胼胝体压部下方的连线为其前界,此面的沟回与颞叶底面的沟回相移行。距状裂与侧副裂之间为舌回,侧副裂与颞下沟之间为梭状回的后部。

（四）颞叶

颞叶位于大脑外侧裂的下方,在顶枕裂与枕前切迹连线的前方。可分为背外侧面及底面。

1. 背外则面　有与大脑外侧裂相并行的两条沟,即颞上沟与颞中沟。颞上沟起自颞极附近,几乎与外侧裂平行,末端弯向后上,伸入到顶下小叶的后部。颞中沟位于颞上沟的下方,常由2~3条短沟断续连成。颞上沟与颞中沟将颞叶背外侧面分为上、中、下3个回,即颞上沟的上方为颞上回,颞上、中沟之间为颞中回,颞中沟下部为颞下回。在大脑外侧裂内,颞上回上面的后部,有几个横行的脑回,称颞横回。

2. 底面　其内侧界为侧副裂,在侧副裂的外侧,有和它平行的颞下沟,又称为枕颞沟,由2~3段短沟组成,它并不延伸到枕极。在侧副裂和枕颞沟之间为梭状回,又称为内枕颞回。在枕颞沟的外侧为颞下回,又称为外侧枕颞回。

（五）岛叶

岛叶又称脑岛,位于大脑外侧裂的深部。是大脑皮质的一部分,由于其周围的皮质发育较快,故脑岛部的皮质被包埋于深部。遮盖脑岛的皮质,称为岛盖,由于岛盖系邻近各叶参与形成,故分别称为额盖、顶盖和颞盖。拉开或切开岛盖,可见脑岛呈三角形,其尖端朝向前穿质,尖的内侧稍隆起,称为岛阈。在脑岛的周围,绕有环状沟,在脑岛上有斜向前的脑岛中央沟,将脑岛分为较大的前部及较小的后部。前部被沟分为3~4个岛短回,后部为岛长回(图8-6)。

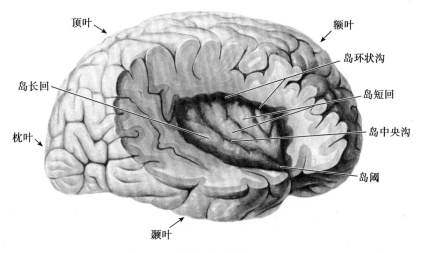

图8-6　脑岛

（六）边缘叶

边缘叶位于大脑半球的内侧面,现今一般学者认为,边缘叶包括扣带回、海马旁回、海马结构、隔区和梨状叶等。后来将边缘叶逐渐扩大,把与边缘叶皮质结构相似的区域(额叶眶回后部、岛叶前部和颞极)以及在功能和联系上较密切的一些皮质下结构(如隔核、杏仁核簇、下丘脑、上丘脑、丘脑前核以及中脑被盖内侧区等)包括在一起,称为边缘系统。边缘叶呈环形包绕大脑半球颈的周围,外界是扣带沟、顶下沟、距状裂前部和侧副裂;内界是胼胝体的上面和脉络膜裂。边缘叶又以胼胝体沟和海马裂分为内外二带形区。胼胝体沟始于胼胝体嘴的腹侧,紧沿胼胝体背面后进,最后绕到胼胝体压部的下方移行于海马裂。海马裂始于胼胝体压部的下方,然后向颞极前进,终于海马回钩。边缘叶外带又称为穹隆回,此回又分为3部分:①扣带回:位于胼胝体沟与扣带沟之间;②穹隆回峡:为胼胝体沟与距状裂之间的狭窄部分;③海马回:位于侧副裂与海马裂之间,此回又称旁海马回,其前端绕过海马裂的前端,形成海马回钩。边缘叶内带也由几部分组成:①胼胝体上回:为胼胝体背面覆盖的薄层灰质,在胼胝体沟底移行于扣带回;②胼胝体下回:为胼胝体上回向前绕到胼胝体嘴的下方,移行于终板前方的部分;③旁嗅区:胼胝体下回的前界为旁嗅沟,此沟的前方有一并行的短沟,即前旁嗅沟,两沟之间的部分,称为旁嗅区;④斜角回:胼胝体下回向下移行于斜带或斜角回,此回紧位于视束的前方,向外后方连于海马回钩;⑤束状回:胼胝体上回向后,绕过胼胝体压部,移行于束状回,此回位于胼胝体沟与胼胝体压部之间,再向前下移行于海马和齿状回(图8-7)。

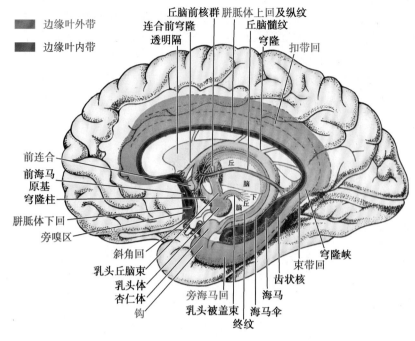

边缘叶外带
边缘叶内带

丘脑前核群　胼胝体上回及纵纹
连合前穹隆　　丘脑髓纹
透明隔　　　穹隆　　扣带回

前连合
前海马
原基
穹隆柱
胼胝体下回
旁嗅区
斜角回
乳头丘脑束
乳头体
杏仁体
钩

丘脑
丘脑下脑

穹隆峡
束带回
齿状核
海马
海马伞

旁海马回　乳头被盖束
终纹

图 8-7　边缘系统结构模式图

关于大脑半球主要沟回的体表投影,曾有许多报
告,较常用的有 Kronlein 测定颅脑主要沟回的表面投影
法。其方法是在头部设定 6 条线:①矢状线:自鼻根至枕
外隆凸的连线;②下横线:自眶下缘至外耳门上缘的连
线;③上横线:自眶上缘向后划一线与下横线平行;④前
垂直线:经颧弓中央作垂直线与上、下横线呈直角;⑤中
垂直线:经下颌关节中央作垂直线与前垂直线平行;
⑥后垂直线:经乳突根部后缘作垂直线与前、中垂直线
平行。半球间裂位于矢状线上。中央沟位于前垂直线和
上横线的交点与后垂直线和矢状线交点的连线上,也
可自矢状线中点后方 1.5cm 处向前下做一斜线,使其
与水平线呈 67.5°角。此线前、后分别为额、顶叶的体表
投影。大脑外侧裂相当于上横线与中央沟投影线夹角
的平分线;自额骨颧突水平向后 3cm 至顶结节最高点
下方 2cm 处的连线,相当于大脑外侧裂后支的位置,其
下方为颞叶的体表投影。顶枕裂在脑背外侧面的部分,
自矢状线人字缝尖处呈直角向外大约 2~3cm(图 8-8)。

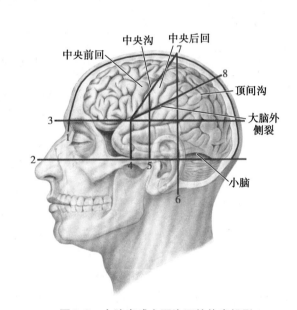

中央沟　中央后回
中央前回
顶间沟
大脑外
侧裂
小脑

图 8-8　大脑半球主要沟回的体表投影
1. 矢状线;2. 下横线;3. 上横线;4. 前垂直线;5. 中垂直线;
6. 后垂直线;7. 中央沟的投影;8. 大脑外侧裂的投影

第二节　大脑半球的内部结构

大脑半球的内部结构包括皮质和髓质两部分。
大脑皮质是一层灰质,构成大脑半球的沟和回的表
层。大脑皮质的深部是半球的髓质。髓质主要成自
白质,即半球内的联络纤维和投射纤维。髓质内还
有一些灰质团块,称基底神经节。半球内部的腔为
侧脑室。

一、大脑皮质

大脑皮质或皮质是被覆在大脑表面的一层灰
质,它是高级神经活动的物质基础,是机体全部功能
的最高调节器官,人类大脑皮质是由无数大小不同

的神经细胞、神经纤维和神经胶质构成的,它构成大脑半球的沟和回的表层,总面积约有 $2200cm^2$(引自《人类神经解剖学》,O.S. 斯创等著),其中 1/3 露于表面,2/3 位于沟壁和沟底。皮质的平均厚度为 2.5mm,但各部差别很大,在脑回上较厚,在脑沟内较薄。中央前回运动区最厚,约为 4.5mm,枕极部最薄,约为 1.5mm。根据各部皮质构造的不同可分为若干区域。

(一) 大脑皮质的神经元

人类大脑皮质的神经细胞约有 140 亿,主要有锥体细胞、星状细胞和梭状细胞。此外,还有 Cajal 水平细胞和 Martinotti 细胞(图 8-9)。

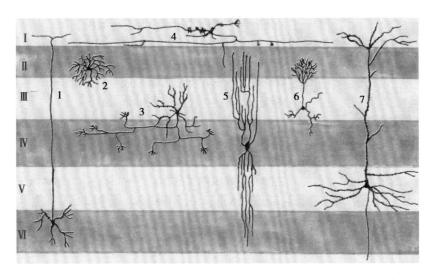

图 8-9　新皮质神经元的形态特征
1. 马缔诺特细胞;2. 神经胶质样细胞;3. 篮细胞;4. 水平细胞;5. 梭形细胞;6. 星状细胞;7. 锥体细胞

1. 锥体细胞　是大脑皮质所特有的一种细胞,也是皮质内最重要的细胞成分,除分子层以外,见于大脑皮质所有各层。其树突主干伸向脑的表面,树突分支近水平方向走行并在附近终止。锥体细胞的轴突进入髓质,成为投射纤维或联络纤维。胞体的直径约为 $10 \sim 15\mu m$。依胞体的大小可把锥体细胞分为大($>40\mu m$)、中($20 \sim 30\mu m$)、小($10 \sim 12\mu m$)三型。其中在中央前回内的锥体细胞最大,可 $>100\mu m$,称为巨型锥体细胞或 Betz 细胞(图 8-10)。

2. 星状细胞　也称为颗粒细胞,多为小型细胞。胞体直径为 $4 \sim 8\mu m$,散布于皮质深部的 5 层内,以第 II 层和第 IV 层内最多。树突伸向各方,短的轴突在胞体附近终止,长的轴突可进入髓质。

3. 梭状细胞　也称多形细胞,主要分布于皮质深层,胞体呈纺锤形,其长轴与皮质表面垂直。自胞体的两极发出树突,下极发出的树突终于胞体附近。上极发出的树突升向皮质表面。轴突自胞体的中部或下部发出,进入髓质,形成投射纤维或联络与连合纤维。

4. Cajal 水平细胞　仅见于皮质的浅层,为梭形小细胞,其树突和轴突均与皮质表面平行。树突自胞体两端发出,水平延伸一短距离,轴突较长,形成切线纤维行进很远,在本层分支终止,与锥体细胞的尖端

树突的分支发生突触,形成皮质内的水平联合系统。

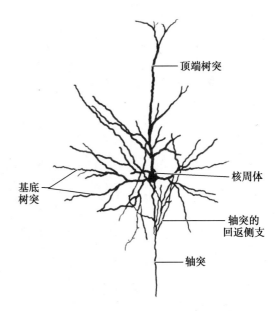

图 8-10　大脑皮质(猫的感觉运动皮质)的锥体细胞
根据在不同焦距拍照的三张显微照片绘成
Golgi(osmic-dichronate)法

5. Martinotti 细胞　为三角形的小细胞,除第 I 层外,几乎见于皮质所有各层,但主要分布于第 IV 层。其树突较短,伸向各方。特征是轴突较长而且倒行,伸向皮质表面,远近不等,有些在本层分支终止,有些在经

顶端树突

核周体

基底树突

轴突的回返侧支

轴突

过各层时发出侧支,是皮质内的联络神经元。

按轴突延伸的方向和距离,可将大脑皮质的神经元归并为4类,即具有下行、上行、水平和短轴突的细胞(图8-10、图8-11)。具有下行轴突的细胞,如锥体细胞、梭状细胞和大星状细胞,它们的轴突形成皮质下投射纤维以及联络和连合纤维,轴突旁支还形成广泛的皮质内联系。一些不进入髓质的下行轴突则仅有皮质内的分支。具有上行、水平和短轴突的细胞,如Martinotti细胞、水平细胞、篮状细胞和高尔基二型星状细胞,主管皮质内的联系。

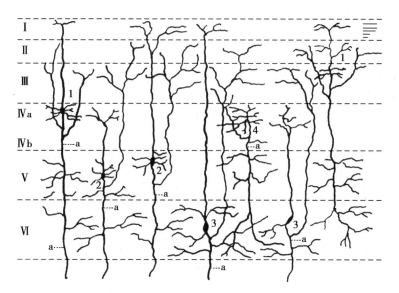

图8-11 具有下行轴突的数种大脑皮质神经元(半模式图)
1. 浅部各层的锥体细胞;2. 内锥体层的锥体细胞;
3. 梭状细胞;4. 星状细胞;a. 轴突

(二) 大脑皮质内的神经纤维

大脑皮质内的神经纤维按其走行的方向可以分为垂直和水平两种(图8-12、图8-13)。垂直的纤维合成放射的小束,从髓质伸向皮质表面。它包含锥体细胞、梭状细胞和星状细胞的轴突,成为投射纤维或联络、连合纤维;另外还含有进入皮质的传入性投射和联络、连合纤维。Martinotti细胞的上行轴突也是垂直的。水平的纤维与皮质表面平行,为切线纤维。它主要包含传入性投射纤维和联络、连合纤维的终支,水平细胞和星状细胞的轴突及锥体细胞和梭状细胞侧支的终支。水平纤维中有的是放射纤维的末段转向水平与皮质细胞形成突触。

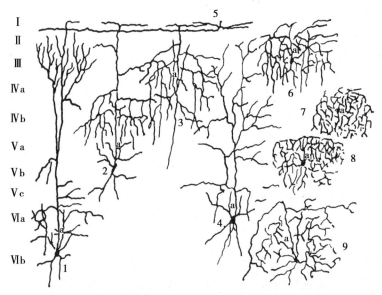

图8-12 具有上行轴突和短轴突的数种大脑皮质神经元(半模式图)
1～4. 具有上行轴突的细胞;5. 具有水平轴突的细胞;
6～9. 具有短轴突的细胞;a. 轴突

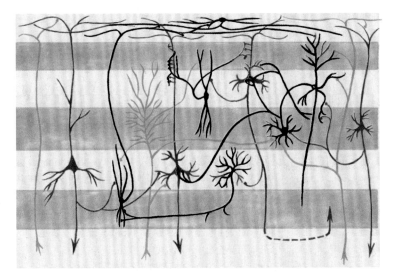

图 8-13　新皮质神经元相互间及与传入、传出纤维的联系模式图
皮质内固有的神经元用黑色表示，传出神经元为红色

（三）大脑皮质的分层

皮质细胞构筑的一个突出特点是分层。由于皮质各部的功能不同，每层神经细胞的形态、大小和排列的密度也有差别。但大部分皮质可分为 6 个基本层次。由浅入深依次为分子层、外颗粒层，锥体细胞层、内颗粒层、节细胞层和梭形细胞层（图 8-14）。

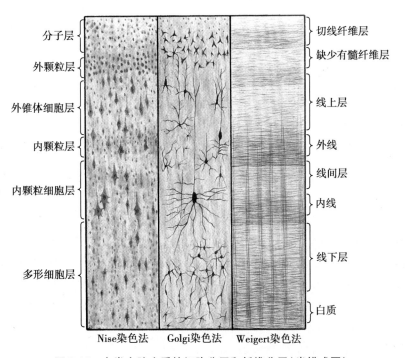

分子层
外颗粒层
外锥体细胞层
内颗粒层
内颗粒细胞层
多形细胞层

切线纤维层
缺少有髓纤维层
线上层
外线
线间层
内线
线下层
白质

Nise染色法　　Golgi染色法　　Weigert染色法

图 8-14　人类大脑皮质的细胞分层和纤维分层（半模式图）

1. **分子层**　又称网状层、丛状层。位于最外层，细胞很少，仅有少量的水平细胞和星形胶质细胞。主要由与皮质表面平行的大量神经纤维组成。该层内的纤维主要是皮质深部各层的锥体细胞和梭状细胞的树突末端、Martinotti 细胞的轴突末梢，以及一些皮质的传入纤维。它们在此共同组成切线纤维层。

2. **外颗粒层**　又称小锥体细胞层。含有大量短轴突的星形胶质细胞、小锥体细胞和锥体细胞的树突主干。

3. **锥体细胞层**　又称外锥体细胞层。此层含有大量典型的锥体细胞。通常又把此层分为 2 个亚层，浅层主要是中型锥体细胞；深层为大型锥体细胞。锥体细胞的尖端树突终于分子层，多数轴突进入髓质,主要形成联络纤维与连合纤维。

4. 内颗粒层 含有大量短轴突的星形胶质细胞和散在的小锥体细胞。

5. 节细胞层 又称内锥体细胞层。此层主要由中型和大型锥体细胞组成,间有星状细胞及 Martinotti 细胞。大锥体细胞的尖端树突终于分子层,小锥体细胞的尖端树突仅终于内颗粒层或终止于本层。其轴突多进入髓质,主要形成投射纤维,也有少数形成连合纤维。在中央前回(4区)的皮质中有一部分特别大的锥体细胞,称为 Betz 细胞,其轴突组成皮质脊髓束。

6. 梭形细胞层 或称多形细胞层。此层内含有大量的梭形细胞,也有少量的星状细胞及 Martinotti 细胞。梭形细胞的轴突伸入髓质,形成投射纤维和联络纤维。

（四）大脑皮质神经元间的联系

大脑皮质内神经元之间的联系极为复杂,这和它具有复杂的功能活动相一致。一般认为第二、三层是新发展起来的,分化程度较高,在人类最为广阔。它们的纤维是联络性和联合性的,并向第四、五层发出侧支。这两层对意识的分析综合起着重要作用。第四层星形胶质细胞主要接受传入的投射纤维(丘脑皮质束),也有些传入纤维伸入第三层。第四层细胞的轴突伸入第五、六层。第五、六层内的锥体细胞和梭形细胞的轴突组成传出的投射纤维,直接联系皮质下结构。这两层在其他哺乳动物也很发达。总之,大脑皮质的每一部分,既是传入纤维的终点,又是传出纤维的起点,而在传入纤维与传出纤维之间还有许多联合神经元进行广泛而复杂的联系,从而使大脑皮质在认识客观世界过程中成为不可缺少的物质条件(图8-15)。

（五）大脑皮质的分类、分区、分型、构筑和功能定位的概念

1. 大脑皮质的分类 根据系统发生和个体发生,大脑皮质可分为3类。从系统发生的角度看,人类大脑皮质有古皮质(如海马结构)、旧皮质(如嗅叶)和新皮质(占全部皮质的96%以上)3类。从个体发生的角度看,古皮质和旧皮质既来自神经管的边缘层,也来自套层,Vogt 称为异源皮质,Bmdmann 称为异生皮质,新皮质来自神经管的边缘层,Vogt 称为同源皮质,Brodmann 称为同生皮质,此外,两者之间还有一个过渡区,称为中间皮质,它们是扣带回、海马旁回后部、岛叶前部和眶回后部。

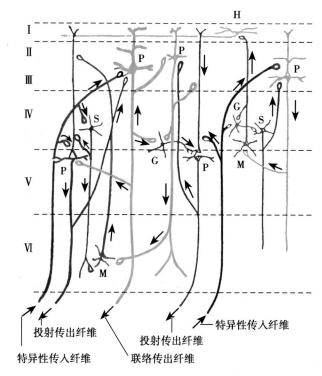

图8-15 大脑皮质神经元间的联系
G. 颗粒细胞;H. 水平细胞;M. Martinotti 细胞;
P. 锥体细胞;S. 星形细胞

2. 大脑皮质的分区 灵长类动物大脑皮质的细胞构筑基本一致。有关大脑皮质结构研究的最早记载是 Gennari(1776)关于视皮质的描述。在垂直于大脑软膜的切面上,肉眼即可看到皮质形成一个完整的灰色脑套。大脑皮质总面积约285 000mm²(《人体解剖学》,张朝佑主编),肉眼观察新鲜脑切片时,可见大脑皮质由浓淡交替的带所组成。淡色带是有髓纤维聚集的部分;而深色带则含有大量的神经细胞。在大部分皮质内有两条明显的浅带,称 Baillarger 内/外带。在距状沟临近的视皮质,只有外带特别明显,故称此区为纹状区。大脑皮质内主要有两种成分,一种是细胞,包括神经元和神经胶质;另一种是神经纤维,有髓纤维成束地进入皮质,故皮质内呈现辐射状条纹。

皮质分区的传统依据是细胞和纤维与软膜平行的层式组织学配布。据此,Campbell(1905)将皮质分为20个区,Brodmann(1909)分为52个区,并以数字表示。Vogts 夫妇(1919)将皮质分为200多区,Economo(1929)分为109区。此外还有一些其他分法,但影响最大且至今仍在应用的是 Brodmann 分区(图8-16、图8-17)。应当指出的是,分区的数字代号是依照其研究的顺序而定,与相应区域的功能无关。

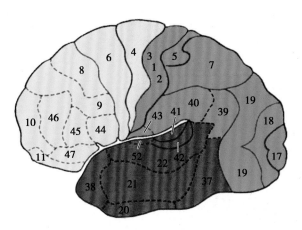

图 8-16　Brodmann 分区（背外侧面,52 区）

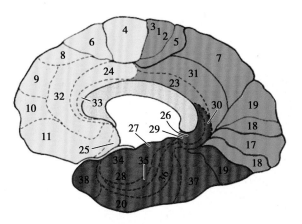

图 8-17　Brodmann 分区（内侧面,52 区）

Rockel 等(1980)和 Powell(1981)指出,尽管新皮质不同区之间细胞构筑相差很大,但是他们发现除灵长类动物 17 区之外,所有新皮质基本构筑轮廓是一致的。这种一致表现在神经元绝对数量上的相似以及锥体细胞数与非锥体细胞数比例上的相似。这种一致与当代皮质功能柱或单位的概念是吻合的,因此它必将深刻影响对经典的皮质层状结构和分区的认识,也会促进对皮质功能柱或单位的深入研究。

3. 大脑皮质的分型　Campbell(1905)、Economo 等(1929)、Galaburda(1984)根据细胞构筑将大脑皮质分成 5 型。Ⅰ型:无颗粒型;Ⅱ型:额叶型;Ⅲ型:顶叶型;Ⅳ:脑极型;Ⅴ型:颗粒型。无颗粒型和颗粒型皮质,在胚胎发育过程中虽经过六层期,但至成人六层已不明显,故称异型皮质;额叶型、顶叶型和脑极型皮质,直至成人仍保持典型的六层,故称为同型皮质。此分法虽然粗糙,对皮质功能的理解亦有异议,但在实用上至今仍有生命力(图 8-18、图 8-19)。

(1) Ⅰ型:内、外颗粒层几乎无颗粒细胞,因此称无颗粒型。此型皮质在所有新皮质中最厚。位于额叶后部、中央沟前方、旁中央小叶、扣带回前半、终板前方和岛叶前部,此外还有扣带回后部至海马旁回和钩的一个窄带。此型皮质最典型的代表是中央前回。

(2) Ⅱ型:亦称额叶型。较厚,明显地分为六层。见于额前区、中央后回、顶上小叶、楔前叶、颞中回和颞下回的大部。

(3) Ⅲ型:亦称顶叶型。在全部皮质中各层分界最清楚。主要见于顶下小叶、颞上回、枕颞内侧回和枕叶的前部。

(4) Ⅳ型:亦称脑极型。较薄,但分层明显。见于额极和枕极附近。

(5) Ⅴ型:因主要成自颗粒细胞,故又称颗粒型,也称砂砾皮质。此型皮质在所有皮质中最薄。它们仅见于丘脑皮质纤维的投射区,如中央后回的前壁、距状沟的两侧、颞横回以及沿海马沟背侧壁的扣带回的一个窄带。此类皮质最典型的代表是距状沟两岸的纹状区。

无颗粒和颗粒型皮质,在胚胎发育过程中虽经历了六层期,但到了成人,六层已不明显,故称异型皮质。额叶型、顶叶型和脑极型皮质,直至成人仍保持典型的六层,因此称为同型皮质。

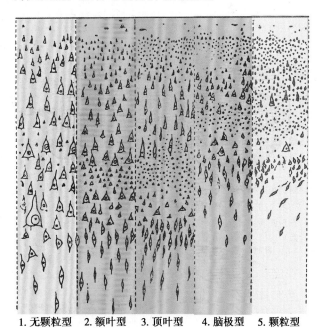

1. 无颗粒型　2. 额叶型　3. 顶叶型　4. 脑极型　5. 颗粒型

图 8-18　大脑皮质细胞构筑 5 种基本类型示意图

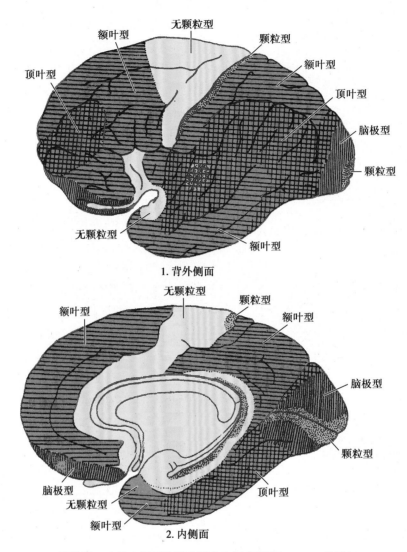

图 8-19　大脑皮质 5 种基本型分布示意图（Economo 分型）

皮质传出纤维几乎全部源于无颗粒型皮质。特异性丘脑投射纤维几乎全部止于颗粒型皮质。额叶型、顶叶型和脑极型皮质显然具有联络性质。根据结构与功能一致的原则，事实已经证明它们所谓的运动、感觉和联络性质是相对的。尤其是意识的获得、现实生活中运动的实际执行，往往绝非一个特定的区域能实现，需要各区域间完整协调整合完成。

4. 大脑皮质的分级和功能区　Luria 根据功能将大脑皮质分为一、二、三级和 3 个功能区。

（1）一级区：即初级功能区。此区又分为初级感觉皮质和初级运动皮质两大类。初级感觉皮质包括初级体感觉区，即第Ⅰ躯体感觉区，位于中央后回，相当于 Brodmann 的 3、1、2 区；初级视觉区，即第Ⅰ视区，位于距状沟两侧，相当于 17 区；初级听觉区，即第Ⅰ听区，位于颞横回 Heschl 回，相当于 41、42 区；初级运动皮质，即第Ⅰ运动区，位于中央前回，相当于 4 区。

（2）二级区：即较高级的功能区。此区包括较高级的感觉皮质区和较高级的运动皮质区。较高级的感觉皮质区包括第二躯体感觉区，位于外侧沟的上壁，相当于 2 区（岛盖部）；第Ⅱ视区，位于枕叶，与 18 区基本相当；第Ⅲ、Ⅲa、Ⅳ、Ⅴ视区，位于枕叶和颞上沟附近，相当于 19 区和 19 区前方的皮质区；视下颞区，位于颞叶前部和下部，相当于 21、20 区；顶后皮质区（躯体感觉和视觉），位于顶上叶，相当于 20 区。较高级的运动皮质区是指运动前区和辅助运动区，位于中央前回前方，相当于 6 区和 8 区。

（3）三级区：即高级的功能区。既往称为哑区或静区，现代称为联络（联合）区或联合皮质。之所以称为哑区或静区，是因为在早期的电刺激试验中，由于试验设计和检测手段等问题,导致这些部位不产生或极少产生特定的感觉和运动效应,人们对这些部位缺乏认识。现在知道这些区域正是皮质功能最高级的部位。它们分别主理一个以上的感觉活动的综合和运动前的策划。人类思维即起源于此!它们的功能不是孤立的,有赖于初级、较高级部位的联系,但它们在人类思维活动过程中的主导地位是毋庸置疑的。因为它们似乎无特定的基本功能,在脑外科中早年甚至现在常被忽视,常遭不必要的损毁,这实在是不应有的。

联合区所占区域甚广,包括顶-颞-枕联合区、前额联合区和边缘联合区。

1)顶-颞-枕联合区:此区位于顶、颞、枕叶交界处。所占区域甚广,核心区是39区和40区,此外还包括37、21、22和19区一部分。此区综合多种感觉功能,其中包括躯体感觉、视觉、听觉,并在此上升为意识。此区与语言、记忆关系尤为密切。本区为人类所特有,近7岁时才渐趋成熟。

2)前额联合区:占额叶背外侧面的前部,6区之前的广大区域。参与多种高级心理活动,如注意力调控及反应抑制、空间记忆,性格、情感及社会行为调控等。人类左侧前额联合区(45区)还与运动性语言功能有关。

3)边缘联合区:位于额叶腹内侧面、顶叶内侧面和颞叶前端(颞极)。相当于23、24、38、28区和11区。边缘联合区因为牵涉好几个脑叶,又可分为眶额皮质、扣带回和海马旁回3个亚区。边缘联合区接受其他广大感觉皮质区的投射,并转而投射到其他皮质区,其中包括前额联合区,这就为情感影响运动提供了解剖学基础。眶额皮质(额叶眶部)和扣带回前部与情感行为有关。颞叶前部,特别是海马和海马旁回与记忆有关。左侧偏向于词语记忆,如事物的名称;右侧偏向于非词语性记忆,如不规则的线条图形,特别是人的面部辨认和记忆。海马与记忆相关是十分肯定的,尤其是近期记忆(图8-20)。

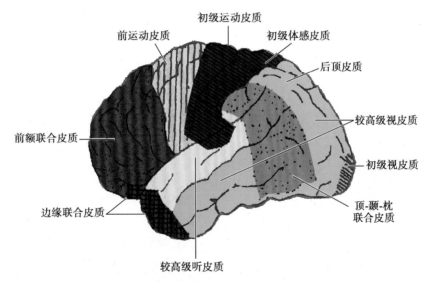

图8-20　人脑背外侧面简图
初级感觉、运动皮质,较高级的感觉、运动皮质及三个联合皮质

联合区在高级神经活动中的主导地位与它们的复杂联系分不开。联系的模式见图8-21。

5. 皮质功能柱和皮质单位的设想是脑研究的里程碑。Mountcasfie在1957年发表的一篇文章中记载,他以一个微电极垂直插入躯体感觉皮质,发现各层细胞对外周的同一刺激都发生反应,于是提出了皮质功能柱(columns)的概念。这是一个革命性的发现。1977年Hubel和Wiesel将功能柱的概念扩大到视皮质。迄今功能柱的概念已被广泛采用。类似功能柱或单位的组构在许多脑区都有报道。其中包括运动皮质和联络区整个大脑皮质。这种单位有

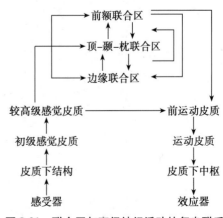

图8-21　联合区与高级神经活动的复杂联系

数百万之多(图 8-22、图 8-23)。生理学上的发现促进了形态学上的追根究底。人们用酶化学的方法研究了外侧膝状体和视皮质。结果证实,大多数的皮质传入纤维终止于一定的斑片或带,大多数的皮质传出纤维起自一定的细胞群。在多数情况下,猴的这些传入、传出斑片或带的范围介于 400 ~ 600μm 之间。据此以及其他诸多研究, Szenthgothai(1969) Jones

(1981)、Eccles(1984)提出了皮质单位(modules)的构想。单位由直径大约 300μm ~ 500μm 的高圆柱体或扁圆柱体构成。这些单位可以很少重叠,也可完全重叠,样式不一。一般而言,它们在软膜表面所占的面积大约是 0.5mm²。现在看来,功能和形态学上的垂直联系虽然是肯定的,但此等"单位"没有也不大可能有非常清楚的解剖学边界。

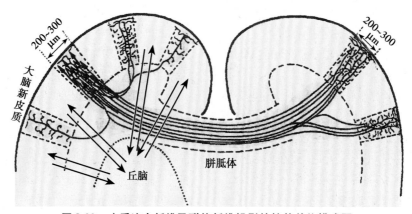

图 8-22 皮质连合纤维及联络纤维投影的柱状单位模式图
皮质锥体细胞(三角形)的柱状元件发出连合及联络纤维到对侧及同侧的其他柱状元件

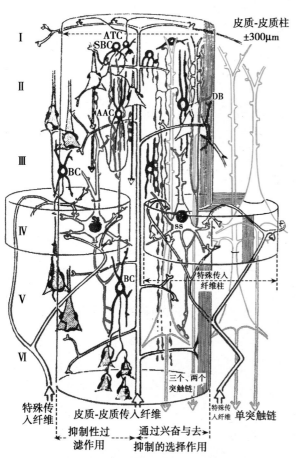

图 8-23 皮质柱状单位内细节模式图

柱状单位大约由 4000 个神经元组成。其中值得注意的是有棘星形神经元,这种神经元可能是进化上

新发展起来的神经元。它们与新皮质中的各类神经元皆有联系,特别是与那些发出联络纤维、连合纤维和下行投射纤维的锥状神经元关系复杂,构成多种多B样的功能柱状。大脑皮质的高级功能很可能就是这些各种各样的皮质单位之间以及皮质单位与皮质下层(如纹状体-丘脑-皮质回路)共同镶嵌活动的结果。

6. 大脑皮质的功能定位(图 8-24、图 8-25)对大脑半球病变的定位诊断具有重大意义。由于皮质各区的构造不同,所以功能也不相同,如 4 区管理躯体"随意"运动,就称为运动区;3、1、2 区接受躯体感觉冲动,就称为躯体感觉区;17 区为视觉;41、42 区为听觉区。有时也将这些称为中枢。这些就是所谓皮质功能定位(表 8-1)。但是,不能把什么事情都看成绝对的、静止的、孤立的、不变的,虽然 4 区与运动有比较密切的关系,3、1、2 区与感觉有比较密切的关系,但刺激 3、1、2 区有时也会出现运动反应,同样,刺激 4 区,在一定条件下也可产生皮肤感觉。事实上,整个大脑皮质,甚至整个神经系统,都是与一定功能有关的,只不过是皮质一定区域与某一功能有较为密切的关系而已。在某一区域损伤的情况下,其他区域可起一定的代偿作用。所以,大脑皮质功能定位的概念是相对的。而且,到目前为止,人们还只能掌握一些比较简单的(如运动、感觉等)功能障碍的定位。比较复杂的、种系发生上出现较晚的皮质功能,如思维和意识问题,就难以确切定位。

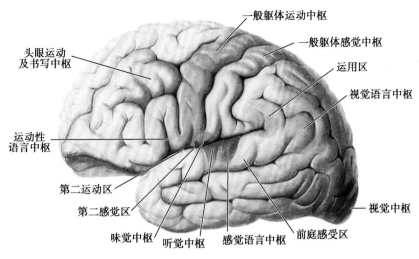

图 8-24　大脑皮质功能定位(背外侧面)

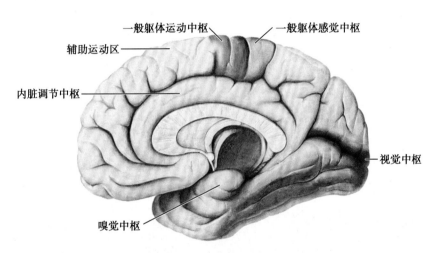

图 8-25　大脑皮质功能定位(内侧面)

表 8-1　重要的皮质区及其功能

脑叶	分区	脑　　回	功　　能
额叶	4	中央前回和旁中央小叶前部	运动区
	6、8	额上、中回后部及中央前回下段前部(6)	运动前区;协调运动;随意性头眼转动区(8);两眼同向运动
	4	优势半球额中回后部	书写区
	44、45	额下回后部	运动性语言区
顶叶	3、1、2	中央后回和旁中央小叶后部	一般躯体感觉区
	5、7	顶上小叶	实体感觉区、感觉联络区
	39	优势半球的角回	视觉性语言区
	40	优势半球的缘上回	运用区
	43	中央后回下端	味觉区

451

续表

脑叶	分区	脑 回	功 能
枕叶	17	距状裂两侧、枕极	主要视觉区
	18	17区周围	视觉认识区(18)、视反射性眼转动区(18、19)、
	19	18区周围	视物再现区及瞳孔反射区
颞叶	41、42	颞横回、颞上回中部	听觉区
	22	颞上回{中、后部 下部	前庭感觉区 听反射和听反射性头眼转动区
	37	颞叶后部	语言形成区
	42	优势半球的颞上回后部	感觉性语言区
	34、28	钩回、海马回前部	嗅觉区

(六) 大脑皮质各叶的主要功能定位

大脑皮质的分区是根据功能和结构确定的。起初区分为躯体运动、躯体感觉、视觉和听觉等区。各区的主要投射区称为中心区,其周围皮质称为周边区,在各周边区之间的重叠联络区,称为联合区。事实上,将大脑皮质区分为运动区和感觉区是不确切的,因为大脑皮质的大部或全部都有传入和传出的特点。某一皮质区在功能上以运动为主、感觉为辅,可以认为是运动区;反之,主要功能为感觉、其次为运动的,即可认为是感觉区。因此,可以把皮质的感觉运动区划分为下述几部分,即中央前回以运动为主,有小部分是感觉,称为第Ⅰ躯体运动区(MsⅠ);相反,中央后回以感觉为主,有小部分是运动,称为第Ⅰ躯体感觉区(SmⅠ)。在半球的内侧面有附加运动区,称为第Ⅱ躯体运动区(MsⅡ)。枕叶的17、18区和19区,分别称为视区Ⅰ、Ⅱ和Ⅲ。颞叶的41区和42区,分别称为第Ⅰ听区(AⅠ)和第Ⅱ听区(AⅡ)。现将皮质的主要功能区按叶分述如下:

1. 额叶　额叶的功能主要与随意运动和高级精神活动有关。具体说来,包括躯体运动功能、语言功能、智能以及情感等活动。另外,对自主神经的调节和小脑共济运动的控制也起一定作用。因此,额叶具有与上述功能有关的皮质区或中枢。

(1) 运动区(躯体运动中枢)

1) 第Ⅰ躯体运动区(MsⅠ)

A. 位置:在中央前回和旁中央小叶的前部,4区为运动区的中心部。

B. 纤维联系:4区的传入纤维有:①经丘脑腹外侧核中继的源于小脑的纤维;②来自丘脑、下丘脑的

其他感觉性纤维;③来自1、5、7、8、9、10区的联络纤维;④经胼胝体来自对侧4区的连合纤维。这些传入纤维与一些锥体细胞形成垂直联系,通过颗粒细胞又形成水平联系,这样来自多方面的冲动很容易使一些锥体细胞兴奋。4区的传出纤维主司全身的躯体运动。主要纤维是锥体系,此外还有锥体外系、皮质丘脑下丘脑纤维、皮质脑桥纤维和皮质网状纤维。

过去曾认为锥体束来源于运动中枢,特别是Betz细胞;现今认为,锥体束包括运动中枢(4区)发出的纤维,约为40%,后中央回发出的纤维,约为20%,还有来自运动前区(6、8区)和顶叶(5、7区)发出的纤维等。来自4区的纤维中只有3%~4%是巨大锥体细胞的轴突。刺激4区引起对侧身体肌肉以及某些同侧面部和躯干的肌肉收缩。破坏4区使对侧身体相应的部分产生弛缓性瘫痪。如果相邻的运动前区(6区)同时受损,锥体外系纤维被阻断,则出现痉挛性瘫痪。除肢体最远端部分外,由4区损伤引起其他部位的瘫痪通常可以得到一定程度的恢复。研究证明,在灵长类动物大脑半球的侧面有次级皮质运动区。人类大脑可能也存在这样一个区域。

C. 4区的功能特点:①对侧支配:4区的Betz细胞和其他锥体细胞发出纤维构成锥体束,这些纤维通常交叉至对侧,控制对侧一个或一组骨骼肌。然而交叉并不完全,多数头面肌(下部面肌和颏舌肌除外)、咽、喉肌和躯干肌等司理双侧联合运动的肌是双侧支配。因此一侧锥体束受损,这些部位的症状并不明显。②具有精确的功能定位,且有一定的规

律：自下而上依次是舌、颌、唇、喉（发音）、睑、额、颈、指（拇指最低，小指最高）、掌、腕、肘、肩、躯干、髋、膝、踝、趾。概观之犹如倒置的人形（图 8-26、图 8-27）。头面肌代表区在下部（但头面肌内部安排仍然是正置的），即中央前回的上部与下肢和躯干的肌肉运动有关；旁中央小叶前部控制膝以下（小腿和足）的肌肉运动也管理肛门和膀胱括约肌。中央前回的中部与上肢的肌肉运动有关。中央前回的下部与面、舌和咽喉的肌肉运动有关。但据临床观察，这种定位关系不是绝对不变的，如整个下肢运动区可完全存在于旁中央小叶前部；此时上肢运动区也相应地上移达中央前回上缘。4 区损伤只导致肢体或颜面有关部位肌瘫痪，但粗大的联合运动经过一定时期可以恢复，而精细和单独的运动难以恢复。由于皮质运动区为一狭长的带状区域，皮质的病变往往不易波及整个运动区，所以常出现对侧相应肢体的单瘫，其或个别肌群的瘫痪。运动区皮质或接近皮质的病变，在早期往往可有刺激性症状，表现为局限性癫痫发作，即病灶对侧肢体发作性痉挛。③身体各部在运动区内投影的大小不取决于该部肌肉的多少，而是与其功能活动有关，如头部和手的运动很精细，因而头和手的运动区就占据相当大的范围。所以当局限性癫痫发作时，多从口唇和手（特别是拇指）开始抽搐，然后逐渐扩展到肢体近端，甚至整个半身，一般意识并不消失，只有痉挛遍及全身时，意识才丧失。④刺激 4 区只产生简单的运动，主要是单块肌肉的收缩，甚至是某块肌肉的某一部分收缩，不发生肌群的协同收缩，因此只能是单关节或多关节的运动，就像新生儿一样，不能做技巧性运动。

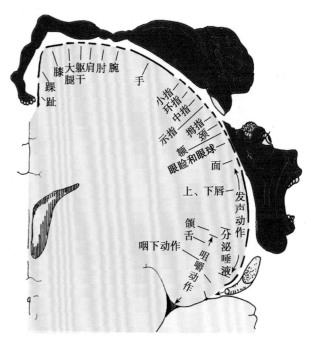

图 8-27　大脑皮质的躯体运动区

动中枢（第 I 躯体运动区）之外，近些年来还提出了第 II 躯体运动区和补充运动区的概念。

A. 位置：第 II 躯体运动区位于运动中枢（4 区）下端的前方大脑外侧裂的顶部，一直延伸到脑岛。

B. 功能：管理对侧肢体的运动。

C. 定位关系：和第 I 躯体运动区（4 区）正相反。

（2）运动前区：运动前区位于运动区的前方，包括 6 区和 8 区，是锥体外系皮质中枢的一部分。6 区在 4 区之前，其上段占额上、中回后部，下段占中央前回下段的前部。8 区在 6 区上段的前方，即额上回中部和额中回后部（图 8-28、图 8-29）。

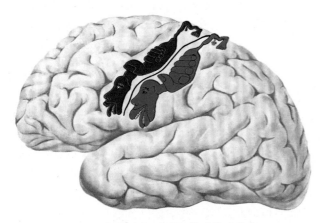

图 8-26　皮质运动、感觉区的功能定位之一

2）第 II 躯体运动区（Ms II）：除上述古典的运

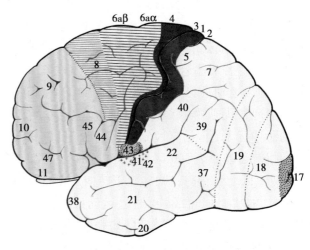

图 8-28　初级运动区、感觉区、视区、听觉区、味觉区、运动前区、前额区、眶区和边缘皮质的位置和大小

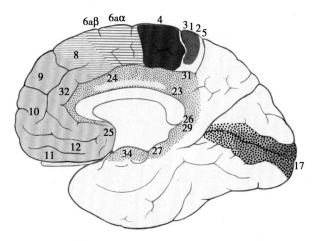

图 8-29　初级运动区、感觉区、视区、听觉区、味觉区、运动前区、前额区、眶区和边缘皮质区的位置和大小

　　运动前区与运动区不同,在组织结构上运动前区没有巨型锥体细胞,主要由大型锥体细胞构成。4 区的巨型锥体细胞发出粗纤维,主要控制肢体每块肌肉的精细运动。6 区发出细纤维,组成锥体外路的一部分,与大组肌群运动和粗大的姿势调节运动以及维持肌肉张力有关。因此运动前区属于锥体外路皮质区的一部分,而且是重要的部分。由于运动前区与丘脑和纹状体的关系密切,控制肌肉张力(图 8-30),而运动区与肌张力无关。所以单纯运动区病变时(很少见)产生弛缓性瘫痪,只有同时伤及运动前区(特别是 6 区)才能产生痉挛性瘫痪。

　　6 区不仅是锥体外路的重要皮质区,也是运动区的周边部。如刺激运动前区也可引起个别肌肉或肢体的独立运动,近似运动区所发动的,但刺激阈比 4 区高。这是由于皮质冲动由运动前区传到了运动区,再沿锥体束下传,完成精细的独立运动。若切除运动区皮质或切断其与 6 区的联系,刺激运动前区就不会出现这种反应,而通常是引起协同肌群收缩,拮抗肌应放松,引起肢体的总体运动、非意向性刻板运动或躯体、头和眼的扭转运动。表明 6 区是额叶的反转区。刺激 6 区或 8 区,会引起头、眼和躯干转向对侧反转性发作。运动前区(6 区)还通过运动区对皮质下中枢的一些反射有抑制作用,如强握反射、紧张性跖反射和摸索反射等。所以当运动前区病变或在皮质尚未发育完善的婴儿时期(1 岁以内)就可释放这些反射。

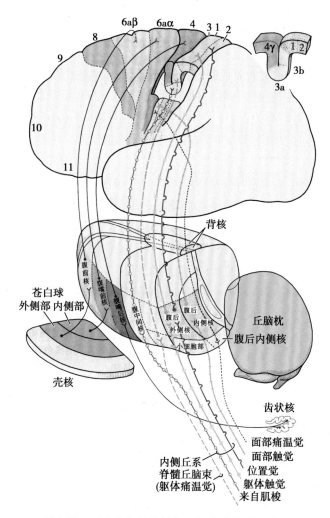

图 8-30　丘脑腹外侧核神经元与大脑皮质的联系

　　所谓摸索反射,即病灶对侧上肢在空间不自觉的摸索,如触及物体则紧握不放,侧卧时更易出现。至于强握反射,检查者可轻划患者的手掌,患者即强握刺激物而长久不放。足也可出现类似的强握反射。摸索反射和强握反射都是额叶损伤后的释放症状,为 6 区病变的有力指征。这两种反射虽由锥体外路传导,但锥体路的完整性也是发生这些反射的必要条件。因而在 1 岁左右的婴儿出现偏瘫后这些反射就消失。紧张性跖反射与强握反射类似,但不完全相同。检查时,可用叩诊锤柄加压于足跖,即可出现足趾缓慢的紧张性屈曲,可持续数秒钟,加压越大,反应也越强,一般出现于额叶(6 区)病变的早期,常发生于巴宾斯基征及其他锥体束体征之前。这一反射多表现在病灶侧。这是因为锥体外路的传导径路可以是同侧性或双侧性的。

　　(3) 补充运动区(辅助运动区、附加运动区)

　　1) 位置:在半球内侧面的 6 区,额上回和扣带回上(图 8-31)。

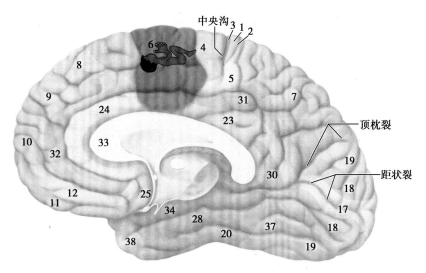

图 8-31　补充(辅助、附加)运动区

2) 局部定位:头向首侧,脚向尾侧,背部朝向胼胝体,四肢伸向半球的背内侧缘。

3) 功能:发出的纤维加入锥体束,此区的功能可能与管理身体双侧运动有关。此区兴奋时,可引起对侧上肢的上举,头、眼的协同转动,两侧躯干肌和下肢肌的协同收缩。此外还可引起瞳孔扩大、心跳加快、发音和说话遏止等。这说明补充运动区既有躯体运动功能,又有内脏运动功能。

4) 损伤这一区域可出现抓握反射或强迫抓握。

(4) 意识性头眼同向运动中枢:头眼同向运动中枢,或称额眼区,位于额中回的后部,Brodmann 8区的下方,相当于6、8、9区的相邻部分,书写中枢的前方。它是与眼肌随意运动有关的皮质区,同时与眼肌运动相关的头颈肌的协同运动也有关系。因此,当该区有刺激性病变时,可使头颈和双眼同时向对侧转动,若有破坏性病变时,由于对侧的相应中枢功能完好,则头、眼共同注视病灶侧。然而此种转动一般是暂时的。如果两侧中枢都有病变时,则产生永久性两眼侧视麻痹。刺激此区偶尔也可产生两眼同向垂直运动和集合运动。现已清楚,额眼区发出的纤维经皮质脑干束下行,多数纤维经网状结构中继,止于眼肌诸核,只有少数纤维直接止于眼肌诸核。此外,还可能经基底核中继后再下行至中脑被盖网状结构,联系眼肌诸核。视觉引起眼运动的径路,是视觉冲动通过 17 区,经枕额下束达额眼区。此外,额眼区与丘脑背内侧核有往返联系。现已证实在人和猴额眼区的前上方有第二额眼区。

(5) 视运动性语言中枢(书写中枢):书写中枢位于优势半球的额中回后部(8 区),相当于头眼运动中枢的投射区内,与支配手部的运动皮质相邻。这说明书写过程与手、眼的运动是分不开的。如果此中枢损伤,则产生失写症。此时患者不能以书写的方式表达自己的意见,但手部的其他运动功能仍是正常的。阅读和说话的功能也不受影响。

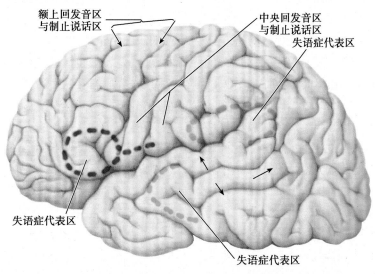

图 8-32　人脑电刺激能引起发音或制止说话的皮质区

（6）发音区：每一侧大脑半球有两个电刺激可以引起发音的区域，它们是中央回发音区和额上回发音区（图8-32）。

1）中央回发音区：一般称为 Rolando 发音区，位于中央前、后回，与唇、下颌、舌代表区重叠。刺激此发音区，有些人在发音的同时伴有双唇、面肌、下颌、舌和咽的运动，或伴有口腔和舌的感觉。刺激中央前回引起的发音次数4倍于中央后回。切除此区仅产生构音障碍，不引起失语症。

2）额上回发音区：位于半球内侧面的额内侧回，中央沟向前4cm处，与补充运动区部分重叠。电刺激时仅少数人引起发音。

（7）语言区（说话区）：语言区大多位于优势半球。它们分别是前语言区、上语言区，均位于额叶；后语言区，位于顶叶和颞叶（图8-33）。

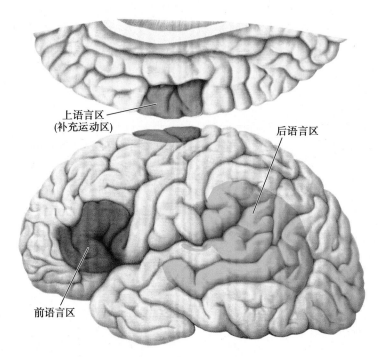

上语言区
(补充运动区)

后语言区

前语言区

图 8-33　左半球语言区示意图

1）前语言区（前说话区），即运动性语言区，是第 I 躯体运动区向额下回后部延伸的部分，相当于44区和45区的一部分，又称 Broca 回（区）。此区与中央前回下部的唇、舌和咽喉肌的皮质运动区相邻。由于语言的产生和发展与手的劳动功能密不可分，因此，右利手者（善于用右手的人）的优势半球位于左半球，约占90%；左利手者（善于用左手的人）的优势半球则位于右半球，不足10%；还有少数人的语言中枢可存在于两侧半球。

运动性语言功能是儿童时期经过多次反复模仿和实践逐渐形成的，若在这一时期由于变换主手（如善用左手的儿童被强迫地改用右手）或选择主手较晚，影响优势半球语言中枢的发展，可导致语言功能发生某种缺陷。所以有人认为口吃常与善用左手有关，即左利手儿童的语言中枢定位于右半球，又试图使右手成为主手而妨碍右半球语言中枢的优势发展。因此，口吃的儿童多见于本人是左利手而改成

右利手或选择主手较晚而出现的各种过渡类型（双手均能运用），也可见于父母之一为左利手或有口吃等语言缺陷家庭史。

运动性失语症为病变波及运动性语言中枢的结果。此时，患者丧失了讲话的能力。由于发音所需要的肌肉并未瘫痪，唇、舌和咽喉肌仍能自由活动，所以能够发音，也能理解别人的言语，但不会讲话。这可能是因为丧失了说话时所需要的合作运动。运动性失语症多伴有失写症。

2）上语言区（上说话区）：亦称补充说话区，位于半球内侧面的额内侧回，损伤此区，失语症仅维持数周即可恢复正常。

（8）制止说话区：每侧半球各有两个制止说话区，电刺激时，正在进行的语言可以突然停止。其中包括中央回制止说话区和额上回制止说话区（图8-32）。

1）中央回制止说话区：位于中央前、后回的

喉、面代表区之间，与中央回发音区相重叠。刺激中央前回引起说话中止的次数4倍于中央后回。

2）额上回制止说话区：位于半球内侧面，与额上回发音区相当。

（9）自主神经皮质中枢：自主神经皮质中枢除存在于边缘叶皮质外，也存在于额叶皮质，特别是6区和4区。如刺激半球内侧面的4区（旁中央小叶前部）有直肠和膀胱的反应；在半球外侧面的4区有

血管运动和呼吸运动的代表区，并且上下肢的血管反应区与上下肢的躯体运动区一致；刺激6区可出现泌汗和立毛；刺激8区除有眼外肌的变化外，还有瞳孔反应；刺激辅助运动区出现心率加速和瞳孔扩大等（图8-34）。所以额叶皮质的病变可以出现相应的心率、血压、膀胱、直肠等症状，如偏瘫患者的肢体可因血管运动障碍而产生皮肤温度变化、水肿和发绀等，又如旁中央小叶附近的病变则可发生无抑制性膀胱等。

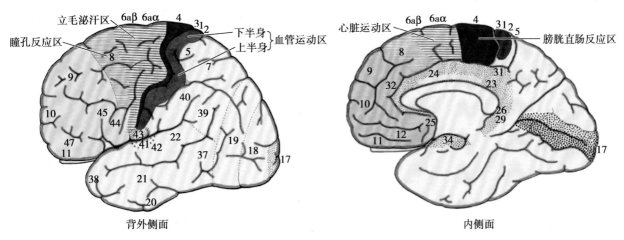

图8-34　额叶皮质的自主性中枢

（10）前额区：在人类的大脑皮质，除上述各种明显的具有特定职能的皮质中枢外，还余有广泛的皮质区域，如额前区8、9、10、11、12区，颞叶，特别是颞叶前部以及枕叶的18、19区等，它们和皮质下中枢也有联系，但是更多的是在大脑皮质内中枢间起联络综合作用，常把它们称为联络综合区，当然各种语言中枢也是一种联络综合中枢。

前额区也称额极区，位于额上、中、下回的前部及眶回，几乎占据整个额叶。此区主要与精神活动（如思维、判断、智能、情绪和记忆等）和肌肉协同运动有关。

前额区是种系发生上最新获得的部分。人脑的前额区特别发达。该区与丘脑、纹状体和丘脑下部自主神经中枢有许多联系，它的投射纤维经桥核到小脑，还可能终于脑神经运动核。它与各皮质均有往返联系，它通过上、下额枕束与同侧枕叶、顶叶和颞叶相联系，通过胼胝体与对侧前额区相联合，可能与对侧其他皮质区也有连合纤维。

有人认为，在中央沟后部联络综合区皮质形成的"记忆形式"传达到前额区，综合成更高级形式的"记忆组群"，这个"记忆组群"构成了抽象思维和较

高级的创造性活动的基础。临床上，对"恶痛"以及强迫观念与行为，曾有人作过双额叶切除术，患者的性格、行为、近事记忆都有改变，表现为精神涣散、判断力差、智力减退和抽象思维能力降低。这在一定程度上说明前额区联络综合区与人的抽象思维和高级的精神活动有关。当然对躯体内脏活动都有高度复杂的相互影响，特别是眶回。刺激猴的眶回可降低呼吸、血压和胃的蠕动，并抑制运动皮质和反射所引起的运动。

从丘脑下部发出的纤维，直接或经丘脑背内侧核中继后投射到前额区，以完成高级精神活动，但高级精神活动是大脑皮质极复杂的功能活动，因而其皮质代表区不只局限于前额区。不过，在前额区病变时（特别是两侧性病损），常可产生额叶性精神障碍症状，主要表现为情感淡漠或盲目欣快、反应迟钝、智力低下、自知力缺乏、记忆力（特别是近记忆力）丧失等症状。

前额区为额桥束的主要发源地（8、9、10、45、46区；少数来自4、6区），所以也属锥体外系的一部分。它通过额桥束，不仅是皮质-脑桥-小脑-红核-网状结构-脊髓通路的起点，而且也构成皮质-脑

桥-小脑-红核-丘脑（腹外核）-皮质运动区的环路。这个皮质-小脑-皮质环路的功能是调整运动的速度和范围。所以额叶有病变时可出现额叶性共济失调，主要表现为直立和行走障碍、步态蹒跚、易向病灶对侧倾倒，严重时不能站立和行走。额叶性共济失调和小脑性共济失调因其解剖基础同在皮质-小脑-皮质的环路上，所以症状也很难区别，不过两者各有其本身固有的其他症状，可作为各自病变定位诊断的依据。

2. 顶叶 顶叶皮质可分为 3 个区，即中央后区、顶上区和顶下区。它们的细胞构筑、纤维联系和功能各不相同。顶叶主要与一般躯体感觉有关。此外，还有感觉认识中枢、视觉性语言中枢，运用中枢和锥体外区。

（1）中央后区：中央后区包括中央后回和旁中央小叶后部，相当于 3、1、2、43 区以及 3 区和 4 区间的过渡地带。其中 3 区和 4 区间的过渡地带位于中央沟底，其前方为 4 区，后方为 3 区，有人称此区为3a 区。3 区的前部位于中央沟的后壁，称颗粒亚区；3 区的后部位于中央沟上缘的后唇，称简单亚区，乃3 区的主要代表。1 区和 2 区属于额叶型皮质，内、外颗粒细胞层薄。

中央后区的传入纤维主要来自丘脑腹后核的特异性纤维，它们经由内囊主要投射到 3 区。1 区只接受 30% 的投射纤维，另外还接受一些到 3 区去的纤维的侧支。2 区主要接受到 3 区和 1 区去的纤维

的侧支。中央后回与 4、6、5、7 等区之间有联络纤维，与对侧半球的 4、3、1、2、5、7 区等处有连合纤维。

中央后回的传出纤维是锥体系和锥体外系的重要来源。锥体系差不多 40% 的纤维来自中央后回，这些纤维下行止于薄束核、楔束核、三叉神经感觉诸核和孤束核等，从而影响（兴奋或抑制）这些核的上行冲动；躯体感觉区是锥体外系中皮质纹状体纤维的主要起点之一。此外，躯体感觉区还可发出纤维至同侧丘脑腹后核，它们之间的联系是往返的，且有局部定位；止于脑干网状结构的皮质网状纤维也源于此区。中央后区是浅、深躯体感觉中枢，与躯体各部有明确的定位关系。

1）第Ⅰ躯体感觉区（SmⅠ）（图 8-35）：位于中央后回（3、1、2 区）及旁中央小叶后部。3 区为一般躯体感觉的中心区，1、2 区则为周边区。本区司理躯体的浅部感觉和深部感觉。它们具体指的是：①被动运动手指和足趾时的运动感觉和运动方向的感觉（即运动觉）；②精确确定身体受刺激的地点（位置觉）；③在身体上间隔很小的两点同时施以刺激时，可以辨别出是两个点（两点辨别觉）；④感受三维空间（立体）的触觉能力，即能辨别实体的能力（实体觉）；⑤闭眼可以辨别他人在其手、面、躯体和肢体上写的字或画的符号和图形；⑥区别物体的轻重；⑦辨别物体的软硬；⑧同时刺激躯体左、右侧，能同时感受到双侧受到刺激。这种感觉既有空间的定位觉，又有时间的定位觉。

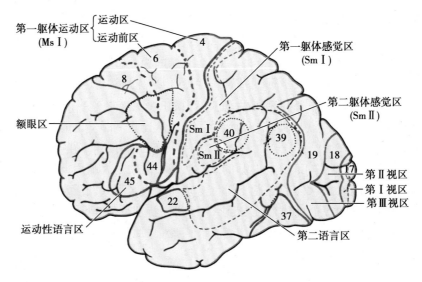

图 8-35 皮质功能区划分示意图

第Ⅰ躯体感觉区也接受痛觉、温觉和轻触觉，不过它们可能在丘脑平面已达到意识阶段，故破坏中央后回时，这些感觉仍然保留。刺激清醒患者的中

央后回，患者主观感觉对侧身体麻木或有触电的感觉，有时感到身体某处在运动，但实际上并未运动，极少数可产生痛、温的感觉；口区的感觉是同侧的；

咽、喉、会阴等区的感觉可以是双侧的。研究表明,3区主要与皮肤感觉有关;2区主要与关节的深感觉有关;而1区与浅、深感觉均有关。

第Ⅰ躯体感觉区与躯体各部位的定位关系与运动区一样,也如同倒置的人形,但头部仍然是正置的(图8-36),即此区上部(包括旁中央小叶后部)与下肢和躯干的感觉有关;中部与上肢,下部与头面部的感觉有关。身体各部在感觉区内投射范围的大小不取决于该部面积,而是与该部感觉的敏感度有关。如手指和舌的感受器最密,敏感度最强,在感觉区投射的范围也最广。背部感受器极稀,敏感度较差,在皮质上的投射范围也很小。许多观察表明,躯体感觉不仅限于中央后回,也扩展到中央前回。

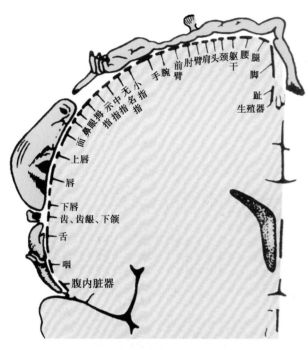

图 8-36 躯体感觉皮质定位示意图

2)第Ⅱ躯体感觉区(SmⅡ):此区较第Ⅰ躯体感觉区范围小,位于大脑外侧裂的上壁,在中央前、后回的下端与脑岛之间。躯体感觉在此区的投影也有局部定位,但与SmⅠ不同,它是正立的,而非倒置的。刺激患者的SmⅡ所引起的感觉与SmⅠ相似,如轻痒、麻木和运动的感觉等,而且是双侧性的。此区与轻触觉和震动觉有关。

3)第Ⅲ躯体感觉区(SmⅢ):第Ⅲ躯体感觉区即附加运动区(图8-37),其感觉功能还不清楚。

4)味觉中枢:皮质味觉区的位置目前尚未完全肯定。一般认为在中央后回下端,头面部代表区的下方,即顶叶的岛盖部(43区)和邻近的岛叶皮质。

刺激清醒患者此区可产生味觉。切除猴的此处皮质引起味觉障碍。

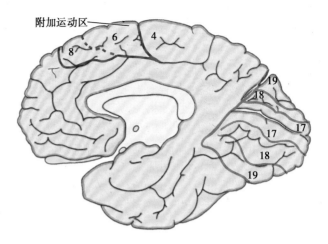

图 8-37 皮质功能区划分示意图(内侧面)

(2)顶上区:此区位于半球背外侧面和内侧面。有人认为此区仅包括顶上小叶,有人认为它还包括旁中央小叶后部和楔前叶,相当于5区和7区。

本区皮质纤维联系非常复杂,现已查明,丘脑后外侧核与5、7区间有往返纤维,背外侧核与7区间有往返纤维;此外,5区还接受SmⅠ的纤维,5区发出纤维至7区、补充运动区和6区;7区和46区间有往返纤维,此外还发出纤维至顶下小叶和6区等处;顶上区的传出纤维还参与顶枕颞桥束和皮质网状束。与对侧的对称部位有连合纤维。

顶上区的功能,特别是顶上小叶与对侧肢体精巧的技术性运动有关。它可对来自皮肤、肌腱、关节和内感受器的刺激进行高级的分析综合。如可把中央后回的上肢区和下肢区的简单冲动互相联系起来,辨别肌主动收缩的程度、分辨触觉、区别所感受的压觉、辨别运动的方向和肢体在空间的位置,从而使上、下肢运动得以精确的配合。因此它是与上、下肢精巧活动有关的皮质感觉代表区。若全部损伤顶上小叶,则较复杂的进化上出现较晚的本体感觉和辨别性触觉,如定位觉、运动方向觉和肢体在空间的位置觉(即皮质感觉或复杂感觉)等出现障碍,障碍的程度远比中央后回为重。与中央后回不同的是,此区无局部定位。障碍涉及整个对侧半身,有时同侧也受轻微影响。

(3)顶下区:即顶下小叶,包括缘上回(40区)和角回、顶下后回(39区)(有的人无顶下后回)。此区纤维联系复杂,与语言关系密切。

1)第Ⅱ语言区:也称后说话区或Wernicke区(图5-33、图5-35、图5-37)。第Ⅱ语言区仅占顶叶的一小部分,大部分位于颞叶。顶叶部分大致相当于 39 区(角回)和 40 区(缘上回),颞叶部分位于颞上回后部(22 区)和颞中回后部(37 区)。第 II 语言区和 5 区、7 区(与躯体感觉有关),41 区、42 区(与听觉有关),18 区、19 区(与视觉有关)间有丰富的联络纤维;和对侧有连合纤维;和丘脑背侧核、后外侧核间有往返纤维;此外还参与皮质脊髓束和皮质被盖束,后者影响脑干运动核,特别是眼肌运动核。

第 II 语言区是人脑最重要的语言中枢,其重要性远大于 Broca 区,破坏此区的后果远比破坏 Broca 区严重,故手术时不要破坏此区。此区损伤后的失语症称为感觉性失语症。其中有字聋和失读症。字聋发生在颞上回后部,此部位是听觉性语言中枢。此区受损,患者的听觉功能无障碍,能听到别人讲话的声音,但听不懂别人讲话的意思。结果是答非所问,语无伦次。这种情况称为字聋。此时,其他语言功能,如看字、写字、说话均正常。失读症发生在角回,此部位是视觉性语言中枢。此区受损,患者的视觉功能正常,但若要看文字,则不能理解字的意思,不能阅读,这种情况称失读症。此时,患者其他语言功能,如说话、听话、写字均正常。实际在临床上一般很难见到纯运动性或纯感觉性失语症,最常见到的是混合性失语症。

人类的上、前、后说话区,或说、写、看、听四个语言中枢,善用右手的人(右利手)位于左半球,大部分善用左手的人(左利手)也位于左半球。只有一部分左利的人位于右半球。与语言有关的半球通常称为优势半球。优势半球此区受损,有时对侧半球可代偿其功能。在一般情况下,非优势半球的这些区域可能是未活动的语言区。

上述 3 个语言区或 4 个语言中枢不是孤立的,它们的功能除与联络纤维、连合纤维有关外,更有赖于和丘脑之间的联系。仔细切除 Broca 区和 Wernike 区的灰质层而不损伤其深侧的白质,结果不产生失语症。但左侧丘脑枕出血或丘脑肿瘤而无皮质损伤的患者却有严重的失语症。从剥制纤维的脑标本上就可看到 Broca 区与丘脑背内侧核、中央中核有纤维联系,补充说话区与丘脑枕有纤维联系,Wernike 区与丘脑枕有纤维联系。现在的观点是丘脑枕也参与说话中枢。即说话的功能与皮质说话区、丘脑以及它们之间的纤维联系三者有关。

2)顶下区的其他功能:优势半球的顶下小叶与书写、计算、辨别左右方向、辨别自己手指的顺序、阅读和技巧运动有关;非优势半球的顶下小叶与感知对侧半身的存在、方位感、地形关系感等有关。

(4)感觉认识中枢(实体或形体感觉区,5、7 区):感觉认识中枢在中央后回的后部顶叶接近手的投射区。它是以触摸来认识已熟悉的物体的功能区。实体觉或称皮质感觉,是一种复杂的感觉,在感觉过程中必须有其他躯体感觉,特别是触觉和深感觉的存在,所以实体觉的消失是这几种感觉同时消失的结果。实体感觉区损伤也可产生单纯的实体感觉障碍,此时患者只能描述各种物体的形状,而不能借触摸来认识该物体。

(5)运用中枢

1)位置:在优势半球顶下小叶前部的缘上回(40 区)。

2)功能:具有能做复杂而精巧运动的功能。

损伤后可引起运用不能(失用症),即患者没有瘫痪、感觉消失、运动失调或精神错乱等现象,但不能做熟悉复杂的技巧运动。失用症也可由胼胝体病变引起。因为联络两半球缘上回运用中枢的纤维,经过胼胝体和半球白质半卵圆中心。所以胼胝体病变可中断连合纤维而发生失用症(图 8-38)。

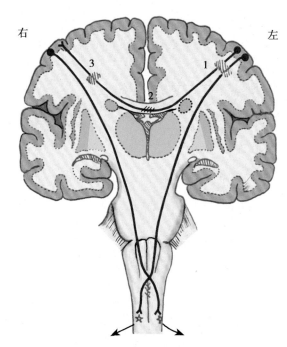

图 8-38 引起左手失用症可能存在的三处病变（左半球为优势半球时）

1. 左半球半卵圆中心病变引起右侧偏瘫和左手失用;2 和 3 的病变分别在胼胝体和右半球半卵圆中心,均引起左手失用

(6)阅读中枢(视觉性语言中枢,39 区)

1)位置:在优势半球顶下小叶后部的角回,靠近视觉中枢。

2)功能:是一个认识功能区,与理解文字的含义有关。

损伤后患者虽视力正常,但看不懂已认识的文字的含义,不能阅读书报,故称失读症。

(7) 锥体外区(3、1、2、5、7、39、40区):多与躯体感觉区重叠,以完成半随意、半机械的整合运动。强刺激中央后回(3、1、2、5区)可引起个别的和复合运动;刺激顶上小叶(5、7区)也可产生类似的集团活动。顶上小叶(5、7区)和顶下小叶(39、40区)发出枕颞顶桥束的部分纤维至桥核,属锥体外路。

3. 枕叶 枕叶位于大脑半球的后部,枕叶皮质可以分为纹状区(17区)、纹旁区(18区)和纹周区(19区)3个区域。过去认为视辐射只终于17区,后来知道外侧膝状体的纤维也投射到18区和19区。现在认为枕叶的17、18、19 3个区都与视觉有关,统称为视皮质。它们与视网膜的象限有严格的定位关系,3个视皮质区也发出纤维投射到丘脑枕、外侧膝状体和脑干运动核,此外它们和其他皮质区之间也有长的和短的联络纤维,与对侧半球的相应部位有连合纤维。枕叶功能除视觉外,与眼、头等部位的运动也有一定的关系。

(1) 第Ⅰ视区:第Ⅰ视区(17区)(图8-35、图8-37)也称纹状区,主要位于枕叶内侧面,包括距状裂底及其上(楔叶)、下(舌回)唇的皮质区。17区前界位于胼胝体压部附近,在顶枕裂和距状裂交点前一短距离处,后界通常延展到月状沟。此区的皮质最薄,但第4层极厚,分为3个亚层,深、浅亚层由密集的小型细胞组成,中间亚层为有髓纤维,颜色较浅,称为Gennari纹,在新鲜的皮质切面上肉眼即能看到,所以此区也称为纹状区。

从视网膜到枕叶皮质的视觉传导途径主要有两条:①经外侧膝状体到17区;②经上丘和丘脑枕止于18区和19区。

膝距束(视辐射)由来自外侧膝状体的纤维组成,此束离开外侧膝状体,经内囊的豆状核后部形成视辐射,大部分止于17区,少部分止于18区和19区。

视辐射的纤维并非全部都以最短距离达到纹状区。背侧纤维(行于顶叶)基本上是向后直行,达纹状区。腹侧纤维,首先在颞叶中行向前下,达侧脑室下角的前部,再返折后行,形成一个纤维襻,称为Meyer襻。而后紧靠侧脑室后角外侧壁后行,形成该处的外矢状层,最后达纹状区。视辐射越靠腹侧的纤维,路径越长,最腹侧的纤维所形成的襻可远达海马旁回钩(图8-39)。

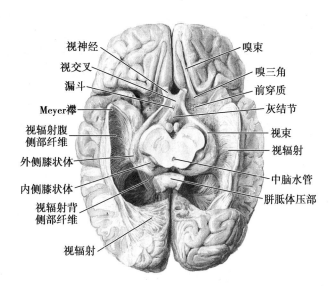

图8-39 视神经、视束与视辐射

视辐射的纤维排列有定位。来自外侧膝状体内侧半代表视网膜上象限的纤维,经视辐射的背侧部投射到距状沟的上唇;来自外侧膝状体外侧半代表视网膜下象限的纤维,经视辐射的腹侧部投射到距状沟的下唇。来自外侧膝状体中央部代表黄斑区的纤维,占据视辐射中间的大部分,向后终于距状沟后1/3部的上唇和下唇,即17区的后1/3部。此处向前依次为视网膜周围部的代表区(图8-40)。

上丘是脑内分化程度相当高的一个区域,在整合各种影响眼球运动的冲动中起重要作用。它的传入路径有直接来自视网膜的定位投射、皮质顶盖纤维中来自视区和额眼区的定位投射以及更为广泛的如额、顶、颞叶的纤维;其传出纤维除经顶盖脊髓束下行参与和眼球运动有关的头颈部运动外,还上行进入丘脑枕、背内侧核、外侧膝状体、顶盖前区等。丘脑枕除直接接受来自视网膜、上丘、顶盖前区、视皮质的纤维外,还与顶、枕、颞叶广泛的联络区有往返联系。

视皮质除接受外侧膝状体、上丘、丘脑枕的投射纤维外,17区发出短的联络纤维到18区;18区发出联络纤维到17区、19区和20区。18区下部的纤维终于19区的上部;18区上部的纤维终于19区的下部。刺激18区可以引起调节反射。19区与额眼区有往返联系,这种联系是眼球借助其随意运动调节视力的结构基础。18区和19区与37区有往返联系,19区与24区有往返联系。视区通过联络纤维、连合纤维和同侧及对侧皮质有联系(两侧17区之间的连合纤维可能很少)。因此,远离视区的皮质损伤可能影响视觉和眼球的运动。

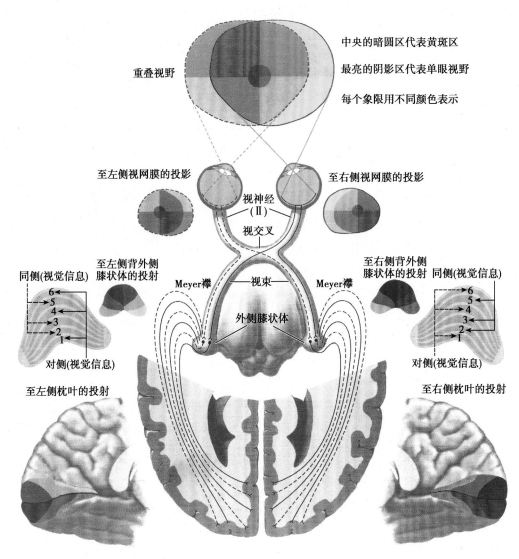

中央的暗圆区代表黄斑区

最亮的阴影区代表单眼视野

每个象限用不同颜色表示

重叠视野

至左侧视网膜的投影

视神经（Ⅱ）

视交叉

至右侧视网膜的投影

同侧(视觉信息)

至左侧背外侧膝状体的投射

Meyer襻

视束

Meyer襻

至右侧背外侧膝状体的投射

同侧(视觉信息)

外侧膝状体

对侧(视觉信息)

对侧(视觉信息)

至左侧枕叶的投射

至右侧枕叶的投射

图 8-40 视觉通路(视网膜-外侧膝状体-距状裂通路)

视区传出的皮质顶盖纤维主要终于同侧上丘。其定位关系,在短尾猴是:19 区的上部纤维至上丘的嘴内侧半;下部纤维至上丘的尾外侧半;17 区、18 区的上部纤维至上丘的尾外侧半,下部纤维至上丘的嘴内侧半。此外,皮质顶盖纤维还可终于外侧膝状体、顶盖前区和丘脑枕等处。始自视区的皮质被盖纤维还可终于动眼神经核、中介核、后连合核、展神经核和展旁核。展旁核可能是双眼偏斜运动的中枢,右展旁核使双眼偏向右侧,左侧展旁核使双眼偏向左侧。19 区的投射纤维有的终于延髓网状结构的抑制区。

在视觉系统中,17 区的功能是识别物象的立体结构,即形状,不同部分的明暗等。人类切除两侧的 17 区,视觉丧失,一侧损伤,引起双眼对侧偏盲,均不能恢复。而在某些低等哺乳动物,当第 Ⅰ 视区切除后,仍保留大部分视力,它们大概是通过视束至上

丘,并由此再至丘脑枕和 18 区、19 区的联系来完成的。切除猴的两侧枕叶,视觉几乎完全丧失,但尚保留粗略的明暗感。若切除猩猩的两侧枕叶,就无任何视觉,且不能恢复。可见在进化中,人类感觉功能上移至大脑皮质,视觉系统达到了极点。但由于视辐射和 17 区所占面积甚广,在临床上即使是一侧损伤(事实上往往也是不完全的),所引起的偏盲也多是不完全的(象限性偏盲)。

（2）第 Ⅱ 视区(18 区,视觉认识区)(图 8-35、图 8-37):因其位于 17 区的周围,故又称纹旁区。此区是形成视觉形象(印象)的部位,故也称为视觉认识区。若优势半球或两侧半球视觉认识区损伤,可产生失认症。此时患者虽然不盲,但其动作若似盲人,即对每一件东西必须首先摸一摸、听一听、嗅一嗅,否则就不能认识。

（3）第 Ⅲ 视区(19 区,视物再现区):因其围绕

在17区和18区的周围,故又称纹周区。此区位于枕叶最前部,故也称为枕前区。其功能为视物再现和回想,并与嗅觉、味觉及听觉功能相关,可能对这些感觉具有激活作用。此区损伤时失去定向力,虽然没有失明,但不认识自己过去熟悉的物体和环境。19区和18区与17区都有密切的联系,可能对视觉进行高级的分析综合。所以这两个区受损时,虽然患者能看到物体,但无意识上的领会。

第Ⅱ、Ⅲ视区对感知、整合视觉信息是重要的,常被称为视联络区。动物实验中,光刺激视网膜,在此二区可见到诱发电位。人类损伤18区和19区,患者很难识别物体的形状、大小及意义。损伤优势半球的此二区还可引起诵读困难,患者难于理解所见到文字的意义。

(4)第Ⅳ视区(颜色感受区):此区位于半球内侧面舌回之下,梭状回(枕颞内侧回)的后部,即内侧19区的后部。动物实验证实,猴第Ⅳ视区多数细胞对颜色敏感;双侧第Ⅳ视区损伤导致全色盲。提示第Ⅳ视区无疑是个颜色感受区。然而经Heywood等(1992)和Cheng等(1994)的研究得知,此区也参与方向、形状甚至物体运动的分辨。

(5)第Ⅴ视区(颞中区):此区位于颞中区的后部。在灵长类第Ⅴ视区位于颞上沟的后岸,相当于39区(角回)的后部。人的第Ⅴ视区位于顶、枕、颞叶交汇处,即Brodmann分区的39、37、19区交界处。近年来人们发现第Ⅴ视区内的细胞对物体的运动(运动中的物体)敏感,故认为第Ⅴ视区是视觉的运动感受区或分辨区。Maunsell和Van Essen(1987)认为第Ⅴ视区还含有手运动的视感觉代表区。

人类除17、18、19区与视觉有肯定的关系外,颞叶的某些部位也与视觉及其相关活动有某些关系。临床观察得知颞叶癫痫、肿瘤或刺激颞叶的某些部位,患者可有幻视。而且切除该部位后,有关幻觉的记忆依然存在。临床研究发现右颞叶(非优势半球)与快速视觉辨认有关,其前部与视觉引起的复杂行为有关,其后部(颞上沟处)与18区有联络纤维,也与视觉有某些关系。

(6)与视觉有关的反射中枢:18、19区不仅是对视觉进行高级分析综合的中枢,而且也是与视觉有关的反射中枢,即视反射性头眼转动中枢和瞳孔调节反射中枢。

1)两眼同向运动中枢:18、19区有视反射性两眼同向侧视运动中枢(跟随运动中枢),刺激这些区(包括17区)时可引起两眼同向运动,最明显的是两眼偏向对侧。19区的上、下部有视反射性两眼同向垂直运动中枢,刺激此区时可引起两眼向上、下运动。

2)两眼异向运动中枢:19区还是视反射性两眼集合运动区。发自17区的冲动传至19区,后者经枕叶中脑束到顶盖前区,然后终于动眼神经正中核。此核发出的纤维分布于两眼内直肌,引起集合反射。

3)瞳孔调节反射中枢:也在19区。刺激此区时兴奋经枕叶中脑束、顶盖前区,到缩瞳核和睫状核,引起瞳孔缩小和晶状体变厚的反应。

眼球的这些运动功能无疑是与视觉功能有密切关系的。枕叶的头眼转动中枢与额叶的同名中枢多有纤维联络。

(7)锥体外区(18区):发出枕颞顶桥束的部分纤维至桥核,属于锥体外路。

4.颞叶　颞叶皮质一般可分为听区、非听区,而前庭区的确切位置至今仍难以确定。近来也有人将颞叶皮质分为5个区,即颞叶岛盖、颞上区(22区)、颞中区(21区)、颞下区(20区,在外侧面和下面)、颞极区(35区,在颞上、下沟的前方)。颞叶皮质的主要功能与听觉、语言、知觉、记忆、运动有关。本文结合临床将功能与解剖相联系叙述。

(1)听区

1)第Ⅰ、Ⅱ听区(41、42、22区)或听觉中枢(41、42区):在人脑有第Ⅰ听区和第Ⅱ听区。第Ⅰ听区相当于41区,位于颞横前回的中部(埋藏在大脑外侧裂内)和颞横后回的一部分(颞上回中部上缘)。第Ⅱ听区位于AI区的外侧,相当于42区及其邻接的22区,占颞横回的其余部分以及邻接的颞上回。听觉中枢包括41区和42区。41区为听觉中枢的中心部,听觉纤维(听放射)终止于此区。42区位于颞上回中部,41区的周围,可谓听觉中枢的周边部。听觉功能的定位,由前向后接受从高音到低音的音响刺激,即前部感受高频率的音波,后部感受低频率的音波。由于一侧耳蜗的传入纤维投射到两侧内侧膝状体和大脑半球的听觉区,所以一侧内侧膝状体和听觉中枢损伤时不会引起耳聋,或仅轻微地影响听觉,但对音响的空间定位力(特别是判断声源的距离)及听印象的记忆力均减退。因为声源的空间定位是听觉中枢在分析、综合两侧感受的声音后所得的结果。一处声源发出的声音到达两耳时,其强度不同,时间也不一样。当声源在左侧时,左耳听到的声音较强,右耳由于距声源较远,而且又为头所阻隔,感觉到的声音便较弱。两耳感觉到的声音强度不同,便是中枢分析声源方向的依据。

2)听区的纤维联系:41 区是主要的听接受区;42 区是主要的听联络区;与 41 区、42 区相邻接的 22 区的一部分也是听联络区。听区的传入投射主要来自内侧膝状体的小细胞部发出的听辐射,听辐射也称为膝颞纤维,它们主要终于 41 区,其中来自内侧膝状体小细胞和大细胞部的少量纤维终于 42 区。42 区又借联络纤维与 41 区,特别是 22 区相联系。

听皮质对音频有定位作用。听辐射背侧部纤维主要传导来自对侧蜗底的高音冲动,止于 41 区的后内侧部;听辐射腹侧部纤维主要传导来自对侧蜗顶的低音冲动,止于 41 区的前外侧部。

听区的联络纤维主要是 41 区发出纤维至 42 区;41 区、42 区发出纤维至 22 区。此外,41 区、42 区还可发出纤维至额眼区(8 区)、视联络区(18 区、19 区)、额叶和顶叶的某些区域(6、44、43、1 区)、21 区和 37 区等。22 区接受的联络纤维最多,而它又与额叶的 44 区、45 区、9 区、10 区和 8 区,与额叶和顶叶的岛盖部,与顶叶的 39 区,与颞叶的 21 区、38 区、37 区,与枕叶的 18 区、19 区有广泛联系。由此可知,听皮质与语言皮质、躯体感觉、视皮质等有密切关系。

听区的连合纤维经胼胝体和前连合既可与对称部位相联系,又可与不对称部位相联系。

听区的传出纤维中的下行投射与上行通路相伴行。它们大部分起自第 I 听区,经双侧下丘的中央周核、延髓的橄榄周核中继,再经第Ⅷ对脑神经至双侧 Corti 器的毛细胞,但以对侧为主,对上行冲动起加工(加强信号和抑制噪声)作用,是一种反馈控制。

此外,听皮质也发出纤维至上丘,经顶盖桥束至背外侧桥核,中继后至小脑蚓的视听区。此通路是诸多复杂的听皮质-小脑通路之一。听皮质的下行投射还可至脑神经运动核,构成听觉引起的多种反射的结构基础。其中有些纤维可能影响镫骨肌和鼓膜张肌的收缩,与提高声音的频率有关。

对于颞叶新皮质的功能虽然研究很多,但尚未完全了解。听觉是颞叶比较肯定的功能。第 I 听区能感受简单的声音,如铃声、哨声等,但比较复杂的声音则由联络区整合。作为对特种声音——语言的理解,也在联络区内进行,特别是在优势半球一侧的联络区。联络区的后部是 Wernicke 区的一部分,与语言关系甚为密切。

有人报道双侧听区破坏可致全聋,但也有听觉不受影响的相反报道。颞叶损伤主要表现在语言功能上,特别是优势半球。双侧 22 区损伤可以导致严重的听觉性失语,这可能是因为听觉冲动传至双侧皮质之故。

当听觉中枢有刺激性病变时,可出现幻听。刺激优势半球的颞上回和邻近颞中回的 22 区以及颞叶后部延入角回、缘上回的部分时,可出现语言停止现象,与刺激中央回、额上回制止说话区的效应相似。

(2)非听区:非听区是指颞中回、颞下回、枕颞外侧回、枕颞内侧回和颞上回的前端。它们分别属于 21 区、20 区、38 区、36 区、37 区、35 区和 52 区。

颞叶非听觉性皮质的传入纤维主要来自丘脑枕。此投射有定位。丘脑枕后内侧部投射到 20、21、22 区的前背侧部;丘脑枕前外侧部投射到 20、21、22 区的后腹侧部。

颞叶非听觉性皮质的联络纤维丰富。20 区、21 区内部有自身联系;20 区接受 18 区、19 区,21 区接受 41、22 区的纤维;20 区、21 区联系 35 区,再通过内嗅区联系海马。此外,20 区、21 区还与额叶有联系,21 区投射至 38 区。枕颞回与颞叶嗅区、额叶眶部有联系。35 区又称嗅周区,除接受 20 区、21 区的纤维外,还接受 7 区、22 区和嗅球的纤维,发出纤维至内嗅区皮质。

颞叶非听觉性皮质的连合纤维似乎较少。猴 21 区、20 区的前半通过前连合与对侧相连,后半通过胼胝体与对侧相连。胼胝体内无 38 区的连合纤维。

颞叶非听觉性皮质的下行投射纤维至壳核的腹侧部和尾状核尾,此外还发出纤维至丘脑枕、丘脑背内侧核、顶盖前区、上丘、中脑被盖外侧部的邻近部分、脑桥核、杏仁体的基底外侧核等处。

非听区从其广泛的纤维联系上看,特别是颞中回、颞下回和枕颞内、外侧回,似乎是联络性皮质,是大脑皮质最高级的部位之一,与知觉、记忆甚至运动有一定的关系,此外,与前庭功能也有某些联系。

颞叶后部皮质对颞叶、枕叶和顶叶的感觉运动区可能有复杂的整合作用,可能与听性、视性的语言活动有关。

颞叶前部皮质与躯体和内脏活动有关。刺激该区可引起双侧面部运动。刺激 38 区一般会引起内脏反应,如血压升高、呼吸和胃肠蠕动降低。此外,刺激颞叶前部皮质还会引起听觉记忆和视觉记忆。

颞叶癫痫或肿瘤患者也会有幻听和幻视。切除后不能理解所见物体的意义，并伴有饮食习惯的改变、性行为过盛和情绪反应消失等。根据近年来的研究结果，认为颞叶皮质与记忆活动有关，颞叶前部新皮质称精神性皮质。

（3）前庭感受区（22区）：前庭区的位置至今仍难以确定，有人认为在颞上回，听区的前方。刺激此区可产生眩晕和平衡失常的感觉。但此皮质区与皮质下中枢的联系尚不清楚。目前根据电生理的研究，认为此区在中央后回下端，头部一般感觉区的正后方。

（4）听反射性头眼转动区（侧视中枢，22区）：位于颞上回下部，与听觉中枢有关联，为皮质听觉认识协同区。其功能为听到声音后产生探究反射。如刺激此区，可出现双眼向对侧凝视。

（5）感觉性语言中枢（42区）：在优势半球的颞上回后部，其位置和功能都与感觉中枢关系密切。感觉性语言中枢可对有声语言进行分析综合。如此中枢受损，即产生感觉性失语症。此时患者虽能听到声音，但不能理解语言的意义；不但自己常讲错话，而且也不能理解自己所说的话。若此区受到刺激，可产生幻听。由于书写和阅读都是在有声语言以后获得的功能，与基本的感觉性语言功能有密切关系，所以在出现感觉性失语症时，必然伴发书写和阅读障碍。

（6）语言形成区（37区）：位于颞叶后部，主要是37区，也包括其邻近的21区和22区的后部，功能主要是通过对物体的反复观察和认识，建立对物体与其名称的联系。如此区损伤时，可出现健忘性失语症或命名性失语症，即患者的讲话能力正常，但往往不能叫出物品的名称，即使可以说出某一物品的特征和用途，但不能指出它的名称。

（7）嗅觉中枢：在钩回（34区）及海马回（28区）前部，由于接受两侧嗅觉纤维，故一侧中枢病损并不引起嗅觉丧失，但有刺激性病变时，可出现嗅幻觉。

（8）颞前区（20、21和38区）：在颞叶前部，可能与记忆、联想、比较等高级活动有关。若此区遭受破坏，患者出现记忆力障碍，特别是近记忆力丧失，但远记忆力保持完整无损。

（9）锥体外区：广布于颞叶各回（20、21和22区），发出纤维组成枕颞顶桥束的一部分，属于皮质脑桥小脑系。如此区病变时，表现为站立和行走障碍，与额叶性共济失调类似。

5. 岛叶　岛叶被额、顶、颞叶的一部分脑回（岛盖）覆盖于外侧裂的底部（图8-41）。借上界沟与额、顶岛盖分隔，下界与颞叶岛盖分隔。在后方，两沟相遇，为脑岛的尾侧界。此两沟合称为环状沟。前缘为岛阈，与眶额皮质融合，界限不清。岛叶根据细胞构筑分为3区：在中央岛叶是无颗粒皮质；在其周围是少颗粒皮质；最外围是同型皮质，为颗粒皮质，伸至岛叶的尾侧界。

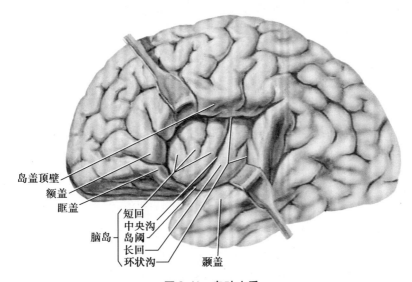

图8-41　岛叶皮质

岛叶的传入系来自丘脑的腹后核、内侧膝状体核、枕的嘴侧和内侧部、上膝状体边界核、背内侧核以及板内核和中线核群。这些联系的局部分布尚不清楚，但似乎前部岛叶的无颗粒皮质主要与背内侧核和腹后核联系，后部的颗粒皮质主要与枕和腹后核联系。上述的其他核群则似与所有的岛区联系。岛叶的同侧皮质联系是多样的。躯体感觉与SⅠ、SⅡ及其周围区、顶上小叶的5区、顶下小叶的7b区联系。岛叶的颗粒皮质和少颗粒皮质还与眶额皮质联系。颞叶的几个听区与岛叶的后部颗粒皮质及前部的少颗粒皮质联系。除了来自内侧颞下皮质的少数传入至无颗粒皮质和附近的少颗粒皮质以外，岛叶实际上没有与视区的联系。对于躯体感觉径路，岛叶似乎是经由SⅡ而来的触觉辨别径路的关键中继站。可能类似的第二条听觉联络径路也包含岛叶。岛叶前部的颗粒皮质似主要与嗅觉、边缘和旁边缘结构（包括最显著的杏仁体）相联系。

关于人类岛叶功能的信息很少。岛叶后部的躯体感觉功能在人类显然存在，岛叶后区还参与语言功能，这与较高级的听觉联络径路通过岛叶各区完全一致。前部岛叶似有嗅觉和味觉作用（Mesulam和Mufson 1985）。

岛叶可能与内脏感觉和运动有关。刺激人的岛叶可引起内脏活动和感觉，如打嗝、吞咽、胃和肠蠕动、恶心和饱胀感觉、口中怪味，唾液分泌增加等。一般认为味觉在皮质大约有两个代表区：①中央后回的下部（43区）；②岛叶后部。

6. 边缘叶　关于边缘叶及其有关结构的功能，长期以来还没有得到全面正确的认识。最初认为边缘叶只与嗅觉及其反射有关，后来经电生理学研究证明，与内脏活动密切相关。在一系列动物实验和临床实践的基础上，发现边缘叶不仅与内脏有关，而且还与情绪活动相关。近来对边缘叶等结构的形态和功能的研究有了较大进展，认为边缘叶除与嗅觉有关外，更与许多内脏、躯体活动和情绪活动的复杂反射甚至条件反射等都有密切关系（图8-7、图8-42、图8-43）。

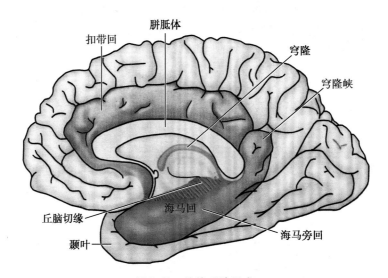

图 8-42　边缘系统组成

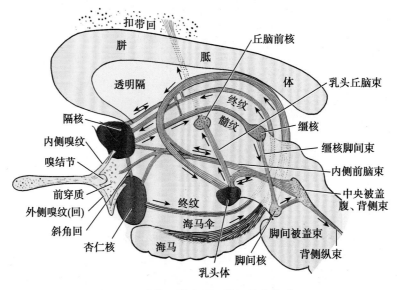

图 8-43　边缘系统皮质下核及其有关联系

（1）嗅觉:3 个嗅束分别和下列各结构有联系:①外侧嗅束→海马回、海马沟皮质→深处的外侧嗅核;②内侧嗅束→胼胝体下回→内侧前脑束→中脑网状结构;③中间嗅束→嗅结节深处基核→缰核→脑干(和内侧嗅束共同完成内脏反射)(图 8-43、图 8-44)。

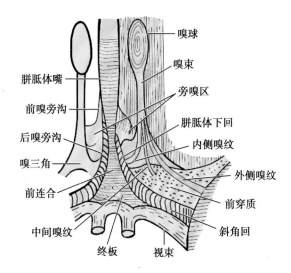

图 8-44　基底嗅区及其邻近结构
（视交叉和视神经已翻向后方）

（2）自主性功能:额叶眶部和扣带回被认为是自主神经高级中枢的主要所在地。眶部受刺激时(如刺激性病灶),可出现呼吸抑制、血压下降(复又上升)、胃肠壁松弛、幽门关闭或开放、唾液分泌增加、瞳孔散大等。当切除或损伤眶部皮质时,则引起呼吸停止、血压上升、胃蠕动亢进、唾液分泌和瞳孔

散大等。扣带回受刺激时可出现瞳孔散大、唾液分泌、立毛、流泪、徐脉以及血压、呼吸的改变。岛叶和颞极与自主性功能也有密切关系。

1）心血管功能:切除扣带回,可致血压下降。

2）胃肠功能:刺激扣带回、眶区、岛叶前部和杏仁核,可致流涎、胃肠蠕动增加或减少;刺激岛叶可致胃壁蠕动。

3）瞳孔反应:刺激猫、猴的扣带回、眶回及杏仁核,出现扩瞳现象;缩瞳区位于近胼胝体膝部的部分扣带回。

4）体温调节:刺激膈间区可引起产热反应。

几乎所有的内脏活动,凡作用于丘脑下部者,亦作用于杏仁核,但其反应较丘脑下部者自然,即逐渐形成,缓慢消退。

（3）情绪:情绪为边缘系统的主要功能之一,情绪行为是与内脏活动密切相关的,它不仅表现为躯体动作,而且也表现为内脏活动。一般认为,扣带回、颞叶,包括海马和杏仁核,是情绪行为反应的中枢。自新皮质表示情绪过程的神经活动,依次进入海马→穹隆→乳头体→丘脑前核→扣带回皮质→新皮质各区→海马回→海马(闭合性 Papez 环路)。(图 8-45)此环路遭到破坏时,可出现情绪紊乱。在猴的实验中发现中断或切除该环路时,除记忆障碍外,可致粗野情绪和行为变为驯服,缺乏恐惧和发怒反应。人类杏仁核受刺激时可有各种情绪反应,最常见为恐惧伴瞳孔散大、肾上腺素分泌增多。

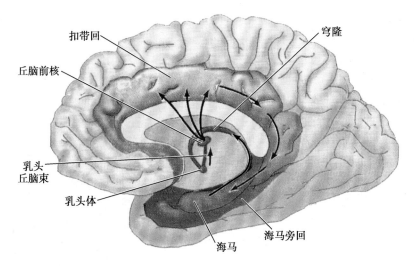

图 8-45　Papez 环路

（4）记忆:海马回有储存记忆的功能。海马病变时,可引起记忆,特别是近记忆力和学习能力障碍,Pen-

field 切除双侧海马及海马回后,患者的近记忆力明显障碍。由颞极向后切除长达 8cm 的海马区,则可导致

467

最严重的障碍。双侧损害较单侧者更易导致记忆力障碍,当电刺激该区时,则受试者可回忆起往事。Penfield指出,在学习过程中海马出现明显的脑波,又名海马节律,说明其获得的信息可能储存于海马回中。

(5)运动:Votaw 对猴脑进行实验,认为海马是一补充性运动区,自前向后的定位是面、颈、上肢,但无下肢代表区。刺激猴脑眶-岛-颞极-扣带回前部可致颈、躯干、四肢缓慢强直性、阵挛性收缩。刺激杏仁核基底外侧核可抑制消化反应和摄食动作(吸吮、咀嚼、吞咽、流涎)。摘除猫双侧杏仁核可致食欲过度和肥胖。人脑眶回后、中部、脑岛前部、颞极、扣带回前部、杏仁核簇,可有呼吸抑制作用。扣带回前、中部电刺激后可加速呼吸作用。

(6)性行为:电刺激猫及鼠的海马、扣带回前部和膈区致动物有愉快反应,舐外生殖器、生殖器勃起。破坏猫双侧杏仁核簇致性欲过度、求偶现象,促性腺激素和性激素分泌不平衡。

(7)对大脑皮质电活动和一般行为的影响:分别刺激海马、眶、岛、颞极皮质和杏仁核,可产生类似刺激网状结构那样在新皮质内所诱发的激活效应或皮质脑波停滞反应,持续1~2分钟后即恢复原状。刺激杏仁核

区的背外侧部分可致攻击行为。刺激杏仁基底核巨细胞部分和外侧核前及内部,可抑制攻击性行为。摘除杏仁核致攻击性行为减弱。刺激动物杏仁核时动物停止其他活动,表现非常警觉,可有自卫反应,易怒、不安。

二、皮质下基底神经节与神经束

大脑半球的表层由灰质构成,即大脑皮质。大脑皮质的深部,是半球的髓质。髓质由半球内的联络纤维和投射纤维组成。在髓质内,近大脑底部还有一些灰质团块,总称为基底神经节或称为脑底核或脑底神经核。

(一)基底神经节

基底神经节包括尾状核、豆状核、屏状核及杏仁核。其中尾状核和豆状核又称为纹状体,因为尾状核头与豆状核前端相连,在水平断面上灰白质交错呈纹状,故称纹状体。尾状核与壳核在种系发生上是新出现的,所以称为新纹状体,主要由中、小型细胞组成。苍白球出现较早,主要由大型细胞构成。称为旧纹状体。杏仁核是基底神经节最古老的部分,称为古纹状体。

纹状体的组成见表8-2。

表 8-2

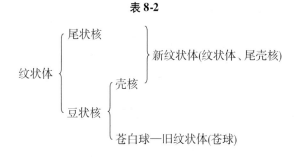

纹状体 ─┬─ 尾状核 ─┐
        │   ├─ 新纹状体(纹状体、尾壳核)
        │   壳核 ─┘
        └─ 豆状核 ─┬
                    └─ 苍白球—旧纹状体(苍球)

1. 基底神经节的核团(图8-46~图8-50)

(1)尾状核:是一呈半球形棒状的灰质块,环绕丘脑的外侧缘,全部依附侧脑室的近旁。分头、体、尾三部。头部是尾状核前端的膨大部分,位于丘脑的前外方,突入侧脑室的前角内,形成前角的外侧壁。头部向后渐细,移行为体部,沿丘脑外侧缘后伸,绕丘脑后外方到丘脑下方,移行于尾部。尾状核尾沿丘脑背外侧缘向后,继而弯向下,再沿侧脑室下角顶壁向前,到下角前端终于杏仁核。

(2)豆状核:位于脑岛的深部,在内囊与外囊之间,其前部与尾状核头相连。豆状核略似双凸透镜状,在切面上呈三角形,由白质薄板-外髓板分为内、外侧两部,其中外侧部较大,称为壳;内侧部较小,并含许多有髓纤维,颜色浅淡,称为苍白球。苍白球又被薄层白质-内髓板分成内、外侧部。

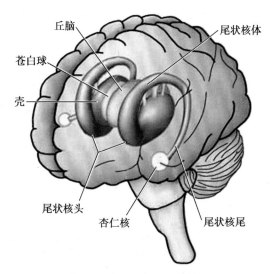

图 8-46 基底节与丘脑的位置模式图

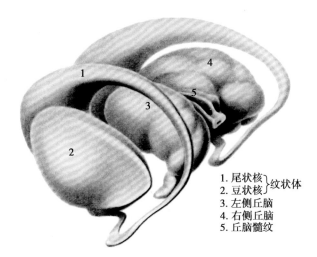

图 8-47　纹状体和丘脑后上方立体观

1. 尾状核 ⎫
2. 豆状核 ⎬纹状体
3. 左侧丘脑
4. 右侧丘脑
5. 丘脑髓纹

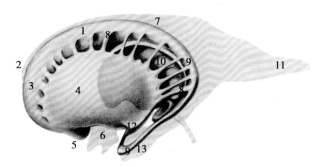

图 8-50　纹状体和丘脑外侧观

1. 尾状核体；2. 侧脑室前角；3. 尾状核头；
4. 壳；5. 伏隔核；6. 第三脑室；7. 侧脑室中央
部；8. 尾、豆状核灰质索；9. 尾状核尾；10. 丘脑；
11. 侧脑室后角；12. 豆状核脚；13. 侧脑室下角

（3）屏状核：为豆状核与脑岛之间的灰质薄板，内侧面凹陷，外侧面不规则。其内侧的白质称为外囊，外侧的白质称为最外囊。

（4）杏仁核：现称杏仁体，因其不是一个单独的核，而是由许多亚核组成的核簇或复合体，故称杏仁体（杏仁复合体）。杏仁体位于海马旁回钩的深处，大部分靠近侧脑室下角前端的上方，小部分位于下角顶部的上方。外邻屏状核，内邻梨状皮质，背邻豆状核，腹侧邻海马旁回钩的皮质，前邻前穿质，后下部与尾状核尾相连（图 8-51）。

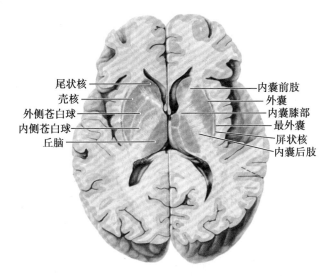

尾状核
壳核
外侧苍白球
内侧苍白球
丘脑

内囊前肢
外囊
内囊膝部
最外囊
屏状核
内囊后肢

图 8-48　纹状体、丘脑及内、外囊

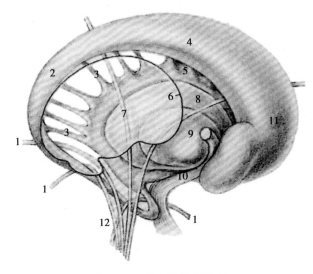

图 8-49　基底核的内面观

1. 放射冠（一些游离纤维）；2. 尾状核尾；3. 尾、豆状核灰质索；4. 尾状核体；5. 壳；6. 丘脑轮廓；7. 内囊（显示游离纤维）；8. 苍白球外段；9. 苍白球内段；10. 前连合；11. 尾状核头；12. 大脑脚

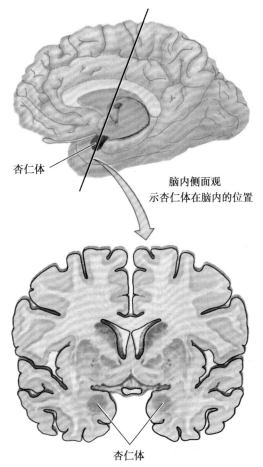

杏仁体

脑内侧面观
示杏仁体在脑内的位置

杏仁体

图 8-51　经杏仁体水平前脑冠状切面

杏仁体通常由两个部分组成,即基底外侧部和皮质内侧部,其实它们各自都是一个核群,前者包括外侧杏仁核、基底杏仁核、副基底杏仁核;后者包括杏仁前区、外侧嗅纹核、内侧杏仁核、皮质杏仁核和中央杏仁核。

杏仁(复合)体与大脑皮质的广泛区域、脑干的内脏神经核团、下丘脑等有往返的纤维联系。

杏仁体既是嗅脑的一部分,又是边缘系统的重要结构,不仅与嗅觉的识别有关,还主要参与因情绪和动机而引起的内脏、内分泌、躯体感觉和躯体运动等活动,与中枢神经系统难治性疾病,如癫痫、精神分裂症、阿尔茨海默病等的发生有关。

2. 基底神经节(纹状体)的纤维联系(图 8-52)

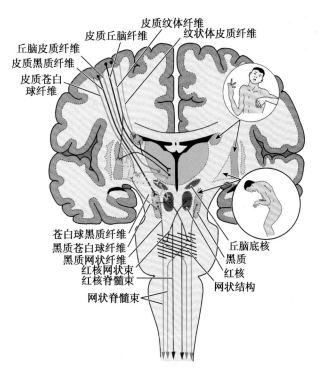

图 8-52　基底神经节的纤维联系

（1）纹状体的传入纤维

1）皮质纹状体纤维:始自皮质各部,主要始自两侧的感觉运动皮质,接受来自大脑皮质 4、6 区及其他区域的纤维。来自对侧的纤维经胼胝体终于新纹状体。

2）丘脑纹状体纤维:是新纹状体最大、最重要的传入纤维,主要来自正中央核,投射到壳核的特定部位。其他一些小的板内核发出纤维投射至尾状核。传递网状上升激动系统的冲动,激动新纹状体。

3）黑质纹状体纤维:黑质纹状体纤维自黑质发出,向前和背外侧进入红核前区,跨越丘脑底核上方,然后贯穿内囊和苍白球至壳和尾状核,某些纤维的侧支也可止于苍白球。黑质纹状体纤维与纹状体黑质纤维间形成往返性定位组构,组成一封闭环路。

4）中缝核-纹状体纤维。

5）杏仁纹状体纤维。

（2）纹状体的传出纤维

1）纹状体苍白球纤维:纹状体的传出纤维集成小束,呈放射状汇集于苍白球。来自尾状核的纤维投射至苍白球两部的背侧部;来自壳核的纤维止于苍白球的腹侧部。壳核前部纤维只终于苍白球;新纹状体其他部分的纤维终于苍白球和黑质。纹状体苍白球纤维可能就是纹状体黑质纤维的侧支。

2）纹状体黑质纤维:此纤维向内侧穿经内囊和大脑脚;主要止于黑质的网状部。电镜发现也止于黑质致密部。纹状体黑质纤维有定位结构,即尾状核头投射至黑质的前部;壳核投射至动眼神经纤维平面后方的黑质。壳核背侧部投射至黑质的外侧部,壳核的腹侧部投射至黑质的内侧部。纹状体黑质纤维与黑质纹状体纤维组成纹状体-黑质的反馈环路。

3）纹状体丘脑纤维:是丘脑纹状体纤维的返回通路。

4）发出纤维反馈到大脑皮质的 6、10 区及古丘脑,形成新纹状体的皮质环路。

（3）苍白球的传入纤维

1）纹状体苍白球纤维(已如前述)。

2）底丘脑苍白球纤维:始自丘脑底核的纤维,向腹外侧经内囊进入苍白球的内侧部。

3）丘脑苍白球纤维:来自丘脑的板内核、中央中核和背内侧核。此类纤维在不同的动物有所不同,人脑是否存在仍待证实。

4）黑质苍白球纤维:大部分始自黑质致密带的大细胞群,经内囊的大脑脚部上升,终于苍白球的内侧部。

5）皮质苍白球纤维:来自许多皮质区,与皮质纹状体纤维伴行,但止于苍白球。

（4）苍白球的传出纤维:投射至纹状体的冲动通过纹状体苍白球纤维传向苍白球,再由苍白球发出传出纤维投向其他结构,因此这些纤维也是纹状体的主要传出纤维。

1）苍白球丘脑纤维:自苍白球至丘脑的纤维经豆状襻与豆状束两个径路进入丘脑,两者于 Forel 被盖区(H)汇合,并向前向外,共同组成丘脑束或 Forel H1 区。

A. 豆状襻(豆核襻):主要起自内侧苍白球的外段,沿苍白球的腹缘行走,然后折向背内侧,绕过内囊后肢的腹内侧缘,抵达底丘脑部的 ForelH 区(Forel 被盖区,H 区)。

B. 豆状束(豆核束):起自内侧苍白球的内段,纤维自苍白球背内侧缘走出,穿过内囊后,向内并向尾侧,于 H 区与豆状襻汇合,而后两者向前外,共同组成丘脑束。

C. 丘脑束(Forel H1 区):丘脑束是一密集而复杂的纤维束,位于丘脑腹侧核与未定带之间。其中除苍白球丘脑纤维外,尚有齿状核丘脑纤维。丘脑束的多数纤维向背前方投射至丘脑腹前核和腹外侧核,而有些苍白球丘脑纤维或其侧支穿经丘脑腹后内侧核入中央中核(图 8-53)。

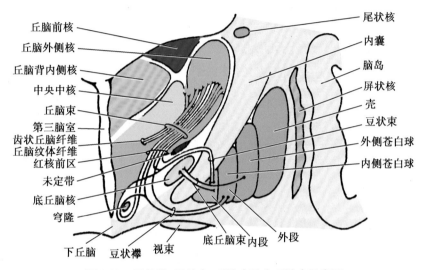

图 8-53　豆状襻、豆状束、丘脑束及底丘脑束示意图

2）苍白球丘脑下部纤维:起自苍白球腹、外侧部,终于丘脑下部核群(腹内侧核、室旁核等)。

3）苍白球丘脑底部纤维:主要起自苍白球的外侧部,至丘脑底核(及疑带),再由底核发出纤维至红核、黑质及中脑网状结构。苍白球底丘脑纤维与底丘脑苍白球纤维穿经内囊的同一部位,共同组成往返的底丘脑束(图 8-53)。

4）苍白球红核纤维:起自苍白球下端,直接或通过红核前区至红核。红核发出的纤维组成红核延髓束、红核脊髓束和红核网状束。前两者至脑神经运动核和前角运动神经元;后者通过网状延髓束和网状脊髓束至脑神经运动核和前角运动神经元。

5）苍白球黑质纤维:苍白球的一部分纤维通过豆核襻至黑质,并且主要终止于黑质网状带。网状带还接受新纹状体和丘脑底部的纤维。黑质密集带接受额叶皮质(4、6 区)发出的纤维,经内囊、大脑脚至黑质。黑质发出红核纤维、黑质网状纤维和黑质纹状体纤维。后者返回苍白球,再经丘脑至大脑皮质(4、6 区),这是黑质的反馈通路。

6）苍白球网状纤维:至脑干网状结构,后者发出网状延髓束和网状脊髓束。

苍白球的纤维还有一部分经后连合越过中线至对侧中介核及后连合核。此两核发出的纤维组成内侧纵束。

纹状体苍白球系的纤维联系可简示如表 8-3

3. 基底神经节的功能　基底神经节的功能与其纤维联系一样是相当复杂的。动物实验中,电刺激或破坏纹状体所得的结果,对于理解纹状体的真实功能并非所期望的那么大。同时,这些实验结果也不能充分解释人类纹状体损伤后所出现的临床症状。至今,关于基底节的许多已知功能源于对基底节损伤患者的临床研究。基底节病变的患者出现非常复杂的运动异常和肌紧张改变。但迄今还不了解在各种病理条件下为什么出现这些不同的症状。然而这些症状不外是肌张力的改变和出现不同类型的不随意运动。自主神经紊乱的症状也常可以见到,这可能是由于伴有丘脑下部或丘脑下部相联系的纤维损伤所致。临床上将这些症状划分为两种类型:①肌张力增高-运动减少综合征:如帕金森病所出现的主要症状;②肌张力降低-运动过多综合征:如舞蹈病、手足徐动症等出现的主要症状。

471

表8-3 纹状体苍白球系统的纤维联系

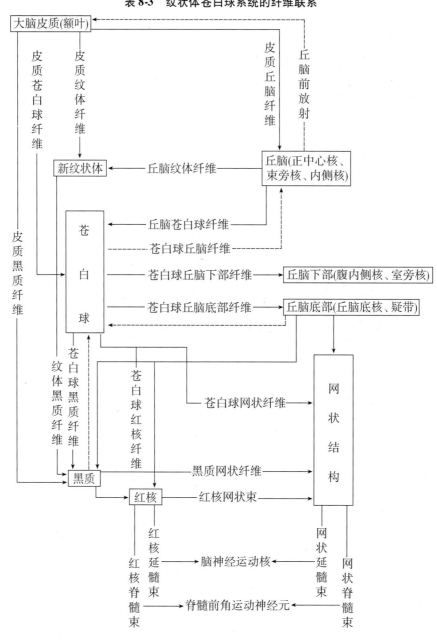

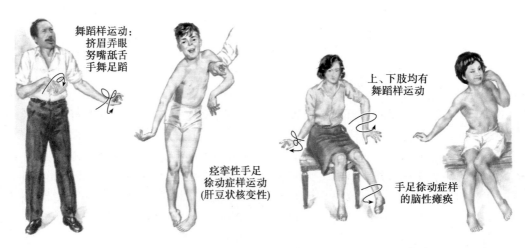

图8-54 舞蹈病和手足徐动症

（1）新纹状体的功能:有关新纹状体的生理功能,至今尚未完全清楚,有些结果甚至互相矛盾。大量的动物实验与临床病理资料证明,新纹状体(尾状核和壳核)与维持机体姿势的固定有关,新纹状体损害产生不自主的舞蹈样动作。尾状核头部的变性、萎缩出现舞蹈样动作,如慢性进行性舞蹈病(Huntington舞蹈病)。壳核的病变可引起不自主的手足徐动症、肝豆状核变性的运动障碍、扭转痉挛、舞蹈病等症状。尾状核与壳核、丘脑、大脑皮质某些部位同时损害,则产生极为复杂的不自主运动(图8-54)。

（2）旧纹状体的功能:苍白球属旧纹状体。苍白球曾是动物的最高运动调节中枢。在人和猴的实验中证明,苍白球与机体的肌张力、姿势有关。在临床上,帕金森病患者几乎都有苍白球变性,而立体定向手术破坏苍白球、豆状束、豆状襻,可以治疗震颤麻痹,说明苍白球与僵硬和姿势反射有关。破坏苍白球还可产生无动性缄默的临床症状。在动物实验中,破坏猴的双侧苍白球则出现肌张力增高、姿势障碍、翻正反射丧失。过去认为帕金森病的病变部位在苍白球,现在清楚主要是对侧黑质,特别是致密部,只是常累及苍白球(图8-55)。

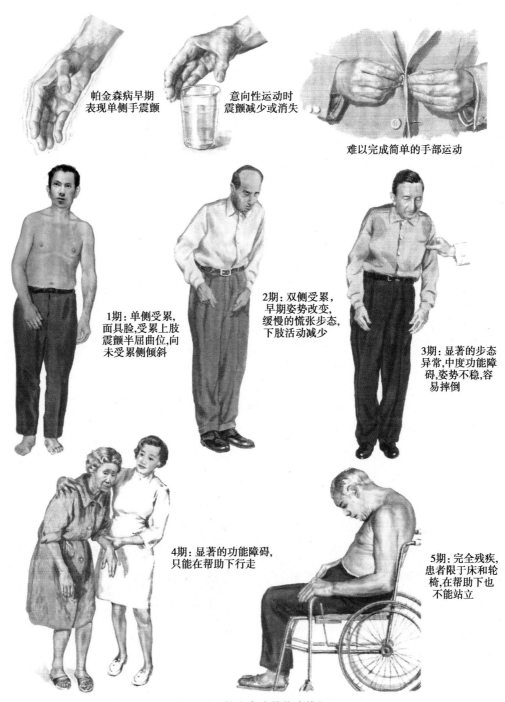

帕金森病早期表现单侧手震颤

意向性运动时震颤减少或消失

难以完成简单的手部运动

1期:单侧受累,面具脸,受累上肢震颤半屈曲位,向未受累侧倾斜

2期:双侧受累,早期姿势改变,缓慢的慌张步态,下肢活动减少

3期:显著的步态异常,中度功能障碍,姿势不稳,容易摔倒

4期:显著的功能障碍,只能在帮助下行走

5期:完全残疾,患者限于床和轮椅,在帮助下也不能站立

图8-55　帕金森病的临床体征

（二）皮质下神经束

皮质下神经束（大脑半球髓质）或称白质包在皮质的深部，充满于大脑皮质和基底神经节之间。在胼胝体上方，大脑半球的水平切面上，可见一块半卵圆形的白质，称为半卵圆中心（图8-56）。其中大部分纤维呈辐射状投射到大脑皮质各部，称此部纤维为放射冠。这些投射纤维向下，聚集于丘脑和纹状体之间形成白质板，称为内囊。此投射纤维与胼胝体的放射纤维相交错。在纹状体与屏状核之间为外囊，是为梨状区和脑岛皮质至下丘脑和中脑被盖的纤维通过处。在屏状核与脑岛之间为最外囊，主要为皮质间联络纤维组成。

大脑半球的髓质由3种纤维组成，即投射纤维、连合纤维和联络纤维。

1. 投射纤维　投射纤维由连接大脑皮质与脑干、脊髓的上、下行纤维组成，与半球表面垂直，呈放射状走行。在脑底神经核处集中成宽厚的白质带，称为内囊（图8-57～图8-59）。

内囊位于丘脑、尾状核与豆状核之间，在脑的水平切面上可见内囊为突向内侧的膝状白质板，呈"＞＜"形，由前向后分为额、膝、枕三部。额部在豆状核与尾状核之间。枕部位于豆状核与丘脑之间。膝部为额、枕两部会合的拐角处。枕部又根据其与豆状核的关系又可分为三部：在豆状核与丘脑之间的部分较长，称为豆核丘脑部；向尾侧延伸到豆状核后方的部分，称为豆核后部；在尾侧区有一部分纤维经过豆状核下方到颞叶，称为豆核下部。

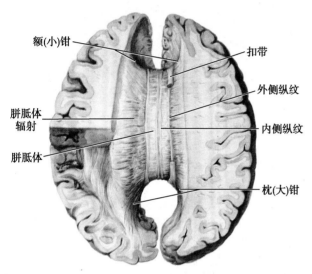

图 8-56　大脑半球水平切面（示半卵圆中心和胼胝体）

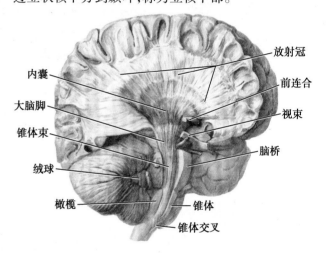

图 8-57　脑的矢状切面（示投射纤维）

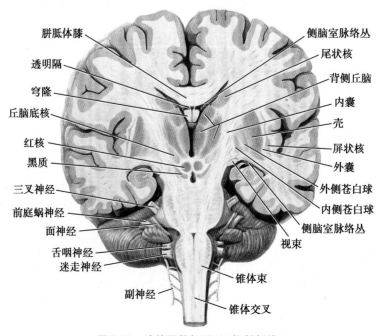

图 8-58　脑的冠状切面（示投射纤维）

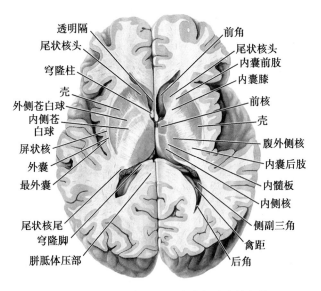

图 8-59 脑的水平切面（示内囊与脑底神经核）

左侧图标注（从上到下）：透明隔、尾状核头、穹隆柱、壳、外侧苍白球、内侧苍白球、屏状核、外囊、最外囊、尾状核尾、穹隆脚、胼胝体压部

右侧图标注（从上到下）：前角、尾状核头、内囊前肢、内囊膝、前核、壳、腹外侧核、内囊后肢、内髓板、内侧核、侧副三角、禽距、后角

正中矢状切面上呈弯弓形。胼胝体在解剖学上分为嘴部、膝部、体部和压部。嘴部向下连于第三脑室前壁的终板（图 8-61）。嘴部、膝部的纤维连接两侧额叶的前大部，构成额叶的底部及侧脑室额角的前壁，其在双侧半球内的放射纤维形成胼胝体辐射线的额部。体部连接两半球额叶的后部和全部顶叶，形成侧脑室体部的顶部。压部是胼胝体最后的部分，连接两侧的颞叶和枕叶，其放射纤维形成胼胝体辐射线的枕部。胼胝体连接两侧额、枕二极的纤维形成"U"字形巨束，分别称为前剪（额钳或小钳）和后剪（枕钳或大钳），其余纤维呈放射状至两侧大脑皮质的各部，称为胼胝体放射。（图 8-4、图 8-18、图 8-25、图 8-54、图 8-59）

内囊额部含有额桥束（从额叶皮质到桥核的纤维束）和丘脑前放射（主要是从丘脑前核、内侧核及外侧核到额叶皮质的纤维）。内囊膝部为皮质脑干束。内囊枕部在其豆丘部包括皮质脊髓束和丘脑皮质束；在豆核后部含有枕颞顶桥束、视辐射以及丘脑枕核到枕、顶叶的纤维；豆核下部主要为听放射及部分颞桥束（图 8-60）。

2. 连合纤维 连合纤维是连接两侧大脑半球的纤维，包括胼胝体、前连合及海马连合。

（1）胼胝体：胼胝体位于半球间裂的底部，是两半球间最大的连合纤维束，连接两侧大脑半球相对应的皮质，构成半卵圆中心的主要成分。在脑的

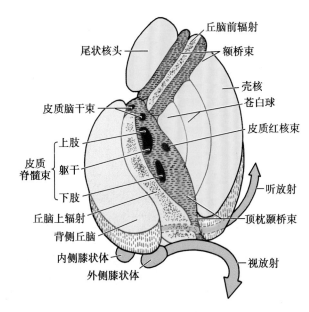

图 8-60 内囊纤维模式图

标注：尾状核头、丘脑前辐射、额桥束、壳核、苍白球、皮质脑干束、皮质红核束、上肢、躯干、下肢、皮质脊髓束、听放射、丘脑上辐射、顶枕颞桥束、背侧丘脑、内侧膝状体、外侧膝状体、视放射

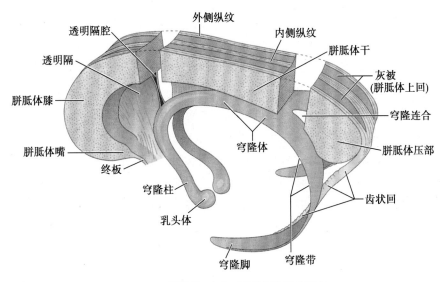

图 8-61 胼胝体、穹隆、透明隔的局部解剖

标注：透明隔腔、外侧纵纹、内侧纵纹、透明隔、胼胝体干、灰被（胼胝体上回）、胼胝体膝、穹隆连合、胼胝体嘴、终板、穹隆体、胼胝体压部、穹隆柱、乳头体、齿状回、穹隆脚、穹隆带

胼胝体除连接两侧半球皮质的纤维之外,丘脑放射纤维投射到额、顶、枕叶的行程中都有一部分加入胼胝体。它们在接近胼胝体时向内侧进入胼胝体体部及压部的下面,然后走向对侧,其中一部分至对侧大脑半球皮质;另一部分返回对侧丘脑(图 8-62)。

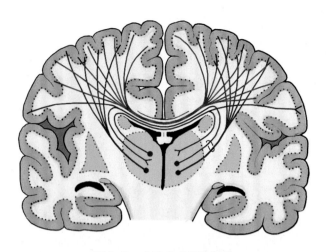

图 8-62　大脑半球额状切面
胼胝体与放射冠的关系

胼胝体的血液供应来源于大脑前动脉、前交通动脉和大脑后动脉。胼胝体前 4/5 由大脑前动脉、前交通动脉及其 A1 段供血,后 1/5 由大脑后动脉、后脉络膜动脉供血。Chrysikopulos 将供应胼胝体的血管分为 3 部分:前交通动脉、胼周动脉、后胼周动脉。Ture 将其细化,分为 5 个部分,供应胼胝体的不同部位(图 8-63)。

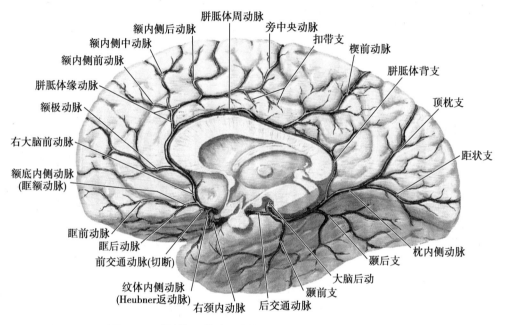

图 8-63　胼胝体及其附近结构、大脑前动脉和大脑后动脉
起源于前交通动脉的胼胝体下动脉供应胼胝体的嘴和膝部。胼周动脉的分支到胼胝体膝部、体部和压部。后胼周动脉远端型起源于顶枕动脉的楔叶前动脉,在压部区的胼胝体沟内与 A5 段的延伸部分吻合

前循环系统:大脑前动脉是最主要的供血动脉。前交通动脉分出 3 个分支:下丘脑动脉、胼胝体下动脉、胼胝体内侧动脉,其中胼胝体下动脉主要供应胼胝体嘴和膝部;胼胝体内侧动脉供应胼胝体的体部甚至压部。胼周动脉发出 4 支动脉:胼胝体动脉、扣带胼胝体动脉、长胼胝体动脉、回返扣带胼胝体动脉,供应胼胝体的体部。Giroud 等将大脑前动脉供血区进行了详细划分(图 8-64)。

后循环系统:后胼周动脉远端型起源于顶枕动脉的楔叶前动脉,在达到压部后发出两个分支:上支和下支。上支为主干,远端在压部区的胼胝体沟内,与 A5 段的延伸部吻合,形成胼周动脉软膜丛;下支供应束状回、穹隆、海马、第三脑室脉络丛、丘脑枕等。

前后循环系统于胼周动脉软膜丛处吻合,故即使大脑前动脉闭塞,还有后循环代偿。

(2)前连合:是一小束致密的纤维,位于穹隆柱前方的终板内,构成第三脑室前壁的一部分,它向两侧分为前、后两部。前部较小,连接两侧嗅脑结构,特别是嗅球;后部较粗大,主要连接两侧颞中回、颞下回和梨状回(梨状区)。

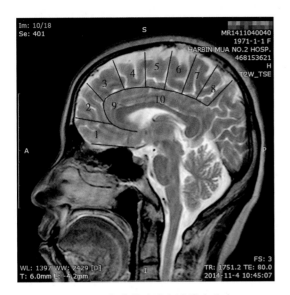

图 8-64 大脑前动脉血液供应分布
1. 眶额动脉;2. 额极动脉;3. 前内侧额动脉;4. 中内侧额动脉;5. 后内侧额动脉;6. 旁中央动脉;7. 楔叶前动脉;8. 内侧顶枕动脉;9. 胼缘动脉;10. 胼周动脉

（3）海马连合:位于两侧穹隆脚之间,连接两侧的海马及齿状回(图 8-65)。

3. 联络纤维 联络纤维是连接同侧大脑半球各部皮质的纤维,分长、短两种。短纤维为弓状纤维,连接相邻的脑回,有的位于皮质内。长纤维联系着相隔较远的皮质区,在髓质内组成较粗的纤维束。它们的中段比较紧密,两端呈扇形分开。长纤维主要有如下几种(图 8-66 ~ 图 8-68)。

（1）钩束:在岛阈的深方,起自额极,呈钩状绕过大脑外侧裂,到颞极,把额叶的前部(眶回和额中、下回)连到颞叶的前部(海马回前端)。

（2）上纵束:在豆状核与岛叶的上方,连接额、顶、枕、颞叶各部的皮质。它的下部纤维极度弯曲,连接额下、中回和颞叶,有些纤维到颞极。它的上部纤维把额叶的上、后部(包括中央前回)连到顶、枕及邻近的颞叶皮质。

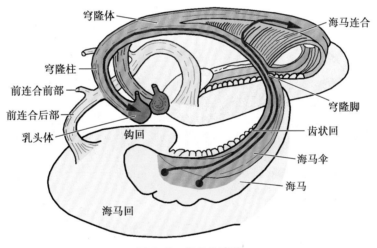

图 8-65 海马和穹隆

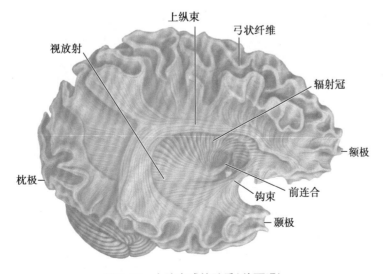

图 8-66 大脑半球的髓质(外面观)

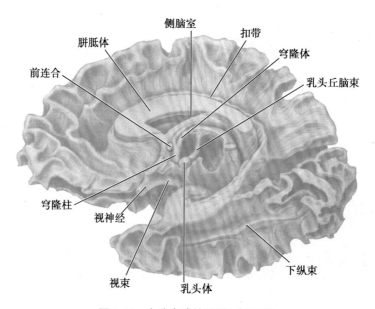

图 8-67　大脑半球的髓质（内面观）

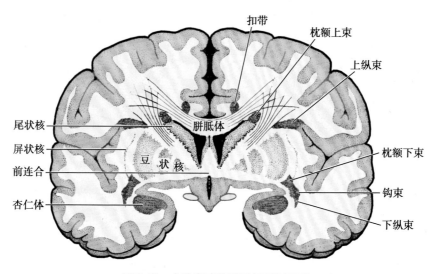

图 8-68　大脑半球的髓质（冠状切面）

（3）下纵束：起自颞极，沿侧脑室下角和后角的外侧壁行向后方，到达枕极，连接颞、枕二叶。但其中的主要成分是视辐射的纤维，也含有颞桥束的纤维。

（4）扣带束：位于扣带回的髓质中，前起额叶底面，呈弓状经胼胝体上方向后，绕过其压部，伸至海马回及钩回。此束纤维长短不一。

（5）枕叶垂直束：位于枕叶的前部，侧脑室后角的外侧，连接顶下小叶和颞下回及梭状回的后部。

第三节　大脑半球病变的临床表现

大脑半球损害时的临床表现可以分为一般症状和各病损部位独有的（定位）症状。大脑半球损害时的一般症状主要表现为意识与精神活动障碍、失语症、失用症、失认症、偏瘫、癫痫发作、偏身感觉障碍、偏盲等症状。大脑半球各部位损害的定位症状，是因为大脑半球各部位有不同的功能，因此各部位损害即发生各不相同的临床表现，临床上根据不同的症状表现特点，可以推断病变的部位（定位诊断），这是神经病学临床诊断的首要步骤。现按大脑各叶损害的临床表现及定位诊断分述如下。

一、额叶病变的临床表现及定位诊断

额叶约占整个人类大脑皮质的 1/3,位于大脑的前部,其所包括的范围由额极到中央沟,并以外侧裂的本干和后支为下界,在功能上,额叶区分为 3 个主要部分,即运动区(Brodmann 4 区)、运动前区(Brodmann 6、8 区)、前额区(Brodmann 46、45 与 10 区)。额叶病变的定位诊断在神经病学的诊断中占有很重要的地位,但是,长时期来人们对额叶的解剖结构、生理功能了解的还很不够。近些年来,随着神经外科、神经生理、神经精神病学的进展,额叶的功能以及额叶病变时出现的临床表现及其定位与定性诊断正在逐步得到阐明。

(一) 额叶背外侧面病变的临床表现及诊断

额叶的背外侧面主要包括背侧部及外侧部两部分。背侧部主要包括运动区(前中央回,Brodmann 4 区)、运动前区(额上回及额中回的后部,Brodmann 6 区与 8 区)。外侧部主要包括额叶背面的下部、三角部、额下回后部与中央前回的下 1/3,即颜面运动区。背外侧面损害的临床表现以各种运动障碍为主,分述如下。

1. 额叶背外侧部皮质及皮质下病变的诊断要点

(1) 运动障碍:是额叶背外侧部损害的主要临床表现。尽管临床上可能出现各种各样的复杂表现,但运动功能障碍对额叶背外侧面的定位诊断具有重大意义。

(2) 瘫痪:大多由弛缓性过渡到痉挛性。额叶病变瘫痪发生的既快又急,一般都先出现弛缓性瘫,以后逐渐过渡到痉挛性瘫,如果弛缓性瘫持续的时间很长或成为永久性的,则应考虑为皮质运动区(4 区)的严重损害,或由 4 区延及顶叶的损害所致。

(3) 单瘫或偏瘫:由于运动区皮质范围宽广,其投射纤维逐渐集中,故皮质病变一般以单瘫多见,皮质下白质病变以偏瘫多见。

(4) 肌张力改变:皮质运动区(4 区)病变,肌张力减低,呈弛缓性瘫;运动前区病变,肌张力增高,一开始即呈痉挛性瘫。

(5) 于病变早期多为刺激性病变,常出现局限性癫痫发作。当疾病逐渐进展变为破坏性病变时,则在相应部位出现瘫痪。

2. 运动区病变的临床表现与定位诊断

(1) 运动障碍:是由于病变侵及运动区所致。

刺激性病变可致癫痫发作,破坏性病变可以发生瘫痪。

1) 癫痫发作:癫痫发作是中央前回具有代表性的临床表现,多出现局限性癫痫,一般发生于病灶的对侧。根据癫痫发作最初出现的临床症状,可以作出相应的局部定位诊断。

A. 局限性运动性癫痫:多为运动皮质局部刺激性病变所致。如果癫痫发作先从身体的某一局部开始,并扩延至半身皆发生痉挛发作者,称为完全型 Jackson 癫痫。如果癫痫发作只局限于身体的某一部位而不扩延至半身者,称为不完全型 Jackson 癫痫。如果先从拇指或示指开始抽搐,则病变位于中央前回的下部;如果自口角开始抽搐,则病变位于中央前回的最下方,相当于外侧裂的附近;如果从足部或踇趾开始抽搐,则病变位于旁矢状内侧部。以上是临床上癫痫发作最常出现的 3 个部位,这是因为病损机会往往多与各部位所占面积、功能大小成正比。因为拇指、口唇及踇趾 3 个部分在大脑皮质的投射面积特别大,这就是局限性癫痫发作多从这 3 个部位起始的解剖学基础(图 8-27、图 8-36)。

B. 全身性癫痫大发作:额叶病变时可出现全身性癫痫大发作,发作的形式有 2 种:①全身性大发作:即一开始就表现为全身性癫痫大发作,没有任何先驱发作;②先有局限性发作,而后再扩延至全身性癫痫大发作。第 2 种发作形式多为症状性癫痫,常见有如下几种形式:①先出现头及眼向对侧转动(称反转性发作),后继大发作,病变多位于 6 区或 8 区;②先出现头部,而后相继出现身体向病灶对侧旋转,然后扩延为全身大发作,病灶位于 6 区;③先有意识障碍,以后出现全身性癫痫大发作,病灶位于额叶的更前部。

C. 瘫痪发作(抑制性发作):比较少见。患者突然发生身体的某一部分失去运动能力。这是由于病变刺激了皮质运动区 4 区的抑制区之故。如病变位于 44 区刺激语言运动中枢,可出现暂时性运动性失语症。

2) 瘫痪:位于皮质运动区的破坏性病变则发生中枢性瘫痪。由于中央前回的面积较大,体积不大的病灶往往只能损害其中的一部分,因此在临床上多出现单瘫;病灶较大时可引起以单瘫为主的偏瘫(非均等性偏瘫)。根据病变部位的不同,临床上常见的有如下几种情况。

A. 上肢单瘫:是由于中央前回中下部病变导致对侧上肢远端瘫痪。以腕、手指的运动障碍为突出,出现类似桡神经麻痹的表现，即腕下垂、前臂不能伸直、手呈旋前位等，称为假性桡神经麻痹。

B. 下肢单瘫：病变位于中央前回旁矢状内侧面，临床表现为病变对侧下肢瘫痪，以远端明显，即小腿与足部瘫痪明显，与腓神经麻痹相类似，呈现足背屈扬趾、外展与旋前均不能，足内翻并下垂等，称为假性腓神经麻痹。

C. 中枢性面瘫：病变位于中央前回的下部、岛盖部、额极、额叶底面或颞极。如果病变在优势半球常有失语。

D. 面肌与上肢瘫：病变位于中央前回背外侧下部，表现为病变对侧上肢与颜面下部肌肉麻痹，常常有伸舌向瘫痪侧偏斜。常见于 Heubner 回返动脉闭塞。

E. 皮质性偏瘫：病变位于中央前回的背侧面与内侧面。临床表现为病变对侧上下肢瘫痪，但瘫痪程度不等。病变在半卵圆中心，瘫痪不等的程度更为明显，且往往伴有失用症。内囊病变所致的偏瘫其程度近于相等。

F. 皮质性截瘫（旁中央小叶性截瘫）：病变位于双侧旁中央小叶，表现为双下肢瘫痪，以远端明显，同时伴有排尿及排便障碍。

G. 皮质性三肢瘫（旁中央小叶性三肢瘫）：病变位于两侧旁中央小叶及一侧中央前回的中下部，临床表现为皮质性截瘫同时伴有一侧上肢瘫。

（2）反射异常：中央前回病变时的反射异常有以下几种表现：

1）病理征阳性：Babinski 征是皮质脊髓束病变的一种有代表性的重要体征，从额叶的皮质运动区至第 5 腰髓的锥体束任何部位的病变都可以出现。

2）病变对侧的深反射亢进（急性期低下或消失）。

3）病变对侧的浅反射减弱或消失。

4）出现踝阵挛、髌阵挛和腕阵挛。

以上也：被称为“锥体束征”。

在临床上，锥体束损伤出现痉挛性瘫痪，主要有 3 种原因：①大脑皮质神经元对下运动神经元的抑制性作用取消；②前脑网状纤维和网状结构抑制区的效应减弱；③脑干网状结构易化区的作用相对加强。

3. 运动前区病变的临床表现与定位诊断

（1）运动障碍：运动前区病变时运动障碍的特点有：

1）在病变对侧上下肢出现一过性痉挛性瘫痪，伴有精细运动障碍，粗糙运动保存。

2）慢性进行性病变往往先出现肌张力增高，以后才逐渐出现瘫痪。同时伴有运动性失用为其特征。这种失用尤以从事精细运动为明显，有协调运动障碍，或出现病理性联合运动，如一侧下肢运动时另一侧下肢也出现运动。

（2）反射异常：运动前区病变的反射异常有：

1）强直性反射：包括上肢的强直性反射（强握反射）和下肢强直性反射（强直性跖反射）。强握反射还可以包括触觉性强握反射和视觉性强握反射。触觉性强握反射是在患者病变对侧的手中放置物品时，患者立即长时间的、强直性紧握该物不松开。当患者手里没有物品时则能伸屈。这种由于触摸而出现的强直性抓握称为触觉性强握反射。视觉性强握反射是在视觉参与的情况下产生，即在患者的视野范围内出现一物体，当此物体接近患者但尚未触到患者手掌时，患者即出现不自主的用手去抓握此物体的动作，称为视觉性强握反射。强握反射在 2 岁以下的儿童为生理性，无病理意义。一侧存在时临床意义较大，提示对侧额叶病变，尤其见于运动前区病变。强直性跖反射是物体压迫足趾根部时出现足趾强直性屈曲，甚至足可以像手一样抓握住此物品。此反射多见于病变的对侧，偶见于同侧。

2）噘嘴反射或吸吮反射：当用叩诊锤叩击上、下唇时出现噘嘴或呈吸吮动作，此反射属于原始反射，也见于额叶或额叶运动前区的病变。

3）屈肌反射亢进：在病变的对侧可以出现 Rossolimo 征、Mendel-Bechterew 征、Hoffmann 征等。同时在病灶对侧出现 Mayer 征与 Leri 征亢进。

（3）癫痫发作：运动前区出现的癫痫发作有其特征性，即一般先出现头、眼和躯干向对侧扭转，然后出现意识障碍。这与额极病变所致的癫痫发作有所不同，额极病变癫痫发作先出现意识障碍，后出现头眼向病灶对侧扭转。

（4）意识性头眼同向运动障碍：头眼同向运动中枢（额眼区）在 8 区的下部，即额中回后部，管理两眼同向侧视运动。由于此区与头运动中枢接近，受刺激时伴有头颈转向对侧。所以此区有刺激性病变时，可使头眼转向病灶对侧，若有破坏性病变时，则转向病灶侧。当患者被动地向病灶对侧注视时，出现粗大的水平性眼球震颤。如果两侧中枢都有病变时，则产生永久性两眼侧视麻痹。刺激此区时偶尔也可产生两眼同向垂直（上、下）运动或集合运动。此中枢的范围也可能涉及邻近的 6 区和 9 区的一部分。

1）刺激性病变：一侧额中回后部受刺激时产生两眼向病灶对侧注视,头及躯干有时也伴随向对侧转动,其中头比躯干更易出现,此症常为局限性癫痫的一种表现形式,有时也是癫痫大发作的先兆症状之一。

如果额眼区上部受刺激时两眼向上及向侧方注视,该区的下部受刺激时两眼向下及向侧方注视。发生以上情况时同时伴有眼裂开大及瞳孔散大。

2）破坏性病变：一侧额中回后部遭受破坏性病变时,两眼向病灶侧注视,头转向病灶侧且不能向对侧转动。这是由于对侧额中回后部仍保持正常的兴奋性,致使两侧失去平衡,故出现两眼向病灶侧注视。此症多见于额中回后部或其发出的纤维受到急性损害时,如脑出血或脑血栓形成,但这种共同偏视的症状不能持久,多在数小时或1~3天内恢复。这是由于两眼同向侧视运动的皮质中枢也存在于枕、颞叶,所以因皮质病变出现的注视麻痹只存在于急性期,经过一段时间后,注视麻痹可因其他皮质中枢的代偿作用而消失。

（5）失写症：书写中枢（8区）在额中回后部（优势半球）相当于头眼转动中枢的投射区内,与支配手部的运动皮质区相邻。这说明书写过程与手、眼的运动是分不开的。如果此中枢损害,则产生失写症,即患者能看懂文字,但不能听写和自动书写,然而其手部的其他运动则是正常的。

4. 额叶外侧部病变的临床表现与定位诊断（主侧半球）　额叶外侧部损害的主要临床表现为运动性失语,其特点是患者能理解他人的语言,但不能用语言与别人对话,构音器官的活动并无障碍,有的虽能发音,但不能构成语言。同时常伴有病变对侧（右利手者为右侧）颜面与上肢的不全性瘫痪。

（二）额叶底面病变的临床表现与定位诊断

1. 智能障碍　表现为智力低下、欣快、幼稚、性格改变,或可出现无动性缄默症,同时有情感障碍、抑制能力丧失、极度兴奋和欣快,或强哭强笑、童样痴呆,有时表现狂怒发作,如毛发竖直、血压上升、瞳孔散大并有攻击动作,其近记忆力减退或丧失。

2. 癫痫发作　额叶底部肿瘤癫痫发作比较少见。偶可有癫痫大发作,有时为Jackson型癫痫。根据癫痫的发作形式可以作为推测病变部位的参考。

（1）意识障碍,癫痫发作为偏侧性时常为额极的病变。

（2）意识障碍,病灶对侧出现局限性癫痫（如上肢或下肢开始抽动）,病变可能位于额叶的凸面。

（3）意识障碍,全身性大发作,可能为额叶底部或大脑深部中线附近的病变。

（4）局限性感觉性癫痫,多为顶叶病变。

（5）精神运动性发作,如幻嗅、自动症或幻觉状态,多为颞叶病变的特征,但有时也见于额叶底部或扣带回的病变。

3. 运动障碍　额叶底部病变很少引起运动障碍,可产生额叶性共济失调或伴发运动减少。

（1）额叶性共济失调：额叶性共济失调的特点：①不如小脑性或前庭性共济失调明显；②伴随额叶损害的症状,据此可以作为鉴别的依据。

（2）运动减少：额叶底部病变的本身并不产生运动障碍,如果同时合并皮质下白质或基底神经核的损害,则可以出现运动减少。当双侧大脑前动脉闭塞时患者的主动运动减少,甚至表现为无动缄默症。当双侧扣带回病变时也有类似的表现。此外还可出现帕金森（Parkinson）综合征。

4. 自主神经功能障碍　额叶底部与丘脑下部有广泛的联系,尤其与丘脑背内侧核有密切联系。因此,当额叶底面病变时主要表现为自主神经功能障碍,如食欲极度亢进、胃肠蠕动增强、多饮、多尿,体温调节障碍出现高热、皮肤血管扩张、排汗增多等,特别是当双侧额叶底部损害时食欲亢进甚为明显。

5. 脑神经麻痹　额叶底部病变常可损害嗅神经与视神经。

（1）嗅觉障碍：嗅觉障碍是额叶底部常见的病征,例如嗅沟部脑膜瘤、蝶骨嵴肿瘤等压迫嗅神经的传导路产生嗅觉障碍,可以表现在一侧或为双侧。

（2）视神经损害：额叶底部病变常可引起视力障碍。早期有视野改变,如出现中心暗点或旁中心暗点,晚期常引起视神经萎缩。颅前窝肿瘤向上压迫额叶底面可致嗅觉障碍与视神经损害,并可引起颅内压增高。肿瘤侵害眶尖时,可引起眶尖综合征,表现为视力减退或丧失,动眼、滑车及展神经麻痹以及三叉神经第1支分布区的感觉障碍,由于静脉回流障碍出现病灶侧眼球突出。蝶骨嵴肿瘤可引起眼球突出、视神经损害与颞骨隆起或破坏,也可引起视盘萎缩-水肿综合征（Foster-Kennedy综合征）,即同侧眼底视盘萎缩,对侧眼底视盘水肿。这是由于占位性病变直接压迫同侧视神经并使脑脊液不能流入本侧视神经周围间隙而无视盘水肿,但有视神经萎缩；而对侧则因颅内压升高,脑脊液可以流至视神经周围间隙,引起视盘水肿（图8-69）。

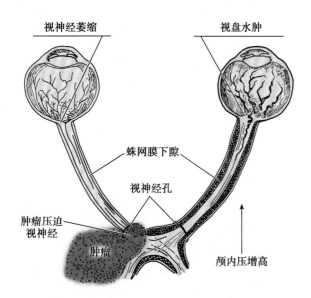

图 8-69　Foster-Kennedy 综合征的解剖基础

在肿瘤的同侧由于肿瘤的直接压迫,使视神经的蛛网膜下隙闭塞,并引起视神经萎缩。在对侧则由于肿瘤引起颅内压增高,致使视神经的蛛网膜下隙扩张而发生视盘水肿

(三) 额极病变的临床表现与定位诊断

额极或称前额区或前额叶,是位于额叶最前端的部分。它具有运动前区及前额叶的功能,和眶回同是丘脑背内侧核及外侧核的投射区,故有人认为额极与眶回应为一个整体,称为"眶额"皮质。它与丘脑下部及新小脑相联系,具有复杂的生理功能。其生理功能与额叶底部一致,主要调节人体的运动。额叶是高级神经活动的中枢,额极损伤时产生智能与行为障碍。额极部与自主神经功能调节有重要的关系,与额叶底部表现一致。刺激额极出现呼吸、血压、心率等改变,胃肠运动也出现改变。

额极病变时临床上突出的表现是精神症状,非优势半球的慢性病变,在临床上可以没有任何症状,故有人称额极为额叶的静区,或仅有轻度精神症状而无临床定位体征,也称为"静性体征"。额极病变时常见的症状如下。

1. 精神症状　是额极病变最常见而又是早期出现的症状。尤其是在早期由于精神症状较轻,其他症状不突出,容易被忽视。随着病情的进展,精神症状可日渐明显。尤其在双侧额极的病变或一侧优势半球的额极有明显的病变以及在非优势半球额极病变伴有颅内压增高时,容易出现精神症状。此时患者对周围事物失去注意力、近记忆力减退或丧失、定向力障碍,或出现 Korsakoff 综合征,即近记忆力

丧失、定向力障碍、虚构,或伴有视觉失认症或失算症,逐渐变为痴呆。

2. 发作性症状　①发作性强迫症状:如强迫性思维,多表现为发作性、阵发性,常常是癫痫大发作或局限性发作的先兆;②癫痫发作:多无先兆,发作时多有意识丧失,继之以偏侧性癫痫发作;③精神运动型发作:与颞叶钩回、海马回发作基本相同,所不同的是颞叶病变的幻嗅多为难闻的气味,而额极病变时的幻嗅则为好闻的气味,尤以扣带回前部同时受累为突出。

3. 运动障碍　额极病变不引起瘫痪,可出现复杂精巧的高级运动障碍,如绣花、穿刺和连续从事一种动作时出现笨拙而不协调,语言与动作矛盾,对侧手部有时出现震颤,下肢有共济失调。病灶对侧可出现锥体束征,同时出现强直性跖反射及屈足病理反射。

4. 强握反射　是额极病变的重要体征,特别是伴有精神症状时,应当高度怀疑有额极病变的可能。强握反射常见于对侧手部,如果病变位于额叶上部,则在病灶对侧出现强直性跖反射。

5. 脑神经麻痹　常见的有嗅神经或视神经损害,颅内压增高时可致一侧或双侧展神经麻痹,小脑幕切迹疝时可致动眼神经麻痹。

二、顶叶病变的临床表现与定位诊断

顶叶为大脑外侧裂以上,中央沟与顶枕裂之间的部分,主要与感觉功能有关。中央后回主管一般体壁深、浅感觉,躯体感觉向后延伸至顶上小叶与顶下小叶,向前扩张至中央前回。中央后回的最前部主要为识别空间的功能区,中央后回的中部主要为辨别物体的同异,缘上回和顶上小叶主要为区分刺激强度的部位。当顶叶的这些区域受到严重损害时,患者对接触物不能定位,不能估计被动运动的方向和范围,不能辨别物体的轻重、温度,不能明确此物体为何物,称为无实体觉。顶叶病变时产生的症状及定位诊断如下。

1. 后中央回病变(感觉障碍)　后中央回病变产生对侧半身的一般躯体感觉障碍,刺激性病变可以引起感觉性癫痫,破坏性病变引起感觉缺失。

(1) 感觉性癫痫:当中央后回有刺激性病变时,可在病变对侧躯体引起局限性或全身性感觉性癫痫发作,在发作时患者主要感觉到有麻木、电击或其他感觉异常,其表现形式常见的有如下几种:

1）不完全性局限性感觉性癫痫:或称不完全性 Jackson 感觉性癫痫,患者只表现为身体一侧的某一部位,如手、足或面部发生感觉性癫痫。

2）完全性局限性感觉性癫痫:或称完全性 Jackson 感觉性癫痫,发作从一侧肢体的某一局部开始,逐渐扩张至整个半身,出现感觉性癫痫发作。

3）半身感觉-运动发作:在半身感觉性癫痫发作的同时或发作之后出现痉挛发作。这是因为中央后回与中央前回紧密相连,故中央后回刺激性病变所致的神经细胞异常放电很容易扩散至中央前回引起痉挛发作。

4）从局限性感觉性癫痫导致全身性痉挛发作:先从一侧肢体发生局限性感觉性癫痫,随之出现全身性痉挛发作。

5）感觉性癫痫发作伴发运动抑制性发作。

（2）感觉障碍:后中央回的破坏性病变可产生对侧肢体相应区域的感觉障碍。这种感觉障碍往往局限于某一肢体,如中央前回病变所致的单瘫。有时亦可呈现节段性或根性分布,故容易误诊为神经根性病变。如病变较广泛,也可发生以单肢为主的半身感觉障碍或完全性半身感觉障碍。患者多表现为感觉麻木、沉重、力弱、活动欠灵便,少数患者可出现病变对侧相应肢体疼痛。检查时主要表现为对侧半身感觉减退,很少出现感觉消失。痛、温觉障碍轻,触觉及深部感觉障碍较重,皮质性复杂感觉障碍最重。

2. 顶上小叶病变（皮质感觉障碍） 顶上小叶（7 区）是以触摸来认识已熟悉的物体的功能区。顶上小叶（7 区）与中央后回后部（5 区）是实体（形体）感觉区,5、7 区的病变或 5 区及 7 区单独的病变可出现皮质性复杂感觉功能障碍,两点辨别觉、实体觉、触觉定位、图形觉、重量及质地觉的障碍。位置觉及震动觉亦减退。

实体觉是一种复杂的感觉,在感受过程中必须有其他躯体感觉,特别是触觉和深感觉的存在,所以实体感觉消失是这几种感觉同时消失的结果。实体感觉区损伤也可产生单纯的实体感觉障碍,此时患者只能描述各种物体的形状,而不能借触摸来认识该物体。

3. 缘上回病变（运用不能,失用症） 优势半球的缘上回是运用中枢。额中回的后部也与运用功能有关。运用是大脑皮质广泛区域（感觉性认识区和运动区）协同活动的结果,经高级分析综合后,通过运动区投射而实现有目的性的运动。缘上回损害时,患者虽无瘫痪,但不能完成有目的性的工作,丧失使用工具的能力,如自己不能穿衣服、扣纽扣、动作的顺序发生混乱,临床上称为运用不能或称失用症。失用症也可由胼胝体病变引起（图 8-38）。因为联络两侧半球缘上回运用区的纤维,经过胼胝体和半球白质半卵圆中心。所以胼胝体病变可中断联络纤维而发生失用症。有一种失用型失语症也是由于缘上回病变所致,其特点是患者表现对词汇运用有困难,和失用症患者丧失了完成有目的性的动作能力一样,丧失了在语言中运用词汇的能力。这种失语症也称为顶叶失语症。

4. 角回病变（失读症） 在优势半球的角回是一个认识功能区,与理解文字的意义有关。此区与 19 区邻近,这说明阅读功能是通过视觉实现的。主侧半球的角回损害时,患者的视觉仍然是良好的,但不能理解已认识的文字含义,不能阅读书报,临床上称为失读症。此种患者多伴有书写能力障碍,但常没有像额中回后部病变时那样完全,在书写时出现很多错误,如写错字等。

5. 体象障碍 由于顶叶皮质接受各种感觉冲动,并进行分析、综合和判断,当顶叶,特别是右侧顶叶有急性病变,如脑血管病时,对自体结构可发生认识障碍,称为体象障碍。常见的有以下几种:

（1）偏瘫失注症:即患者对自己的偏瘫不注意、不关心,表现若无其事,好像与已无关,毫无焦虑之意,也称为偏瘫忽视。

（2）偏瘫不识症:认为偏瘫的肢体是别人的,也称为偏瘫无知症。

（3）幻肢现象（失肢感或多肢感）:这类患者常有两种表现:①认为自己的肢体已不存在,瘫痪的肢体并不是自己的,称为失肢感;②患者感到多出一个或数个肢体,称为多肢感。

（4）偏身失存症:可伴有或不伴有偏瘫,患者宛若失去偏身,对自己的排泄物亦不承认。

（5）手指失认症。

（6）身体左右定向障碍。

（7）自体遗忘症:对自己有或无显著瘫痪的肢体不认识、遗忘。

（8）对有或无显著瘫痪的肢体发生错觉、曲解、虚谈、妄想（身体妄想痴呆）。

6. 失结构症(结构失认症) 是指患者对物体的排列、建筑、绘画、图案等涉及空间的关系不能进行排列组合,不能理解彼此正常之间的关系。如果让患者画一间房子,他可能将门画在房顶上,或将烟囱画在地板上,或上下左右颠倒,缺乏立体的关系。

7. Gerstmann 综合征 主要涉及优势半球的角回、缘上回以及顶叶移行至枕叶部位的病变。此综合征主要表现为"四失",即手指失认症、左右失定向症、失写症、失算症。①手指失认症:多为两侧性,是本综合征的重要组成部分,临床最多见,尤以拇、小、中指失认最为严重。②左右失定向症:不仅对自体,而且在辨认他人肢体时也不能分别左右,但对周围环境的左右定向不一定有影响。③失写症:主要表现为写字发生困难,但阅读或抄写时可以不出现障碍。④失算症:以笔算障碍明显。

8. 半身萎缩症 顶叶病变时可发生病灶对侧半身肌萎缩症。可侵及软组织及骨骼肌,好发于上肢近端,常常伴有肩关节脱臼,偶见于上肢远端,可能是由于顶叶病变继发营养障碍所致。

9. 视野缺损 视辐射背侧束为接受来自视网膜上象限的纤维冲动,该束由外侧膝状体内侧部发出,经过内囊向后上行,在顶、颞叶内绕侧脑室下角的上壁,至距状裂上方(楔叶)的皮质视觉中枢。当顶叶深部病变侵及视辐射背侧部纤维时,出现病灶对侧同向性下象限盲。见于脑内占位性病变及脑血管病时。

10. 前庭症状与共济失调 实验证明顶叶与前庭有密切关系,故推测顶叶是前庭的高级中枢,可能位于顶间沟附近。顶叶病变时出现共济失调、步态蹒跚、眼球震颤,与深层感觉障碍有密切关系,有时出现小脑性共济失调,当两侧旁中央小叶损害产生截瘫时,可伴有类似小脑性共济失调的症状。

11. 空间定位觉障碍 患者对空间定向力发生障碍,不能辨别方向,亦不能辨别左右。

12. 视觉障碍 ①视物变形,视错觉:如视物变大或变小、变远或变近;②视觉滞留现象:如在室内看到的床、书架等物,当患者走在街上时,这些东西仍在眼前;③视物失认:本来很熟悉的东西都不认识或色彩失认等;④病灶对侧同向性下象限盲。

13. 眼球运动障碍 顶叶,尤其在顶、颞与枕叶交接处的病变,常可见两眼向病灶对侧注视不能,而致两眼向病灶同侧注视。

三、颞叶病变的临床表现与定位诊断

颞叶和眶额皮质一样,对人类的情绪与心理活动起着重要作用,颞叶癫痫就可以证明此点。当刺激海马时出现典型的自动症发作。颞叶还具有听觉、语言感觉、嗅觉、味觉、记忆与头眼运动等功能。

颞叶,尤其是非优势半球的颞叶损害时,其定位症状很不明显,而优势半球的颞叶发生病变时,其基本的症状是感觉性失语症。

(一) 感觉性失语症

当主侧半球颞上回后部病变时引起感觉性失语症(Wernicke 失语或听觉性失语),此时患者只能听到声音,但不能理解别人的语言,自己说话虽仍流利,但内容不正常,因为他也不理解自己的语言,在发音用词方面均有错误,严重时别人完全听不懂他所讲的话。模仿检查者讲话的能力减退,能够书写,但就像不能正常使用声音符号(言语)一样,也不能正确使用视觉符号(文字、图画等),写出的内容有错误遗漏,抄写能力相对不受影响。患者虽有严重的言语缺陷,但无内省力,言语增多及欣快。

(二) 听觉障碍

听觉中枢位于颞上回和颞横回,当一侧听觉中枢发生刺激性病变时,可产生听幻觉,如一侧听觉中枢发生破坏性病变时,只产生双侧(主要是对侧)听力减退,不引起一侧全聋。一侧颞叶病变可出现病灶对侧声音的空间定位能力消失。

(三) 命名性(健忘性)失语症

当优势半球的颞中回及颞下回后部损害时,引起命名性失语症。患者丧失了对物品及人名命名的能力。对于一件物品只能说出它的用途,说不出它的名称。当别人告知该物的名称时,他能辨别对方讲的对或不对。

(四) 嗅觉与味觉障碍

嗅觉中枢位于海马回,味觉中枢与其相邻近。当嗅觉中枢或味觉中枢受刺激时可产生嗅幻觉或味幻觉。一侧嗅觉或味觉中枢破坏时,不产生嗅觉和味觉的减退或消失,因为一侧皮质中枢与双侧末梢神经发生联系。

(五) 记忆障碍

当颞叶前部有病变时,可以产生记忆力障碍,主要表现为近记忆力障碍,而远记忆力及一般智力尚保存。

(六)音乐功能障碍

在优势半球的颞上回前部为音乐中枢。此中枢有刺激性病变时,可出现音乐性癫痫发作,此中枢有破坏性病变时,可使患者不能唱歌,也听不懂音乐。

(七)视野缺损

当颞叶深部病变损害视辐射腹侧部纤维时,可产生病灶对侧同向性上象限盲。

(八)眼球同向运动障碍

当颞上回的中、后部有病变时,可以发生眼球同向运动障碍。刺激性病变可使双眼向对侧偏视,其功能与听反射有关,破坏性病变可出现暂时性共同偏视。

(九)颞叶癫痫

颞叶癫痫是一个以电生理定位为观点的分类名称,此病的病理活动主要位于颞叶与边缘系统。临床上有时将精神运动性癫痫与颞叶癫痫混为一谈,虽然两者之间有密切的联系,但并非完全一致。

颞叶癫痫的症状复杂,可有神志恍惚、言语错乱、精神运动性兴奋、情绪和定向力障碍,幻觉、错觉、记忆缺损等症状。基本症状为发作性记忆力障碍,双侧海马回病变时对现在的记忆障碍明显。颞叶癫痫中,时间、地点的记忆力缺损明显,对未曾到过的地方有熟悉的感觉(环境熟悉感),或对本来很熟的场所感到很生疏(环境生疏感),视物变形(变视症)、视物变大(巨视症),声音幻觉等。

颞叶癫痫的先兆有嗅觉先兆,多为极难闻的气味,味觉先兆,口内有怪味。此种先兆多见于钩回病变,故称钩回发作。

自动症 是颞叶癫痫常见的具有代表性的症状,是一种发作性的不受意识支配的活动,其中以伤人、毁物、自伤、冲动、裸体等精神兴奋者较多见,少数患者有口唇乱动、不自主咀嚼、手摸索、反复吞咽、头眼发作扭转等无目的运动。有时出现摄食行动异常、发作性活动亢进、性行为异常、梦幻觉、梦幻感、幻视、惊恐等。

(十)颞叶病变的远隔部位症状

1. 颞叶内侧下面的病变,尤其是占位性病变,可压迫同侧的动眼神经,引起动眼神经麻痹(上睑下垂、复视、外下方斜视,眼球向上、下、内运动障碍,瞳孔散大、对光反射消失)。

2. 侵及脑岛可出现咀嚼运动、流涎动作或可出现模糊的内脏痛(胃区痛等)。

3. 颞叶中、后部病变向上扩张可引起面、舌,甚至上肢的中枢性瘫痪。

4. 病变向内扩张可侵及内囊,引起均等性瘫痪或"三偏症候群",即偏瘫、偏盲和偏身感觉障碍。

四、枕叶病变的临床表现与定位诊断

枕叶主要与视觉功能有关,枕叶病变时可以发生中枢性视野缺损、皮质盲、视幻觉及视觉认识不能症。

(一)视野缺损

枕叶病变时可以发生各种各样的视野缺损。

1. 同向性偏侧性中心暗点 当一侧枕叶有局限性小病灶损害时,引起病灶对侧同侧性偏侧中心暗点,最常见的是动脉硬化性腔隙性脑梗死,也可见于脑囊虫症及同向性偏盲的恢复期。

2. 同向性偏盲 当一侧枕叶视觉中枢病变时产生两眼对侧同向偏盲,多数病例出现黄斑回避现象。见于一侧枕叶的脑血管病,如脑出血、脑血栓形成、脑动脉供血不全、脑栓塞、脑血管痉挛及肿瘤、脓肿、外伤等。脑血管痉挛及短暂性脑缺血发作所致者多持续数分钟或数小时即可恢复。其他原因所致者则可引起较持久性的同向性偏盲。

3. 同向性象限性偏盲 当一侧枕叶皮质的距状裂上唇(楔叶)或下唇(舌回)有病变时,可以引起两眼同向性象限性偏盲。一侧枕叶距状裂上唇(楔叶)病变引起两眼对侧同向性下象限性偏盲;一侧枕叶距状裂下唇(舌回)病变引起两眼对侧同侧性上象限性偏盲。此类病变以脑血管病为多见。

4. 两眼同向水平性偏盲 视野上半部或下半部缺损称为水平性偏盲。水平性偏盲在临床上少见,其水平境界也常不规则。水平性偏盲可分为两眼上半水平偏盲和两眼下半水平偏盲。当双侧距状裂上唇(楔叶)同时损害时引起两眼下半部水平性偏盲,两侧距状裂下唇(舌回)同时损害时引起两眼上半部水平性偏盲。

5. 皮质盲(皮质性失明) 皮质盲从字面上看

是枕叶视觉中枢的破坏性病变所致。但实际上皮质盲是指自外侧膝状体至枕叶的视觉中枢的损害。在临床上,外侧膝状体单独发生病变是不可能的,必然会合并邻近结构的损害。外侧膝状体内侧损害引起下象限盲,外侧部病变引起上象限盲。由于瞳孔对光反射径路不进入外侧膝状体,故外侧膝状体(包括视辐射及视皮质)病变无瞳孔对光反射障碍。外侧膝状体病变多合并丘脑及锥体束征。视辐射是指外侧膝状体与枕叶之间的视觉径路,即自外侧膝状体内更换神经元之后的视觉纤维。视辐射分为背侧束和腹侧束。视辐射背侧束为来自视网膜上象限的纤维,由外侧膝状体内侧部发出,经过内囊向后上行,在顶、颞叶内绕侧脑室下角的上

壁,至距状裂上方(楔叶)的皮质视觉中枢。因而距状裂上方的皮质为视网膜上象限纤维的投射区。视辐射腹侧束为来自视网膜下象限的纤维,由外侧膝状体的外侧部发出,先向前外进入颞叶,绕侧脑室下角的前端和下壁,经下纵束内侧部至距状裂下方(舌回)的皮质视觉中枢。所以此处的皮质为视网膜下象限纤维的投射区(图8-70)。黄斑部纤维组成视辐射的中间部,将周边纤维分开,经腹、背侧束投射到视觉中枢的后(1/3)部。周边纤维投射到视觉中枢的前(2/3)部(图8-71)。在视辐射中,来自黄斑部的纤维有一部分在胼胝体压部交叉,因此每侧黄斑纤维终止于两侧半球的视觉中枢。

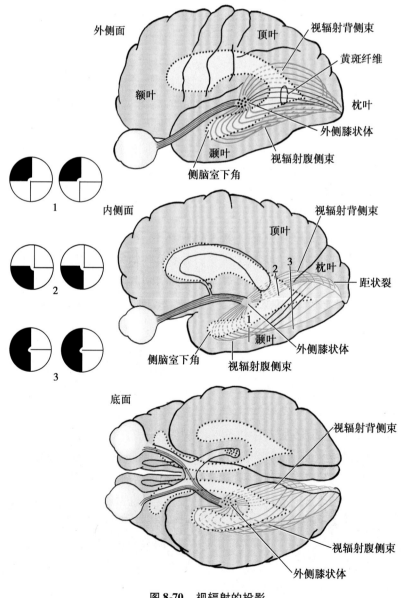

图 8-70　视辐射的投影

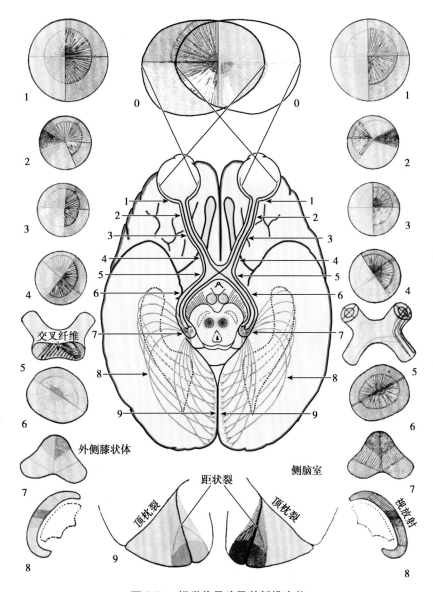

图 8-71　视觉传导路及其纤维定位
0. 视野;1. 视网膜;2. 视神经前段;3. 视神经中段;4. 视神经后段;5. 视交叉;
6. 视束;7. 外侧膝状体;8. 视放射;9. 视觉中枢(17 区皮质)

在视辐射内,两眼视网膜对应点的纤维精确地汇合在一起,所以视辐射有病变时,两眼视野的缺损常是完全对称的。由于视网膜上、下象限的纤维在背、腹侧束内是严格分开的,所以视辐射部分损伤时,可出现象限性视野偏盲。如顶叶病变,破坏视辐射背侧束,即产生病灶对侧同向性下 1/4 象限盲(图8-70、图8-72F);颞叶病变时,损伤视辐射腹侧束,即可产生病灶对侧同向性上 1/4 象限盲(图8-72G)。若整个视辐射或视觉中枢受损,则发生病灶对侧同向性偏盲(图8-70、图8-72H)。当病变尚未波及胼胝体压部时,中央(黄斑)视觉往往保留,这称为黄斑回避现象。这可能是由于:①黄斑纤维投射到两

侧视觉中枢;②在视觉中枢内黄斑纤维有广泛的定位;③黄斑纤维的皮质投射区受双重血管分布,具有侧支循环。故有人认为,黄斑纤维并不经胼胝体压部至两侧视觉中枢,黄斑回避主要是因为中枢部的双重血管供应。皮质盲的临床特点有:①视觉完全丧失;②强光照射及瞬目反射动作均不能引起反射性瞬目运动;③瞳孔对光反射存在;④视盘正常;⑤可伴有大脑损害的其他症状及体征,如偏瘫、偏身感觉障碍及失语等。

（二）视幻觉

当视觉中枢发生刺激性病变时则产生视幻觉(幻视)。视幻觉多在病灶对侧视野中出现。这种幻觉都是比较简单的,如闪光、火星、火光、暗影等。

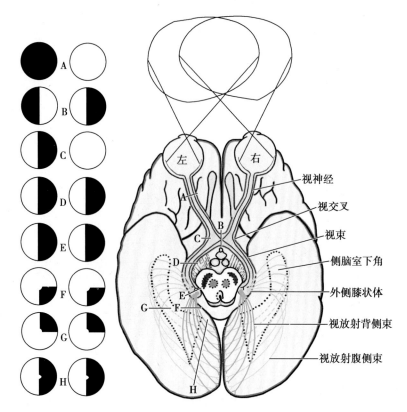

图 8-72　视觉传导路各部损伤时的视野变化

1. 视幻觉发作的特征　①幻视出现的部位比较恒定，一般多在病灶对侧视野范围内出现；②发作频度逐渐增加，尤其见于占位性病变，随着发作的增多，其他定位症状和体征，如偏盲、失认、失语等也相继出现；③发作与环境无关；④可伴头眼向病灶对侧偏斜。

2. 视幻觉对定位诊断的意义　①不成形性视幻觉：如闪光、亮点、颜色等幻觉，表明枕叶或顶枕叶有刺激性病变；②成形性视幻觉：即患者在视幻觉发作时视野内出现具体景象，如人物、图案等，见于颞叶或颞顶部的刺激性病变。如果出现视物变大或变小或伴有自动症，多见于一侧颞叶病变；③视觉滞留：即物体形象仍残留于视野内，见于顶枕叶病变。

（三）视觉认识不能症

当优势半球的顶枕区发生病变时，可以引起视觉认识不能症（视觉失认）。患者对日常所见的物体失去认识能力，如给他看钥匙时他不认识，但若将钥匙放在他手中让他触摸，他却能认识。对图形、面容、颜色都可以失去辨认能力，还可有对侧视野中物体的视觉忽略。

五、岛叶（脑岛）病变的临床表现与定位诊断

岛叶与内脏感觉有关，刺激岛叶可引起内脏活动和感觉。刺激额盖可致下颌、舌及咽喉的运动，从而产生咀嚼运动、流涎动作，有时发音。刺激颞盖可出现听幻觉。刺激顶盖可产生舌、咽喉及口内的感觉异常。

六、边缘叶（系统）病变的临床表现与定位诊断

（一）Korsakoff 综合征

当内侧边缘环路（Papez 环路）中断或受累时可引起 Korsakoff 综合征。

内侧边缘环路，又名情绪记忆环路。大脑内侧面膈区（旁嗅区和胼胝体下回）→扣带回的深部纤维扣带束→海马回→海马→穹隆→乳头体→乳头丘脑束→丘脑前核→丘脑前放射→内囊→扣带回。

乳头体→乳头被盖束→中脑被盖和网状激活系统→内侧前脑束（MFB）←→丘脑下部、膈区。半环路是电信息转变的主要场所，其中海马是近事记忆信息转变、贮存的主要部位。双海马损伤或环路中断导致 Korsakoff 综合征。主要表现有明显近记忆力障碍、虚构、顺行性遗忘、定向力减退；多见于出血性上部皮质脑炎（Wernicke 脑病）、脑外伤、酒精中毒、单纯性疱疹性脑炎、原发性蛛网膜下隙出血及该

区肿瘤等。由于海马、乳头体、颞叶、扣带回、额眶面受累所致。

（二）Klüver-Bucy 综合征

此综合征又称颞叶切除后行为综合征。当以杏仁核，包括梨状区为主的边缘外侧环路受累时可导致 Klüver-Bucy 综合征。

基底外侧边缘环路（Livengston 环路）包括眶额皮质、颞叶前部和其他与杏仁核、丘脑背内核间的各种联系。杏仁核→终纹→丘脑下部视前区→内侧前脑束←→中脑背盖区。眶额皮质和前额皮质分别和额颞叶新皮质联系。本环路同认识和记忆有关。双杏仁核损伤导致 Klüver-Bucy 综合征。主要临床表现有性情温顺、无感情反应、近记忆力障碍、对文字记忆尤为困难、性欲亢进、过度警觉，可有精神性识别不能，由于颞前下部受累所致。

（三）精神症状或痴呆

可由边缘系统损害所致，海马受累时更严重。如颞前部、梭状回、岛叶、额眶面、扣带回损害可表现为近记忆力及分析批判能力减退，迷拗固执、生活极难自理。

（四）颞叶癫痫

由于颞叶包含了大部分边缘系统，如杏仁核、海马、颞前叶等，可出现精神运动性癫痫，如嗅、味、视、听幻觉、熟悉感、陌生感、梦境、恐惧、欢乐、意识蒙眬和遗忘。因岛叶和扣带回受累，则可有自动症，包括吸吮、吞咽动作；亦可出现较复杂的双重人格。

七、基底神经节病变的临床表现与定位诊断

基底神经节或称为纹状体系统是锥体外系的组成部分之一，其与前庭小脑系统共同组成锥体外系，并调节上、下运动神经元的运动功能。基底神经节是指纹状体（尾状核、豆状核）、红核、黑质、丘脑底核，总称为基底节，与其有关的主要皮质部分是运动前区，即第 6 区。纹状体是古老的高级运动中枢。在低等脊椎动物，由于大脑皮质还未发生或还很原始，锥体束还不存在，纹状体及丘脑即为最高级的运动中枢及感觉中枢。在哺乳类由于皮质的发育，锥体束的形成，主要的运动功能随着种族的进化逐渐让位于皮质运动区，但是纹状体并未停止发挥其功能，只是接受皮质运动区的控制，其功能为维持及调节身体的姿势，担负半自动性、刻板的、反射性运动，如行走时双臂摆动等联合运动、表情运动、防御反应、饮食动作等。皮质 4S、8S 等抑制区的抑制性冲动经尾状核、壳核、苍白球、丘脑，到达运动区，此径路一经折断即引起释放症状，如舞蹈症、手足徐动症等不自主运动。确切的定位比较困难，一般而论，新纹状体（尾状核、壳核）病变引起舞蹈症、手足徐动症、扭转痉挛等，苍白球、黑质病变引起肌张力增高及运动减少，并可出现静止性震颤（如帕金森征）。

八、胼胝体病变的临床表现与定位诊断

胼胝体主要连接运动中枢、运动性语言中枢、双侧相应视听中枢及参与共济运动，是综合和汇集双侧大脑半球认知功能的联系通道。人类的情感及各种认知活动大都需要双侧大脑半球的整合，因此胼胝体受损会出现大脑半球失连接症状。由于胼胝体的功能目前了解得还不够充分，因此对其损害的临床意义及定位诊断了解的亦不甚多。

（一）精神障碍

胼胝体损害的主要症状为精神障碍。患者常表现为注意力不集中、不持久、记忆力减退、智力障碍、精神活动迟钝、自主活动减少、人格改变及精神病样表现等。有人认为胼胝体前 2/3 损害以精神运动性症状为主，胼胝体后 1/3 损害以精神感觉性症状为主。

（二）失用症

胼胝体的前 1/3 病变引起失用症，主要为左手失用。失用症为左侧半球（右利手者为优势半球）顶下小叶缘上回病损所致。由于左侧缘上回发出连合纤维经胼胝体到达并支配右侧半球的缘上回，所以左侧缘上回皮质或皮质下的病变引起两侧肢体的失用症。病灶还往往扩大到中央前回，因而表现为右侧肢体瘫痪及左侧肢体失用症。胼胝体有病变时，连合纤维中断，使右半球的缘上回脱离左半球的影响，因而引起左侧失用症。同理右半球缘上回损害也可出现左侧失用症（图 8-38）。这也意味着，不可能有单独的右侧肢体失用症的临床表现。

（三）假性延髓麻痹

胼胝体中 1/3 或靠近左侧豆状核附近的胼胝体病变时，由于经由内囊至右侧面肌、舌肌的运动纤维，以及经内囊至右侧大脑半球皮质头面部运动中枢的纤维都经过胼胝体中部，故胼胝体中部损害时这些纤维可以同时发生障碍，产生假性延髓麻痹症状。故右侧偏瘫患者有假性延髓麻痹症状时，可能为胼胝体损害（图 8-73）。

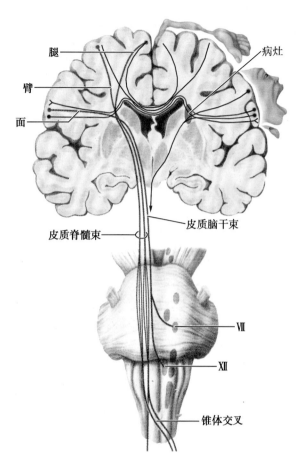

腿

臂

面

病灶

皮质脑干束

皮质脊髓束

Ⅶ

Ⅻ

锥体交叉

图8-73 胼胝体中部损害致假性延髓麻痹及对侧偏瘫

（四）言语与运动性共济失调

胼胝体前1/3的纤维连接运动性言语中枢及与其对侧相对应的区域。中1/3与小部分前1/3的纤维连接运动共济与运用中枢及其对侧相对应的区域。后1/3的纤维连接两侧视与听区。故胼胝体有病变时，引起言语与运动共济失调，出现偏盲及听觉障碍等症状。

九、内囊病变的临床表现与定位诊断

内囊是大脑半球上行与下行纤维的密集处，其下行纤维主要为皮质脊髓束与皮质脑干束，其上行纤维主要为丘脑皮质束及视、听放射。内囊在定位诊断上非常重要，其原因是此处区域狭窄，上行及下行纤维聚集紧凑，发病率高，最多见的是脑血管疾病。

（一）内囊病变的症状

内囊病变时最主要的症状有3组，即偏瘫、偏盲及偏身感觉障碍，临床上称为"三偏症候群"。

1. 偏瘫 在病变的对侧出现同侧均等性中枢性偏瘫，即病灶对侧的面、舌瘫及上下肢瘫痪在同一

侧，并且上肢与下肢的瘫痪呈均等性，表现为肌张力增高、腱反射亢进及病理反射阳性。

2. 偏盲 于病灶对侧视野出现同向性偏盲。

3. 偏身感觉障碍 即病灶对侧半身，包括头、面部的深浅感觉均发生障碍。

（二）内囊病变的定位

内囊是一极重要的解剖结构，它聚集大量的神经传导束纤维在此经过，丘脑与尾状核位于内侧，豆状核位于外侧。如在纹状体的正中部将内囊做一水平切面（图8-58），可见内囊呈曲尺形，其尖端向内侧，位于尾状核与丘脑之间，称为内囊膝部。内囊膝之前部弯向前外，位于豆状核与尾状核之间，称为内囊前肢（额部）。内囊膝之后部弯向后外，位于豆状核与丘脑之间，称为内囊后肢（枕部）。内囊不同部位的损害可以产生不同的临床症状。其最常见的病因为豆纹动脉破裂所致的内囊型脑出血、大脑中动脉系统起始部脑梗死及大脑半球深部的占位性病变等。

1. 内囊前肢病变 内囊前肢包含上行的丘脑额叶纤维、丘脑纹状体纤维；下降的额桥纤维、额叶丘脑纤维、纹状体丘脑纤维。当一侧内囊前肢发生病变时，可出现对侧肢体的小脑性共济失调。如为双侧病变，可出现情绪障碍、不自主哭笑。

2. 内囊膝部病变 内囊膝部为皮质脑干束通过，此部病变时，可出现病灶对侧面神经及舌下神经中枢性瘫痪，其他脑神经的运动神经不受损害。双侧内囊膝部病变出现脑神经的运动神经双侧性瘫痪及假性延髓（球）麻痹，患者表现为声音嘶哑、饮水发呛、吞咽困难、咽反射存在、强哭强笑、下颌反射亢进、口轮匝肌反射及掌心下颌反射阳性等。

3. 内囊后肢病变 内囊后肢从前向后可以区分为豆丘部、豆状核后部和豆状核下部3个部分。①豆丘部：包含混在其中的皮质延髓束，以及皮质脊髓束、皮质红核束、丘脑后放射；②豆状核后部：位于内囊后肢的中间部分，丘脑外侧面之上，豆状核之后，内含丘脑后放射；③豆状核下部：位于豆状核后端的腹侧，主要包含听放射、视辐射及颞、枕桥束。内囊后肢的前部病变时出现病灶对侧的上下肢偏瘫，如病变侵及后肢的后部则出现对侧半身感觉障碍及对侧同向性偏盲。

十、大脑半球各部位病变的临床表现

大脑半球各部位病变的临床表现见表8-4。

表8-4　大脑半球各部位病变的临床表现

部　　位		主要临床表现
额叶	额叶前部	精神障碍,如人格改变、淡漠、主动性缺乏,定向、计算、记忆力障碍等,对侧额叶性共济失调(主要为躯干)
	中央前回	对侧局限性癫痫或单瘫:皮质上1/3损害,对侧下肢抽动或瘫痪;中1/3损害,对侧上肢抽动或瘫痪;下1/3损害,对侧头、面、眼等抽动或瘫痪
	额下回后部(44区)(主侧半球)	运动性失语
	额中回后部(主侧半球)	失写症
	额中回后部(8区)	刺激性病变,头眼转向健侧;破坏性病变,头眼转向病变侧
	额叶(6区)	强握反射、摸索反射(对侧)
	额叶	木僵状态,又称紧张症
	额上回后部	前回转发作:当受刺激时,立刻发生对侧半身所有肌肉突然的痉挛发作,同时伴有头和眼向对侧转动,意识丧失
	额叶底部	嗅觉障碍,Forster-Kennedy综合征
顶叶	中央后回及顶上小叶	对侧感觉性癫痫及感觉障碍(皮质综合觉、深部感觉障碍明显)
	缘上回(主侧半球)	失用症(运动不能)
	角回(39区)(主侧半球)	失读症
	顶、颞、枕交界区(主侧半球)	Gerstmann综合征:左侧顶叶后下部与颞顶叶及枕顶交界处(顶、颞、枕交界区)病变,出现手指失认症,失左、右定向症,失用症、失算症、失结构症
	旁中央小叶	括约肌功能障碍及外生殖器功能异常
	顶叶深部	对侧同向性偏盲或下1/4象限盲
	顶上小叶	后回转发作:当顶上小叶受刺激时,可引起对侧半身突然的异常感觉发作
	顶叶	对侧身体萎缩(软组织及骨骼萎缩)
颞叶	颞上回后部(42区)(主侧半球)	感觉性失语
	颞上回后部与角回之间(主侧半球)	命名性失语(遗忘症)
	颞上回(22区)	眩晕
	颞上回与颞横回	听力障碍
	海马钩回	颞叶性癫痫
	颞叶(主侧半球)	精神障碍,如人格改变、情绪异常(焦虑、忧虑、恐慌、愤怒)、类偏狂、记忆力障碍、精神迟钝、表情淡漠
	颞叶深部	对侧同向偏盲或上1/4象限盲
	颞中回、颞下回后部(颞叶-脑桥-小脑束)	对侧共济失调(躯干为主)
	颞上回前部	为音乐中枢,不能唱歌,也听不懂音乐
枕叶	视觉皮质中枢(17区)	视觉性癫痫:对侧同向偏盲或象限盲,但黄斑视力保存,因每侧的黄斑纤维终于双侧皮质视觉中枢,皮质性黑矇(双枕),但瞳孔对光反射存在
	枕叶主侧半球	失认症:对过去认识的人或物现已不能辨认
		变形症:视物或人变形
	顶枕交界区	受刺激时,头或眼向对侧转动和注视
岛叶及外囊		该部病变的症状都系压迫内囊而引起轻偏瘫、两眼向病灶侧凝视,如主侧半球病变时可发生失语
边缘叶	海马回、钩回	嗅、味幻觉,精神运动性癫痫
	颞叶前端(颞极回)	精神运动性癫痫、意识蒙眬、似曾相识、旧事如新或似梦境感,以及恐怖、发怒、欢乐感等情绪改变

部　　位		主要临床表现
	扣带前回	呼吸、血压、瞳孔及胃肠功能调节紊乱
	扣带回	嗅、味幻觉,吃食自动症、性功能障碍
	额叶眶面	行为异常、运动不能性缄默症、痴呆、近事记忆减退
	胼胝体下回	行为异常及运动不能性缄默症
	广泛损害(包括损及皮质下结构)	可引起自主神经功能失调(内脏功能失调)、情绪反应改变(恐、怒、悲、欢、攻击、逃避)以及本能行动(食物、性行为及集团行动)异常等。
胼胝体	前1/3部	失语、面肌麻痹、臀及大腿失用
	膝部	上肢失用
	中1/3(体部)	半身失用
	后(压)部	下肢失用、偏盲(同向)
	广泛受损	精神失常、情绪淡漠、嗜睡、无欲 注意力不集中、记忆力减退、人格改变,亦可有抽搐及运动障碍
半卵圆中心	前部病损额叶纤维	运动障碍-单瘫或偏瘫、运动性失语
	中部病损顶叶纤维	感觉障碍,远端重于近端,近表浅损害,其鉴别觉定位觉障碍重
	后部病损枕颞叶纤维	视觉症状:同向偏盲 听觉症状:听力减退(难听)
	双侧广泛受损	四肢中枢性瘫痪、假球脑征明显、精神症状、智能障碍、皮质盲及皮质聋,或有癫痫发作
内囊	前肢:病损额桥束	对侧共济失调(常因瘫痪而难获检)、肌挛缩
	膝部:病损皮质脑干束	对侧面神经及舌下神经中枢性瘫痪
	后肢:前2/3皮质脊髓束	对侧中枢性偏瘫伴 Wernick-Mann 姿势
	主侧语言投射纤维	运动性失语
	后1/3丘脑皮质束	对侧半身感觉障碍及深部感觉性共济失调
	视辐射	对侧同向偏盲
	听放射	轻微听力减退
	颞顶枕脑桥纤维	对侧共济失调
	双侧前肢及膝受损	假性延髓麻痹(构音障碍、吞咽困难、强迫性哭笑等)

第九章　嗅脑和边缘系统

嗅脑和边缘叶在种系发生上是相当古老的,它们在形态结构和功能上有许多难分难解之处。早在1837年,R Owens首次提出"嗅脑"一词,用以概括与嗅觉有关的所有的脑部,包括现今所指的嗅脑和边缘叶。

现在已经知道,嗅系结构复杂,联系广泛,其中不少通路更是多突触联系,比较高级的联系又受多方面因素的影响,其主要部分已失去原有的嗅觉特性。如古皮质中的海马与齿状回等原属嗅脑的结构,现在已经研究确定与嗅觉似乎没有多少直接联系;原属嗅脑的杏仁核簇也只有部分核团接受嗅觉冲动。人脑的嗅系相对缩小,但海马和齿状回等却反而高度发展。这说明再把海马、齿状回等列入嗅脑是不恰当的。现在人们一般主张,嗅脑是指大脑半球中接受和整合嗅觉冲动的皮质部分,即嗅球、嗅束、嗅前核、嗅结节、嗅纹、部分杏仁复合体和部分梨状皮质。

边缘叶是P Broca于1878年首先提出,是指新皮质下方包绕脑干上端(间脑、中脑)和大脑半球各叶连接的部分。现今人们更将与其结构和功能相近的皮质和皮质下结构统称为边缘系统。

显然,虽能从发生和功能上区分出嗅脑和边缘叶,但在形态上两者却有重叠之处,结构上甚难区分。如前穿质、杏仁复合体和梨状皮质就一部分属于嗅脑,一部分属于边缘叶。就功能而论,海马、齿状回等边缘系统的结构,虽无嗅觉功能,但却整合与嗅觉有关的某些内脏躯体反射,显然又有别于其他脑部。至今这一领域争论诸多。

20世纪后半叶,随着神经科学的迅速发展,有3个长期不受重视和被认为难以研究的"古老区域"先后被发现有着十分重要的功能,并被神经学家认为很有研究价值。它们依次是脑干网状结构、大脑边缘叶和基底前脑。从形态学角度看,扣带回和海马旁回在大脑半球的内侧面围绕胼胝体呈一环状,加上被挤到侧脑室下面的海马和齿状回,共同围成边缘叶。边缘叶的头端紧靠嗅球,并与嗅觉系统有非常密切的关系,因此有"嗅脑"之称。边缘叶与隔区、视前区、海马结构、杏仁复合体、上丘脑、丘脑前核、下丘脑、底丘脑的未定带、基底前脑、中脑中央灰质及中脑被盖部都有密切的上下行纤维联系。端脑、间脑和中脑的以上结构组成了一个功能整体,即所谓边缘系统,包括边缘叶和边缘间脑结构与边缘中脑结构(图9-1、图9-2)。边缘系统主要与个体的生存及种族的延续直接相关。现将嗅脑与边缘系统各有关结构分述如下。

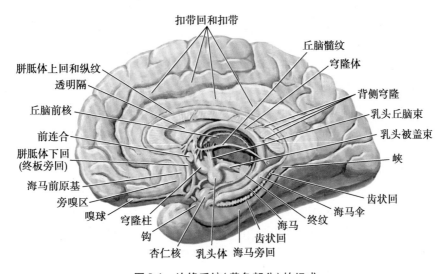

图9-1　边缘系统(黄色部分)的组成

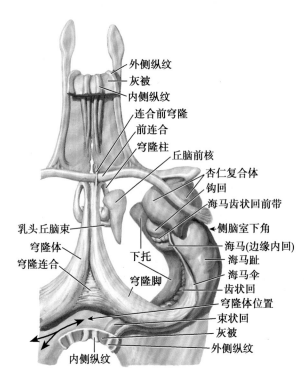

图 9-2　边缘系统

第一节　嗅脑和边缘叶的外形和结构

一、嗅　球

嗅球位于大脑半球额叶眶面和筛骨板之间,呈扁卵圆形,是端脑皮质的一部分,嗅黏膜双极细胞的中枢突起组成的嗅神经,大多数纤维终于嗅球前端。因此嗅球可视为嗅神经的终止核,是嗅觉的初级中枢。嗅球向后移行于视束,其细胞构筑复杂,简述如下:

（一）嗅球内的神经元

僧帽细胞呈三角形,体积较大。刷状细胞形状类似僧帽细胞,但体积较小。颗粒细胞数量多而体积小,圆形或星形,小球周细胞位于突触小球内或小球周围,包括外颗粒细胞、外刷状细胞和短轴突细胞。

（二）嗅球的分层

许多哺乳动物和人胚嗅球由表及里可分为 6 层,但成熟的人脑嗅球的层次不甚清楚(图 9-3)。

1. 嗅神经纤维层　由嗅细胞的无髓中枢突起组成。

2. 突触小球层　亦称嗅小球层。是一些大的近似圆形的结构,直径约 $100\mu m$。由嗅细胞中枢突的末梢和僧帽细胞、刷状细胞、小球周细胞的树突构成,小球周细胞轴突末梢也可进入小球。

嗅小球是嗅觉传入冲动的整合部位。嗅神经的兴奋性传入冲动传给僧帽细胞、簇细胞及小球周细胞,小球周细胞又将抑制性信号传给僧帽细胞与簇细胞。中枢的传入多终止于小球周细胞,通过中间神经元调节嗅觉的传入冲动。

3. 外颗粒层　由外刷状细胞和颗粒细胞构成。

4. 帽状细胞层　主要由帽状细胞构成。

5. 内颗粒层　由大量的小神经元构成。它们没有真正的轴突,其树突在本层内反复分支,并可伸入外颗粒层,也可与僧帽细胞、刷状细胞的树突形成树-树突触,与其轴突侧支形成轴-树突触。

6. 嗅束纤维层　由僧帽细胞、刷状细胞的轴突组成,位于嗅球的中央部分。

嗅细胞的数量众多,僧帽细胞的数量相对甚少,突触小球的数量则更少。在兔,一侧分别为 5000万、48 000 个和 1900 个。从这个数字的比例来看,在嗅球内嗅觉冲动具有很大的汇聚,也就是每 1000 个嗅细胞对 1 个僧帽细胞。

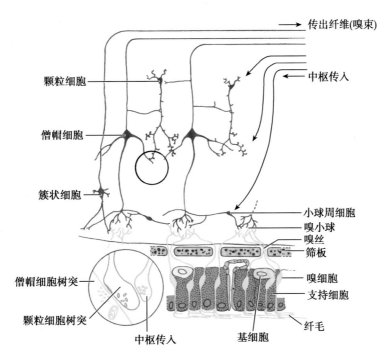

图9-3　嗅上皮及嗅球

左下角放大图示僧帽细胞树突与颗粒细胞树突之间的突触联系,其中基底前脑的传入末梢与颗粒细胞树突棘形成轴-树突触

嗅球内神经细胞间的联系复杂,总的规律是僧帽细胞借其长树突兴奋颗粒细胞,而颗粒细胞反过来又抑制僧帽细胞,这种抑制活动可由中枢结构发出至嗅球的纤维所引起,也可由来自对侧的嗅束纤维所引起。最后由僧帽细胞和刷状细胞的轴突组成嗅束,将嗅觉信息传至脑的其他部分。

近年来证实嗅球内具有不同气味的代表区,由此可见,对不同气味的鉴别,基础部分依靠嗅球。

二、嗅束、嗅三角和嗅纹

嗅束(图9-4)是嗅球向后移行的白色纤维束,断面呈三角形,位于半球额叶眶面的嗅沟内,向后近前穿质处变扁平,展开成平滑的嗅三角。嗅三角向后分为内、外侧嗅纹,两嗅纹分叉处的三角区即前穿质。

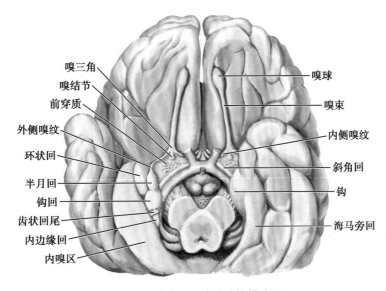

图9-4　嗅脑和边缘叶结构模式图

嗅束的背侧、内侧和外侧皆盖有薄层灰质,其细胞属于嗅前核。内、外侧嗅纹表面亦盖有薄层灰质,分别称为内侧嗅回和外侧嗅回。内侧嗅回向后向内移行于半球内侧面的隔区,外侧嗅回沿前穿质的外侧后进,移行于梨状叶。此外,内、外嗅纹之间还有一中间嗅纹,只是在人类不发达,它于嗅三角的中央部后进,沉入前穿质。

嗅前核由一些不连续的细胞团组成,它们散布在嗅球尾侧端、嗅束纤维之间以及内、外侧嗅回内。它们接受嗅束纤维或其侧支,轴突仍参与嗅束,或通向中枢,或跨越前连合至对侧嗅前核或嗅球。嗅前核对嗅觉冲动可能有一定的加强作用。

嗅束主要由僧帽细胞和刷状细胞的轴突组成,但其中也有一部分离中纤维,它们来自对侧嗅球、嗅前核、前穿质甚至脑干的中缝核和蓝斑等处的神经元。嗅束纤维的中枢联系在不同动物虽有某些区别,但大体上可归纳如下:嗅前核、嗅结节、部分杏仁体、梨状皮质、隔核和下丘脑等处。其中大部分纤维经由外侧嗅纹,在外侧嗅回深面至岛阈,再转向内侧终于半月回及其深侧的杏仁体皮质内侧核群;部分纤维经内侧嗅纹在内侧嗅回深面,沿前穿质前内侧缘,内进连于斜角回,并在终板前方转向上达半球内侧面,终于隔区。

三、前 穿 质

前穿质(图 9-4)或称嗅区,是介于嗅三角与视束之间近似菱形的区域。其前部有许多血管出入的小孔,故由此而得名;后部邻近视束处,外观光滑,呈斜带状,称斜角带或斜角回,也称 Broca 斜角带或回。斜角回向后外移行于半月回,向外连接岛阈和梨状前区皮质,向内移行于胼胝体下回。前穿质的背侧以无名质、豆核襻、前连合与纹状体及屏状核相邻。

前穿质的细胞构筑各部不相一致。中部分化较好,由表及里通常分为 3 层:①分子层;②锥形层,多由锥状细胞和颗粒细胞混合而成;③多形层,含有大、小型锥状细胞和成簇的颗粒细胞,不易与锥形层分开。尾侧部稍有分化,但分层不明显,有的细胞集聚成团,如斜角回核。

前穿质的纤维联系各部也不一样。前外侧部是嗅部,接受来自嗅球、嗅前核和杏仁体的纤维;后内

侧部是非嗅部,接受来自终神经的纤维,它发出的纤维进入隔区、丘脑髓纹和内侧前脑束。此外,前穿质与眶皮质、脑岛前部皮质、颞极区和杏仁周区也有纤维联系。

嗅结节位于嗅三角后方,紧靠前穿质,呈结节状,在人比较明显。传入纤维来自嗅球和嗅前核。钝嗅动物甚至无嗅觉的鲸类,嗅结节也很大。在猴,其嗅性传入纤维很少,但来自颞叶的纤维却很多。因此,在灵长类嗅结节与嗅觉的关系似乎不大,很可能是“第二”嗅区,其生理功能不详。

四、隔 区

(一)隔区的位置与核团划分

隔区位于额叶内侧面,胼胝体嘴的下方,为终板与前旁嗅沟之间的区域(图 9-4、图 9-1)。包括前方的胼胝体下区(旁嗅区)和后方的胼胝体下回(终板旁回)。隔区形成侧脑室前角的内侧壁。根据隔区与前连合的位置关系,可分为前连合上部和前连合前部两个部分。在人类,前连合上部可能相当于透明隔的前部,基本上无神经细胞;前连合前部大概相当于胼胝体下回,此回的前斜部深陷于沟内,又称前海马原基,向下连于斜角回和内侧嗅回,向上包绕胼胝体膝,移行于胼胝体上回。

隔区的前连合前部与前连合上部、无名质、前穿质之间有散在的细胞群相连。隔区的核总称为隔核,主要位于胼胝体下回,有背侧、腹(外)侧、(背)内侧和尾侧隔核之分(图 9-5),其中每一个核又可分为若干亚核(背内侧核群由内侧隔核与斜角带核组成,外侧核群即外侧隔核,背侧核群即终纹床核,尾侧核群则指隔-海马伞核和三角隔核)。隔核也可简单地分为外侧隔核(由小细胞组成)和内侧隔核(由大细胞组成)两部分。

(二)隔区的纤维联系

近年来对隔核的研究颇多,人们发现它与嗅觉的关系似乎可疑,而与边缘系统的关系似乎更密切。隔核是多种纤维系统贯穿的区域,精确地研究其纤维联系是困难的,但它与海马的往返联系是肯定的,其他的尚有杏仁体和下丘脑等。大体上外侧隔核似乎是接受传入纤维的主要区域,内侧隔核似乎是发出传出纤维的主要区域。已经比较明确的纤维联系如下:

1. 隔核的传入纤维　主要来自:

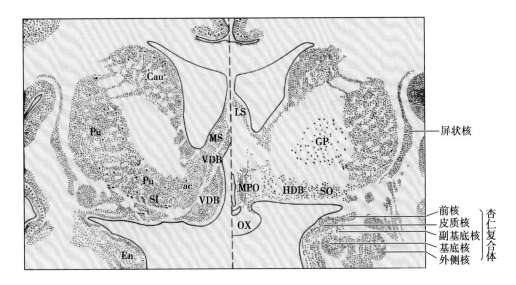

图 9-5 隔区的核群示意图

左侧是通过隔区所作的额状切面,显示内侧隔核(MS)、斜角带核垂直支(VDB)、伏核(ac)及无名质(SI);右侧是通过前连合和视交叉所作的额状切面,显示斜角带核水平(HDB)支及 Meynert 基底核。OX,视交叉;GP,苍白球;Cau,尾核;SO,视上核;LS,外侧隔核;En,内嗅皮质

(1)海马本部:纤维经穹隆的前连合前部至外侧隔核,两者间有定位组合,纤维性质是兴奋性的。此外,纤维也来自下托等处。

(2)杏仁体:纤维主要经由终纹和斜角回。

(3)前穿质:纤维可能经由内侧嗅纹。

(4)中脑的中央灰质、蓝斑、中缝核、被盖腹侧区、黑质等:纤维经由前脑内侧束。

(5)下丘脑和扣带回等处。

2. 隔核的传出纤维 在很大程度上与传入纤维是交互往返的。其传出投射主要部位如下:

(1)海马结构:经由穹隆。

(2)下丘脑诸核、中脑网状结构:经由前脑内侧束。

(3)丘脑的前核、背内侧核、缰核等:经由丘脑髓纹。

(4)其他还有杏仁体、乳头体、扣带回等处。

(三)隔区的功能

从隔区的纤维联系已可看出它与边缘系统的密切关系。当刺激或损毁隔核时,可见到动物的愤怒反应以及进食、饮水、性行为、生殖行为的改变。如刺激猴的隔区,可使其攻击行为明显抑制或降低。

(四)伏隔核

伏隔核(亦称伏核)是基底前脑的一个较大的核团。位于基底核与边缘系统临界处,隔区的外下方,尾壳核的内下方,前端与嗅前核相连,后续终纹床核,腹侧为腹侧苍白球和嗅结节。纤维联系与边缘系统较为密切,细胞构筑又接近新纹状体,因此归属难定。功能与躯体运动、内脏活动的整合以及镇痛等有关,近年学术界研究颇多。

五、杏仁复合体

(一)杏仁复合体的分群

杏仁复合体是由许多大小不等的亚核组成的核簇或复合体。Williams(1995)按其位置与功能将其分为基底外侧核群、皮质内侧核群、杏仁前区、皮质杏仁移行区 4 部分(图 9-5 ~ 图 9-7)。在人类,由于颞叶皮质在发育过程中向内侧扭转,使基底外侧部实际上位于腹侧部,而皮质内侧部则位于背侧部。两部之间尚有一界限不清的中央核,通常归入皮质内侧核。杏仁前区与皮质杏仁移行区是杏仁复合体与大脑皮质的移行部。

1. 基底外侧核群 在人类分化最好,体积最大,包括外侧核(紧邻侧脑室的下角)及基底核(分为外侧的大细胞部、中内侧的小细胞部及腹侧的副基底核)。外侧核投射到基底核及中央核,基底核投射到中央内侧核、杏仁周区及皮质杏仁移行区。

2. 皮质内侧核群 体积较小,占据杏仁体的背内侧部,又分为内侧核、皮质核、外侧嗅束核和中央核。内侧核投射到中央核、杏仁周区及皮质杏仁移行区,中央核投射到皮质核及杏仁皮质移行区,皮质核的投射目前不清楚。

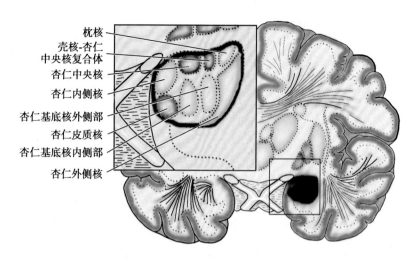

枕核
壳核-杏仁
中央核复合体
杏仁中央核
杏仁内侧核
杏仁基底核外侧部
杏仁皮质核
杏仁基底核内侧部
杏仁外侧核

图9-6 杏仁复合体(额状切面)

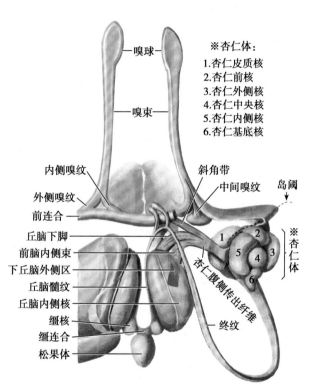

嗅球
嗅束

※杏仁体:
1.杏仁皮质核
2.杏仁前核
3.杏仁外侧核
4.杏仁中央核
5.杏仁内侧核
6.杏仁基底核

内侧嗅纹
外侧嗅纹
前连合
丘脑下脚
前脑内侧束
下丘脑外侧区
丘脑髓纹
丘脑内侧核
缰核
缰连合
松果体

斜角带
中间嗅纹
岛阈
※杏仁体
杏仁腹侧传出纤维
终纹

图9-7 杏仁复合体的核群及纤维联系示意图
虚线显示岛阈的范围及其与颞极的延续

3. 杏仁前区 位于中央核前方,杏仁体最前端,分化最差,最难划界。是杏仁体与斜角带回的过渡区。

4. 皮质杏仁移行区 在内侧核的后方,是杏仁体与海马旁回的过渡区。

（二）杏仁复合体的纤维联系

杏仁复合体的纤维联系十分复杂,人的资料很不完备,大多来源于动物实验,而且其结果出入颇大。

1. 传入纤维

（1）嗅性纤维:发自嗅球和嗅前核,经外侧嗅纹止于皮质内侧核。基底外侧核不直接接受上述纤维,而间接接受经梨状皮质中继的嗅性纤维。

（2）非嗅性纤维:①丘脑背内侧核有纤维至基底外侧核,丘脑中线核、板内核发出的纤维至中央杏仁核;②基底前脑 Meynert 核的胆碱能神经元至基底外侧核群;③脑干的中脑脚间核、臂旁核、脑桥蓝斑核,经前脑内侧束投射到皮质内侧核群,中脑中缝核及腹侧被盖纤维既投射到基底外侧核,又投射到皮质内侧核群;④下丘脑腹内侧核、丘脑中线核群及丘脑腹后内侧核投射到皮质外侧核群。

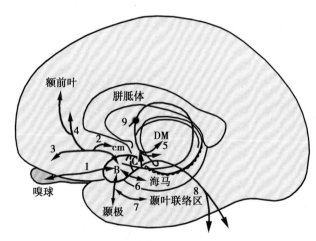

额前叶
胼胝体
嗅球
颞极
DM
海马
颞叶联络区

图9-8 杏仁核的主要联系
杏仁核分为三大部:cm:皮质内侧核;B:基底外侧核;C:中央核。其双向来回联系:
发自 B,基底外侧核的2:腹侧杏仁通路与 Meynert 基底核,腹侧纹体,视前区,下丘脑有来回联系3:与眶额回联系4:与额前叶内侧部扣带回前部联系5:与丘脑背内侧核 DM 联系6:与海马来回联系7:与颞联络区、颞极与外囊联系
发自皮质内侧核 cm 的终纹9:至隔区、终纹床核及下丘脑腹内侧核
发自中央核 C 的8,较弥散的下行投射至:中脑,水管周灰质,臂旁核,孤束核,迷走神经背运动核及网状结构;并有投射到 Meynert 基底核 M,形成杏仁-基底核 M

2. 传出纤维 杏仁复合体大部分传出纤维与

传入纤维呈往返联系。一般认为杏仁核群通过两条路径传出信号（图9-7～图9-10）。

（1）背侧路径：即终纹，起自皮质内侧核，呈弓形弯于尾状核内侧缘与丘脑之间，沿纹状静脉向前，经室间孔下方到达前联合区。至此终纹分为联合上、联合中、联合下3部分，分别终止于终纹床核、伏隔核、嗅结节、下丘脑（尤其是室旁核、视上核）、视前区、隔核及对侧杏仁体。

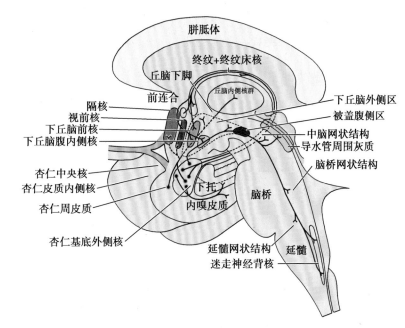

图9-9　杏仁复合体至基底前脑和脑干的传出联系

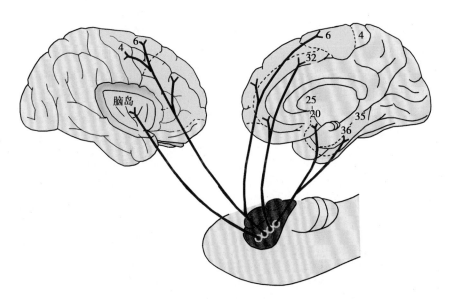

图9-10　杏仁复合体至大脑皮质的传出联系

数字表示 Brodmann 区号

（2）腹侧杏仁传出径路（图9-11）：主要起自基底外侧核，纤维多且散在，有些向内侧止于终纹床核的内侧部；有些向前止于视前区、下丘脑，特别是腹内侧核、丘脑背内侧核，继而到额前皮质及其他皮质联络区。部分到基底前脑的纤维不终止于胆碱能神经元，而是与到丘脑、下丘脑及脑干的神经元形成突触；有些向尾侧达中脑止于导水管周围灰质、腹侧被盖、黑质致密部、脚旁核、被盖网状结构、脑桥的臂旁核、延髓的孤束核及迷走神经背核。基底外侧核及皮质内侧核还有部分纤维投射到端脑的内嗅区、海马、下托、扣带回、岛叶、颞叶皮质、运动前区、视皮质区及听皮质区等（Martin 1996）。

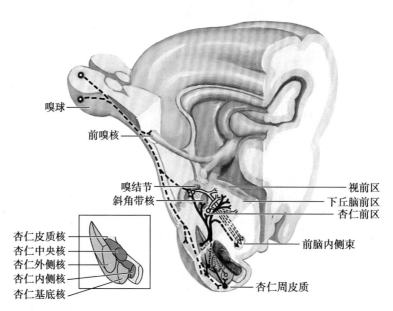

嗅球

前嗅核

嗅结节
斜角带核

杏仁皮质核
杏仁中央核
杏仁外侧核
杏仁内侧核
杏仁基底核

视前区
下丘脑前区
杏仁前区

前脑内侧束

杏仁周皮质

图 9-11　杏仁腹侧传出通路

（三）杏仁复合体的功能

对杏仁复合体生理功能的认识，大多是从刺激或毁损杏仁复合体出现的综合征基础上获得的。刺激杏仁复合体不仅可引起躯体运动和自主神经功能的改变，也可引起内分泌、情绪行为方面的改变。刺激杏仁复合体常见的躯体运动有舔、嚼、吞、咽、节律性面肌痉挛、头眼向对侧转动等，自主神经功能的改变以心跳、呼吸节律改变最为常见，其次有皮肤、瞳孔、竖毛、胃十二指肠运动和分泌、体温等方面的改变。有人认为杏仁复合体背侧核内侧部分以交感神经影响占优势，而背侧核的外侧部分以及皮质内侧核以副交感神经影响占优势。

杏仁复合体通过边缘-下丘脑-垂体系统调节机体的内分泌活动。刺激杏仁复合体可引起 ACTH 和促性腺激素分泌增多，也可引起泌乳、血糖上升。杏仁复合体也与促黄体激素和卵泡成熟激素分泌有关，毁损幼年动物的杏仁复合体，可引起垂体前叶、甲状腺、胰岛、肾上腺皮质萎缩，动物发育缺陷。

杏仁复合体与饮食、情绪反应密切相关。对此，杏仁核簇内存在有两个功能上相互拮抗的中枢：背内侧区毁损，动物出现厌食、情绪反应低落，外侧区毁损可引起贪食和欣快。刺激杏仁复合体也可引起注意、恐惧、愤怒，随着刺激强度的增加，注意将转变为恐惧，恐惧将转变为愤怒，甚而导致攻击性行为。

刺激杏仁复合体还可引起记忆干扰，认识水平下降。高频电刺激杏仁核簇背内侧核时，大脑皮质电活动表现为去同步化；而同一频率刺激其腹侧时，皮质电活动则表现为同步化和睡眠波。刺激杏仁复合体，皮质也会出现痫样电活动。

毁损杏仁复合体产生一系列综合征，但只有毁损双侧时才表现，Klüver-Bucy 综合征少见，常见的症状有血压升高，心率、呼吸减慢，血糖、电解质不稳定，睡眠、醒觉、循环障碍等。行为改变，如动物变得温驯、平静、失去恐惧攻击行为。有时动物变得动作迟钝、探究反射抑制、精神颓丧、淡漠、对学习系列的形成减弱。临床上也可见到类似改变。性行为的改变大多发生在杏仁复合体切除后数周。

（四）杏仁复合体与临床

1. 杏仁复合体与癫痫　Williams 在 Penfield 工作的基础上，提出中央脑结构是癫痫发生的基本结构，包括非特异性丘脑核及其投射系统、中脑网状结构。在这一结构内，癫痫样放电可以被中止，也可被局限，还可以向此结构以外传播。据此推想，类似放电如进入边缘环路-背外侧环和内环，并超出该环的控制能力，则可引起癫痫，随后又可被重新建立的控制系统中止。其中，杏仁复合体是一个重要的靶点。

由杏仁复合体后放电引起的癫痫称为杏仁复合体样癫痫。杏仁复合体后放电广泛地向背侧端脑和腹侧脑干传播，因此具有广泛的病理生理意义。有人把杏仁复合体看做是癫痫强化结构，其抽搐阈低下，能长久支持脑内各种久不平息的后作用或泛化的电活动，补充其发作能量。杏仁复合体的后作用不仅可激活颞叶皮质，还能调整脑各部分对传入冲动的易感性，调整中枢神经系统各种反应水平。

电刺激杏仁复合体可引起癫痫大发作。Goddard给动物杏仁复合体以短暂的电刺激,随着刺激的重复,刺激效果逐渐增大明显,并由一侧脑向另一侧脑扩散。经过一段时间,后放电向杏仁复合体以外的范围扩散,最后导致癫痫发作,这种现象称为点燃发作。临床上曾见到用深电极毁损杏仁复合体治疗攻击性行为,当电极到达杏仁复合体时,患者立即出现癫痫大发作。对点燃发作,5-羟色胺和多巴胺作用相反。刺激中缝核可预防点燃发作;加强多巴胺的活性,可促使产生发作。刺激杏仁复合体引起的脑电图上的尖波可因吗啡而加强,并能被纳洛酮反转。

向杏仁复合体区注入氧化铝胶可引起杏仁复合体样癫痫。向杏仁复合体背侧核注入阿托品或新斯的明可以引起类似颞叶癫痫发作的症状。与此同时,杏仁复合体内可记录到峰性放电。这一事实说明,乙酰胆碱在杏仁复合体样癫痫中起着重要作用。正常边缘系统内乙酰胆碱酯酶活性很高,特别是杏仁复合体背外侧核,此酶使乙酰胆碱消长保持在生理范围内。临床病理证明,人脑颞叶和杏仁复合体之间的硬化、外伤、产伤(缺氧、挤压伤)、炎症瘢痕、肿瘤等都是引起颞叶癫痫的常见原因。

1888年Jackson将起源于这一部位的癫痫称为钩回发作,即目前所谓的精神运动型癫痫。其临床症状除自动症、健忘、嗅幻觉、梦样状态、自主神经功能紊乱外,尚有发作间期综合征,包括不正常行为、思维迟钝、言语繁琐、情感淡漠、活动减少,即精神黏着症。

Sawa等最早将杏仁复合体切除应用于临床。目前已有不少文献报道立体定向毁损杏仁复合体治疗癫痫及行为异常,并收到了一定疗效。Narabayast毁损杏仁核治疗攻击性癫痫25例,癫痫大发作消失8例,明显改善9例,并发现行为改善与癫痫缓解有一致的关系。行为改善者癫痫也有缓解,脑电图也显示有明显好转,反之亦然。Heimbergen报告毁损杏仁核治疗攻击性癫痫25例,癫痫消失为19%,减少为57%;行为转为正常35%,明显改善为45%。Balasabramanian报告100例,攻击性行为明显改善为75%。Kiloh报告18例,随访有的长达5年9个月之久,攻击性行为的近期改善率为50%,远期改善率为39%。

立体定向毁损杏仁复合体治疗癫痫,有如下优点:①杏仁复合体是个比较大的结构,容易定位;②操作方法简便;③双侧毁损杏仁复合体不会产生严重神经缺失症状;④术中可借助于深电极记录皮质下电活动,根据杏仁复合体特殊棘波和梭形波可确认杏仁复合体。手术主要适应证是药物治疗无效的伴有行为异常的颞叶癫痫和癫痫。行为异常包括破坏性行为、攻击性行为、躁动、注意力不集中、易怒、性功能亢进等;也可用于药物治疗无效的不伴有癫痫的行为异常疾病,如伴有攻击性行为的精神病。

2. 杏仁复合体与疼痛 身体不同部位,不同形式的感觉信息通过多突触径路均可到达杏仁复合体。与疼痛有关的结构,如下丘脑、中脑网状结构、中央灰质、尾状核、中缝核都直接或间接与杏仁复合体有纤维联系。中脑网状结构、中央灰质均与痛觉信息的传导有关;下丘脑和垂体是产生内源性吗啡样物质的重要场所。因此推测,杏仁复合体的功能与痛觉有一定的关系。

用放射自显影测定鼠脑中吗啡受体含量,在边缘系统中,以杏仁复合体含量最高。在哺乳动物中,杏仁复合体中吗啡受体的含量以猴和人的含量最高。同吗啡受体分布一样,杏仁复合体含有丰富的内啡肽。吗啡物质的镇痛作用是通过多巴胺机制发挥作用的,抑制多巴胺释放,进而抑制cAMP的产生,发挥镇痛。向杏仁复合体皮质内侧核注射微量吗啡,可产生镇痛作用。注入多巴胺,吗啡的外周镇痛作用降低,痛阈降低;反之,注入多巴胺阻断剂,则可加强吗啡的外周镇痛作用。

电刺激中缝核可抑制杏仁复合体神经元的电活动。向鼠双侧杏仁核复合体皮质内侧核注射5-羟色胺,可使痛阈提高,明显抑制鼠的攻击性行为。同一部位注射5-羟色胺阻断剂,则痛阈下降,攻击性行为增加。杏仁复合体内5-羟色胺含量与光照有一定关系。光照期间,杏仁复合体内5-羟色胺含量高于黑暗期间。正常动物在黑暗中数小时,对痛刺激敏感性升高,可能与此有关。

国内已有这方面的工作。有人证明,刺激杏仁复合体某些部位的后作用可抑制刺激坐骨神经而引起的脑干网状结构诱发电位。临床上也曾观察到电刺激杏仁复合体有镇痛作用。有人把脑干网状结构、内侧丘脑、边缘系统合称为促动-情绪反应性痛系统。对痛的影响,究竟是杏仁复合体的功能直接和痛觉及痛反应有联系,还是把痛阈的改变归结为情绪反应的结果,仍需要进一步的研究。

3. 杏仁复合体与精神分裂症　20 世纪 80 年代的研究表明,杏仁复合体和海马结构的发育不良是导致青少年精神分裂症的主要原因。患者通常在青少年时期或刚成年后出现情感迟钝、回避社会活动、妄想等症状。另外,由于杏仁复合体和眶额皮质、颞叶皮质及基底前脑有密切的纤维联系,因此杏仁复合体的病变会导致这些皮质功能损害,使精神分裂症患者出现相关症状。

4. 杏仁复合体与阿尔茨海默病　阿尔茨海默病晚期,由于脑组织的广泛萎缩和病理性改变,杏仁复合体也会受累,使晚期患者出现情绪行为反应的异常。

六、梨 状 叶

梨状叶位于嗅束后方,嗅脑沟的内侧,额叶及颞叶前内侧部,亦即外侧嗅回的尾侧连着海马回,两者联合构成梨状叶。在人脑胚胎发育的早期及敏嗅动物比较明显,且大体呈梨形,故称梨状叶(图 9-4)。

从外形上看,梨状叶包括外侧嗅回、海马钩回和海马旁回的前部。但通常将梨状叶分为 3 个主要区域,即梨状前区、杏仁周区(梨状区)和内嗅区。梨状前区沿嗅脑沟向前延伸,包括外侧嗅回及其外侧的环周回。梨状前区接受外侧嗅纹的传入纤维,故被看做是嗅觉传导的中继站。此区向后移行为杏仁周区。杏仁周区又名半月回,位于杏仁体的表面,在钩的背侧仅占一个小的区域,与梨状前区紧密相连。内嗅区在人类面积最大,乃海马旁回的前部,相当于 Brodmann 的第 28 区。

梨状前区由一薄层灰质和联络纤维束组成。杏仁周区稍有分化,但分层不明显。上述两个区主要接受来自嗅球和嗅前核的纤维,因此常称此二区为初级嗅皮质。内嗅区是梨状叶的最后部,初步分化为 6 层:分子层、星状细胞层、浅锥体细胞层、深锥体细胞层、小锥体细胞层和多形细胞层。已往学者们曾认为内嗅区不直接接受外侧嗅纹的纤维,而大量接受初级嗅皮质的纤维,因此将此区称为次级嗅皮质。近年来的研究表明,内嗅区的绝大部分,除其最后内侧部以外,广泛接受来自嗅球的纤维。内嗅区是海马传入纤维的主要起源处,因此嗅觉冲动可经此区迅速到达海马。此外,HRP 法证实嗅球除接受来自嗅束、嗅结节、对侧嗅球内神经元等处发出的纤维外,也接受梨状前区和斜角带发来的纤维。它们的作用大概是抑制性的。嗅球内的颗粒细胞则是抑制性的中间神经元。

初级嗅皮质是气味的主观识别区。内嗅区在钝嗅动物也很发达。人脑的内嗅区比嗅球大 10 倍,而狗的内嗅区比嗅球只大 1.5 倍,这说明内嗅区的功能不是嗅觉。

由于梨状叶直接接受来自嗅球和前嗅核的纤维,因此一般将其视为初级皮质中枢。它的投射纤维到新皮质、眶额皮质、丘脑背内侧核、下丘脑、杏仁基底外侧核群等,以上脑区可看成是嗅觉的次级皮质中心(Williams 1995)。

七、前 连 合

前连合是横过穹隆柱前方、包含于终板内的致密有髓神经纤维束。它在大脑正中矢状切面上呈圆形。和海马连合一样属于嗅脑。联络两侧的嗅球、梨状区和杏仁复合体等有关的嗅觉结构。它的两侧部向外分裂为两束,前束细小,向前弯曲,连接一侧嗅球的灰质和对侧嗅球,其中部分纤维起自一侧前嗅核,投射到对侧前嗅核和嗅球,为反射的途径之一,控制嗅球的活动。后束较粗大,向后外方行走,经外囊至额叶,主要联络两侧颞中回,也有部分纤维至颞下回、梨状区和杏仁复合体。在经过外囊的过程中,有部分纤维至屏状核。在哺乳动物,包括灵长类,前连合纤维联系两侧相应的下述结构:①嗅球和前嗅核;②前穿质、嗅结节和 Broca 斜角带;③梨前皮质;④嗅区和海马旁回的相邻部分;⑤部分杏仁复合体;⑥终纹床核和伏隔核;⑦颞中回和颞下回前区。

八、基 底 前 脑

(一) 基底前脑的位置及核群

基底前脑是指端脑和间脑腹侧的一些结构,它们的共同特点是位于前连合的下方。广义的基底前脑包括:①下丘脑视前区和前区;②隔核群;③终纹床核;④斜角带核群;⑤无名质;⑥伏核;⑦嗅结节;⑧嗅皮质(前嗅核、嗅结节、部分内嗅区皮质、脑岛及梨状区皮质);⑨杏仁核簇等。至 20 世纪 90 年代文献所指的基底前脑主要是半球前内侧面和基底面的一些靠近脑表面的灰质(图 9-12),即:①腹侧纹状体和腹侧苍白球,又称腹侧基底节;②杏仁核延伸部;③Meynert 基底核;④隔核及 Broca 斜角带核。灵长类的无名质包括在腹侧纹状体苍白球、杏仁核延伸部及 Meynert 基底核中,本部分主要叙述狭义的基底前脑解剖学。

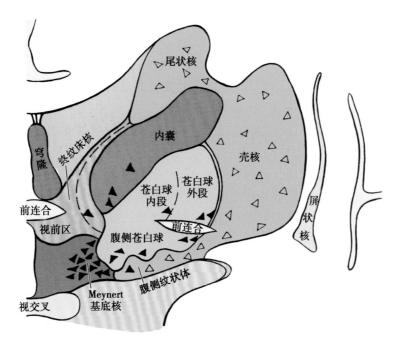

图 9-12 基底前脑结构示意图

1. 腹侧纹状体和腹侧苍白球　基底节的头端被眶额皮质覆盖,在脑底额状切面上可见头端的尾状核与壳核之间有一个宽大的连接部(基底节底部),其中含以往所称的伏核及部分嗅结节,这个连接部向腹后延伸直至视交叉水平(图9-12),被称为腹侧纹状体及腹侧苍白球,或合称为腹侧基底节(Heimer 1995)。

无名质位于腹侧前穿质与背侧的前连合后肢之间,被腹侧基底节覆盖,故也归入腹侧基底节。

2. 杏仁核延伸部　是杏仁体中央内侧核、终纹及终纹床核三者形成的一条完整的细胞带,它呈环状

包绕内囊,又称为终纹床核-杏仁体中央内侧核联合体。终纹是杏仁复合体的传出通路之一,它起自杏仁复合体的中央内侧核群,向前终止于终纹床核。终纹床核是沿终纹纤维排列的细胞柱,细胞柱的中间部包绕前连合,并与内侧隔区、视前区及下丘脑前区相毗邻;该细胞柱还紧贴腹侧纹状体苍白球的后方横穿无名质。应用银染色可以清楚地看到杏仁体中央内侧核、终纹穿过的无名质部分及终纹床核三者形成一条完整的细胞带,呈环状包绕内囊(图9-13)。目前将这一完整的细胞带称为杏仁核延伸部或终纹床核-杏仁体中央内侧核联合体(Heimer 1995)。

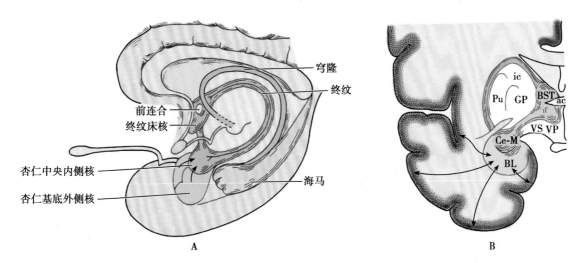

图 9-13 杏仁延伸部

A. 显示右脑杏仁复合体、杏仁延伸部及海马结构的三维联系;B. 通过前连合的额状切面,从脑底面显示杏仁延伸部　BL,杏仁基底外侧核;BST,终纹床核;Ce-M,杏仁皮质内侧核;GP,苍白球;Pu,壳核;VS,腹侧纹状侧;VP,腹侧苍白球;ac,前连合;ic,内囊

3. 基底前脑大细胞核群 包括隔核、Broca 斜角带核和 Meynert 基底核，它们的特征是都含有大中型的胆碱能神经元，因而许多教科书又将它们合称为基底前脑大细胞核群。

（1）隔核：位于终板和前连合的前上方，相当于终板旁回（胼胝体下回），分为前连合以上和前连合以前两部分。在高等灵长类，胼胝体下区（旁嗅区）和终板旁回（胼胝体下回）的皮质部分合称为隔区。隔核主要含有背内侧的内侧隔核和腹外侧的外侧隔核。外侧隔核与前连合上方透明隔的分散神经元相连续。

（2）Broca 斜角带核：位于前穿质的后部邻近视束处，外表光滑，呈前上向后下斜带状。向后移行于半月回，向外连接岛阈和梨状皮质，向内移行于胼胝体下回。其内细胞聚集成群，根据细胞的排列方向分垂直支和水平支两部分。

（3）Meynert 基底核：位于豆状核下方，在前穿质与大脑脚间窝之间。在经过视交叉与漏斗后侧水平的横切面上，可见 Meynert 基底核与背内侧的豆状核襻及苍白球、背外侧的前连合及壳核、腹内侧的 Broca 斜角带、腹外侧的杏仁核延伸部相邻。

（二）基底前脑的纤维联系

基底前脑的传入纤维来自边缘皮质的海马结构、梨形区、扣带回、海马旁回、脑岛和眶额皮质；皮质下核的基底节、杏仁复合体；下丘脑、丘脑、脑干的腹侧被盖、中缝核群、室周灰质及蓝斑、孤束核等。传出纤维多与传入纤维有往返联系（Heimer 1995）。

1. 腹侧纹状体和腹侧苍白球 腹侧纹状体苍白球是锥体外系的重要结构，构成锥体外系主要神经环路的腹侧路径，同时腹侧基底节还将边缘皮质与中脑腹侧被盖、延髓网状结构联系起来，共同调节运动平衡，是边缘系统的重要组成部分。

2. 杏仁核延伸部 杏仁核延伸部主要与下丘脑的核团有往返的纤维联系。传入纤维还来自杏仁基底外侧核、新皮质、嗅球及前嗅核。

3. 基底前脑大细胞核群 基底前脑大细胞核群传入纤维来自边缘皮质、腹侧纹状体苍白球、杏仁复合体、下丘脑及脑干等；其传出纤维按功能分为：①内侧隔核、斜角带核垂直支（尤其是后者）至海马 Ammon 角及齿状回；②斜角带核垂直支至下丘脑外侧部；③内侧隔核、斜角带核垂直支、斜角带核水平支经髓纹及缰核脚间束至中脑脚间核及腹侧被盖；④斜角带核水平支经嗅球终止于嗅球外层；⑤Meynert 基底核经杏仁体腹侧传出通路到杏仁体基底核（图 9-14），还投射整个大脑新皮质。

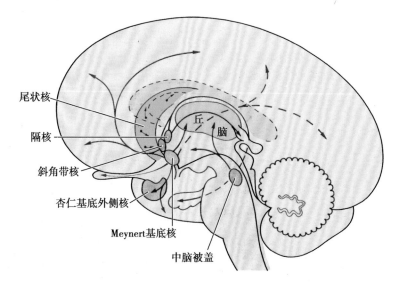

图 9-14 基底前脑大细胞核群及其纤维联系

尾状核
隔核
斜角带核
杏仁基底外侧核
Meynert基底核
中脑被盖
丘脑

（三）基底前脑与临床

在临床上，通常把基底神经节的疾患称为锥体外系疾病，这类疾病的特点是不随意运动、肌张力改变和启动与制动困难。基底神经节损害产生舞蹈样运动、肌张力失调、震颤、肌阵挛和抽搐。典型的疾病有震颤麻痹和亨廷顿病。基底前脑与学习记忆有关，基底前脑病变可引起阿尔茨海默病、精神分裂症等疾病。

第二节　嗅觉传导径路和反射径路

一、嗅觉传导径路

嗅觉传导路传导气味刺激所产生的嗅觉冲动。与嗅觉传导路有关的结构可分为两部分,即周围部和中枢部。周围部包括嗅球、嗅束、嗅三角和基底嗅区;中枢部包括海马结构、梨状区、隔区和杏仁复合体核。穹隆、前连合和终纹等都是与嗅觉或嗅反射有关的主要纤维束。

嗅觉传导路的第一级神经元为鼻腔嗅黏膜内的嗅细胞,它兼有感受刺激和传导冲动的双重作用,所以既是感受器,又是神经节细胞。嗅细胞为双极神经元,其周围突较粗,呈杆状,末端发出 6~8 根毛状突起,称为嗅毛。嗅细胞的中枢突细而长(无髓纤维),集合成 20 余条嗅丝,即嗅神经,嗅神经穿筛板的筛孔入颅腔,终于嗅球。

嗅球位于筛板上方,额叶眶面嗅沟的前部,呈扁椭圆形,为脑的一部分(图 9-15)。嗅球内含有呈刷状的丛状细胞和锥体形的僧帽细胞(第二级神经元)。它们的树突与嗅神经的末梢形成突触,轴突自嗅球后端穿出,延续为嗅束。

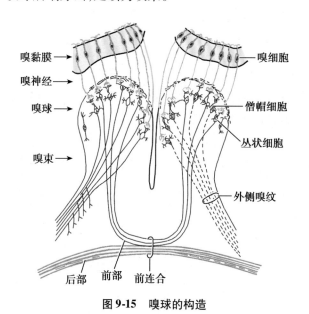

图 9-15　嗅球的构造

嗅束为断面呈三角形的白质带,位于嗅沟内,其后端分成内、外侧两根,分别称为内侧嗅纹和外侧嗅纹。内、外侧嗅纹后端之间的区域称为嗅三角,其后界即前穿质(图 9-16)。嗅束由来往于嗅球的纤维组成。来自嗅球丛状(刷)细胞的轴突经前连合(前股)入对侧嗅束,至对侧嗅球和对侧的杏仁复合体,完成两侧的联系(图 9-15)。其中部分僧帽细胞的轴突或其侧支终于嗅前核,嗅前核发出的纤维又加入嗅束。

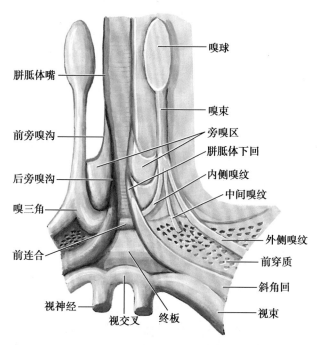

图 9-16　基底嗅区及其邻近结构
视交叉和视神经已经向后翻

嗅束的部分纤维经外侧嗅纹,以其终支或侧支止于梨状前区、杏仁周区和杏仁复合体的皮质内侧核(主要是外侧嗅纹核),在此完成嗅觉的主观识别。嗅束的另一部分纤维经内侧嗅纹终于前穿质和隔区,参与边缘系统。如经内侧嗅束至丘脑下部(灰结节、乳头体)和中脑被盖,或经丘脑髓纹至缰核,然后经缰核脚间束(后屈束)至脚间核中继后止于脑干被盖部的网状核,此核发出纤维加入背侧纵束(Schutz 束),最后至脑干各神经核,完成躯体和内脏的嗅觉反射(图 9-17)。过去认为嗅束纤维不直接终止于内嗅区,现在得知内嗅区除接受来自梨状前区和杏仁周区的纤维外,其绝大部分(内侧部的最后区除外)也接受来自嗅球的纤维。此外,内嗅区还接受来自颞极、脑岛和眶回等部皮质来的纤维。内嗅区发出的纤维除主要至海马外,还可返至颞极、脑岛和眶回。因此内嗅区既可视为次级嗅皮质,也可视为联合皮质,有整合嗅冲动和来自新皮质冲动的作用(图 9-3)。

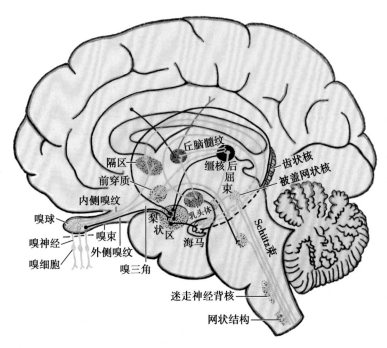

图 9-17　嗅觉传导路

二、嗅觉反射径路

嗅觉反射径路包括嗅-躯体反射和嗅-内脏反射的径路。可归纳为 3 条径路。

（一）缰核-脚间核-被盖背侧核-背侧纵束径路

此径路的关键是经过缰核。嗅冲动可经两种途径到达缰核：①嗅冲动→外侧嗅纹核和杏仁复合体的其他亚核→终纹→隔区→丘脑髓纹→缰核；②嗅冲动→梨状叶皮质→海马→穹隆→丘脑髓纹→缰核。同时，缰核经丘脑髓纹还接受来自苍白球、下丘脑和丘脑枕核的纤维；缰核与中脑顶盖间有纤维联系。因此，缰核可接受躯体感觉、视觉、听觉和嗅觉等多种感觉冲动，是这些感觉的整合中枢。缰核主要的传出纤维是缰核脚间束，此束位于红核内侧。由脚间核发出纤维至脑干被盖的一些网状核，其中特别是被盖背侧核，该核发出纤维进入背侧纵束。嗅冲动就是这样，主要由缰核中介，经过多突触联系，最后由背侧纵束到达有关的躯体和内脏运动核，完成嗅-躯体和嗅-内脏反射。

（二）前穿质-隔核-前脑内侧束径路

嗅冲动经前穿质、隔核中介进入前脑内侧束。此束经过视前外侧区、下丘脑外侧区而达中脑被盖。在此过程中前脑内侧束与下丘脑的视前核、结节核、乳头体核之间有往返纤维联系，下丘脑从而得以对嗅冲动、乳头体脚传导的内脏感觉冲动进行整合。前脑内侧束最后到达脑干网状核和躯体运动核，从而完成嗅-躯体反射和嗅-内脏反射。

（三）杏仁复合体-隔区、下丘脑-前脑内侧束径路

嗅冲动经嗅束-外侧嗅纹传至杏仁复合体的皮质内侧核群，而后经终纹至隔区、视前区、下丘脑前核和腹内侧核。嗅冲动经下丘脑整合后，再经前脑内侧束到达脑干的躯体和内脏运动核、从而完成嗅-躯体反射和嗅-内脏反射。

在不同的功能状态下，机体对同一物质的嗅反应不同。如饱满和饥饿状态，人对同一食物芳香的感受完全不同，这大概是边缘系统调节的结果。此外，动物实验还证明，嗅通路受性激素的影响。如注射睾丸甾酮能改变嗅通路神经元的反应。

第三节　海马结构

海马结构位于半球内侧面，包括胼胝体上回、束状回、齿状回、海马、下托和海马旁回钩的一部分，是一个大的功能解剖学单位。由于新皮质极度发展，把此部皮质推向内侧面，位居海马沟的下方，脉络裂

上方。随着颞叶的发展,海马沟和脉络裂被卷入颞叶的前下方,于是此部皮质也跟着先是弯向下,后再转向前,从而构成了从室间孔到侧脑室下角前端之间的一个"乙"字形弓状弯曲区。但是它们的发育程度各部之间并不平衡。由于新皮质的发展,海马结构的前部和上部为横越中线的胼胝体所挤压,至成人退化成一菲薄的灰质层,谓之灰被(胼胝体上回)。转入颞叶部分的海马结构因未受胼胝体发育的影响,从而发展起来,构成海马结构的主体,这一部分主要包括海马、齿状回和下托。

一、海马结构的外形

(一)胼胝体上回和束状回

胼胝体上回(灰被或海马残体)是胼胝体上方的一薄层灰质,因位于胼胝体上方而得名。此回向两侧进入胼胝体沟,于沟底移行于扣带回;向前绕过胼胝体膝,移行于两侧的胼胝体下回;向后绕过胼胝体压部,移行

于两侧的束状回。束状回是条状灰质带,向前下外方移行于齿状回和海马。在中线两侧,每一半胼胝体上回内皆有两条前后纵行的纤维束,分别称为外侧纵纹(顶带)和内侧纵纹(Lancisi 纹),纵纹的纤维向前至胼胝体下回,向后经束状回至海马伞,在胼胝体干处纤维可能穿过胼胝体,进入穹隆(图 9-1、图 9-18)。

(二)齿状回

齿状回位于海马的内侧,海马伞(居上)与海马旁回(居下)之间,是一狭长的灰质带,除内侧面之外,皆被海马所包绕,因其内侧缘有横沟将其分隔成锯齿状而得名。其后端与海马伞分离,移行于束状回,前端在海马旁回钩的凹口处,呈锐角内弯,横过海马沟的下面,呈一横带,称齿状回尾或 Giacomini带。此带把海马旁回钩分为前后两部分,前部称为钩回,后部称为内边缘回。齿状回的内侧面位于海马沟与海马伞之间,海马伞的游离缘直接延续于其上方的脉络裂,软脑膜和血管即沿此裂凸入侧脑室,形成脉络丛,覆盖于海马表面。

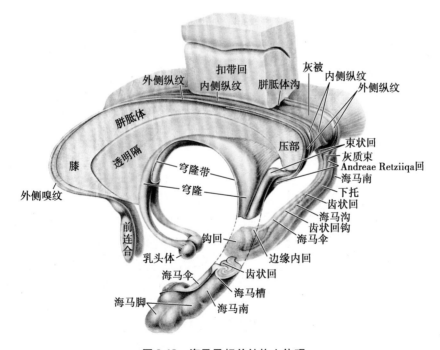

图 9-18　海马及相关结构立体观

(三)海马

海马又称 Ammon 角,是位于杏仁复合体后、侧脑室下角底内侧壁中的弓状皮质结构,因形似海马而得名。其前端较宽,有时有 2～3 个浅沟将其分隔成若干个隆起,使之呈爪状,称为海马足,后端较细,移行于束状回。在额状切面上,海马呈 C 字形,若与束状回相联系,则呈 S 状,海马

的脑室面是折进海马裂中的最深部分,其表面盖有室管膜,膜的深面是一层白质,称为室床,也称为海马槽。海马槽的纤维向内侧缘集中,形成纵行纤维束,称海马伞。海马伞再向后进,续于穹隆脚(图 9-18、图 9-19)。

(四)下托

下托是海马与海马旁回之间的过渡区域,相

当于海马旁回的上部（图 9-19）。海马与齿状回属于三层型皮质，而海马旁回皮质是六层型，作为过渡区域的下托则从 4 层逐渐变成 5 层，其各部的纤维联系也随之有所差异。按其移行变化的情况通常将下托再分为尖下托、下托、前下托和旁下托 4 个带形区。尖下托紧邻海马，旁下托紧邻海马旁回，不过一般将前两个带形区都归入海马，后两个带形区都归入海马旁回（内嗅区）。

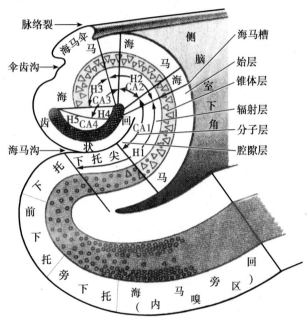

图 9-19　齿状回、海马、下托的划分和皮质分层示意图
侧脑室下角的冠状切面

二、海马结构的皮质构造

从海马、齿状回经过下托到达海马旁回，皮质的细胞构筑有一个从三层型到六层型逐步过渡的过程。虽然内嗅区具有 6 层结构，但它仍不同于典型的新皮质，而是一种过渡形式。

（一）海马皮质的构造

海马表面覆盖有一层室管膜和发达的脉络丛。海马皮质属于古皮质，可区分为 3 个基本层，多形细胞层、锥体细胞层和分子层。根据各层细胞的树突和轴突的排布情况又可分出几个亚层。在室管膜之下，由浅入深（由内向外），分别是海马槽（室床）、多形细胞层、锥体细胞层、辐射层、腔隙层和分子层（图 9-20）。

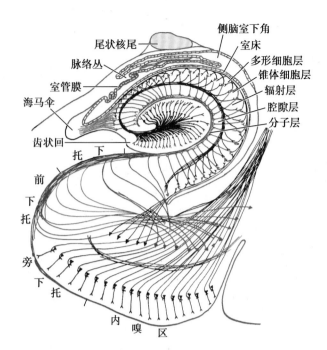

图 9-20　齿状回、海马、内嗅区的皮质内联系

1. 海马槽（室床）　是室管膜下的一层白质，由海马的传入和传出纤维组成。传出纤维主要来自锥体细胞的轴突，少量来自齿状回皮质细胞的轴突。这些轴突先发侧支返回海马，而后后进形成海马伞。

2. 多形细胞层　含有各种形态的小细胞，其中有一种称为篮状细胞，其轴突进入辐射层和分子层，末梢与锥体细胞形成突触。篮状细胞与传入纤维及传出纤维的返回侧支也可形成突触。

3. 锥体细胞层　最具特色，又分为大锥体细胞层和小锥体细胞层。锥体细胞最引人注目。它们的基底部朝向脑室面，由此发出底树突，底树突的末梢大部分进入多形细胞层；细胞尖端指向分子层，由此发出尖树突，尖树突分支广泛并富有树突侧棘，尖树突排列规则，外进构成辐射层的主体。锥体细胞的轴突发自细胞的基底部或底树突，轴突进入海马槽，后进构成海马伞。轴突在海马槽内还发出侧支，侧支大部分返回分子层，终于邻近锥体细胞的尖树突，部分终于多形细胞层。

4. 辐射层　由锥体细胞尖树突和轴突的返回侧支组成，因纤维排列规则呈放射状而得名。

5. 腔隙层　由锥体细胞的尖树突和来自海马槽的轴突末梢组成。

6. 分子层　由切线纤维组成，包括来自内嗅区的纤维和锥体细胞尖树突的分支。此层含有少量中间神经元。

后 3 层大概相当于新皮质的分子层。有的学者将腔隙层和分子层合称腔隙分子层。

锥体细胞的树突在各层接受不同的轴突终末。来自对侧海马的连合纤维终于底树突;来自内嗅区的轴突和返回侧支在分子层终于尖树突;来自齿状回的苔状纤维在辐射层包绕尖树突;篮状细胞的终末形成许多轴-体突触。现已确知传入纤维和锥体细胞具有兴奋作用,有些中间神经元,特别是篮状细胞有抑制作用。

海马的大锥体细胞,由于其树突互朝相反方向发出,有人将其称为双棱细胞,而锥体细胞有规则排列,似乎决定了海马的结构模式。就整体而论,海马的构造基本上是一致的。但根据各部之间的细致差别,也可将海马划分为 4 个区域,分别称为 CA1、CA2、CA3 和 CA4 区。"CA"是 Ammon 角(cornu ammonis)的缩写。CA4 紧邻齿状回,CA1 与尖下托相联系。海马基本上只有一个细胞层,最主要的细胞是锥体细胞,它有基树突和顶树突,基树突朝向脑室,形成一个质板层——海马槽。人脑的 CA1 区是海马最大的区段,海马的锥体细胞对缺氧和其他的代谢障碍特别敏感,常常被颞叶癫痫所影响。

（二）齿状回皮质的构造

齿状回也分 3 层,即分子层、颗粒细胞层和多形细胞层。在冠状切面上,3 层排列成"V"字形,其开口部位对向海马伞,海马的 CA3 区恰伸向齿状回的门。

齿状回的分子层在海马沟的尽处续于海马的分子层。颗粒细胞层由紧密排列的小的圆形或卵圆形细胞构成,树突主要进入分子层,轴突又称为苔藓纤维,穿过多形细胞层进入海马皮质,沿辐射层的浅层行进,与锥体细胞的尖树突基部形成一系列的突触。多形细胞层和其他皮质的同名层一样,含有多种类型的细胞,其中有篮状细胞,它的树突呈放射状,轴突伸入分子层;变形的锥体细胞,轴突经海马槽进入海马伞。齿状回发出的纤维不超出海马结构的范围。

齿状回的 3 层中,主要细胞是颗粒层致密排列的小圆形颗粒细胞。颗粒细胞发出的苔藓纤维系统是一重要通路,通过它,齿状回的兴奋传到 CA3 区的锥体细胞,从而把海马结构的这两部分连接起来。通过另一个广泛区域——下托,海马直接和海马旁回的内嗅皮质延续。下托构成了海马结构的皮质下投射的重要部分。下托和内嗅区是海马和大脑皮质之间信息转换的重要中继站(图 9-21)。

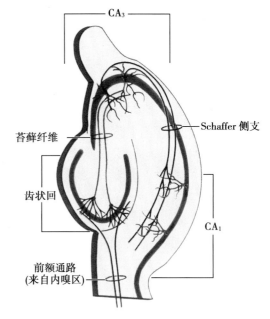

图 9-21 海马的结构

（三）梨状区的皮质构造

梨状区的皮质属于旧皮质(异源皮质),基本上也是三层型,但由于出现了亚层,随之形成了与新皮质相类似的 6 层。不过它毕竟与典型的新皮质不同,其细胞成分比新皮质约少了一半,分子层内的纤维层也较厚,仍然是一种过渡类型。

三、海马结构的纤维联系

海马结构与大脑皮质、皮质下结构有广泛的纤维联系,其内部以 3 条突触环路使其与外部发生联系。

（一）海马结构与大脑皮质的联系

海马结构主要与海马旁回、颞上回、旁嗅回、岛叶、扣带回及眶额皮质等皮质结构联系。

海马与大脑皮质的联系是密切的,从许多皮质区来的信息,如颞叶的新皮质、前额叶皮质和扣带皮质等(包括感觉皮质区),通过广泛的传入纤维会聚到海马旁回的内嗅皮质,内嗅皮质再发出纤维,循穿通纤维通路终止于海马的 CA1、下托和齿状回。因此,内嗅皮质是皮质传入到海马的重要通路。在穿通纤维通路中的大部分轴突源于内嗅皮质浅层细胞岛的大多极神经元(图 9-22)。

皮质发出到海马的纤维与海马返回大脑皮质的投射是对称的,这个来自海马的通路直接或通过下托到其他的海马旁回区域,包括内嗅皮质区,以及所有额、颞、顶、枕 4 个叶的相关区域。

509

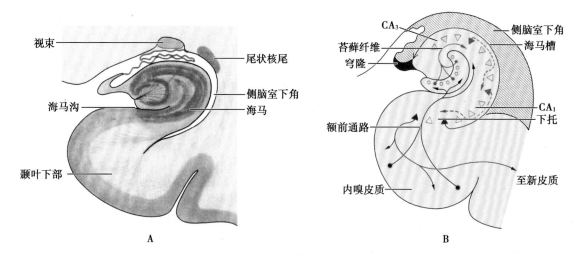

图 9-22　海马的纤维联系
A. 冠状切面；B. 示意图

海马和大脑皮质的这种双向的联系与它在记忆功能的重要作用是一致的。基于它接受来自各个皮质区域的传入,海马结构执行了形成长时间记忆的重要功能。但记忆本身更长久地储存在其他皮质区域,换句话说,记忆的加工和储存依赖于海马结构和人脑皮质之间的联系,以及海马结构和新皮质联合区之间的广泛联系(图9-23)。

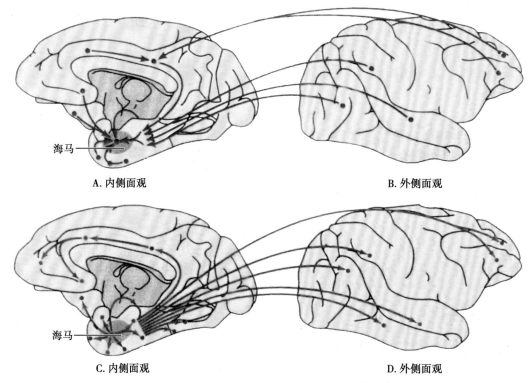

图 9-23　海马与记忆贮存有关结构的联系

（二）海马结构的皮质下联系

海马结构与皮质下的杏仁复合体、屏状核、内侧隔核、Meynert基底核、下丘脑后部的乳头体上区、前丘脑、丘脑中线核群、腹侧被盖、蓝斑等有往返联系(Nieuwenhuys 1988;Williams 1995)(图9-24)。

1. **传入纤维**　海马结构的皮质下传入纤维主要来自:

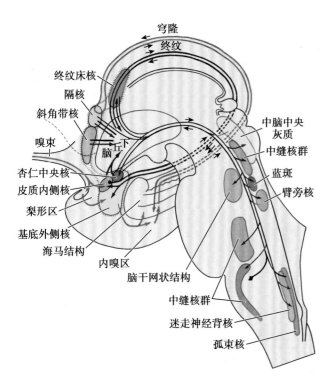

图9-24　海马结构的纤维联系

（1）内嗅区：内嗅区-海马、齿状回纤维数量很大，它们经由两条通路到达海马和齿状回：①来自内嗅区内侧部和下托的纤维，通过尖下托和海马槽（称室床通路）到达海马皮质的多形层，主要止于锥体细胞；②来自内嗅区外侧部的纤维，横过下托并在此与室床通路交叉，称内嗅区-海马穿通径路，到达海马皮质的分子层，止于齿状回和海马全长（图9-25）。

内嗅区在人类相当发达，它不仅从梨状前区、杏仁周区和嗅球接受嗅性信息，还接受颞叶新皮质、额叶皮质、杏仁体的基底外侧核、隔核、中缝核和蓝斑等处的纤维，由此可以推断，内嗅区大概是嗅冲动和其他来源的冲动汇聚和整合的地点。

（2）隔区：隔核-海马纤维数量颇大，来自内侧隔核及斜角带核垂直支，经穹隆返回海马全长和下托。

（3）对侧海马结构：海马与下托锥体细胞发出轴突，沿脑室表面分布为海马槽，此纤维在海马内侧缘集中形成海马伞。海马伞向后行逐渐增加它的厚度，至海马后端胼胝体压部下面，它们弯曲向前形成

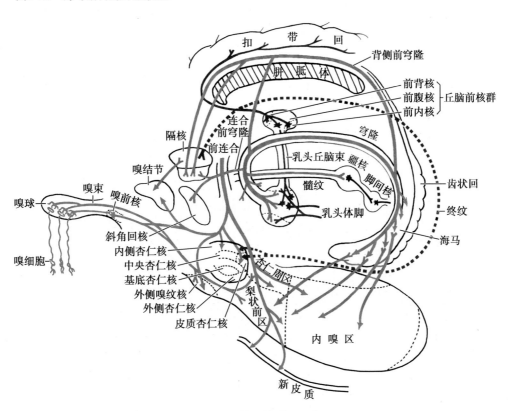

图9-25　边缘系统联系示意图

穹隆脚，两侧穹隆脚之间有许多纤维跨至对侧，形成三角形的薄片，称海马连合。通过海马连合将来自两侧海马结构的神经纤维互相终止。

（4）胼胝体上回：胼胝上回-海马纤维，来自胼

胝体上回，经终纹、束状回、海马伞止于海马。

（5）乳头体：乳头体-齿状回通路，是乳头体经穹隆终止于齿状回分子层与颗粒细胞层之间的一条狭窄的带状区域，是抑制性的传入。

（6）脑干：如蓝斑核 NA 能纤维、中缝核 5-HT 纤维及腹侧被盖黑质的 DA 能纤维大多经前脑内侧束、隔区、穹隆到达齿状回的多形细胞层。

（7）梨形皮质至内嗅区的外侧部（图 9-26）。

2. 海马结构的传出纤维　海马与皮质下结构发生联系的主要通路是穹隆。穹隆主要由海马的传出纤维组成（图 9-27），但也含有部分至海马的传入纤维（图 9-26）和海马的连合纤维。穹隆主要止于乳头体，但也有纤维止于束状回、胼胝体上回、扣带回、透明隔、隔核、视前区、丘脑前核、下丘脑外侧区、缰核和中脑网状结构等处。

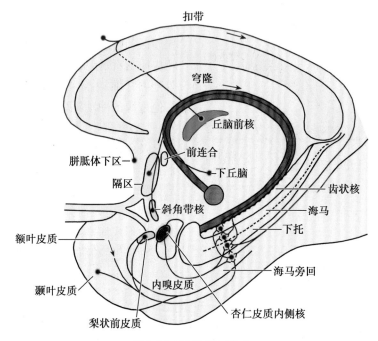

图 9-26　海马传入联系

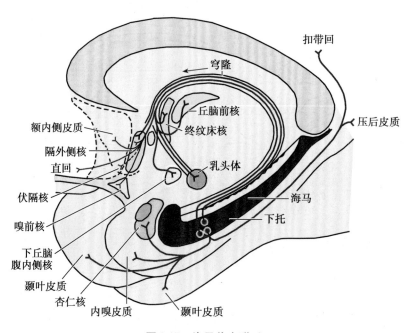

图 9-27　海马传出联系

起源于海马和下托的锥体细胞的神经纤维经海马槽向海马内侧缘集中，形成海马伞。两侧的海马伞用肉眼观察，可以认为是穹隆的起点，它们呈扁带状，位于齿状回的上方，构成脉络裂的下界，其内侧缘游离，称为穹隆带。从外形上看，海马伞向前连于海马旁回钩，沿侧脑室下角底壁后进而后弯向上,到胼胝体压部的下方,大部分纤维转向前,构成穹隆脚。左、右穹隆脚在胼胝体压部的下方逐渐靠近,其中有部分纤维越至对侧,经对侧海马脚、海马伞,至对侧海马结构,于是在两侧海马脚之间形成一个薄的三角形白质板,称为穹隆连合(也称为海马连合,因外形像乐器中的琴,所以也称为琴)。此连合与胼胝体之间有时偶见一水平裂隙,称为穹隆室,即所谓的"第六脑室"。左、右

穹隆脚向前合并成一个穹隆体。穹隆体横断面呈三角形,底向上,接胼胝体,尖向下,游离缘突入第三脑室,构成脉络裂的上界。体内的两束纤维于中线两侧并行前进,至室间孔的上方,左右分开,形成双侧的穹隆柱。此柱约有一半的纤维在前连合后方下降,形成室间孔的前界,而后沉入下丘脑侧壁,称为连合后穹隆;其余的纤维经前连合前方下行,称为连合前穹隆。(图 9-28)。

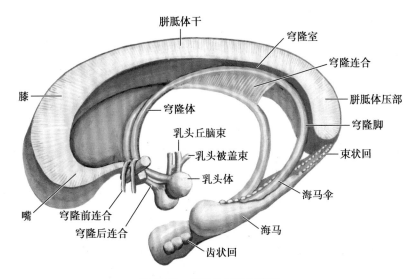

图 9-28　分离的海马与穹隆

连合后穹隆向下进入同侧下丘脑。其中有些纤维:①止于乳头体内侧核的外侧部;②经海马丘脑束,终于丘脑前核群、嘴侧板内核和许多下丘脑核等;③经丘脑髓纹终于丘脑背侧核和缰核;④延伸至中脑被盖的网状结构。

连合前穹隆纤维不组成束,分别止于隔区、视前外侧区、丘脑前核、斜角回核、下丘脑前核和乳头体等处。

除上述纤维外,一些纤维在胼胝体压部附近离开海马伞,在胼胝体上方与内侧纵纹、外侧纵纹一起前行,并在此处与胼胝体上回的其他纤维相连;一些纤维在胼胝体的纤维束间穿行向下,于此又与海马伞直接进入胼胝体的纤维相连。这些纤维统称背侧穹隆。背侧穹隆的部分纤维终于透明隔中的灰质块,另外一些纤维则直接通过透明隔。直接和间接通过透明隔的纤维又大量返回穹隆的主体。有些向下穿行的纤维可能始自扣带回。大部分穿行纤维进入连合前穹隆,主要止于隔区(图 9-25)。

如上所述,通常认为乳头体内侧核是穹隆的主要终止区。乳头体发出乳头丘脑束,此束主要止于丘脑前核。其中大部分纤维止于前腹核。丘脑前核发出的纤维主要投射到扣带回,其中来自前腹核的

纤维投射到 Brodmann 23、24 区;来自前背核的纤维投射到 24 区;来自前内核的纤维投射到 32 区。扣带回,至少是扣带回后部的纤维又反过来投射到海马。从而形成了一个海马→乳头体→丘脑前核→扣带回→海马环路(图 9-25)。24 区的纤维投射到 32 区、尾状核和延髓抑制中枢。

(三) 海马结构的内部环路

锥体细胞是海马内部神经环路的主体。在锥体细胞的顶树突与基树突之间有数千条平行的传入纤维横切穿过。始层内细胞的上行轴突、锥体细胞上行性轴突的侧支、隔海马纤维等都与顶树突形成突触。始层的篮细胞与锥体细胞胞体形成抑制性突触。海马白质的纤维、连合纤维及来自隔区的传入纤维中某些轴突与锥体细胞的基树突形成突触。

齿状回作为海马结构的传入门户,接受内嗅区的传入,齿状回颗粒细胞发轴突(苔藓纤维)投射到 CA3 的锥体细胞,后者发出 Schaffer 侧支到 CA1 锥体细胞,CA3 和 CA1 锥体细胞轴突返回到内嗅区,构成了海马内部的三突触环路(图 9-21)。研究结果揭示,上述环路的各环节都以谷氨酸为递质。该环路在长时程突触增强效应中发挥重要作用。

四、海马结构的功能

目前关于海马结构的功能目前知之甚少。已知它与嗅觉无关。它只从内嗅区间接接受嗅性冲动。海马可能与近记忆有关。海马还参与情绪反应或控制；参与某些内脏活动；对脑干网状结构的上行激动系统有影响等。

第四节　边　缘　系　统

一、边缘系统的概念

边缘系统的概念是由边缘叶衍化而来的。1878年，法国学者 P Broca 首先观察到哺乳类动物的脑，在脑干（间脑和中脑）周围围绕着一个大马蹄形的脑皮质，此弧形皮质的终点位于脑底和嗅区连接形成一个完整的环形，此环形皮质在半球的边缘，故命名为边缘叶，他当时认为此结构与嗅觉有关。后来学者们发现这些部位的活动涉及内脏器官的活动、情绪和行为以及心境等功能，这才将它与嗅觉的关系分开。进一步的研究将边缘叶逐渐扩大，把与边缘叶皮质结构相似的区域——边缘前脑结构（额叶眶回后部、岛叶前部和颞极），以及在功能和联系上较密切的一些皮质下结构——边缘间脑结构和边缘中脑结构（如隔核、杏仁复合体、下丘脑、上丘脑、丘脑前核以及中脑被盖内侧区等）包括在一起，称为边缘系统。

边缘系统这一概念在神经科学领域得到很广泛的应用，但是对于它到底包括哪些结构和联系等内容，见解并不一致。边缘系统已逐渐变成一个多系统。随着"边缘系统"逐渐被认识，一些专家认为"边缘系统"比它现有的作为一个科学概念或者是临床应用中的使用范围要大得多；而其他一些学者却认为"边缘系统"从不作为一个独立单位起作用，因此他们提出"边缘系统"应仅限于端脑"边缘"结构。很显然，在对基底内侧前脑的功能解剖系统有新的认识之前，人们将继续以不同的方式使用"边缘系统"这个概念。海马的解剖和功能特征很清楚：作为一个记忆系统的主要组成，而不是一个边缘系统的组成。因为已经出现新的基底前脑系统，如腹侧纹状体皮质系统、杏仁复合体以及中枢自主网络，因此，识别它们内在的特征以及它们参与的特异的、功能相关的神经回路更为重要，特别是根据前脑由2个大的区域（即新皮质-基底节系统和异形皮质-下丘脑、边缘相关系统）组成，"边缘系统"这个概念往往只是沿用了一种老的方式和简单的解剖学观点。

几个所谓的边缘结构显示了各自的解剖和功能特征，因此，很难把边缘系统想象成一个功能单位。如边缘系统的2个关键结构——海马和杏仁复合体，各有专门的联系和功能意义，为了正确评价这些结构的特征，需要分别去认识它们而不是以边缘系统网络的概念事先就将它们联系起来。

二、边缘系统的形态结构

边缘系统由皮质部（边缘叶）、皮质下（边缘间脑与边缘中脑结构）及其间的纤维联系组成（图9-29）。有人主张边缘系统应看做是由两个环或"边缘"形成的：一个是围绕中脑和间脑的水平环或"边缘"，包括胼胝体下回（隔间区）、额叶眶面、颞前叶、前穿质、杏仁复合体、海马回、海马连合、胼胝体压部（图9-30），当然也包括海马和岛叶（图9-23）；另一个是在这个水平面的"边缘"之上还有一对在大脑半球内侧的垂直环或"边缘"：隔间区（副嗅区和胼胝体下回）、对角束与海马相联系。海马通过槽管、海马伞、穹隆、穹隆柱达乳头体，再由乳头丘脑束达丘脑前核及外侧背核，后者再与扣带回联系（图9-31）。从乳头体亦有纤维至中脑背盖，称为乳头背盖束。乳头体又通过髓纹与缰核联系，缰核又有纤维与脚间核联系。杏仁复合体由终纹与隔间区及丘脑下部联系。海马接受从隔间区及对角束来的纤维，并发出纤维至缰核、脚间核及中脑背盖部。这样海马对意识清醒状态及注意力均有影响。

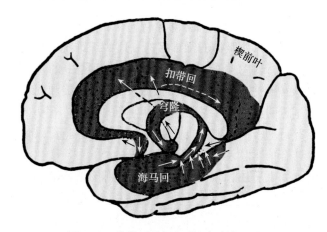

图9-29　边缘系统解剖学（大脑内面观）

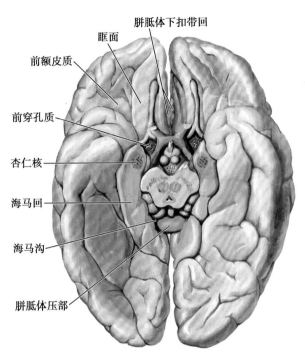

图 9-30　边缘系统解剖学（大脑底面观）

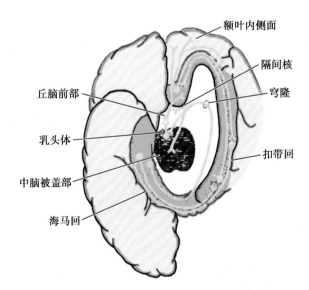

图 9-31　边缘系统解剖学
内侧面旋转为水平面

（一）边缘系统的皮质部

边缘叶由大脑半球内侧面的古旧皮质组成，包括环绕胼胝体的隔区、扣带回、海马旁回、齿状回和海马。从种族发育的观点来看，人的大脑皮质可分为 3 类：①内皮质：为最原始的，在嗅脑的最内部，加上丘脑下部，形成自主神经系统，功能为调节内脏。②中间皮质：为古老的或即边缘系统，包括隔间区、对角束、杏仁复合体、海马、海马回、穹

隆、穹隆柱、乳头体、乳头丘脑束、丘脑前核、扣带回，可能还有岛叶、额叶眶面等。功能与情绪、记忆有关，系向外表达内在状况，包括饥饿、口渴、惧怕、盛怒、欢乐、悲伤及其他情绪。③外皮质：为新发展的皮质，实现对各区间的联系（图 9-32、图 9-33）。这 3 种皮质在解剖和功能方面都是不同的，但在中枢它们是相互联系和相互依存的。在研究人的行为时，可把它们分开；但必须记住人体是一个统一的整体，内脏活动和情感都是整个人体行为的一部分，是不可分割的。

1. 古皮质　即海马结构，是颞叶内侧卷入侧脑室下角的部分，包括下托复合体、海马、齿状回和胼胝体上回。海马与齿状回本来是连续的皮质，但细胞的形态不同。

（1）海马：位于齿状回的外侧和侧脑室下角的内侧壁上，其前端膨大（海马脚），后端狭细，由海马裂深陷卷曲而成。此裂的上、下壁分别形成齿状回和海马回。海马的传入纤维主要来自旧皮质，传出纤维覆盖海马的脑室面，然后集中于海马的内侧面，形成海马伞，为穹隆的起点（图 9-34）。

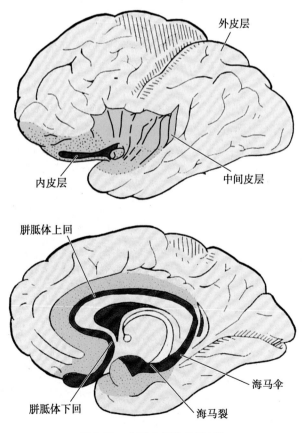

图 9-32　大脑皮质的分类（1）

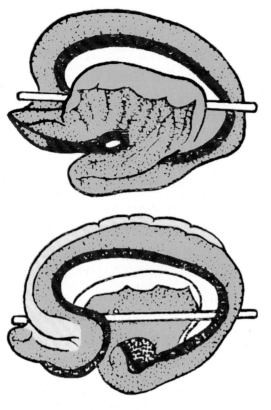

图9-33 大脑皮质的分类(2)

（2）齿状回：位于海马的内侧，为锯齿状的长条灰质，介于海马沟（裂）与海马伞之间（图9-34、图9-35）。齿状回的传入纤维来自钩回，传出纤维加入海马伞。齿状回伴随海马伞至胼胝体压部的下方移行为束状回。束状回向上延续为胼胝体上回（图9-35）。

（3）胼胝体上回（也称为灰被或海马残体）：为胼胝体上面的薄层灰质，前起胼胝体下回，后连束状回。在胼胝体上回内含有两束有髓纤维，称为内侧纵纹和外侧纵纹。

古皮质（特别是海马）的功能与性生殖行为和免疫有关。刺激动物的海马时，可引起愉快反应和性感表现，同时可增加对某些细菌抗体的产生（家兔）；相反，海马受损时，则抑制免疫功能。有人认为，海马调节免疫可能是直接或通过丘脑下部间接实现的。海马还是维持正常记忆的必要条件，并参与情绪行为反应。

2. 旧皮质　包括梨状区和隔区。

（1）梨状区：由外侧嗅回、海马回前部（28区）和钩回（34区）组成。后两者又合称内嗅区。

外侧嗅回为外侧嗅纹表面的薄层灰质，人类已显著退化（图9-16）。它向外横过前穿质，经大脑外侧裂前端（大脑外侧窝）至岛叶，其急剧弯曲处，即为岛阈，然后向内续于钩回及海马回前部。

梨状区参与情绪行为反应，当切除或破坏梨状区（包括杏仁复合体）时可引起不安。如只损伤新皮质而不破坏梨状区、海马及杏仁复合体时，常出现安静状态。

（2）隔区（旁终板）：主要由胼胝体下回（25区）和终板旁回（旁嗅区，12区后部）组成（图9-35）。隔区内有隔核，因此可一并列入皮质下部。

胼胝体下回位于终板前方，向上连胼胝体上回，向下接斜角回。旁嗅区在胼胝体下回的前方，其前、后方以前、后旁嗅沟为界。属于隔区的结构尚有透明隔前部，它位于胼胝体和穹隆之间，为三角形膜性板。隔区的功能参与情绪行为反应。

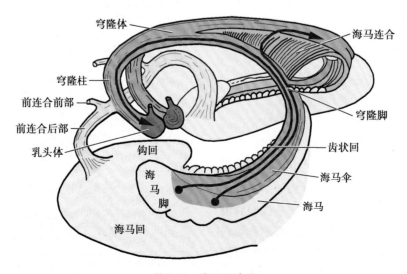

图9-34　海马和穹隆

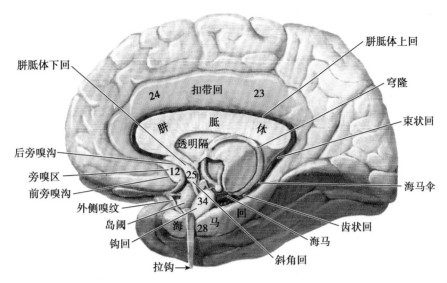

图 9-35　边缘系统的皮质部(岛叶未画出)

3. 中间皮质　包括海马回后部、扣带回(23、24区)、岛叶、额叶眶部(13 区)和颞极(38 区)。

额叶眶部和扣带回被认为是自主神经高级中枢的主要所在地。眶部受刺激时(如刺激性病灶)可出现呼吸抑制、血压下降(复又上升)、胃肠壁松弛、幽门关闭或开放、唾液分泌增加,瞳孔散大等。当切除或损伤眶部皮质时,则引起呼吸停止、血压上升、胃肠蠕动亢进、唾液分泌和瞳孔散大等。扣带回受刺激时,可出现瞳孔散大、唾液分泌、立毛、流泪、徐脉以及血压、呼吸的改变。岛叶和颞极与自主性功能也有密切关系。

扣带回有纤维至纹状体,参与对骨骼肌的调节作用。刺激扣带回可产生肌肉松弛,出现运动反应。扣带回局限性损伤时,可出现运动障碍和无言症。

额叶眶部和扣带回的功能还与"个体保存"和"种族保存"有关。刺激动物的眶部和扣带回时,可引起觅食反应,如嗅、舐、吸吮、咀嚼、吞咽等进食动作。当眶部皮质损伤或切除时,引起咀嚼运动、食欲增加和性欲亢进。

扣带回还与情绪行为反应有关。刺激扣带回所引起的发声、愤怒和躯体肌肉运动都表现有情绪反应。扣带回被破坏时则产生淡漠、无表情、无言语,对事物不关心和运动障碍等。

(二) 边缘系统的皮质下部

边缘系统皮质下部包括基底嗅区、隔核、杏仁复合体以及间脑和中脑边缘结构(图 9-36、图 9-37)。

1. 基底嗅区　包括前穿质及其附近的灰质核团(图 9-16)。前穿质位于嗅三角与视束之间,其后部形成一斜带,称为斜角回,由胼胝体下回伸向钩回。前穿质前部有一隆起,称为嗅结节。基底嗅区主要与嗅觉有关。

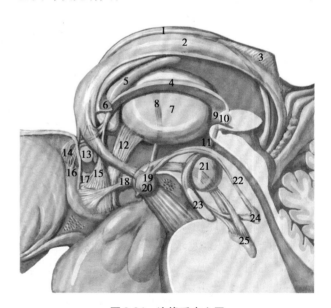

图 9-36　边缘系中心区

1. 终纹;2. 穹隆;3. 穹隆连合;4. 丘脑髓纹;5. 丘脑前核;6. 第三脑室脉络带;7. 丘脑内侧核;8. 乳头丘脑束;9. 缰核;10. 缰连合;11. 缰核脚间束;12. 丘脑下脚;13. 前连合;14. 终纹、丘脑髓纹、穹隆连合前部;15. 终纹连合部;16. 前脑内侧束;17. 终板;18. 前脑内侧束;19. 乳头体主束;20. 乳头体;21. 红核;22. 乳头被盖束;23. 脚间核;24. 被盖背侧核;25. 中央上核

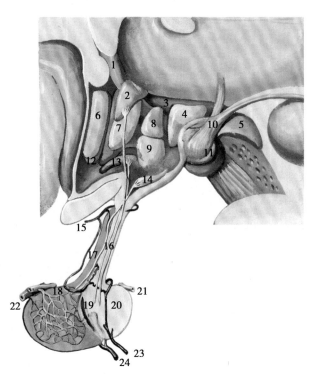

图 9-37　下丘脑核团和下丘脑与垂体的关系

1. 穹隆柱;2. 室旁核;3. 下丘脑外侧区;4. 下丘脑后核;5. 被盖腹侧区;6. 视前内侧核;7. 下丘脑前核;8. 背内侧核;9. 腹内侧核;10. 乳头体主核;11. 乳头体;12. 视前外侧核;13. 视上核;14. 漏斗核;15. 垂体上动脉;16. 漏斗;17. 垂体前叶漏斗部;18. 垂体前叶远侧部;19. 垂体前叶中间部;20. 垂体后叶;21. 海绵间后窦;22. 海绵间前窦;23. 左垂体下动脉;24. 右垂体下动脉

2. 隔核　位于前连合前方的隔区内,分内、外侧核。隔内侧核接受中脑被盖和丘脑下部的纤维,发出纤维至海马。隔外侧核接受额叶眶部和海马的纤维,发出纤维至基底嗅区、丘脑下部和中脑被盖。有人分背、腹、内和尾侧 4 个核群。

3. 杏仁复合体(古纹状体)　位于钩回深部、尾状核尾的前方,呈扁桃状,可分为许多核群,如进化上改变较小的杏仁皮质核群(内侧部)及人类特别发达的基底外侧核群等(图 9-6、图 9-7)。

杏仁复合体接受嗅球、颞极和梨状区的纤维,发出的纤维分腹、背两束。腹侧束向内至丘脑下部和基底嗅区,背侧束经终纹进入视前区及隔核。

杏仁复合体的功能十分复杂,特别是调节自主性功能活动的范围非常广泛。刺激杏仁复合体所出现的反应除与刺激眶部皮质所出现的反应相同外,还引起子宫收缩和排卵,并影响内分泌腺的活动(如使垂体分泌性激素、促肾上腺激素等)。杏仁复合体参与情绪行为活动也非常明显。刺激杏仁复合体时

可出现警惕、愤怒、攻击等精神运动性癫痫和自动症(无意识无目的的动作)。切除杏仁复合体时情绪易变,时而愤怒,时而温和、平静。平静时,语言、行为均如小儿。

4. 间脑　属于边缘系统的间脑部分,或称边缘间脑结构,包括丘脑前核群、丘脑上部的缰核、古丘脑核群以及丘脑下部的视前区、视上核、室旁核、结节核和乳头体核等。

5. 中脑　即中脑边缘结构,又称边缘中脑区。包括被盖腹、背侧核、脚间核、水管周围灰质、中缝背核、中央上核。

（三）边缘系统各部间的纤维联系

边缘系统的纤维联系十分广泛而复杂,有些尚未完全清楚,一些重要的通路可分为皮质各部间的联系、传入纤维、传出纤维和环路 4 个方面。

1. 皮质间联系

（1）边缘叶与新皮质间的联系:在边缘叶与边缘叶以外的新皮质之间有广泛的联络纤维和连合纤维。

边缘叶⟷边缘叶周围的新皮质

（2）边缘叶各部间的联系——扣带束:位于穹隆回的深部,起自胼胝体嘴的前方,呈弓状环绕胼胝体,经海马回深方至颞极附近。它与扣带回和海马回关系密切(图 9-38)。

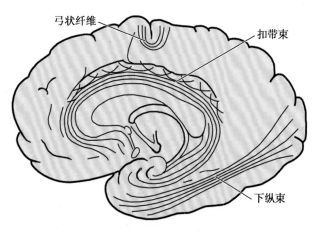

图 9-38　大脑半球的联络纤维(内侧面)

（3）额叶眶部、岛叶、梨状区间的联系——钩束:眶部⟷岛叶⟷梨状区⟷颞极(图 9-39)。

（4）前连合(后部):位于终板后方,连接两侧海马回前部及其邻近皮质(图 9-34)。

（5）海马连合:连接两侧海马及齿状回(图 9-34)。

2. 边缘系统的传入纤维

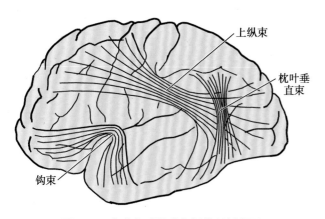

图 9-39 大脑半球的联络纤维(外侧面)

丘脑下部 →
中脑被盖 → 内侧前脑束 → 隔核 → 扣带束 → 边缘叶
隔核 → 穹隆 → 海马

（1）内侧前脑束:由中脑被盖和丘脑下部(视前区)发出的纤维组成,经丘脑下部外侧区至隔核(图 9-40)。隔核发出的纤维,一部分经扣带束终于边缘叶;一部分经穹隆止于海马。

（2）乳头脚和乳头丘脑束:乳头脚为中脑被盖的上行纤维,止于乳头体。乳头体发出的纤维组成乳头丘脑束,至丘脑前核中继后,经内囊(丘脑皮质纤维)终于边缘叶(图 6-38)。

中脑被盖·—乳头脚→乳头体·—乳头丘脑束→丘脑前核·—内囊→扣带回

注:·—为换神经元,下同。

（3）网状上行纤维:脑干网状结构发出的上行

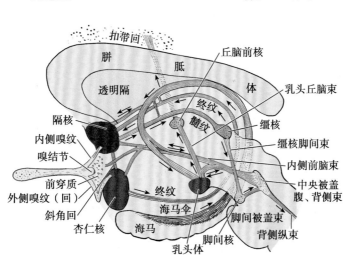

图 9-40 边缘系统皮质下核及其有关联系

纤维经被盖中央束至古丘脑(丘脑网状核等),后者发出纤维至隔区和梨状区。

脑干网状结构·—被盖中央束→古丘脑·→隔区、梨状区

3. 边缘系统的传出纤维

（1）穹隆系:穹隆是海马结构的主要传出纤维,有投射纤维和连合纤维(图 9-34)。

海马和齿状回发出的纤维集合成海马伞,至

海马 →
齿状回 → 海马伞 → 穹隆脚 → 海马连合(交叉)→ 海马
穹隆体→穹隆柱→乳头体→乳头被盖束→中脑被盖

颞叶与记忆功能有关,其中海马是维持正常记忆的必要条件。海马-穹隆-乳头体实际上是一个完整的结构。它对近记忆具有重要作用。临床上可见到起源于海马-乳头体的记忆缺损,其特征是不能建立新的记忆,而以前建立的旧记忆则完全保存。这

胼胝体压部下方弯成穹隆脚,两脚靠近处有些纤维交叉,返回到对侧的海马,此即海马连合。投射纤维由穹隆脚移行于穹隆体。穹隆体紧贴胼胝体下面,至丘脑前端的内侧移行为穹隆柱,然后进入丘脑下部,大部分纤维止于乳头体。穹隆的另一些纤维至丘脑前核、中线核、隔核、结节核和中脑被盖。乳头体发出的纤维组成乳头被盖束,至中脑被盖部。

种遗忘症通常伴有虚构。这并非是由于忘记,而是没有记住所造成的。有人认为,海马-乳头体是皮质与皮质联系的组成部分(见内边缘回路),使到达皮质的刺激与旧的经验相比较而加以总合和储存(颞叶即有储存记忆的作用)。这种结构被破坏就会产

生选择性的近记忆障碍。当切除一侧颞叶(包括海马)时不出现记忆丧失,这说明一侧海马具有双重功能。

(2)内侧前脑束:既是边缘系统的传入纤维,也是传出纤维。由前穿质、隔核及杏仁复合体发出的纤维经内侧前脑束至丘脑下部和中脑被盖。

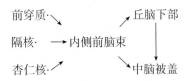

(3)终纹:颞极和梨状区发出的纤维至杏仁复合体。杏仁复合体发出的纤维组成终纹,止于隔核及丘脑下部的视前区(图9-40)。

颞极、梨状区·→杏仁复合体·→终纹→隔核、视前区

(4)丘脑髓纹:由隔区和基底嗅区发出的纤维组成,沿丘脑上面的内侧缘后行,止于缰核。缰核发出缰核脚间束(后屈束),行向后下,穿过红核内侧部至脚间核(图6-19)。后者发出脚间被盖束,止于中脑被盖腹、背侧核(网状结构)。

基底嗅区、隔区·—髓纹→缰核·—缰核脚间束→脚间核·—脚间被盖束→中脑被盖

(5)室周传出纤维:起于丘脑下部后核、视上核、结节核及室旁核,止于中脑被盖腹、背侧核。两核发出的纤维,一部分至脑干网状结构;大部分组成背侧纵束(图6-38)。

边缘系统的传出纤维大多数至中脑被盖部或中脑网状结构。由中脑被盖部发出的纤维组成背侧纵束,在脑干内下行,逐渐终于脑干和脊髓内的躯体运动核及内脏运动核(如脑神经运动核、脊髓前角细胞、脑干副交感神经核及脊髓侧角细胞等),从而实现对躯体、内脏和内分泌腺的调节作用,并参与情绪反应。

4. 边缘系统的回(环)路 神经冲动在中枢神经内不是简单的直线性的中继和接力传导。许多复杂的功能有赖于循环回路上的各有关结构对神经冲动加以分析、综合,而后才能完成。

(1)内边缘回路(Papez 循环回路):内边缘回路(图9-41、图9-42)又名情绪、记忆环路。可使边缘叶起到觉醒、注意、记忆等作用,与网状激动系统关系密切。Papez 认为,这条回路可能与情绪行为的反应有关。当内边缘回路损伤时,可出现淡漠、无表情、缄默和运动障碍;相反,如此回路受到刺激时,则表现为无休止的激怒、固执观念等。扣带回溃疡时即可有这种刺激症状。过去曾认为 Papez 环路是情绪活动的基础,近年研究更强调此回路是近记忆的神经基础,更有临床意义。

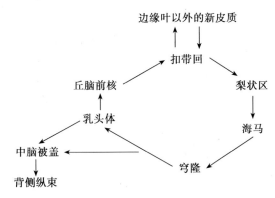

图9-41 内边缘回路

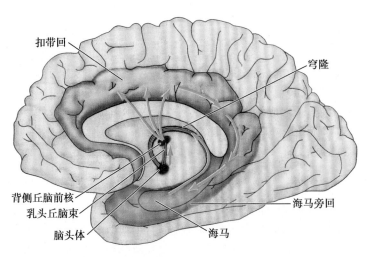

图9-42 Papez 环路

（2）外边缘回路（Livengston 环路，边缘中脑回路）：外边缘回路（图9-43）的功能与内脏活动和情绪行为有关，近年来特别重视内侧前脑束往返于隔区和中脑被盖的联系。额叶眶部通过钩束调节颞叶前部（梨状区等）皮质的活动，而后者与杏仁复合体有往返纤维联系，并接受大脑皮质各部的联络纤维，在此"解释区"经过综合后，再经丘脑下部和中脑赋予功能活动。因此，当额叶前部皮质与杏仁复合体间的联系被破坏后，将产生自觉的内脏症状。如颞叶前部皮质的癫痫病灶可使患者在发作时有内脏感觉、眼前发光，嗅、味奇特等感觉的先兆症状，还有挣扎、不安、恐惧（主要为杏仁复合体刺激症状）等表现。

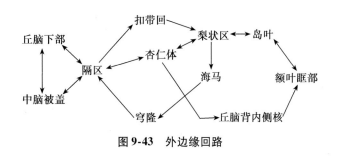

图9-43 外边缘回路

（3）防御环路：此环路和觅食、进攻行为有关。

杏仁复合体←→终纹←→丘脑下部

边缘系统内部联系见图9-44。

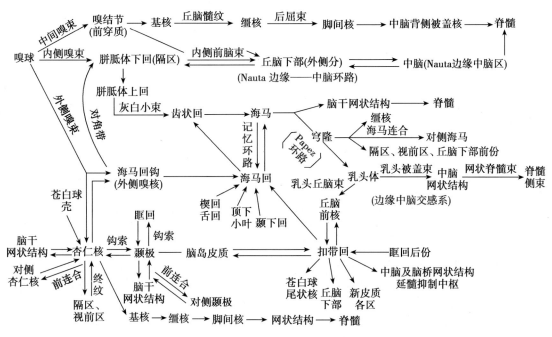

图9-44 边缘系内部联系示意图

三、边缘系统的功能

边缘系统的功能是多方面的，它对内脏、躯体和内分泌腺都有调节作用，而且参与学习与记忆、情绪与动机、睡眠与觉醒等许多方面的活动。古、旧皮质和中间皮质与新皮质在形态和功能上虽不相同，但它们之间是相互联系、相互依存的。以往对边缘系统的研究多偏重在对内脏活动的调节上，而近代研究则更加强调其学习与记忆功能。边缘系统大多为神经系统古旧部分，却成为当今神经科学非常活跃的研究领域。这是因为边缘系统的种种功能在于动物从低等到高等进化过程中须臾不可离的部分。如过去认为学习与记忆似乎只有高等动物才有，其实软体动物就能建立条件反射。实际上动物没有学习

与记忆功能则很难生存。人类只不过是学习与记忆功能得到了高度发展，涉及的脑区更多和神经回路更复杂。近几十年来有关边缘系统的资料积累很多，其结构与纤维联系十分复杂，但它们与其功能之间的精确关系至今还不十分清楚，于此仅能概括叙述。

（一）嗅觉

现在一般认为只有边缘系统的前部具有嗅觉功能。人脑的嗅觉系统起自嗅神经，经嗅球、嗅束而至外侧、内侧、中间嗅束。三个嗅束分别和下列各结构有联系：

1. 外侧嗅束→海马回、海马沟皮质→深处的外侧嗅核，在此处形成嗅觉。因此嗅觉与其他感觉不同之处似乎在于没有丘脑代表。

2. 内侧嗅区→胼胝体下回→内侧前脑束→中

脑网状结构。

3. 中间嗅束→嗅结节深处基核→缰核→脑干（和内侧嗅束共同完成内脏反射）。

（二）自主性功能

边缘系统对内脏的调节作用是通过丘脑下部和网状结构实现的。额叶眶部和扣带回被认为是自主神经高级中枢的主要所在地。它们调节消化、呼吸、循环等各系统的功能活动。颞极、颞上回（22 区）、岛叶、海马等与呼吸、血压和胃肠运动等自主性功能调节都有密切关系。杏仁复合体调节植物性功能活动的范围十分广泛，包括消化、呼吸、循环、生殖等器官以及内分泌腺的活动。

1. 心血管功能 切除患者的扣带回后有血压下降的现象。

2. 胃肠功能 刺激动物（猫、猴）扣带回、眶区、脑岛前部和杏仁复合体，可致流涎、胃肠蠕动增加或减弱等反应。刺激人脑岛叶时也能影响胃壁运动。刺激人扣带回时有恶心、呕吐等反应。

3. 瞳孔反应 刺激猫、猴的扣带回、眶区和杏仁复合体，可有扩瞳现象；缩瞳区位于近胼胝体膝部的部分扣带回。

4. 体温调节 早在一个世纪以前，人们就已经认识丘脑下部参与正常的体温调节。但近年来有更多证明支持除丘脑下部以外，有其他调节体温的中枢，包括那些脊髓、延髓和中脑等脑干内的体温中枢。端脑除视前区与体温调节有关外，隔区也是一个重要部分。刺激隔区会引起产热反应，只是所需刺激强度比丘脑下部为大。

5. 几乎所有内脏活动，作用于下丘脑者，亦作用于杏仁复合体，但其反应较下丘脑者自然，即逐渐形成，缓慢消退。

由此，边缘系统中管理内脏活动的部分主要是扣带回、隔区、眶-岛-颞极皮质和杏仁复合体。

（三）情绪

是人类的一种心理现象，是边缘系统的主要功能之一，但伴随着情绪活动，也发生一系列客观的生理变化，这些变化称为情绪的生理反应。有人观察到颞叶损伤常伴有情绪反常。情绪反应表现是多方面的，它包括自主神经功能、躯体运动功能和内分泌功能三方面的变化。自主神经功能的情绪反应，如发怒时，交感神经活动亢进，进食时的副交感神经活动亢进。具体表现因人而异，此外与刺激强度也有一定的关系。持久的情绪活动可导致自主神经功能的紊乱。躯体运动功能的情绪反应表现为间脑动物的"假怒"、人的肌紧张和运动加强。内分泌功能的

情绪反应表现在肾上腺素、胰岛素、肾上腺皮质激素、抗利尿激素等分泌的变化上。

虽然目前仍难断言边缘结构如何支配情绪活动，但一般认为来自新皮质表示情绪过程的神经活动将依次进入海马→穹隆→乳头体→丘脑前核→扣带回皮质（所谓'情绪皮质'，即扣带回皮质的感受区）→新皮质的各个区域，使那里的精神活动带上情绪色彩。从扣带回发出的冲动又继入海马回而至海马，由此形成一个封闭的 Papez 环路。冲动在此环路上周而复始，不断强化情绪过程。一旦这个环路的组成遭到破坏，情绪过程就会遇到障碍，一切精神活动即毫无情绪可言。

但近年来的研究认为，Papez 环路与情绪反应关系不大，而更与学习和记忆有关。杏仁复合体-隔区-前额叶腹内侧部回路才与情绪反应更相关。杏仁复合体经终纹-终纹床核-隔区和杏仁复合体经杏仁腹侧通路，联系下丘脑、隔区以及前额叶的眶额皮质。杏仁复合体下行联系脑干和脊髓的内脏运动核，可引起一系列情绪反应（图 9-45）。杏仁复合体接受的传入纤维（图 9-11）很广泛，大脑皮质各区，下丘脑以及脑干均投射至杏仁核复合体。当以电流刺激癫痫患者杏仁核时，可引起其具有情绪色彩的幻觉。

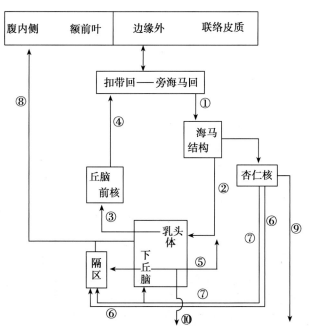

图 9-45 边缘系与情绪行为相关的主要神经回路
①旁海马回-下托-海马的通路；②穹隆，来自下托的纤维主投射乳头体来自海马的纤维主投射隔区（经⑤）；③乳头丘脑束；④丘脑前核-扣带回；⑤穹隆跨前连合至隔区的纤维，以及隔区返回海马的 ACh 纤维；⑥纹终：杏仁皮质内侧核投射隔区的纤维；⑦杏仁腹侧通路经无名质投射视前区、下丘脑；⑧下丘脑投射额眶回、额前叶腹内侧部的纤维；⑨杏仁中央核等下行入脑干内脏运动核团的纤维；⑩下丘脑的脊髓束等下行入脑干以及脊髓自主神经运动核的纤维

人类杏仁复合体受刺激时,可有各种情绪反应,最常见为恐惧伴瞳孔散大、肾上腺素分泌增多。人们已经知道下丘脑腹内侧区是防御反应区,而杏仁复合体的皮质内侧部可抑制其活动,基底外侧部可易化其活动,两者的作用是拮抗的。因此认为间脑动物的"假怒"主要是由于下丘脑失去了杏仁复合体的调节之故。

杏仁核复合体与奖赏和惩罚的行为活动有关。所谓奖赏行为是指动物接受特定刺激后,乐于再次接受这种刺激并产生阳性反应增强的效应。所谓惩罚行为是指动物接受特定刺激后,产生攻击或逃避反应的行为。刺激猕猴杏仁核的皮质内侧核组,可引起奖赏性行为效应;刺激基底外侧核组,会导致逃避等惩罚性行为。

(四) 记忆

海马结构和杏仁核复合体是近记忆回路的重要结构。所谓近记忆是指记忆新的东西和回忆新近发生过的事物或事件的能力。因此两侧海马损伤的患者只损及其近记忆力,而对既往的回忆仍正常。

1. Papez 回路与表达性记忆有关　表达性记忆是意识性活动的反映,它依赖于评价、对比、推断等认知过程,并能用语言表达出记忆的各个细节,如时间、地点、人与物的关系等。如"昨天我和同事们参加了学术活动"。表达性记忆往往涉及对多种信息的综合处理过程,并在脑中重建已过去的事件。其次,表达性记忆一旦在脑中储存下来,下次表达时往往是不太精确的复制品。值得注意的是,许多人研究学习与记忆,仅观察海马的变化,而忽略整个Papez 回路的变化,这至少不够全面,因为一切神经功能都是在神经网络上动态完成的。

2. 海马结构参与长时程增强效应(图 9-46)目前对学习与记忆的研究已深入到突触回路和分子水平。所谓 Hebb 突触(Hebb's synapse)是指突触前神经元与突触后神经元同时联合兴奋的突触回路。在海马内,突触前囊释放谷氨酸(glutamate,Glue),兴奋突触后膜上的 NMDA 受体,导致突触后神经元释放一氧化氮(NO),作为逆行化学信使,NO弥散至突触前囊,进一步促进 Glue 释放,从而形成能持续相当时间的突触电位,即长时程增强效应(long-term potentiation,LTP)。虽然 LTP 与学习记忆的确切关系仍有争议,但持续数分钟至数天的突触电位与学习与记忆有关是显而易见的。

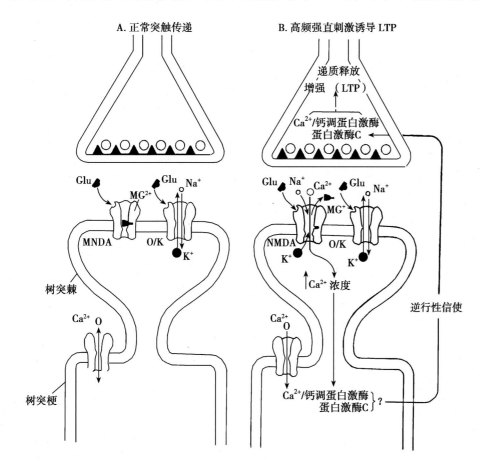

A. 正常突触传递　　B. 高频强直刺激诱导 LTP

图 9-46 "长时程增强效应,LTP"形成的机制模式图

突触前膜释放的谷氨酸(Glu)可同时激活离子型受体(NMDA 和非 NMDA 受体)和代谢型谷氨酸受体(mGlu)。NMDA 受体和 mGlu 受体分别通过不同途径使细胞内 Ca^{2+} 浓度增加,引起 LTP。mGlu 受体还对 NMDA 受体离子通道的通透性有间接增强作用。细胞外 Ca^{2+} 还能通过电压依从性 Ca^{2+} 通道(A)和 Ca^{2+} 激活的非特异性离子通道进入靶细胞,共同参与 LTP 形成。DAG:diacylglycerol;ER:内浆网;G:G 蛋白;IP_3:三磷酸肌醇;PKC:蛋白激酶 C;PCL:磷酯酶 C

3. 杏仁复合体在学习与记忆中的重要性不能忽视　既往对杏仁复合体的重要性没有认识,后来的研究表明,如果单纯毁损动物的两侧海马,记忆不会完全丧失。只有同时毁损两侧杏仁复合体,动物的学习与记忆能力才会完全丧失。杏仁复合体在认知记忆、将多种记忆联系起来,以及将记忆与欲愿结合在一起等方面均起重要作用。

(五) 躯体运动

1. 对呼吸运动的影响　人脑眶回后部、脑岛前部、颞极和扣带回前部有抑制呼吸作用。相反,电刺激扣带回前部和中部有加速呼吸作用。除边缘皮质外,电刺激杏仁复合体时,往往也抑制呼吸运动。

2. 对骨骼肌运动、反射动作和肌张力的影响　刺激猴和猫的扣带回和眶-岛-颞区能抑制由运动皮质引起的双侧动作和脊髓反射,如膝跳反射。反之,有时刺激猴脑眶-岛-颞极、扣带回前部也能使颈部、躯干和四肢缓慢的强直性和阵挛性收缩。Votaw 根据他的实验认为,猴脑的海马是一个补充性运动区,自前向后的定位是面、颈和上肢,但无下肢代表区。Kaada 刺激猴杏仁复合体外侧部时诱发骨骼肌运动和膝跳反射,内侧部产生抑制的结果。

3. 摄食动作(吮舐,咀嚼,吞咽和流涎等)　杏仁体对各种摄食活动具有抑制性。刺激猫杏仁复合体的基底外侧核能抑制消化反应和自由喂食,但损伤杏仁丘脑下部纤维系统会取消刺激基底外侧核对于摄食的作用。摘除猫双侧杏仁复合体往往导致食欲过度和肥胖症。

(六) 性行为

MacLean 等用电刺激猫、鼠的海马、扣带回前部和隔区时,动物有愉快反应、舐外生殖器和勃起等性欲表现。破坏猫双侧杏仁复合体导致性欲过度、求偶现象,促性腺激素和性激素的分泌出现不平衡情况。

(七) 对大脑皮质电活动和一般行为的影响

分别刺激海马、眶、岛、颞极皮质和杏仁复合体可产生类似刺激网状结构那样在新皮质内所诱发的激活效应或皮质脑波停滞反应,持续 1～2 分钟后即恢复原状。刺激杏仁复合体外侧核后部的背外侧部,可致攻击行为。刺激杏仁复合体基底核的巨细胞部分和外侧核的前部及内侧部,可抑制攻击性行为。摘除杏仁复合体致攻击性行为减弱。在动物当刺激杏仁复合体时,动物停止其他活动,表现非常警觉,可有自卫反应,易怒、不安。

(八) 调节睡眠和觉醒周期

隔区是网状上行激动系统的端脑部分,参与维持觉醒。隔区又是脑干网状结构通向海马的重要环节,海马反过来对脑干网状结构产生重要的抑制性影响。刺激前脑基底区,尤其是下丘脑前部,脑电图出现同步化节律波,动物中止正在进行的活动;如继续刺激,可使瞳孔缩小、肌肉松弛,最终动物进入睡眠。反之,毁损前脑基底区,动物出现严重失眠,可持续几周,有的甚至因长期失眠而死亡。这种现象也得到临床证实,手术伤及前脑基底区的患者出现严重失眠。前脑基底区发出下行投射至中脑,抑制中脑网状结构,从而抑制网状上行激动系统的活动,降低了大脑皮质的兴奋性而引起睡眠。

四、临 床 意 义

(一) Korsakoff 综合征

当 Papez 环路中断或受累时,可出现 Korsakoff 综合征,有明显近记忆力障碍、虚构、顺行性遗忘、定向力减退,多见于出血性上部皮质脑炎(Wernicke 脑病)、脑外伤、酒精中毒、单纯性疱疹性脑炎、原发性蛛网膜下隙出血及该区肿瘤等。由于海马、乳头体、颞叶、扣带回、额眶面受累所致。

(二) Klüver-Bucy 综合征

当以杏仁核簇包括梨状区为主的边缘外侧环路受累时,可致 Klüver-Bucy 综合征(或称颞叶切除后行为综合征);表现性情温顺,人类则在各种社交活动中无感情反应;近记忆力障碍,对文字记忆则尤为困难,雄性动物性欲亢进。所有感觉刺激可致过度警觉,对能见到的物质,在动物中都用嘴去识别,并可有精神性识别不能,由于颞前下部受累所致。

(三) 缺氧性脑病

偶可只损害边缘系统而引起精神症状和痴呆,海马受累时更严重。另如颞前部、梭状回、岛叶、额眶面、扣带回均可受累。表现为近记忆力、分析批判能力减退、迷拗固执、生活不能自理。

(四) 颞叶癫痫

由于颞叶包含了大部分边缘系统,如杏仁复合体、海马、颞前叶等,可出现精神运动性癫痫,如嗅、味、视、听幻觉、熟悉感、陌生感、梦境、恐惧、欢乐、意识蒙眬和遗忘。因岛叶和扣带回受累,可有自动症,包括吸吮、吞咽动作,亦可出现较复杂的双重人格病态。实验性癫痫复制自动症动物模型,亦可刺激杏仁核簇及其周围结构而形成。

(五) 药理学应用

有明显加压作用的 5-HT 在边缘系统各部中含量很高,尤以丘脑下部为最。5-HT 和 NE 在脑内不同部位的含量比例相似。一部分降压药物的研究,即着眼于能影响 5-HT 及 NE 的代谢的某些酶的作用,如脱羟酶和单胺氧化酶,如异丙基异烟肼、肼屈嗪、苯丙胺酸衍生物的药理即在于此。

(六) 精神外科学应用

近来精神外科学对边缘系的白质切除术、在低温麻醉下用立体定向仪在扣带回和尾状核下区做电凝手术,对强迫性神经症效果比单独的尾状核下区手术为佳。脑肽在脑内选择性地分布于纹状体、膈区、杏仁核、海马、下丘脑前区和中脑中央灰质等部分。脑肽对海马起兴奋作用。内腓肽是脑肽中和精神疾病关系最密切的一种。有人认为内腓肽作用于边缘系统。针刺、镇痛亦是激活了脑内某些抗痛机制的内腓肽,因而涉及某些边缘系统结构。

总之,边缘系统是调节机体生理活动的高级神经中枢,这些活动并非局限于嗅觉,而是通过频繁的联系组成两个系统:①边缘下丘脑垂体系统,执掌内环境的稳定作用;②边缘中脑交感系统,负责对外环境的调节,包括骨骼肌活动的调整以及情绪、记忆等高级神经活动的调节。

第十章　脑和脊髓的主要传导束

神经系统在形态和功能上都是完整不可分割的整体。构成周围神经和中枢神经结构的基本单位是神经元,神经元的胞体构成了脑神经节、脊神经节、自主性神经节和脑、脊髓的灰质(皮质和神经核),神经元的轴突构成了脑神经、脊神经、自主神经和脑、脊髓的白质(纤维束等)。无数个神经元互相借突触连接起来就构成了神经系统的基本结构。在功能上,神经系统保证了机体内部各器官、系统的相互联系,把各种功能互相协调起来,达到内环境的统一,同时也保证了机体与外界环境的相互作用与统一,使机体适应外界环境的变化。神经系统这种对机体内外环境的调节与适应的功能是动物和人类所共有的生理特征。但在人类,由于大脑皮质的高度发展,不但能简单地适应自然环境,而且能够适应社会环境,并且能够主观能动地改造自然环境和社会环境,使其适应于人类的需要。

神经系统对人体生理功能的整合与调节是复杂的,但其基本活动形式是反射。参与反射的神经结构是反射弧。传导通路是在反射弧的基础上发展起来的。简单的反射弧只包括两个神经元,即传入神经元(感觉神经元)和传出神经元(运动神经元)。传入神经元属假单极神经元或双极神经元,其周围突起组成脑、脊神经的感觉纤维,分布至感受器。传出神经元属多极神经元,其轴突组成脑、脊神经的运动纤维,分布至效应器。传入神经元的中枢突与传出神经元的树突形成突触,完成反射活动;复杂的反射弧则由多个数目不等的中间神经元参与组成,位于中枢神经系统(脑和脊髓)内,其轴突多组成长距离的纤维束。人体在生命活动中,通过感受器不断地感受机体内外环境的刺激,感受器兴奋以后,转化为神经冲动,通过传入神经元传入神经中枢,再经过中间神经元传至大脑皮质,经过分析和综合活动后,发出适当的冲动经另一些中间神经元传出,最后经传出神经元至效应器,作出相应的反应。由此可见,

复杂的反射活动是由传入神经元、中间神经元和传出神经元互相借突触连接而成的神经元链,特点是传导路径长,有传入传出之分,多半要涉及最高神经中枢——大脑皮质,这样的神经传导通路就称为传导路。一般把由感受器经周围神经、脊髓、脑干、间脑至大脑皮质的神经通路称为(上行)感觉传导路,由大脑皮质经脑干、脊髓、周围神经至效应器的神经通路称为(下行)运动传导路。

需要强调的是,传导路的各级中枢并不是简单地转接和中继信息,而是都具有特殊的分析和综合功能。各传导路也不仅仅是简单的单向传导,而是在上行传导束中亦含有来自高级中枢的下行纤维,下行传导束中也含有返回中枢的上行纤维,以此来施行信息传递中的反馈控制,完成对效应神经元的精密控制和调节。近年来,对脑的研究日趋深入,现已证实脑的基本活动,除典型的反射活动外,在神经元的突触联系中,还有大量的回路和往返联系。在脑内神经元之间还存在大量的递质和调质,它们可以在非突触部位的受体上传递信息,发挥作用。这样就形成了一个庞大的包括神经元网络和神经元与非神经元成分网络的泛脑网络体系。泛脑网络体系和泛脑网络论丰富和发展了传统反射论的线性联系。

在脑和脊髓中,有多种功能与距离不等的上行和下行传导束,可以包括如下几种:

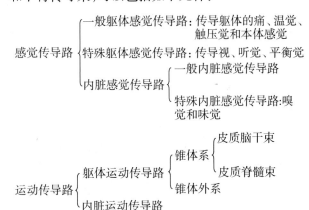

第一节　感觉传导路

感觉传导路,又称上行传导路或向心传导路。根据感觉神经末梢所在的部位及神经纤维性质的不同,感觉传导路分为 4 大类:即一般躯体感觉传导路、特殊躯体感觉传导路、一般内脏感觉传导路和特殊内脏感觉传导路。躯体感觉传导路是向中枢传递外界环境信息的通路。又可分为一般躯体感觉和特殊躯体感觉传导路。前者传递起始于体表的或肌肉(骨骼肌)和关节的神经冲动,后者传递特殊感觉器官的信息。所谓"特殊"是指仅在头部存在,而在躯干、四肢不存在的感受器及其相应的传入径路,如视、听、平衡、嗅、味觉感受器及其相应的传入径路。内脏感觉传导路传递内脏器官的神经冲动。

一、一般躯体感觉传导路

一般躯体感觉传导路是将冲动自躯体感受器经周围神经、脊髓、脑干、间脑传至大脑皮质的神经通路,是由三级神经元组成,其中第二级神经元是交叉的,在临床上重要的一般躯体感觉传导路有:

(一) 浅部感觉传导路

浅部感觉传导路传导皮肤和黏膜的痛觉、温度觉和粗触觉、压觉(图 10-1)。痛觉具有保护性功能,对有害因素的刺激很敏感。各种刺激均可引起疼痛,如热刺激逐渐增加,首先刺激温觉感受器,当热到一定程度时(50℃左右),即开始刺激痛觉感受器,从而产生痛觉。

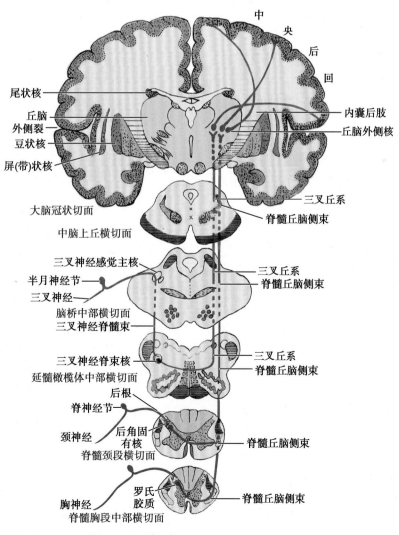

图 10-1　浅部感觉(痛、温觉和粗触觉)传导路

痛觉感觉神经末梢几乎遍布全身各组织,因而痛觉可根据组织存在的部位分为皮肤痛、深部痛和内脏痛3类。①皮肤痛是一种锐(快)痛,多为锐利刺激物刺激皮肤和体表黏膜所引起,定位比较清楚,由A类δ纤维(细有髓纤维)传导,传导速度较快,所以也称为快痛。②深部痛为刺激肌肉、肌腱、筋膜或关节所引起,由混合神经的肌支传导,是一种钝痛,定位模糊,倾向于辐射。深部器官对刺激的敏感性各不相同,如骨膜最敏感,其次为韧带、关节囊纤维层、肌腱和筋膜,最弱的是肌肉。这和它们的神经纤维分布的密度有关,肌肉内最稀疏,筋膜较密,骨膜中最密。③内脏痛的性质与深部痛相似,也是弥散而无明确定位的,但可引起自主性功能反应,如出汗、呕吐、血压下降等。深部痛和内脏痛均由C类无髓纤维传导,这种纤维较A类δ纤维更细,传导速度较慢,所以又称为慢痛。快痛由特异性传导路传导,慢痛则由非特异性传导路传导。

触觉可分为精细触觉和粗略(轻)触觉。精细触觉是区别两点间距离和物体纹理粗细等的感觉,它是实体感觉的基础,其传导路走在深感觉传导路中。

1. 躯干和四肢的浅部感觉传导路(特异性传导路) 躯干和四肢的痛、温觉由脊髓丘脑侧束传导,粗略触觉和压觉由脊髓丘脑前束传导,两者的传导路开始是分开走行的,至脑干合并在一起,总称为脊髓丘脑束或称脊髓丘脑系。其中快痛和温度觉由新脊髓丘脑束(属特异性传导路)传导,慢痛由旧脊髓丘脑束(非特异性传导路)传导。

(1) 快痛、温觉传导路:主要经过脊髓丘脑侧束传递颈、躯干和四肢的痛、温觉。

此束的第一级神经元的细胞体位于脊神经节内,为假单极神经元,其周围突起经脊神经分布于躯干和四肢皮肤的浅感受器(上皮内游离神经末梢、克劳斯终球→冷、鲁菲尼小体→热等);中枢突起经后根的外侧部(细纤维)入脊髓后外侧束,在束内上升1~2个脊髓节段后进入后角,一部分纤维止于角周巨胞核及后角固有核,另一部分纤维先在胶状质内更换神经元,然后再至角周巨胞核及后角固有核。

角周巨胞核及后角固有核为第二级神经元,发出的纤维经白质前连合交叉至对侧侧索上行,组成脊髓丘脑侧束,也有一部分不交叉的纤维经同侧侧索,加入同侧脊髓丘脑侧束。一般认为,脊髓丘脑侧束传导痛、温觉和粗触觉冲动,位于外侧索前部,在

脊髓小脑前束的内侧;脊髓丘脑前束传导精细触觉和压觉冲动,位于前索的外侧部,与网状脊髓内侧束的纤维相混杂。脊髓丘脑侧束在脊髓内有某种程度的定位,其规律是由外向内依次传导尾、骶、腰、胸、颈神经传来的浅感觉。因此,当脊髓髓内病变由内向外发展时,痛温觉障碍自病变节段逐渐向身体下部发展;相反,如果病变来自脊髓外部,病变由外向内发展时,痛、温觉障碍则由身体下部向上扩展。脊髓丘脑侧束上行至延髓,在延髓中部与脊髓丘脑前束合并成一束,统称脊髓丘脑束或脊髓丘脑系,为新脊髓丘脑束,位于下橄榄核的背外侧,至脑桥,先位于内侧丘系的背外侧,后转至内侧丘系的背侧。至中脑下部,行于下丘核和下丘臂的腹侧。在脑干,此束的定位顺序同样是自背外侧向腹内侧,依次传导下肢、躯干和上肢的痛温觉冲动。此束经脑干向上投射终止于丘脑的腹后外侧核。在丘脑,此投射也有定位,即腹后外侧核由外向内依次接受来自尾、骶、腰、胸、颈投射的纤维。

丘脑腹后外侧核为第三级神经元,发出的纤维组成丘脑皮质束,经内囊枕部的豆丘部组成放射冠的一部分,最后投射至中央后回的中、上部和旁中央小叶后部,在此形成定位明确、感觉清晰的痛觉和温觉。

$$
\begin{array}{l}
\text{皮肤黏膜}\\
\text{感受器}
\end{array}
\left\{
\begin{array}{l}
\text{游离神经末梢}\rightarrow\text{痛觉}\\
\text{克劳斯(Krause)球}\rightarrow\text{冷觉}\\
\text{高-马(Goligi-mazzoni)小球}\rightarrow\text{热觉}
\end{array}
\right\}
\rightarrow\text{周围神经}\rightarrow
$$

脊神经节(第一级神经元)→后根(外侧部细纤维)→脊髓后外束(上升1~2个脊髓节)→后角固有核(第二级神经元)→白质前连合(交叉至对侧)→脊髓丘脑侧束→延髓(下橄榄核背外侧)→脑桥、中脑(内侧丘系外侧)→丘脑腹后外侧核(第三级神经元)→丘脑皮质束→内囊枕部→中央后回中、上部及旁中央小叶后部皮质(图10-1、图10-2)

就痛觉而论,脊髓丘脑侧束传导的是精确的和快相的痛觉。这些长距离的纤维可发侧支至网状结构;此束中的短纤维,位于长距离纤维的内侧,它们终于脊髓网状结构和脑干网状结构。网状结构中的上述纤维,经过几次中继止于丘脑的板内核群和中线核群,它们就是所谓的旧脊髓丘脑系统,也可称为脊髓网状丘脑径路,它们传导弥散,也就是定位不确切的慢相痛觉。

脊髓丘脑束中还有一部分纤维止于中脑上丘深层灰质。这一部分纤维就是所谓的脊髓顶盖束,其功能有推测是传导伤害性刺激的冲动。

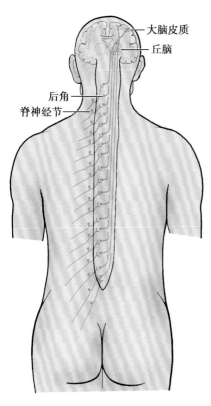

图 10-2 浅部感觉传导路示意图

新近的研究揭示脊髓丘脑束还可以传递关节的运动觉。

（2）粗触觉及压觉传导路：主要经过脊髓丘脑前束传递颈、躯干和四肢的粗触觉和压觉。此束的第一级神经元的胞体也在脊神经节内，其周围支经脊神经分布于皮肤、皮下、结膜、舌尖等处的触觉感受器（触觉小体）；中枢支经后根内侧部（粗纤维）入后索，其中传导精细触觉的纤维随薄束、楔束上行，传导粗略触觉的纤维，在后索内上升 2~3 个脊髓节段后，以其终支或侧支终于后角固有核。后角固有核（第二级神经元）发出的纤维大部分经白质前连合（左右交叉）至对侧前索上行，组成脊髓丘脑前束，一小部分纤维不交叉，加入同侧脊髓丘脑前束。脊髓丘脑前束在靠近脊髓前索前缘处上行至延髓，在延髓中部与脊髓丘脑侧束合并成一束，称脊髓丘脑束（系），位于下橄榄核的背外侧，至脑桥、中脑，位于内侧丘系的外侧，至丘脑终于腹后外侧核。丘脑的腹后外侧核为第三级神经元，发出的纤维组成丘脑皮质束，经内囊后肢、放射冠至大脑皮质躯体感觉区，即中央后回的中、上部及旁中央小叶后部和第二躯体感觉区。

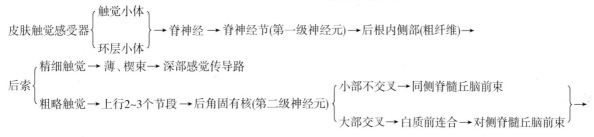

2. 头面部的浅感觉传导路（特异性传导路） 传导头面部的痛、温、触觉，主要由三级神经元组成。第一级神经元的胞体分别位于三叉神经半月节、舌咽神经的上神经节、迷走神经的上神经节和面神经的膝神经节内。其周围突起分别组成相应神经（三叉神经、舌咽神经、迷走神经、面神经）的感觉支，分布于头面部的皮肤和黏膜（角膜、口、鼻腔）的浅感受器；其中枢突起一般认为全部止于三叉神经脊束核。其中，半月神经节细胞的中枢突起组成三叉神经感觉根，经脑桥臂的根部入脑桥后，一部分纤维分为短的升支和长的降支，另一部分纤维不分支，直接上升或下行。升支终于三叉神经感觉主核，主要传导触觉；向下行的纤维和降支构成三叉神经脊束，行于延髓外侧部，向下可与脊髓的后外束相续，其中多数纤维止于其内侧的三叉神经脊束核，主要传导痛、温觉。舌咽神经上神经节、迷走神经上神经节和面神经膝神经节细胞

的中枢突起入脑后，也经三叉神经脊束止于三叉神经脊束核。三叉神经脊束内的少量纤维可止于三叉神经脊束核内侧的网状结构区和孤束核。

头面部痛、温觉在三叉神经脊束核内的投射存在着定位：来自眼神经的纤维位于三叉神经脊束的腹侧，降至颈髓 2~3 节，终于尾侧亚核；来自下颌神经的纤维位于脊束的背侧，仅降至延髓上段，止于嘴侧亚核；来自上颌神经的纤维在脊束中的位置居前两者之间，降至延髓下段，止于极间亚核。来自上颌神经、下颌神经的部分纤维也可止于尾侧亚核。临床资料表明，尾侧亚核与头面部的痛觉关系至为密切，在闩平面以下 4~5mm 处切断三叉神经脊束及其尾侧亚核，可解除头面部顽固性疼痛。

由三叉神经感觉主核和脊束核（第二级神经元）发出的纤维大部分交叉至对侧组成三叉丘系（三叉丘脑束），三叉丘系又分为腹侧束和背侧束两

529

部分,腹侧束位于内侧丘系的背侧,此束由内向外依次排列着来自下颌神经、上颌神经和眼神经止核的纤维,背侧束靠近中央灰质,两束上行止于丘脑腹内侧核,部分止于正中央核。由丘脑腹后内侧核(第三级神经元)发出的纤维组成丘脑皮质束,经内囊枕部、放射冠,投射到大脑皮质躯体感觉中枢,即中央后回的下1/3部的头面代表区,产生定位和性质皆明确的浅感觉(图10-3)。

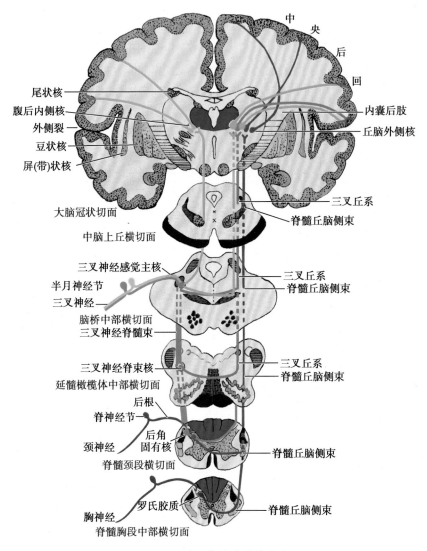

图10-3 头面部浅感觉传导路

头面部的皮肤和(角膜、口、鼻腔)黏膜的感受器 → 三叉神经(周围突起) → 半月神经节(第一级神经元) →

三叉神经根(中枢突起) → 桥臂根部入脑桥 { 升支(触觉) → 感觉主核(第二级神经元)
降支(痛、温觉) → 脊髓束核(第二级神经元) } 大部交叉 →

三叉丘系(内侧丘系背侧) → 丘脑腹后内侧核(第三级神经元) → 丘脑皮质束 → 中央后回下部

(二) 深部感觉传导路

深部感觉传导路又称为本体感觉传导路。包括意识性深部感觉传导路(将冲动传入大脑皮质)及非意识性深部感觉传导路(将冲动传入小脑)。意识性深部感觉传导路除传导意识性深部感觉(包括位置觉、运动觉和震动觉)冲动外,还传导浅部感觉中的精细触觉(辨别两点间距离和感受物体性状及纹理粗细等)。

1. 意识性深部感觉传导路

(1) 躯干和四肢的深部感觉传导路(图10-4、图10-5):躯干和四肢的深部感觉传导路主要是经过薄束、楔束将躯干和四肢的深部感觉及精细触觉传入到大脑皮质的传导路。由三级神经元组成。第一级神经元的胞体位于脊神经节内(假单极神经元)。

其周围突起组成脊神经的感觉纤维,分布至躯干、四肢的肌肉、肌腱、骨膜、关节等处的深部感受器(游离神经末梢、肌梭、腱梭等)和皮肤的精细触觉感受器(触觉小体);中枢突起组成后根的内侧部(粗纤维),沿后角内侧进入脊髓后索,分为长的升支和短的降支,在上升和下降途中都发出侧支,直接或通过中间神经元间接地与前角运动细胞形成突触,构成脊髓反射。升支中 25% 的长纤维在薄束和楔束内上升,终止于延髓下部背侧的薄束核和楔束核。部分后根纤维和侧支进入后角,终止于后角细胞,后角细胞再发出纤维返回后索,上升至延髓薄束核和楔束核。薄束位于后索内侧部后正中沟两侧,由内而外分别接纳来自尾、骶、腰、下胸部神经后根的纤维,贯穿脊髓全长,传导同侧下半身的感觉;楔束位于薄束的外侧,由内而外分别接纳来自上胸和颈神经后根的纤维,亦即由第 4 胸神经以上的后根纤维组成,所以只存在于第 4 胸髓(也有人主张第 6 胸髓节就开始出现)以上的后索内,传导同侧上半身的感觉。两束在第 4 或第 6 胸髓节以上,在脊髓表面以后正中沟为界。薄束和楔束在脊髓后索上行,至延髓的

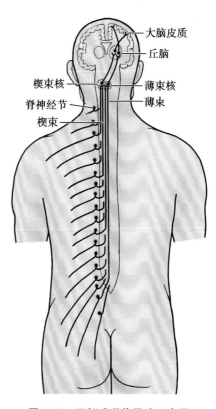

图 10-5 深部感觉传导路示意图

薄束核和楔束核交换神经元。在此投射有严格的定位,即薄束核、楔束核内的细胞由内而外定位地接纳了薄束、楔束内由内而外的纤维。也就是尾神经后根来的纤维行于薄束的最内侧,最后终止于薄束核的最内侧,第 1 颈神经来的纤维行于楔束最外侧表面,最后终止于楔束核的最外侧。薄束核、楔束核发出二级纤维,弯向前内,形成内弓状纤维,绕中央管的前方跨过中线,左右交叉,此即所谓的内侧丘系交叉(延髓感觉交叉),交叉后折而上行,称内侧丘系。内侧丘系位于锥体束的背内侧,呈矢状位,居中线两侧。内侧丘系背侧部纤维来自楔束,腹侧部纤维来自薄束,即由腹侧至背侧分别传导自下部脊髓节至上部脊髓节传来的本体感觉冲动。到达脑桥,内侧丘系由矢状位渐变为横位,居被盖的前缘,纵行于横行的斜方体纤维之间。内侧丘系中的纤维定位,由延髓的腹背关系变成此处的内外关系。到了中脑,内侧丘系被红核推向中脑被盖的腹外侧,纤维排列的内外关系又变成了由前内斜向后外。内侧丘系最后定位投射于丘脑腹后外侧核内的第三级神经元。腹后外侧核由外向内分别接受薄束核、楔束核自内向外依次发出的纤维。腹后外侧核发出三级纤维,组成丘脑皮质束,经内囊后肢的豆丘部构成放射冠的一部分,投射到中央后回的中、上部及旁中央小叶的后部(3、1、2 区),一部分至顶上小叶(5、7 区),还

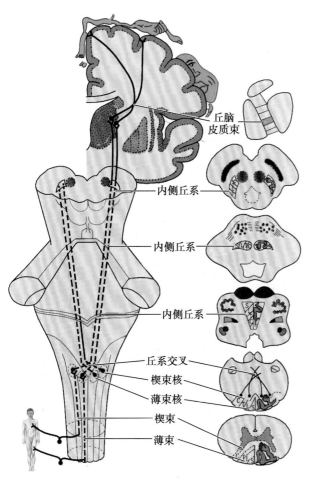

图 10-4 躯干、四肢的深部感觉传导路

有一部分纤维可投射到中央前回。在这些部位经大脑皮质的分析综合，最后形成对躯干和四肢的运动

觉、震动觉、位置觉（深感觉）、两点辨别觉和实体觉（精细触觉）。

躯干和四肢的肌肉、肌腱和关节的深部感受器以及皮肤的精细触觉感受器(肌梭、腱梭、环层小体) → 脊神经(周围突起) →

脊神经节(第一级神经元) → 中枢突起 → 后根(内侧部粗纤维) → 后索 ⎧ 薄束(内侧、下半身、胸₄以下) →
⎩ 楔束(外侧、上半身、胸₄以上) →

薄束核(第二级神经元) ⎫
楔束核(第二级神经元) ⎬ → 丘系交叉 → 内侧丘系 → 丘脑腹后外侧核(第三级神经元) → 丘脑皮质束 →

内囊枕部 → 大脑皮质的中央后回、旁中央小叶后部及顶上小叶。

（2）头面部的深部感觉传导路：头面部的深部感觉传导路径尚不甚清楚。一般认为头面部的深部感觉主要是由三叉神经传导的，三叉神经中脑核可能是第一级神经元的胞体，保留在中枢神经内，未能移出到脑神经节，因为此核的细胞形态极似脑脊神经节的细胞。由三叉神经中脑核至丘脑和大脑皮质的径路目前仍不清楚。

2. 非意识性深部感觉传导路 非意识性深部感觉传导路又称反射性深部感觉传导路，主要经脊髓小脑前、后束及后外弓状纤维将躯干、四肢的肌、腱、关节等处的深部感觉传入到小脑的传导路。由二级神经元组成。第一级神经元的胞体位于脊神经节内，其周围支分布于肌、腱、关节等处深感受器，中枢支经后根入脊髓后，分别止于背核、中间内侧核及楔外核。其发出的二级纤维分别组成脊髓小脑前、后束及后外弓状纤维，经脊髓、脑干至小脑，小脑接受冲动后，经锥体外系反射性调节肌肉的张力和协调运动，以维持身体的平衡和姿势（图10-6）。

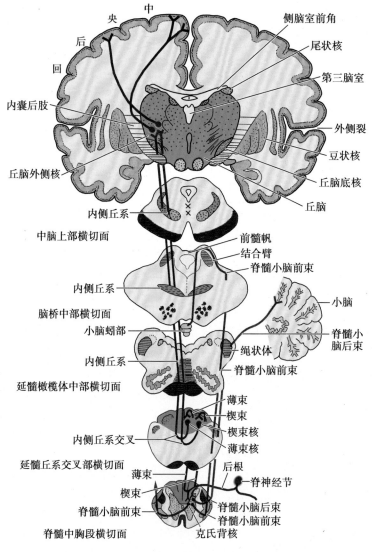

图10-6 深部感觉（意识性和非意识性）传导路

（1）脊髓小脑后束：其一级纤维为薄束的部分终支和侧支，入后角背核，主要见于胸髓和上腰髓，由同侧背核发出的二级纤维即为脊髓小脑后束，于脊髓侧索上行，经绳状体入小脑，止于前叶的上蚓（小舌、中央小叶和山顶）和后叶旧区的下蚓（蚓垂和蚓锥体），传导同侧下肢（和躯干）的反射性本体感觉。

（2）脊髓小脑前束：其一级纤维为脊髓后索的部分侧支和终支，至脊髓中间内侧核（见于脊髓全长），由两侧的中间内侧核（以对侧为主）发出的二级纤维组成脊髓小脑前束，也行于脊髓侧索内，经过

延髓和脑桥经前髓帆和结合臂入小脑，止于前叶的上蚓，其终点在脊髓小脑后束稍内侧，传导两侧下半身（或全身）的反射性本体感觉。

（3）后外弓状纤维（楔外核小脑纤维）：其一级纤维为同侧楔束的部分终支和侧支，终于在楔束核外侧的楔外核，由楔外核发出的二级纤维即为后外弓状纤维，经同侧绳状体入小脑，终于脊髓小脑前、后束的止点处（前叶和后叶旧小脑部），传导上半身（或上肢）的反射性本体感觉冲动。

（三）压觉传导路

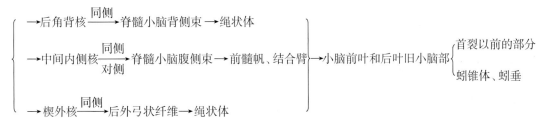

肌、腱、关节等处深部感受器 → 脊神经(周围突起) → 脊神经节(第一级神经元)

真皮、关节附近及胸、腹等处的环层小体(压觉感受器) ┌ 大部分压觉 → 随粗略触觉经脊髓丘脑前束的径路传导冲动
└ 小部分压觉 → 随精细触觉经薄束及楔束的径路传导冲动

（四）实体觉的传导路

由触觉和深感觉合并而成，其径路和触觉、深感觉相同，其皮质中枢位于顶上小叶。

（五）一般感觉传导路各不同部位损害时的临床表现（图10-7）

1. 感觉路周围部　即脑、脊神经中的感觉纤维，损伤时为周围型感觉障碍，并依其损伤部位的不同分为末梢型、神经干型和神经丛型。

（1）末梢型感觉障碍：病变在末梢神经时，感觉障碍的特点主要表现为双侧对称性的以四肢末端为主的呈现手套型及袜子型的感觉障碍。由于脑、脊神经中含有各种感觉纤维，可传导深、浅部各种感觉冲动，所以在受损区域内各种感觉皆有障碍。同时感觉障碍的程度可不同，常表现为末端消失而近端减退。越往末端感觉障碍越重。并常在感觉障碍区内出现感觉异常、疼痛、自主神经功能障碍、不同程度的下单位瘫痪、肌肉萎缩及腱反射减弱或消失等。

（2）神经干型感觉障碍：神经干为混合神经，除含有各种躯体感觉纤维，还含有躯体运动纤维和内脏运动纤维。当神经干发生病变时，在该神经干所支配区的范围内出现各种感觉障碍，同时伴有相应支配区的运动障碍、肌营养障碍及反射障碍。神

经干型感觉障碍的特点如下：

1）神经干型感觉障碍的范围与该神经干所支配的区域相吻合，在支配区内各种感觉均有障碍。

2）在感觉障碍区内常伴有自发性疼痛、麻木或其他感觉异常。

3）由于神经干所支配的感觉区的边缘部多与邻近的神经干所支配的区域互相重叠，故在某一神经干病变时，其感觉障碍区的范围常常较正常的支配区为小，并且感觉障碍的程度亦不一致，病变的中心区感觉消失，周边区感觉减退。

4）在感觉障碍区内可同时有运动障碍、肌肉萎缩、反射障碍及自主神经功能障碍。

（3）神经丛型感觉障碍：神经丛有颈丛、臂丛、腰丛、骶丛。当任何一个神经丛发生病变时，就会在该神经丛所支配的区域内出现与神经干损伤相似的症状。如：

1）在该神经丛所支配的区域内出现各种感觉减退或消失。

2）在感觉障碍区内伴有自发性疼痛、麻木及感觉异常。

3）感觉障碍的范围小于该神经丛分布的范围。

4）在感觉障碍区内有肌力减退、肌肉萎缩、肌张力减低、腱反射减弱或消失及自主神经功能

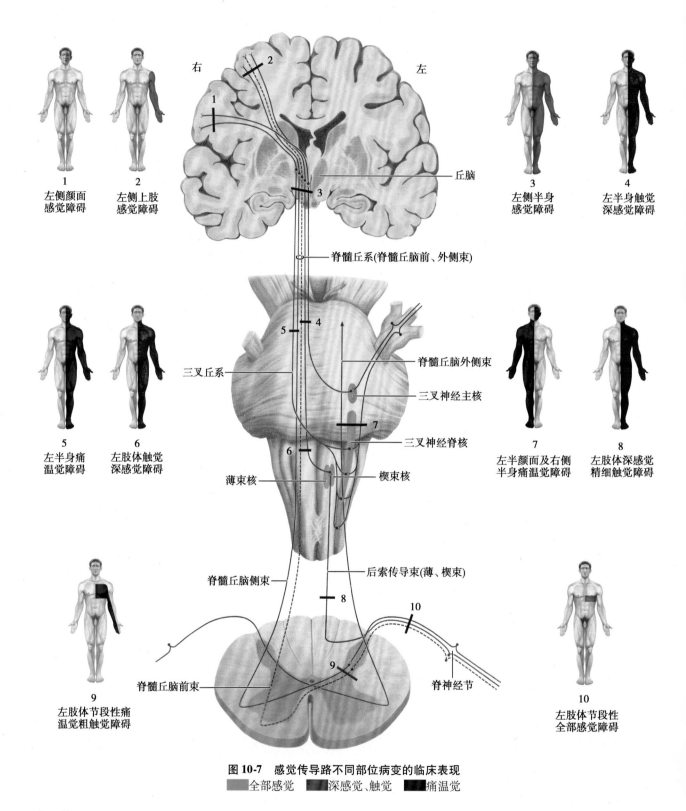

1
左侧颜面
感觉障碍

2
左侧上肢
感觉障碍

3
左侧半身
感觉障碍

4
左半身触觉
深感觉障碍

5
左半身痛
温觉障碍

6
左肢体触觉
深感觉障碍

7
左半颜面及右侧
半身痛温觉障碍

8
左肢体深感觉
精细触觉障碍

9
左肢体节段性痛
温觉粗触觉障碍

10
左肢体节段性
全部感觉障碍

右　左

丘脑

脊髓丘系(脊髓丘脑前、外侧束)

脊髓丘脑外侧束

三叉丘系

三叉神经主核

三叉神经脊核

薄束核

楔束核

脊髓丘脑侧束

后索传导束(薄、楔束)

脊神经节

脊髓丘脑前束

图 10-7　感觉传导路不同部位病变的临床表现
■全部感觉　■深感觉、触觉　■痛温觉

障碍等。

2. 后根病变　后根由脊神经节的中枢支组成，可传导各种躯体感觉和内脏感觉冲动，并呈节段性分布，后根病变时，出现根型感觉障碍，其特点如下：

（1）后根刺激性病变：当后根受炎症刺激或肿物压迫时，可出现受损的后根支配区内出现疼痛，称

为后根痛。后根痛多很剧烈，疼痛沿脊神经后根的支配区放散，在四肢表现为条带状疼痛区，在躯干部表现为环带状疼痛区。根痛的特点可同时出现脑脊液冲击征，即当患者咳嗽、喷嚏或用力憋气时可诱发疼痛或使疼痛加重。

如后根病变侵及脊髓神经节时，尤其当带状疱

疹病毒侵及时,可在相应节段的皮肤、黏膜上出现带状疱疹。

（2）后根破坏性病变:主要表现为该神经根所分布的区域一切感觉消失或减退。但由于相邻神经根在皮肤的分布是相互重叠的,因而单一神经根损伤时往往查不出客观的感觉障碍。后根破坏性感觉障碍的分布,在躯干如为双侧呈环形,单侧呈半环形,在四肢呈条带状。

（3）伴随症状:由于脊髓前、后根相距甚近,故后根病变时常累及前根出现前根损害的症状及体征,如相应支配区的肌力减弱、肌张力减低、腱反射及浅反射减弱或消失、肌肉萎缩、肌束震颤以及节段性自主神经功能障碍等。

3. 后角病变　后角接受由后根传来的痛、温觉纤维和粗略触觉纤维。后根纤维分为内、外侧两部,内侧部为粗有髓纤维,越过后角尖端进入后索,组成薄束和楔束,其中传导粗略触觉的纤维上升 2~3 个节段后进入后角,终于后角固有核(传导精细触觉的纤维沿后索上升)。外侧部为无髓纤维和细有髓纤维,在后外侧束内上升 1~2 个节段后进入后角,终于固有核,传导痛、温觉。所以后角固有核是传导痛、温觉和粗略触觉的二级神经元的细胞体。后角病变时,可出现病灶同侧肢体节段性分离性感觉障碍,即痛、温觉消失,触觉减退,深感觉正常,也称为浅感觉分离现象,腱反射减弱或消失。后角刺激性病变也可产生疼痛,但较根性疼痛轻。此外,由于浅部感觉传入纤维在脊髓后外侧束内上升 1~2 个节段后终于后角细胞,所以后角病变时,痛、温障碍的水平往往较病灶平面低 1~2 个节段。

4. 白质前连合病变　痛、温觉及粗略触觉纤维在后角中继后经白质前连合交叉至对侧,组成脊髓丘脑侧束和前束,在交叉处,脊髓丘脑侧束的交叉纤维位于后部,脊髓丘脑前束的交叉纤维在其前方,所以当中央灰质和白质前连合病变时(如脊髓空洞症),首先侵犯脊髓丘脑侧束的交叉纤维,出现痛、温觉障碍,进一步累及脊髓丘脑前束的交叉纤维而产生触觉减退。由于深感觉及精细触觉纤维无损,故深感觉及精细触觉完全保存。所以脊髓白质前连合病变时,由于损伤两侧的交叉纤维,影响两侧肢体,故出现双侧的、对称性的、节段性的痛、温觉障碍,而触觉大致正常。深部感觉完全正常。亦称为深、浅感觉的分离现象。

5. 感觉路(传导束)脊髓部病变　如前所述,当脊神经后根及脊髓后角、白质前连合病变时,均可引起节段性的感觉障碍,即感觉障碍的范围仅限于病变节段的相应支配区。感觉路(传导束)脊髓部病变时,则在病灶平面以下的肢体均发生感觉障碍,感觉障碍的范围广泛,此即所谓传导束型感觉障碍。在脊髓部主要有 3 种感觉传导束向中枢部传导:①痛、温觉:通过侧索中的脊髓丘脑侧束传导;②触觉:通过脊髓后索及前索中的脊髓丘脑前束向上传导;③深部感觉:通过后索传导。在脊髓病变时常常同时损伤 3 个传导束或是损害 1~2 个传导束,现分述如下:

（1）脊髓丘脑侧束损害:脊髓丘脑侧束是传导对侧肢体痛、温觉的感觉传导路,脊髓丘脑侧束在脊髓内的排列自外向内依次为骶、腰、胸、颈。故脊髓丘脑侧束发生病变时,主要表现为病变水平以下对侧肢体的痛、温觉减退或消失。由于病变的部位不同,即有来自髓外的病变或来自髓内的病变(尤其是占位性病变),其感觉障碍起始部位及发生发展的顺序均有所不同。

1）来自脊髓髓外的病变,尤其是来自脊髓侧方的脊髓压迫症,其痛、温觉的障碍首先出现在病灶对侧的骶神经分布区,以后随着病情的加重,压迫由外向内扩张,感觉障碍逐渐上升至腰段神经分布区,再后上升至胸段分布区,最后上升至颈段神经分布区,直至病灶以下为止。此即所谓的上升性感觉障碍,是脊髓外硬膜内脊髓压迫症感觉障碍的特点。如左侧 C_4 脊髓水平的占位性病变,会出现右侧 C_5、C_6 以下的痛、温觉障碍。在病变进展的过程中,痛、温觉障碍先从骶神经分布区开始,以后逐渐上升至腰神经分布区。在疾病发展的过程中,根据痛、温觉障碍的发展形式,只能起到定侧的作用,而不能准确提示病变的上位水平。因此,神经根痛是脊髓外硬膜内占位性病变的定位诊断的重要依据。如左侧 C_4 的侧方占位性病变,一方面会出现左侧的 C_4 神经根疼痛,同时会出现右侧骶神经分布区的痛、温觉障碍,并且逐渐向腰、胸神经支配区扩展,从这一侧(左 C_4)有神经根痛及对侧(右)有自骶神经分布区开始呈上升痛、温觉障碍的临床表现,便可以分析出左侧 C_4 有脊髓压迫症的可能。

2）来自脊髓髓内病变(肿瘤)时,则出现一侧或双侧自病灶水平以下开始的由上向下发展的痛、温觉障碍,称为下降性感觉障碍。甚至当病变已经发展到晚期,还可能遗留尾骶部的痛、温觉正常区,这是诊断脊髓髓内肿瘤的重要依据。

（2）脊髓后索病变:后索含有薄束和楔束,是传导深部感觉与精细触觉的纤维束,由后根进入脊髓的后索,不交叉直接在本侧后索内上行。后索损害时,可出现病灶以下同侧深部感觉障碍(减退或消失)及轻度触觉障碍。同时出现感觉性共济失调和闭目难立征阳性。

(3) 脊髓半侧损害:又称脊髓半离断(Brown-Sequard)综合征。表现为病变以下同侧出现中枢性肢体瘫痪及深感觉障碍;病变以下对侧出现痛、温觉障碍;病变水平的同侧出现节段性各种感觉障碍;病变水平的同侧上方出现节段性感觉过敏带(图10-8)。

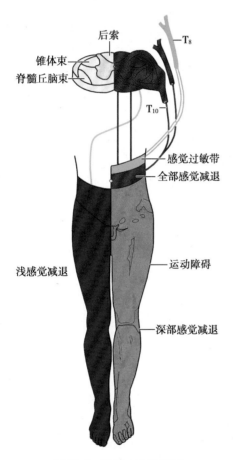

图 10-8 胸髓完全半切征

(4) 脊髓横贯性损害:病变水平以下的双侧肢体出现各种感觉障碍,同时伴有双侧中枢性肢体瘫痪及大、小便功能障碍。

6. 感觉路脑干部病变 在脑干内,除躯干和四肢的感觉传导束外,还增加了头面部的感觉传导束。后者包括未交叉的三叉神经脊髓束及其核与交叉的三叉丘系。其中深感觉传导束先在延髓的背侧,交叉后进入中央部;脊髓丘脑束居外侧部;三叉神经脊束及其核在脊髓丘脑束背侧;三叉丘系在脊髓丘脑束内侧。

(1) 延髓病变:在延髓中,内侧丘系位于中央部分,脊髓丘脑束居于外侧,三叉神经脊髓束及其核也在外侧部,故延髓病变时容易出现交叉性和分离性感觉障碍。

1) 延髓后(背)部病变:传导深部感觉的薄束、楔束进入延髓下段的后部,止于薄束、楔束核。由两核发出的纤维经丘系交叉延续为内侧丘系,在延髓的中央部上行。延髓后部一侧病变时所产生的症状与脊髓后索损伤时相同。

2) 延髓中央部病变:延髓中央部一侧受损时出现对侧肢体深部感觉障碍。由于两侧内侧丘系在中央部比较靠近,所以延髓中央部病变往往累及两侧内侧丘系,从而引起两侧肢体深部感觉和精细触觉障碍。

3) 延髓外侧部病变:脊髓丘脑束(已交叉的纤维)和三叉神经脊束及其核(未交叉)位于延髓下段的外侧部。所以此区病变可产生交叉性痛、温觉障碍,即同侧头面部和对侧肢体痛、温觉缺失(图10-9B)。由于三叉丘系(已交叉的纤维)也在延髓的外侧部,紧靠脊髓丘脑束内侧,它们可同时受损,出现两侧头面部及对侧肢体的痛、温觉障碍。

4) 在延髓下段,内侧丘系与脊髓丘脑束相距较远,延髓局限性病变时可不同时受损,因而只出现深感觉或浅感觉障碍,称为深、浅感觉分离障碍。

5) 在延髓上段的外侧部,三叉丘系和脊髓丘脑束相邻很近,前者在内侧,后者在外侧,都位于脊髓小脑前束的内侧,如同时受损可出现对侧半身痛、温觉缺失(图10-9C)。

在延髓,小脑后下动脉血栓形成是常见的疾病,然而小脑后下动脉供应区常常略有变异,病变时累及的组织亦略有不同,故可能出现几种不同类型的感觉障碍:①交叉型痛、温觉障碍:病变累及三叉神经脊束、三叉神经脊髓束核及脊髓丘脑束,出现病灶同侧的颜面及对侧C_1以下半身的痛、温觉障碍(图10-9B)。②半身型感觉障碍:病变位于延髓稍上部并靠近内侧,累及了脊髓丘脑束及传导对侧颜面痛、温觉已经交叉过的三叉神经二级纤维(三叉丘系),出现对侧半身(包括对侧颜面及肢体)痛、温觉障碍(图10-9C)。③双侧颜面及一侧C_1以下半身的痛、温觉障碍:病变范围较广,累及了同侧的三叉神经脊束及核以及来自对侧颜面的痛、温觉二级纤维(三叉丘系)和来自对侧 C_1 以下半身的痛、温觉纤维,出现两侧颜面及对侧上下肢及躯干的痛、温觉障碍(图 10-9D)。④一侧上、下肢及躯干的痛、温觉障碍:病

变范围较小,只累及脊髓丘脑束,不出现面部的痛、温觉障碍,只出现病灶对侧 C_1 以下半身的痛、温觉障碍(图 10-9)。

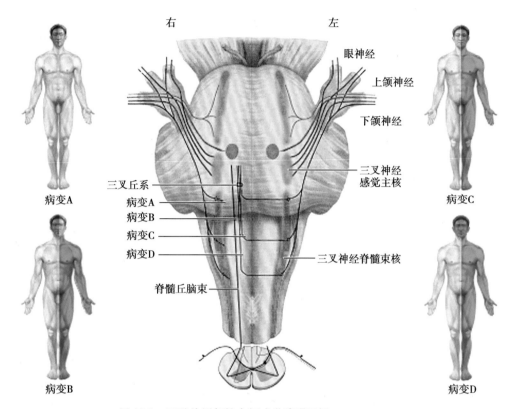

图 10-9　延髓外侧部综合征感觉障碍图解

(2) 脑桥和中脑病变:感觉传导路的 3 个部分都位于被盖的前外侧部,而且互相靠拢,近似三角关系,即内侧丘系位于被盖的前内侧,其外侧为脊髓丘脑束,背侧是三叉丘系(前束)。因此可同时受累,产生对侧半身感觉障碍。如病变在内侧主要侵犯内侧丘系,出现对侧半身的深感觉障碍;病变靠外侧主要累及脊髓丘脑束,出现对侧半身的痛、温觉障碍,由于两侧的内侧丘系都离开中线,相距较远,故不易产生两侧性病变的症状。

7. 感觉路丘脑部病变　丘脑是各种感觉传导路的中继站,是第三级感觉神经元细胞体的所在地。丘脑腹后内侧核接受三叉丘系(头面部)的纤维,腹后外侧核接受内侧丘系和脊髓丘脑束的纤维。丘脑病变时可产生丘脑综合征。

(1) 对侧半身感觉障碍:特别是丘脑腹后核受损时,可产生对侧半身各种感觉障碍,根据病变的轻重不同可出现感觉减退或感觉消失。其特点是深部感觉障碍重于浅部感觉障碍。同时出现感觉性共济失调。

(2) 自发性剧痛:也称为丘脑痛或中枢性疼痛。其特点是呈现一种痛苦的、难忍的、异常不适

的、定位不确切的、性质难以形容的强烈灼热感或疼痛。患者主观感觉对侧半身剧痛,但检查病灶对侧半身感觉时,常可发现客观感觉障碍,故亦称为痛性感觉障碍。

(3) 感觉过敏、倒错:用痛、冷、热、触等刺激施于病变对侧半身时,皆可出现感觉过敏,有时伴有感觉倒错,如以冷为热或以触为痛等。

(4) 感觉过度:其特点为兴奋阈增高,对刺激的精细辨别力及分析力丧失。施于刺激至感到刺激有一个潜伏期,呈暴发性剧烈疼痛,疼痛具有扩散性,疼痛定位不明确,刺激去除后仍有短时间的疼痛,称为后作用。

(5) 同向性偏盲:当病变累及外侧膝状体或视辐射时,可出现对侧视野的同向性偏盲。

(6) 对侧半身水肿:丘脑病变时,可出现对侧半身,尤其是肢体水肿。

(7) 不自主运动:当丘脑病变使其与纹状体的联系受损害时,可以出现各种不自主运动,如舞蹈症及手足徐动症等,其症状的表现程度不如基底节病变时明显。

8. 感觉路内囊部病变　感觉传导路的第三级

神经元自丘脑发出纤维（丘脑皮质束）进入内囊，位于后肢的豆丘部、皮质脊髓束的后方。此区范围较小，纤维比较集中，此处发生病变时，如内囊出血，即可产生对侧半身感觉障碍，内囊病变时，感觉、运动传导路往往同时受累，有时侵犯视辐射，此时即出现三偏症状（偏身感觉障碍、偏盲、偏身运动障碍）。

9. 感觉路皮质部病变　丘脑皮质束纤维经放射冠至中央后回及旁中央小叶后部。深感觉传导路的一部分纤维至中央前回和顶上小叶。皮质感觉区刺激性病变可引起 Jackson 感觉性癫痫发作，其特点为开始出现局部感觉异常，以后可逐渐扩散至单一肢体或半身。如病变向周围扩散，可出现全身痉挛；

破坏性病变可引起病灶对侧肢体各种感觉障碍，其中痛、温觉障碍较轻，深部感觉障碍较重，精细触觉和实体感觉障碍最重，而且四肢重于躯干，肢体远端重于近端。由于皮质感觉区范围较广，故很少引起半身感觉障碍。当中央后回上部损害时，出现下肢感觉障碍；下部损害时，出现头面部感觉障碍。人体各部位的感觉在大脑皮质感觉区的投射不仅有横的方向排列，即下肢在上，躯干与上肢依次在下，同时也有纵的方向排列，如上肢感觉区内来自桡侧者在前（在后中央回前部），而尺侧在后（在后中央回后部）。如发生小病灶时，可出现假性节段性感觉障碍（表 10-1）。

表 10-1　感觉路各部病变特点的比较

病变部位			主要症状
周围神经	神经干		1. 一切感觉障碍 2. 感觉丧失范围小于神经分布的实际范围 3. 常伴有运动障碍、肌营养障碍和反射障碍
	后根		1. 根痛（刺激性病灶） 2. 病灶侧一切感觉障碍呈节段性 3. 带状疱疹（侵及神经节）
脊髓	后角		病灶侧节段性痛温觉缺失、触觉迟钝
	白质前连合		病灶两侧节段性痛、温觉缺失、触觉迟钝
	传导束	后索	病灶水平以下同侧深感觉障碍（感觉性共济失调）
		前外侧束	病灶水平以下对侧传导束型痛、温觉障碍
脑干	内侧（中央部）		病灶对（两）侧深感觉障碍
	延髓下段外侧部		交叉性痛、温觉障碍（病灶侧头面部，病灶对侧肢体）
	被盖外侧部		浅感觉障碍
丘脑			1. 病灶对侧半身感觉障碍 2. 自发性剧痛、感觉过敏、感觉倒错
大脑皮质	内囊部		病灶对侧半身感觉障碍、常伴有运动障碍，有时引起偏盲
	皮质部		1. 病灶对侧一切感觉障碍 2. 感觉性癫痫或全身痉挛（刺激性病灶）

二、特殊感觉传导路

特殊感觉传导路是由特殊感觉器官所感受的刺激，经三级向心神经元将冲动传至皮质中枢的传导路，如视觉、听觉、嗅觉及味觉传导路。

（一）视觉传导路

当眼球向前平视时，所能看到的空间范围称为视野，黄斑部所感受的空间范围称为中心视野，黄斑以外视网膜所感受的空间范围称为周边视野。视野的

光线投射至视网膜，由于晶状体的屈光作用，使视野在视网膜上产生上下倒置和左右反置的投影现象，即鼻侧半视野光线投射至颞侧半视网膜的感觉细胞，颞侧半视野光线投射到鼻侧半视网膜的感觉细胞；上半视野光线投射至下半视网膜的感觉细胞，下半视野光线投射至上半视网膜感觉细胞。所以每眼的视野可分为 4 等分，每 1/4 视野称为象限视野，视网膜也相应分为 4 个象限。对一个物体产生意识性视觉的通路是由三级神经元连接而成。它们的胞体依次位于视网膜、外侧膝状体和枕叶距状裂上、下邻近的大脑

皮质内。而且在视交叉内视神经纤维部分交叉,因此从每侧视网膜鼻侧半来的(即来自颞侧半视野光线投射)冲动,交叉传递到对侧的外侧膝状体和枕叶。现将其具体通路及定位投射关系描述如下(图10-10):

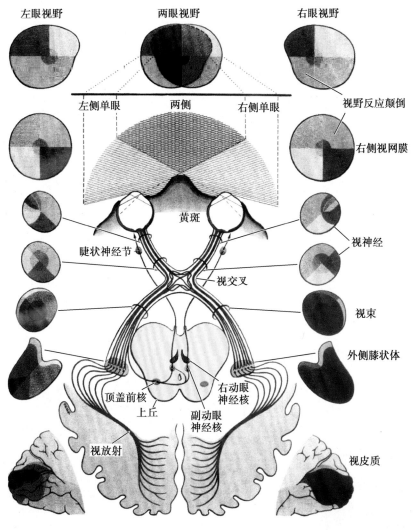

图 10-10 视觉传导路

1. 视网膜 从组织学角度观察视网膜可分为10层,但从视觉传导路的角度分析,它的内层为神经层,主要由3层细胞构成。由外向内依次为最外的视锥、视杆细胞层,是光感受器;中间为双极细胞层;最内为节细胞层。此外,还有水平细胞和无长突细胞等联络神经元。

人类有3种视锥细胞,分别含有感受蓝、绿和红颜色的视色素。视锥细胞感受强光及颜色,黄斑中央凹处密度最高,向四周密度迅速降低。视杆细胞感受弱光及周边视野的光线,中央凹处无此类细胞,向外侧逐渐增多。

视杆细胞和视锥细胞与双极细胞和其他联络神经元形成突触联系,其联系的规律是几个感受细胞与一个双极细胞联系,几个双极细胞与一个神经节细胞联系,这样许多感受细胞只能引起一个神经节

细胞的兴奋,故其视敏度较差。在视网膜中央凹部分只有视锥细胞,视锥细胞只与一个双极细胞联系,而这个双极细胞又只与一个神经节细胞相联系,所以中央凹的视敏度最高,色觉也最清晰。

双极细胞是典型的神经元,根据形态和突触的组合又可分为侏儒双极细胞、扁平双极细胞和视杆双极细胞,分别与视锥细胞、视杆细胞相突触。

节细胞是典型的多极神经元。轴突会聚于视神经盘,穿眼球后壁形成视神经,覆以脑的被膜。节细胞在视网膜的边缘部和近边缘的部位,多为单层,自边缘部移向黄斑,层次逐渐增加,在黄斑周围和黄斑内约为10层,中央凹的边缘为5~7层,但中央凹处则减少,甚至没有。

节细胞根据形态以及与双极神经元的联系方式又可分为单突触型(侏儒型)和多突触型(弥散型)。

前者多见于视网膜中心区,与一个双极细胞和一个视锥细胞相联系,由此形成1:1的单线联系,所以该处视敏度最高、辨色力最强。后者主要分布于视网膜的周围部,与多个双极细胞及视锥细胞、视杆细胞相突触,因此视网膜周围部的视敏度低。节细胞的轴突在视网膜内无髓鞘,出眼球后才包被髓鞘。这些轴突在视网膜内和视神经内不分支,亦无侧支。

水平细胞位于视觉感受细胞与双极细胞之间,属于联络性神经元。无长突细胞位于双极细胞与节细胞之间,横向联系于双极细胞与节细胞之间以及节细胞与节细胞之间。近年来还发现另一种联络性神经元,称为网间细胞,也位于双极细胞和节细胞之间,作用是将视网膜内纵向传递的信息再反馈给信息感受的初期阶段。所以视网膜神经元的联系,除视细胞-双极细胞-节细胞的线性联系之外,还有水平联系和反馈联系(图10-11)。

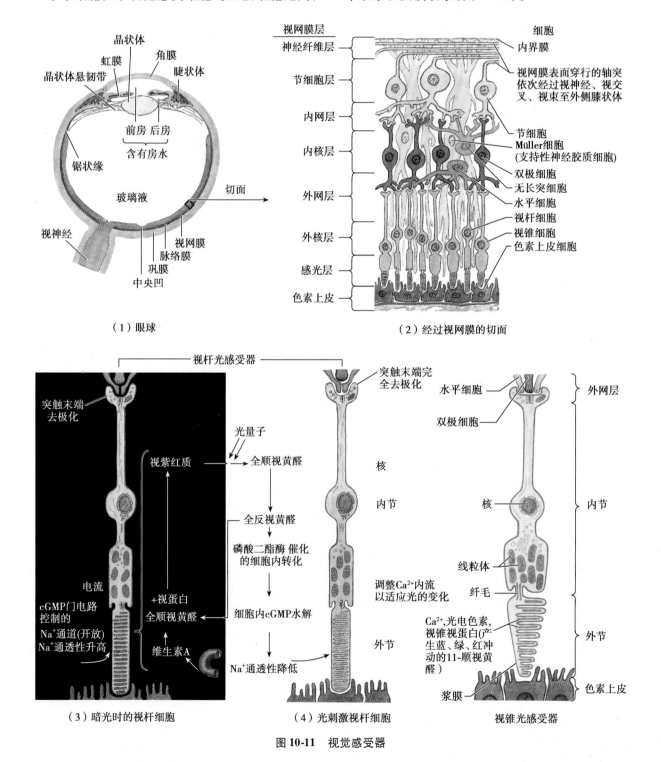

（1）眼球　　　　　　（2）经过视网膜的切面

（3）暗光时的视杆细胞　　　（4）光刺激视杆细胞　　　视锥光感受器

图10-11　视觉感受器

2. 视神经　视神经内纤维的排列方式一般为来自视网膜颞侧半上、下象限的纤维分别位于视神经颞侧半的背侧和腹侧部,来自视网膜鼻侧半上、下象限的纤维分别位于视神经鼻侧半的背侧和腹侧部。但来自黄斑区的纤维,开始时位于视神经的外侧部,随着视神经的后行,渐移向视神经的中心部,近视交叉处,达视神经的内侧部。

3. 视交叉　视交叉的位置因人而异,大多数人位于蝶鞍后部和鞍背,少数人位于交叉沟和蝶鞍的正上方。在视交叉处,视神经纤维有部分交叉。在人类,大约40%或更多的纤维并不交叉。一般来自视网膜颞侧半的纤维不交叉,直接进入同侧视束,来自视网膜鼻侧半的纤维交叉到对侧视束。视交叉中视神经纤维的排列与交叉情况如下:

来自颞侧半视网膜的纤维不交叉。其中:来自颞侧上象限的纤维,经视交叉的背内侧,进入同侧视束;来自颞侧下象限的纤维,经视交叉的腹外侧,向后进入同侧视束。

来自视网膜鼻侧下象限的纤维,在视交叉的腹侧部交叉,其径路由视神经的腹侧至视交叉的腹侧缘,加入对侧的神经,在对侧视神经内前行约3mm,然后做襻状弯曲(Wilbrand前襻),沿视交叉外缘后行,进入对侧视束。来自视网膜鼻侧上象限纤维在视交叉的背侧部交叉。其径路由视神经的背侧部后行至视交叉的背侧部,至同侧视束的嘴侧端一小距离,在同侧视束内做襻状弯曲(Wilbrand后襻)返回,再经视交叉背侧部的后缘交叉至对侧视束(图10-12)。

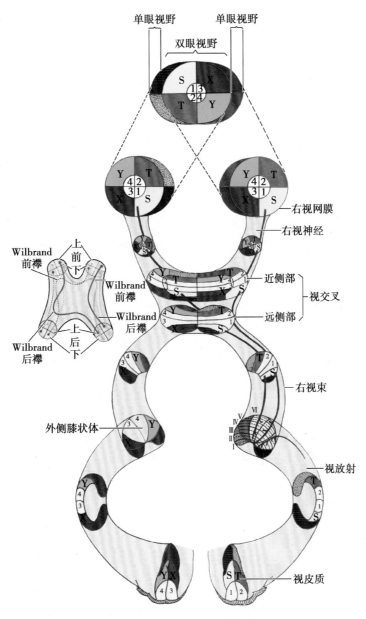

图 10-12　视觉传导径路定位图

来自黄斑部的纤维呈扁板状,居视交叉的中央部。黄斑部的纤维也有交叉和不交叉两种。黄斑鼻侧半的纤维交叉,进入视交叉后向内后上方行进,至视交叉后上缘时交叉至对侧视束。黄斑颞侧半的纤维不交叉,经同侧纤维的外侧进入同侧视束。

在视神经、视交叉和视束的起始部分被脑底动脉环所围绕,并且由该动脉环各组成血管的分支来供应,有人认为垂体肿瘤所引起双颞侧视野偏盲可能是由于血管受压而缺血所致。

4. 视束 由于视神经纤维在视交叉中的重新排列,每一侧的视束内含有来自同侧眼球颞侧和对侧眼球鼻侧象限视网膜的纤维,这两部分纤维在视束内紧密混合,但纤维排列仍井然有序:来自上象限的纤维(包括交叉和不交叉的纤维)初行于背内侧,以后逐渐转向腹内侧,来自下象限的纤维(包括交叉和不交叉的纤维)初行于腹内侧,以后逐渐移向腹外侧。黄斑部的纤维初行于外侧,继而转向背侧。这些关系一直保持到外侧膝状体。视束的纤维大部分为粗纤维(约占80%),终于外侧膝状体的背核,小部分纤维为细纤维,止于外侧膝状体的腹核,一部分则经上丘臂止于上丘和顶盖前区。也有少量纤维进入下丘脑止于视上核。

5. 外侧膝状体 为视觉传导路第三级神经元胞体所在部位。在人和多数哺乳动物细胞排列成层,从腹内侧向背外侧分为6层。

在人类,视束纤维在外侧膝状体的投射有严格的定位。这种定位既有交叉与不交叉的区别,又有黄斑、非黄斑和象限的区别。一侧视束的交叉纤维终于外侧膝状体的1、4、6层细胞,不交叉的纤维终于2、3、5层细胞。

黄斑部纤维终于外侧膝状体的中间背侧部,两侧视网膜上半部的纤维终于腹内侧部,下半部的纤维终于腹外侧部。

外侧膝状体中大部分为中继神经元,其轴突形成的视辐射经内囊后肢投射至皮质17区视觉中枢。此外,还有许多Golgi Ⅱ型的中间神经元及皮质的传出神经终末。视网膜节细胞的轴突既终止于中继神经元的树突,又终止于Golgi Ⅱ型神经元的树突,而Golgi Ⅱ型神经元的轴突分支又与中继神经元建立联系,构成突触前成分。所以人们设想外侧膝状体对视觉冲动不是单纯的中继,很可能在此对冲动进行加工和某种程度的整合。

6. 视辐射(膝距束) 外侧膝状体发出的投射纤维以扇形方式经内囊后肢的豆核后部和下部向后

形成视辐射。纤维的排列规律是:视束纤维向内旋转约90°,到了视辐射又转向外,恢复了视网膜的位置。发自外侧膝状体腹内侧部的纤维组成视辐射的上部,即视辐射背侧束,先向上再转向后,在顶、颞叶内绕侧脑室下角的上壁,止于距状裂上唇(楔叶)的前部;发自外侧膝状体背侧部的纤维组成视辐射的中部,止于距状裂中部的上唇(楔叶)和下唇(舌回);发自外侧膝状体腹外侧部的纤维组成视辐射的下部,即视辐射腹侧束,先向前外进入颞叶,绕侧脑室下角的前端和下壁,经下纵束内侧部向后行,止于距状裂下唇(舌回)的前部。

7. 视皮质 位于距状沟裂上下、楔叶和舌回的17区皮质。其投射定位关系为:来自每一侧上半视网膜的投射纤维终止于楔叶的17区内,而来自下半视网膜的投射纤维则终止于舌回的17区。黄斑、黄斑周围区和单眼外周视网膜区的皮质代表区分别位于17区的后、中和前部。

8. 与视觉通路有关的某些反射路径

(1)瞳孔对光反射(图10-13、图10-14):光线直接照射一侧眼,引起两侧瞳孔缩小的反应,称瞳孔对光反射。直接受光照射的眼瞳孔缩小,称为直接对光反射;未直接被光照的眼瞳孔也缩小,称为间接对光反射。

目前只大致知道瞳孔对光反射的径路由视神经、顶盖前区、动眼神经副交感核和睫状神经节共同完成。但对其细节至今尚不完全清楚。已知涉及的

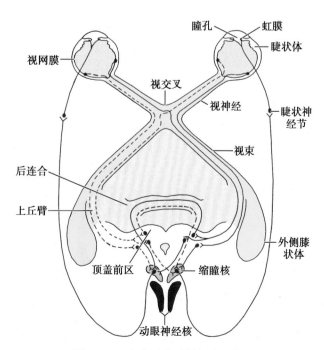

图10-13 瞳孔对光反射径路示意图

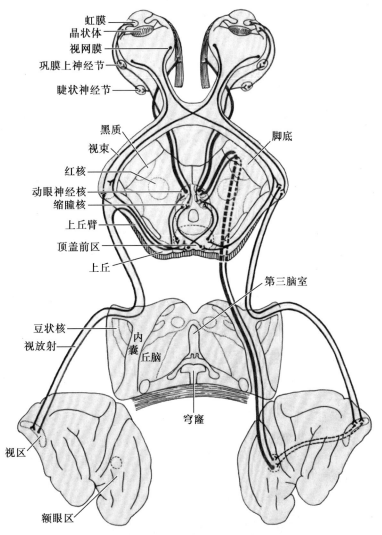

虹膜
晶状体
视网膜
巩膜上神经节
睫状神经节

黑质
视束
红核
动眼神经核
缩瞳核
上丘臂
顶盖前区
上丘

脚底

第三脑室

豆状核
视放射
内囊
丘脑

穹窿

视区

额眼区

图 10-14　瞳孔对光反射和调节反射传导径路示意图

基本结构可能有:①视网膜节细胞的轴突经视神经、视交叉、视束和上丘臂到达顶盖前区。其中部分纤维交叉,另一部分纤维不交叉,可直达顶盖前区,也可能在外侧膝状体或膝前核中继,再到顶盖前区;②顶盖前区神经元的轴突投射至同侧的动眼神经副核,其中部分纤维经后连合交叉至对侧的动眼神经副核,也可能经中脑水管腹侧交叉至对侧动眼神经副核;③双侧动眼神经副核各自发出节前纤维经动眼神经至睫状神经节中继;④睫状神经节发出节后纤维至瞳孔括约肌。

对光反射通路诸环节的某些部位受损,可导致瞳孔对光反射障碍:①一侧视神经受损,直接对光反射消失,但间接对光反射存在;②后连合受损,直接对光反射存在,间接对光反射减弱,说明后连合不是一侧顶盖前区至另一侧动眼神经副核的唯一通路,另外也提示视交叉在间接对光反射中的作用,至少是相当有限的;③一侧动眼神经损伤,患侧眼直接、间接对光反射皆消失,而对侧眼对光反射正常。

此外,顶盖前区还接受上丘和大脑皮质的纤维联系,因此就瞳孔对光反射而言,该处似乎不是单纯的中继站。

(2) 调节-集合反射(图 10-14):当两眼由远而近凝视物像时,晶状体曲度变大、瞳孔缩小和两眼视轴向中线会聚,此种一系列的视觉反射称为调节-集合反射。此反射的意义在于:晶状体曲度变大,折光力加强,可使物像正好落在视网膜上;瞳孔缩小,可以减少入眼光量和减少折光系统的球面像差和色像差;两眼视轴向中线会聚,可使视近物时,物像仍可落在两眼视网膜的对称位置上。简言之,上述三个方面的反应有助于使所视的物象更清楚。

调节-集合反射的通路与对光反射通路不同,它还有视皮质(及额叶皮质)参与。此反射的传入径路是视觉和内直肌收缩冲动传至视皮质视觉中枢(Brodmann 17 区)。由 17 区发出纤维至 19 区,再由 19 区发出的纤维间接(经额叶皮质、锥体束)和直接(经枕叶中脑束)至中脑动眼神经正中核、缩瞳核和睫状核。由缩瞳核和睫状神经核发出的节前纤维经动眼神经入眶,在节状神经节内交换神经元(也有人认为在巩膜内的副睫状神经节中交换神经元),其节后纤维至瞳孔括约肌和睫状肌,使瞳孔缩小和晶状体变厚,从而实现瞳孔调节反射;由动眼神经正中核发出的纤维经两侧动眼神经至两眼内直肌,使两眼球向鼻侧转动,以完成集合反射。所以,瞳孔调节反射与集合反射同时并存。临床上出现的对光反射消失,调节反射存在,即阿-罗瞳孔(Argyll-Robertson 瞳孔),可能是顶盖前区损害而调节反射径路仍然完好之故。

(3)瞳孔扩大反射:在黑暗的环境中、刺激颈外侧部的皮肤、愤怒和极端疼痛,瞳孔皆可扩大。此反射的传入径路和中枢联系尚不清楚。可能是由于视冲动传至顶盖,经顶盖脊髓束而达上胸髓的中间外侧核,由此发出的节前纤维到颈上神经节,其节后纤维由颈内动脉交感丛,最后经三叉神经等分布于瞳孔扩大肌和睑板肌。由于疼痛引起的瞳孔扩大的传入纤维经过脊髓顶盖束而达中脑顶盖,再经顶盖脊髓束而达上胸髓的中间外侧核。情绪激动所引起的瞳孔扩大,其径路是来自额皮质的下行纤维,在下丘脑后外侧部中继后,下行纤维经背侧纵束,到脑干下部的网状结构中继,再经网状脊髓束,终于脊髓中间外侧核,由此核发出的节前纤维到颈上神经节,其节后纤维分布于瞳孔扩大肌。

上述径路任何一环损伤,都会引起瞳孔缩小和

眼睑下垂,即所谓的 Horner 综合征。但脑干损伤所致的 Horner 综合征与交感神经节后纤维损伤所致的瞳孔缩小不同。脑干损伤给予肾上腺素不会引起瞳孔明显散大;而交感神经节后纤维损伤给予肾上腺素后损伤侧的瞳孔往往明显散大。临床上常常用此法鉴定损伤部位是节前还是节后。

9. 视觉传导路各不同部位损害时的临床表现 视觉传导路自前向后贯穿全脑,从额叶底部穿过顶叶及颞叶到达枕叶。脑部病变常累及视神经通路而出现视力、视野及眼底改变。临床上就是根据这些改变结合视神经的解剖生理对其病变部位作出定位诊断,并结合病史及辅助检查等进而作出定性诊断。

在视觉传导路损害的症状中最具有诊断价值的症状是视野缺损。所谓视野是指单眼固定地注视前方一点不动(此时此点的物像正好落在视网膜黄斑中央凹处),这时该眼所能看到的范围。在同一光照条件下,不同颜色目标物的视野大小是不同的,白色最大,黄色次之,红色更次,绿色最小。两眼视野有重叠,仅最外侧的半月形区域不重叠,它们分别投射到视网膜鼻侧最内侧部的半月形区域。另外,由于球面的关系,鼻侧视野投射到颞侧视网膜,颞侧视野投射到鼻侧视网膜;上象限的视野投射到下象限的视网膜,下象限的视野投射到上象限的视网膜;视野的中央区投射到视网膜的黄斑区,视野的周围部投射到视网膜的外周部(图 10-15、表 10-2)。

表 10-2 视觉路各病变特点的比较

受损部位		视野缺损情况	简图
视神经	视神经干	病灶侧全盲	
	视神经后部	病灶侧全盲,病灶对侧颞上象限盲	
视交叉	中部	双颞侧视野偏盲	
	外侧部	病灶侧鼻侧视野偏盲(单侧损伤)	
		双鼻侧视野偏盲(双侧损伤)	
	全部	两眼全盲	
视束		病灶对侧同向性偏盲或象限盲,伴偏性瞳孔强直	
外侧膝状体		同视束,但瞳孔对光反应正常	
视放射	背侧束	病灶对侧同向性下 1/4 象限盲	
	腹侧束	病灶对侧同向性上 1/4 象限盲	
	全部	同视束,对光反应正常	
视觉中枢	上部(楔叶)	病灶对侧同向性下 1/4 象限盲	
	下部(舌回)	病灶对侧同向性上 1/4 象限盲	
	全部	同视束,对光反应及辐辏反应正常,有黄斑回避现象	

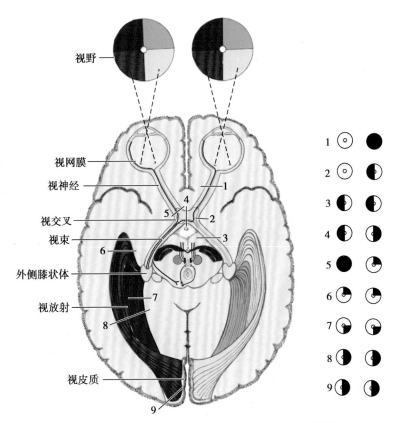

图 10-15　视觉传导路不同部位损伤后视野改变示意图

1. 左侧视神经;2. 左侧视交叉外侧部;3. 左侧视束;4. 视交叉部;5. 右侧视神经后段;6. 右侧视放射腹侧部;7. 右侧视放射背侧部;8. 右侧视放射部;9. 右侧视中枢皮质部

（1）视网膜病变:视网膜内的病变若累及视神经纤维,可产生视野缺损。即与该处纤维相对应的视野出现暗点。若损伤在视神经盘处,因该处纤维密集,可导致视野中出现较大的暗点;若损伤在视网膜外周部,破坏的纤维则较少,与该处相对应的视野暗点则较小,有时被忽视;若黄斑部受损,中央视野可有暗点;若损伤视网膜中央动、静脉,有时会产生具有清晰的水平或垂直界限的象限性暗点。

（2）视神经病变:一侧视神经干损害时,病侧眼视力减退或视野全部缺损,出现同侧单眼盲,直接对光反射消失,间接对光反射存在。病程长久可出现原发性视神经萎缩。如果病变接近眼球,常可见到视盘改变（视盘水肿或视神经萎缩）,如病变累及视神经的后部,此处有视神经交叉襻,它传导对侧眼视网膜鼻侧下 1/4 的纤维,故而可出现病灶同侧眼全盲及对侧眼颞上 1/4（象限）盲（图 10-16）。临床常见于球后视神经炎、占位性病变和外伤等。

（3）视交叉部病变:视交叉本身的病变很少见,大多由邻近的结构,如垂体瘤等压迫所致,可分为视交叉中部和侧部病变。

1）视交叉中部病变:来自视网膜鼻侧半的纤维

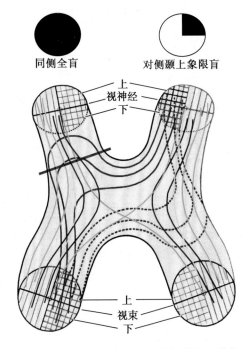

图 10-16　视神经后部病变视野缺损的解剖学基础

互相交叉,位于视交叉的中部,其中鼻侧下象限的纤维经视交叉的前下部到对侧,沿视交叉外侧缘向后,入对侧视束;鼻上象限的纤维入视交叉后,在内侧向后行,经视交叉后上部到对侧,入对侧视束(图10-17)。因此,视交叉正中部病变,可产生双颞侧视野偏盲。临床上损害视交叉中部的病变有垂体瘤、颅咽管瘤、鞍上脑膜瘤、视交叉部神经胶质瘤及蛛网膜炎等。①垂体瘤系自视神经交叉部的下方向上压迫视神经交叉的中部,因此双颞侧偏盲开始于双颞侧的上象限。可能一眼先被侵犯或两眼同时受侵。②颅咽管瘤、鞍上脑膜瘤、动脉瘤、蛛网膜炎囊肿等可能从上方向下压迫视神经交叉的中部,因此在病变的初期产生双颞侧下象限盲,以后随着病情的进展,至晚期逐渐累及双颞侧上象限,以致发展成为典型的双颞侧偏盲。

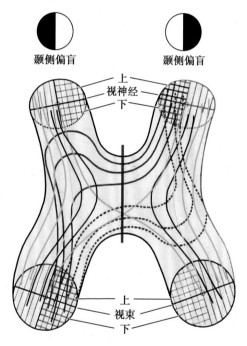

图 10-17 视交叉中部病变视野缺损的解剖学基础

2)视交叉外侧部病变:来自视网膜颞侧半的纤维不交叉,走在视交叉的外侧部,都进入同侧视束,其中颞上象限的纤维位于上内侧,颞下象限的纤维位于下外侧。所以,当垂体肿瘤扩大时,累及视交叉外侧部,首先从下方压迫视网膜颞下象限的纤维,出现两眼视野鼻侧上象限盲。当颈内动脉硬化或颈内动脉瘤压迫视交叉的外侧部时,可产生同侧眼鼻侧视野偏盲。在病变的早期,如损害同侧眼不交叉的纤维及对侧的鼻侧下部的纤维,可引起同侧眼的鼻侧偏盲及对侧眼的颞上象限盲。随着病变的进一步演进,可发展为对侧同向偏盲,最后可发展成为同侧失明及对侧眼的颞侧偏盲。

3)视交叉毗邻结构的病变:视交叉位于蝶鞍上

方的脚间池中。视交叉的前上方有大脑前动脉和前交通动脉。视交叉的位置可偏前偏后。偏前时,前交通动脉居其上方,如此动脉的动脉瘤,可由上向下压迫视交叉而产生双颞侧下象限视野缺损。视交叉的外下方为海绵窦以及窦内的神经和血管。视交叉的后方有灰结节、乳头体和漏斗。视交叉的上方紧邻第三脑室的前端。第三脑室底部在视交叉的前后各有一个隐窝,在前方的称为视隐窝,其前壁与终板相连,构成第三脑室的前壁;在后方者称为漏斗隐窝,随漏斗下降达脑垂体,由鞍膈分开。视交叉与鞍膈之间一般非直接接触,而被脚间池所分开,其距离为1~10mm。这种解剖关系说明,临床上当垂体肿瘤扩大并穿破鞍膈向上生长时,在相当长的时间内并不出现视交叉压迫症状。

(4)视束病变:视束为视交叉到外侧膝状体的一段扁圆形白质带,自视交叉行向后外,绕过大脑脚,至丘脑枕下面止于外侧膝状体。视束内含有来自两眼同侧半视网膜的纤维,其中交叉的纤维约占2/3,而不交叉的纤维占1/3。视束后段较前段稍做部分内旋,所以视网膜各象限的纤维在视束前、后段内的排列关系也不相同。在视束前段,来自视网膜上象限(同侧颞上象限和对侧鼻上象限)的周边纤维位于视束的上内侧;来自下象限(同侧颞下象限和对侧鼻下象限)的周边纤维则在视束的下外侧。在视束内,黄斑部交叉与不交叉的纤维汇合一起,居中央部,其中上象限的纤维位于内上方,下象限的纤维在外下方。在视束后段,视网膜各象限的排列与外侧膝状体相同。

视束本身很少发生原发性病变,视束损害多因邻近组织的病变波及所致。当一侧视束病变时由于损害了交叉的和不交叉的两眼视觉纤维,出现病灶对侧两眼同向性偏盲,即同侧眼的鼻侧视野及对侧眼的颞侧视野缺损。同时伴有偏盲性瞳孔强直。

(5)外侧膝状体病变:外侧膝状体为视束后端的卵圆形隆起,位于丘脑枕的下面。来自视网膜上象限(同侧颞上象限和对侧鼻上象限)的纤维在内侧部,下象限(同侧颞下象限和对侧鼻下象限)的纤维在外侧部。其中周边部的纤维位于下部,黄斑部的纤维居上部,但靠后,呈楔形。外侧膝状体原发性病变非常罕见,多数是受邻近组织病变的影响。外侧膝状体病变亦出现病灶对侧两眼的同向性偏盲,但不出现偏盲性瞳孔强直。因为瞳孔对光反射的传入纤维在外侧膝状体的前方离开视束,经过上丘臂进入中脑,故外侧膝状体病变时瞳孔对光反射的反射弧不受影响。

（6）视辐射病变：视辐射是由外侧膝状体发出的纤维组成。沿听放射内侧，经内囊后肢的豆状核下部至皮质视觉中枢。视辐射分为背侧束和腹侧束。视辐射背侧束为来自视网膜上象限的纤维，由外侧膝状体内侧部发出，经过内囊向后上行，在顶、颞叶内绕侧脑室下角的上壁，至距状裂上方楔叶的皮质视觉中枢。故距状裂上方的皮质为视网膜上象限纤维的投射区。视辐射腹侧束为来自视网膜下象限的纤维，由外侧膝状体的外侧部发出，先向前外进入颞叶，绕侧脑室下角的前端和下壁，经下纵束内侧部至距状裂下方舌回的皮质视觉中枢。故距状裂下方的皮质为视网膜下象限纤维的投射区（图8-70）。黄斑纤维组成视辐射的中间部，将周边纤维分开，经腹、背侧束投射到视觉中枢的后1/3部。周边纤维投射到视觉中枢的前2/3部（图8-71-9）。在视辐射中，来自黄斑部的纤维有一部分在胼胝体压部交叉，故每侧黄斑纤维终止于两侧半球的视觉中枢。

在视辐射内，两眼视网膜对应点的纤维精确地汇合在一起，所以视辐射有病变时，两眼视野的缺损常是完全对称的。由于视网膜上、下象限的纤维在背、腹侧束内是严格分开的，所以视辐射部分病变时可出现象限性视野偏盲。如顶叶病变，破坏视辐射背侧束，即产生病灶对侧两眼同向性下1/4象限盲（图8-70、图8-72F）；颞叶病变时，损害视辐射腹侧束，即可产生病灶对侧两眼同向性上1/4象限盲（图8-70、图8-72G）。若全部视辐射或视觉中枢受损害，则发生病灶对侧双眼同向性偏盲（图8-72H）。当病变未波及胼胝体压部时，中央（黄斑）视力往往保留，称黄斑回避现象。这可能是由于：①黄斑纤维投射到两侧视觉中枢；②在视觉中枢内黄斑纤维有广泛的定位；③黄斑纤维的皮质投射区受双重血管分布，具有侧支循环。故有人认为，黄斑纤维并不经胼胝体压部至两侧视觉中枢，黄斑回避主要是因为中枢部的双重血管供应。

（7）视觉中枢病变：视觉中枢位于枕叶17区。可分为刺激性病变及破坏性病变，两者的临床症状及体征均有所不同。

1）刺激性病变：当枕叶内侧面距状裂受刺激时，出现单纯性幻觉，如单纯的发光亮感。这是视觉皮质性癫痫的表现，有时亦是癫痫大发作的先兆。当枕叶外侧面受刺激时，则发生复杂性视幻觉，可出现图形、人形、建筑物及电影样景象等。

2）破坏性病变：视辐射背侧束的纤维止于距状裂上方（楔叶）的皮质视觉中枢，相当于视网膜上象限纤维的投射区。因此当楔叶病变时所产生的症状与视辐射背侧束损害出现的症状相同，即病灶对侧两眼同向性下1/4象限盲。腹侧束的纤维止于距状裂下方（舌回）的皮质视觉中枢，相当于视网膜下象限纤维的投射区。因此舌回病变时所产生的症状与腹侧束损伤出现的症状相同，即病灶对侧两眼同向性上1/4象限盲。由于视辐射的纤维在行程中逐渐散开，视觉中枢又比较广泛，所以局部病变常产生对侧视野象限盲。在视觉中枢内，从视网膜中央到周边的纤维是从后向前排列的（图10-18）。黄斑部纤维投射到枕叶视觉中枢的后1/3部（包括枕极的外侧面），面积相当广泛。周边纤维都位于黄斑纤维的前方，投射到视觉中枢的前2/3部。所以17区后部（枕极）病变可影响中心视力，17区前部病变则只影响周边视力。视觉皮质位于枕叶的内侧面，双侧视觉中枢彼此紧紧靠近，因此有时一个病灶（如肿瘤）可以同时波及双侧视觉皮质。如病灶波及双侧楔叶时，则出现双眼下半视野偏盲。如病灶波及双侧舌回时，则出现双眼上半视野偏盲。

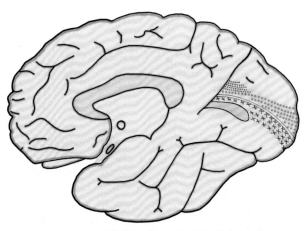

▨ 视网膜周围上部　⬚ 视网膜中心上部
▩ 视网膜周围下部　▩ 视网膜中心下部

图10-18　视网膜神经纤维在枕叶皮质之分布

3）皮质盲：所谓皮质盲是指枕叶皮质破坏性病变而产生的盲。其特点：①视觉完全丧失，瞬目反射消失；②瞳孔的对光反射及集合反射存在；③眼底正常，眼球运动正常。

（二）听觉传导路

听觉传导通路主要由三级神经元组成，听感受器为螺旋器。声波的振动通过外耳道使鼓膜振动，鼓膜带动鼓室内的听小骨，把声波的振动经前庭窗传至内耳耳蜗的外淋巴,进一步影响到蜗管的内淋巴振动,最后传到螺旋器(Corti 器),刺激螺旋器上的毛细胞,使其发生极化而产生听觉冲动,经听觉传导通路传向听觉中枢(图 10-19)。

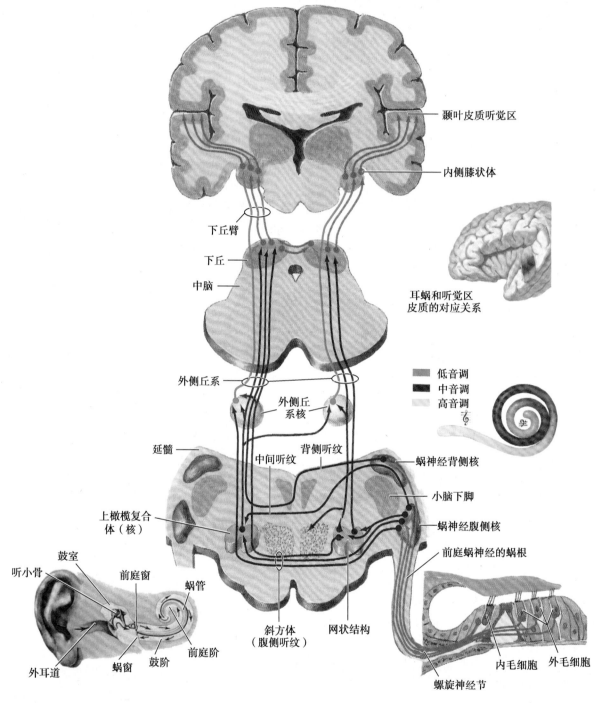

图 10-19　听觉传导路

1. 蜗神经节　由听觉传导径路一级神经元聚集而成,位于蜗轴内,成自双极神经元。其周围突分布至螺旋器的内、外毛细胞。中枢突组成前庭蜗神经的蜗根(蜗神经)。

2. 蜗神经　在内耳道内居前庭根之下,两者一起在面神经下方穿内耳道底,经内耳道,出内耳门入后颅窝,至脑桥小脑角处,在中间神经的外侧入脑,终于蜗神经腹侧核和背侧核。蜗神经的纤维排列有音频定位。来自蜗顶传导低音冲动的纤维在神经的中心部;来自蜗底传导高音冲动的纤维在神经的周围部。

3. 蜗神经核　是听觉传导径路内的二级神经

元。人的蜗神经核位于延髓与脑桥交界处,绳状体的外侧、第四脑室外侧隐窝的室底灰质内,有蜗神经腹侧核、背侧核之分,腹侧核又被蜗神经根分为腹前核和腹后核两部分。蜗神经核有明显的音频定位。来自蜗底的高频纤维止于3个亚核的背侧区;来自蜗顶的低频纤维止于腹侧区。

听觉传导路的上述部分尚属简单,但自蜗神经核到听皮质的传导径路就复杂多变且不肯定,要经过多次中继和反复交叉才能传至丘脑和听皮质,其重要中继站有上橄榄核簇、斜方体核、外侧丘系核、下丘和内侧膝状体等。它们的作用不是单纯的中继,同时还有一定的整合作用。此外,还可以完成某些与听觉有关的反射和接受更高一级的听觉中枢的下行投射。

4. 斜方体与外侧丘系　由各蜗神经亚核发出的二级上行纤维,大部分经腹侧听纹、背侧听纹和中间听纹投射到对侧的上橄榄核、斜方体核、外侧丘系核和下丘中继上行,形成对侧的外侧丘系;小部分纤维直接进入同侧的这些核团换元,再发出纤维进入同侧外侧丘系。因此,每侧外侧丘系内含有传递双侧耳听觉冲动的纤维。在3个听纹中,腹侧听纹纤维最多,大部分起自蜗神经前核。其中大多数纤维在脑桥中下部于脑桥被盖前缘行向腹内侧,穿过内侧丘系形成斜方体而越中线,至对侧上橄榄核的背外侧折而上行形成外侧丘系;小部分纤维终于同侧和对侧斜方体核(位于斜方体内)和上橄榄核,而后直接或经外侧丘系核中继后,经外侧丘系上升。背侧听纹始于蜗神经背侧核,在中缝区内侧纵束的腹侧越中线至对侧,加入对侧的外侧丘系。中间听纹始于蜗神经腹侧核的背侧部,起初与背侧听纹同行,后绕过绳状体后向腹内侧穿行,越中线加入对侧的外侧丘系。

5. 上橄榄核　是听觉传导路的主要中继站,它接受3条二级听纹,主要是腹侧听纹来的侧支或终支,其发出的纤维参加两侧外侧丘系。从上橄榄核背侧发出的纤维束,称上橄榄脚,行向背内侧至展神经核,并有纤维通过网状结构和内侧纵束与动眼神经核、滑车神经核及脊髓颈段前角细胞相联系。通过此通路可引起反射性头眼转动。此外,上橄榄核还发轴突至网状结构,经中继抵达三叉神经运动核和面神经运动核,通过这些纤维反射性引起鼓膜张肌和镫骨肌的收缩。

6. 下丘　外侧丘系的大部分纤维或其侧支主要止于同侧下丘的中央核,部分纤维经下丘连合终于对侧下丘中央核。根据下丘的纤维联系,认为下丘不仅是一个听觉上行通路的中继站,而且也是听反射中枢,特别是把听觉与痛觉以及触觉冲动联系起来的中枢。外侧丘系的其余纤维可直接上升,终止于同侧的内侧膝状体。

7. 内侧膝状体及其中枢投射　一般认为内侧膝状体是听觉传导路的最后一个中继站,它主要接受三级和四级纤维,但也有少量的二级纤维。在人类内侧膝状体,根据其细胞形态大小可大致分为大细胞部和小细胞部。其中小细胞部在中继听觉上行冲动中是主要的。它通过下丘臂主要接受同侧下丘核(主要是中央核)的三级纤维和四级纤维,但也有直接来自外侧丘系源于蜗神经核的少量二级纤维。上述纤维多是粗纤维。内侧膝状体的大细胞部也接受听觉的上行纤维,但纤维较细。

人类内侧膝状体的小细胞部发出纤维主要组成听辐射,经内囊后肢的豆核部和豆核后部,向外投射到颞横回的听区(主要是41区)。其中,听辐射背侧部的纤维传导高音冲动,终于听区的内侧部;腹侧部的纤维传导低音冲动,终于听区的外侧部。

人类内侧膝状体的大细胞部发出纤维投射到第Ⅱ听区的低音区和顶下小叶内的所谓的前庭皮质区。

内侧膝状体核的有些投射纤维亦可终止于丘脑外侧核群、枕核、中线核和中脑水管周围的中央灰质,还可发下行纤维止于下丘、外侧丘系核、斜方体核和上橄榄核,它们可能参与听觉的反馈调节。

8. 听皮质区　人脑颞上回上面近后端处有两条横行的脑回,称颞横回(Heschl回),通常认为前方的一个脑回是听觉的初级感受皮质区41区,后方的脑回以及邻近的颞上回是听觉的联络区(42区,22区),以补充听区的功能。听觉的皮质投射纤维在颞横回上具有局部定位关系,即高音冲动终于41区后内侧部,低音冲动终于前外侧部。

9. 外侧丘系之外的听觉传导径路　除外侧丘系外,听觉还有其他上行通路。据研究报道,可能是听觉二级纤维及其侧支借脑干网状结构上行,在丘脑后核及板内核换元;也有人认为在外侧丘系的内侧有一外侧被盖系,传递听觉上行冲动至内侧膝状体的背侧部和膝状体上核,从而参与内侧膝状体和丘脑后核内的躯体感觉、视觉、内脏多种感受和听觉的整合。

听觉传导路的径路简述如下:

听觉感受器(内耳螺旋器或称Corti器)→内耳螺旋神经节(第一级神经元)→蜗神经→内耳道底、内耳道、内耳门入颅→

脑桥小脑角入脑 $\begin{cases}$ 耳蜗神经腹侧核→对侧 \\ 耳蜗神经背侧核→同侧 $\end{cases}$ 双侧外侧丘系 $\begin{cases}$ 下丘臂→内侧膝状体(第三级神经元)→听放射→ \\ 下丘核 $\begin{cases}$ 顶盖延髓束→脑神经运动核 \\ 顶盖脊髓束→脊髓前角细胞 $\end{cases}$ →听反射 $\end{cases}$

内囊后肢→颞横回(听觉中枢)

10. 听觉传导路各部病变的临床表现　在听觉传导径路中,各个部位的病变都会造成一定的听觉障碍,临床上常见的症状有耳鸣、过听、耳聋、幻听与听觉失认。耳鸣与耳聋常常是一种疾病的两种不同表现,有时可以同时存在。

(1) 耳鸣:耳鸣是指外界并无任何音响刺激而患者却有音响的感觉。正常人在安静时也可有轻微的耳鸣,但不伴有听觉障碍,也无血管性杂音,属正常性耳鸣。在听觉传导路上任何部位的刺激性病变都可以出现耳鸣。耳鸣可分为低音调和高音调两类,低音调耳鸣表现为嗡嗡之声,与神经系统疾患关系不大,大多为外耳道、中耳部位的病变;而高音调耳鸣表现为吹口哨音或蝉鸣,多见于某些神经系统疾病的早期。

1) 内耳病变:Ménière 综合征时可以出现高音调(也可为低音调)耳鸣,可在眩晕发作之前或之后发生。临床上最常见。

2) 听神经病变:在内耳道和脑桥最下部边缘之间侵及听神经的肿瘤或炎症,如听神经瘤及脑桥小脑角蛛网膜炎,表现为一组较复杂的症状和体征,称为脑桥小脑角综合征。在听神经瘤时,耳鸣常常是首发症状。在脑桥小脑角蛛网膜炎时耳鸣则较少见。

3) 听觉中枢病变:可以出现耳鸣及幻听,但较少见。

(2) 耳聋:耳聋是听力的减低或丧失。造成神经性聋的病变部位甚多,产生的症状亦甚复杂。但其症状的共同特点是听力减退以高音频率为主,而对低调音波的感受影响轻微。因此对尖锐的声音听不到,而对低沉、粗浊的声音仍可感知。音叉试验Rinne 检查骨导<气导。外耳检查正常;前庭功能可有损害。在听觉传导路上,不同部位的病变所造成的症状各有其特点,根据这些不同的特点可以帮助临床定位。

1) 耳蜗部病变:病变位于内耳的耳蜗部位,其症状特点是高音调的听力最先受损,出现病灶侧听力障碍。

2) 听神经损害:病变主要在听神经纤维及螺旋

神经节。其症状特点是在病变的早期先有听力短缩。高音调听力先受损,以后逐渐影响到中音调及低音调。常常合并前庭功能低下。

3) 脑干损害:脑桥或延髓病变可以引起耳蜗神经核的损害,产生一侧耳聋。蜗神经核以上部位的病变引起的耳聋不严重或不引起耳聋,这是因为蜗神经核发出的纤维经同侧及对侧外侧丘系传至双侧皮质听觉中枢。如果病变范围较大,不仅损害了一侧耳蜗神经核,同时也累及了对侧的交叉纤维,方可造成双耳聋。脑干较高水平,如被盖与顶盖、中脑与间脑的交界处病变(胶质瘤、松果体瘤)亦可引起耳聋。脑干病变所致的耳聋除表现为神经性聋之外,尚具有比较明确的脑干损害的表现(如交叉性感觉、运动障碍等),可作为定位诊断的依据。

4) 听觉中枢病变:听觉中枢位于颞横回,接受双侧耳蜗神经核传来的纤维,以对侧为主。听觉中枢的刺激性病变,引起耳鸣及幻听。听觉中枢的破坏性病变,引起不完全性耳聋。一侧颞横回损害,或听放射损害时,有时会产生对侧或两侧听觉暂时性障碍,但在临床上有时不易查出。两侧颞横回病变时可以发生较完全的耳聋,临床上极为罕见。中枢性耳聋的特点是不完全性耳聋,同时伴有听觉失认,即患者不能确定远距离声音的位置或辨别其性质,甚至听到了声音而不能分析其含意。

(三) 平衡觉传导路

平衡觉传导路传导内耳前庭器官在身体,特别是头部位置变化时所感受的刺激,与深部感觉、视觉一起参与身体的平衡反射的调节活动(图 10-20)。

前庭传导路的终末感受器,包括内耳膜迷路内的 3 个壶腹嵴(分别位于 3 个半规管的壶腹内)、椭圆囊斑和球囊斑。3 个半规管的方向相互垂直,代表着三度空间,每个嵴和囊斑内都含有大量的感受细胞(毛细胞)。壶腹嵴对头部的角度运动,即非直线运动起反应。球囊斑对垂直方向加速或减速的位移和重力起反应,而椭圆囊斑则对水平方向的位移和重力起反应。有人认为球囊斑也是一个接受振动刺激的感受器。

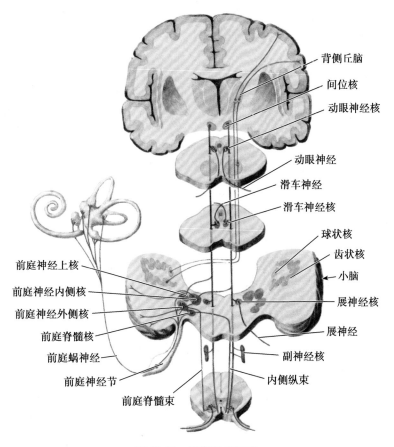

图 10-20　平衡觉传导路

前庭器在性质上属于本体感受器,与躯体的平衡以及头部的空间定位有关。这些作用是通过眼球反射、调节头部位置和躯体骨骼肌、关节来实现的。因此,它与小脑、脊髓、眼肌的核团在发生和结构上均有密切关系。前庭器发出的冲动只有一小部分上达皮质,进入意识,而大部分将通过各种渠道最终影响运动器。

1. 前庭神经节　由双极神经元构成,位于内耳道底附近,是前庭传导路一级神经元胞体聚集处。一般分为前庭神经上节和下节两部分,有时也可分为 3 个部分。它们的周围突起终于 3 个半规管的壶腹嵴和椭圆囊斑、球囊斑。中枢突起组成前庭神经。

2. 前庭神经　也称前庭蜗神经的前庭根,在内耳与蜗根和面神经相伴行于内耳道,入颅后在延髓脑桥沟(简称桥延沟)的最外端,面神经背外侧入脑。继在小脑下脚(或称绳状体)与三叉神经脊束之间达第四脑室底,分为短的升支和长的降支。大部分纤维终于各前庭神经核,但其分布有所不同,上升支终于上核、内侧核吻部和外侧核。下降支大部分终于下核,下降支的侧支终于内侧核的尾部,小部分不止于前庭神经核,而是直接穿过前庭神经外侧

核和上核的下段,至小脑下脚的内侧,经旁小脑下脚入小脑,止于同侧的小脑绒球、小结、蚓垂、旁绒球和齿状核的一部分,称为前庭神经小脑纤维,也称一级前庭小脑纤维。

在猴和猫的研究证实:前庭器、前庭神经节、前庭神经之间有明确的定位关系。前、外壶腹嵴、椭圆囊斑→前庭神经上节→前庭神经上外侧部;后壶腹嵴、球囊斑→前庭神经下节→前庭神经下内侧部。

3. 前庭神经核　位于脑桥延髓交界处的前庭区,是前庭传导径路中主要的二级神经元胞体所在处。可分为前庭神经内侧核、前庭神经外侧核、前庭神经上核和前庭脊髓核 4 个亚核。此外,在人和猫还有若干副核。

近期研究得知 4 个前庭神经核不是所有区域均接受前庭神经的一级传入纤维,有报道称只有前庭神经上核的中央部、外侧核的腹上部、内侧核的上部和外侧部、下核的上段才接受前庭神经的一级传入纤维。

前庭神经核簇除接受来自前庭神经节的一级传入纤维外,还经旁小脑下脚接受来自小脑蚓、绒球小结叶和顶核的纤维,经小脑下脚接受来自脊髓后柱

全长,特别是腰骶膨大处的纤维及来自巨细胞网状核和脑桥网状尾侧核的纤维。两侧前庭核簇之间还有丰富的连合纤维。

4. 前庭神经核的二级纤维联系 由 4 个前庭神经核发出的二级纤维,其联系十分广泛,主要投射到小脑、脑神经运动核、脊髓前角运动细胞、脑干网状结构、丘脑和大脑皮质等。但其中的某些具体径路至今无肯定的结论。

（1）前庭核簇与大脑皮质之间的联系:前庭核与大脑皮质之间存在联系。起自一侧前庭核簇的纤维,在脑干的两侧上行,先与外侧丘系走在一起,至被盖中央束后外侧部向上至丘脑腹后外侧的内侧部,由此换第三级神经再发出纤维向前庭皮质投射。皮质的前庭代表区确切位置不明。据认为猴的前庭代表区在中央后回后部头部皮肤代表区附近(第 I 和第 II 前庭区)。在人,刺激听区前方的颞上回 22 区时,患者有眩晕等平衡失常的感受(图 10-21)。

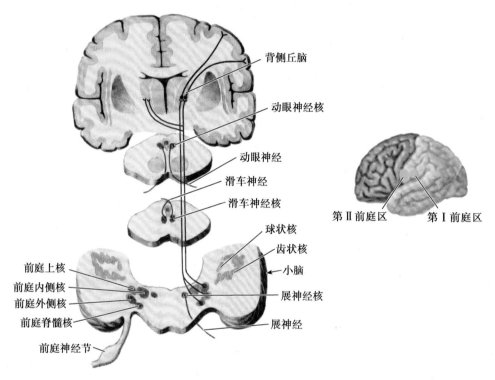

图 10-21 前庭-丘脑-皮质通路模式图

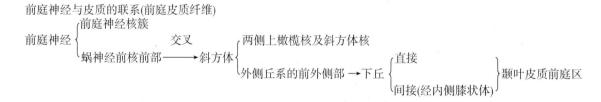

（2）前庭核簇与丘脑之间的联系:前庭核簇的传入冲动只有很少一部分上抵丘脑。解剖学和生理学上都曾有人提出过前庭丘脑纤维,但始终存在异议。猫的实验结果显示,它们主要始于前庭神经外侧核、上核和脊髓核,在外侧丘系、内侧丘系或内侧纵束内伴行,抵达丘脑腹外侧核、腹后核、腹后下核、中央正中核以及网状核等丘脑核团内中继。也有人认为可以在同侧膝状体的腹侧部,即大细胞部内中继。

前庭神经与丘脑的联系(前庭丘脑纤维):

前庭神经核簇$\xrightarrow{\text{发出纤维}}$脑干双侧上行→丘脑→皮质感觉区。使机体能感受到体位和身体运动速度的变化。

（3）前庭核簇与脑干躯体运动核之间的联系:主要经由内侧纵束与眼肌运动核以及与眼肌运动有关的面肌、颈肌运动神经元相联系。其大部分纤维来自前庭核簇。其中上行纤维主要起自前庭神经上核和内侧核。前庭神经上核的纤维行于同侧,止于

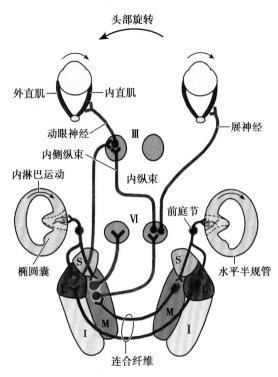

图 10-22　前庭簇的纤维联系
S,前庭上核;L,前庭外侧核;M,前庭内侧核;
I,前庭下核

展神经核、滑车神经核、动眼神经核、Cajal 中介核、Darkschewitsch 核以及后连合核,并有侧支跨过中线止于对侧;前庭神经内侧核上端的纤维行于对侧,主要也止于上述各核,其侧支可能又越过中线,返回同侧再行终止。上行纤维主要止于动眼、滑车、展神经核者,完成眼前庭反射(如眼球震颤)。前庭神经内侧核和前庭脊髓核,尚可发出纤维加入内侧纵束下行。下行纤维至副神经脊髓核和上部脊髓前角细胞,完成头颈姿势的反射性调节。前庭核簇、眼肌运动核与眼外肌之间的联系有精确的定位,以精确协调眼肌在眼前庭反射中的作用(图 10-22)。

(4)前庭核簇与小脑的联系(图 10-23):前庭核簇至小脑的投射又称二级前庭小脑纤维。它们主要起自前庭上核、内侧核和脊髓核,经旁绳状体入小脑。终于双侧绒球小结叶、小脑舌、蚓垂、旁绒球等部皮质和顶核,但以同侧为主。顶核发出的纤维再返回到脑干,支配双侧的前庭外侧核。Bing 认为,顶核发出的纤维在功能上分为两组:一组至同侧前庭外侧核,对该核起易化性影响;另一组纤维到达对侧的前外侧核,其功能为抑制性的。其他的顶核纤维在同侧的前庭核经过,而终止于两眼同向侧视中枢。

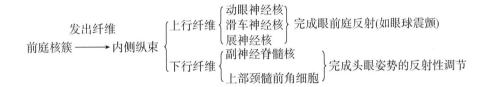

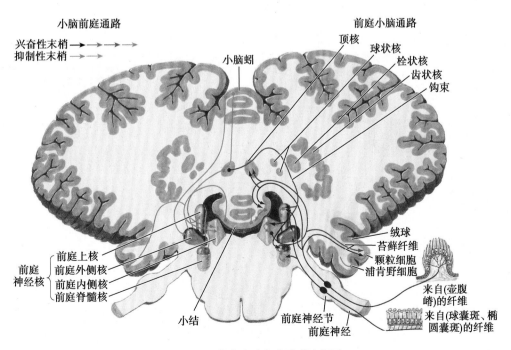

图 10-23　前庭小脑和小脑前庭通路

另有不经前庭神经核而直接进入小脑的一级前庭小脑纤维。小脑发出的冲动经锥体外系传至脊髓,完成平衡调节。

1）前庭小脑束

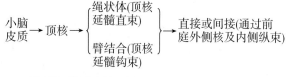

$$\left.\begin{array}{l}\text{前庭上核}\\\text{前庭内侧核}\\\text{前庭脊髓核}\\\text{前庭神经纤维}\end{array}\right\}\rightarrow\text{绳状体}\rightarrow\text{小脑皮质}\rightarrow\text{双侧顶核}$$

2）小脑前庭束

小脑皮质 → 顶核 → {绳状体(顶核延髓直束) / 臂结合(顶核延髓钩束)} → 直接或间接(通过前庭外侧核及内侧纵束)

→ {Ⅲ、Ⅳ、Ⅵ对脑神经核 / 两侧同向侧视中枢 / 颈髓上段的前角} → 调节眼外肌和颈肌的协调运动,维持身体的平衡

（5）前庭核簇与脊髓的联系:前庭核簇对脊髓的二级投射纤维组成前庭脊髓束（图 10-24）。

其中大部分纤维主要起自前庭神经内侧核,少数纤维起自前庭神经下核,组成前庭脊髓内侧束,起始后接近或进入内侧纵束,并可有少量纤维交叉至对侧,下行于脊髓前索的背内侧部,止于颈髓和上部胸髓的Ⅶ、Ⅷ层。对颈肌和上肢伸肌有强大的易化作用。另一部分纤维始于同侧前庭神经外侧核,组成前庭脊髓外侧束起始后向腹内侧进行至下橄榄核的背侧,降入脊髓外侧索的前部并逐渐前移,此束纤维止于脊髓全长的Ⅶ、Ⅷ层,少量纤维止于Ⅸ层,它们对伸肌运动神经元有强大的易化作用,对屈肌运动神经元则有抑制作用。前庭脊髓束,其纤维的起始具有一定的局部定位关系,始于外侧核背尾侧的纤维终于脊髓腰、骶段,始于外侧核腹侧的纤维终于脊髓颈段,而核的中间部发出的纤维,则到脊髓胸段。前庭外侧核还接受来自小脑的大量纤维,在外侧核中继后至脊髓,能易化支配伸肌的 α 和 γ 运动神经元的活动,故对肌张力和脊髓反射有重要的调节作用。

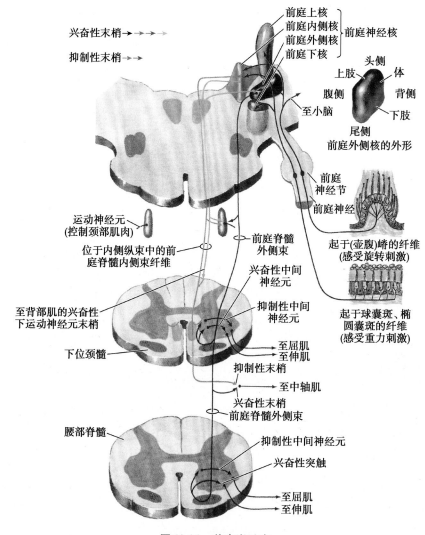

图 10-24　前庭脊髓束

前庭外侧核 ⎱
前庭脊髓核 ⎰ → 前庭脊 → 各节段前 → 躯干、四肢的
　　　　　　髓束　　角细胞　　反射性调节

（6）前庭核簇与网状结构和脑干内脏运动核的联系：前庭核簇与脑干网状结构有往返联系，与脑干的内脏运动核之间有直接和间接联系。前庭冲动直接或经网状结构间接影响自主神经中枢，如迷走神经背核、泌涎核等的活动。刺激前庭器可引起恶心、呕吐、心血管反应、出汗和皮肤苍白等反应。

前庭内侧核→脑干两侧网状结构→脑神经内脏运动核（迷走神经背核、脑桥和延髓泌涎核等）→调节内脏活动

5. 前庭系的主要功能　人类前庭系的功能主要有 3 个方面：①感受和传导头部运动和空间位置改变的刺激，而这些传入冲动又是维持平衡的重要信息；②会聚来自前庭器、肌、腱、关节、皮肤和视器的传入信息，参与肌张力和姿势反射，维持身体平衡；③协调眼球运动以及眼球和头颈肌之间的运动。

6. 平衡觉传导路各部位病变的临床表现　前庭系统病变主要表现为三大症状，即眩晕、眼震和平衡障碍。这三大主征虽然表现不同，但发生机制均是由于身体姿位平衡失调。

（1）眩晕：是前庭神经病变最常见的症状。是患者对位向（空间定向感觉）的主观体会错误，患者自觉周围物体旋转或向一侧移动，或者觉得自身旋转、摇晃或上升下降。由于视觉及本体感觉系统对于位向感受仅有辅助作用，所以在前庭系完好的情况下这两种眩晕不明显。临床上，有视觉与本体感觉系统病变的患者，很少有以眩晕为主要症状的。前庭系为人体辨向的主要结构，因此该系统的病变是产生眩晕的主要原因。

前庭系统以内耳门为界，分为周围和中枢两部分：①周围部：包括前庭器官和前庭神经的内听道部分，其特点是与耳蜗神经、面神经相伴而行关系密切；②中枢部：包括前庭神经的颅内部分、前庭核、内侧纵束及前庭与小脑、大脑的纤维联系，其特点与耳蜗神经、面神经分离，前庭核占据面积较大，不易出现完全损害的症状。基于这些解剖学上的差异，前庭系两部分的病变所引起的眩晕在临床上表现也不一样。

1）周围性眩晕：病变位于前庭神经周围部。其症状特点为眩晕多呈发作性，起病急，突然发生，程度很重。每次发作持续时间短，自数分钟、数小时甚至数天。患者自觉周围景物在旋转（客观眩晕），或觉自身在摇晃或上升下降（主观眩晕），出现运动幻觉。站立或行走时可偏向一侧或向一侧倾倒。发作过程中意识清楚，常伴有恶心、呕吐、面色苍白、血压下降、心动过缓等自主神经功能紊乱症状。可伴有耳蜗症状，如耳鸣、耳聋。客观体征有水平性或水平伴旋转性眼震，其程度与眩晕程度一致。前庭功能试验无反应或反应减弱。平衡试验出现倾倒（Romberg 征阳性），且倾倒与眼震慢相及 Bárány 指向试验偏移方向完全一致。该"三者一致"正是前庭周围部病变的特征性客观所见。体检无其他中枢神经系统体征。

2）中枢性眩晕：病变位于前庭神经中枢部。其症状特点为眩晕感较轻，发作时间较长，可达数周、数月，甚至与原发病同始终。患者自觉周围景物在旋转或向一侧运动，有"头重脚轻"或"醉酒"之感。可有意识障碍或昏迷。自主神经功能紊乱症状较轻或很少出现。常不伴有耳蜗症状。客观检查可见眼震，延髓、脑桥和小脑病变常常为水平性或水平旋转性眼震，而中脑病变为垂直性眼震，眼震与眩晕程度并不一致。眼震的慢相方向与身体倾倒方向及 Bárány 试验偏移方向不一致（"三者不一致"）。前庭功能试验多为正常反应。体检中常有脑干损害的症状（如交叉性瘫痪或交叉性感觉障碍），对病变的定位诊断起决定性作用。

在临床上，正确区分前庭周围性眩晕与前庭中枢性眩晕对于确定病变的部位、性质和治疗方案具有十分重要的意义（表 10-3）。神经系统各部病变出现的眩晕特征见表 10-4。

（2）眼球震颤：两侧眼球围绕某一注视点发生的相当快的、不随意的、有节律的同向往返运动，称为眼球震颤。它属于皮质下的反射活动，也是眼肌共济失调的表现形式。可分为慢相和快相两种动作，两者交替出现。用快相表示眼震的方向。慢相为两眼球缓慢地移向某一方向的动作，是壶腹嵴的冲动通过前庭神经核作用于第Ⅲ、Ⅳ、Ⅵ对脑神经核的结果；快相是继慢相之后两侧眼球迅速地恢复原来位置的运动，是大脑皮质的作用，用以纠正慢相所产生的偏差。

前庭周围性损害和中枢性损害产生的眼震不同，主要症状鉴别见表 10-5。

表 10-3　前庭周围性眩晕与前庭中枢性眩晕的鉴别

		前庭周围性眩晕	前庭中枢性眩晕
主观症状	起病特点	突然,呈阵发性	逐渐起病,持续性
	持续时间	短,数分钟至数小时,少有超过 1 周	时间较久,数天、数月至 1 年
	眩晕性质	旋转感,自身运动感	多向一侧移动感,小有旋转感
	眩晕程度	较重	较轻
	听觉症状	常伴耳鸣和耳聋	不明显
客观症状	自主性神经症状	有恶心、呕吐、面色花苍白、心搏缓慢、出冷汗	不明显
	意识障碍	无	有
	自发眼震	水平或水平旋转性	水平性、旋转性或垂直性;中脑以上病变一般无眼震
	诱发眼震 形式	水平或水平旋转	随病变部位不同,眼震形式多变
	诱发眼震 方向	慢相向病灶侧	慢相向病灶对侧
	诱发眼震 节律	细小	粗大
	诱发眼震 持续时间	短,不超过 1 分钟	长,在 1 分钟以上
	诱发眼震 诱发潜伏期	2～20 秒	无
	肢体偏斜与 Bárány 指向试验方向	与眼震慢相方向一致	与眼震慢相方向不一致
	前庭功能试验	无反应或反应减弱	常呈正常反应
	脑干症状	无	有脑神经或传导束症状
病因		梅尼埃病、中耳感染、乳突及迷路感染、迷路炎、前庭神经炎、急性前庭神经损伤、耳咽管阻塞、外耳道盯聍	颅内压增高、脑供血不全、颅脑外伤,小脑、第四脑室及脑干肿瘤,癫痫、听神经瘤

表 10-4　病变部位与眩晕特征

病变部位	眩晕的性质	耳鸣	听力障碍	位置性眼震	共济失调
耳性、内耳性末梢神经病变	发作性剧烈性眩晕,变换头位症状加重	常常发生	常常发生	自病侧耳向对侧迅速运动	急性发作时可见到
脑干部病变	常为轻度眩晕,变换头位不增强	没有	很少发生	与发生位置变化的同一方向	如果有共济失调与眩晕无关
大脑皮质(颞叶)病变	如果有眩晕,亦是轻度的,非旋转性的	是癫痫的主要部分症状	没有	不发生	没有

表 10-5　前庭周围性眼震与前庭中枢性眼震的鉴别诊断

	前庭周围性眼震	前庭中枢性眼震
眼震的形式	多为水平性眼震,慢相向病侧	不一定,可为水平、旋转、垂直、斜向性眼震,一般中脑为垂直性,脑桥为水平性,延髓为旋转性,延髓左侧病变为顺时针方向,右侧病变为逆时针方向
持续时间	较短,一般不超过 3 周,多呈发作性	较长

	前庭周围性眼震	前庭中枢性眼震
眼震与眩晕的程度	一致	不一致
闭目难立症	常有,向眼震的慢相侧倾倒,与头位有一定关系	方向不定
听力障碍	常有	不明显
前庭功能障碍	明显	不明显或正常
中枢神经症状与体征	无	常有脑干、小脑受损体征
病变部位	内耳或前庭神经病变	脑干或小脑,中脑以上病变引起眼震者罕见

前庭周围性眼震多表现为水平性或水平旋转性,绝无垂直性眼震。节律一般较中枢性的细小。Romberg 征阳性,肢体和躯干向眼震慢相方向偏斜倾倒。Bárány 指向试验亦向慢相方向偏斜,主观症状伴有明显的眩晕,闭目后不减轻。眼震慢相的方向与肢体偏斜方向一致,即所谓一致性偏斜,是前庭周围损害的最突出特征。

前庭中枢性眼震的方向不一,可为水平性、旋转性或垂直性。眼震持续时间长,节律粗大,不一定伴有明显的主观眩晕。Romberg 征阳性,但常向后倾倒,Bárány 指向试验偏移方向不定,往往向头偏斜的对侧偏移。所以眼震慢相方向与肢体偏斜不一致,即所谓分离性偏斜,为前庭中枢部位损害的特征。其原因是由于前庭神经核所占面积广,又分为 4 个核团,同一病变对某个核团为破坏性病变,而对其邻近结构则可能为刺激性病灶,故病变侵及前庭核时症状不一致;前庭神经颅内段的病变,一方面可以阻隔前庭神经的传导,表现出前庭功能缺失症状,但同时对前庭神经残存部分又是刺激因素,又表现出刺激症状,所以症状也不一致。

在前庭神经传导路上,即当前庭器官、前庭神经、前庭神经核群和其核上联系(内侧纵束和小脑)等结构有刺激性病变时,即可出现眼球震颤;如果上述结构的一侧有破坏性病变时,由于健侧占优势,也可以出现眼球震颤。

1)周围性眼球震颤:为前庭器官或前庭神经病变引起的眼球震颤。多见于迷路炎、梅尼埃病、听神经瘤和后颅窝蛛网膜炎等。

A. 刺激性病变:多发生快相向病灶侧的水平性眼球震颤,也可能伴有轻度的旋转性眼球震颤,但无垂直性眼球震颤;可伴有头和肢体向病灶侧倾斜。

B. 破坏性病变:多发生慢相向病灶侧的水平性眼震,头和肢体向病灶对侧倾斜。眼震的持续时间较短,一般经 3~6 周即可消失,这是由于前庭神经核接受两侧的纤维,可以起代偿作用。

C. 由于前庭器官与耳蜗,前庭神经与蜗神经和面神经的关系都很密切,故周围性眼球震颤常常同时伴有耳蜗、蜗神经和面神经受损的症状。

2)脑干性眼球震颤(图 10-25):是脑干内的前庭神经核群和内侧纵束病变引起的眼球震颤。多见于脑干肿瘤、血管病、炎症、多发性硬化症及延髓空洞症等。除有眼球震颤外,尚具有脑干病变所具有的其他重要的定位症状。脑干性眼球震颤可无蜗神经核受损的症状;眼震和肢体偏斜的程度及方向不一致,且眼震多持续时间较长。

A. 延髓病变:系病变累及了前庭核群。眼球震颤多为旋转性,如病灶在左侧,可出现顺时针性旋转性眼球震颤,若病灶在右侧,则出现逆时针性眼球震颤。

B. 脑桥病变:多发生水平性眼球震颤,如同时伴有展神经麻痹,则眼震可不典型。

C. 中脑病变:多为垂直性眼球震颤,也可以出现搏动性(凹陷性)眼球震颤,即眼球呈现前突和后陷的前后方向运动。

3)小脑性眼球震颤:小脑顶核、绒球和蚓小结与前庭神经核联系密切。小脑病变影响了邻近的前庭神经核群或与其联系的结构时,便可引起小脑性眼球震颤。小脑性眼球震颤的特点是:①有位置性眼震,即头处于某一位置时出现眼震;②眼震可以逆转,常为复合多向性眼震,以水平性旋转性为多,向病灶侧注视时更明显,速度更慢,振幅更大;③可伴有其他小脑症状。

4)大脑半球病变:前额叶病变可以发生微弱而不明显的自发性眼震,多向侧方注视时出现,且不恒定。也可以出现位置性眼震。

眼球震颤与病变部位的关系见表 10-6。

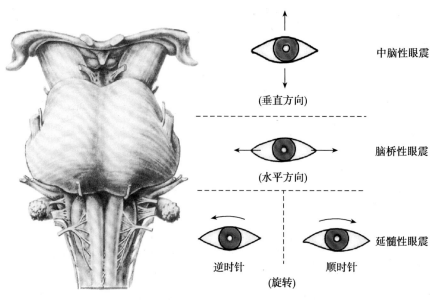

中脑性眼震
(垂直方向)

脑桥性眼震
(水平方向)

延髓性眼震
逆时针　顺时针
(旋转)

图 10-25　脑干性眼球震颤的特征

表 10-6　眼球震颤与病变的部位

病变部位		眼球震颤
前庭末梢性	迷路	呈水平性、旋转性或混合性自发性眼震;有时呈单纯的旋转性位置性眼震(多有其他伴随症状)或单纯性与头位转动方向相反眼震(多有伴随症状)
	后迷路	水平性自发眼震,方向固定位置性眼震
前庭中枢性	脑桥(背侧,旁正中部)	散开性眼震、注视不全麻痹性水平性眼震,伴有向健侧共同偏视,向下注视时有自发垂直眼震
	中脑(被盖,被盖前区)	水平性自发眼震、注视不全麻痹性水平性眼震、集合麻痹、集合眼震、凹陷眼震、向上注视时自发性垂直性眼震、上视麻痹(Parinaud 征)、视性肌阵挛、摆动样眼震
	脑干背侧部(内侧纵束)	核间性神经麻痹(内侧纵束症状,一侧性、两侧性)
	脑干一般	在睁眼、闭眼等或方向变化时有自发眼震、方向固定性眼震、方向变换向上性位置性眼震、垂直性头位置变化性眼震
小脑	小脑半球	注视调节障碍性眼震、方向固定性眼震、单纯旋转头位变化性眼震、两侧疾患时方向变化性位置性眼震(上向性)、垂直性位置变化性眼震(向对侧)
	小脑蚓部	注视调节障碍性眼震、短暂的方向不定的变化性水平性眼震、方向固定性位置性眼震、方向变化性上向性位置性眼震、小频率性垂直性头位变化性眼震、垂直性头位变化性眼震、垂直性悬垂头位性眼震
大脑半球		向病灶侧共同偏视、方向变化性下向性位置眼震

（3）平衡障碍:前庭系统病变主要表现为眩晕、眼震及平衡障碍三大症状。而且它们之间可以先后出现或互为因果,即眩晕可以诱发眼震和平衡障碍,而眼震和平衡障碍又可以引起或加重眩晕。这三大主征虽然表现不同,但发生机制均为身体姿位平衡失调。所谓"平衡",是身体姿位的稳定与正确。视觉、深层本体感觉和前庭感觉系统是发生位向感受的基本器官,被称为"平衡三联"。"平衡三联"各结构的任何一部分的病变都可以引起平衡障碍、眼震和眩晕。本部分只重点介绍"平衡三联"中前庭系统病变所造成的平衡障碍特征。前庭性平衡障碍除急性期或进展性病损外,多不明显,须仔细做各种姿位检查才能暴露出姿位平衡缺陷。

1）静止性姿位检查:Romberg 征见于前庭系

病损,如果闭目站立不稳,并向一侧倾斜,是为前庭病变。如果睁眼可以站稳,闭目后摇晃不定,方向不一,或前或后,则多为深部感觉性平衡障碍。小脑蚓部病变时,睁眼闭眼均站立不稳。故前庭性 Romberg 征的特点是躯体、上肢的偏斜徐缓渐进,偏斜方向固定,肢体偏斜的方向指向前庭破坏的一侧,与眼震慢相的方向一致,称为一致性偏斜,这是前庭周围性病变的特征。前庭中枢性病变时躯体和上肢偏斜方向与眼震慢相可以不同,称为分离性偏斜(图10-26)。

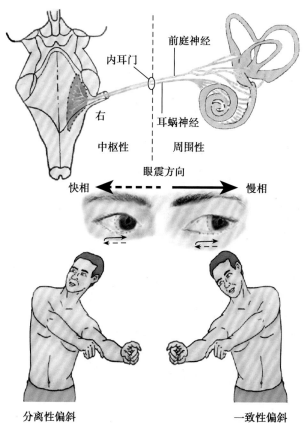

图 10-26　自发性肢体偏斜

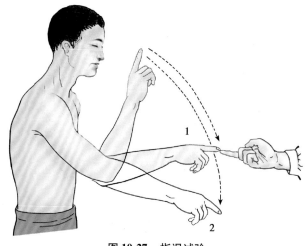

图 10-27　指误试验
1. 正常;2. 偏斜

其前胸时则向后退。如此往返 5 次,正常人虽有偏斜,但返回原位时与原出发点距离不足 15°。如果平衡障碍,则出现大幅度偏斜,往返足迹绘成星形,偏斜异常明显,检查结果应判明左偏或右偏,并记录偏斜角度。前庭病变,发生偏斜的方向与病灶侧同向。

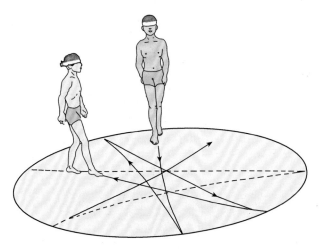

图 10-28　星形足迹试验

2)运动性姿位检查(Bárány 指误试验):患者与检查者相对而坐或站立,两人上肢均向前平伸,示指相接触。令患者抬高伸直的上肢,然后再回复至原位,以示指再接触检查者的示指。双手同时进行,先睁眼后闭眼,重复测试,依次观察结果(图10-27)。正常时应无偏斜;前庭病变时,两侧上肢均向病侧偏斜,闭眼时更加明显。偏斜方向与 Romberg 征的肢体偏斜方向一致。

3)星形足迹检查(图10-28):用布遮住患者的双眼,令患者在 3m 直径圆圈内来回步行。试验前向患者说明,当检查者以手指触其后背即向前进,触

(4)前庭传导路病变的小结:前庭系统疾病的主要表现为眩晕、眼球震颤及平衡障碍三大主征,也称为"平衡三联"。前庭系各结构可以内耳门为界分为周围和中枢两大部分。

前庭周围性损害与中枢性损害产生眩晕、眼震与平衡障碍可不相同。

其鉴别要点如下:

1)前庭周围性损害:包括前庭器官、耳蜗、前庭神经内耳道内部分,其症状特点为:①强烈的眩晕发作,在发作间期无迷路症状存在;②一致性偏斜的客观体征,即眼震慢相、Romberg 征的偏斜方向、指误

试验的偏斜方向和星迹试验的偏斜方向一致(图10-29);③耳蜗症状(耳鸣、耳聋)可伴随"平衡三联"同时出现。

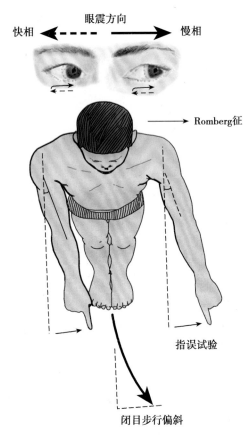

图10-29 周围性前庭系损害症状
眼震慢相、Romberg 征的倾倒方向指误试验的偏斜方向和闭目步行(足迹试验)偏斜的方向,四者一致

2)前庭中枢性损害:包括前庭神经颅内部分、前庭神经核及其中枢传导路,其症状特点为:①眩晕较轻,或呈假性眩晕的症状,起病较缓慢,症状亦较持续;②分离性偏斜的客观体征,即眼震慢相、Romberg 征的偏斜方向、指误试验方向和星迹试验方向多不一致;③一般没有耳蜗症状,如果有,则伴有其他脑神经核或传导束受损害的症状,继而出现相应的神经系统其他体征。

三、内脏感觉传导路

内脏感觉传导路包括一般内脏感觉传导路和特殊内脏感觉传导路,特殊内脏感觉传导路有嗅觉传导路和味觉传导路。

(一)一般内脏感觉传导路

一般内脏感觉传导路是传导除嗅觉、味觉之外的全部心脏、血管、腺体和内脏的感觉冲动。在这些器官内存在有丰富的感受器,可接受器官内的机械、化学等各种刺激,并将它们转变为神经冲动,经内脏感觉神经传至中枢。内脏感觉神经纤维包含在交感神经、副交感神经和躯体神经中。内脏感觉神经元的细胞体也位于脑、脊神经节内,并且也是假单极神经元。内脏感觉神经将内脏的传入冲动不断地传至皮质下核和大脑皮质。它们根据来自内脏的感觉冲动,通过反射调节各内脏器官和系统的活动,而且可引起内脏的某些感觉,如疼痛、恶心、膨胀感、饥饿感和其他一些模糊的内脏感觉。

一般内脏感觉的感受器,根据其所在的部位和作用,都属于内感受器。它们的构造多比较简单,为各种各样的游离神经末梢,分布于心、血管壁以及内脏壁内。就性质而论,有的是机械性的,感受如血管壁所承受的压力变化,肠管等脏器的牵张、膨胀、蠕动和伤害性刺激;有的是化学性的,感受如血流、气体、肠内溶物、体液的化学成分的变化;此外,还有温度、痛觉等。不少内感受器的构造特点与功能的关系至今还不甚清楚。

一般内脏感觉有其自身的特点:①感觉阈值高:就痛觉而论,一般强度的刺激不引起主观痛觉。如手术中一般强度的挤压、切割、烧灼内脏,患者并不感到痛。只有在病理条件下或刺激特别强烈时,才引起痛觉,如器官过度膨胀、平滑肌痉挛、器官缺血导致代谢产物积聚、刺激末梢(感受器),方可产生内脏痛。一般认为,内脏痛觉多由交感神经传入。在通常条件下,器官的一般活动或一般性刺激不引起意识。只有强烈活动时,如胃排空后的收缩,引起饥饿感觉,直肠、膀胱充盈时,引起膨胀的感觉。这类感觉通常认为由副交感神经传入。②传导速度慢:内脏传入纤维数目较少,其中多数纤维较细,无髓或薄髓,传导速度慢,是内脏感觉的又一特点。只有少数纤维,如环层小体的传入纤维相当粗大且有髓,呼吸系统的传入纤维传导速度相对较快。③传入途径分散:内脏感觉的又一特点是传入途径极为分散。如一般内脏感觉主要由迷走神经传入,但内脏痛觉则主要由交感神经传入,盆腔部分器官的痛觉可由盆内脏神经(副交感)传入,气管和食管的痛觉也可由迷走神经传入,心包、胆道和胸、腹膜的感觉则可直接经脊神经传入。此外,一个器官的感觉往往经多条神经传至多个脊髓段,如心的痛觉可由心中、心下神经,经第1~5胸神经进入相应的脊髓段,肾、输尿管和部分盆腔器官的痛觉,由交感神经进入 T_{11}~L_2 脊神经而入相应的脊髓段。一条神经又可传导多个器官的感觉。内脏感觉传入途径如此弥散,造成了内脏感觉的中枢定位很不准确,感觉性质极其模糊。所以内脏痛觉的特点是缓慢、持续、定位不精确,对刺激的分辨能力差等。

一般内脏感觉传入径路至今不太清楚。一般认为有脑神经和脊神经两条径路。它们的神经元都是假单极神经元。

1. 脑神经内的一般内脏感觉传导径路　脑神经径路内的一级神经元,胞体分别位于面神经的膝神经节、舌咽神经下神经节、迷走神经下神经节和上神经节内,其周围突为粗细不等的有髓纤维。

（1）膝神经节:膝神经节内的假单极神经元周围突可借岩大神经分布于软腭和鼻腔后部黏膜。有的资料记载膝神经节内的一般内脏感觉成分可分布到中耳和咽壁等处,其中某些纤维还传导面部的深感觉。其中枢突经中间神经入脑,一般认为止于孤束核。也有人认为其中的痛觉纤维止于三叉神经脊束核。

（2）舌咽神经下神经节（岩神经节）:多数细胞的周围突经舌支、咽支至舌后1/3、腭垂、软腭、部分咽后壁、咽外侧壁以及腭扁桃体区的黏膜。这一部分纤维主要传导痛觉和触觉。它们的中枢突止于三叉神经脊束核的中段、下段以及内侧楔核和外侧楔核。终于内侧楔核的纤维传导触觉。三叉神经脊束核的中段、下段和内侧楔核发出上行纤维经丘脑中继,上达中央后回;外侧楔核则投射到小脑。下神经节部分细胞的周围突随舌咽神经的鼓室支分布于鼓膜的内面、鼓室、一部分咽鼓管和乳突小房,它们的中枢突止于孤束核的下段。下神经节内还有一部分细胞的周围突随颈动脉窦支至颈动脉窦壁和颈动脉小球内的压力感受器和化学感受器,它们的中枢突止于孤束核的下段和连合核。舌咽神经内的一般内脏传入纤维通常笼统地认为止于孤束核。

（3）迷走神经下神经节（结状神经节）和上神经（颈静脉神经节）:迷走神经的一般内脏传入纤维的一级神经元细胞体多位于结状神经节内,少数位于颈静脉神经节内。它们的周围突随迷走神经各分支到舌根至横结肠中部;咽至肺泡;主动脉弓及右心房壁的各种内感受器。它们的中枢突止于孤束核,特别是其连合核。

（4）孤束和孤束核:上述3个神经的节细胞中枢突由上而下依次进入延髓,向背内侧行进,至迷走神经背核的腹外侧急转而下,纵贯延髓全长,谓之孤束。孤束内的纤维陆续止于其周围的孤束核。孤束

核的上端细胞较大,主要接受味觉纤维,又称味觉核。孤束核的下部,闩平面以下,两侧孤束核在中线相遇,称为连合核,也称迷走神经连合核。

上述3个神经内的一般内脏传入纤维经孤束止于孤束核的中部和下部。其中迷走神经内的一般内脏传入纤维主要止于连合核。上述纤维一般止于同侧,但在闩以下大概有少量纤维越边。

（5）孤束核的中枢投射:孤束核发出的一般内脏传入的二级纤维投射部位极其广泛,但一般认为投射的主要部位是脑桥和延髓网状结构的背外侧区,这些部位通常认为与呼吸、心脏、血管和催吐中枢有关。此外,还可直接、间接投射到脑神经运动核甚至脊髓运动神经细胞。其中,经舌下神经核和泌涎核完成舌肌运动和泌涎的联合反射;经疑核完成咽、喉反射;经迷走神经背核、颈髓内的膈运动神经元、胸髓内的肋间肌运动神经元等完成咳嗽、呕吐和呼吸反射。解剖学和生理学都已证实孤束核脊髓束的存在。此束起自孤束核的下段,投射到脊髓的腰段,参与一些内脏反射。已知猫孤束核可投射到闩核、中间核、中央灰质、橄榄内侧副核、楔外核和薄束核,甚至还可投射到前脑的终纹床核、下丘脑核、中央杏仁核、内侧视前核和丘脑室周核。它们可能是内脏冲动由孤束核上达边缘系统径路中的一些环节。这都说明一般内脏传入冲动经孤束核中继后,不经网状结构也可直达自主神经的高级中枢。

（6）一般内脏传入的皮质径路:此径路无疑是存在的,但孤束核的上行冲动何以到达大脑皮质,到达何处,具体径路何在,至今多是猜测性的。一种说法是经由内侧丘系至丘脑腹后核的内侧部、中线核和板内核中继,投射到43区和岛叶;或经乳头体和下丘脑,投射到嗅皮质。另一种说法是孤束核的二级纤维在小脑上脚外侧部的臂旁核内中继,再经双侧三叉丘系至丘脑腹后内侧核换元,最终投射到额叶和顶叶较广泛的区域。

值得注意的是,孤束核虽公认为内脏感觉中继核,但也接受三叉神经、三叉神经脊束核以及来自脊髓外侧索的纤维。这种联系组成了躯体-内脏反射弧的一部分。三叉神经传入纤维止于孤束核的上部,因此它对口腔温度和机械刺激有反应。

2. 脊神经内的一般内脏感觉传导径路　此径路内的一级神经元胞体位于相应的脊神经节内,其周围突经膈神经、交感神经、盆内脏神经分布于胸、腹、盆腔各脏器和胸、腹膜。第1~5胸部脊神经节一级内脏传入神经元的周围突,经白交通支进入交

感神经分布到颈、胸部的脏器;第6胸神经至第3腰神经的脊神经节一级内脏传入神经元的周围突随交感神经分布到腹、盆腔器官。膈神经中的内脏传入来自心包、胸膜、膈下中央部的腹膜以及脾的被膜。此外,右膈神经还可传导肝、胆囊和胆道的内脏感觉。盆内脏神经分布至横结肠中部以下的腹、盆腔器官。胸神经和腰神经分布到相应的胸膜和腹膜壁

层。上述内脏传入一级神经元的中枢突,经后根进入脊髓,止于后柱。传导压觉的纤维经后根的内侧部止于胶状质的腹侧。传导内脏痛觉的纤维与躯体的痛觉纤维相伴,经后根外侧部入脊髓,行于后外束内,止于胶状质。内脏传入的二级冲动可经中间神经元中继,传至前柱或侧柱,形成脊髓节段间的内脏-躯体或内脏-内脏反射(图10-30)。

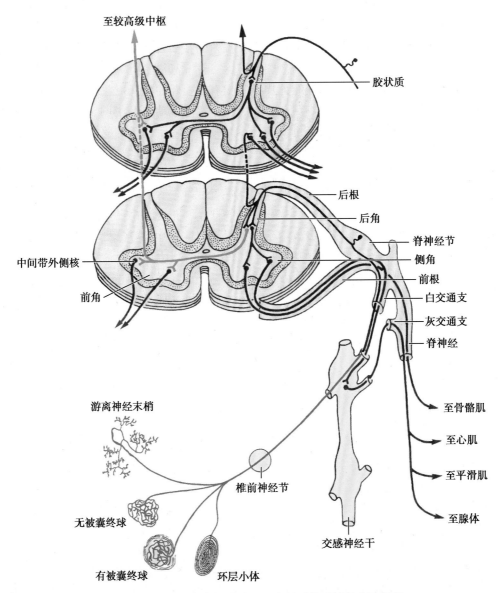

图10-30　一般内脏传入冲动进入脊髓后的反射径路示意图

脊髓中的内脏二级上行径路较分散。通常认为在脊髓丘脑束的深侧和后索,特别是薄束内上行。后者可以在薄束核和楔束核内中继。它们在延髓内的迷走神经背核附近及孤束核附近再次中继,据说孤束核附近者更为重要。而后或经丘脑中继,投射到额叶和岛叶等处皮质;或与孤束核的二级上行纤维同路,经下丘脑投射到嗅皮质。

一般认为有两个内脏痛觉传导径路,即快痛径路和慢痛径路。快痛径路的一级神经元胞体亦在脊神经节内。其周围突是比较粗的有髓纤维,随交感神经或骶部副交感神经分布到各脏器;其中枢突经后根外侧部进入脊髓的后外束,而后止于灰质的后角。二级上行纤维在双侧的前外侧索内与脊髓丘脑束相伴上行,止于丘脑腹后外侧核。三级纤维经内

囊后肢,投射到第Ⅰ躯体感觉区(中央后回)和第Ⅱ躯体感觉区(大脑外侧沟的上壁)。有人认为此径路也可行于脊髓后索,并在薄束核和楔束核内交换神经元(图10-31)。慢痛径路的一级神经元胞体也在脊神经节内,其周围突为有髓或无髓纤维,分部范围同前,其中枢突进入脊髓后可能在固有束内上行,在脊髓和脑干网状结构内多次中继,而后在丘脑背内侧核换元,主要投射到边缘叶。

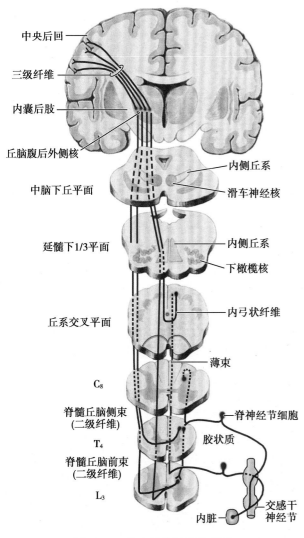

中央后回
三级纤维
内囊后肢
丘脑腹后外侧核
中脑下丘平面
滑车神经核
内侧丘系
延髓下1/3平面
内侧丘系
下橄榄核
丘系交叉平面
内弓状纤维
薄束
C₈
脊髓丘脑侧束(二级纤维)
脊神经节细胞
胶状质
T₄
脊髓丘脑前束(二级纤维)
L₃
内脏
交感干神经节

图10-31 快痛觉传导路示意图

3. 一般内脏感觉神经病变时的临床表现 内脏感觉神经在形态上虽然基本与躯体感觉神经相似,即其初级感觉神经元也为假单极神经元,存在于某些脑、脊神经节内,但由于内脏感觉纤维的数目远较躯体感觉纤维少(因而内脏感觉迟钝)、纤维直径也较细(所以内脏感觉冲动传导速度慢),每根内脏感觉纤维分布范围广(使内脏感觉定位不确切)等特点,尽管人体的内脏和血管具有丰富的感受器,并

经内脏感觉神经和传导束不断地传入脊髓、脑干,再进一步传到间脑和大脑皮质,使人们在主观上仍感觉不到一般的内脏感觉,如心脏的搏动、血管的舒缩和胃肠的蠕动等,即使主观上能感觉到的内脏感觉也很模糊,如内脏痛觉和内脏温度觉等反应慢而迟钝、定位性差,像一般的温度几乎感觉不到,只有很冷或很热的东西到胃肠时才会感到冷热,当切割胸腹腔脏器时,主观上也不能引起疼痛,只有牵拉内脏或内脏缺血时才引起疼痛,而且是很剧烈的疼痛(绞痛)。一般说来,引起中空性器官(胃、肠、胆囊、输尿管、膀胱等)疼痛的适宜刺激为牵拉和张力,即肌肉过度伸展或过度收缩。所以当肠梗阻、胃肠痉挛、胆结石或输尿管结石时,就能因张力升高而发生绞痛。引起心肌和骨骼肌疼痛的适宜刺激为缺血、缺氧所致的酸性代谢产物。所以当冠状动脉缺血时可引起心绞痛;肢端动脉痉挛(雷诺 Raynaud 病)时可引起局部肢痛(间歇性跛行痛)。

内脏不仅受交感神经和副交感神经的双重神经支配,而且也有与此相应的双重感觉神经分布。其中走行在交感神经中的内脏感觉纤维的胞体,位于第1胸神经到第3腰神经的脊神经节内,也属于假单极神经元,其周围支随交感神经分布到相应脏器。一般认为,内脏痛觉主要通过交感神经内的感觉纤维传导,对内脏反射的调节作用则不大,因而临床上为了解除内脏痛而切断交感神经,但不致引起严重的内脏功能失调。伴随副交感神经的内脏感觉纤维主要经迷走神经和盆内脏神经走行,行于迷走神经内的内脏感觉纤维的胞体在结状神经节内,走在盆内脏神经中的内脏感觉纤维胞体位于第2~4骶神经节内。多数人认为,许多内脏反射和某些内脏感觉(如膨胀感和饥饿感等)主要通过副交感神经内的感觉纤维传导。但必须指出,食管和气管的痛觉以及盆腔脏器(膀胱颈、前列腺、尿道、子宫颈和结肠末端)的痛觉分别由迷走神经和盆内脏神经内的感觉纤维传导。

内脏感觉神经元的中枢支随着迷走神经走行的进入延髓后终于孤束核;随交感神经和盆内脏神经走行的入脊髓后终于后角。由孤束核或脊髓后角发出上行传导束到丘脑,甚至大脑皮质。但是,部分内脏感觉纤维进入脊髓后可直接或间接(经中间神经元)与同侧或对侧侧角的交感神经元和前角的运动神经元形成突触,从而组成内脏-内脏反射和内脏-躯体反射的反射弧,如内脏有病变时可引起一定区域的皮肤潮红、出汗等自主神经症状;急腹症时也可引起腹肌强直性收缩，或在内脏病变时引起一定皮肤区域的牵涉性痛。发生在内脏疾病时的"牵涉性疼痛"也是刺激扩散的结果，此时刺激由内脏感受器扩散到脊髓后角的痛觉细胞，结果好像觉得疼痛发生在相当该脊髓节的神经分布区，"投射"到这个节段的区域来了。这种疼痛称为内脏感觉现象，发生这种疼痛的区域称为海特(Head)区。除疼痛之外，这里还能发生感觉过敏(表10-7)。

表 10-7 内脏病变时的疼痛和感觉过敏节段

器官	疼痛及感觉过敏节段	器官	疼痛及感觉过敏节段
心脏	$T_1 \sim T_6$	肾和输尿管	$T_{10} \sim L_2$
升主动脉、主动脉弓	$T_1 \sim T_3$	膀胱(1)膀胱壁	$T_{11} \sim L_1$
支气管、肺	$T_1 \sim T_6$	(2)膀胱颈	$S_1 \sim S_4$
食管	$T_5 \sim T_6$	前列腺	$T_{10} \sim S_3$
胃	$T_6 \sim T_9$	卵巢和附件	$T_{10} \sim L_2$
肠	$T_9 \sim T_{12}$	子宫(1)体部	$T_{10} \sim L_2$
直肠	$S_2 \sim S_4$	(2)颈部	$S_1 \sim S_4$
肝和胆囊	$T_7 \sim T_{10}$	乳腺	$T_4 \sim T_8$

（二）特殊内脏感觉传导路

特殊内脏感觉传导路是指嗅觉和味觉传导路。它们的感受器位于消化、呼吸二系的头端。就功能而言，与内脏活动关系密切，故列入内脏感觉。只是其感受器全部位于头部，其他部位几乎不存在，故又不同于普遍存在于头部之外的其他部位的内脏感觉，故称其为特殊内脏感觉。

1. 味觉传导径路 味觉传导路是传导可溶性物质刺激所引起的味觉冲动的神经通路。

味觉感受器是味蕾。味蕾主要存在于舌背和舌侧缘，也存在于口腔、咽和喉黏膜内。通常舌尖对甜、两缘对酸、两侧的前部对咸、腭和舌根对苦味较敏感。味觉的敏感度与刺激物的温度有关，一般$20 \sim 30$℃时最为敏感。

（1）味觉传导路的一级神经元：其胞体分别位于面神经的膝状神经节、舌咽神经的岩神经节（下神经节）和迷走神经的结状神经节（下神经节）内，它们都属于假单极神经元。①膝状神经节的周围支加入面神经，其味觉纤维组成鼓索，出颅后随舌神经分布于舌前2/3的味蕾；中枢支经面神经根（中间神经）入延髓，形成孤束，止于孤束核。②岩神经节的周围支加入舌咽神经，其味觉纤维分布于舌后1/3部的味蕾；中枢支经舌咽神经根入延髓，形成孤束，止于孤束核。③结状神经节的周围支加入迷走神经，其味觉纤维分布于咽、喉部的味蕾，中枢支经迷走神经根入延髓，形成孤束，止于孤束核。

（2）味觉传导路的二级神经元：其胞体位于孤束核的上端大细胞部，此部主要接受味觉纤维，又称味觉核。但也有记载认为，迷走神经中的味觉纤维可止于孤束核的下段。味觉核的二级上行径路至今不肯定。以往认为孤束核（二级神经元）发出的纤维交叉至对侧，组成味觉丘系（孤核丘脑束，亦称内脏丘系或内脏丘脑束），沿内侧丘系后方上行，主要止于对侧丘脑腹后内侧核的内侧部。但具体径路意见多有分歧。

（3）味觉传导路的三级神经元：位于丘脑腹后内侧核的内侧部，其发出的纤维加入丘脑皮质束，经内囊投射到中央前、后回最下端的味觉中枢（图10-32）。

（4）味觉皮质代表区：味觉的意识性感觉，至少是味的性质的鉴别，是需要皮质的整合的。但味觉的皮质投射区的位置何在，至今意见不统一。一般认为丘脑腹后内侧核发出的三级纤维，经内囊后肢投射到中央沟下端周围的皮质，即中央前、后回的最下部及其延入脑岛的部分，相当于43区，可能是双侧的。此区邻近舌的感觉区，并靠近咀嚼肌和舌肌的皮质运动代表区。此外，早年临床上曾提出脑岛前部，甚至海马旁回钩及附近颞叶皮质也与味觉有关。后者损伤会出现嗅、味的幻觉。

味觉传导路的径路简介如下：

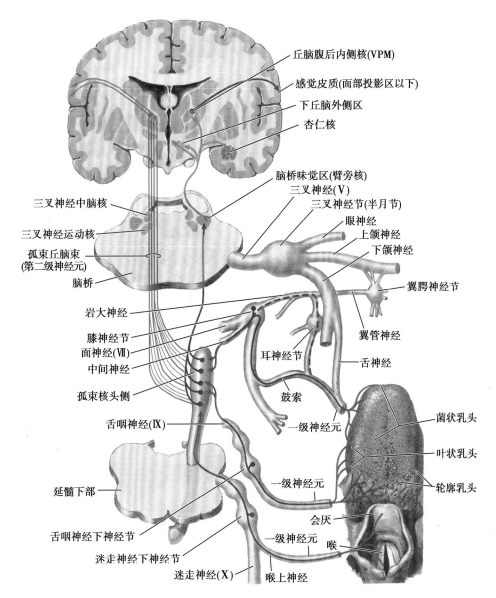

图 10-32　味觉传导径路示意图

舌前2/3部的味蕾 ⟶ 舌神经 ⟶ 鼓索 ⟶ 面神经 ⟶ 膝状神经节 ⟶ 面神经根
　　　　　　　　　　　　　　　　　　　　　　　　　　　（第一级神经元）

舌后1/3部的味蕾 ⟶ 舌咽神经 ⟶ 岩神经节 ⟶ 舌咽神经根
　　　　　　　　　　　　　　　　　　　　（第一级神经元）

咽喉部的味蕾 ⟶ 迷走神经 ⟶ 结状神经节 ⟶ 迷走神经根
　　　　　　　　　　　　　　　　　　　（第一级神经元）

⟶孤束⟶孤束核 —交叉→ 味觉丘系⟶
　　　　　　（第二级神经元）

丘脑腹后内侧核 ⟶ 丘脑皮质束 ⟶ 味觉中枢
（第三级神经元）

2. 嗅觉传导径路（图 10-33）　嗅觉传导路是传导气味刺激所产生的嗅觉冲动的神经通路。可区分周围部与中枢部两部分：①周围部：包括嗅球、嗅束、嗅三角和基底嗅区；②中枢部：包括海马结构、梨状区、隔区和杏仁复合体。穹隆、前连合和终纹等都是与嗅觉或嗅反射有关的主要纤维束。嗅觉传导路为所有脑神经中解剖上最复杂的一对脑神经，其解剖径路至今未完全清楚。但因其与临床的关系较少，故对嗅觉的径路只进行简要介绍。

嗅觉传导路的一级神经元为鼻腔黏膜内的嗅细胞，其周围突起末端发出 6~8 根毛状突起，称为嗅毛。中枢突起集合成 20 余条嗅丝，即嗅神经，穿筛板和筛孔入颅腔，终于嗅球。嗅球内含僧帽细胞，为嗅觉传导路的二级神经元，发出的纤维构成嗅束，至

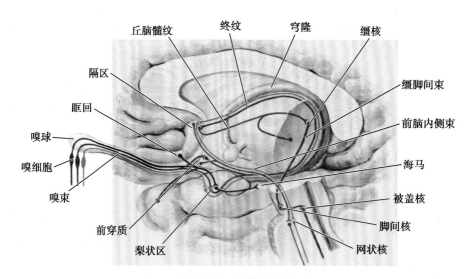

图 10-33　嗅觉传导路

其后端大部分纤维延续为外侧嗅纹;一部分纤维延续为内侧嗅纹至隔区,另一部分纤维终止于基底嗅区,此区发出的纤维加入外侧嗅纹。内、外侧嗅纹后端的区域称嗅三角(三级神经元)。

外侧嗅纹的大部分纤维直接至嗅觉中枢(内嗅区),即钩回(34 区)和海马回(28 区)前部;一部分纤维在杏仁体中继后再至嗅觉中枢。

嗅束和海马没有直接联系。钩回及海马回发出的纤维与海马相联络。所以嗅觉冲动是经过多突触至海马的。海马也可能是更高级的嗅觉中枢。

关于嗅束的终止部位尚未完全清楚,目前的研究证明,外侧嗅纹的二级纤维不仅终于嗅结节和外侧嗅回等处,而且也到达内嗅区和杏仁核的皮质内侧核。三级纤维至海马、丘脑的背内侧核和中脑网状结构。

嗅觉的传导径路简介如下:

$$\text{嗅毛} \rightarrow \text{嗅细胞} \rightarrow \text{嗅神经} \rightarrow \text{嗅球} \rightarrow \text{嗅束} \xrightarrow{\text{基底嗅区}} \text{外侧嗅纹} \xrightarrow{\text{杏仁核}} \text{嗅觉中枢}$$

第二节　运动传导路

运动传导路包括躯体运动传导路和内脏运动传导路,下面将分别叙述这两种运动传导路。

一、躯体运动传导路

躯体运动传导路是中枢神经对躯体(骨骼肌)运动进行调控的传导径路。躯体运动的机制复杂,主要受皮质运动中枢的控制。此外还受纹状体、小脑、红核、网状结构、四叠体、前庭核簇等皮质下中枢的影响。它们的活动不是单独进行的,而是在皮质运动中枢的主导下,各级中枢共同控制着下运动神经元。由各级中枢传来的冲动都把下级运动神经元作为最后公共通路而传出。起始于皮质运动区的下行纤维,直接或间接作用于下级运动神经元,管理骨骼肌的随意运动,称为锥体系统;其他下行传导路总称为锥体外系统,调节随意运动。

(一) 锥体路

锥体系统是皮质运动区(及运动前区)与效应器相联系的神经通路,传导各种随意运动冲动,以完成各种精细而复杂的运动。锥体路(束)是由运动传导路上的上运动神经元组成,运动神经元的胞体主要位于中央前回和旁中央小叶前部的巨型锥体细胞(Betz 细胞)和其他类型的锥体细胞,还有一些位于额、顶等叶的皮质区。这些细胞的轴突组成下行纤维束,因其大部分纤维通过延髓锥体,故称为锥体系。其中下行至脊髓的纤维称皮质脊髓束,而中途陆续终于脑干内脑神经运动核称为皮质脑干束(又称皮质核束)。运动传导路的下运动神经元的胞体位于脑神经运动核和脊髓前角内,其轴突分别组成脑神经和脊神经的运动纤维,管理头面部和躯干、四肢骨骼肌的随意运动。锥体系在发生上出现最晚,只见于哺乳类,新皮质出现后才有此系。个体发育也较迟,人出生后第4周纤维表面才开始被覆髓鞘,直到9~24个月时髓鞘才完全长好。此前其功能是不完全的。

1874年俄国解剖学家 Betz 描述中央前回第5层内有一种巨大的锥体细胞(后称 Batz 细胞),他认为这些细胞的轴突组成了皮质脊髓束。后来的研究证实,锥体系的绝大部分纤维来自皮质运动区第5层内的其他锥体细胞,也有一部分纤维来自第5层以外层次中的锥体细胞和其他一些区域的皮质。用电生理的方法证实锥体系纤维的来源,不仅来自于4区(约占31%),还发自额叶的6、8区(约占29%),顶叶的3、1、2、5、7区,颞叶的22区和枕叶的19区(约占40%)。

目前还发现80%~90%的锥体束纤维与下运动神经元(脑神经运动核和脊髓前角内的运动神经元)之间有1个以上的中间神经元接替,只有10%~20%的纤维与下运动神经元发生直接的单突触联系。这种上、下运动神经元之间的直接联系与动物在进化过程中技巧性活动能力的发展有关。大多数灵长类的锥体束有单突触联系,而以人的数量最大。由此可见,运动越精细的肌肉,其有关的下运动神经元与大脑皮质上运动神经元之间存在越多的单突触联系。

1. 皮质脊髓束(图10-34、图10-35) 皮质脊髓束主要起自中央前回上、中部和旁中央小叶前部的锥体细胞,部分纤维可起自中央后回、顶上小叶等的皮质。其发出的纤维在大脑半球白质中形成放射冠的一部分,集中于内囊枕部的前部(豆核丘脑部)下行,经中脑大脑脚脚底中3/5部和脑桥基底部分成小束,至延髓腹侧部形成锥体。在锥体下端,大部分纤维经锥体交叉至对侧脊髓侧索,形成皮质脊髓侧束。不交叉的纤维,一部分行于皮质脊髓侧束内,一部分组成皮质脊髓前束,一部分组成皮质脊髓前外侧束。

(1)皮质脊髓侧束:在延髓下端,约有75%~90%的锥体束纤维交叉到对侧,进入脊髓外侧索的后部,组成皮质脊髓侧束。不过,其中大约也有10%的纤维来自同侧锥体束。应当指出,交叉并不对称,交叉的类型颇多。皮质脊髓侧束在脊髓小脑后束和外侧固有束之间下行,在腰骶段没有脊髓小脑后束处,则行于外侧索后部表层。交叉的皮质脊髓侧束的纤维,止于脊髓灰质全长,但终于颈髓者约占此束纤维的55%,居此束的深层;终于脊髓胸段者约占20%,居中层;终于脊髓腰、骶段者约占25%,

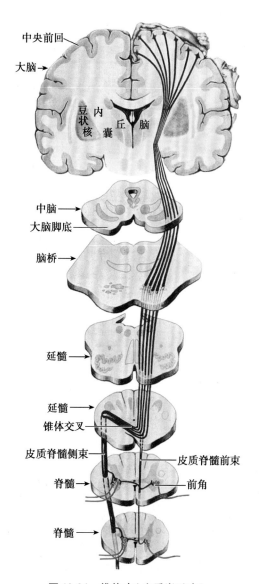

图10-34 锥体束(皮质脊髓束)

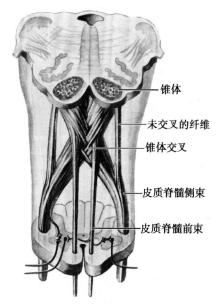

图10-35 锥体交叉示意图

居此束的浅层。纵观此束,由上而下,越来越细,这说明锥体束控制上肢的纤维远比下肢和躯干者多。

(2) 皮质脊髓前束:在延髓内没有交叉的一小部分纤维,约占锥体束纤维的15%,形成皮质脊髓前束,沿脊髓前索在前正中裂的两侧下行,逐节经白质前连合交叉至对侧,终于颈髓及上部胸髓的前角细胞。有的也可追踪到腰部。在皮质脊髓前束中有少量在脊髓不交叉的纤维,止于同侧前角细胞。此束的变异较多,大小因人而异,主要取决于皮质脊髓侧束交叉纤维的多少,皮质脊髓侧束大者,此束较小,反之则大。此束缺如者少见;个别人锥体束全不交叉,可形成两个巨大的皮质脊髓前束。

(3) 皮质脊髓前外侧束:此束由锥体束中始终不交叉的纤维组成,纤维较细,数量很少,沿皮质脊髓侧束的前外侧部下行,陆续止于同侧前角细胞。

皮质脊髓束中只有10%~20%为起自中央前回 Betz 细胞的最粗大、传导速度最快的纤维,以单突触联系,直接止于前角内支配四肢肌的 α-运动神经元。其中交叉的纤维主要止于支配四肢远端肌的 α-运动神经元(上肢者多于下肢者)和支配对侧躯干肌的 α-运动神经元,不交叉的纤维主要止于支配四肢近端肌和同侧躯干肌的 α-运动神经元。因此,这些肌,特别是躯干肌为双侧皮质脊髓束支配,而四肢肌,特别是肢体远端肌为对侧皮质脊髓束支配。这种单突触联系在人类相对最多,猴次之,猫、狗等则无。

有人认为,皮质与前角运动神经元间的定位关系是以肌肉为单位的。一块肌肉有许多上运动神经元支配,它们在运动皮质内的位置很近。每块肌肉的运动皮质皆有一个神经元的核心区和神经元的周围区,两块肌肉的神经元核心区绝不重叠,但一块肌肉的周围区可与另一块肌肉的周围区或核心区相重叠。管理肢体远端肌的皮质神经元群,较管理近端肌者为小,且更为集中,它们的单突触联系较多;管理肢体近端肌的皮质神经元群,范围较大,但单突触联系相对较少。

皮质脊髓束的纤维除直接止于前角运动细胞外,还有一部分纤维在脊髓灰质内的中间神经元中继后,再作用于前角细胞,以协调拮抗肌和协同肌的活动,完成恰到好处的运动。前角细胞的轴突组成前根,经脊神经分布于躯干和四肢的骨骼肌,支配这些肌肉的随意运动。

锥体系的功能是控制骨骼肌的随意运动,皮质脊髓束的功能是控制躯干和四肢肌的随意运动,特

别是手指和足趾的技巧性运动。人的肢体,特别是手的技巧性活动最为发达,因此支配指、腕关节运动肌的 α-运动神经元与皮质脊髓束之间具有最多的单突触联系。通过这种单突触联系,α-运动神经元发放的冲动可选择性的使被支配的骨骼肌快速收缩,以完成精细的技巧运动。皮质脊髓束也有纤维止于前角内的 γ-运动神经元,γ-运动神经元作用于梭内肌纤维,调节肌梭的敏感性,以配合 α-运动神经元的活动。

2. 皮质脑干束(或称皮质延髓束、皮质桥延束、皮质核束)(图10-36) 皮质脑干束主要起于中央前回下部的锥体细胞,还有一部分起自语言运动中枢(44区)和两眼协同运动中枢(8区),该束经放射冠,聚集后经过内囊膝部或与皮质脊髓束紧密相伴,

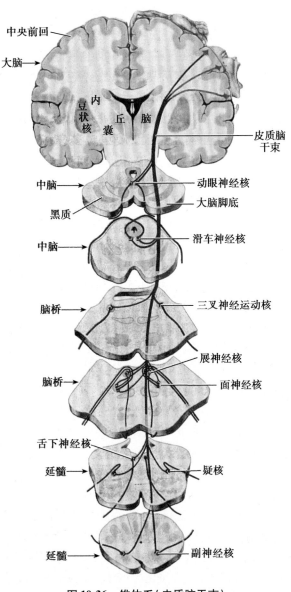

图 10-36 锥体系(皮质脑干束)

下行进入脑干后部分纤维与皮质脊髓束相伴下行，称为直接的皮质脑干束或直行的皮质脑干束，简称直行束。直行束最后终止于第Ⅶ、Ⅻ对脑神经的运动核。大部分纤维则陆续分离，组成弥散的皮质脑干束。一般情况下，在中脑上端平面，从直行束内分离出两束，即内侧束和外侧束。这两束在网状结构内行向背侧，接近内侧丘系，止于第Ⅲ、Ⅳ、Ⅵ和Ⅺ对脑神经的躯体运动核。至脑桥上端平面，又有一部分纤维离开直行束，经网状结构加入内侧丘系，止于第Ⅴ、Ⅶ和Ⅹ对脑神经的运动核。至延髓上端平面，还有一些纤维离开直行束，经网状结构加入内侧丘系，而后止于第Ⅶ、Ⅸ、Ⅹ和Ⅻ对脑神经的运动核。

皮质脑干束纤维终止于脑神经运动核的方式有直接、间接两种。弥散的皮质脑干束多是直接投射，终止于三叉神经运动核、面神经核、舌下神经核和副神经脊髓核。这一部分纤维进化较晚，仅见于灵长类和人。此外，所有的直行束和其余部分分离纤维皆经网状结构或其他中间神经元中继，而后才止于脑神经运动核，它们是一个古老的通路。

皮质脑干束对脑神经运动核的控制亦有交叉与不交叉（即单侧和双侧）之分，其中大部分（如动眼神经核、滑车神经核、展神经核以及三叉神经运动核、疑核和副神经核）是接受两侧皮质脑干束的纤维，但面神经核腹侧部（支配眼裂以下的面肌）和舌下神经核主要接受对侧皮质脑干束的纤维（图10-37、图10-38）。因此，一侧皮质脑干束损伤时，则引起对侧眼裂以下面肌和对侧舌肌瘫痪，即中枢性面、舌瘫。表现为鼻唇沟消失、口角下垂、嘴歪向病灶侧、流涎，不能做鼓颊、露齿等动作；伸舌时舌尖偏向病灶对侧，但肌肉都不发生萎缩。此种肌肉瘫痪因病灶发生在脑神经核以上的上运动神经元，故又称核上瘫。其余的肌肉因尚能接受健侧皮质脑干束的神经冲动，故不出现瘫痪。脑神经运动核及其发出的脑神经（下神经元）损伤时引起的肌肉瘫痪称为核下瘫，症状表现在病灶侧。面神经核下瘫的特点是病灶同侧所有面肌瘫痪，表现为额横纹消失、眼睑不能闭合（额肌和眼轮匝肌瘫痪），眼裂以下面肌瘫痪的表现同核上瘫。舌下神经核下瘫的特点是病灶同侧舌肌瘫痪，伸舌时舌尖偏向病灶侧。核下瘫时间过久则出现肌肉萎缩或舌肌有肌纤维性震颤。

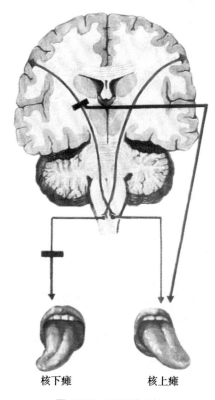

核下瘫　　　　核上瘫

图 10-38　舌下神经瘫

皮质核束除投射于上述脑神经运动核外，还可投射到脑干网状结构，并穿网状结构或内侧丘系止于薄束核、楔束核、三叉神经脑桥核和脊束核以及孤束核等，其间有定位关系。其中，投射到脑干网状结构的纤维称皮质网状纤维，它们主要行于皮质脊髓束内，止于对侧脑干网状结构下部的脑桥嘴侧网状核和延髓巨细胞网状核。有些纤维还可经脑桥被盖

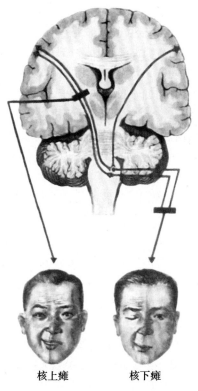

核上瘫　　　　核下瘫

图 10-37　面神经瘫

网状核和延髓旁正中网状核中继,而后止于小脑。

锥体系统由大脑皮质至效应器,一般由二级神经元组成。大脑皮质锥体细胞及其发出的锥体束为上运动神经元;前角细胞及脑神经运动核和它们发出的脑、脊神经为下运动神经元。在正常反射活动中,上运动神经元对下神经元有一定的抑制作用,故两神经元分别损伤时,其临床表现特点是不同的。当上运动神经元损伤时,由于下运动神经元失去了对大脑皮质的控制作用,而表现功能释放和活动增强,虽然随意运动消失,但肌张力增高,故瘫痪

为痉挛性,因肌肉仍接受前角细胞发出的冲动,故无营养障碍而不萎缩,深反射因失去上运动神经元的控制而亢进,浅反射路一般经过大脑皮质,所以上运动神经元损伤时浅反射消失或减弱,腹壁反射属于浅反射,也可减弱或消失,但其可随年龄的增长而趋向消失,因此不能作为神经损伤的指征。同时出现病理反射是锥体束损伤的特征,但在幼儿,由于锥体束尚未发育完善,不能作为锥体束损伤的指征。

（1）皮质脊髓束的传导如下:

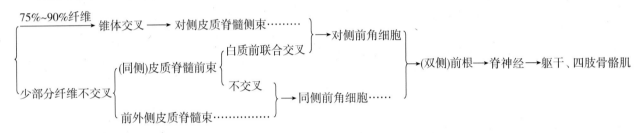

（2）皮质脑干束的传导如下:

中央前回下部锥体细胞 → 大脑半球白质放射冠 → 内囊膝部 → 大脑脚底内侧部→

对侧面神经核腹侧部及舌下神经核
双侧第Ⅲ、Ⅳ、Ⅵ、Ⅶ(背侧部)Ⅸ、Ⅹ、Ⅺ对脑神经运动核
→ 脑神经 → 眼外肌、面肌、咀嚼肌、舌肌、咽喉肌和部分颈肌(除舌肌和下部面肌为对侧控制外,其余均为双侧控制)

3. 锥体路各部病变的临床表现 锥体路基本上由二级神经元组成,皮质运动区和运动前区的锥体细胞及其轴突(锥体束)属于上运动神经元;脑神经运动核及脊髓前角运动细胞及其轴突(脑、脊神经)属于下运动神经元。由于这两级运动神经元的解剖生理特点不同,因而病损后的症状也不相同。但必须指出,锥体束脑部的急性病变并不立即出现典型的上运动神经元综合征(锥体束征),而表现为相应肢体弛缓性瘫痪及一切反射消失,即所谓"休克期"。这种休克的性质和发生原理与脊髓休克完全相似;休克期以后才逐渐出现锥体束征,即相应肢体痉挛性瘫痪、腱反射亢进、浅反射消失、病理反射阳性等。脑部锥体束病损后的肢体偏瘫有其特殊姿势,即上肢以屈曲占优势,如肩关节内收、肘关节屈曲、前臂旋前和手指屈曲;下肢则以伸直为主,如髋关节和膝关节伸直、踝关节跖屈、步行时由于膝关节屈曲和踝关节背屈受限,因而使偏瘫患者具有"划圈步态"的特点。至于偏瘫肢体特殊姿势的产生可能与正常时上述肌群的肌张力占优势有关,因为上肢肌的张力屈肌大于伸肌,而下肢肌的张力伸肌大于屈肌。

（1）锥体路皮质部病变:锥体路皮质部损害主要产生以下症状。

1）运动障碍:由于锥体路皮质部比较广泛,该部的破坏性病变常局限于某一部位,所以多出现单瘫(图10-39-1),单瘫的部位取决于皮质病变的具体部位。如中央前回上部病变,可出现对侧下肢瘫痪,如中央前回下部病变,出现对侧上肢瘫痪和对侧颜面部下部表情肌以及舌肌,特别是颏舌肌的瘫痪,偶尔可见两眼球向病灶侧凝视。若为广泛性病变或由一部扩展到他部时,则能引起对侧偏瘫,但往往为不均等性偏瘫,即一侧上、下肢瘫痪的程度不相等。肌张力的增高和腱反射亢进,不像内囊损伤时那么严重,因为内囊范围较小,神经纤维密集,在损伤锥体路纤维的同时往往也损伤了较多的锥体外纤维甚至核团。如若运动皮质病变相当局限,则可能只引起对侧肢体某一块肌肉或一组肌肉的运动异常或瘫痪。如某一块肌肉痉挛并以皮质功能定位的规律由近及远向其邻近肌扩散,则往往提示该肌的皮质代表区就是原发病灶,这对诊断有重大意义。

2）局限性癫痫:为刺激性病变引起的症状,往往在病变的早期出现。首先从病变对侧相应肢体的

局部(如拇指、口角或大脚趾等)出现癫痫发作,继而扩展到一个及另一侧肢体,但多无意识丧失,临床上称为局限性癫痫,又名 Jackson 癫痫,是皮质运动区刺激性病变的特点。有时可于发作后出现肢体瘫痪,称为发作后麻痹(Todd 麻痹)。一般说来,引起抽搐开始的部位即为病灶所在的部位,这对疾病的定位诊断具有非常重要的意义。

3)运动性失语症:当优势半球的额下回后部发生病变时,可以出现运动性失语症,此时患者并无咽、喉及舌肌的瘫痪,但不能言语或只能讲 1~2 个简单的字,对别人的语言及书写的文字能理解,但要读出来却有困难或差错。

(2)锥体路大脑半球白质部病变:大脑半球的白质部分,又称半卵圆中心;该部的纤维大部分是由胼胝体纤维构成的,投射的锥体束纤维在其中穿行,较锥体路皮质部集中,但较锥体路内囊部分散。因此锥体路在此部受损时,如果病灶大小与皮质部的病灶相似,那么症状比单瘫范围大,但较偏瘫范围小(图 10-39-2)。根据临床观察,病变开始多为单瘫,若为进展性病变(如肿瘤),则很快发展为偏瘫。

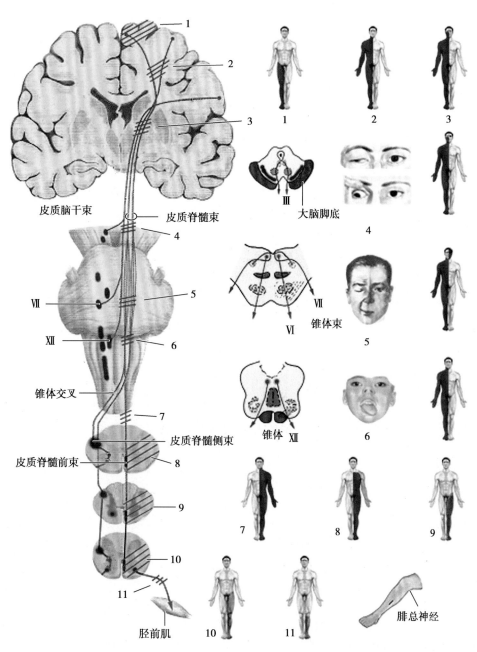

图 10-39　锥体路各部和径路及其病变症候的特点

1. 皮质病变;2. 半球半卵圆中心病变;3. 内囊病变;4. 中脑病变;5. 脑桥病变;6. 延髓病变;7. 高位颈髓病变;8. 颈膨大病变;9. 腰膨大(前角)病变;10. 周围神经(如腓总神经)病变。斜线区为病变部位;红色为中枢性瘫;粉色为周围性瘫

（3）锥体路内囊部病变:皮质脑干束通过内囊膝部,皮质脊髓束经内囊枕部的前半。由中央前回发出的纤维投射到内囊时,其上部来的纤维偏后,下部来的纤维偏前。在内囊膝部,由前向后为控制眼肌(至第Ⅲ、Ⅳ、Ⅵ对脑神经核)、咽喉肌、咀嚼肌、舌肌和面肌(至第Ⅴ、Ⅶ、Ⅸ、Ⅹ、Ⅺ、Ⅻ对脑神经运动核)的纤维;而支配舌、面肌的部分纤维可延伸到内囊枕部的前端。在内囊枕部,由前向后为控制颈肌、手、前臂、上臂、胸、腹、大腿、小腿和足肌的纤维(图10-40)。

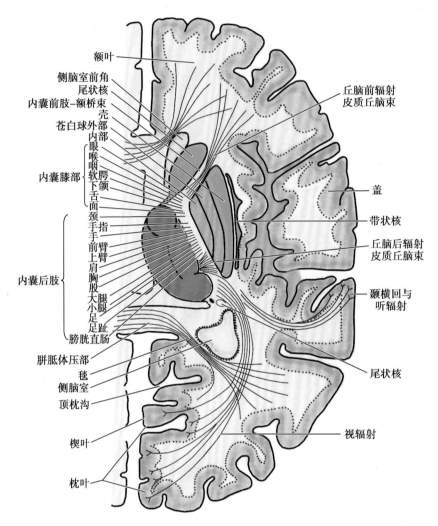

图 10-40　基底节、内囊及其辐射纤维传导

内囊的范围狭小,纤维集中,一旦受损(如出血、肿瘤等),往往引起偏瘫,并且多为均等性偏瘫,即一侧上、下肢瘫痪的程度相等(图10-39-3)。局限性小病灶也可能出现单瘫,但很少见。偏瘫时,只出现对侧眼裂以下面肌、舌肌和上、下肢肌瘫痪,而躯干肌和大部分受脑神经支配的肌肉并不瘫痪。因为这些肌肉是受两侧皮质控制的。内囊偏瘫也可以单纯是运动性的,但多数病例因病变同时波及其后方和一般躯体感觉传导路和视觉传导路,因而在病灶对侧还出现偏身感觉障碍和偏盲,加上偏瘫,即所谓"三偏症候群",这是内囊病变的特点。若优势半球侧的内囊受损,还可出现运动性失语症。

（4）锥体路脑干部病变:锥体路经脑干腹侧部下行,绝大部分脑神经也出入于脑干腹侧部。因此,脑干腹侧部的局限性病变往往同时累及锥体束及其邻近的脑神经根,出现对侧肢体中枢性偏瘫及同侧脑神经周围性瘫痪的症状,称为交叉性偏瘫。这是脑干病的特征,对于脑干病变的定位诊断具有十分重要的意义。

1）中脑病变:如果病变位于中脑大脑脚的脚底部,病变可以累及锥体束和动眼神经根,出现动眼神经交叉性偏瘫(图10-39-4)。即同侧动眼神经麻痹,表现为上睑下垂、眼球外斜视、瞳孔散大、对光反射和集合反射消失、复视以及患眼不能向内、向上、向下运动;同侧皮质脑干束损害,表现为对侧面下部表情肌、颏舌肌瘫痪;同侧皮质脊髓束损害,表现为对侧上、下肢痉挛性瘫痪。常见于肿瘤、脑疝及脑血管病。

2)脑桥病变:如果病变位于脑桥基底部,由于此部锥体束纤维比较分散,症状常随病变范围大小而定,若同时损伤一侧面神经、展神经及其运动核,可以引起面神经交叉性偏瘫或展神经交叉性偏瘫(图10-39-5)。即除对侧上、下肢肌、对侧颏舌肌瘫痪外,同时还伴有同侧面神经及展神经的周围性瘫痪。如果病变累及内侧丘系,还会出现对侧肢体和躯干的深感觉障碍。

3)延髓病变:如果病变在延髓下橄榄核前内侧部,累及一侧舌下神经和锥体束,则可引起舌下神经交叉性偏瘫(图10-39-6)。出现同侧舌下神经周围性瘫痪(伸舌偏向病灶侧伴有舌肌萎缩及肌纤维性震颤)及对侧肢体的中枢性瘫痪。如果病变累及内侧丘系,可伴有对侧肢体深感觉障碍,如果病累及三叉神经脊束和核,可伴有同侧颜面浅感觉障碍,病变累及脊髓丘脑束,可同时出现对侧半身浅感觉障碍。

由于两侧锥体束在脑干上端相距较大,越往下距离越近,直到锥体交叉部,两侧皮质脊髓束的大部分左右交叉。所以,在中脑大脑脚脚底部的病变往往只影响一侧锥体束,延髓部的病变多波及两侧锥体束;锥体交叉部的病变则引起四肢瘫。锥体路脑干部的病变有时可伴有其他脑干症状,如同向侧视麻痹和眼球震颤等。在脑桥以上,两侧皮质脑干束同时或先后有病变时,可产生假性延髓麻痹。

(5)锥体路脊髓部病变:锥体路在脊髓部包含上、下运动神经元两部分,即其中白质损害为上运动神经元性瘫痪,表现为病损节段同侧肢体病灶平面以下的传导束型运动障碍;灰质损伤为下运动神经元性瘫痪,表现为病损节段同侧肢体相应部位的节段性弛缓性瘫痪。脊髓病变的另一特点是没有脑神经损害的症状。如果病变发生在一侧高位颈髓时,则表现为病灶同侧上、下肢的上运动神经元性瘫痪(图10-39-7);如发生在一侧颈膨大时,同样表现为同侧上、下肢偏瘫,但上肢为下运动神经元性瘫痪,下肢为上运动神经元性瘫痪,前者是由于同时损害了支配上肢运动的前角细胞所致(图10-39-8);如果病变发生在一侧胸髓时,则表现为同侧下肢的上运动神经元性瘫痪(图10-39-9),当病变发生在一侧腰膨大时,则表现为同侧下肢的下运动神经元性瘫痪(图10-39-10)。如果病变横贯颈髓时,表现为四肢瘫;在上部颈髓时,四肢均为上运动神经元性瘫痪;在颈膨大时,则上肢为下运动神经元性瘫痪,下肢为上运动神经元性瘫痪。当病变横贯胸、腰髓时,均表现为双下肢截瘫;但前者为上运动神经元性瘫痪,后者为下运动神经元性瘫痪。

(6)锥体路周围部病变

1)前角病变:前角病变引起节段性同侧肢体肌肉的弛缓性瘫痪。表现为肌张力低下、腱反射消失,有肌肉萎缩、肌纤维震颤及自主神经障碍,无病理征。值得注意的是,前角病变所引起的肌肉瘫痪,其分布范围多比较小,很少能使一个肢体全部肌肉受累。这是因为在脊髓的任何一个水平,前角细胞都包括许多细胞群,这些细胞群分布在一个相当大的范围内,每群细胞又各有其所支配的肌群,任何病变都不可能损坏所有的细胞群。支配一个肢体的细胞群在纵断面上约伸延数厘米,这样广泛的脊髓病变较少见。

2)前根病变:前根由前角细胞的轴突组成,故损伤后的症状与前角病变相似,呈节段性运动障碍。但由于前根的运动纤维密集,所以刺激性病变可引起肌束性震颤。又由于前根损害往往同时影响后根,所以常伴有根性疼痛。

3)脊神经病变:脊神经为混合性神经,有其一定的分布区域,因而脊神经受损时,运动和感觉障碍症状并存,而且表现在该神经所分布的区域内,这有别于前根病变时的节段性运动障碍症状(图10-39-11)。锥体路各部病变的特点见表10-8。

(二)锥体外路

目前对锥体外路(系)一词的理解有两种不同的概念。广义的锥体外路是指锥体路以外的所有运动传导路(图10-41)。狭义的锥体外路仅局限在纹状体以及与它密切相关的结构,如红核、黑质、丘脑底核等范围内。目前多数人主张前一种概念,即锥体外路包括从大脑皮质到脊髓运动神经元的一系列结构,而以纹状体为主。临床上多采用后一种概念。

在种系发生上,锥体外系出现较早。在脊椎动物,纹状体是最重要的运动整合中枢。低等哺乳动物的间脑和纹状体共同组成最高级的运动感觉整合中枢,其中丘脑是感觉中枢,纹状体控制脑神经和脊神经的运动神经元,下丘脑控制内脏运动神经元。哺乳动物由于大脑皮质的发展和锥体系的出现,锥体外系逐渐退居从属和辅助地位。人脑锥体外系的功能主要是调整肌张力以协调肌肉的运动,维持姿势和习惯性动作,而锥体系主要是发动随意运动,特别是与四肢远端小肌群的精细动作有关。两者密切关联,锥体系准确的随意运动主要靠锥体外系保持肌张力适宜和稳定的条件下实现。当锥体外路受损时,则产生肌张力的改变、不随意运动、平衡障碍和共济失调等症状。

表 10-8　锥体路各部病变特点比较

受损部位			受损侧数	症状侧别	瘫痪类型	其他症状
上运动神经元	大脑半球	皮质部	多为一侧	病灶对侧	单瘫或脑神经同侧性非均等性瘫	皮质性癫痫、运动性失语症（优势半球受损）
		白质部	多为一侧	病灶对侧	脑神经同侧性非均等性偏瘫或单瘫	多合并半身感觉障碍
		内囊部	多为一侧	病灶对侧	脑神经同侧性均等性偏瘫	半身感觉障碍、同向性偏盲
	脑干部		上部多为一侧，下部多为两侧	病灶对侧	脑神经交叉性偏瘫	同向侧视麻痹
	脊髓部	侧索	一侧 两侧	病灶同侧 病灶同侧	上、下肢偏瘫或下肢单瘫（传导束型） 四肢瘫或双下肢截瘫	可能伴有脊髓内其他传导束和后、侧角病变症状
下运动神经元	前角		一侧或两侧	病灶同侧	节段性单瘫（有肌束性震颤）	
	周围部	前根	一侧	病灶同侧	节段性单瘫（肌束性震颤）	伴有感觉障碍（如疼痛或全部感觉缺失）
		脊神经	一侧	病灶同侧	周围性	

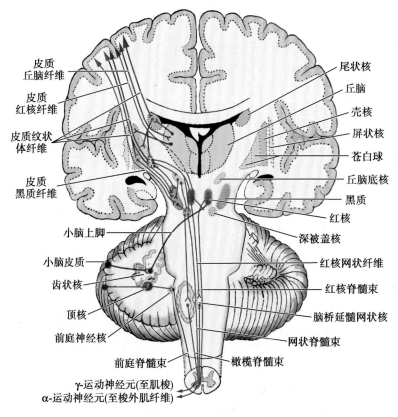

图 10-41　锥体外系

1. 锥体外路的组成　在结构上，锥体外路是由多级（2~6个）神经元组成的神经通路。它起自大脑、小脑、间脑和脑干的各部，并通过脑神经运动核和脊髓前角运动神经细胞控制肌肉的活动。锥体外系的皮质起源非常广泛,几乎遍布整个大脑皮质,但主要来自额叶和顶叶的躯体运动区和躯体感觉区,包括4、6区,3、1、2区以及5、7、9、19、22、24、39区等,其皮质细胞多为中、小型锥体细胞。它们的轴突终止于锥体外系众多的皮质下结构,如纹状体、丘脑底核、中脑顶盖、红核、黑质、脑桥核、前庭核簇、小脑、脑干网状结构等。从大脑皮质起源的锥体外系纤维,先到新纹状体换元,再到旧纹状体,此后在脑干和脊髓的其他结构内多次中继,最终到达脊髓运动神经元(γ-运动神经元为主),完成对锥体系运动的调节,并可发动一些粗大的随意运动。锥体外系在下降过程中,在不同水平有更多的其他联系和返回环路,有的可以上达大脑皮质,反馈性影响锥体系和锥体外系的功能活动。

锥体外系的通路有多条,最主要的有新纹状体-苍白球系和皮质-脑桥-小脑系。两者包含许多重要的下行通路,可直接影响和控制脑干和脊髓的躯体运动神经元。此外,还有诸多环路可调整大脑皮质躯体运动区的兴奋水平。

2. 锥体外路的主要下行径路

(1) 皮质-网状-脊髓束:此束起源于广泛的大脑皮质,但以躯体感觉、运动皮质为主。发出的纤维与双侧皮质脊髓束同行,其中部分纤维就是皮质脊髓束纤维的侧支。主要止于脑桥嘴侧网状核的尾侧部、脑桥尾侧网状核和延髓的巨细胞网状核。在此交换神经元之后,其纤维下达脊髓,分别称为脑桥网状脊髓束和延髓网状脊髓束(图10-42)。

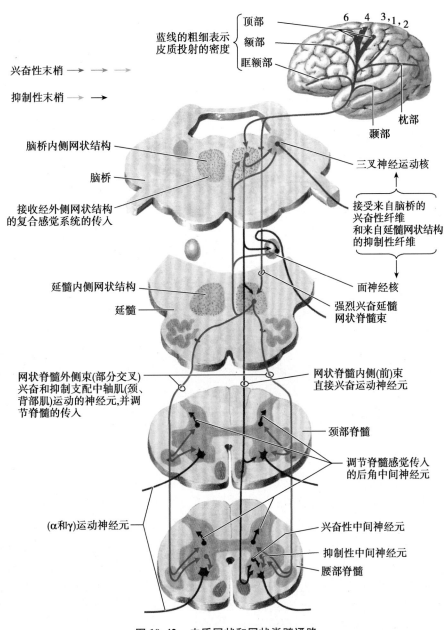

图10-42　皮质网状和网状脊髓通路

（2）皮质-红核-脊髓束：此束主要起自中央前回，其纤维直达红核，交换神经元后再发纤维下行加入红核脊髓束，分别止于颈髓Ⅴ、Ⅵ和Ⅶ层内的中间神经元和腰、骶髓内的中间神经元。红核还通过小

脑上脚接收对侧小脑的信息，而小脑又通过脑桥核和皮质脑桥束接受来自对侧大脑皮质的信息。因此，红核脊髓束实际上传递了大脑皮质和小脑皮质对脊髓的影响（图10-43）。

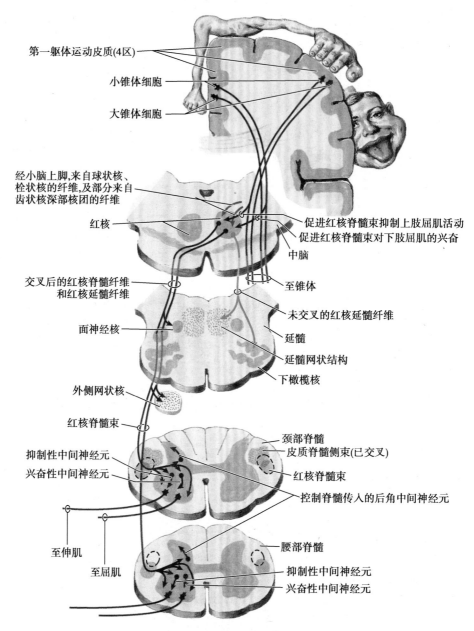

图10-43　皮质红核和红核脊髓束

（3）皮质-顶盖-脊髓束：此束纤维广泛地来自额、顶、枕、颞皮质，但主要来自视皮质，止于上丘。上丘发出纤维交叉下行，组成顶盖脊髓束，止于颈髓Ⅵ、Ⅶ和Ⅷ层内的中间神经元（图10-44）。

（4）内侧纵束：纤维来源广泛，主要由下行纤维组成，其中有脑桥网状脊髓束的纤维，还有中脑被盖核可能接受苍白球的下行纤维，并由此发出纤维经内侧纵束止于脑干躯体运动核和脊髓前角运动神

经元（图10-45）。

（5）前庭-脊髓束：此束可分为前庭-脊髓外侧束和前庭-脊髓内侧束两部分。前者起自前庭神经外侧核。纤维不交叉，纵贯脊髓全长，但主要止于颈、腰段Ⅶ层内侧部及邻近的Ⅶ层中央部的中间神经元，少量纤维止于Ⅸ层的中间神经元。作用是易化伸肌运动神经元、抑制屈肌运动神经元。后者主要起自前庭神经内侧核。纤维部分交叉，止于颈和

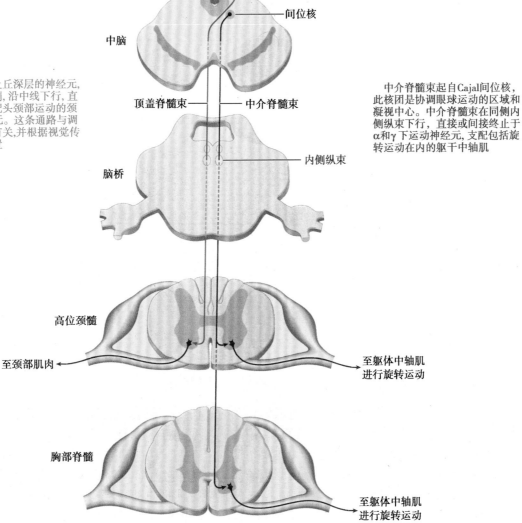

由额皮质至丘脑、基底节、桥核及网状结构

由枕叶视区至上丘
由顶皮质至丘脑、桥核及网状结构
由听皮质至下丘

由额叶视觉区至间位核
皮质延髓、脊髓、红核、网状结构通路

由枕叶视区至上丘
由顶皮质至丘脑、桥核及网状结构
由听皮质至下丘

上丘
间位核

中脑

顶盖脊髓束起自上丘深层的神经元，在被盖部交叉至对侧，沿中线下行，直接或间接终止于支配头颈部运动的颈髓α或γ下运动神经元。这条通路与调节反射和视觉跟踪有关，并根据视觉传入信息调整头的位置

顶盖脊髓束
中介脊髓束

内侧纵束

脑桥

中介脊髓束起自Cajal间位核，此核团是协调眼球运动的区域和凝视中心。中介脊髓束在同侧内侧纵束下行，直接或间接终止于α和γ下运动神经元，支配包括旋转运动在内的躯干中轴肌

高位颈髓

至颈部肌肉

至躯体中轴肌进行旋转运动

胸部脊髓

至躯体中轴肌进行旋转运动

图 10-44　顶盖脊髓束和中介脊髓束

577

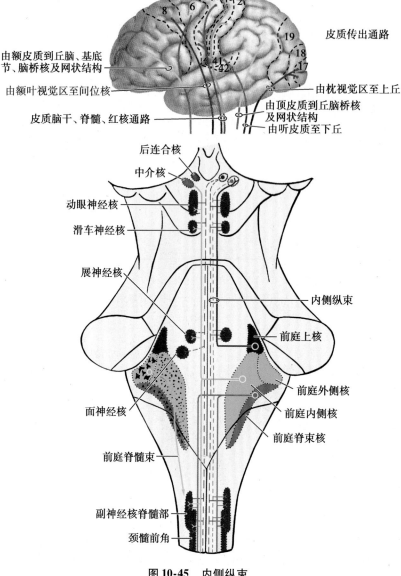

由额皮质到丘脑、基底
节、脑桥核及网状结构

皮质传出通路

由额叶视觉区至间位核

由枕视觉区至上丘

皮质脑干、脊髓、红核通路

由顶皮质到丘脑脑桥核
及网状结构

由听皮质至下丘

后连合核

中介核

动眼神经核

滑车神经核

展神经核

内侧纵束

前庭上核

前庭外侧核

前庭内侧核

前庭脊束核

面神经核

前庭脊髓束

副神经核脊髓部

颈髓前角

图 10-45　内侧纵束

上胸段脊髓的Ⅶ层和Ⅷ层,与颈部和上肢肌的运动有关。生理学认为此束为单突触直接通路,作用也可能是易化伸肌、抑制屈肌。前庭-脊髓束主要传递前庭器官对脊髓运动神经元的影响,但前庭核簇又接受古小脑的传出投射,故它们也反映了小脑对脊髓的影响。

(6)橄榄-脊髓束:主要起自下橄榄核,止于上颈段脊髓的前角运动神经元。人类下橄榄核特别发达,传入纤维来源十分广泛,计有额、顶、枕、颞广大的皮质区以及尾状核、苍白球和红核等处;传出纤维主要是到小脑。

(7)苍白球-底丘脑-深被盖核-网状纤维(图10-46):苍白球发出的下行纤维可以直接投射到中脑的深被盖核(脚桥被盖核、楔形核和底楔形核),也可经由底丘脑束至底丘脑核中继,再止于深被盖

核。深被盖核发纤维经网状结构,至脊髓前角的 γ-运动神经元,传导易化性或抑制性冲动。

(8)小脑的传出通路(图7-12):小脑除新小脑通过环行通路影响大脑运动皮质以外,旧小脑皮质的冲动传至球状核和栓状核中继。此二核发出的纤维经小脑上脚交叉后,止于红核和网状结构,通过红核脊髓束和网状脊髓束下降至脊髓,再经中间神经元影响前角运动神经元的活动以调节肌张力和维持体态姿势。古小脑发出的纤维的大部分经过顶核中继,主要通过小脑下脚的内侧止于前庭神经核和脑桥、延髓的网状结构,由此发出前庭脊髓束和网状脊髓束下行至脊髓,神经冲动通过中间神经元传至前角运动神经元,维持身体平衡。

3. 锥体外系的主要环路

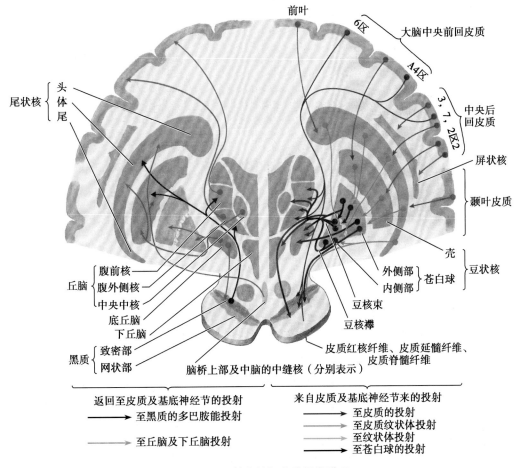

图 10-46 基底神经节的纤维联系

（1）皮质-新纹状体-背侧丘脑-皮质环路：皮质至新纹状体的纤维主要起自躯体运动区、躯体感觉区和前扣带回，有些纤维就是锥体束纤维的侧支。它们经内囊止于新纹状体，由新纹状体发出的纤维主要止于苍白球。苍白球再发出纤维穿过内囊或绕过大脑脚底进入底丘脑。在此处一部分纤维向下投射；另一部分纤维折转上行。止于背侧丘脑的腹外侧核和腹前核等处。最后由此二核发出纤维投射到额叶皮质的躯体运动区。这是一条影响发出锥体束的皮质运动区活动的重要反馈环路。实验证明，刺激尾状核对大脑皮质的运动活动起抑制作用，刺激背侧丘脑的腹外侧核对运动皮质的自发性活动也有抑制作用。

（2）新纹状体-黑质环路：自新纹状体发出纹状体-黑质纤维穿苍白球和内囊止于黑质；黑质再发出黑质-纹状体纤维，顺原路返回新纹状体。在正常情况下，黑质细胞合成多巴胺，多巴胺经黑质-纹状体纤维运至新纹状体释放出来。如此，新纹状体的神经元就可对苍白球起抑制作用。但在异常情况下，如黑质细胞变性，结果导致新纹状体内多巴胺含量

明显降低，于是对苍白球的抑制性影响降低，最后使α和γ运动神经元的兴奋性过度提高，这是导致帕金森病的主要原因。

（3）皮质-脑桥-小脑-皮质环路（图 10-47）：此环路的大脑皮质始点遍布于额、顶、枕、颞诸叶。起始后的纤维分别组成额、顶、枕、颞桥束，经内囊下行，通过大脑脚底的内侧部和外侧部，止于同侧脑桥核。脑桥核发出脑桥小脑束，经对侧小脑中脚止于对侧新小脑皮质。新小脑皮质由此接受大脑皮质正在进行或行将进行的随意运动的信息，整合后将信息传给齿状核。齿状核再发出纤维经小脑上脚交叉，止于对侧的背侧丘脑腹外侧核和腹前核。此二核最后再发出纤维上达额叶皮质的躯体运动区。这是锥体外系中又一条重要的反馈环路。此环路人类最为发达。

背侧丘脑的腹外侧核和腹前核不但接受苍白球和小脑齿状核两类重要投射，而且黑质也有纤维止于此处，因此是锥体外系重要的一环。

（4）苍白球-底丘脑环路（图 10-48）：苍白球发出纤维经内囊终于底丘脑核，后者发出纤维顺原路

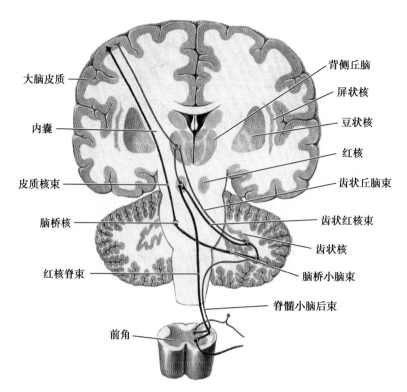

大脑皮质

背侧丘脑

屏状核

豆状核

内囊

红核

皮质核束

齿状丘脑束

脑桥核

齿状红核束

齿状核

红核脊束

脑桥小脑束

脊髓小脑后束

前角

图 10-47　皮质—脑桥—小脑—皮质环路

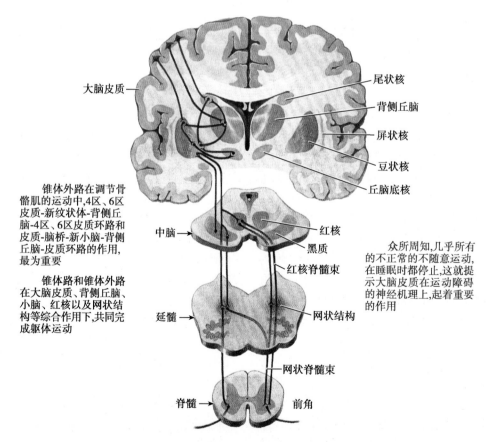

大脑皮质

尾状核

背侧丘脑

屏状核

豆状核

丘脑底核

锥体外路在调节骨骼肌的运动中,4区、6区皮质-新纹状体-背侧丘脑-4区、6区皮质环路和皮质-脑桥-新小脑-背侧丘脑-皮质环路的作用,最为重要

中脑

红核

黑质

红核脊髓束

锥体路和锥体外路在大脑皮质、背侧丘脑、小脑、红核以及网状结构等综合作用下,共同完成躯体运动

延髓

网状结构

众所周知,几乎所有的不正常的不随意运动,在睡眠时都停止,这就提示大脑皮质在运动障碍的神经机理上,起着重要的作用

网状脊髓束

脊髓

前角

图 10-48　锥体外系(纹状体-苍白球系)

返回苍白球,对苍白球实施抑制性影响。一侧底丘脑核受损,同侧苍白球释放,患者对侧躯体可出现大幅度的颤搐运动。

(5)皮质-苍白球-网状结构-脊髓-网状结构-纹状体-皮质环路:这是一条经由网状结构的环路。它起源于范围广泛的皮质,经苍白球、网状结构,到达脊髓运动神经元。脊髓的上行冲动经网状结构上达丘脑中央核,最后返回纹状体和广泛的大脑皮质躯体运动区。

在诸多的反馈环路中,皮质-新纹状体-皮质环路和皮质-脑桥-小脑-皮质环路是最重要的。在计划、发动、执行和终止运动等方面,大脑皮质的广泛区域主要作用于纹状体和小脑,而它们又反馈地通过背侧丘脑腹外侧核和腹前核,最终影响发出躯体运动的皮质区,使随意运动协调、精细和准确。因此也有人将锥体外系简单地归纳为新纹状体-苍白球系和皮质-脑桥-小脑系。属于前者的环路有皮质-新纹状体-皮质环路、新纹状体-黑质环路和苍白球-底丘脑环路等;与后者有关的环路是皮质-脑桥-小脑-皮质环路。

锥体外路(系)一方面通过上述诸多环路调整大脑皮质躯体运动区的兴奋水平,另一方面又通过上述众多的下行束直接影响或控制脑干和脊髓的躯体运动神经元。

综上所述,锥体路和锥体外路均起源于大脑皮质,两者在皮质的起点上有着重叠。它们最后均终止于脑干和脊髓的下运动神经元。锥体路比较直接地影响下运动神经元,但锥体束也发出许多侧支终于锥体外路的皮质下结构,可调节这些结构的活动。反之,锥体外路也通过反馈回路影响和调节锥体路的功能。实际上大脑皮质的运动功能是通过锥体路和锥体外路的协同作用来完成的。

4. 锥体外路的作用及其机制 皮质运动区之外的锥体外路皮质区可以发动一些粗大的运动,但高等哺乳动物的纹状体则大概不能发动独立于皮质之外的性质明确的运动。因此锥体外路的功能主要是协调锥体路的活动。

锥体外路在调节骨骼肌的运动中,4区、6区皮质-新纹状体-背侧丘脑-4区、6区皮质环路(图10-48)和皮质-脑桥-新小脑-背侧丘脑-皮质环路(图10-49)的作用最为重要。锥体路和锥体外路在大脑皮质、背侧丘脑、小脑、红核以及网状结构等综合作用下共同完成躯体运动。众所周知,几乎所有的不正常的不随意运动在睡眠时都停止,这就提示大脑皮质在运动障碍的神经机制上起着重要的作用。由于许多锥体外路的径路都集中于苍白球,因此它可能是锥体外路重要的皮质下整合中枢(图10-50)。锥体外路障碍中相当多的是由于苍白球功能释放造成

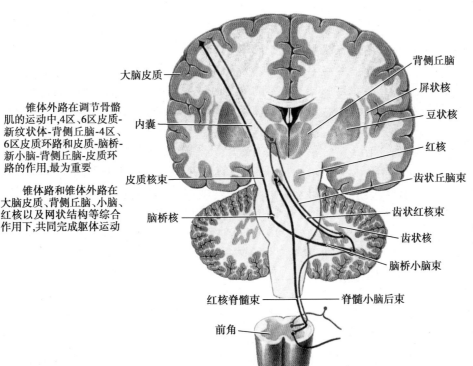

锥体外路在调节骨骼肌的运动中,4区、6区皮质-新纹状体-背侧丘脑-4区、6区皮质环路和皮质-脑桥-新小脑-背侧丘脑-皮质环路的作用,最为重要

锥体路和锥体外路在大脑皮质、背侧丘脑、小脑、红核以及网状结构等综合作用下,共同完成躯体运动

众所周知,几乎所有的不正常的不随意运动,在睡眠时都停止,这就提示大脑皮质在运动障碍的神经机理上,起着重要的作用

大脑皮质
内囊
皮质核束
脑桥核
红核脊髓束
前角

背侧丘脑
屏状核
豆状核
红核
齿状丘脑束
齿状红核束
齿状核
脑桥小脑束
脊髓小脑后束

图10-49 锥体外系(皮质-脑桥-小脑系)

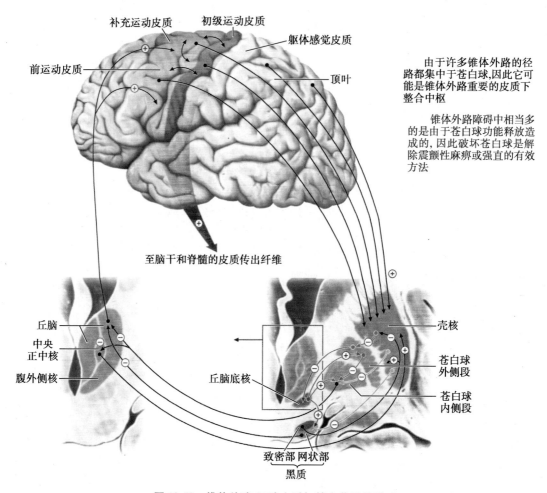

由于许多锥体外路的径路都集中于苍白球，因此它可能是锥体外路重要的皮质下整合中枢

锥体外路障碍中相当多的是由于苍白球功能释放造成的，因此破坏苍白球是解除震颤性麻痹或强直的有效方法

图 10-50　锥体外路-运动皮质与基底节间的联系

的，因此破坏苍白球是解除震颤性麻痹或强直的有效方法。背侧丘脑腹外侧核和腹前核接受大量来自苍白球和小脑的纤维，自此发出纤维返回躯体运动皮质，因此这两个核是皮质下的又一重要运动整合中枢（图 10-51）。此外，前已指出正常的底丘脑核对苍白球有抑制和调节作用，它的损伤也可使苍白球失去控制，致使对侧出现不规则的严重颤摇。因此它也是一个重要的皮质下中枢（图 10-52）。最后，就功能而论，小脑对随意运动的调节也是不可少的。它既可以通过环路影响皮质躯体运动区，又可通过前庭脊髓束、红核脊髓束、网状脊髓束直接作用于脊髓的中间神经元，以实施对前角运动神经元的调节（图 10-53）。小脑损伤后的症状也多与躯体运动有关。因此小脑也是一个重要的有别于锥体路的躯体运动调控中枢。

锥体外路对脊髓的最终作用主要是作用于 γ-运动神经元。γ-运动神经元的轴突称为 γ 纤维。γ 纤维经前根出脊髓，止于梭内肌纤维两端有横纹的部分，使其收缩。此时梭内肌纤维无收缩能力的中间部分被拉长，缠绕此部的螺旋末梢，即第一感觉末梢

受到刺激而兴奋，发放神经冲动，冲动沿第一类纤维，即快传纤维（也称ⅠA 纤维）传入脊髓。ⅠA 纤维的终支直接与支配此肌的 α-运动神经元相突触，使之兴奋，该肌收缩（图 10-54）。与此同时，ⅠA 纤维的侧支通过中间神经元与此肌的拮抗肌的 α-运动神经元建立联系，这种联系是抑制性的，结果使拮抗肌松弛。

静止状态的肌肉由 γ-运动神经元和 γ 纤维（两者合称 γ-系统）决定其长度，以保持适宜的肌张力。γ 纤维调节肌梭的收缩程度。如果肌梭收缩的程度比周围横纹肌的大，肌梭发放冲动的频率增加，反射性地使周围横纹肌收缩，导致静止状态的肌变短。如果肌梭比周围横纹肌松弛，肌梭发放频率减少，反射性地使周围横纹肌收缩减低而松弛，于是使静止状态的肌变长。随意运动时，γ-系统使行将运动和正在运动的肌肉保持适宜的张力，在此条件下，α-运动神经元、γ-运动神经元才能使该肌肉进行恰如其分的随意支配的运动。α-运动神经元与 γ-运动神经元在这一过程中的配合称为 α-γ 联合。

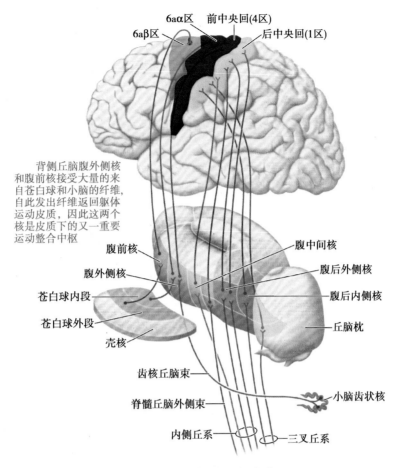

6aα区　前中央回(4区)

6aβ区　　　　　　后中央回(1区)

背侧丘脑腹外侧核
和腹前核接受大量的来
自苍白球和小脑的纤维,
自此发出纤维返回躯体
运动皮质,因此这两个
核是皮质下的又一重要
运动整合中枢

腹前核　　　　　　　腹中间核

腹外侧核　　　　　　腹后外侧核

苍白球内段　　　　　腹后内侧核

苍白球外段　　　　　丘脑枕

壳核

齿核丘脑束　　　　　小脑齿状核

脊髓丘脑外侧束

内侧丘系　　三叉丘系

图 10-51　丘脑腹外核的纤维联系

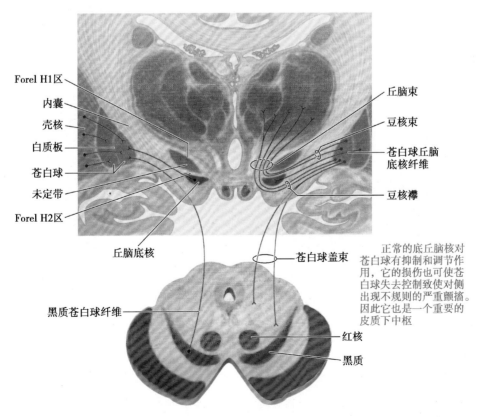

Forel H1区　　　　　　　丘脑束

内囊　　　　　　　　　豆核束

壳核

白质板　　　　　　　　苍白球丘脑
底核纤维

苍白球

未定带　　　　　　　　豆核襻

Forel H2区

丘脑底核　　　　苍白球盖束

正常的底丘脑核对
苍白球有抑制和调节作
用,它的损伤也可使苍
白球失去控制致使对侧
出现不规则的严重颤搐。
因此它也是一个重要的
皮质下中枢

黑质苍白球纤维　　　　　　　红核

黑质

图 10-52　丘脑底核的传入与传出联系

583

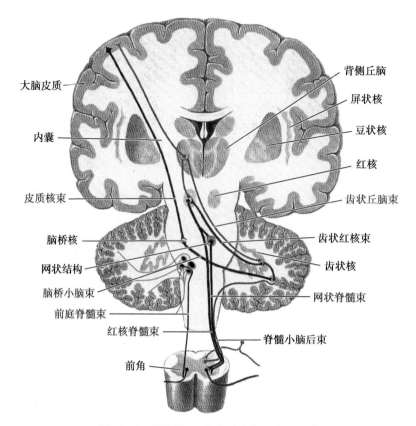

图 10-53 锥体外系-小脑对随意运动的调节

就功能而论,小脑对随意运动的调节也是不可少的。它既可以通过环路影响皮质躯体运动区,又可通过前庭脊髓束、红核脊髓束、网状脊髓束,直接作用于脊髓的中间神经元,以实施对前角运动神经元的调节。小脑损伤后的症状也多与躯体运动有关。因此小脑也是一个重要的有别于锥体路的躯体运动调控中枢

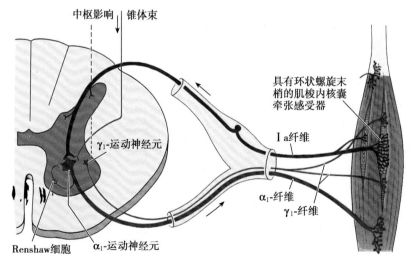

图 10-54 维持肌张力的反馈环路

直立时,人上肢的屈肌和下肢的伸肌是抗重力肌。网状结构易化系统的作用使抗重力肌的张力增加,而网状结构抑制系统的作用是使抗重力肌的张力减弱。正常情况下作用平衡。目前认为抑制系统没有自发性活动,只有在大脑皮质的始动下抑制系统才起作用。但易化系统的活动就相反,它无须大脑皮质的始动,就可连续向下发放冲动。因此在上运动神经元损伤时,由于锥体外系与锥体系的纤维紧密相伴而同时受损,致使脑干网状结构抑制系统的作用降低或消失,不能抑制肌紧张而产生痉挛状

态,如偏瘫患者上肢通常是痉挛性屈曲,下肢一般呈痉挛性伸直(图10-55)。

5. 锥体外路的病变及其临床表现　锥体外路由于其构成复杂、行程分散,不少部位又与锥体路密不可分,这就造成了损伤后症状的复杂性。由于损伤部位不同,其症状亦各异。内囊以上病变症状与锥体路密不可分(见前文锥体路皮质部病变)。内

囊以下以纹状体病变最为多见,其障碍或症状多是综合性的,有肌张力增高-运动减少综合征和肌张力降低-运动增多综合征两种。如果把锥体外路损伤后的全部障碍或症状进行分析,其最基本的障碍有两种,即肌张力异常或紊乱和各种各样的不自主运动。但是临床上很难有与特定症征相对应的特定损伤,反之亦然。概述如下。

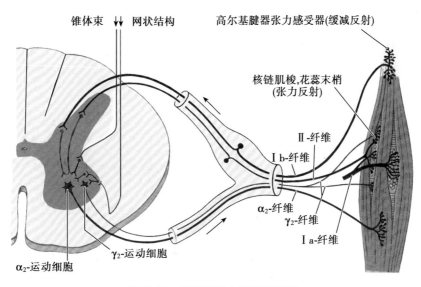

图 10-55　维持肌张力的反馈环路

(1) 肌张力异常:有肌张力增高和肌张力降低两种。

1) 肌张力增高(图10-56):是最常见的一种肌张力异常。肌张力增高通常认为是运动神经元过度易化造成的。张力增高可导致随意运动,其中包括情感性运动(表情)也被抑制甚至消失。此类患者没有瘫痪,但形同瘫痪。不易改变也不常改变面部表情,长时间不眨眼,犹如"假面具",长时间保持安静状态而无任何随意运动。他们可以有随意运动,但一切随意运动都困难。语言、咀嚼、吞咽缓慢而笨拙,写字笔画不平、颤抖。走路时上肢不摆动,开始时起步困难,双足缓慢擦地而行,但后来两下肢交替的频率却越来越快,直至摔倒,人们称此为慌张步态,这种症状见于帕金森征。运动贫乏的原因部分是由于肌张力增高,部分是由于伴随肢体随意运动的某些姿势运动受到抑制。广泛的肌张力增高(眼肌可能例外)和牵张反射增强,临床上称为强直。就四肢而论,屈、伸肌均显强直。对四肢做被动弯曲检查时,检查者感到阻力均匀,犹如弯铅管一样,这种情况称为铅管样强直;若在均匀阻力的基础上运动有间断的停顿,这种情况称为齿轮样强直。强直多

见于广泛的额叶病变或锥体外路到延髓网状结构抑制区的纤维损伤。基底核病变也可出现强直,但此种强直仅表现为肌张力增高而无深反射改变。有人认为强直有赖于支配神经肌梭的 γ-系统的完整性,他们主张强直是 γ-运动神经元活动过度,致使核链梭内终末活动增加的结果,基底核病变出现的不伴有深反射改变的强直是 γ-系统有缺陷造成的。

2) 肌张力降低(图10-57):见于小脑疾患,不过较少见。机制可能是 γ-系统活动不足。大概是小脑易化作用减少,致使梭内肌纤维松弛,结果紧张性牵张反射不足,肌张力变低。

关于肌张力强弱的机制,简单地说,可以这样认为:张力过强状态是脊髓运动神经元的易化性输入过多的结果;张力不足是由于丧失了易化性影响或抑制性影响过强的结果。不过有人不同意这种假说,他们认为帕金森征中的强直是对 α-运动神经元持续不断的兴奋性刺激的结果。

(2) 不自主运动:锥体外路病变造成的不自主运动常见的有震颤、舞蹈样运动、手足徐动症、张力障碍性运动和偏身投掷症等。

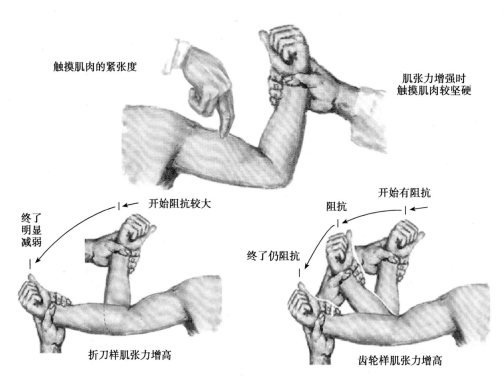

触摸肌肉的紧张度

肌张力增强时
触摸肌肉较坚硬

终了
明显
减弱

开始阻抗较大

阻抗

开始有阻抗

终了仍阻抗

折刀样肌张力增高

齿轮样肌张力增高

图 10-56　肌张力增高时的表现

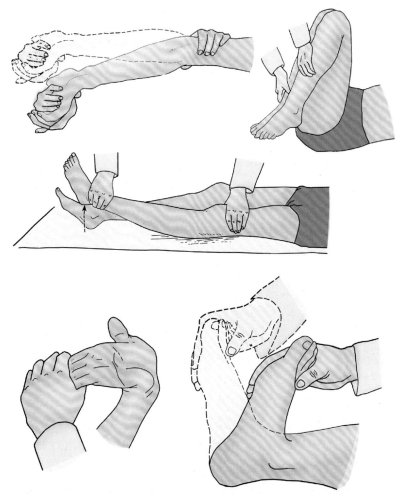

图 10-57　肌张力降低时关节过度屈伸现象

1）震颤：震颤有两种：①静止性震颤（图 10-58）：只在静止时发生。此时，功能上拮抗的一组肌，以每秒钟 4～6 次的频率交替收缩，以手指及上、下肢多见。可有交替的屈、伸、收、展、旋前、旋后等运动。如发生在手指，则可见手指如"搓丸样"运动。这种不是有意进行的自发运动，因发生在静止时，所以称为静止性震颤。这种运动实际上多见于参与半随意维持姿势的那些肌肉，因此又称为姿势性震颤。因为此震颤是互为拮抗的两群肌的交替收缩，所以

又称为交替性震颤。这种震颤一旦有随意运动即行终止，而情绪紧张时加剧，完全静止时可能不出现，睡眠时消失。这种震颤见于帕金森征。②运动性震颤（图 10-59）：这种震颤总是伴随着随意运动而出现，而且是随意运动越接近目标物时，不自主震颤越频繁，所以这种震颤又称为动作性震颤或意向性震颤。轻型患者静止时可不出现此震颤，重型患者长时间维持头或肢体的姿势，可诱发此种震颤。此类震颤见于小脑疾患。

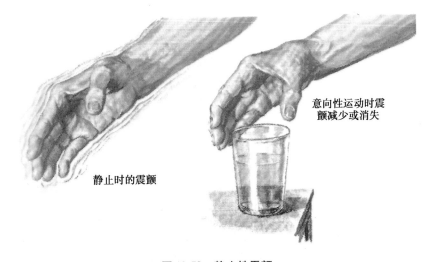

静止时的震颤

意向性运动时震颤减少或消失

图 10-58 静止性震颤

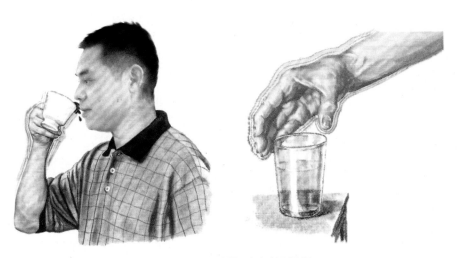

图 10-59 运动性（意向性）震颤

2）舞蹈样运动（图 10-60）：是一种无定型、突发、快速、基本上无目的，但又轻快、适度而复杂的肢体一系列的屈、伸、扭转等不随意运动，并常伴有挤眉弄眼、努嘴歪舌等面部活动。这种运动可于静止时发生，也可在随意运动中出现，并常伴有肌张力降低。此类症状见于尾状核病变。

3）手足徐动症（图 10-61）：是一种缓慢的不自主活动，多见于手指和足趾。见于手部者，可见指的交替过伸和过屈。屈指时常伴有屈腕、前臂旋前和上肢后缩。运动如此缓慢而扭曲，似蚯蚓蠕动，又似蛇行。手足徐动症有时可伴有面部的鬼脸动作。手足徐动时肌张力过强，静止时肌张力减退。本症见于尾状核及壳核损害。

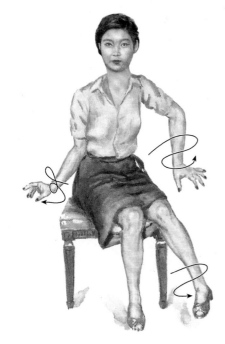

图 10-60　舞蹈样运动

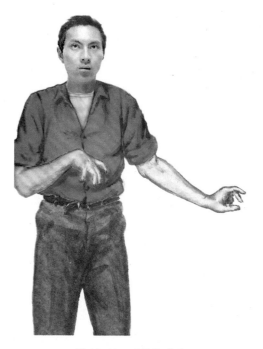

图 10-61　手足徐动症

4）张力障碍性运动（图 10-62）：主要累及中轴肌和肢体近侧肌，导致脊柱颈、胸段或腰段严重的不自主扭转或旋转。运动时肌张力增高，静止时肌张力降低。病变部位主要是新纹状体的小细胞部。病理检查可发现该处变性，有时旧纹状体也有退行性变。原发患者多有家族史。

5）偏身投掷症：也称为颤搐，是一个肢体由近侧肌始动而后移向远侧肌的大幅度猛挥，可伴有扭曲和转动。此类症状见于底丘脑核损害。

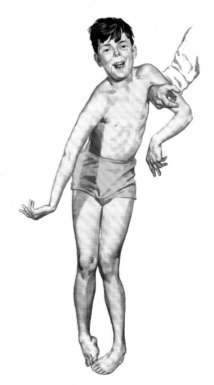

图 10-62　扭转痉挛

（3）纹状体病变后的综合征：如前所述，锥体外路涉及部位虽广，但病变多见于纹状体，锥体外路损伤后的症状虽有肌张力障碍和不自主运动，但临床实际上的症状多是综合的。现将纹状体病变后的综合征综述如下。

1）苍白球的功能和肌张力增强-运动减少综合征（图 10-63）：苍白球可直接或通过红核、黑质、丘脑底核等间接作用于网状结构抑制区，再经抑制性网状延髓束和网状脊髓束与脑神经运动核和脊髓前角的 γ 运动神经元构成抑制性突触，从而降低肌肉张力。所以当苍白球系，特别是苍白球和黑质病变时，可产生肌张力增强-运动减少综合征。

肌张力增强-运动减少综合征的病变主要在苍白球和黑质，所以也称为苍白球黑质综合征。因其主要症状表现为肌张力增强、运动过少和震颤，因而常称为震颤麻痹综合征。临床常称帕金森综合征或简称帕金森征。基本症状是静止性震颤、肌强直、运动减少和姿势与平衡异常（图 10-64）。简述如下：

A. 肌张力增强或强直：锥体路和纹状体苍白球系损伤均可出现肌张力增高，但两者的表现不同。锥体路（上运动神经元）病变时的肌张力增强，一般称为肌痉挛，上肢的屈肌和下肢的伸肌更为明显，在做被动运动开始时肌张力最强（抵抗力强）。肌张力增强的病理生理基础为牵张反射亢进，并且被动

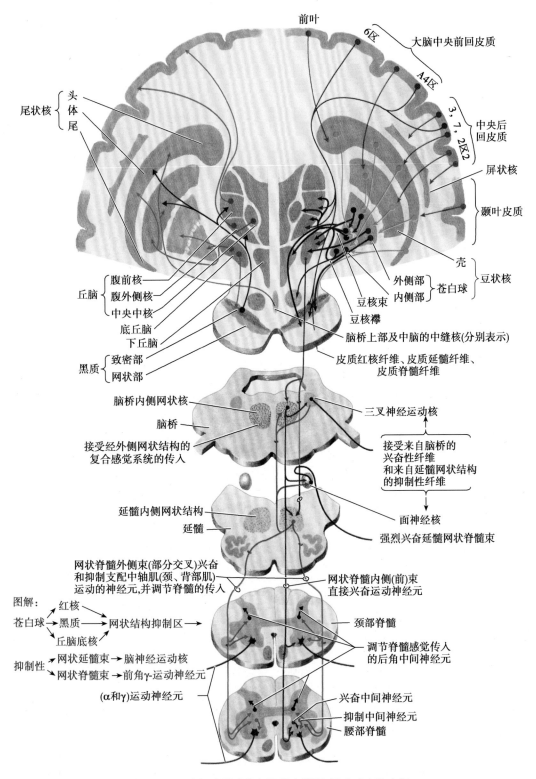

图 10-63　苍白球的功能和肌张力增强-运动减少综合征

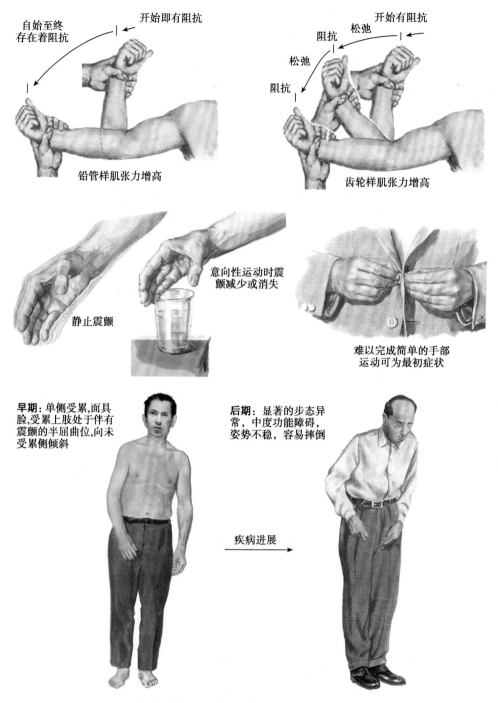

图 10-64　帕金森病的临床症状

运动的抵抗可随着施加外力的增加而增强,最后则因肌肉的伸长反应在被动运动终了时抵抗反而消失。这种现象称为"折刀征"或"折刀样"肌张力增高。苍白球系病变时的肌张力增强称为肌强直,并且屈、伸肌的张力都增强,在做被动运动时,肌张力增高的程度是一致的,即自始至终存在着抵抗。这种抵抗不因施加更大的外力而增强,也不因肌肉的伸长反应而最终消失,有遇铅管一样的沉重感,并有较大的可塑性,即肢体可被固定于某种姿势,所以称

为"铅管样"肌强直或"蜡样"肌强直。如果同时伴有震颤症状,在做被动运动时可发现强直是间断性的,肌肉表现为收住和松开交替出现,故称为"齿轮样"肌强直或"齿轮样"肌张力增高。目前认为此类患者病变部位主要在黑质和纹状体,有的可波及大脑皮质和脑干网状结构。他们的黑质和新纹状体内多巴胺含量明显降低,从而导致苍白球释放,最终使得 γ-运动神经元和 α-运动神经元均过度兴奋,从而产生上述症状。鉴于此种认识,临床上给此类患者

服用左旋多巴，或立体定位破坏苍白球，皆有一定效果。

B. 运动减少：此种运动减少不是因为随意运动麻痹，而是由于肌张力过高，使随意运动的始动困难，主动运动显著减少而又缓慢，可表现于全身各部肌肉的运动。如面部缺乏表情而呈"假面具"脸，眼球很少转动，很少眨目，显得两眼发呆，由于咀嚼、咽喉等肌肉运动过少，因而出现咀嚼、吞咽运动无力，语言含糊单调，由于手部的小肌运动障碍，故手的精细动作很笨拙，写字过小，步行时两臂摆动等联合运动减少，甚至消失，全身姿势，包括四肢和躯干多呈屈曲状态，步行缓慢而碎小，行进中不能急速止步，表现为慌张步态。

C. 震颤：是拮抗肌群迅速而有节律的微细运动，每秒钟约 4~8 次，以肢体远端为最明显，如在上肢以手的震颤最重，并且手指震颤多在掌指关节处，故称为"搓丸样"运动，在下肢以踝部的屈伸运动最显著；于头部表现为屈伸或旋转性震颤。震颤在安静或情绪激动时明显，在睡眠或作随意运动时震颤可减少或停止，故称为静止性震颤。

D. 姿势与平衡异常：由于肌肉强直，四肢、躯干呈屈曲位，姿势不稳定，平衡障碍，上肢伴随运动减少或消失，慌张步态，转弯困难。

2）（新）纹状体系的功能和肌张力降低-多动综合征：新纹状体有抑制苍白球活动的作用，使苍白球对脑神经运动核和脊髓前角运动神经元的抑制作用减弱，从而增强肌肉张力。当纹状体病变时，苍白球的作用被释放，增强了对下运动神经元的抑制作用，从而产生肌张力降低-多动综合征，主要特点是静止时肌张力低下，出现各种形式的不自主运动。临床上较常见的类型为舞蹈病、手足徐动症和扭转性痉挛等。病变部位在尾状核、壳核，不过也可波及大脑皮质、苍白球或丘脑。

A. 舞蹈病：为速度快、幅度大、不规则、无目的的不随意舞蹈样动作。多表现在肢体的近端或面部，迅速变换部位是本病的一个特征。如舞蹈症状仅表现在身体的一侧，则称为半身舞蹈病，其病变部位可能在出现症状对侧的丘脑底核。丘脑底核的功能与新纹状体有关，它对苍白球具有负反馈作用。身体各部在丘脑底核上的定位，由前向后依次控制头部、上肢和下肢的肌肉运动。有舞蹈样运动的患者新纹状体内的 γ-氨基丁酸等的含量明显减少，而多巴胺含量正常。因此临床上多采用镇静、麻醉、耗竭或对抗多巴胺类药物（如利血平）等进行治疗，均

可奏效。同时给予维生素 B_6，促使谷氨酸脱羧成为 γ-氨基丁酸，以增加其含量，也有一定的效果。不过应当指出，抗多巴胺类药物若用药过量，显然又会引起帕金森征。基于锥体外路径路，特别是其环路的研究，外科方面曾设计了多种定向损毁某些结构或切断某些径路的方案，也曾获得了程度不等的效果。在这方面，大多数外科学家认为破坏苍白球-丘脑纤维或齿状核-红核-丘脑纤维或两者都破坏是可行的。基于锥体外路的冲动经由锥体路下行，外科方面也有人进行运动皮质选择性切除和皮质脊髓束选择性切断以消除异常运动。

B. 手足徐动症和扭转痉挛：在四肢的远端，即手指和足趾发生间歇的、缓慢的、弯曲的、蚯蚓蠕动样的动作，称为手足徐动症；扭转痉挛为一种躯干和颈部的徐动症，它以躯干纵轴为中心作缓慢而不规则的扭转运动。徐动症的病变部位在尾状核。尾状核头控制面部的肌肉，尾状核体控制上肢和躯干，尾状核尾控制下肢的肌肉运动。

历史上有人曾将基底核病变后的症状粗略地归纳为两类以用于诊断：①阳性症状：包括震颤、手足徐动症、舞蹈样运动和颤搐。这一类症状可能是损害了控制纹状体的结构所致的一种释放现象，如底丘脑核损伤就导致颤搐。②阴性症状：多表现为姿势固定、平衡和发音失常等。这一类症状可能是直接破坏了纹状体所致。

小脑损伤后对躯体运动的影响表现为平衡失调、肌张力和对随意运动，特别是精细运动调节的障碍以及运动的计划、学习、共济方面的障碍。此外，小脑损伤后也会有不自主运动，如新小脑损伤后产生意向性震颤等。

综上所述，可以看出锥体路和锥体外路均起源于大脑皮质，两者在皮质的起点有广泛重叠，只是锥体外路的起点范围更大一些。它们最终都止于脑干和脊髓的躯体运动神经元。锥体路比较直接地影响运动神经元，但锥体路也发出许多侧支终于锥体外路的皮质下结构，并可调节这些结构的活动。反之锥体外路也通过反馈环路和许多下行径路影响和调节锥体路的活动。还有一点值得一提，即在发生上，锥体外路也非全都古老，个别结构，如红核的小细胞部、脑桥的基底部、新小脑，在人类都高度发达，可见在系统发生上锥体外路也有相对的发展。而且在锥体束成熟前、受损后，锥体外路都有一定的代偿，仍可做一些粗笨的运动，再考虑到锥体外路在姿势维持中的作用以及二系在行程中不少部位实难分开等

因素,所以不宜过分强调锥体路和锥体外路的区分。实际上大脑皮质的运动功能是通过锥体路和锥体外路的协同作用来完成的。临床上,内囊或锥体束损伤时所出现的痉挛状态,大多是锥体外路的一些结构同时受损的结果。

二、内脏运动传导路

(一) 一般内脏运动传导路

在机体的许多功能活动中(如消化、呼吸、泌尿、生殖、体温调节等活动),一般内脏运动和躯体运动都是密切相关的。只是躯体运动的线性传出,尤其是锥体系,目前知之稍多,而对于一般内脏传出则了解甚少。内脏活动较为古老,它的传出如同它的传入一样,中枢与周围皆弥散而混杂,纤维联系不少部位是往返的,这就给研究带来了更多的困难。一般内脏传出径路目前还不清楚,一般认为它是一组弥散的多突触径路,简述如下。

1. 内脏运动的皮质代表区 比较弥散。一般认为有锥体外系新皮质中的 8 区等,锥体系中的 4 区等,边缘系统中的边缘叶、脑岛、眶回和海马等处。显然边缘系统是主要的,而且新皮质内是否存在内脏活动的代表区,至今仍有争议。

2. 内脏运动的皮质下结构 下丘脑无疑是一个首选部位。它既是一般内脏传出的一个重要中继站,又接受众多的传入纤维,其中特别是内脏传入纤维。因此,现在公认它是自主神经系统中仅次于皮质的高级中枢,它的传入纤维十分丰富。有人描述过人类有始自 8 区、6 区的直接的皮质-下丘脑纤维,也有 4s 区和 9 区发出纤维至下丘脑的报道。其中有些虽有争议,但较为肯定的有经穹隆接受来自海马的纤维;经由内侧前脑束,接受来自眶额皮质、嗅皮质及其皮质下结构的纤维;经由终纹等接受来自杏仁核簇的皮质内侧部、尾侧部等处的纤维,经由室周纤维和网状结构接受来自脑干和脊髓的内脏传入信息等。这些纤维都与内脏活动密切相关。近年来有人发现孤束核发出的纤维可以直接投射至下丘脑的室旁核、背内侧核和弓状核,下丘脑发出纤维至自主神经的节前神经元,于是就建立了下丘脑与脑干甚至脊髓间的直接联系。此外,下丘脑还接受丘脑和纹状体的纤维。也有人提及视网膜的纤维可以至视上核和下丘脑的腹内侧核。

杏仁核簇是一个仅次于下丘脑的内脏活动整合中枢。刺激杏仁核簇引起的内脏及自主神经反应几乎与刺激下丘脑的效应相似。杏仁核簇的传入联系以嗅性纤维最为丰富;杏仁核簇与内脏活动有关的传出联系除上文提到的至下丘脑的纤维外,近年来发现它的下行投射还可追踪到中脑,甚至到迷走神经背核和孤束核等。

此外,一般认为纹状体,特别是新纹状体,也与自主神经有关。至于小脑,人们已证实它确与自主神经的活动有关。不过主要的依据是动物实验,而且也缺乏明确的解剖联系径路。

3. 一般内脏运动的主要传导径路 通常认为额叶皮质经室周系至下丘脑;边缘系皮质的下行纤维由隔核中继,经内侧前脑束至下丘脑;锥体外系经由苍白球-下丘脑纤维至下丘脑。下丘脑发出的纤维经内侧前脑束、乳头被盖束、室周系和背侧纵束至脑干内脏运动神经核和脑干网状结构。脑干网状结构再通过网状脊髓束至脊髓的内脏运动神经核。其中,乳头被盖束和室周系及背侧纵束直接、间接或以其终支或以其侧支止于脑干中的内脏运动核,不过有的资料提及这些纤维还可止于三叉神经运动核、面神经核、舌下神经核,可能还有疑核。

近来证实,下丘脑,特别是其室旁核、背侧区、外侧区、背内侧核的外侧部等可以直接投射到迷走神经背核和脊髓的中间外侧核,此外也可至孤束核。投射以同侧为主。

值得一提的是,下丘脑与皮质,特别是边缘系统,还有脑干内的某些有关结构之间存在着环路。

4. 一般内脏运动传导径路的损伤以及有关的一些疾病或症状

(1) 中枢性损伤:因内脏皮质代表区弥散,故一般程度的皮质损伤带来的自主神经症状少见。

1) 下丘脑病变:常严重影响自主神经功能。常见的有体温调节障碍、水盐代谢障碍以及内分泌活动障碍。20 世纪 30 年代人们普遍相信下丘脑前部有散热中枢,它的病损会引起体温升高,其机制虽已被现代生理学摒弃,但视前区-下丘脑前部是体温调节整合机构的中心(延髓、脊髓内也有,只是很次要)当无异议。该部的广泛损伤会导致体温调节中的散热、产热障碍。

2) 脑干病变:中脑损伤涉及动眼神经旁核,会影响瞳孔对光反射和调节反射。脑桥和延髓内除有第Ⅶ、Ⅸ、Ⅹ对脑神经的内脏运动核外,生理学发现其中还有许多重要的生命中枢,特别是延髓,如有心跳、呼吸、血压调节中枢等。如受压(如脑疝)、穿刺或大面积的血管病变,常迅速致命。

3）脊髓病变:因脊髓含有自主神经的低级中枢以及上位自主神经中枢的下行纤维,病变会引起一系列的自主神经活动改变。其中常见的是排尿、排便障碍。脊髓腰骶段横断性病变,脊髓休克期表现为尿潴留;脊髓休克期2~3周之后,患者仅靠膀胱的周围反射弧来维持少许功能,但因隔绝了与中枢神经系统的联系,膀胱容量甚小,1~2ml就排出,这种情况称为淋漓失禁。脊髓腰骶段以上的横断性病变,脊髓休克期表现为尿潴留,2~3周脊髓休克期过后表现为周期性反射排尿,不受意志管理,称自动膀胱,膀胱的容量比正常小,和肢体的上运动神经元损伤后的腱反射亢进相似。脊髓休克期后可以恢复的自主神经反射还有血管张力反射、发汗反射、排便反射和勃起反射等。但因失去了高位中枢的控制,它们都不能很好地适应生理功能的需要。

（2）周围性损伤:各种各样原因导致的周围神经损伤合并自主神经成分损伤后也会带来相应的自主神经症状。其中常见的有第Ⅱ对脑神经损伤合并的瞳孔括约肌和睫状肌麻痹、第Ⅶ、Ⅸ对脑神经损伤合并的泪腺和唾液腺分泌障碍以及第Ⅹ对脑神经、盆内脏神经损伤带来的广泛的胸、腹、盆腔器官等的功能障碍。此外,无神经节巨结肠症也属此类。受累肠管无肠肌丛,肠管狭窄、无蠕动,造成内容物不能正常通过该段,从而导致其近侧段结肠扩张。基于此种认识,切除发育不良的狭窄段肠管,即可恢复正常活动。

（3）几种常见的自主神经疾病或症状

1）Horner综合征:眼球轻度内陷,瞳孔缩小,眼裂变窄,面部出汗少或不出汗、发红,是交感系病变引起。中枢性Horner综合征见于各种原因引起的交感神经中枢病变,症状不明显、不完全、有矛盾。周围性Horner综合征见于各种原因引起的交感神经周围部损伤,症状明显、完全、没有矛盾。

2）反Horner综合征或Pourfour du Petit综合征:表现为眼球突出、瞳孔扩大、眼裂变宽、面部多汗,是交感神经激惹现象,可能是Horner综合征的早期,也可能不是。

3）Adie瞳孔:亦称埃迪瞳孔。表现为瞳孔散大,直接、间接对光反射和调节反射消失或迟钝。病因不明,有人认为是副交感神经节后纤维病变,也有人认为是睫状神经节本身病变,也有人说此种情况下脊神经节细胞也有改变。

4）心绞痛:无疑是一种自主神经范畴内的病变。粗略的病理过程是冠状动脉收缩过度,造成心肌缺血,痛觉末梢被刺激,传入中枢而引起痛觉。自主神经在心肌活动中的作用是肯定的,但自主神经在心脏活动和冠状动脉循环中的调节作用,以及在调节过程中两者的关系,则是一个复杂的问题,其中某些机制至今尚无定论。

5）所谓的消化性溃疡:病因复杂,最终表现多是副交感神经活动亢进,胃酸分泌超常,消化道蠕动增加。基于此,选择性迷走神经切除曾有过一些效果。

此外,血管性头痛、面-侧萎缩或肥大、进行性脂肪营养不良、Raynaucl病所表现的上肢远端血管痉挛、四肢远端血管扩张引起的肢端红肿、体位以及血压调节障碍所致的直立性低血压等也都与自主神经功能紊乱或损伤有关。

（二）特殊内脏运动传导径路

此处所说的特殊内脏指的是来自第1鳃弓的咀嚼肌、下颌舌骨肌、二腹肌前腹、鼓膜张肌、腭帆张肌,来自第2鳃弓的面部表情肌、镫骨肌、茎突舌骨肌、二腹肌后腹,来自第3鳃弓的茎突咽肌以及来自第4~6鳃弓的咽和喉的横纹肌。特殊内脏运动传导径路指的是由这些肌的皮质代表区至该肌的全部传出径路。此径路通常也由上、下两级运动神经元组成,上运动神经元指的是中央前回下部头面代表区内的锥体细胞,下运动神经元位于脑干,分别构成三叉神经运动核、面神经核和疑核。一般认为此径路是皮质核束的一部分,只是中央前回下部头面代表区,显然系指核心区域。有资料记载,刺激中央后回面部代表区,也可引起咀嚼和唾液分泌;刺激颞叶,也可引起两侧面部运动;刺激边缘系统和岛叶的某些部位,也可引起与内脏活动相关的咀嚼和吞咽运动。关于传出通路,也有资料称下丘脑发出的室周纤维由中脑的中央灰质中继后在背侧纵束内下行,这些纤维在止于脑干自主神经运动核的同时,也有终支至三叉神经运动核、面神经核,可能也至疑核。

第十一章　脑和脊髓的被膜及脑屏障

第一节　脑和脊髓的被膜

脑和脊髓的被膜简称为脑脊膜。它们包被在脑和脊髓的外面,由结缔组织构成,从外向内依次分为硬膜、蛛网膜、软膜3层,对脑和脊髓有保护和支持作用,并在脑脊液的产生、中枢神经系统的营养方面也有一定的作用。

一、脊髓的被膜

(一)硬脊膜

硬脊膜只有一层,相当于硬脑膜的内层。它主要由致密的纵行胶原纤维构成,其间散有少量的弹性纤维,内、外表面都覆有单层扁平细胞。硬脊膜略带光泽,几乎无弹性。

硬脊膜在枕骨大孔处与骨膜紧密愈着,向上移行于硬脑膜;向下,整体呈囊状包裹着脊髓和脊神经根;至第2或第3骶椎水平以下迅速变细包裹脊髓的终丝,并变成其外膜,下降至尾骨后面与骨膜融合;在两侧,硬脊膜包围着脊神经根向外做漏斗状膨出,伸入椎间孔,形成脊神经硬膜鞘(图11-1),移行于脊神经的外膜。膨出部的硬脊膜略薄,但刚开始膨出处稍增厚,形成一窄环,称为硬脊膜颈环,至椎间孔行将结束处最薄。脊神经硬膜鞘在脊柱上段较短,向下随脊神经根的倾斜度增加而逐渐变长。在椎间孔或稍远处与脊神经外膜融合,当躯体运动时硬膜鞘可轻微的控制神经的移动。

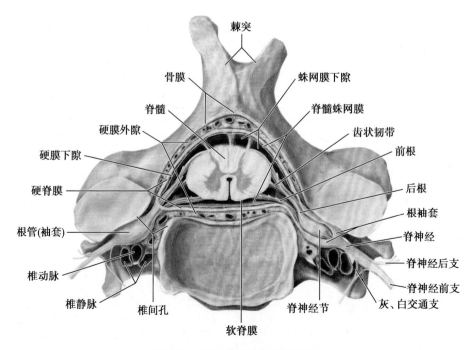

图11-1　脊髓及其被膜和脊神经根

1. 硬膜外隙　硬脊膜与椎骨骨膜和黄韧带间的间隙称硬膜外隙(亦称硬膜外腔),由于硬脊膜于枕骨大孔处与骨膜紧密愈着,故本间隙与颅内不通。脊髓的硬膜外隙分为前、后、两侧4个间隙。前间隙位于椎体和后纵韧带之后,两侧前根附着处硬膜的前方。由于硬脊膜与后纵韧带间有疏松结合,上部又与第2、3颈椎体的骨膜直接愈着,故前间隙甚小。后间隙位于两侧后根附着处的硬膜之后,与椎弓骨膜和黄韧带之间。颈段的后间隙狭小,上颈段者甚或闭锁。自胸部开始,后间隙逐渐变宽,于中胸段宽约2~4mm,第2~3腰椎处可达6mm。侧间隙有两个,分列于每一侧前、后根附着处的硬膜与椎管之间,此间隙向外经椎间孔与椎旁间隙直接相通。

硬膜外隙内充满疏松结缔组织、脂肪、椎内静脉丛和淋巴管等。上段略呈负压。硬膜外隙及其内容物对脊髓有良好的保护作用。椎内静脉丛与淋巴管和胸、腹、盆腔内的椎外静脉丛及淋巴管相通,故体腔内的压力改变可直接影响椎管内的容积,从而影响脑脊液的内压。此外,由于体壁后部中线区血管较少,硬膜外隙的后间隙是硬膜外麻醉、椎管穿刺的良好入路;侧间隙在脑脊液的吸收、硬膜外麻醉的麻醉药吸收入血和渗透入脊神经根等方面十分重要。

2. 硬膜下隙　硬脊膜深侧与脊髓蛛网膜之间有一狭窄的腔隙,称硬膜下隙(亦称硬膜下腔)。此隙向上与颅内的硬膜下隙相通,内含少量浆液。但此隙的内腔极窄,是潜在性的。因此,当脑脊液的含量或者脊髓的体积由于某种原因增大时,此腔隙所能提供的缓冲余地是极其有限的。

硬脊膜的血管较少,主要来自躯干部的节段动脉的小支。神经来自脊神经的脊膜支。

(二) 脊髓蛛网膜

脊髓蛛网膜是一层半透明的薄膜,表面光滑,由松散的胶质纤维构成。介于硬脊膜和软脊膜之间,但比较靠近硬脊膜,与硬脊膜之间仅存潜在性的硬膜下隙,而与软脊膜之间的蛛网膜下隙,虽也称为"隙",但实甚宽阔,故也称蛛网膜下腔。在个体发生上,此层源于软-蛛网膜。软-蛛网膜裂开,一分为二,外层即为蛛网膜,其间的间隙就是蛛网膜下隙。两层之间仍有联系,这就是蛛网膜小梁。此膜的主质为胶原纤维,其间夹有少量的弹力纤维。因此层原属软-蛛网膜,故其内、外面和小梁的表面皆为扁平的间皮。有异物或病原体入侵时,间皮细胞可有

吞噬功能或变成游走的巨噬细胞。

脊髓蛛网膜在枕骨大孔处与脑蛛网膜相移行;向下包裹脊髓与脊神经根,在脊髓表面不伸入脊髓的沟、裂,于第2骶椎水平处止于硬脊膜;向两侧疏松地包被着脊神经根和脊神经,并随之外延到椎间孔附近。

脊髓蛛网膜下隙相对较宽,腔内充满脑脊液,并有较大的血管穿行其中。此腔向上经枕骨大孔与颅内的同名腔相通,下方于第1腰椎下缘平面以下,腔内已无脊髓,间隙较大,称为终池或腰池。池内只有马尾与终丝浸于脑脊液中,是腰穿、抽取脑脊液或蛛网膜下隙麻醉的理想部位。脊神经根周围的蛛网膜下隙稍膨大,向脊髓的蛛网膜下隙注入墨汁,墨汁颗粒常集中在此处,故有人称此处间隙为"墨水套囊"。

(三) 软脊膜

软脊膜是一层菲薄、透明而富于血管、神经的被膜,紧紧地包被在脊髓和脊神经根的表面。向上经枕骨大孔与软脑膜相移行;向外随脊神经根可至椎间孔;在脊髓表面可伸入沟与裂并与实质紧密相贴,不能分开;向下终于脊髓圆锥尖端并形成终丝。当其外表面的血管进入神经组织时,它也会随之进入神经组织一小段距离,宛如血管的"套袖"。"套袖"与血管间的间隙即为血管周围间隙。软脊膜与脊髓蛛网膜之间有蛛网膜下隙,因此血管周围间隙与蛛网膜下隙相通,其内也有少许脑脊液。蛛网膜下隙和上述血管周围间隙内的血管与脑脊液之间隔着一层无渗透作用的网状组织膜。

1. 软脊膜的构造　软脊膜较软脑膜稍厚,也更坚韧,血管也少一些,但两者的组成是一样的,其主要成分都是纵行的胶原纤维和弹力纤维。此外还有成纤维细胞、固定的巨噬细胞、淋巴细胞和促黑细胞。根据Millen和Woollam的说法,软膜由内、外两层组成。内层又称内软膜,是网状纤维和弹力纤维形成的致密网,紧贴在神经组织的外表面,实际上相当于脑和脊髓的外界膜。因为真正贴在脑和脊髓表面的是此层,所以也称为真软膜。此层来源于外胚层的神经嵴。外层称软膜外层或软膜外组织,是胶原纤维束形成的网络,与蛛网膜小梁相移行,故其外表面也覆有一些扁平的间皮细胞。蛛网膜下隙内的血管即位于其外表面或网眼内。外层发生于中胚层,在大脑半球表面十分纤弱,而在脊髓表面则较发

达,且形成齿状韧带和软脊膜索,外层向下包裹着脊髓终丝。蛛网膜下隙内的小动脉进入神经组织时携带着一些蛛网膜成分,并顶着软膜行进一小距离,至小动脉移行毛细血管处,软膜与蛛网膜成分方始消失。因此,此处小动脉与软膜外层间有一血管周围间隙,此间隙通蛛网膜下隙。软膜外层与脑、脊髓的外界膜,即软膜内层之间有软膜下隙。电镜证实,脑和脊髓内的毛细血管周围不存在上述的血管周围间隙。有人认为这些部位毛细血管周围的星形胶质细胞,属软膜组织。

在软脑膜的胶原纤维间有成纤维细胞和固定的巨噬细胞,后者以血管周围间隙附近为多。因而在软膜发炎时,特别是结核性脑膜炎时,固定的巨噬细胞成为活动的吞噬细胞和类上皮细胞。

从大体的角度描述,软膜紧贴于脑和脊髓表面,但从微观的角度观察,软膜实未与脑皮质和脊髓表面接触,两者之间仍有一腔,称为软膜下隙。

2. 软脊膜形成的结构　某些部位的软脊膜形成一些特殊结构,对脊髓有固定作用。

(1) 齿状韧带:是软脊膜向外侧突出形成的纵贯脊髓全长的皱襞,两侧对称。此皱襞成自软脊膜外层。内侧附着于脊神经前、后根之间,但稍偏后处;外侧呈锯齿状,共 18～24 个齿,以其齿尖与蛛网膜相接,并立即无间隙地与硬脊膜相接。第一个齿较小,位于第 1 颈神经稍上方,适在椎动脉穿过硬膜的后方外进,止于枕骨大孔稍上方的硬膜;最下一个齿平对 $T_{11}\sim T_{12}$ 或 $T_{12}\sim L_1$ 神经的平面,止于硬膜。因此韧带在脊髓两侧的附着点稍偏后,故韧带之前的脊髓占 2/3,以后占 1/3。齿状韧带不太紧张,并不影响脊髓随脊柱的弯曲而活动,但可对脊髓在硬脊膜内的相对位置起固定作用,并使其悬吊在蛛网膜下隙的脑脊液中,进一步减缓来自外部的振荡。在椎管内手术中,此韧带是一个重要标志。

(2) 辉线:也称为亮线,是脊髓前正中裂处上下纵行的一条窄带。它横跨前正中裂,不伸入裂内,较厚,也成自软脊膜外层。因位于前正中裂,所以也称为软脊膜前纤维索。

(3) 蛛网膜下隔:是脊髓后正中沟处连接于软脊膜和脊髓蛛网膜之间的一条矢状位的纵行纤维膜。此隔在胸段是较完整的隔膜;在颈段,隔膜不完整,或为筛状。

3. 软脊膜的血管与神经

(1) 软脊膜的血管:软脊膜上的血管虽然丰富,但它们大部分是分布到脊髓实质去的血管,软脊膜本身有无血管尚无定论。一般认为软脊膜内层无血管,其营养来自脑脊液和神经组织。

(2) 软脊膜的神经:软脊膜的神经支配远比硬脊膜丰富。神经纤维与血管伴行,其末梢与血管共同组成丛深入脊髓实质。软脊膜的感觉纤维与交感纤维来自邻近节段的脊神经。它们对机械、温度、电感应等刺激虽不敏感,但对血管的收缩与舒张反应却很迅速,这说明它们对血管调节、脑脊液循环等有重大意义(图 11-2)。

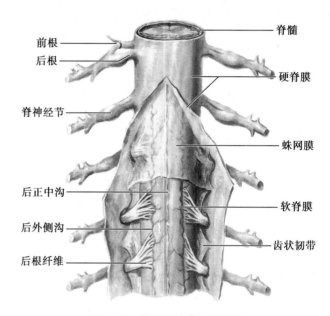

图 11-2　脊髓的被膜(后面观)

腰椎穿刺:针刺点一般选在第 3、4 腰椎棘突之间,此点恰位于两侧髂嵴最高点的连线上。针刺方向是从第 4 腰椎棘突上缘斜向前上方。针刺通过的主要结构是皮肤、棘上韧带、棘间韧带、黄韧带、硬膜外腔、硬脊膜和蛛网膜等。当针穿过每一类结构时,都有一定的阻力感觉。穿过硬脊膜时,可能有轻微痛觉。针尖刺入硬膜外隙时,由于此处为负压,因此可把针内的液体吸进去。由于硬脊膜很厚,蛛网膜很薄而实际上又贴近硬脊膜,其间的硬膜下隙是潜在性的,所以实践中,在正常情况下针尖只要穿过硬脊膜,接着就必然通过蛛网膜,进入蛛网膜下隙。此时,脑脊液会从针内自动滴出。正常情况下,脑脊液的流速是每秒钟 1 滴。脑压大时脑脊液会连续流出,若脑脊液突然停止外流或滴出,则可能是由于延

图中标注(从上到下、左右):
前根　后根　脊神经节　后正中沟　后外侧沟　后根纤维
脊髓　硬脊膜　蛛网膜　软脊膜　齿状韧带

髓下沉阻塞枕骨大孔。

二、脑被膜

在脑与颅骨之间也有 3 层被膜，在枕骨大孔处脑的被膜和脊髓的被膜是相互延续的，由内而外，也是软膜、蛛网膜和硬膜，结构相同或相似。软脑膜比软脊膜稍薄，所附的血管较多，某些部位的软脑膜参与构成脉络丛，产生较多脑脊液；脑蛛网膜形成较多的绒毛和颗粒，为吸收脑脊液的主要部位；硬脑膜由两层构成，形成物较多，无硬膜外隙。

（一）硬脑膜

硬脑膜是一层坚韧而致密的结缔组织厚膜，由内、外两层构成。外层源于颅骨的内骨膜。因此，硬脑膜之外与颅骨内表面之间不再有硬膜外隙。硬脑膜外层在儿童时期尚有造骨功能，至成年期这种功能即行消失，但与一般骨膜仍有诸多共同之处，如有丰富的血管与神经，而且此层血管与颅骨的血管有广泛的交通，当颅骨骨折与颅骨剥离时，由于硬脑膜血管破裂而出血，血液不断积存形成硬膜外血肿。在发育期间，外层与骨质结合紧密。随着年龄的增长，除骨缝、颅底和一些神经、血管穿行的孔、裂边缘等处结合较紧密外，其余各处连接疏松，易与骨面分离。在颅顶，特别是枕部和颞部，附着尤为疏松。所以这些部位尽管没有硬膜外隙，但若骨折，仍常易形成硬膜外血肿，严重地压迫脑组织。硬膜外血肿常局限在一块颅骨的范围之内。临床上也常选取这些与骨面结合不紧密的部位作为颅内手术的入路。

硬脑膜内层与硬脊膜相当，较外层厚而坚韧，但血管较少，在朝向脑蛛网膜的一面衬有一层光滑的扁平间皮细胞。硬脑膜的内、外层，在儿童期尚可分开，到了成年，除硬脑膜窦和内淋巴囊等处外，其余各部皆紧密连接，不易分离。前已提及，硬膜与蛛网膜之间有一潜在性的硬膜下隙，有的资料上记载，此间隙只有 20nm。因此，脑蛛网膜与硬脑膜实际上是贴在一起的。鉴于此，当脑容积胀大时，硬膜下隙实际不能提供扩展的余地。特别是那些与骨面连接紧密处，如颅底，一旦骨折，在合并撕裂硬脑膜的同时，往往同时破坏了该处的脑蛛网膜，会造成脑脊液经鼻腔或耳流出，形成脑脊液鼻漏或耳漏等。硬脑膜在枕骨大孔处移行于硬脊膜和枕骨大孔处的骨膜，在脑神经出、入颅处，移行于神经的外膜和颅骨外面的骨膜。

1. **硬脑膜隔**　硬脑膜除在某些部位由于内、外两层不相结合形成一些硬脑膜窦和狭窄的间隙外，某些部位的硬脑膜内层还可以折叠成一些形态各异的隔，这就是大脑镰、小脑幕、小脑镰和鞍膈等。其中大脑镰和小脑幕将颅腔分隔为 3 个彼此相通而又部分隔开的腔（图 11-3）：小脑幕将颅腔分隔为小脑幕上、下两腔，其间经小脑幕切迹互相通连。小脑幕下腔容纳小脑和脑干。小脑幕上腔又被大脑镰分为左、右两个部分隔开的腔，容纳大脑两半球（图 11-4）。所以这两个硬脑膜皱襞具有重要的临床意义。到了老年，某些隔有时骨化，好像从颅骨伸入颅腔的骨片。

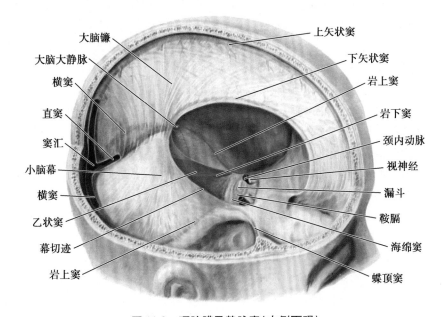

图 11-3　硬脑膜及静脉窦（右侧面观）

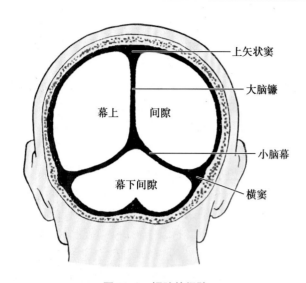

图 11-4　颅腔的间隙

（1）大脑镰：大脑镰是硬脑膜内层在正中矢状位向大脑纵裂内突出折叠而成的皱襞，分隔两侧大脑半球，因呈镰刀状，故称大脑镰。胼胝体的前端较窄，后部较宽，它从前向后依次附着于鸡冠、上矢状窦沟的两侧、枕内隆凸和小脑幕上面的中线处。上缘附着于颅顶内面矢状沟的两侧，从颅顶正中线向下伸入于半球间裂内，但未抵达胼胝体。下缘凹陷而游离，与胼胝体背面靠近，在游离缘内有较小的下矢状窦，在其与小脑幕连接处有长约 5cm 的直窦。游离缘与胼胝体之间的距离情况不一。据国人资料，任何人前端皆有间隙，但 1/3 的人由此向后几无间隙；2/3 的人由此向后有间隙，只是间隙越来越小。在胼胝体压部处，任何人皆无间隙。此外，大脑镰本身可有大小不等的缺损，前部尤为多见。在较大的间隙或缺损处可形成脑疝。大脑镰和邻近的蛛网膜是肿瘤的好发部位。肿瘤压迫半球内侧面，损害该处的功能。

　　大脑镰的游离缘呈弓形向上方凹入，因其前窄后宽，前部与第三脑室终板之间有较大的距离，约在 3cm 以上，所以两侧额叶内侧面的大部分脑回，包括胼胝体嘴下面的旁嗅区和胼胝体下回、额下回后部、扣带回围绕胼胝体嘴和膝的部分，不被大脑镰所遮蔽而由胼胝体池所占据；中部与胼胝体膝之间约有 1cm 以上的距离；其后部则与胼胝体压部很接近，几乎彼此接触（图 11-5）。大脑镰这些解剖特点说明，在病理情况下大脑半球的某些部分有向对侧移位的可能，而被大脑镰遮蔽的部分则不能向对侧移位或仅在特殊的情况下方出现轻微的侧方移位。所以在前部接近胼胝体的额叶部分可能向对侧移位的程度最大，顶部较小，枕部则完全不能移向对侧。但大脑

镰本身由于越接近游离缘越薄，并有多数穿孔，所以当一侧大脑半球体积增大时，可因压迫向对侧倾斜移位。

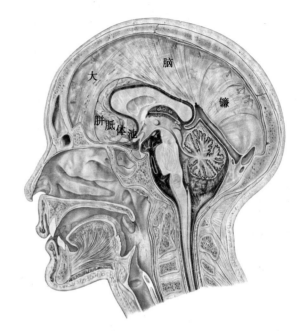

图 11-5　大脑镰及胼胝体池

（2）小脑幕：位于大脑横裂内，是横窦沟和乙状窦沟处的硬脑膜内层向前折叠形成的一个基本上是水平位并略呈拱形的隔板，位于大脑半球枕叶和小脑上面之间，后颅窝的顶部。小脑幕上面正中线与大脑镰相遇处为幕顶，比两侧稍高。小脑幕的两侧缘附着于颞骨岩部的上缘和蝶鞍的前、后床突，在其中部有一个凹向前方的弧形缺口，即小脑幕切迹（图 11-3）。脑干由此通过，位置恰在中脑周围。小脑幕把颅腔分隔成上大、下小两部分，临床上常以此幕为界，将脑区分为幕上结构和幕下结构两部分。小脑幕切迹与中脑周围之间留有间隙，因此切迹上下任何一方，只要有占位性病变或任何原因造成的压力过大（或过小），皆可越界形成脑疝。如海马旁回钩可以通过此间隙从幕上挤至幕下；小脑蚓或小脑前叶可以通过此间隙从幕下疝入幕上。此等脑疝一方面可以阻断脑脊液循环，造成外脑积水；另一方面，附近的结构，如动眼神经、滑车神经、展神经和大脑脚等还可受压，出现相应的临床症状。

（3）小脑镰：是一个尖端向下的三角形小皱襞，其上端止于枕内隆凸，于正中矢状位连于小脑幕后部的下方。后缘附着于枕骨正中线上（枕内嵴），下端止于枕骨大孔后缘正中，前缘游离，向前伸入于两侧小脑半球之间，不完全地分隔小脑两半球。

（4）鞍膈：呈环状，由硬脑膜内层形成，覆盖于蝶鞍上方，构成垂体窝的顶，其周缘附着于前、后床突，中央有孔，下丘脑漏斗和垂体的血管由此通过。鞍膈与被覆垂体窝的硬脑膜外层之间，形成一小腔，此腔实为硬脑膜外间隙，容纳脑垂体。

2. 颅腔的区分及常见脑疝的局部解剖　人类的脑颅是一个由多数骨块借颅缝相互联合而构成的近似圆形的骨性"匣子"。脑颅的空腔称为颅腔，其中容纳脑、脑膜、血管和脑脊液。由于硬脑膜贴覆于颅骨内面，所以颅腔除通过枕骨大孔与脊髓腔相通

以外，是完全密闭的。所以无论颅内压力的高度如何，颅腔的容积是恒定的。

由于硬脑膜隔将颅腔不完全地分隔成几个区域，容纳脑的相应部分，使脑在颅腔内处于相对稳定状态。在颅腔内的某一区域如有占位性病变，该区域的颅内压增高，迫使该区域的脑组织受推挤而向邻近间隙或孔道移位，从而产生相应的临床症状，称为脑疝。脑疝的种类甚多，如小脑幕切迹疝、枕骨大孔疝、大脑镰下疝和蝶骨嵴疝等（图11-6），其中以小脑幕切迹疝及枕骨大孔疝最为多见。

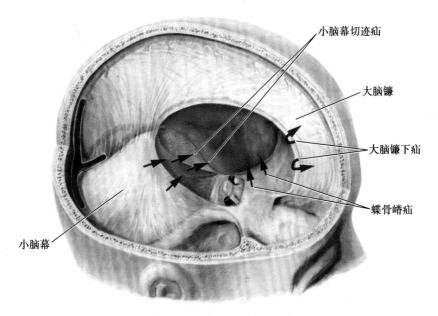

图 11-6　几种脑疝发生的部位

【小脑幕切迹疝的解剖基础】

（1）小脑幕切迹及其与邻近脑结构的关系：小脑幕切迹是小脑幕前部中央的缺口，其形状略呈三角形或舌形，底在鞍背，中部稍宽，后端呈尖形或钝圆形。其外侧缘与内侧缘在岩骨尖相会合，自此向前床突延续的部分称为外侧岩突皱襞，向后床突延续的部分称内侧岩突皱襞。这些皱襞自岩骨尖再向后方，即与小脑幕的游离缘相连续，此游离缘向后上方行进，于绕过中脑时稍向外移，然后又回向中线，最后两缘相连并在此处与大脑镰的后部连合（图11-3、图11-5）。因切迹在前部较低，至后部渐高，并由于大脑镰有向上牵拉的作用，致使小脑幕及其切缘经常处于紧张状态，于受压时移动的可能性较小。小脑幕切迹容纳中脑及其有关结构，也是脑脊液自幕下向幕上流通的必须经过的唯一孔道。

在小脑幕的上方有大脑颞叶、海马回及钩回，在正常情况下向内超过小脑幕切迹 2～4mm，其中钩回

在小脑幕切迹的最前方，靠近鞍背处（图11-7、图11-8）。小脑幕切迹缘与鞍背共同围成小脑幕裂孔，中脑及其邻近的神经和血管在裂孔中通过。小脑幕切迹的后部正对中脑顶盖的上丘，而其前部正对大脑脚。脑干腹侧面的基底动脉在小脑幕裂孔处分出小脑上动脉和大脑后动脉，分别走在小脑幕切迹平面的下方和上方。动眼神经就在这两条动脉之间穿行向前（图11-9）。在小脑幕的下方为小脑蚓体上部和小脑上面的侧叶，但因此裂孔的大小不同，显露的小脑范围各异。在小脑幕切迹缘与中脑周围之间有许多脑池（图11-10），池内充满脑脊液。前方为大脑脚与鞍背之间的脚间池；后方为中脑顶盖与小脑幕切迹后缘之间的四叠体池；两侧为小脑幕切迹缘与中脑之间的环池。

（2）小脑幕切迹疝：通过小脑幕切迹的脑移位，有两种主要类型：①发生于幕上的占位性病变和脑积水，迫使幕上的脑组织通过切迹向幕下移位，称

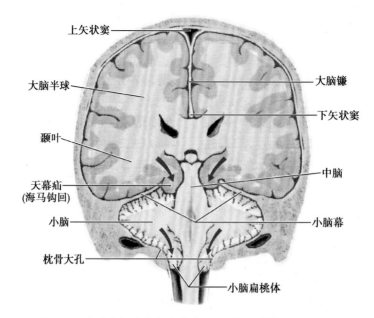

图 11-7　小脑幕切迹疝和枕骨大孔疝的解剖基础（额状切面）

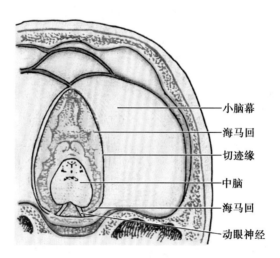

图 11-8　小脑幕切迹疝的解剖关系

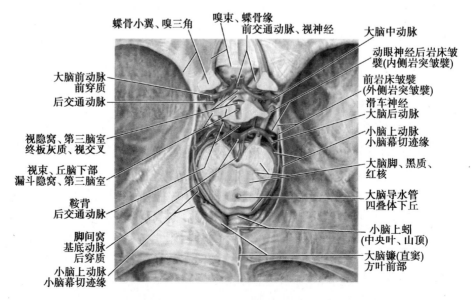

图 11-9　小脑幕裂孔下结构

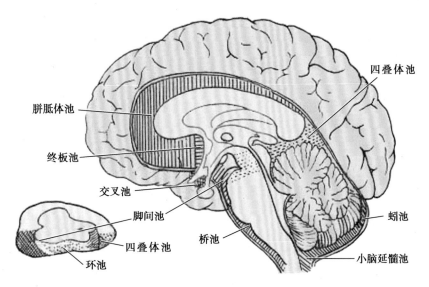

图 11-10　小脑幕裂孔处的脑池

为下行性小脑幕切迹疝，一般称为小脑幕切迹疝或切迹疝，或颞叶疝；②发生于幕下占位性病变，迫使幕下的脑组织通过切迹向幕上移位，称为上行性小脑幕切迹疝。分述如下。

1）下行性小脑幕切迹疝：按照被侵犯的脑池部位可分为前部切迹疝、后部切迹疝、完全性或混合性切迹疝。以上各种脑疝可以是一侧性或两侧性；两侧性的完全性切迹疝称为环形疝。

A. 前部切迹疝或脚底池疝：当小脑幕以上的大脑半球，尤其是颞叶或额叶的占位性病变时（如肿瘤、血肿、水肿等），颞叶内侧面的海马回钩（钩回）最易受压力的推动而向内下方移位，被挤入小脑幕切迹缘的内侧，进而向下占据脚底池，形成临床上最常见的钩回疝，亦称脚底池疝或小脑幕切迹前疝。可出现如下症状：

a. 脑干受压症状：由于疝入的脑组织挤压中脑，使其发生变形、移位及局部血液循环障碍，从而使中脑，甚至向上波及丘脑下部及脑的中线结构，向下波及脑桥和延髓，使其发生缺血、水肿、出血，因此患者可出现不同程度的意识障碍及呼吸、循环、体温等方面的改变。

b. 眼运动神经麻痹：动眼神经受移位的脑干、大脑后动脉及岩床内侧韧带的压迫，发生动眼神经麻痹。至病变后期，由于滑车神经及展神经被累及，可以发生全眼麻痹。

c. 对侧肢体痉挛性偏瘫：由于病灶侧大脑脚受疝入脑组织的压迫，可出现对侧肢体中枢性偏瘫。

d. 大脑后动脉和小脑上动脉闭塞综合征：由于病灶侧大脑后动脉和小脑上动脉受压、痉挛，而使该动脉供应区域的脑组织缺血、缺氧，发生坏死，从而引起一系列相应的临床症状，如病灶对侧双眼同向性偏盲或象限性偏盲、同侧上肢的共济运动失调等。但由于患者此时多伴有意识障碍而不易查出。

B. 后部切迹疝或环池疝：当颞、顶、枕区病变时，海马回后部、穹隆回峡、扣带回后部以及舌回前部可受幕上区压力的影响，部分被挤入小脑幕切迹缘后部的前内方，入环池或四叠体池，形成后部切迹疝（环池疝或四叠体池疝）。多见于顶叶的巨大肿瘤、硬脑膜下血肿、普遍性脑水肿和额叶的占位病变。此时由于中脑被盖部受压、缺血、缺氧、出血，使网状上行激动系统受损而产生严重的意识障碍。

C. 小脑幕切迹全疝：如果一侧脑组织从钩回、海马回、扣带回后部至舌回前部都被挤入小脑幕裂孔时，在临床上将同时出现上述前、后疝症状，称为小脑幕切迹全疝。

D. 小脑幕切迹环形疝：一侧额叶占位性病变，使同侧脑组织向后方移位引起同侧环池疝，同时由于侧方移位时而压迫对侧额叶，使后者也向后方挤压，结果在对侧也发生较为对称的环池疝，形成两侧性环池疝。此时多在两侧脚底池和大脑大静脉池也有脑疝发生，形成环形疝。顶叶背侧的巨大占位性病变使胼胝体明显下降者，或其他部位的占位性病变伴有普遍性脑水肿而无明显侧方移位者，也可引起环形疝。

2）上行性小脑幕切迹疝：当后颅窝有占位性病变时，可把小脑上蚓、小脑前叶和中央小叶的部分脑组织向上推至小脑幕切迹缘,进入四叠体池或环池,形成向上的小脑疝或向上的切迹疝。多见于小脑中线的巨大肿瘤或小脑半球的肿瘤。中线肿瘤多在两侧环池和大脑大静脉池,同时发生脑疝并将中脑和脑桥压向前上方移位。在小脑半球的肿瘤与血肿或肿胀多发生一侧环池疝,并使中脑向前上方和对侧移位。向上的小脑疝几乎都伴有向下的小脑疝(枕骨大孔疝)。后颅窝占位性病变引起阻塞性脑积水时,因幕上压力增高,可阻碍小脑向上移位。

【枕骨大孔疝的解剖基础】

枕骨大孔位于后颅窝的最低处,呈卵圆形。其周缘正对延髓和脊髓的交界处。枕骨大孔的前部及前上方为延髓;后部有小脑延髓池,后上方为小脑扁桃体;下方为颈髓(图11-11)。枕骨大孔除有延髓通过外,尚有副神经根脊髓部、椎动脉、脊髓前动脉和脊髓后动脉通过(图11-12)。后颅窝容积较小,周围有颅骨,上方为坚实的小脑幕所限,因此它对颅内高压的缓冲能力有限,一旦后颅窝有占位性病变或颅内压增高时,很容易使小脑扁桃体挤入小脑延髓池,并超过枕骨大孔后缘而进入椎管内,形成枕骨大孔疝或小脑扁桃体疝(图11-13～图11-16)。其主要表现为:

(1)中枢性四肢瘫痪:由于疝出的脑组织从延髓后方挤入枕骨大孔,使延髓向前移位,从而使其两侧锥体受到枕骨大孔前缘的压迫,于是可出现四肢瘫。

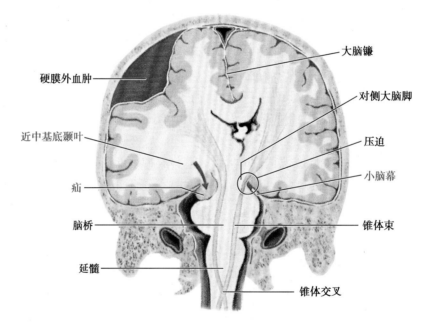

图11-11　小脑幕切迹全疝

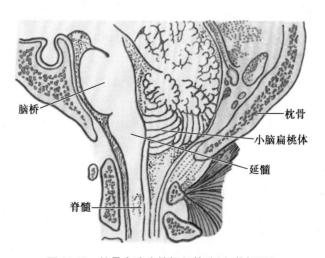

图11-12　枕骨大孔疝的解剖基础(矢状切面)

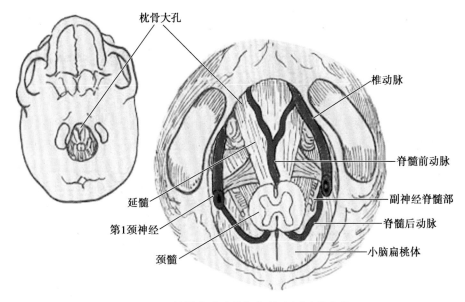

图 11-13　枕骨大孔疝的解剖基础（水平切面）

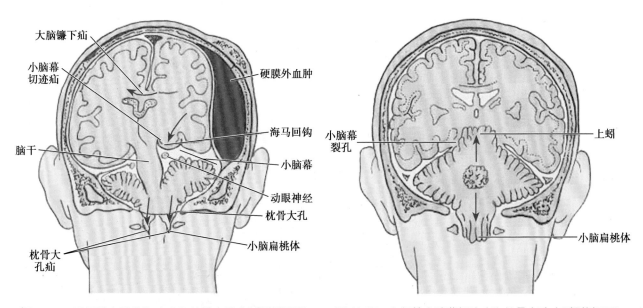

图 11-14　下行性小脑幕切迹疝和枕骨大孔疝（额状切面）　　图 11-15　上行性小脑幕切迹疝和枕骨大孔疝（额状切面）

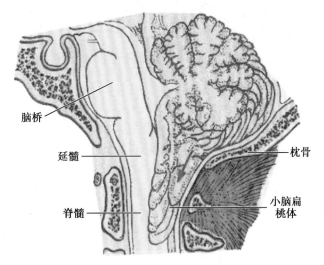

图 11-16　枕骨大孔疝（矢状切面）

603

（2）生命功能衰竭：疝出的脑组织可直接压迫延髓，使其发生水肿、出血、坏死等病理变化，从而累及延髓网状结构内的呼吸中枢和心血管运动中枢，于是患者早期即可出现中枢性呼吸衰竭，如潮氏呼吸（陈-施，Cheyne-Stokes 呼吸）、毕奥（Biot）呼吸等各式各样的周期性或间歇性呼吸，进而呼吸停止。与此同时还可出现血压波动、心律不齐等循环系统的症状，一般是在呼吸停止之后心脏才停止跳动。

（3）肌张力降低：由于小脑扁桃体本身因受挤压而发生淤血、水肿、出血、坏死等变化，再加上颅内高压，可使上述病理变化波及整个小脑，因而使瘫痪的肢体肌张力降低、腱反射消失，锥体束征常常不出现。

（4）颈部疼痛和颈项强直：由于疝入的脑组织突入椎管后，也可压迫上部颈髓，刺激颈脊神经后根和副神经根，从而引起颈项疼痛和颈强。

（5）后组脑神经麻痹：最常见者为迷走神经的症状，如突然发生的呕吐、吞咽困难、缓脉和呃逆等。

偶可见三叉神经分布区感觉异常，是由于三叉神经脊髓束核受压迫所致。

（6）椎-基底动脉系缺血症状：由于疝入的脑组织压迫椎动脉和脊髓前、后动脉，从而可以引起这些动脉供应区域的脑组织缺血、坏死等变化，出现一系列相应的椎-基底动脉缺血的临床症状。

总之，由于枕骨大孔处的局部解剖关系所决定，在枕骨大孔疝的早期即可累及生命中枢，所以往往在病理变化并不很重时，患者即已死亡。

3. 硬脑膜的血管及硬膜外血肿

（1）硬脑膜的动脉：硬脑膜的血液供应比较丰富，由于其所在的位置不同，供应它的动脉来源也不同。颅前窝的硬脑膜由眼动脉的筛前、后动脉及颈内动脉的脑膜前动脉供应，脑膜中动脉也发支供应此处的硬脑膜；颅中窝的硬脑膜由脑膜中动脉、脑膜副动脉和咽升动脉的分支供应；后颅窝的硬脑膜由枕动脉的脑膜支和椎动脉的后脑膜支供应。这些脑膜动脉不仅供应硬脑膜，同时还供应颅骨（图 11-17）。

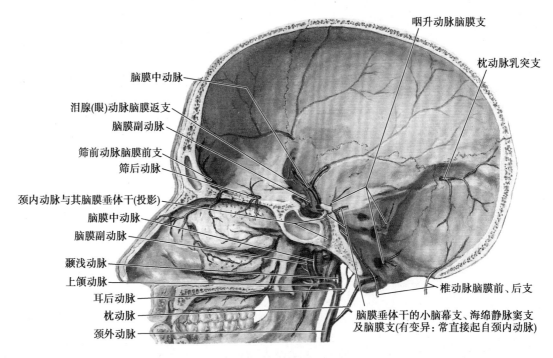

图 11-17　硬脑膜动脉同时供应硬脑膜及颅骨

供应脑膜的动脉来源虽然较多，但主要的动脉有 3 条，即脑膜前动脉、脑膜中动脉和脑膜后动脉（图 11-18）。各动脉及其分支与硬脑膜结合牢固，故当颅骨骨折硬脑膜损伤时，可同时撕裂血管，产生硬膜外血肿，需要外科处理。

1）硬脑膜前动脉：是眼动脉的筛前动脉的分支，分布于筛板前端的硬脑膜（图 11-17）。如损伤时可出现额极区的硬膜外血肿。

2）脑膜中动脉：是脑膜动脉中最主要的动脉，其本干较粗大，分支较多。它是上颌动脉的一个分支，经棘孔入颅腔，约于翼点附近分为前、后两支（图 11-18、图 11-19）。前支至额顶部，分出若干小支营

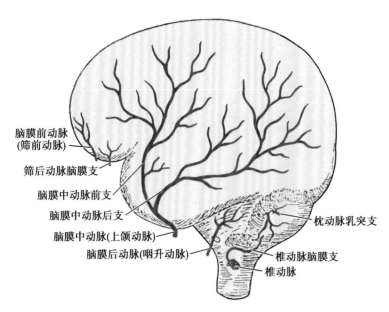

图 11-18　脑膜的动脉

脑膜前动脉
(筛前动脉)

筛后动脉脑膜支

脑膜中动脉前支

脑膜中动脉后支

脑膜中动脉(上颌动脉)

脑膜后动脉(咽升动脉)

枕动脉乳突支

椎动脉脑膜支

椎动脉

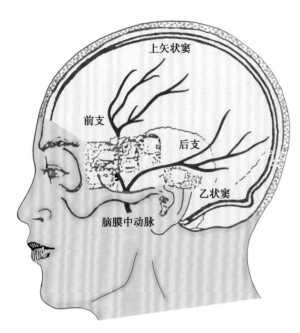

上矢状窦

前支

后支

乙状窦

脑膜中动脉

图 11-19　脑膜中动脉的体表投影

养该部硬脑膜。其终支与脑膜前动脉的终支吻合。前支的行程相当于中央前回位置(图 11-20),故前支损伤时,血肿可压迫中央前回下部,引起对侧面肌和上肢肌瘫痪。后支经颞鳞走向顶部,分出若干小支,营养该部硬脑膜。后支的行程恰好相当于颞叶的位置(图 11-18)。在成年人,尤其老年人的脑膜中动脉主干或分支到蝶骨嵴外侧端时走行较深,被骨管所包围。因此更容易因颅骨骨折而破裂出血,损伤的部位越近于主干,出血越猛烈,可在短期内形成巨大的硬膜外血肿,进而引起下行性小脑幕切迹疝。脑膜中动脉的走行及其分支的先后和大小个体之间差异较大。

3) 脑膜后动脉:是咽升动脉的分支,经颈静脉孔、破裂孔和舌下神经管进入颅腔,分布于后颅窝处的硬脑膜。

(2) 硬脑膜的静脉:伴随动脉而行。一般每一动脉有一并行静脉。硬脑膜静脉与静脉窦及板障静脉间有交通支。脑膜中静脉分成两干,分别穿过棘孔和卵圆孔回流至翼状静脉丛。

4. 硬脑膜的神经及脑膜刺激征

(1) 硬脑膜的神经:硬脑膜的神经主要来自三叉神经的分支,迷走神经、舌咽神经、副神经、舌下神经和颈神经也有分支分布。此外尚有自主神经的纤维分布(图 11-21 ~ 图 11-23)。

1) 筛前神经:为三叉神经的鼻睫神经的分支,穿筛前孔到颅前窝,分布于颅前窝的硬脑膜。

2) 上颌神经脑膜支:为三叉神经在颅腔内的分支,布于颅中窝的硬脑膜、小脑幕和大脑镰。

3) 棘孔神经:三叉神经第三支(下颌神经)穿出卵圆孔后,即分出一脑膜支,此为棘孔神经,经棘孔返回颅腔(故又称返神经),伴随脑膜中动脉走行,分布于脑膜中动脉分布区域的大脑半球背外侧面的硬脑膜。

4) 迷走神经脑膜支:由颈静脉神经节发出,经颈静脉孔回到颅后窝,分布于颅后窝的硬脑膜。

5) 舌咽神经脑膜支:也经颈静脉孔返回颅后窝,分布于附近硬脑膜。

6) 颈神经脑膜支:由第一、二颈神经发出,加入舌下神经以后,又随舌下神经返回颅腔,分布于枕、颞部的硬脑膜。

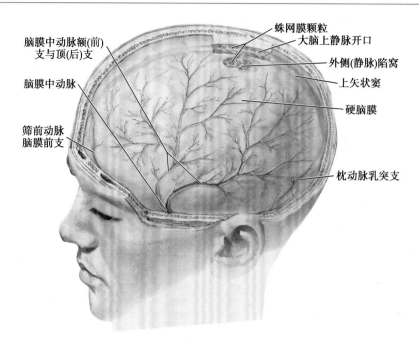

图 11-20　脑膜中动脉与脑回的关系

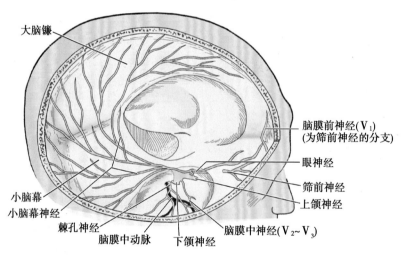

图 11-21　脑膜的神经分布之一

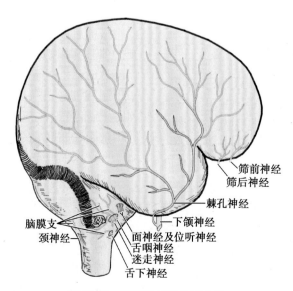

图 11-22　脑膜的神经分布之二

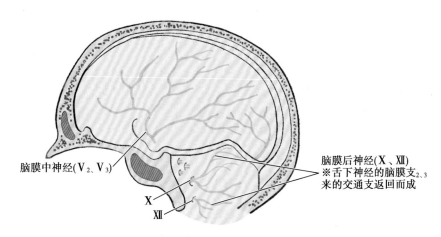

图 11-23　颅后窝的硬脑膜神经分布
颅后窝的硬脑膜神经分布主要来自第Ⅸ和Ⅹ脑神经,分布于硬脑膜后动脉、横窦、
窦汇、乙状窦、颈静脉孔等结构,颅后窝前部为 2、3 颈神经所支配

　　7）自主神经:交感神经纤维,一部分来自星状神经节,随椎动脉入颅后窝,另一部分来自颈上节,随颈内动脉入颅内,分布于硬脑膜的血管,使血管收缩。副交感神经纤维,可能来自面神经和迷走神经,使血管舒张。

　　分布于硬脑膜的大部分神经均达大脑镰的游离缘。除上述主要神经外,尚有一些不恒定的分支,来自左侧或右侧的半月神经节,走向矢状窦壁。

　　总的来说,幕上的硬脑膜为三叉神经供应;幕下的硬脑膜为颈脊神经和交感神经的分支供应。具体地说,颅前窝的硬脑膜,主要由眼神经的分支鼻睫神经分出的筛前、后神经的分支供应。颅中窝的硬脑膜由上颌神经的脑膜中神经和下颌神经的棘神经供应,还可有三叉神经半月节直接发支供应。小脑幕由眼神经的幕神经供应,向上可分布到上矢状窦,向后可到横窦。后颅窝的硬脑膜由 $C_1 \sim C_3$ 神经的上升脑膜支供应。还有舌咽、迷走神经的脑膜支供应。由上可知,硬脑膜有丰富的神经分布,特别是小脑幕和枕部硬脑膜的神经最丰富(图 11-21 ~ 图 11-23)。

　　分布于硬脑膜的神经对痛觉较为敏感,特别是颅底部硬脑膜、大脑镰和小脑幕更灵敏。当这些部分的脑膜受刺激或牵拉时(如颅内炎症、各种原因引起的颅内压增高或降低)可引起头痛。脑膜神经主要与血管伴行,故头痛与脑血管有密切的关系。

　　(2)脑膜刺激征的解剖基础:在临床上,各种类型的脑膜炎、蛛网膜下隙出血或颅内压增高等,均可使脑膜和脊神经后根受刺激,从而产生一种保护性反射,出现一组临床综合征,称为脑膜刺激征。它的主要临床症状为头痛、恶心、呕吐、颈项强直、Kernig 征阳性、皮肤感觉过敏等。其中的头痛可能是因为分布到脑膜上的对痛觉敏感的神经末梢受炎症和机械性牵引刺激所致;恶心和呕吐或吐前无恶心而呈喷射状呕吐,可能是因为颅内压增高,刺激延髓的呕吐中枢引起;颈项强直、角弓反张,是由于脊神经受刺激而产生的一种反射性伸肌紧张的表现,这是因为伸肌的保护性收缩,能减轻对脊神经后根的牵扯性刺激,从而减轻疼痛;Kernig 征阳性,是由于脊神经根已经发生了病理性刺激,故当检查者被动将患者屈髋而伸直小腿时,由于牵引了脊神经,使病变的脊神经根又增加了一个附加的机械性刺激,此时病理性刺激加上机械性刺激一起共同加重了刺激强度,从而使患者感觉或加重下肢的疼痛;皮肤感觉过敏,是由于病变刺激脊神经后根所致。

　　在硬脑膜和蛛网膜之间,有硬脑膜下腔(图 11-24)。此腔是一个潜在的裂隙,两膜的相邻面都被覆有间皮,其间含有少量液体,有减少膜间摩擦的意义。硬膜下腔和蛛网膜下隙一样都没有吸收能力,故硬膜下出血可以保留 1 年之久。此种硬膜下血肿很像肿瘤,可以压迫脑组织,引起颅内高压症,出现脑组织局部损害的定位体征,一旦作出诊断,须外科手术治疗。

　　5. 硬脑膜窦　有关硬脑膜窦的内容将在脑血管的解剖一章中叙述。

　　(二)脑蛛网膜

　　脑蛛网膜介于硬膜和软膜之间,紧贴于硬脑膜内面,是一层薄而光泽的半透明纤维膜,缺乏血管和神经。蛛网膜与硬膜之间有硬膜下隙,蛛网膜与软脑膜之间有蛛网膜下隙,容纳脑脊液。蛛网膜向深方发出许多蛛网膜小梁附着于软膜的表面。在蛛网膜的内、外面及小梁的表面皆覆有一层扁平的间皮。在有异物或病原体侵入时,间皮细胞可呈现吞噬功能,或脱落形成游走的巨噬细胞。

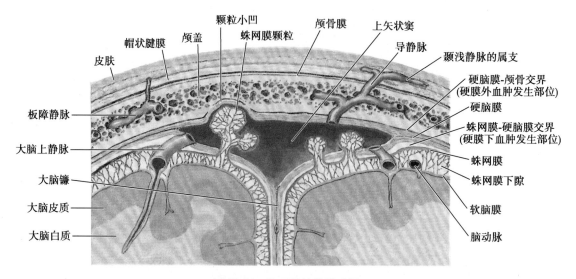

图 11-24 脑三层被膜模式图

脑蛛网膜发出的许多蛛网膜小梁使蛛网膜下隙几呈网眼状。有了这些小梁,再加上小梁间充满了脑脊液,脑蛛网膜便不会贴附在脑的表面上。整个脑就浸于脑脊液内,但由于蛛网膜小梁的支持和固定,脑在脑脊液内也不会漂动。如若遇某种原因,如占位性病变,或脑脊液失去过多,蛛网膜小梁不足以支撑时,脑及其软脑膜也可与脑蛛网膜接触并通过它与硬脑膜邻近,产生严重的摩擦性头痛。

1. 蛛网膜下隙　脑蛛网膜疏松地包裹脑部,在脑的上面比较薄,在脑底稍厚,除在大脑纵裂和横裂处以外,并不随脑沟、回起伏,而是逢沟越沟,遇裂跨裂(图 11-25 ~ 图 11-27)。在大脑纵裂处却深陷于其内,直至胼胝体的上方。一般地说,半球表面的蛛网膜下隙相当狭窄,而在脑底或巨大沟裂附近蛛网膜下隙往往较宽大,脑脊液量也较多,这些宽阔的蛛网膜下隙称为脑池或蛛网膜下池。自第四脑室中孔和侧孔流出的脑脊液即通过各脑池和蛛网膜下隙流至矢状窦两旁附近,并被位于该处的蛛网膜粒所吸收。各脑池的名称与位置一致,主要的脑池有小脑延髓池、延髓池、脑桥池、脚间池、视交叉池、大脑外侧窝池、脚底池、环池、大脑大静脉池、四叠体池、蚓体池、小脑脑桥角池、终板池、胼胝体池(图 11-28、图 11-29)。

(1) 小脑延髓池:为最大的脑池,位置最靠后,故又名大池或后池。位于后颅窝,小脑扁桃体的后缘和延髓的背面,呈圆形,其底朝向枕骨寰椎膜,向下与脊髓的蛛网膜下隙连续,其尖朝向第四脑室正中孔,后者即开口于此池。此池的大小差别很大,其最大的深度为 1.5 ~ 2cm,横径最宽处达 5 ~ 6cm,临床上可经枕骨大孔行大池穿刺术。

(2) 延髓池:位于延髓的前方,即小脑延髓池向两

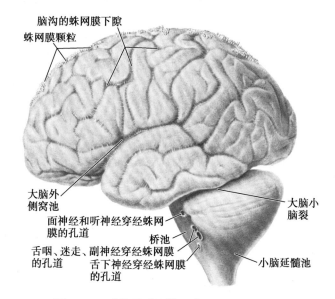

图 11-25 脑蛛网膜及蛛网膜下池(外侧面观)

侧围绕延髓,再向前即与延髓前面的延髓池相汇合。

(3) 脑桥池:在脑桥的前方,即延髓池再向上即与脑桥前面的脑桥池相连,两者合称桥延池。

(4) 小脑脑桥角池:位于脑桥与延髓交界处的侧方,即自桥延池在橄榄体的上方和脑桥的下缘向两侧伸展至两侧的小脑脑桥角处,与该处的小脑脑桥角池汇合,第四脑室的侧孔即开口于此池。

(5) 脚间池:在中线两侧大脑脚之间乳头体、脚间窝及其附近的空间,向前至脑垂体蒂的后缘,当蛛网膜跨过两侧颞叶之间时,同大脑脚和在脚间窝内的结构相分离,开成脚间池。容纳大脑动脉环。脚间池前端向上延续到视交叉池,并越过胼胝体表面,在大脑镰游离缘下面,大脑半球之间,形成一个含大脑前动脉的空隙。

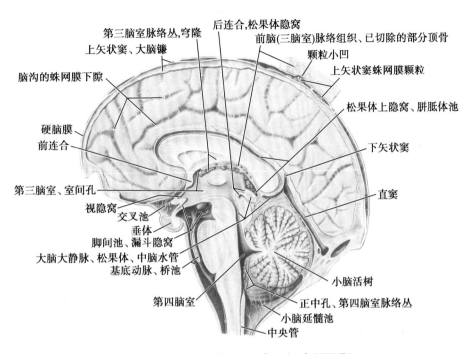

第三脑室脉络丛,穹隆
上矢状窦、大脑镰
脑沟的蛛网膜下隙
硬脑膜
前连合
第三脑室、室间孔
视隐窝
交叉池
垂体
脚间池、漏斗隐窝
大脑大静脉、松果体、中脑水管
基底动脉、桥池
第四脑室
小脑延髓池
中央管

后连合,松果体隐窝
前脑(三脑室)脉络组织、已切除的部分顶骨
颗粒小凹
上矢状窦蛛网膜颗粒
松果体上隐窝、胼胝体池
下矢状窦
直窦
小脑活树
正中孔、第四脑室脉络丛

图 11-26　脑蛛网膜及蛛网膜下池(内侧面观)

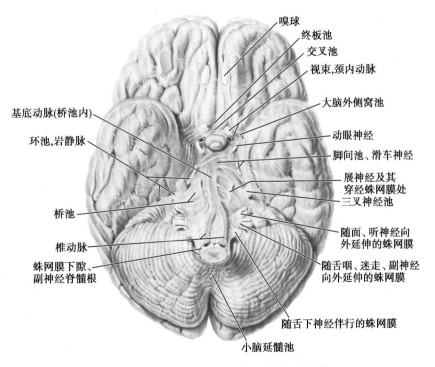

嗅球
终板池
交叉池
视束,颈内动脉
大脑外侧窝池
动眼神经
脚间池、滑车神经
展神经及其
穿经蛛网膜处
三叉神经池
随面、听神经向
外延伸的蛛网膜
随舌咽、迷走、副神经
向外延伸的蛛网膜
随舌下神经伴行的蛛网膜

基底动脉(桥池内)
环池,岩静脉
桥池
椎动脉
蛛网膜下隙、
副神经脊髓根
小脑延髓池

图 11-27　脑蛛网膜及蛛网膜下池(脑底面观)

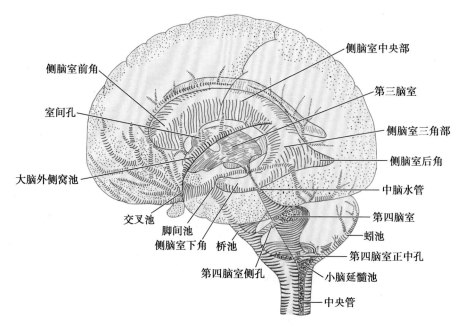

图 11-28 脑池(模式图)

标注文字(图11-28):
侧脑室前角、室间孔、大脑外侧窝池、交叉池、脚间池、侧脑室下角、桥池、第四脑室侧孔、侧脑室中央部、第三脑室、侧脑室三角部、侧脑室后角、中脑水管、第四脑室、蚓池、第四脑室正中孔、小脑延髓池、中央管

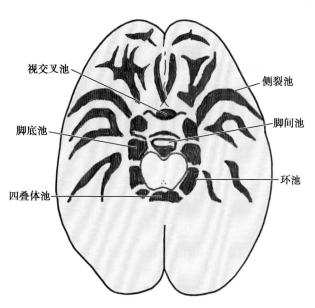

图 11-29 脑底诸脑池的部位及界限

标注文字(图11-29):
视交叉池、脚底池、四叠体池、侧裂池、脚间池、环池

（6）脚底池：两侧脚间池的外侧围绕大脑脚脚底的空隙，称为脚底池或大脑脚池。脚底池恰与海马回相邻，其前方与外侧窝池汇合，前内方与视交叉池相连，向外侧与环池相连。

（7）环池：自两侧的脚底池各自向外上方延伸而围绕中脑侧面直达中脑背面的空间，称为环池。

（8）大脑大静脉池：两侧的环池在松果体部汇合，并于汇合处形成一个扩大的空间，其中有大脑大静脉存在，称为大脑大静脉池。此池也称为 Galen 静脉池或上池，位于胼胝体压部和小脑上面之间，向前可伸到小脑前方、第三脑室、胼胝体和中脑顶盖之间，内含大脑大静脉、松果体、大脑后动脉和小脑上动脉，此池被广泛用于神经外科手术入路。

（9）四叠体池：大脑大静脉池向后与小脑背面的蚓体池连接处有一向下到达四叠体的延伸，称为四叠体池。

（10）视交叉池：位于视交叉的周围，即自脑垂体蒂的前缘至终板池起始处，并向两侧至大脑外侧裂起始处，为视交叉池的范围。包括位于视交叉前方的交叉前池和位于视交叉后方的交叉后池。该池和脚间池、脑桥池合称基底池。

（11）胼胝体池：自视交叉池向前上方延伸，并沿胼胝体上面向后到达其压部，称为胼胝体池；此池位于终板前壁的部分称为终板池，后者在下方与视交叉池相连。胼胝体池在压部与大脑大静脉池相连。由于大脑镰与胼胝体的距离关系，胼胝体池前部的上下径较大，后部渐小。

（12）大脑外侧窝池：又称 Sylvius 窝池，位于大脑半球外侧沟，由蛛网膜跨过外侧沟形成，内含大脑中动脉。其脑底部的分起始部与视交叉池和脚底池相连。

2. 脑脊液在蛛网膜下隙的流通　蛛网膜下隙通过 3 个开口与脑室相通，它们分别位于第四脑室顶下部正中面上的正中孔和位于第四脑室外侧隐窝、舌咽神经根后方的两个外侧孔。

如上所述，全部脑池构成一个相互联系的脑脊液脑外通路的扩大系统。脑脊液的主流从小脑延髓池经延髓两侧流至延髓池，再经脑桥池流至脚间池、脚底池和视交叉池,再向两侧前外方进入侧裂池,并由此向大脑凸面的脑回沟分散,最后被矢状窦旁蛛网膜粒所吸收。除此主要通道以外,还有许多副道:①直接从第四脑室经两侧的侧孔和小脑脑桥角池进入脑桥池,自脚底池向两侧分出副道绕中脑环池向背侧直达松果体部并与大脑大静脉池汇合;②来自小脑延髓池的副道经蚓体池到达松果体部,再进入胼胝体池;③一小部分脑脊液由小脑延髓池进入脊腔;④还有一个副道起自交叉池前方,经终板池和胼胝体池向后与大脑大静脉池相连,并自胼胝体池流向大脑凸面。

由此可以看出,脑干周围各脑池是脑脊液在其脑外通路上必经之路,如这些部位发生阻塞(粘连、肿物等),必将引起脑脊液循环障碍和颅内压增高。同时还可以看出,在含有重要生命中枢的脑干周围,由脑池及其中的脑脊液所包绕。脑池犹如水垫,当外力损伤时对脑有保护作用(图11-30)。但正是由于这些池的存在,当颅内占位性病变引起脑移位时,成为发生脑疝的自然空间,并将引起重要神经中枢的损害及其相应的临床症状。

蛛网膜在硬脑膜静脉窦处形成许多绒毛样突起,突入于硬膜窦内,称为蛛网膜颗粒,脑脊液可经此颗粒被吸收入静脉窦,借以完成脑脊液的循环。一般认为脑膜瘤发生于蛛网膜粒的脑膜细胞,所以脑膜瘤多见于脑表面富有蛛网膜粒的硬膜窦,如上矢状窦及其附近,并且肿瘤常与硬膜粘连(图11-31)。

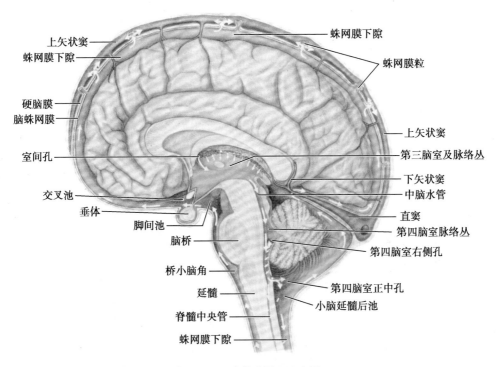

图 11-30　脑脊液循环示意图

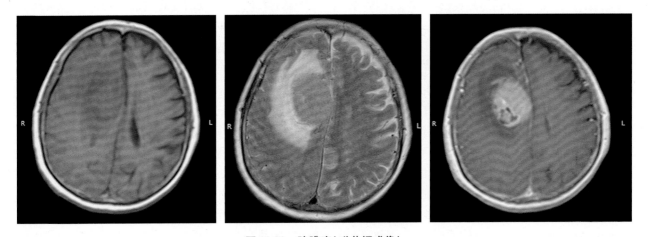

图 11-31　脑膜瘤(磁共振成像)

T1 加权像和 T2 加权像显示右侧大脑镰并挤压中线的肿瘤。病变均匀增强,内有囊性变

（三）软脑膜

软脑膜是紧贴脑表面的一层结缔组织薄膜，在大脑半球上随脑的沟、回起伏，伸入于脑的沟裂，而在小脑只伸入深沟中，在垂体窝内软脑膜与蛛网膜一起，和硬脑膜愈着，不可分离。在脑神经根处，软脑膜包绕脑神经根并向外延伸一段距离。软脑膜内陷入各脑室，并在侧脑室、第三脑室、第四脑室处，折成许多皱襞，并在脑室表面覆有一层室管膜上皮，构成各脑室内的脉络组织。走在软脑膜内的血管在脉络组织内盘绕，突向脑室构成各脑室内的脉络丛，能分泌脑脊液。

在软脑膜的表面被覆着一层扁平上皮细胞，细胞间以桥粒、缝隙连接，偶尔有紧密连接相连。在脑回的顶部，由蛛网膜小梁连接软膜与蛛网膜，软膜与脑膜之间隔以软膜下隙。软脑膜具有丰富的小血管，这些小血管伸入脑组织内，软脑膜和蛛网膜的组织也随之进入，但不紧包血管壁，其内存在有间隙，称为血管周围间隙。此间隙与蛛网膜下隙沟通，内

有脑脊液。但其与神经组织或血液之间的液体没有任何成分的交换，也不会通过它回流到血液。它提示充满液体的微小间隙仅仅容纳血管管径的搏动变化。然而，软脑膜与脑表面之间有小血管及其疏松结缔组织小梁相连，两者结合紧密，很难分开。软膜组织延至毛细血管时即已消失，所以在毛细血管周围并无间隙。但血管外有星形胶质细胞的终足和基膜，所以脑组织与血液间只有血管内皮细胞、星形胶质细胞的终足和基膜相隔。脑血管的此种结构特点可能与血脑屏障有关。

软脑膜的血管和神经：软脑膜表面所携带的血管非常丰富，其大部分是到脑实质去的血管，无自身的营养血管，软脑膜的营养来自脑脊液和神经组织。软脑膜本身的神经支配远比硬脑膜丰富得多。交感神经来自颈内动脉的交感神经丛，这些纤维是缩血管性的。副交感神经来自面神经，其作用是舒血管性的。软脑膜的感觉纤维来自若干脑神经的脑膜支，特别是三叉神经的脑膜支。

第二节　脑屏障与室周器官

随着科学技术的不断发展，人类现在已经知道屏障是一种普遍的功能和结构体系，并非中枢神经系统所独有，如血-眼房水屏障、血-胸腺屏障、血-睾丸屏障、气-血屏障、滤过屏障等，都是机体在发生、发育过程中产生的一种保护性机制，它们的共同特点是物质的选择性通过，其功能在于保持局部器官或组织的内环境稳定，以利其功能正常运转。只不过是它们各有自己的结构基础和功能表现罢了。

一、脑屏障系统

（一）脑屏障的概念和分类

神经系统，尤其是中枢神经系统的神经元要维持正常的功能活动，需要有适宜的生理环境。与此相适应，在结构上表现为血液和脑脊液中的物质在进入脑组织时要受到一定的限制或选择，这就是脑屏障。脑脊液各种物质与血浆相比有严格的不同，这种差异是由于脑屏障系统对细胞内、细胞间和脑脊液间的化学物质交换起着动态控制作用。脑屏障使血浆中的某些物质不能透过脑毛细血管到达脑组织，有的可以通过，但是通过的速度很慢。脑屏障不仅是单纯被动的保护性屏障，而且能有选择性地将

脑内有害或过剩的物质泵出脑外，调节中枢神经系统生理平衡，保持脑的内环境恒定，保证中枢神经系统正常的功能。

脑屏障的提出可追忆到1885年，Ehrich就描述过血脑屏障的现象。他将一种活性染料注入大鼠体循环，发现注射后脑组织并未着色。到1909年，Goldman将台盼蓝（trypanblue）——一种半胶体状活性染料注入兔的静脉，发现全身的组织，包括脉络丛和脑内个别小区都染上了蓝色，只有绝大部分脑和脊髓不着色，动物无中毒症状。1913年，他又将台盼蓝直接注入蛛网膜下隙，则动物惊厥死亡，死后检查脑和脊髓被染成蓝色。于是提出了血与脑组织之间存在着一种屏障，正是这一屏障阻碍了血中的染料进入脑组织。当时把屏障定位在脉络丛。到1967年，才认识到血脑屏障位于脑血管内皮细胞水平。血脑屏障的原意也就是指脑、脑脊液与血液间的物质交换受到某种限制，使脑细胞外液与血液间的成分保持着一定程度的差异。后来又发现将某些蛋白质注入于血管或脑室内也有类似的结果，说明从解剖生理上看，血与脑脊液间、脑脊液与脑间、血与脑间都存在这种限制，于是人们将屏障的概念扩大为脑屏障系统，分别称为血-脑脊液屏障、脑脊液-

脑屏障、血脑屏障。这和原来的概念已有所不同,从新近的进展表明,血脑屏障的概念已远远超过原先的含义。现代的概念是:凡血管和脑组织之间的体液交换所经过的组织,仍概括为血脑屏障,即从解剖学的观点看,血脑屏障至少应包括由毛细血管腔到中枢神经组织间的所有结构,包括脑毛细血管内皮细胞及其细胞间的紧密连接、基膜、包绕在毛细血管外周的神经胶质突、狭窄的细胞外隙及其间的基质等。但意义比原来的要广泛得多,它包含下述一些体液交换场所的组织:①通过脑毛细血管壁及其他组织(如胶质细胞)和细胞外间隙间的体液交换,神经组织的细胞外液和其周围脑组织的间质细胞、神经细胞、神经胶质细胞之间的体液交换;②通过脉络丛上皮,发生在脉络丛毛细血管和脑脊液之间的体液交换;③通过室管膜上皮和软膜-胶质膜,发生在脑脊液和脑组织之间的体液交换以及内皮细胞小泡传递系统;④硬脑膜毛细血管和硬脑膜组织间的体液交换;⑤通过软膜-胶质膜毛细血管和其邻近神经组织间的体液交换。从生理的角度看,血脑屏障不仅可以看做是血-脑间物质交换的限制系统,而且也是对脑营养物质的转运、代谢产物的排出过程和自主神经功能的体液性调节的中介系统。故可把血脑屏障理解为血与中枢神经系统的调节界面。血脑屏障在维持脑内环境恒定,保持中枢神经系统正常功能方面具有重要意义。脑屏障有结构基础,似已成定局,但未解决的问题也较多。现在人们多把脑屏障简单地归纳为血脑屏障、血-脑脊液屏障和脑脊液-脑屏障三类。三类的位置、结构不同,但功能相关。在研究过程中人们发现周围神经也存在着某种类型的屏障;在中枢神经系统内有些特殊部位却无屏障。

(二)血脑屏障

血脑屏障是一个介于血液与脑和脊髓之间、通透性较低、有选择性通过能力的动态界面。是由脑、脊髓无窗孔的毛细血管内皮细胞及细胞间紧密连接、基膜、周细胞、星形胶质细胞脚板和极狭小的细胞外隙共同组成的一个细胞复合体。在通常情况下,软膜中的血管进入脑实质时,软膜也随之进入。在软膜与血管壁之间有一腔隙,称为血管周围间隙。此间隙与蛛网膜下隙相通,内含脑脊液(图11-32)。当小动脉进一步分成毛细血管时,软膜组织消失,代之以神经胶质细胞形成的界膜。在神经胶质细胞(主要为星形胶质细胞)的许多胞突中,在一个或几个胞突的末端(终足)像喇叭口一样贴附在毛细血管的外壁上,包绕着血管外壁的大部或全部,形成一层胶质膜(界膜)。在这种由胶质形成的界膜,除在丘脑下部的垂体后叶、脉络丛、松果体、最后区等处没有外,其余脑部组织均具有这种膜。经实验发现,流经脑组织的血液中的某些物质可以进入脑实质,而另一些物质却不能进入脑实质,从形态学的角度看,血液中的物质到达脑细胞必须经过血管内皮细胞、基膜和神经胶质膜,一般认为这几个部位具有屏障性的防御装置,称为血脑屏障。

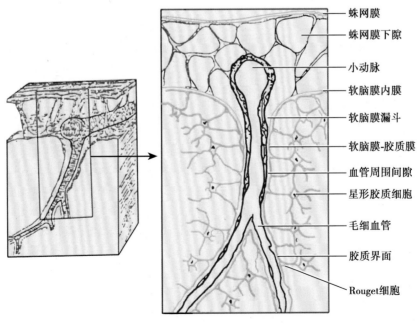

图 11-32 大脑皮质的血管周围结构

蛛网膜
蛛网膜下隙
小动脉
软脑膜内膜
软脑膜漏斗
软脑膜-胶质膜
血管周围间隙
星形胶质细胞
毛细血管
胶质界面
Rouget细胞

血脑屏障的形态学基础是毛细血管内皮细胞及其细胞之间的紧密连接、基膜、周细胞、星形胶质细胞终足形成的胶质膜以及极为狭窄的细胞外隙。它们不仅有机械的阻挡作用，而且其极性分布的电荷、特殊的酶系统和免疫反应等也参与屏障机制，共同调节血液与细胞外液以及脑脊液之间的物质交换，维持脑内环境的稳定（图11-33、图11-34）。

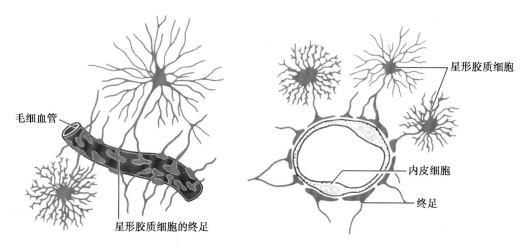

图 11-33　星形胶质细胞与脑毛细血管的关系

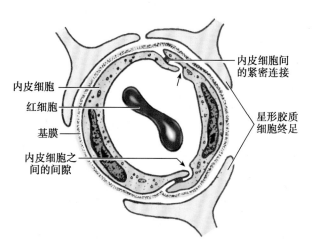

图 11-34　脑内毛细血管模式图

1. 脑毛细血管内皮细胞及其之间的紧密连接　血脑屏障的毛细血管内皮细胞较其他器官毛细血管的内皮细胞在功能、形态上有许多不同的特点：①脑毛细血管内皮细胞的胞体较薄，仅为 $0.1\mu m$，在细胞质膜上没有窗孔。②脑毛细血管内皮细胞有狭窄的细胞间紧密连接复合体。紧密连接由毛细血管腔面附近的带状闭锁小带复合体组成。大脑毛细血管的闭锁小带的膜内微粒的排列较其他部位毛细血管的更为紧密。这些紧密连接限制了亲水性物质从细胞旁途径通过脑内皮细胞。③脑毛细血管内皮细胞的胞质中有高密度的线粒体，其含量为无屏障处的 $2\sim3$ 倍。线粒体可能为维持毛细血管内、外离子梯度提供能量。④脑毛细血管内皮细胞不含肌动蛋白，

所以脑毛细血管不受组胺、5-羟色胺及去甲肾上腺素等血管活性物质的影响，而保持相对恒定的通透性。⑤脑毛细血管内皮细胞没有或罕见吞饮小泡，因而不能主动运转某些高分子物质和非电解质低分子物质。只有在高血压、缺氧等病理条件下，血脑屏障功能降低时，细胞质中的小泡才明显增多。

血脑屏障处的毛细血管内皮细胞带有一定量的负电荷，故带有负电荷的物质不易从脑血管内进入脑组织，碱性染料或带正电荷的物质则容易透过血脑屏障。在病理条件下，内皮细胞表面的阴离子消失，代之以中性或阳性离子，则内皮细胞通透性增强，血脑屏障受损。

血脑屏障的毛细血管内皮细胞含有许多调节物质运输的酶、多种多样的分解酶和合成酶等，组成了一道酶屏障。调节物质运输的酶使特定物质的运输有方向性。如钾，从血液至脑有严格的限制，而从脑至血液则运输迅速。分解酶使许多特定物质在到达脑细胞外液前即失效。如 γ-氨基丁酸（GABA），在透过毛细血管壁时就受到 GABA 转氨酶的作用，脱氨而变成丁酸，致使 GABA 不能到达脑细胞外液。再如多巴胺的前体左旋多巴，由于与大的中性氨基酸运输系统有亲和力较易由血入脑。但是在脑毛细血管内皮细胞内，存在着左旋多巴脱羧酶和单胺氧化酶，这种酶性血脑屏障又限制了左旋多巴入脑，这可以解释为什么治疗震颤麻痹时要给予大剂量的左旋多巴。在给予此药的同时，合并给予左旋多巴脱羧酶的抑制剂则可提高疗效。种类繁多的合成酶使

内皮细胞合成种类繁多的神经递质,这些递质使得特定物质被阻挡或通过血脑屏障。

血脑屏障处毛细血管内皮细胞的免疫反应,即防御屏障或免疫屏障和酶屏障一样是近二三十年来新认识的屏障因素之一。新近的研究证明脑内存在免疫系统,而且神经细胞和神经胶质细胞还是脑内许多细胞因子的主要来源和靶细胞,具有参与免疫应答的潜能。在病理条件下,淋巴细胞释放破坏血脑屏障的淋巴因子,破坏血脑屏障,导致血中的致病细胞侵入脑实质。

血脑屏障毛细血管内皮细胞间的紧密连接处,内皮细胞彼此间呈叠瓦状,互相重叠,形成一完整的带,围绕整个毛细血管壁。相邻内皮细胞膜外层之间可有10～20nm 宽的间隙。此间隙是连续的,部分可跨越连接,从而使毛细血管腔在这种宽度的级别上内外相通,一般认为这只是毛细血管向外通的一个潜在通道。紧密连接和如此狭窄的间隙在很大程度上限制了蛋白质分子和离子的通过。中枢神经系统毛细血管内皮的上述特点构成了血脑屏障第一道有形和无形的隔膜。

2. 基膜和周细胞 基膜介于内皮细胞与星形胶质细胞终足之间,大概是血脑屏障的第二道隔膜。基膜含有大量的具有胶原特性的氨基酸,极少纤维性物质,因此无定形,厚20～60nm,电子密度中等、均一。此基膜一侧附着于内皮细胞,一侧附着于星形胶质细胞的终足。此膜带负电荷,这种负电荷使得物质通过具有选择性。在病理状态下,如在肿瘤附近,基膜可被溶解,于是血管外间隙增大。

周细胞位于基膜内,细胞质内含有各种细胞器和空泡,是一种可收缩的细胞,它以长突起包绕脑毛细血管,在控制内皮细胞的生长中起作用。由于周细胞与内皮细胞紧密接触,可影响毛细血管的完整性并参与屏障功能。在正常的血脑屏障中,还发现周细胞可以吞噬已经穿过内皮细胞的化合物,从而限制其运输。基膜破裂后,周细胞可进入神经组织内,变为巨噬细胞,故有人认为它有变为小胶质细胞的可能性。

3. 星形胶质细胞和细胞外基质 在光镜下可以见到星形胶质细胞的粗大突起之末端膨大成终足(脚板),贴附于脑毛细血管的外周,形成脑毛细血管外周的胶质膜。在电镜下可发现这些终足与内皮细胞之间有20nm 的间隙,相邻终足之间也有裂隙,并不连贯,只包绕毛细血管85% 的表面。终足是在发育中逐渐膨大形成的,含有大量的线粒体。由毛细血管壁内渗出的水和某些物质,如葡萄糖、氨基酸和一些颗粒物质,又可主动转运回血管内,其能量大

概就由这些线粒体供给的。近年来的研究揭示,星形胶质细胞、周细胞和血管内皮细胞三者在血脑屏障的发生、分化和再生中互为依赖。还发现星形胶质细胞的免疫反应和内皮细胞者一样。有鉴于此,尽管胶质膜只包绕毛细血管85% 的表面积,但也是血脑屏障不可少的一层,其作用显然不单是机械的阻挡。由胶质细胞、周细胞与血管内皮细胞三者的动态关系说明,它们是有机的结合,很难说谁是第一道屏障,谁是第二、三道屏障。

中枢神经系统内的细胞间隙很窄,仅 10～20nm,称脑细胞外间隙。有人估计,中枢神经系统细胞外间隙的总体积只占脑和脊髓体积的25%,甚至只占6%～15%,而且随着年龄的增长还在减少。细胞外隙内无结缔组织纤维,只有一些基质。近年来,生理、生化、电镜和示踪等研究证实,这一狭小的间隙是脑内物质传送的主要通道。有人认为细胞外基质的黏滞性较大,阻滞了细胞间物质的扩散,因而是屏障的机制之一。相反,有人认为细胞外基质中的蛋白多糖有吸水能力,正是它们促进了离子和小分子物质的扩散。细胞外间隙及其基质在血脑屏障中的作用尚无定论(图11-35)。

(三)血-脑脊液屏障

血-脑脊液屏障是(脑室脉络丛的)血液与脑脊液之间,选择性阻止某些物质从血流进入脑脊液的结构或界面。由脉络丛的毛细血管内皮、基膜和脉络丛上皮细胞组成。它的通透性也低,功能也是动态的。其机制有机械阻挡、异生性溶解,也有主动运输。因为脑脊液主要来自脉络丛,所以过去传统观念认为脉络丛毛细血管内皮细胞、基膜和脉络丛上皮细胞是血-脑脊液屏障的结构基础。但此说法不确切。近代电镜证明脉络丛毛细血管内皮细胞有窗孔,注入血管的台盼蓝可由此进入脉络丛间质,只是因为被脉络丛上皮细胞侧壁近腔面处的紧密连接所阻挡,才没有进入脑脊液。因此,确切的说法应是脉络丛上皮细胞间的紧密连接机械阻挡参与了血-脑脊液屏障。此外生物学研究提示,脉络丛上皮细胞的酶体系及其离子泵机制在血-脑脊液屏障中也有重大作用。如将细胞色素 C 注入静脉内,它虽可进入脉络丛上皮细胞,但为水解酶所水解,这就是所谓的异生性溶解作用。有学者认为这是血-脑脊液屏障的主要机制。脉络丛上皮细胞还可把葡萄糖从血液中主动转运至脑脊液,使其浓度等于血中浓度的1/2,脉络丛上皮细胞的主动分泌和吸收,在血和脑脊液的物质交换中也有一定作用。

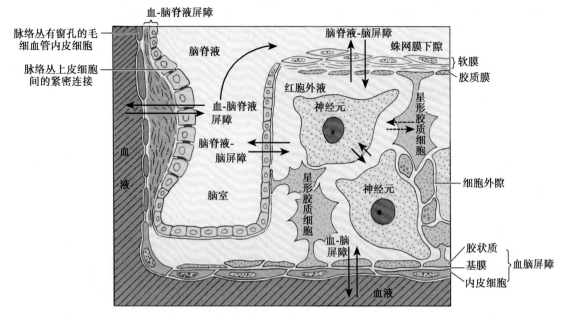

图 11-35　脑屏障示意图

（四）脑脊液-脑屏障

脑脊液-脑屏障是脑脊液和脑组织之间的选择性阻止某些物质进入脑组织的屏障。它包括两个部位：①脑室内的脑脊液与脑组织之间的屏障。显然，此处的界面是室管膜上皮、上皮深方的基膜和室管膜下层。②蛛网膜下隙内的脑脊液与脑组织之间的屏障。其界面应是软膜及其深方的胶质膜。室管膜上皮之间除少数一些特殊区域外，一般没有紧密连接，大分子物质可以通过。将一些不易通过血脑屏障的药物，如台盼蓝注入脑脊液，它们易通过上述两个部位的界面。一般认为脑脊液-脑屏障是不完备的，也是不重要的。脑脊液和脑细胞外液的成分十分接近，两者之间的物质交换更为广泛。但相似并非相同，此点提示屏障的存在。它们在维持和改变中枢神经系统的膜电位中起着重要作用。现在已经知道，室管膜上皮的通透性、分泌功能和物质运输有一定的选择性。其中，如长突细胞对物质的运输很可能就是脑脊液和脑组织间物质交换的桥梁。至于蛛网膜下隙内的脑脊液与神经组织之间的物质交换及其屏障，目前知道甚少。

（五）周围神经的屏障

和中枢神经系统一样，周围神经也有屏障。周围神经也不是任何物质皆可以自由出入的。作为一个器官，周围神经也有自身的血管。神经外膜的毛细血管与其他部位的毛细血管无异，但神经内膜的毛细血管的结构和功能与中枢神经内的毛细血管相似，内皮细胞间有紧密连接，是连续型毛细血管，内皮细胞中吞饮小泡很少。实验证明，血管内的示踪蛋白可经神经外膜的毛细血管扩散，但受阻于神经束膜和神经内膜的连续型毛细血管。神经束膜可阻挡电解质的扩散，也可通过酶的活动调节溶质的交换。已知神经束膜细胞有脱磷酸酶和 ATP 酶活性。因此，可以说周围神经屏障的结构基础是神经束膜、神经内膜及其连续型的毛细血管和酶系统。它们的屏障功能使周围神经的正常功能得以进行。

（六）脑屏障的生理学意义和影响脑屏障的某些因素

1. 脑屏障的生理学意义　在人体的各个系统中，神经系统处于主导地位，中枢神经系统尤为重要。通常认为脑屏障的生理学意义在于保持中枢神经系统内环境的高度稳定，这在很大程度上有赖于细胞外液的化学成分和物理因素的恒定，以确保中枢神经系统功能的正常进行。因为在脑细胞外液成分的轻微变动都会直接影响到神经元的兴奋性与传导性，从而影响中枢神经系统的生理功能。机体的活动、学习与记忆、觉醒与睡眠等都无不与中枢神经系统的内环境有关。因此，维持脑的内环境恒定是保证中枢神经系统发挥正常生理功能的先决条件，血脑屏障在这方面起到很重要的作用。

血脑屏障的重要特征是能延缓和调节血液与脑脊液、脑细胞外液之间的物质交换。使脑脊液和脑细胞外液成分的改变减少到最低限度。血脑屏障的这种延缓和调节物质交换的过程，不仅表现在机械的阻挡作用，即扩散性屏障作用，而且还表现在主动转运、易化扩散和酶的降解等作用上。这些作用使脑细胞外液的成分保持在更稳定的水平。即使血液成分有较大的改变，也可保持脑细胞外液稳定在一定的水平，这种维持脑细胞外液成分稳定的机制主要在于血脑屏障。故有人称血脑屏障为保持脑内环境的恒定的"第二道防线"，而维持血浆成分在相当狭窄的范围内波动，使之免受外界环境因素的侵扰，则称为"第一道防线"。因此血脑屏障的结构和功能虽然相当复杂，但其生理意义不外是维持脑内环境的恒定，使之更适合于中枢神经系统活动的要求。当这个屏障系统的功能发生改变时，就改变物质透入脑的程度，从而影响中枢神经系统的功能，影响到某些中枢神经系统疾病的发生、发展和治疗效果。因此，血脑屏障越来越受到重视。近年来不但对血脑屏障的形态学研究有很大进展，功能研究也有突出成就，而且已从定性研究转到细致的定量分析，这不仅加深了对血脑屏障的了解，而且也给神经病理生理、临床诊断和治疗展示了新的前景。

2. 影响脑屏障的一些因素及其临床应用　脑屏障是和脑正常功能相对应的正常结构，故从生理和治疗角度都应尽量避免改变或破坏它。在一般情况下，临床所用药物的剂量很难改变它。但有时候为了特殊的需要，也可考虑改变它或利用它。在治疗中枢神经系统疾病时，必须注意血脑屏障的功能状态，对伴有血脑屏障损害的疾病尤为重要。在临床病理上较多见的是血脑屏障的结构破坏和（或）通透性增高而加剧病理过程，故降低血脑屏障的通透性，恢复其正常结构和功能是治疗上的重要环节。尚有一些疾病是伴有血脑屏障的通透性降低，影响药物进入中枢神经系统的治疗作用。此外，某些疾病经过一阶段治疗，原来增高的血脑屏障通透性已显著下降或恢复正常，结果影响药物的通透，使疗效急剧下降，这在疾病转变为慢性期后特别突出，就要考虑如何进一步提高疗效。因此，临床上应依据血脑屏障的不同状态选择相应的有效治疗措施，是中枢神经系统疾病治疗的一个重要课题。

（1）增加脑屏障通透性的治疗：在中枢神经系统疾病的治疗中，特别重视用积极的方法来消除病原及逆转病理改变，恢复组织的正常结构和功能，对于药物而言，就必须容易进入病灶中，达到有效浓度，才能有预期的疗效。药物进入中枢神经系统可受多种因素的影响，其中主要的是血脑屏障的通透性。因此，增强血脑屏障对药物的通透能力，是临床治疗中必须经常注意的问题。

对中枢神经系统细菌性感染的治疗，应该选用敏感的抗菌药物，同时还要考虑血脑屏障对药物的通透程度。以药物在脑脊液中的浓度来判断：脑膜有或无炎症时均透入良好的有磺胺、氯霉素、异烟肼；在脑膜炎时透入良好的有青霉素、氨苄西林、羧苄西林、大剂量四环素；透入少或不良的有第一、二代头孢菌素、红霉素、链霉素、卡那霉素、庆大霉素、林可霉素、万古霉素；不能透入的有多黏菌素 B 和黏菌素。故大多数抗菌药物较难进入中枢神经组织。当急性炎症控制后，随着血脑屏障的通透性降低，药物疗效则大受影响，故对慢性炎症（如结核性、隐球菌等脑膜炎）和脓肿形成，须将药物经穿刺注入蛛网膜下隙或脑室中，甚至脓腔内，才有一定疗效。实验和临床观察证实，加用能提高血脑屏障通透性的某些药物可明显增加进入中枢神经的治疗药物浓度，提高效果。如用吗啡、水合氯醛和亚硝酸戊酯等药物可使抗痉挛药较易通过血脑屏障，其中亚硝酸戊酯的效果较好。将尿素等高渗液注入动物的颈动脉内可增加脑屏障的通透性，这种反应是可逆的，没有神经性损害。通常青霉素被血脑屏障排出，在狗静脉注射大量青霉素并不出现脑室内注射引起的抽搐，在狒狒血管内注射青霉素对脑电图无影响，如果预先在颈内动脉注入缓冲尿素溶液，则有阵发性棘性放电的脑电图改变。现已证明加用能增高血脑屏障通透性的药物可使抗生素较易透过血脑屏障，如甘露醇可提高头孢菌素在脑内的浓度，增强治疗作用。实验和临床上已用丙磺舒减少青霉素由脑脊液泵回血流，以提高在中枢神经的治疗浓度。此外如冷冻、癫痫发作、微波照射等，皆可不同程度或暂时地改变脑屏障的通透性，实验性脑震荡也可以改变脑屏障的通透性。如脑外伤患者，在给脱水药的同时，为了预防感染可给青霉素。在正常情况下，青霉素是不易透过脑屏障的，脑外伤、脱水剂均增加脑屏障的通透性，此时青霉素正好可以透过。

（2）降低血脑屏障通透性的治疗：有些中枢神经系统疾病常有血脑屏障的通透性增高，其异常渗出加剧了病理改变。故此时降低血脑屏障的通透性可增强血-脑界面间物质交换的屏障效应，以尽可能减少异常物质透过，并可使原已增高的血脑屏障通透性有所降低，减少异常渗出，减轻或中断病理性恶性循环，争取减轻神经组织的损害，恢复正常功能。在某些哺乳动物应用台盼红后可减少可卡因透入大脑皮质，也能阻止因肝损害或电休克所致的血脑屏障对可卡因通透性增加。在兔注射低分子右旋糖酐溶液后,可显著减轻或阻止因颈内动脉注射造影剂引起的血脑屏障通透性增加。结扎猫的双侧颈动脉并用6%右旋糖酐或生理溶液灌流17～30分钟,未见台盼蓝、辣根过氧化物酶等示踪剂渗入脑内。临床上已知癫痫、脑震荡和电休克会使血脑屏障对可卡因的通透性增加,及引起脑电图失节律,这些改变可被预先注射台盼红或活性灿烂红所阻止。由此说明疾病所伴发的血脑屏障的通透性增高,可以用多种方法使其降低,有可能改善病理和临床状况。实验和临床观察证实,颅脑外伤时注射阿托品可使原已增高的血脑屏障通透性降低,伴随着脑脊液中乙酰胆碱量减少和临床征象改善。地塞米松等肾上腺皮质激素能降低血脑屏障的通透性和有效控制脑水肿,已为大量实验形态观察和临床资料所证实。因此,降低血脑屏障通透性的治疗,在神经内外科的临床工作中有重要的实践意义,这在脑水肿的治疗中尤为突出。

(七) 常见疾病的血脑屏障破坏

许多中枢神经系统疾病常有血脑屏障损害,尽管其伴发的脑水肿成为临床表现的共同病理基础,但由于原发疾病的病因及病变性质的不同,有不甚相同的发病机制,故临床病理则可各不相同。现按不同原因概述如下:

1. 脑血管病　各种脑血管病变如动脉硬化、血管畸形、脉管炎等均有脑屏障的组织结构异常,而动脉高血压、脑血管痉挛、脑血流减少、脑组织缺氧和代谢障碍等均可损害脑屏障。但脑屏障受损及其伴发脑水肿的范围和程度,将随疾病的性质不同而有相当大的差异。

(1) 脑出血:脑出血患者由于动脉硬化使其血管壁结构异常、坏变,在血压升高状态下管壁破裂出血。出血灶由于血肿的压迫,使其周围的脑组织发生严重的血脑屏障损害,引起脑水肿和梗死。加之因出血刺激的反应和丘脑下部的功能障碍,可导致急速发展为广泛的血脑屏障通透性增高,引起弥漫性脑水肿。随着出血量的多寡、血肿的大小以及血脑屏障受损及其伴发脑水肿的范围和程度不同,其临床症状的轻重及预后亦大不相同,但大多表现为起病急骤,在数小时内出现严重的意识障碍、颅内压增高、呼吸循环功能障碍,甚至因脑疝而死亡。发病后如能及时终止出血,通过降低血脑屏障的通透性、消除脑水肿、降低颅内压,常可挽救患者的生命。

(2) 蛛网膜下隙出血:多由于颅内动脉瘤及脑血管畸形的破裂使血液流入蛛网膜下隙所致。出血后由于血管痉挛使血脑屏障功能障碍,致大多数患者伴发脑水肿。临床上有严重的颅压增高症和脑膜刺激征。

(3) 脑梗死:大多由脑动脉栓塞及脑动脉血栓形成引起,通过实验性脑缺血提示病变主要发生在小动脉、毛细血管、小静脉形成的微循环单位,缺血缺氧迅速损伤内皮细胞、肥大细胞、血小板等的细胞膜,释放组胺、5-羟色胺和前列腺素。内皮细胞损伤后引起局部血小板凝集,增加了5-羟色胺的释放。由于组胺、5-羟色胺和前列腺素的作用,血脑屏障受损,血浆和有形成分无选择地通过,进入脑组织。同时,大量5-羟色胺存在于循环中,产生进行性血管收缩,从而提高静脉压,使脑组织灌注压降低,加重缺血缺氧。毛细血管通透性增加以及静脉回流障碍引起血管源性水肿。细胞结构的改变和破裂释放出细胞毒性酶类,激活缓激肽。由于缓激肽的作用,动脉收缩,引起血管源性水肿,增加了脑组织的压力,静脉收缩,静脉内压力增加,微循环灌注量进行性减少,循环逐渐缓慢,随之先是血小板,后是红细胞的凝集。星形胶质细胞和神经元细胞肿胀,使细胞膜的功能障碍。由于不能维持细胞膜的生理活性,引起分解代谢障碍,特别是糖原升高,使内皮细胞的渗透性增加。小动脉麻痹,脑组织压力和静脉压力增加,毛细血管血流受阻,出现淤滞现象。在脑组织中神经元的代谢障碍无法使神经介质重建突触传递,导致功能瘫痪。由于大量酸性代谢产物的损害,不能维持转运功能,血脑屏障不能维持液体的正常 pH 而有降低的倾向。脑组织发生水肿,水肿本身也影响微循环,局部水肿逐渐发展成弥漫性水肿。由于闭塞血管的大小、程度、代偿供血和全脑血管反应的不同,脑缺血可呈局部型和广泛型。局部型缺血水肿多局限于病灶周围,程度较轻,临床表现主要为局灶性体征,大多无颅内高压症和意识障碍。广泛型缺血水肿较广泛,可导致颅内高压症甚至脑疝形成,临床上有意识障碍,全脑症状和局灶症状同时并存,有的可因全脑症状掩盖局部体征。此两型的临床病理,血脑屏障的损害起重要作用,且同其障碍的范围和程度密切相关。

(4) 高血压脑病:大多是在原有高血压病的基础上因血压急骤升高引起急性一过性脑功能障碍,如头痛、恶心、呕吐、精神症状、意识障碍、抽搐、病灶体征等。高血压脑病的发病机制复杂,至今尚不十分清楚。一般认为可能与脑循环的自动调节功能失调有关。目前在这方面仍然存在两种不同的认识,一种认为高血压脑病的病理生理基础是脑血管痉挛,而另一种主张则认为是由于脑血管的麻痹和扩张。前者认为,在正常情况下机体有自动调节血压的功能,保持相对稳定,但限于一定范围内。当平均动脉压超过 20kPa(150mmHg)时,则会出现调节过度,引起持续性小动脉痉挛,致使流入毛细血管床的血液明显减少,毛细血管壁的渗透性增加,血浆涌出,引起脑水肿和脑点状出血;或由于组织缺血,引起微梗死,进一步加重脑缺血和脑水肿。后者认为在正常情况下,脑动脉系统有一套完善的自动调节能力,脑动脉口径的大小不依赖于自主神经系统的调节,而直接由动脉壁的平滑肌对血管作出舒缩反应,当血压升高时脑小动脉收缩,脑内血液不致过度充盈;血压降低时,脑小动脉则因充盈度减轻而扩张,以保证脑的血液供应不致减少,使脑血流能保持在稳定而波动幅度较小的范围内。但这种调节能力是有一定限度的,当平均动脉压超过上限 21.3kPa(160mmHg)或低于下限 8.0 ~ 9.3kPa(60 ~ 70mmHg)时,脑动脉的这种调节功能则可丧失。当血压超出脑动脉自动调节范围时,脑小动脉不能依靠其自动调节能力发生收缩,而出现被动性或强制性扩张,于是脑血流量增加,脑被过度灌注而产生脑水肿,并导致毛细血管壁变性坏死,继发斑点状出血和小灶性梗死。因此认为,高血压脑病的发生不是脑小动脉痉挛性收缩,而是脑血流自动调节功能丧失所致的脑小动脉被动或强制性扩张,从而发生脑血流过度充盈而引起。

(5)颅内静脉血栓形成:引起脑静脉血液回流和脑脊液吸收障碍,进而导致严重脑水肿,通常静脉窦所致者要比脑静脉引起的水肿更为广泛而严重。临床表现主要为颅内高压症,局灶性体征较少,且易变动。其发病机制主要是静脉淤血使血脑屏障的通透性增加所致。

(6)脑脉管炎:如结节性多动脉炎、风湿性脉管炎、闭塞性血栓性脉管炎及糖尿病性脉管炎等,均可有血脑屏障的损害而出现脑水肿。

2. 颅内占位性病变　颅内占位性病变,如脑瘤、脑脓肿、脑寄生虫及颅内血肿等,在其发展的一定阶段内,除了由于占位性病变的不同部位而出现病灶症状外,还由于血液循环障碍和血脑屏障的破坏逐渐发生一般性脑症状,即颅内压增高症。这种颅内压增高的速度和程度与占位性病变在颅内的位置、生物学特性、对脑血液循环和脑脊液循环的机械性和反应性影响有关。主要表现在静脉充血和淤滞

以及随之而来的缺氧症和脑组织水肿。这种脑水肿的发展比较缓慢,且先由局部开始逐渐波及全脑,其大体经过是:首先出现病灶区局部的血液循环紊乱,随着占位性病变的生长扩大,邻近区域的局部血液循环亦发生紊乱,逐渐遍及整个大脑半球。由于静脉淤滞以及相继而来的脑相应部分的水肿,促进颅内压力局限性升高,且由于这种颅内高压导致脑组织不同的移位,按局限性高压发生的部位不同移位可有不同方向。这些移位引起脑深部和脑干受压,同时脑室和其交通孔道发生畸形。一些重要的静脉干,尤其是大脑大静脉在它进入直窦处,以及流入颈内静脉的大静脉窦和静脉窦(横窦、海绵窦等)处发生压迫、扭转和牵拉,使静脉回流发生障碍产生静脉淤滞,其结果又造成血液液体成分的渗出,血管丛加快了脑脊液的产生,同时淤滞静脉的吸收性降低。在过分产生液体的同时,脑室系统内和通常吸收液体的蛛网膜下隙内的液体分布发生急剧的紊乱。这些循环紊乱的发生,是由于上述脑组织移位和由于占位性病变或水肿的脑组织压迫着相互沟通脑室和蛛网膜下隙的孔道。因此在窄而长的大脑导水管长期受压迫时,这些循环紊乱就特别显著。因为大脑导水管受压,会引起一般、均匀的堵塞性脑室积水(脑内积水)的发展,这种脑室内积水通常是幕下占位性病变,即小脑、脑桥小脑角、第四脑室内病变的并发症。它与幕上病变不同,侧脑室受压而其余部分则发生不均匀的扩大。因此形成恶性循环,此时随着病变的扩大,脑移位和血液淤滞的加剧,这些现象促进脑水肿和脑积水的发展,而脑积水与脑水肿反过来又加剧脑血液循环紊乱。

人们早已经知道颅内肿瘤常有血脑屏障的损害。放射性放射性核素检查显示肿瘤的毛细血管通透性增加,且随肿瘤恶性程度而明显。电子显微镜观察证实有其解剖基础,表现在肿瘤内毛细血管内皮细胞的紧密连接变长且扩张,内皮细胞的胞饮增多,包绕毛细血管的胶质细胞足突的细胞间隙增大。在恶性肿瘤的毛细血管内皮细胞不规则及其细胞间隙稀疏等改变更明显,使血管功能障碍更为广泛,且有胶质细胞代谢紊乱,故血脑屏障的损害及脑水肿比良性肿瘤更严重。随着肿瘤增大可压迫周围组织及血管,引起缺血性坏死性损害、水肿、血管内皮肿胀、破裂,血流自动调节障碍。加上肿瘤释放出抗原性物质,使脑毛细血管异常增生,故可引起较广泛的血脑屏障损害及脑水肿。有人观察听神经瘤的微细结构,发现毛细血管增多,毛细血管内皮细胞有小

孔、胞饮增多,认为是肿瘤血管通透性增加的基础。对听神经瘤的大小进行对比,显示瘤大者的血管增多较明显,毛细血管内皮细胞的紧密连接是开放的,故脑脊液蛋白增高、变黄等更显著,提示肿瘤大小的鉴别方法。通常脑水肿主要见于灰质深层和白质,以细胞外水肿为主,但星形胶质细胞的胞突也肿胀,以血管附近尤为显著。临床表现随肿瘤的部位、性质和水肿范围而定,除了颅内高压症之外,有或无局灶体征。良性肿瘤是逐渐发生,且日益加重的,恶性肿瘤则进展较快,且迅速加重,转移癌起病较急,很快出现严重颅内高压症,易出现精神障碍,尤以多发性转移瘤更为显著。

3. 感染性疾病　各种病原体,主要是细菌和病毒引起的颅内和全身的感染性炎症,特别是急性传染病常伴有脑血管功能障碍和代谢障碍,结果是血脑屏障通透性增加引起脑水肿。在感染性疾病中,有时脑水肿成为临床上的主要危险症状。

颅内感染性炎症,特别在急性期由于病原体和(或)毒素的直接作用,以及变态反应,可使血脑屏障通透性增加,常发生弥散性脑水肿。炎性病变和脑水肿是产生临床征象的病理基础,因此呈现一般感染和(或)中毒的症状,尚有脑膜和脑实质受损的症状、体征,也可有颅内高压症的表现,血及脑脊液为感染所致的炎症性改变。细菌性感染,尤其是化脓性炎症,如化脓性脑膜炎,由于对血管的毒性作用大和机体变态反应重,引起血脑屏障的损害严重,故上述的临床病理改变更为突出。颅内慢性炎症,特别是有肉芽肿,梗死灶形成者,其血脑屏障改变以邻近病灶为著,脑水肿较轻且多在病灶周围,临床主要是局灶症状,其后随着病程的进展才扩展至整个大脑半球,甚至全脑,或仅在伴脑脊液循环障碍后才出现颅内高压症的表现。在化脓性脑炎阶段,临床上呈一般感染症状、意识障碍和颅内高压症,其后病变局限形成脓肿,脑水肿逐渐减轻至限于病灶周围,临床征象也见改善,最终因脓肿增大,血脑屏障损害所致的脑水肿再度加剧,而呈现严重的颅内高压症,如不及时治疗,可因发生脑疝、脓肿破入脑室或蛛网膜下隙而死亡。经腰穿注入酪蛋白、脑池注入甲状腺素等引起的无菌性脑膜炎,均有血脑屏障通透性增加。临床病理观察脉络丛室管膜炎,显示在急性阶段有脉络丛绒毛的毛细血管通透性改变,使脑脊液增加,形成脑积水和颅内高压症;在慢性阶段见脉络丛上皮萎缩、细小动脉透明变性、血管壁硬化,使脑脊液减少,形成低颅压综合征的脑积水。由此可见

颅内炎症均有血脑屏障功能障碍,成为临床病理改变的一个重要因素。

颅外的感染性疾病,尤其是全身性的急性感染,也可由于血脑屏障的通透性增加而伴发脑水肿,在儿童更易发生,甚至急性呼吸道感染即可引起。临床表现在全身感染性疾病中或后期,患者忽然病情恶化,意识障碍、抽搐和颅内高压症的表现多无局灶体征。通常脑脊液仅压力升高,其余正常,一般称为中毒性脑病。实验已证明注射白喉毒素、破伤风毒素、结核菌素等均可引起血脑屏障通透性增加,说明了颅外感染所致脑水肿的原因。此外,在疫苗接种后和变态反应中,有时也见发生脑水肿。动物实验证实急性或慢性过敏性脑脊髓炎均有血脑屏障的通透性增加的证据,如血管壁损害、血管周围间隙增宽,有提示紧密连接开放的过氧化物酶反应产物等。由此也许可解释急性播散性脑脊髓炎有严重脑水肿和颅内高压症的临床征象。

4. 颅脑外伤　在颅脑损伤中,最常见的继发性病理改变是脑水肿。其发生机制主要是外伤的机械作用直接损害血脑屏障,脑血管急性功能麻痹、组织缺氧、脑脊液循环障碍等。身体其他部位的严重外伤有时也可引起血脑屏障的损害,如胸部挤压伤可因胸腔内压力骤然剧烈增高,将大量血液突然猛烈地挤到头颈部,结果使毛细血管和小血管的破裂,引起广泛点状出血和脑水肿,爆炸冲击伤也可因剧烈压力波经胸内大血管传递到脑内血管,引起包括脑水肿的颅内损伤。

外伤所致脑水肿的程度与颅脑损伤的性质、程度密切相关,其中出现的差异主要取决于血脑屏障损害、脑缺氧发生时间的先后和严重程度。现今已确定急性颅脑损伤,有不少患者可见多数性斑点状出血和软膜下渗出性出血,这与血管舒缩障碍和血管壁通透性增加有密切关系。脑震荡仅见轻度的脑水肿,脑挫裂伤由于伤区的血脑屏障直接遭受机械作用,引起严重的水肿反应,挫伤周围有许多点状出血。由此产生局部肿胀压迫邻近正常脑组织,并首先作用于毛细血管和小静脉,导致广泛的微循环障碍,使脑水肿的范围扩大。放射性[32]磷测定显示血脑屏障的通透性增加与颅脑损伤的程度相一致,但随脑的部位不同而有差异。临床表现依脑水肿的程度和范围而异,急性弥散性水肿主要呈现剧烈头痛、呕吐和意识障碍,甚至发生深昏迷和呼吸循环障碍,局灶性水肿常见于原发性损伤的脑组织及其周围,并加重对邻近脑组织的压迫,出现局灶的症状和体征。

必须指出脑外伤后长期存在症状的患者仍可有血脑屏障的功能障碍,Taylor 对伤后 6 个月以上的脑震荡后综合征患者进行放射性溴检查,在有明显后遗症状者显示血脑屏障通透性增加,且与症状严重程度有关。由此可见在脑外伤后遗症中,血脑屏障的功能障碍起着相当重要作用。

5. 缺氧性损伤　缺氧性损伤如心脏骤停、突然窒息、CO 中毒、急性高原病、心肺功能不全、各种原因的休克等,均可引起脑缺氧,进而造成血脑屏障破坏,脑毛细血管通透性增加和代谢障碍,导致弥散性脑水肿。临床呈现颅内高压症、意识障碍,很少有局灶性体征。

缺氧性脑损害所致的脑水肿,其发生具有一定的规律性,在程度上逐渐加重,常于缺氧后数小时内发生,第 2~3 天达到高峰,第 5 天以后逐渐减退和消失。但如不及时处置,脑水肿又可加重脑缺氧,形成恶性循环,可因脑疝而致命或导致去大脑皮质综合征。

动物实验证明,如果在缺氧期间通过颈动脉用林格液、血清或 6% 的右旋醣酐不断灌流脑组织,可以大大增加脑细胞的缺氧耐受力。如在缺氧 30 分钟后脑细胞的电活动仍能恢复。这表明缺氧后脑功能是否能够恢复,关键在于脑循环是否能够重新建立。如果能够防止脑内微血管的阻塞而维持血流的通畅,便可以大大延长脑细胞的缺氧耐受时间,至于灌流时使用何种灌流液无关紧要。用任氏液、血清或右旋醣酐结果都是一样的。看来脑灌流的作用似乎主要在于把血管内可能积存的有害的代谢产物机械地清除,从而防止这些有害物质对于脑血管的作用,同时也清除了可能存在的微血栓等,以利于脑再循环的恢复。

近年来许多人认为,缺氧后患者能否抢救成功主要决定于脑循环是否能尽早地重新建立起来。在大多数情况下,患者的心跳、呼吸虽然已经恢复,但由于脑的微循环并没有重新建立起来,致使脑细胞仍然得不到血液供给,脑细胞继续处于缺氧状态。这样的患者一般是很难抢救过来的。

据估计,在大约 1 小时以内,如果不能使脑循环重新建立起来,脑水肿将继续发展,达到顶峰以后(2~3 小时),脑循环的恢复将十分困难,甚至不能恢复。因此,在脑缺氧事故发生后,尽早采取措施,争分夺秒,保证脑循环的畅通,是至关重要的。这最初的 1 小时是极宝贵的时间,万万不可错过。

缺氧后脑组织缺乏血液再流现象是 1968 年动物实验研究发现的一个非常重要的事实。其原因可能有二。

(1) 血液的变化:如血小板凝聚现象、纤维蛋白凝集及血液黏稠度增加等。但这些变化似乎都不是脑循环发生障碍的主要原因,因为使用血液抗凝剂不能对患者有多大的帮助。

(2) 血管的变化:①血管痉挛是一个可能,过去有人报告过在窒息的情况下有血管挛缩的现象,但是,缺氧后脑循环障碍最初发生于微血管,而微血管壁本身是没有肌肉层的,所以不可能产生挛缩。此外,在缺氧后给予血管舒张剂并不能产生有益的效果。②脑微血管通道狭窄,这是近来大家公认的最重要的因素。

根据电镜观察的结果,已肯定地证明了在缺氧情况下,脑内微血管通道狭窄主要有两个原因:①微血管周围的星状胶质细胞发生肿胀,机械地压迫微血管,使血管壁扁缩。②微血管内皮细胞产生疱疹。这种疱疹大小不等,有的比红细胞要大得多,而且有时会脱离内皮细胞,呈游离状态,因而把通道梗阻住,有时还可以看到内皮细胞肿胀。这些细胞的线粒体也有肿胀的现象。电镜还发现了两个有意义的现象,即:①脑血管里没有纤维蛋白;②血小板血栓也不存在。这似乎证明,血流阻断的主要原因不是血栓形成,而是胶质细胞肿胀和内皮细胞的疱疹所致。一般认为,胶质细胞肿胀发生较早,疱疹发生较晚,两者结合起来对血流的影响是非常严重的。因此,应抑制胶质细胞肿胀和血管内皮细胞疱疹的产生,以保证脑微循环的畅通,这是处理脑缺氧时应当首先加以考虑的问题。

神经细胞对于缺氧十分敏感,根据电生理学的研究证明,一个神经细胞在完全剥夺了它的氧气供应以后,在十几秒以内就开始表现出电位变化,90 秒以后即完全丧失了一切电活动。可见神经细胞和胶质细胞是同样的灵敏。在缺氧情况下,这两种细胞病理变化表现的方式虽然不同,但却有一个共同的原因:它们都是离子运转机制发生错乱的结果。

在临床上,脑细胞功能状态的诊断一般是以各种反射动作的有无或强弱作为指标。近代神经生理学上往往用膜电位或动作电位作为检查神经细胞功能的客观标准。这是一个比较灵敏而准确的方法,因为膜电位的维持和动作电位的产生是神经细胞最基本的功能。在缺氧情况下最先出现的病理变化是动作电位的丧失。

为了了解神经细胞的功能对于缺氧如此灵敏的

原因,有必要首先了解膜电位和动作电位是如何产生的。如果把1个微电极插入到1个静止的神经细胞内,可以测量出细胞里面有1个相当大的负电位,即在细胞膜内外之间有1个电位差,这个电位差就称为膜电位,它的平均数值大约是-60mV,细胞膜里面是负极,外面是正极,此种状态称为细胞膜的极化状态。当神经细胞膜活动,即传导神经冲动时,膜的极性就暂时丧失,这时它处于去极化状态。神经细胞膜之所以能够维持极化状态,主要是由于膜内外钾、钠离子浓度的不同。通过直接的化学分析可以看出,钾离子浓度在细胞内比在细胞外要高出20倍,而钠离子浓度则细胞外高于细胞内。在静息状态下,神经纤维和细胞对于钾离子有相当高的渗透性,但在传导神经冲动时钾离子的渗透性降低,而同时对于钠离子则有一个暂时的然而是大量的增加。因此可以说,膜电位的大小取决于钠离子浓度。由这个学说推断出来的钾钠离子运动,已由放射性核素示踪的方法完全证实。同时还证明细胞内外电解质浓度的差别是由所谓"钠泵"即 Na^+-K^+-ATP 酶作用于细胞膜而维持的。

在神经系统里,能量的产生主要通过两个阶段的代谢途径:①糖代谢:简单地说,就是通过糖的直接分解产生自由能量(如1个分子当量的糖原加水分解,成为2个分子的乳酸,可以产生242kJ的热量);②通过高能磷酸有机化合物的酵解而产生能量,在脑组织里无氧代谢过程中一个最重要的环节就是三磷酸腺苷(ATP)。据计算:3mol/L的磷酸化合物可以产生41.8kJ热量。因此,可以认为ATP是一个能量储藏库,它可以在需要时不经过直接氧化而供给能量。但是,脑组织中ATP的储备量是有限的,在完全缺氧状态下脑内的ATP在10分钟就完全耗光了。没有ATP,脑就失掉了能量供应,钠泵就不能运转,钠离子就不能从细胞内转移到膜外,也就是不能维持膜电位,不能产生或传导神经冲动,神经细胞膜就丧失了功能。因为钠离子不能外流,最严重的后果之一就是细胞内钠离子的积蓄越来越多,氯离子便进入膜内,因为氯离子是可以自由透过细胞膜的,荷正电的钠离子和荷负电的氯离子相遇生成NaCl,细胞内的渗透压因为盐分的增加而大大提高,为了保持细胞膜内外渗透压差的平衡,水分便进入细胞内部,增大了细胞的体积,导致细胞水肿,缺氧之后产生脑水肿主要是因为这个缘故。

根据上述道理,防止缺氧初期脑水肿的最根本办法之一就是维持脑血管血流的畅通,应当是设法

促进钠离子的外流,在临床实践中治疗缺氧性脑病往往使用ATP或能量合剂就是基于这个原理。

实验生理学还证明,ATP和精氨酸两者合用于中毒的神经,促使钠离子外流的作用最为显著。精氨酸并不直接增加钾离子外流的速度,但是它能有效增加钾离子内流(ATP没有这个作用),钾离子的流入可以促进钠离子流出,所以ATP与精氨酸配合使用是有其理论基础的。也有人认为,维持"钠泵"的正常运转不一定需要磷酸精氨酸,所需要的是ATP/ADP的比值一定要高,也就是说大量增加ATP或减低ADP都可以。

总之,由于缺氧而产生的脑水肿,主要是细胞内液体的积蓄,是由于酶系统活动错乱,"钠泵"受到抑制的结果。

当心跳骤停引起急性缺氧时,脑部最易遭受缺氧的影响,一般在脑循环完全停止5~10秒即可发生昏厥,停止10~15秒以上发生意识障碍及抽搐。临床遇到此类患者一般都超过此时间,故临床表现大多为昏迷、抽搐、肢体强直或弛缓性瘫痪、两侧瞳孔扩大。其临床经过一般分为3期,即昏迷期、去大脑皮质综合征期、恢复期。在昏迷期表现为脑水肿,除上述在发展上时间的规律性及一般脑水肿规律外,观察患者的瞳孔及眼球变化有助于早期对脑水肿的判断。因缺氧引起昏迷时,患者两侧瞳孔往往等大,但可扩大或缩小,对光反射迟钝或消失,瞳孔变化常提示脑干病损,在心跳骤停者首先考虑脑干缺氧所致,一旦脑缺氧纠正后瞳孔即能恢复正常。若缺氧纠正后一侧瞳孔恢复正常,另一侧仍继续扩大或缩小,在早期应考虑是否合并脑干损伤,后期应考虑是否因脑缺氧、脑水肿合并一侧脑疝的可能性,若两侧瞳孔仍继续扩大,表示脑干缺氧性损伤严重或可能为双侧脑疝。

在心跳骤停时即刻做眼底检查,可见到视网膜静脉有节段形成或伴有节段移动等特殊征象。随着脑缺氧、脑水肿发展,由于颅内压增高,尚可出现视盘水肿、视网膜静脉淤血甚至出血现象。上述眼底变化在早期常不恒定出现,因此,眼底无视盘水肿,仍不能排除颅内压增高或脑水肿,而眼球结合膜水肿、静脉淤滞、两眼外突及眼球张力增高常提示脑水肿可能,故观察瞳孔变化及眼球表现有时较眼底检查临床意义更大。

6. 癫痫持续状态　癫痫持续状态或称癫痫状态,是指频繁而持续的癫痫发作,形成一种因定而持续的状态。若不伴意识障碍,这种连续发作至少持

续 30 分钟以上方能归于癫痫状态。癫痫持续状态是一种急诊,特别是惊厥性持续状态,在发作间歇期神志不恢复,若不及时治疗,对患者生命将造成严重威胁。可因呼吸障碍继发缺氧;因吸入呕吐物或呼吸道分泌物而产生窒息或肺炎;因长时间抽搐不止造成电解质紊乱、酸中毒、失水、循环衰竭、心力衰竭等严重并发症。历时较长的持续发作会引起血脑屏障的破坏继发明显的脑水肿,使患者昏迷明显加重,如不积极处理,可造成死亡。

癫痫持续状态多发生于症状性癫痫,其主要病因为外伤、脑病、脑血管疾病、感染及内分泌代谢障碍等,一般认为突然停服或改服抗癫痫药物或并发感染为诱发癫痫持续状态的主要原因,也有人认为与过劳及睡眠不良有关。在频繁的癫痫发作时可因脑缺氧而导致脑水肿,而脑水肿又可激发癫痫,互为因果形成恶性循环。若发作持续 1 小时以上,而发作间歇期患者仍处于深昏迷时,必须在抗癫痫治疗的同时给予抗脑水肿药物治疗。

二、室周器官

室周器官是位于第三、四脑室壁上缺乏血脑屏障的 8 个微小器官,包括终板血管器、穹隆下器、正中隆起、漏斗柄、垂体后叶、连合下器、松果体隐窝和最后区,是缺乏脑屏障的特殊区域。脉络丛也是相对缺乏血脑屏障的器官,也被认为属于室周器官(图 11-36)。

(一) 终板血管器

终板血管器位于第三脑室前壁的终板下部内,

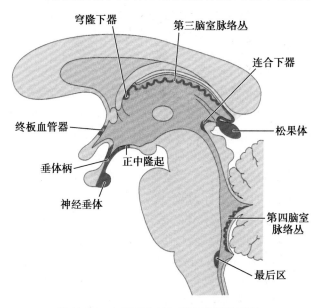

图 11-36 室周器官(缺乏脑屏障的区域)

在前连合与视交叉前部之间。其大小因动物而异,有的突向第三脑室(如兔),有的仅为一嵴(如猫和猴),故又称视上嵴。此处室管膜细胞的腔面有纤细而分支的突起。有证据表明此处和正中隆起一样,能产生促黄体激素释放因子。人类该器官的显著特点是有丰富的毛细血管网,在血管内皮细胞和脑室面之间只隔双层基膜,其外有胶质细胞突起所形成的脚板。基膜包围结缔组织区,其间形成血管周围间隙,有些间隙与脑室腔十分接近。在血窦样毛细血管之间,有胞体丰满而突起短少的神经内分泌细胞。终板血管器为一疏松组织区,其前方为交叉池,后方为第三脑室,为一菲薄的、前后两面接触脑脊液的室周器官。它是血管最丰富而神经元最少的室周器官。它的神经联系及功能所知不多。损毁终板血管器及其周围区可影响饮水行为、加压素分泌及血压调节等。

(二) 穹隆下器

穹隆下器是一较大的室周器官,位于室间孔上方,介于侧脑室与第三脑室之间,在第三脑室顶壁前方。在正中矢状切片上,穹隆下器呈一斜置的梭形,其前下部窄细,称腹侧柄;中央部较宽,称体部;后背侧部窄细,称背侧柄。在冠切面上,依切面不同而形态各异。在相当两柄平面呈盘状;在体部呈半球形或近似圆形。背侧与海马连合腹侧穹隆脚分叉处,与隔三角核紧密相邻,腹侧突入第三脑室顶部,隔室间孔与背侧丘脑为邻;在其两外侧边缘部有侧脑室脉络丛与其相连,其后端与第三脑室脉络丛相连。Dellmann 和 Simpson(1976)建议将穹隆下器分为嘴侧区、中央区和尾侧区,Sposito 和 Gross(1987)又在嘴侧区和中央区之间增加了过渡区。目前认为穹隆下器在前后向分 4 个亚区,即嘴侧区、过渡区、中央区和尾侧区,由于毛细血管密度、免疫组化和代谢特征的不同,又对过渡区、中央区和尾侧区进行了进一步的划分,分为腹内侧带和背外侧带。

穹隆下器血管床丰富,两外侧区为较大血管,其核心区为微血管;电镜下观察可见其窗性毛细血管,内皮间缺乏紧密连接结构,因此缺乏血脑屏障。在血管间隙内有神经内分泌样细胞,胞体丰满而突起短少;有人将此细胞分为 5 种类型,其中最具特点的是胞质内有细小空泡的细胞。在其与脑脊液界面上,室管膜细胞之间缺乏紧密连接结构,缺乏脑脊液-脑屏障。在室管膜中有不少伸长细胞,其顶面接触脑脊液,基底突伸向血管周隙,呈板层状的基底突将细胞外隙分隔成迷宫样间隙,末端可达毛细血管

图中标注:穹隆下器　第三脑室脉络丛　连合下器　松果体　终板血管器　垂体柄　正中隆起　神经垂体　第四脑室脉络丛　最后区

外基膜;此种伸长细胞与正中隆起的类似,可能在脑脊液与血液之间构成细胞内转运途径。穹隆下器的室管膜面上有丰富的室管膜上细胞和结构,如室管膜上神经纤维网、室管膜上神经元等。

在神经联系方面,已知穹隆下器传出投射多于传入投射。穹隆下器向视前区和下丘脑的投射可分几组:①向下丘脑神经分泌大细胞以及下丘脑其他核区投射,包括至室旁核和视上核的催产素及加压素能细胞,此路调节垂体前叶与后叶的内分泌活动;②向下丘脑室旁核小细胞亚核投射,继而联系正中隆起,在此释放激素进入垂体门脉至垂体前叶;③向下丘脑室旁核其他小细胞亚核投射,后者再投射至迷走神经背核和疑核,以及脊髓中间带内、外侧核柱,此路调节自主神经系统;④向视前区内侧核与正中核,以及终板血管器投射,参与饮水行为的调节。除此之外,穹隆下器还投射至视交叉上核、穹隆周区背侧部、下丘脑背侧区小细胞部、下丘脑背内侧核、杏仁内侧核及中央核。对穹隆下器传入神经联系了解不够详细,但可接受血中大多数信息物质。总之,穹隆下器参与神经内分泌和神经免疫调节,与保持内环境稳定的多种机制有关,其中了解最清楚的是它具有血管紧张素Ⅱ的受体,血循环血管紧张素Ⅱ借其产生饮水行为、刺激加压素分泌、引起中枢性血压升高。有关其他功能尚待研究。

(三) 正中隆起

人类的正中隆起位于漏斗的上端,第三脑室漏斗隐窝周围。在结构上,正中隆起可分为内、中、外三层;但人类三层分界不太清楚。

1. 内层　又称室管膜带,主要由衬于第三脑室内面的立方形室管膜细胞构成。在正中隆起的室管膜深面无胶质纤维。室管膜细胞的腔面纤毛极少或无纤毛。但有的部位细胞表面有大量密集的微绒毛;有的部位有大量的各种形态的突起;某些部位两者兼有。已经知道,此等形态差异与生理状态密切相关。人们相信,微绒毛与吸收有关,突起与分泌有关。正中隆起伸长细胞丰富,自基底伸出长的突起向外穿中层抵外层,止于毛细血管周隙,或与该处的神经纤维末梢形成突触样接触。这种细胞主要起着沟通脑脊液和血液循环的作用。它们可以摄取脑脊液内的激素和其他物质,传递至附近的毛细血管,如摄取脑脊液中的促垂体激素,并转运至垂体门脉系。此外,有人在此区还见到了巨噬细胞样及神经元样室管膜上细胞,后者具有典型的念珠状神经纤维。

2. 中层　又称纤维带,主要由传入神经纤维组

成,来自下丘脑弓状核、视前内侧核、下丘脑前区等,形成视上垂体束,其中有些纤维止于此区。由于正中隆起内没有神经元,故无传出纤维。但是在此有胶质细胞存在。

3. 外层　又称栅状带,含有垂体门脉系的一级毛细血管网和众多的神经纤维末梢。此处的毛细血管和内分泌腺的毛细血管相似,内皮细胞有窗孔(图11-37)。神经纤维主要是结节漏斗束和来自室旁核的纤维。它们止于毛细血管的周围间隙。外层内还有许多单胺类纤维终末,它们参与控制垂体前叶激素的分泌。下丘脑神经元将释放激素或抑制释放激素输送到垂体门脉,至少有3种途径:①直接释放入门脉;②经室管膜上神经元→第三脑室脑脊液→正中隆起伸长细胞→垂体门脉;③经室管膜细胞之间的细胞外途径→第三脑室脑脊液→正中隆起伸长细胞→垂体门脉。

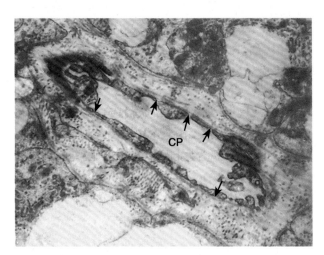

图 11-37　正中隆起的开窗毛细血管
CP:毛细血管,↑示薄膜窗孔

(四) 连合下器

连合下器位于第三脑室与中脑水管交接的部位,半月形后连合纤维的腹侧。在嘴尾侧向上,由于有突入第三脑室的嵴存在,其在冠切面上的形状及大小有所不同。与终板血管器相比,连合下器能获得较多的冠状切片。其室管膜细胞层明显比其他第三脑室的室管膜厚,是一高柱状室管膜区。其纤毛被胶冻样物质黏着在一起,是连合下器的分泌物。其室管膜细胞的突起可伸入后连合纤维之间,或终于血管周围间隙。分泌物形成许多平行排列的线状物,总称 Reissne 纤维,沿中脑水管分布,甚至下达脊髓中央管:此种分泌物可能含调节脑脊液成分、压力及流速的报警因子。在其室管膜层与后连合纤维之

间为神经元层。有人认为,连合下器应包括其神经元层,并非仅为室管膜细胞组成的器官。其毛细血管内皮细胞无窗孔,内皮细胞间有紧密连接结构,因此连合下器是唯一具有血脑屏障的室周器官。人类的连合下器在 4~5 岁以后开始退化,其作用目前仍不明了。在脱水状态下的动物,连合下器的细胞活动增强、分泌增多,据此多数学者认为,在调节水代谢和控制口渴方面,连合下器的分泌物可能起作用。

(五)松果体隐窝

位于松果体上下两柄之间,连合下器的背侧。袋鼠松果体隐窝的中央部分为 3 个带:①中央带的室管膜细胞既无纤毛,又无微绒毛;②旁中央带的室管膜细胞有微绒毛,此外还有与脑脊液相接触的神经元样细胞及其突起;③周围带有密集的纤毛。上述形态的差异与其功能密切相关。在一定的生理情况下,纤毛摆动可将含有松果体分泌物的脑脊液驱向正中隆起,以直接影响正中隆起的内分泌功能。松果体隐窝和松果体内的毛细血管均为窗性毛细血管,缺乏血脑屏障,因此作为室周器官,两者均应包括在内。松果体含神经内分泌细胞,既有神经联系,属上丘脑的一部分;又属内分泌腺,其分泌的褪黑激素(melatonin),参与调节昼夜节律等。

(六)最后区

最后区位于第四脑室底的尾侧部,在迷走神经三角与菱形窝下外侧边之间,人类为两侧双重结构,而大鼠为正中线上的单个器官。在延髓冠状切片上,最后区在背侧向第四脑室膨隆,在腹侧紧邻孤束核的连合亚核(小细胞区),后者的腹侧为迷走神经背核(中型细胞区)及舌下神经核(大型运动神经元区)。最后区属室周器官之一,血管丰富,有许多大的窦状隙,属窗性毛细血管,内皮间缺乏紧密连接,因此缺乏血脑屏障。室管膜细胞之间的连接是紧密连接。既往认为最后区的细胞全部属神经胶质(星形胶质细胞和小胶质细胞),但是后来发现最后区不仅有神经元胞体,而且有突触结构和神经纤维。

1. 最后区的传入纤维联系　根据 Barr(1974)在大鼠的研究,传入神经来自:①两侧下丘脑的室旁核、背内侧核及小细胞核;②孤束核尾侧部;③迷走神经传入纤维。

2. 最后区的传出纤维联系　①至两侧孤束核及迷走神经背核,共同组成迷走背侧复合体;②至疑核;③至三叉神经脊束核;④至三叉旁核;⑤至延髓腹外侧儿茶酚胺细胞群;⑥至小脑蚓部;⑦至臂旁外侧核。

3. 最后区的功能　①属室周器官之一,与其他室周器官,如穹隆下器、终板血管器、正中隆起等有复杂的联系,对脑内化学感受器和神经分泌活动起重要的协调作用。介导血中血管紧张素Ⅱ的中枢加压作用及致渴作用。在摄食后调节美味感受和诱导呕吐方面,最后区是化学感受器的触发区,影响自主神经活动的传出效应。②最后区与脑桥背外侧被盖(尤其是臂旁外侧核)相联系,后者再向上投射至下丘脑、视前区的若干核团、杏仁中央核和终纹床核、大脑皮质以及小脑。③最后区与孤束核尾内侧部和 A_1 区有往返联系,而后两者又与上述间脑区相联系。如此将神经或体液的内感受冲动传至前脑诸结构,调控自主神经活动和行为。④最后区和孤束核→臂旁外侧核→丘脑腹后内侧核内侧部及丘脑板内核群→大脑皮质,构成一条传导径路,此径路与产生大脑皮质 α 节律有关。⑤最后区直接或间接地与儿茶酚胺各类神经元联系。其中有些纤维显示有 5-羟色胺与脑啡肽,去甲肾上腺素与脑啡肽及神经紧张肽共存现象;反之,下丘脑至最后区的下行投射中有些纤维含催产素、后叶加压素、甲硫脑啡肽和组胺等。

(七)脉络丛

1. 脉络丛的胚胎发生　端脑的脉络裂、第三脑室顶壁和第四脑室顶壁处的脑壁极薄,携带有血管的软脑膜与室管膜直接相贴,组成脉络组织。脉络组织很薄,也称为脉络膜。一些部位的脉络组织极度发育,即该处带有血管的软脑膜顶着特化了的上皮性室管膜突入脑室,血管反复分支,形成了一些长的皱襞和许多绒毛状突起,总的形象犹如花边,表面积很大,这些结构就是脉络丛。分别有侧脑室脉络丛、第三脑室脉络丛和第四脑室脉络丛。在发生早期,这些丛是简单的皱褶,表面覆盖着假复层柱状上皮,此时的软脑膜为间充质,内含许多血细胞和行将变为毛细血管的排列成索状的成血管细胞。其后,这些简单的皱褶呈现分叶,在侧脑室内的,几乎充满了室腔,此时的上皮也变成典型的单层,细胞质内有丰富的糖原。后期,上皮已接近成年者,为立方上皮或扁平上皮,细胞质仍含糖原。从此时起,脉络丛已明显分叶,且表面长出大小不等的绒毛,表面积已达最大。上皮如此变化的同时,当初代表软脑膜的间充质分化为纤维性结构,位于绒毛和叶的中央。最后的结果是每个绒毛表面都覆盖着单层上皮,中轴为毛细血管和大量的结缔组织和神经纤维,每一绒毛都有输入的动脉和输出的静脉,其间是毛细血管丛。

2. 脉络丛的结构

（1）脉络丛上皮：是特化了的室管膜细胞。多为立方上皮，个别部位可为假复层或复层。细胞核圆，着色浅，染色质均匀，位于细胞中央。细胞质染色也浅，有些细胞的细胞质甚至透明。细胞质内含有许多线粒体，且集中于细胞顶部，可能参与细胞的呼吸代谢并提供分泌脑脊液时主动运输物质所需的能量。粗面内织网为一些不规则的短池，散布于细胞质间；滑面内织网为许多小管和小泡，染色较浅的细胞内较多；高尔基复合体不明显，有几组；透明小泡很多，但多位于细胞顶部，直径 30~40nm，它们大概是由细胞基底端以吞饮方式产生的，而后逐渐移向细胞顶部，并将其内容物经细胞的腔面排入脑室，以此运送物质。微丝，或位于细胞顶部，与细胞表面平行；或位于细胞核周围，成束地围绕着细胞核。此外，还有数量不等的溶酶体。细胞的腔面有许多微小的突起，很像密集的不规则的微绒毛，也有单个的或三五成簇的纤毛。有些细胞的腔面有小球形突起，这些细胞的细胞质染色浅，可能是分泌旺盛的细胞。如注射促进产生脑脊液的药物，微绒毛的大小和形状会变得很规则，如从脑室内抽出较多的脑脊液，细胞的腔面则会出现复杂的迷路样的嵴和微绒毛，使细胞的表面积显著扩大。细胞侧面，近腔面处有闭锁堤连接和黏着连接；其稍深侧，两相邻细胞的细胞膜较平直；近基底部处有许多复杂的突起和内褶，以此加大细胞间物质交换的表面积，已知 ATP 酶即位于此内褶处。细胞的基底面较平直，附于其下的基板上。基板不能阻挡辣根过氧化酶（HRP）和镧，但可阻挡银颗粒和二氧化钍颗粒。

Kolmer（1921）在低等脊椎动物的脑室内面首先发现有游离的巨噬细胞。Kappers（1953）在高等脊椎动物中也发现了此等细胞，定名为丛上细胞。它们匍匐于上皮细胞的微绒和纤毛上，贴附在微绒毛和纤毛尖端处，其接触面有时可以看到细胞膜内凹。这些细胞内有小泡和溶酶体。老年动物此种细胞增多，且细胞质内充满了内含物。近代研究，特别是扫描电镜观察完全证实了他们的发现。实验证明，这些细胞可以像变形虫那样伸出几个突起，有活跃的吞噬能力，功能可能是清除附于脉络丛上皮表面的细胞碎片等物质。

（2）脉络丛内的血管和结缔组织：脉络丛上皮细胞所附着的基板的深方为结缔组织，内含疏松排列的胶原纤维。脉络丛的中轴大部为血管所占据，上皮细胞与血管内皮细胞之间的细胞极扁平，没有

形成完整的一层。脉络丛内除小动脉和微动脉外，还有大的静脉窦和毛细血管。绒毛内的毛细血管直径相当大，内皮细胞很薄并有窗孔，窗孔有薄的隔膜封闭。HRP 等标志物可以透过内皮细胞，但透过的过程还不太清楚。有些 HRP 可借吞饮作用摄入内皮细胞，但也有人发现，它们从细胞间隙处穿过细胞连接。结构完整的窗孔似可阻挡标志物的进入。

绒毛内未发现神经纤维，但在较粗的绒毛干内见到了有髓和无髓纤维。其功能意义尚不清楚，只知道有些无髓纤维可至血管的外膜和中膜，也有些纤维可至脉络丛上皮。它们可能是交感神经的节后纤维，因为颈部交感神经切断后这些纤维变性，不过有些纤维可能来自迷走神经和舌咽神经。

3. 脉络丛的功能　一般公认脉络丛的功能主要是产生脑脊液。但如何产生脑脊液，有不同的见解。有人认为主要是滤过，有人认为主要是分泌。但无论如何，脑脊液主要是通过脉络丛传递而进入脑室，而且此过程脉络丛上皮细胞是耗能的。脉络丛上皮细胞含有许多线粒体和吞饮小泡，细胞侧面的基部有许多突起和内褶，细胞间有闭锁堤连接，种种迹象似乎都有利于分泌说。它们的分泌和眼的睫状体、唾液腺以及肾小管上皮的分泌极类似。对新生的脑脊液成分的化验表明，其成分不同于血浆的滤液，改变脑室的流体静压，对脑脊液的产生也无明显影响，血-脑脊液屏障的选择性作用等也支持主动分泌说。

脉络丛除分泌功能外，似乎也能从脑脊液中吸收某些物质。人们将碘司特或酚红注入脑脊液，发现这些物质可以逆浓度梯度主动从脑室中清除而进入血管。故目前认为脑脊液的产生和尿的产生相似，可能也是分泌和重吸收两种作用的结果。脑脊液的产生速度受很多因素的影响。人们在几种动物身上测得，脑脊液大约每分钟更新 0.5%，人每分钟产生 0.3~0.4ml。

近年来证明除脉络丛外，一般部位的室管膜和脑实质也产生一些脑脊液。

脉络丛的另一个功能是在血-脑脊液屏障中起重要作用。目前认为脉络丛上皮细胞顶端间的紧密连接是血-脑脊液屏障的所在，上皮细胞本身的酶系统和离子泵机制尤为重要。

脉络丛有明显的年龄变化。随着年龄的增长，脉络丛上皮细胞逐渐变矮，由立方而扁平，细胞内空泡增多，结缔组织和成纤维细胞也增多，其中出现一些砂瘤小体。后者是一些碳酸钙、磷酸钙和磷酸镁

沉积而成的环层球状小体,直径0.01~0.15mm,它们的意义何在还不清楚。

(八) 室周器官的生理意义

室周器官虽小,但其生理功能很重要。

1. 室周器官的共同特征

(1) 室周器官的位置均处于脑脊液循环的关口位点。如穹隆下器位于脑脊液从侧脑室流入第三脑室的室间孔背侧;连合下器位于脑脊液从第三脑室流入中脑水管的交接处;最后区位于脑脊液从第四脑室流入中央管和小脑延髓池的分水岭位点;正中隆起位于脑脊液从第三脑室经其伸长细胞将信息转入垂体门脉位点;脉络丛位于血与脑脊液之间转换位点等。它们在脑脊液循环通路上的定点分布提示它们很可能对脑脊液成分有监控作用,尤其是对免疫信息分子有监控作用。

(2) 室周器官是脑内化学信息转导的重要位点,涉及多种功能。Gross(1992)总结室周器官可能有8种信息转导方式。室周器官加在一起仅相当于脑重的1/200,但其血窦样毛细血管异常丰富。两者之间的反差暗示,室周器官的血供异常丰富,不是为其自身需要,而是具有功能性血供特点。另一方面,生理研究证明,其血流速度缓慢,基础代谢率相对较低。据杨天祝等观察发现,室周器官的细胞外间隙(如穹隆下器)被伸长细胞的板层状基突分隔成迷宫样,恰与其血流速度缓慢的特点相吻合。同时观察到在其细胞外间隙内存在着多泡体和单泡体,这些发现均提示室周器官血流速度缓慢很适合配基与受体的化学结合过程。基础代谢率低提示物质转运在室周器官位点多为不耗能或耗能少的被动运输。大量研究表明,室周器官参与神经内分泌功能,调节水代谢。在穹隆下器和终板血管器有神经分泌细胞存在,已知室周器官的神经元与中枢神经系统的重要核团具有往返联系。

(3) 室周器官的伸长细胞是脑脊液与血液之间的信息转导途径。在种系发生上,伸长细胞可看做是胶质细胞的最原始型。出生后大部分早期伸长细胞的基底突起消失,成为室管膜细胞,只在室周器官仍保持原来的情况,即仍存在具有基底突起的伸长细胞。伸长细胞的脑室面有许多微绒毛和小泡,纤毛很少;室管膜细胞脑室面有许多纤毛。因此,据观察它们都为少纤毛区,与邻接的脑室面有着鲜明的分界。

2. 室周器官在神经-免疫调节回路中的地位

这是一个值得研究的课题。在20世纪90年代以前,有关室周器官的研究多集中在神经内分泌调节方面。随着神经免疫学的兴起,一系列未知的课题摆在学者面前。其中,血携免疫信息分子是经什么位点入脑的呢,如何入脑的呢,换言之,免疫系统是如何向脑报告全身不断变化着的免疫状态的,这一关键问题尚未解决。人们的认识经历了几个阶段:

(1) 第一个阶段:认为脑屏障存在着"漏点"。所谓"漏点",是指柔膜,即蛛网膜和软膜及室周器官。Broadwell等(1993)将两者称为"脑的窗口"。他们以HRP作为示踪剂,经动脉内注射HRP后,观察到HRP仅可从上述"漏点"进入脑实质。Broadwell等又以分子量比HRP大10倍的IgM动脉注射后发现IgM经室周器官和柔膜入脑的速度和量反而比分子量小的HRP既快又大。因此推论这些"脑的窗口"并不是一成不变的分子筛,它们可能存在着某种"闸控"机制。

(2) 第二个阶段:推测血携免疫分子只能从室周器官入脑。有不少学者的综述推测,血携免疫信息分子全部从室周器官入脑。反之,具有血脑屏障的一般脑区,当时认为不能通过血携免疫信息分子。1995年有人正式提出脑内的小胶质细胞是脑内免疫系统的主要成分,并指出其免疫应答水平受到种种闸控机制的压制,因此脑内不发生明显的免疫状态动荡,可能是脑仍为免疫相对豁免器官的原因之一。但是脑屏障与脑开窗的并存之谜仍未触及。

(3) 第三个阶段:证明血携免疫信息分子少量优先从室周器官入脑。Plotkin等(1996)就白细胞介素1α(1L-1α)通过血脑屏障情况对比了可饱和运输通路与细胞外通路。经静脉注射$[^{125}I]$IL-1α后,该血携细胞因子主要是经血脑屏障的可饱和运输系统入脑,而经细胞外通路弥散或渗漏入脑者仅占极小部分。因此,经静脉注射后,此细胞因子在脑内扩布主要是跨越血脑屏障转运的。更为有意义的是,他们对比了室周器官与全脑的摄入量,结果发现从室周器官摄入IL-1α的量仅为全脑摄入量的5%。但是,若按单位脑重计算,仅占全脑重量0.2%的室周器官摄入浓度远远大于大脑皮质和小脑。经脑室注射IL-1α后,室周器官的摄入量不足全脑摄入量的1%。脑室注射后此细胞因子在脑内扩布主要依赖弥散和细胞外途径的渗漏。Plotkin等人的工作提示,室周器官是血携免疫信息分子少量而浓度高的入脑位点。Quan等(1997)在外周注射LPS后在中枢神经系统内诱导了核抑制因子Kappa Balpha mR-

NA 的表达。其诱导有 4 种时空构型:①在注射 LPS 半小时后,诱导信号出现在大血管管腔、脉络丛、室周器官。②注射后 1~2 小时,标志物在室周器官和脉络丛明显增加,并且扩展至整个脑的小血管及胶质细胞上;这些诱导反应在 2 小时达高峰,以后下降。③在注射后 2 小时,柔膜细胞开始被激活,一直持续至 12 小时。④在注射后 12 小时,诱导信号才出现在脑室的室管膜细胞上。此时空构型提示,在对外周给予的 LPS 反应中血脑屏障细胞合成了免疫信号分子,激活了中枢神经系统内部的细胞。脑脊液看来是这些免疫信号分子的液体通道。从 Quan 等的工作可以推断,室周器官是血携免疫信号分子

优先入脑的位点。Pedersen 等(1997)指出,在缺乏血脑屏障的脑区,即室周器官,除有血携巨噬细胞监控外,还有内在的免疫监视系统,依靠的是静息态和激活态小胶质细胞,其功能是非内皮型防御血携病原体的细胞屏障。

由此有理由推断,室周器官是血携免疫信息分子少量、优先入脑的位点。少量,不致引起脑内免疫环境的明显波动;优先入脑,则有利于脑做好免疫应答准备,在 95% 血携免疫信息分子通过血脑屏障入脑之前,已经启动了脑内的对小胶质细胞等的“闸控”机制。因此,脑屏障与脑窗口形成对立统一体,脑屏障是疏而不漏的结构。

第十二章　脑室系统和脑脊液

脑室为脑内彼此相通而大小、形状各异的腔。脑室系统包括成对的侧脑室和单一的第三脑室、中脑水管、第四脑室、脊髓中央管、终室以及它们之间的交通孔道,构成一个完整的脑室系统(图12-1～图12-3)。此系统经第四脑室的中孔和侧孔与脑和脊髓的蛛网膜下隙相通。在各脑室中皆有脉络丛产生脑脊液。脑室系统亦称为脑脊液的脑内通路,蛛网膜下隙亦称为脑脊液的脑外通路,两者共同构成脑脊液循环所经过的脑脊液通路。蛛网膜下隙在某些部位呈局部的扩大,称为脑池。颅内占位性病变经常影响脑室的位置、大小和形状,且往往妨碍脑脊液的流通,而占位性病变常引起的脑移位则与脑池有极密切的关系。所以有关这方面的解剖知识对于理解颅内压增高病理改变至关重要。

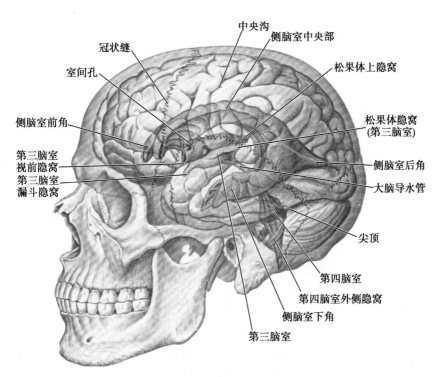

图 12-1　脑室系统模式图(侧位)

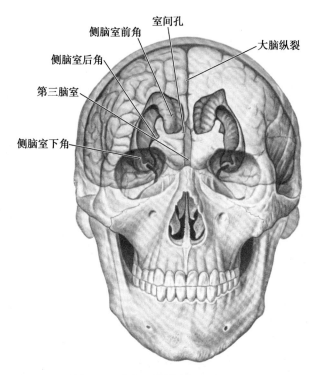

图 12-2　脑室系统模式图（前后位）

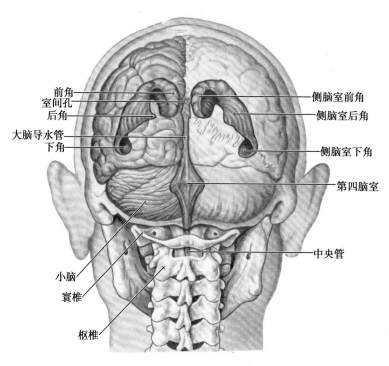

图 12-3　脑室系统模式图（后前位）

第一节 脑 室 系 统

一、各脑室的位置和形态

（一）侧脑室

侧脑室位于大脑半球内,左右各一,即第一、第二脑室,在脑室系统中体积最大,其形状很不规则,大致与半球的外形一致,通常两侧对称。侧脑室腔洞的大小因人而异,个体差异颇大,一般情况下容量大约是 10～15ml,两侧的容积共约 30ml。腔的内表面覆盖着室管膜,腔内充满脑脊液并有发达的侧脑室脉络丛。侧脑室以室间孔与第三脑室相通。室间孔位于穹隆柱与丘脑前端之间(图 12-4)。邻近结构的占位性病变可使室间孔闭塞,引起侧脑室扩大,所含脑脊液相应增加,称为脑内积水。侧脑室按其形态和部位可区分为中央部、前角、后角和下角 4 个部分。

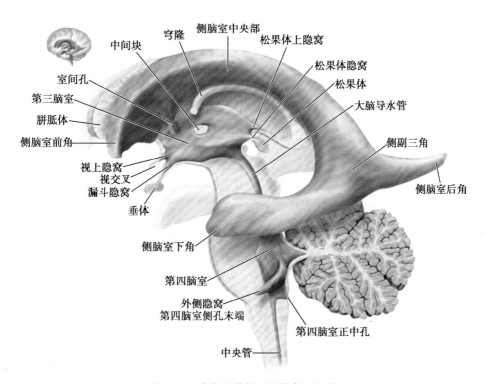

图 12-4　脑室系统及重要的邻近结构

1. 侧脑室中央部(体部)　中央部是从室间孔至胼胝体压部之间的部分,也称侧脑室体(部)。还因位于顶叶内,所以也称为侧脑室顶部。此部向内以室间孔与第三脑室相通。中央部大体上是一斜位扁腔,自中央部前端伸入额叶的部分为前(额)角;向前下方伸入颞叶的部分为下(颞)角;向后伸入枕叶的部分为后(枕)角。中央部后端与后角和下角之间的三角形区域,为侧脑室最宽处,称为三角部。侧脑室体除前部位于额叶外,其后部和三角部均在顶叶内,因而顶叶的占位性病变可使侧脑室体部和三角部的位置和形态发生改变(图 12-5-5)。侧脑室中央部的上壁为胼胝体;内侧壁为透明隔;下壁由内向外依次为穹隆、脉络丛、丘脑背侧面的外侧部(即附着板)、终纹、终静脉和尾状核(图 12-6、图 12-7)。其中尾状核突入侧脑室,形成前后方向的纵行隆起。

2. 侧脑室前角(额角)　前角是自室间孔以前向前外下方伸入额叶的部分。因突入额叶,所以也称为额角(图 12-1～图 12-3、图 12-6、图 12-7)。额角前端钝圆,在额状断面上呈三角形,其上壁和前壁为胼胝体;腹外侧壁为尾状核头(图 12-8);内侧壁为透明隔;上壁为胼胝体。透明隔和胼胝体均系脑的中线结构。透明隔位于正中线上,张于胼胝体嘴、体和穹隆柱之间。两侧透明隔之间因受张力的影响出现一腔,称为透明隔腔,有人称为它第五脑室,在胼胝体压部的前下方、穹隆连合的背侧有时也有一腔,有人称为 Verga 第六脑室。它们与成自神经管

631

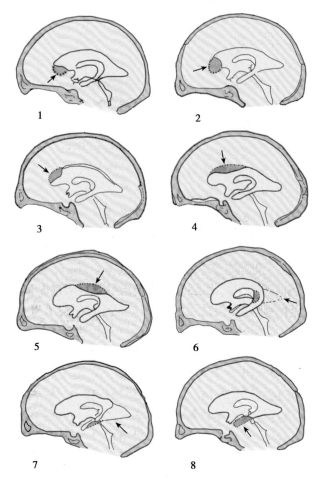

图 12-5　侧脑室中央部因大脑半球各部病变所致的变形（模式图）
1. 额叶底部；2. 额极部；3、4. 额叶矢状窦部；5. 顶叶；
6. 枕叶；7、8 颞叶

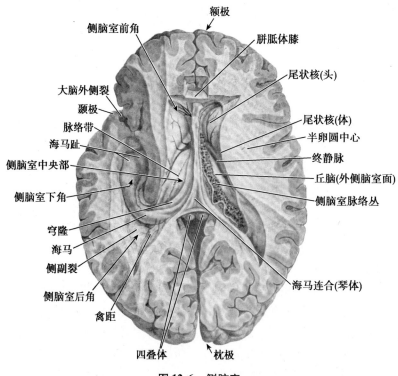

图 12-6　侧脑室

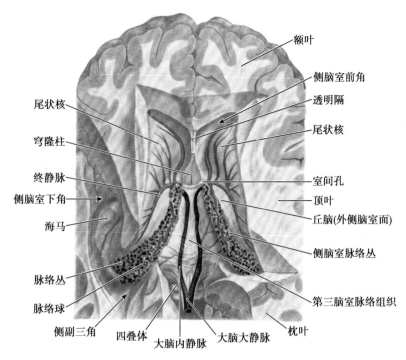

图 12-7　侧脑室及第三脑室脉络组织

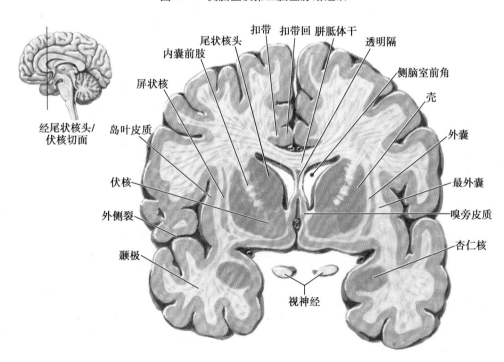

图 12-8　侧脑室前角(额状切面)

的脑室系统毫不相干。额叶病变可使前角及中央部的前部变形(图 12-5-1 ~ 4)。胼胝体和透明隔的占位性病变可使两侧脑室前角及中央部互相分离。胼胝体的占位性病变还能使侧脑室的相应部分向下移位。

3. 侧脑室下角(颞角)　下角(图 12-1 ~ 图 12-3、图 12-6、图 12-7)系自三角部于丘脑后方呈弓形弯向下前方伸入颞叶内,体积最大,其尖端距颞极约

2.5cm,长轴大致与颞上沟一致。下角的腔呈裂隙状。上壁外侧大部由胼胝体构成,内侧小部由尾状核尾和终纹构成。下壁的外侧部是侧副隆起,此隆起成自侧副沟深陷的皮质,后端膨大,称为侧副三角,下壁的内侧部是海马(Ammon 角),海马是自海马沟卷入的皮质,可视为海马旁回的延续。海马的前端膨大,称海马足,被 2 ~ 3 浅沟分为数个趾状隆起,称海马。海马的上内侧面有一白色扁纤维带向

633

后行进,称海马伞,再向后逐渐离开海马,在胼胝体压部的下方移行为穹隆。海马与海马伞上有脉络丛覆盖(图12-9)。

沿穹隆有一半环形的脉络膜裂(choroidfissure),在侧脑室的中央部此裂位于穹隆和丘脑上面之间,在侧脑室下角则位于海马伞和终纹之间。此裂深处无脑实质,仅由一层室管膜封闭,软脑膜及其携带的血管于此处顶着室管膜突入侧脑室,并极度发育,形成侧脑室脉络丛。侧脑室脉络丛在室间孔处与第三脑室脉络丛相连,向后经中央部转入下角。若将侧脑室脉络丛撕去,就可看到自室间孔沿着穹隆和海马伞进入颞叶的一条人为的弓形裂缝,这就是脉络裂的全长,也是侧脑室脉络丛的全长。所以侧脑室自室间孔向前伸的前角、自三角区向后突的后角内无脉络丛。不过脉络丛从中央部后端转向下角处,朝向后角的地方,发育极佳,称为脉络球。

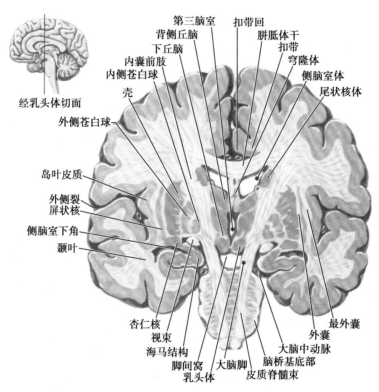

图 12-9　侧脑室中央部和下角(额状切面)

4. 侧脑室后角(枕角)　后角(图12-1 ～ 图12-3,图12-6)由三角部向后内方伸入枕叶,亦称枕角。此角在发育上变化很大,一般比较短小,有的呈长管状,一般多呈短三面锥体形,末端稍向内弯曲。常有变异,两侧常不对称,也可能缺如。所以在 X 线片上主要以后角前方的三角部为标准,即枕叶占位性病变能使三角部前移和后角变形移位,但需与后角发育不全相区别(图12-5-6)。后角的上壁和外侧壁为胼胝体压部放射到枕叶的一薄层白质纤维,称为内矢状层,也称胼胝体毯,内矢状层的外侧是外矢状层,成自视辐射。内侧壁成自两条前后方向的纵行隆起,背侧者较小,称为后角球,由胼胝体压部放射到枕叶的纤维(后剪)组成;腹侧者较大,称禽距,由距状裂皮质陷入而成(图12-10)。后角的下壁由枕叶的髓质构成。

(二)　第三脑室

第三脑室(图12-1 ～ 图12-4,图12-11)是两侧间脑之间的稍宽的垂直裂隙,呈正中矢状位。其前部以室间孔与左右侧脑室相通,向后经中脑水管与第四脑室相通。可分为上(顶)、下(底)、前、后和两个侧壁。

1.　上壁　上壁由脑室膜及软脑膜连合而成,张于两侧丘脑髓纹之间,呈凸向上方的弧形。此处软脑膜实属两层,上层贴附在胼胝体和穹隆的下面,下层黏附在第三脑室的室管膜和丘脑后部的上面。横裂中的软脑膜形成皱襞,称为第三脑室脉络组织。此处脉络组织的内面有两条前后纵行的血管丛,顶着室管膜突入第三脑室,形成第三脑室脉络丛,分列于中线两侧,前端在本侧室间孔处与本侧侧脑室脉络丛相连,后端至松果体上方。

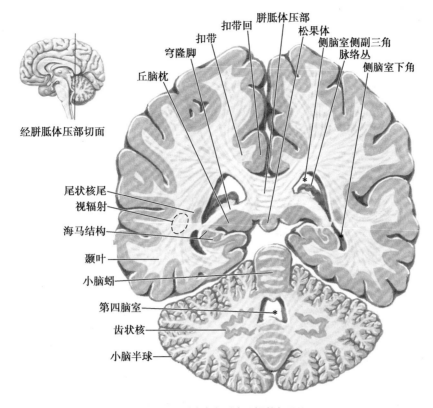

图 12-10　侧脑室后角(额状切面)

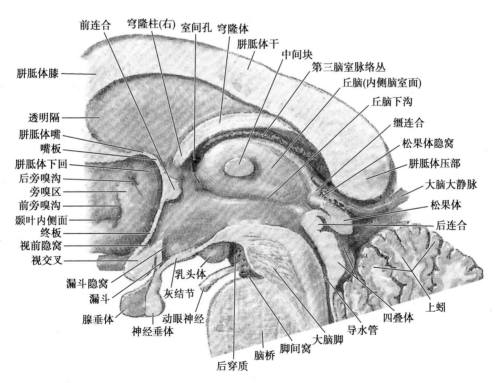

图 12-11　第三脑室和丘脑下部

2. 下壁　下壁主要由丘脑下部构成。从后上斜向前下,自后向前分别由后穿质、乳头体、灰结节、漏斗和视交叉构成。下壁有两个隐窝,前上方为视隐窝,突向终板与视交叉之间;后下方是漏斗隐窝,

深入垂体漏斗,适在蝶鞍上方。

3. 前壁　前壁上部由前连合和穹隆柱构成,下部由终板构成。前连合是一横贯终板上端的古老连合纤维束,再向上与胼胝体的嘴板相移行,移行部的

635

后方为穹隆柱。穹隆柱的后方有一孔,即室间孔,也称为 Monro 孔,孔的后界是丘脑前结节。终板来自原始神经管的嘴侧端,为一薄层灰质,实属端脑。前壁在室间孔的前方与顶壁相接,在视交叉的上方与底壁相接。后者形成一三角形隐窝,称为视隐窝。

4. 后壁 后壁自上而下依次由缰连合、松果体、后连合、大脑脚的前端构成,此处再向下移行于底壁的上端-后穿质。室腔突入松果体柄内,形成松果体隐窝,在松果体的上方还有一隐窝,称为松果体上隐窝。

5. 侧壁 两个侧壁上部由背侧丘脑内侧面构成,下部由丘脑下部和丘脑底部构成,两者之间以丘脑下沟为界,背侧丘脑约占 2/3,丘脑下部及丘脑底部约占 1/3。丘脑下沟前起室间孔,行向后下延入中脑水管。侧壁的上界为丘脑髓纹。两侧背侧丘脑

之间由丘脑间黏合相连,不过约有 30% 的人缺如。

第三脑室及其邻近结构的占位性病变可使第三脑室相应部分受压、变形和移位,如颅咽管瘤、视交叉部胶质瘤、向鞍膈上方发展的垂体瘤等,可自前下方压迫第三脑室,使第三脑室前下方受压呈弧形,视隐窝和漏斗隐窝消失(图 12-12-1);丘脑的胶质瘤可压迫第三脑室后部,使松果体上隐窝及松果体隐窝消失(图 12-12-2);松果体瘤首先使松果体隐窝及松果体上隐窝受压消失,并使侧脑室后部出现弧形压迹(图 12-12-3);第三脑室内的肿瘤,如室管膜瘤、脉络丛乳头状瘤、星形胶质细胞瘤和畸胎瘤等,于早期的 X 线片上可见充盈缺损区,但需与中间块的充盈缺损相鉴别,由于第三脑室腔隙很窄,所以肿瘤很易压迫室间孔和中脑水管的入口处,使脑室系统发生梗阻(图 12-12-4)。

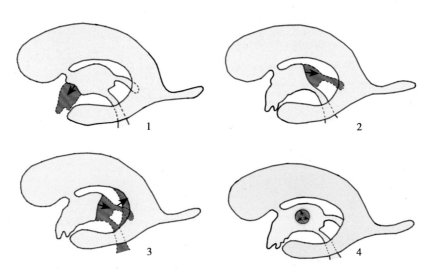

图 12-12 第三脑室因其邻近结构病变所致的变形

(三) 中脑水管

中脑水管也称为大脑导水管,或称为 Sylvius 水管。是中脑的室腔,在发育的过程中变窄,基本上呈管状,穿行于中脑的中央灰质之中,其前方为大脑脚,后方是四叠体(图 12-4、图 12-11),内衬室管膜,充满脑脊液,是第三、四脑室之间的通道。中脑水管整体上呈一弧形,长约 7~15mm,分前上、后下两部。前上部为水平部,后下部为垂直部,两者的夹角约为 130°,交点恰在上、下丘之间。中脑水管前端通第三脑室,开口的背侧恰是后连合,腹侧是第三脑室的后部。中脑水管后端与第四脑室上角相移行。中脑水管的管径前上部较细,后下部较粗,平均 2~3mm。管腔横断面,颅侧和尾侧近似三角形,中段圆形或椭圆形。中脑水管阻塞是脑脊液循环受阻常见的部位之一。

(四) 第四脑室

第四脑室(图 12-1、图 12-3、图 12-4、图 12-13、

图 12-14)是延髓、脑桥和小脑之间的腔隙,位于脑桥、延髓和小脑之间。其前下方是脑桥和延髓,后上方为小脑蚓部,后外侧为小脑半球。侧位观,第四脑室呈底向前下尖朝后上的三角形(图 12-1、图 12-4、图 12-13);在前后位上呈菱形(图 12-2)。底为脑桥和延髓上部背面的菱形窝。窝和上部边界为结合臂,下部边界为棒状体、楔状结节和绳状体;两个外侧角先在小脑中脚下方向外延伸,越过小脑下脚后再转向腹侧,形成第四脑室外侧隐窝,隐窝的末端形成一孔,称为第四脑室外侧孔,也称为 Luschka 孔,孔的内侧界是小脑下脚,外侧界是小脑的绒球。整个第四脑室以两个外侧角之间的距离为最宽。第四脑室顶形似帐篷,其尖朝向小脑,从前上向后下分别由前髓帆、小脑白质、后髓帆和第四脑室脉络组织构成。前、后髓帆皆为薄层白质板,内覆室管膜,前髓帆张于两侧结合臂之间

向前没入中脑。前、后髓帆在小脑白质内以锐角相遇,连于小脑,此点恰在小脑小舌和小结之间。室腔在此处形成一个尖朝向后上方的隐窝,称为第四脑室顶隐窝。后髓帆向后下方延伸距离很短,渐变菲薄,移行于第四脑室脉络组织。后者附于菱形窝下半的两侧缘,其下部附于两侧薄束结节之间的部分称为闩。扯去脉络组织,残留的

附着缘,称为第四脑室带。于中线近下角处,第四脑室脉络组织有一小孔,直径约 1mm,称为第四脑室正中孔,也称为 Magendie 孔,孔的下界是闩。然而此孔并不规则,而且实际上常是第四脑室顶的后下部的一个缺损处,偶尔也可完全不通。第四脑室上角借中脑水管与第三脑室相通。下角延入延髓闭锁部的中央管。

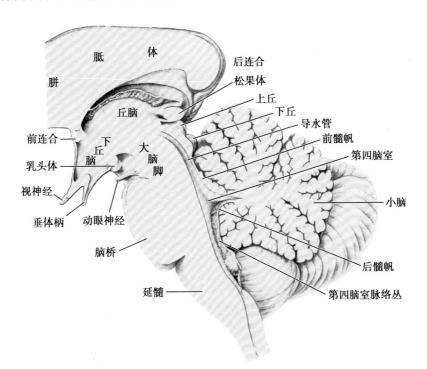

图 12-13　第四脑室和小脑

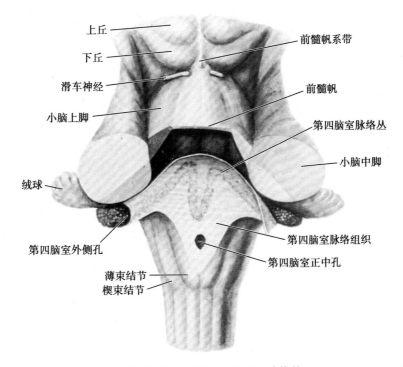

图 12-14　第四脑室脉络组织和脉络丛

第四脑室脉络组织是指第四脑室顶壁的一层薄膜，它的外面是软脑膜及其所含的血管，内面是一层室管膜细胞，即上皮性脉络板。富有血管的软脑膜顶着室管膜突入脑室，被覆着软脑膜和室管膜的血管反复分支，形成丛状，即所谓第四脑室脉络丛。第四脑室脉络丛分为纵横两部，两横部以水平位向两侧延伸，其外端可经外侧孔突入蛛网膜下隙；纵部上端与横部内侧端相接，两纵部平行走向尾侧，两下端常相会合而经正中孔突入小脑延髓池。脉络丛产生的脑脊液充满脑室，并经外侧孔和正中孔流入蛛网膜下隙。

第四脑室附近的占位性病变，可使第四脑室发生变形和移位。如脑桥的占位性病变可向后压迫，使中脑水管和第四脑室呈窄条状，并向后上方移位（图12-15-1）；小脑半球的占位性病变可将第四脑室顶部压平，并向前方和对侧移位（图12-15-2）；小脑蚓部的占位性病变，若发生在上蚓部，首先压迫中脑水管下端进入第四脑室处，使梗阻以上的脑室系统扩大（图12-15-3）；如病灶发生在下蚓部，使第四脑室呈狭条状向前移位，但无侧方移位（图12-15-4），延髓的占位性病变易闭塞正中孔，发生梗阻性脑积水。

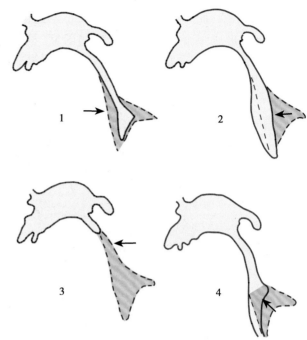

图12-15　第四脑室邻近结构病变引起的变形
1. 脑桥肿瘤；2. 小脑半球肿瘤；3. 小脑上蚓肿瘤；
4. 小脑下蚓肿瘤

（五）中央管

中央管由原始神经管的尾侧段内腔发育而来。因神经管的尾侧段发育迟缓，始终保持柱状，故其内腔也基本上呈管状。此管纵贯脊髓全长，末端封闭，上端延入延髓的闭锁部，并与第四脑室下角相移行（图12-4、图12-16）。

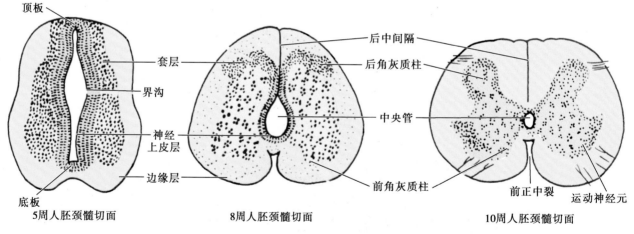

图12-16　脊髓的分化图解
脊髓中央管的演化过程

5周人胚颈髓切面　　　8周人胚颈髓切面　　　10周人胚颈髓切面

在胚胎的发育过程中，神经管尾侧段的管腔两侧也曾有过界沟，管腔断面大体呈菱形。界沟的腹侧为基板，背侧为翼板。两侧基板间的部分为底板，两侧翼板间的部分为顶板。底板和顶板皆甚薄。随着基板和翼板的发育，两侧基板之间形成脊髓的前正中裂；两侧翼板则挤压了管腔的背侧部分，使剩下的腹侧部分内腔更为狭细，在胚胎第3个月时变圆而成中央管，并保持终生。唯下端有一小的梭形膨大，称为终室。虽然脊髓是分节的，在发育过程中管腔于体节间也曾短暂地有过局部膨胀过程，称为神经管节，但在已分化成熟的脊髓中这种膨胀不复存在。

胚胎和新生儿的中央管管腔轮廓尚清晰，中央管的腔面也衬覆着室管膜细胞，腔内充满了脑脊液。

成年人的中央管腔面的室管膜细胞常断开而不连续,腔内充满了吞噬细胞和胶质细胞的突起等,致使管腔形如裂隙,仅肉眼可及,且常阻塞其或消失。

(六) 脑室造影与颅脑局部定位法

1. 脑室造影　在 CT 和 MRI 问世以前,脑室造影在临床脑定位诊断中被广为应用。近些年来,由于 CT,特别是磁共振技术的问世和发展,已可不用造影就能看到脑实质、脑室及其与颅骨的区分。但脑室造影术迄今仍有一定的应用价值。它的作法是先做脑室穿刺,抽去适量的脑脊液后再注入适量的气体或造影剂,再做普通 X 线摄影。根据脑室系统的移位、缺损或变形等,除可诊断脑室本身和脑脊液循环等方面的疾患外,更常用于颅内占位性病变的检查,对 CT 和磁共振有时也是不可少的辅助手段(图 12-17、图 12-18)。

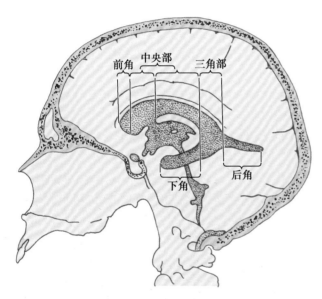

图 12-17　脑室造影侧位像示意图

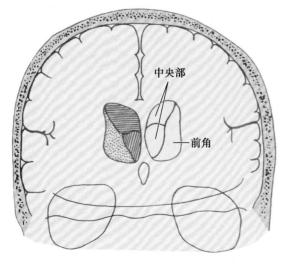

图 12-18　脑室造影前后位像示意图

2. 颅脑局部定位法　脑部手术术前必须了解各脑叶、主要沟、回等的局部定位,以便选择恰当的手术野。临床上常用的定位标志线如下(图 12-19)。

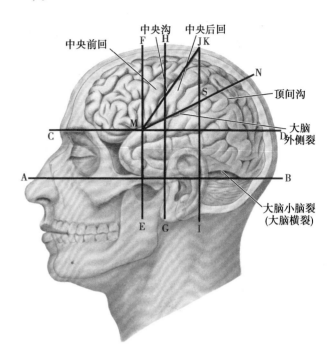

图 12-19　颅脑定位示意图

前后方向的直线有 3 条:①正中矢状线:为眉间与枕外隆凸间皮肤表面的一条弧形连线;②下水平线(AB):为眶下缘与外耳门上缘间的连线;③上水平线(CD):为眶上缘向后,与下水平线平行的一条线。

与上述 3 条线垂直的线也有 3 条。①前垂直线(EF):是通过颧弓中点的一条垂直线;②中垂直线(GH):是通过下颌关节中心点的一条垂直线;③后垂直线(IJ):是通过乳突基底线后端的一条垂直线。

后垂直线与正中矢状线的交点 K,相当于中央沟的上端。前垂直线与上水平线的交点为 M。M 与 K 的连线可代表中央沟的投影线。M 点约与翼点相当,大脑外侧沟的前端投影于此,脑膜中动脉的前支经过此点,大脑中动脉的始点也投影于此。中央沟投影线与上水平线间形成∠KMD。此角为一锐角,其分角线 MN 与后垂直线相交于 S。此分角线的 MS 段就是大脑外侧沟的投影线。

二、脑 室 壁

脑室系统的壁自内而外由室管膜、室管膜下层和间质层组成,有一定的功能意义。

（一）室管膜

室管膜指的是成体各脑室，中脑水管和脊髓中央管腔面的上皮，来源于胚胎期神经管的室管层。在胚胎期，室管层出现颇早且存在时间很长。起初，室管层的细胞只发生室管膜细胞。在中枢神经活跃生长期，此层还发生成神经细胞和胶质细胞。最后，室管层的细胞停止分裂，分化为室管膜细胞。这种细胞是脑室系统腔面最多的一种细胞，第三脑室的下丘脑部还有一种长突细胞。此外脑室系统的腔面还有一些其他细胞。

1. 室管膜细胞 室管膜细胞为上皮性细胞，它们的基部不伸出长的突起。成年动物此类细胞有单层扁平、立方和柱状 3 类，因部位而异。细胞的游离面多有纤毛。纤毛间有许多短小的突起，有的像微绒毛，有的甚不整齐，只是细胞表面的一些小突，有些突起内含有小泡和微丝。纤毛和绒毛的形态、数目和排列方式有明显的部位和时间差异。这些细胞的顶端以及相邻的细胞间，光镜下可见到闭锁堤，它们是由缝隙连接和黏合小带组成的。除某些区域，如最后区和正中隆起之外，一般没有紧密连接。在透射电镜下细胞侧面构造比较简单，相邻的细胞膜间有 2～3nm 的细胞间隙。实验证明，HRP 和镧等大分子可穿过这些间隙。细胞核较大，多为较规则的卵圆形，常位于细胞中央，胞质内含一般的细胞器。

相邻的细胞间有小束的神经纤维。有的纤维可伸到腔面，有的纤维有小结状或大球状末梢，末梢内含线粒体、透明小泡和致密小泡。实验证明末梢内主要含 5-羟色胺。有人猜想这些小泡大概释放到脑脊液中。还有人发现有的末梢似与室管膜细胞形成突触，不过末梢中的小泡并不集中在接触部。因此对于这些神经纤维及其末梢的意义还不大了解。

2. 长突细胞 这些细胞也来自胚胎的室管层，它们的基部发出分支或不分支的突起。这些细胞主要位于第三脑室的腹侧壁以及顶壁。它们的突起至少可以伸到室管膜下的毛细血管，形成终足，长的突起甚至可以穿过脑实质而至脑的表面。如有人见到第三脑室的长突细胞的突起伸到丘脑下部的各个核团。其中可以穿过弓状核，在弓状核的毛细血管或正中隆起两侧的脑表面形成终足；漏斗隐窝的长突细胞的突起可伸到毛细血管附近，其内含有多种形状不规则的小泡和颗粒。有人见到弓状-结节漏斗束的神经纤维的末梢贴附于长突细胞和胶质细胞，形成类似于化学性突触的连接。

室壁内的长突细胞可以成群存在。它们的胞体也位于室管膜中。细胞核形状不规则或长圆形。在电镜下，细胞质的电子密度比室管膜细胞者略深。细胞的腔面有许多细小的胞质突起，长度和粗细较一致，形似微绒毛。这些小的突起，有的可分支，有的见到分支的末端又并合，包裹了小滴脑脊液。长突细胞的腔面也有纤毛，但纤毛比室管膜细胞者少。长突细胞的胞体间常夹以无髓神经纤维，这些纤维可以是轴突，也可以是树突。有时成束的神经纤维被长突细胞完全包裹，但未见突触结构。

3. 其他细胞

（1）接触脑脊液的神经元：尽管室管膜将神经组织与脑脊液分隔开，但脑室和脊髓中央管管壁或腔面仍残留一些神经元，直接暴露在脑脊液内，现在人们称其为接触脑脊液的神经元系统，它们是中枢神经系统的一个正常组成部分。不过也有人持保留态度称它们为神经元样细胞。它们的细胞体或位于室管膜上皮细胞间，或贴于室管膜腔面，或位于室管膜下层，也可位于脑组织或脊髓组织深部，仅突起伸入腔内，它们可以单个存在，也可以成团、成排出现。整个脑室系统，包括中脑水管和脊髓中央管皆有此类神经元，但第三脑室下部，特别是室周器官更多，如漏斗隐窝和视隐窝等处，这些神经元多是双极的，但也有多极者。细胞表面形态不一，突起有粗的、扁的；有的表面光滑，也有呈串珠状的，可单根在室管膜上皮细胞表面延伸，或成束漂浮在脑脊液内，可与邻近同样的突起交织成网，也可穿行于室管膜上皮细胞之间，甚至伸入深部的神经组织。突起终末彼此间可以有突触，也可与室管膜上皮细胞做突触样接触，有的分布于脑血管壁上。细胞表面可以有无数的小泡和隆起，并被交叉的纤维网所覆盖。有的细胞可分泌或吸收生物活性物质。

鉴于多数神经元为双极神经元，树突进入脑室系统，且末端可有纤毛，受刺激后树突内的大颗粒囊泡向胞体方向运动，树突的纤毛与 Reisnner 纤维（见下文连合下器）相接触，直接、间接影响运动神经元的活动，以及下丘脑第三脑室壁内脏感受器的生理学研究，使人们相信它们有感受器的功能。切断缰核脚间束或破坏中缝核，上丘脑室管膜的神经纤维全部消失，该处室管膜细胞也随之由立方变为扁平，室管扩大约 60%，上皮细胞的微绒毛数量减少，细胞内的滑面内质网池消失，溶酶体增多。凡此种种，人们设想这些神经元可能有调节室管膜的分泌、维持室管膜细胞的形态和调节纤毛运动的功能。

此外,人们已经证明此种神经元分泌的生物活性物质是重要的。它们的品种繁多,数量丰富。如在终板血管器官和第三脑室表面的神经纤维处可以见到大量的促黄体激素释放激素和促甲状腺激素释放激素。有人证明下丘脑去神经支配后,促黄体激素释放激素在第三脑室脑脊液内的含量明显增高。分泌机制,一般认为是其树突感受刺激,通过其胞体的功能活动,产生分泌物质,最后由轴突释放出来。

过去的神经解剖学认为下丘脑的促激素释放激素,是释放入垂体门脉,运至垂体前叶而起作用的。现在人们发现下丘脑的神经内分泌细胞首先将神经激素释放入脑脊液,而后由室管膜上的长突细胞吸收,将其转运到垂体门脉的毛细血管内,从而为下丘脑控制垂体前叶功能开辟了第二条途径。

除此之外,这些神经元还可以通过与室管膜上皮细胞,包括长突细胞的突触样连接,影响其内分泌过程。

(2) 腺上皮细胞:细胞内含有较多的 PAS 阳性物质。这些细胞有时似乎可以把其释放入脑脊液。这些细胞也多见于第三脑室下部。

(二) 室管膜下层和间质层

有的著作记载室管膜下层由室管膜下神经胶质纤维组成,间质层由室管膜下神经胶质细胞组成。也有人记述室管膜下层由星形胶质细胞突起组成的网丛和其下的大星形胶质细胞组成。显然,这只是描述的不同。成年食肉类和灵长类动物室管膜的深方大部分有此结构。前已述及室管膜由胚胎时期的室管层衍生,此层在胚胎发生早期是细胞的活跃增殖区。后来细胞增殖渐由胚胎的室管膜深侧的这些结构担当,最后这些结构才变成成年动物的室管膜下层,或者说室管膜下层和间质层。不过,刚成熟不久时,某些脑室区,如大鼠侧脑室前角,特别是在尾状核与胼胝体交角处,该层有 3~5 层小细胞,还常见到细胞有丝分裂变成胶质细胞。有的实验说明成年低等动物大部分室管膜下的这些结构仍保留生发功能,在切除了的脑组织处尚有再生能力。推测有些细胞可分裂替补室管膜的细胞,也有人推测该层中的细胞可能是某些脑瘤的来源。

(三) 脑室壁的功能

目前对脑室壁,特别是室管膜的细胞的分类,意见尚不统一,故各书中对有关细胞的类型和命名颇不一致,造成了一些人为的混乱;对各种细胞的功能,见解也有分歧。一些功能尚是推测性的,对有些结构变化的意义也不清楚。已知脑室壁的功能,因为部位不同有所差别,时期不同也不尽一致。现仅就其一般功能概述如下。至于特殊部位,如室周器官,其中包括脉络组织和脉络丛见下文。

1. 支持和保护 目前还是一种猜测,因为哺乳类的室管膜是否具有类似于星形胶质细胞所承担的支持功能还不清楚。只是有人推想长突细胞的长突可能对脑室提供一定的支持,尤其是低等脊椎动物。因为灵长类室管膜下层细胞的突起有一定的配布方向,于是有人认为就是这种因素保持了脑室的形状,使脑室保持开敞。

2. 分泌 包括两个方面:①有人在电镜下看到一些神经末梢含有小泡或颗粒,似可释放入脑脊液。认为这是一种神经分泌。只是如何分泌,小泡和颗粒的性质如何,还缺乏直接的证据。②室管膜分泌,即真正的室管膜上皮细胞,也就是室管膜细胞的分泌。这方面的观察较多。某些特定部位的室管膜细胞肯定有分泌作用。如有人在扫描电镜下看到兔脑的穹隆下器,一些细胞的腔面覆盖着一层蚯蚓粪样的分泌物,而且确定它们是由室管膜细胞顶部内的小泡排出的。电镜下见到不少部位的室管膜细胞的腔面具有各种各样的泡状突起,特别是第三脑室下部,它们的功能大概是分泌。这些突起的形态与时间或季节有关,说明分泌与某些功能状态有关,如年龄和生殖周期等。

3. 转运 这显然与细胞的吸收、吞饮和分泌有关。已知脑脊液中的物质进入脑组织有两条途径:①细胞间通路:即通过室管膜细胞间隙进入脑组织;②细胞内通路:特别是长突细胞,吸收进入细胞内再转运至脑组织。有人将铁蛋白和 HRP 注入脑室,这些物质能穿过室管膜细胞间隙,进入神经毡周围的细胞间隙中。但标志物穿过不同部位的室管膜入脑的速度不同,通常进入灰质较快,进入白质较慢。此外,标志物也可被摄入细胞内的小泡和多泡小体中。已知脑脊液的一些正常成分也可以同样方式摄入,这在第三脑室的长突细胞特别典型。它既可以其腔面的微绒毛等结构吸收脑脊液中的物质,经由细胞体,最后以其长突的终足运抵血管旁;又可通过突触样的结构摄入结节垂体束纤维末梢释放的物质,经由透明小泡运抵细胞的腔面释入脑脊液。有人认为长突细胞自身还可合成具有调节作用的物质。总之,长突细胞在脑脊液和血液或神经毡间物质的运输上有特殊的作用。此外,还有人发现第三脑室长突细胞腔面微绒毛的有无和形态差异与生殖激素的水平有某种规律性的联系,只是这些结构变化的意义何在,目前还不知道。

4. 感受内部刺激 早年在光镜下见到室管膜和脑室腔面有神经末梢,人们就推测室管膜可能具有感觉功能。而今电镜虽进一步证实了它们的存在,但仍缺乏这些末梢感受何种信息的直接证据。已经知道某些低等脊椎动物,如蝾螈,有结构复杂的神经末梢,这些末梢呈小球状突入脑室,而且有纤毛样的突起,与内耳前庭上皮相似,故人们设想,这些突入脑室的游离于脑脊液之中的神经末梢可能感受脑脊液的某些特殊的或一般性的刺激。

5. 再生 室管膜下层,不少的地方还保持一定的生发能力,人们相信其细胞增殖可替补室管膜上皮。特别是侧脑室前角处,室管膜下层有再生能力。

第二节 脑 脊 液

脑脊液是由脑室脉络丛产生的透明水样液。脑脊液充满于脑与脊髓的生理腔隙中,脑脊液存在的腔隙可分为脑内与脑外两个系统,脑内系统包括4个脑室和脊髓中央管,脑外系统包括脑与脊髓蛛网膜下隙和血管间隙。脑脊液经脑内系统循环至脑外系统,最后回流入静脉窦与静脉。

一、脑脊液的成分

脑脊液为无色透明、清亮,呈弱碱性液体,比重约 1.004~1.007,渗透压大致与血浆平衡,蛋白含量少。脑脊液中的葡萄糖、Ca^{2+}、K^+、HCO_3^- 含量低于血浆,Na^+、Mg^{2+}、Cl^- 含量较血浆略高,还含有氨基酸、维生素、酶和微量重金属等。蛋白质含量极微,100ml 约含 15~45mg,远低于血浆,这是脑脊液与血浆最显著的不同。脑脊液中的蛋白质大部分为白蛋白(16.8~24mg/100ml),球蛋白很少(2.4~4.8mg/100ml),少于总量的 16%。某些情况下,如肿瘤引起脑脊液梗阻,球蛋白可以增高。脑脊液内的细胞成分很少,每毫升不超过 1~5 个,主要为单核细胞和淋巴细胞。此外还有神经胶质细胞、类组织细胞和与脑脊液接触的神经元、神经纤维等。脑脊液内有多种生物活性物质,目前已检出的有加压素、生长抑素、P 物质、脑啡肽、胆囊收缩素、血管紧张素等 10余种肽类物质。这些物质与脑的功能和内分泌活动有密切关系。如加压素,在生理状态下可能与动物记忆行为的节律性变化有关。近年来发现脑脊液中还有多种神经递质、神经激素或神经调质等物质。

脑脊液并非仅为血液的过滤液,而是来自脉络丛上皮的主动分泌(Davson 1987;Adbury 1993)。成人脑脊液总量平均约为 130~140ml。每个侧脑室约含 10~15ml,第三、四脑室共含 5~10ml。脑室内的脑脊液约占全部脑脊液的 25%。脑蛛网膜下隙内的脑脊液约 25~30ml,约占总量的 15%~20%。脊髓蛛网膜下隙内的脑脊液约 70~80ml,占 55%~ 60%(Condon 1986)。

二、脑脊液的产生

脑脊液主要产生于侧脑室、第三脑室和第四脑室的脉络丛。此外,还产生于脑室的室管膜以及脑的毛细血管。每分钟约产生 0.3~0.4ml,每昼夜产生约 600~700ml。

1. 脑室脉络丛 系各脑室的脉络组织突入室腔而成,为花边样结构。用显微镜观察,其表面铺满绒毛样突起。每一突起有输入和输出的血管,其间连接血管丛,突起含有大量结缔组织和神经纤维。用电子显微镜观察,突起的脑室面有大量微绒毛,由脑室膜细胞组成。能分泌脑脊液。

(1)侧脑室脉络丛:最发达,位于侧脑室中央部和下角内,并在三角部互相连接(图 12-7),由来自颈内动脉的脉络膜前动脉和来自大脑后动脉的脉络膜后外侧动脉供血。

(2)第三脑室脉络丛:位于第三脑室的上壁,呈三角形,尖端位于两侧室间孔之间。在大脑半球冠状切面上可见第三脑室脉络丛在室间孔处与侧脑室脉络丛相续续(图 12-20)。第三脑室脉络组织内脉络丛的血液由来自大脑后动脉的脉络膜后内侧、后外侧动脉供血,并经室间孔与侧脑室脉络丛相延续(图 12-21)。

(3)第四脑室脉络丛:位于第四脑室顶的下部与小脑之间的室管膜与软膜相贴,其间不含神经组织,形成第四脑室脉络组织。覆盖下蚓至小结后向下反折直接与室管膜相贴。第四脑室脉络丛似"T"形,可分为纵、横两部分,纵行部呈"V"字形,由脉络组织前缘至菱形窝下角附近,其后端的脉络组织上有正中孔;横行部位于脉络组织前缘,其两侧至外侧隐窝,并经外侧孔伸出至脑的表面,靠近小脑绒球的根部(图 12-4)。第四脑室脉络丛由小脑后下动脉供血,同时也从椎动脉和脊髓后动脉的分支获得血液。

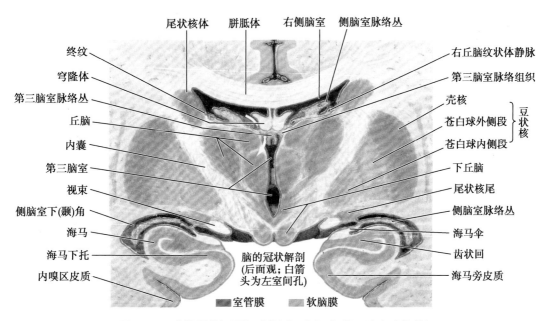

图 12-20 脑的额状切面(示侧脑室、室间孔、第三脑室脉络丛)

标注(左侧，自上而下)：尾状核体、胖胝体、右侧脑室、侧脑室脉络丛、终纹、穹隆体、第三脑室脉络丛、丘脑、内囊、第三脑室、视束、侧脑室下(颞)角、海马、海马下托、内嗅区皮质

标注(右侧，自上而下)：右丘脑纹状体静脉、第三脑室脉络组织、壳核、苍白球外侧段、苍白球内侧段(豆状核)、下丘脑、尾状核尾、侧脑室脉络丛、海马伞、齿状回、海马旁皮质

脑的冠状解剖(后面观；白箭头为左室间孔)

■ 室管膜　■ 软脑膜

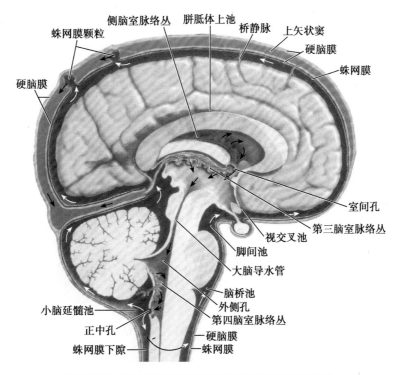

图 12-21 脑的矢状位(示侧脑室与第三脑室脉络丛)

标注(左侧)：蛛网膜颗粒、硬脑膜、小脑延髓池、正中孔、蛛网膜下隙

标注(中上)：侧脑室脉络丛、胖胝体上池、桥静脉、上矢状窦、硬脑膜、蛛网膜

标注(右)：室间孔、第三脑室脉络丛、视交叉池、脚间池、大脑导水管、脑桥池、外侧孔、第四脑室脉络丛、硬脑膜、蛛网膜

（4）脉络丛的微细结构（图 12-22）：脉络丛呈绒毛样结构，其基质含有软脑膜细胞，胶原纤维束和血管。透射电镜显示软脑膜细胞含有清亮的细胞质和圆形细胞核，细胞之间由桥粒和缝隙连接相连。基质中的毛细血管壁薄，多数为有孔型（Van Deurs 1979），内皮细胞之间有紧密连接。脉络丛上皮细胞具有转运功能，细胞顶面有微绒毛，基底面有指状突起和褶（Peters 1976），上皮细胞顶端之间有紧密连接可通过分子量较小的物质。来自室管膜的低立方

上皮覆盖脉络丛的表面，细胞表面有许多的微绒毛（Clementi 等 1972）。上皮细胞坐落在基膜上，被紧密连接牢固地连在一起。脉络丛基质内可见吞噬细胞，吞饮脑室内的微粒和蛋白（Lu 1993）。

2. 脑脊液的产生　脑脊液主要由各脑室的脉络丛透析与分泌产生。一般认为 70% ~ 85% 的脑脊液在各脑室产生，其余的 15% ~ 30% 来自脑的毛细血管床和室管膜等。脑脊液产生的机制如前所述，脉络丛主要由毛细血管网、软膜的结缔组织和室

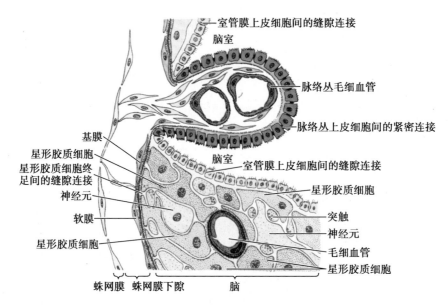

图 12-22　脑、脉络丛超微结构模式图

管膜上皮细胞 3 种成分组成。毛细血管的内皮细胞有窗孔,窗孔有厚约 6nm 的隔膜封闭,内皮细胞之间无紧密连接,因此存在间隙。脉络丛上皮细胞富含线粒体和吞饮小泡,细胞侧面基部有突起和内褶,近腔面处相邻细胞之间有紧密连接,细胞的腔面有微绒毛。这些结构特征决定了离子或分子是主动运输,水是被动运输。脑脊液先经血管内皮细胞的窗孔和细胞间隙进入结缔组织基质,而后经脉络丛上皮细胞的侧面和底面进入上皮细胞,再由胞质内的小泡将其送到细胞顶端的微绒毛。脉络丛上皮细胞分泌时,微绒毛内的吞饮小泡破裂将这些物质排入脑室,成为脑脊液。有人描述,微绒毛好比单向开放的"阀"或"瓣膜",当毛细血管内压增高时,可促使水和蛋白质分子进入脑脊液,而脑脊液压力增大时,液体不能逆流回毛细血管。相邻的脉络丛上皮细胞之间的紧密连接,隔断了上皮细胞之间的间隙,具有屏障功能。

脉络丛上皮细胞分泌脑脊液的速度大约每分钟 0.35～0.4ml。经 5～6 小时后就可更新 50% 的脑脊液(Bradbury 1993),每昼夜大概更新 4～5 次。在有些动物大约 3～4 小时就可全部更新 1 次。每昼夜产生的总量有人测量是 400～500ml,有人测量是 500～600ml。参与分泌机制的结构包括在上皮细胞内的碳酸酐酶 C。钠-钾泵是分泌脑脊液的主要动力(Saito 等 1984)。在脉络丛上皮微绒毛的脑室面还有钠-钾腺苷三磷酸酶(Bradbury 1993)。

除脉络丛外,室管膜细胞以及脑和脊髓的蛛网膜下隙本身也可产生脑脊液。室管膜内的细胞可向脑室内分泌生物活性物质。

3. 脑脊液循环　侧脑室脉络丛分泌的脑脊液首先进入侧脑室,两侧侧脑室的脑脊液再经室间孔到第三脑室,和第三脑室脉络丛分泌的脑脊液一起经中脑水管至第四脑室,再汇集第四脑室脉络丛分泌的脑脊液,除一小部分进入脊髓中央管外,大部分经第四脑室的正中孔和两个外侧孔从脑室入蛛网膜下隙的小脑延髓池(图 12-23)。此后,脑脊液迅速扩散到整个蛛网膜下隙。至此,脑脊液分两路流动,大部分留在颅内,小部分则流入椎管,达脊髓蛛网膜下隙和终池。留于颅内的脑脊液,向前上方流经桥池、脚间池和视交叉池,通过小脑幕切迹上升,经过大脑下面,直达大脑半球表面;向后上方经小脑和枕叶表面亦达半球表面。因此颅内的脑脊液都流向大脑表面的蛛网膜下隙。然后在每个大脑半球的上外侧面上升到达上矢状窦内的蛛网膜下隙,经蛛网膜颗粒进入血流。在脊髓,脑脊液几乎没有活性流动,但通过扩散和体位的改变维持整个蛛网膜下隙成分的稳定。小部分脑脊液也经脑、脊神经的神经周围淋巴隙回流入静脉(图 4-19)。椎管内的脑脊液主要经神经周围淋巴隙吸收(表 12-1)。蛛网膜下池内注射放射性放射性核素后显示,脑脊液到达基底池需 1～2 小时,到达外侧沟池需 3～5 小时,10～12 小时则扩散至整个大脑表面,到 24 小时标记的白蛋白向上矢状窦集中,并从基底池消失(Milhorat 1972)。

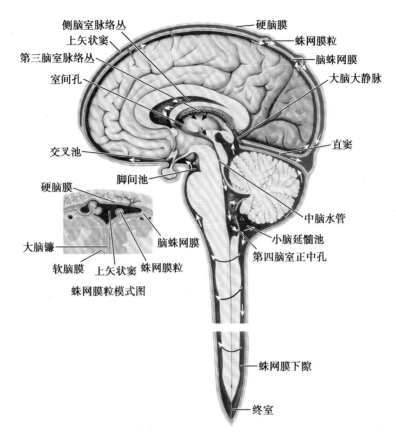

图 12-23　脑脊液循环模式图

表 12-1　脑脊液的循环径路

脑室系统内	蛛网膜下隙内	静脉系内
侧脑室		颈内静脉
↓		↓
室间孔		乙状窦
↓		↓
第三脑室		横窦
↓		↑
中脑水管		
↓	脑蛛网膜下隙 → 蛛网膜粒 →	上矢状窦
第四脑室 {正中孔 外侧孔} →	脊髓蛛网膜下隙 → 神经周围淋巴隙 →	根静脉
↓		↓
脊髓中央管		肋间静脉、腰静脉等

脑脊液一方面不断产生,另一方面又不断地被重吸收入血液,经常处于动态平衡之中。当这种动态平衡遭到破坏时,便可出现脑积水。脑积水就是脑室和蛛网膜下隙内脑脊液容量增加。这可因脑脊液分泌旺盛、循环受阻或吸收不良所致。

4. 脑脊液的吸收　脑脊液的吸收主要由上矢状窦和横窦壁上的蛛网膜颗粒和蛛网膜绒毛渗入硬脑膜窦。蛛网膜颗粒是一些小突起,常以丛状出现在上矢状窦、横窦和其他静脉窦附近。脑脊液通过蛛网膜下隙入蛛网膜颗粒和绒毛,然后通过渗透作用入硬脑膜静脉窦。蛛网膜颗粒上的绒毛具有"闸门"作用,当蛛网膜下隙内的脑脊液压力大于硬脑膜窦内的静脉压时,"闸门"开放,脑脊液流入静脉窦;当窦内的静脉压大于脑脊液压力时,此"闸门"关闭,静脉血不会逆流入脑脊液。电镜观察蛛网膜颗粒发现,蛛网膜下隙和上矢状窦之间确实有衬着内皮细胞的内皮小管形成一开放的交通支,这些结构具有瓣膜作用。但这个回流不能排除滤过作用。也有证据表明,此处有许多大小不等的孔,大分子物质可以通过。另外,颅底部的蛛网膜颗粒或绒毛也可将脑脊液渗入颅底部的硬脑膜窦,软脑膜和蛛网膜内的毛细血管以及脊神经根附近的神经鞘处的蛛网膜绒毛或颗粒也可吸收一部分脑脊液。通过对猫进行试验表明,脊髓脑脊液还可通过椎静脉丛、椎间静脉、肋间后静脉和腰升静脉回流到局部的静脉系统,即奇静脉和半奇静脉。

5. 脑脊液的流体静压　脑脊液的流体静力压就是通常所谓的脑脊液压或颅内压。这个压力是一项重要的生理学指标,它取决于脑脊液的生成和吸收量,生成和吸收处于动态平衡状态,故脑室和蛛网膜下隙内的压力通常是恒定的。但脑脊液的生成受到诸如分泌和吸收、脉搏、血压、体温、药物以及某些疾病的影响,脑脊液的回流和吸收也受许多因素影响。生成和吸收任何一方的改变均可影响脑脊液的静力压。如循环回路受阻,脑脊液压力升高。因此测量脑脊液的压力对某些疾病的诊断有一定的参考意义。

正常脑脊液的压力与检测部位和检测时的体位有关。不同作者的统计数字也不一样。一般成人,卧位,腰部的压力是 $100 \sim 150mmH_2O(0.98 \sim 1.47kPa)$,小脑延髓池为 $80 \sim 140mmH_2O(0.79 \sim 1.37kPa)$,侧脑室为 $70 \sim 120mmH_2O(0.69 \sim 1.18kPa)$。若改为端坐位,则腰部为 $250 \sim 300mmH_2O(2.45 \sim 2.94kPa)$,侧脑室为 $0 \sim 40mmH_2O(0 \sim 0.40kPa)$。

6. 脑脊液的功能

(1) 支持和保护:脑和脊髓的结构决定了它们几乎不能承受任何挤压。因此它们不仅被包被在坚固的骨性颅腔和脊椎管内,同时还处于蛛网膜下隙中脑脊液所形成的液体垫的包围之中。由于蛛网膜小梁的存在,这层液体垫的厚度又非常恒定,可以说整个中枢神经系统内外完全浸泡在液体环境当中。脑脊液的比重与脑和脊髓的比重又非常接近。完全可以平稳地漂浮在液体之中,得到最好的保护。有人测量,在空气中,重约 1500g 的脑,放在脑脊液中只有 50g。而且就是这 50g,由于大脑镰、小脑幕等的种种分隔和这层液体垫的传递,还平均分布在脑和脊髓的被膜上。外界通过颅骨和椎管局部施于脑和脊髓上的力,在未达到脑和脊髓之前已被缓冲和分散开来,免受损害,这种力学配布是非常科学的。

(2) 提供营养和转运代谢物:脑脊液与血浆成分相似,含有氨基酸、维生素、葡萄糖和电解质,可对脑和脊髓提供营养,同时运送代谢产物。脑脊液还可从神经细胞、神经胶质或毛细血管中转运神经化学物质入脑脊液;或从脑脊液转运神经化学物质至上述结构。近年来人们在脑脊液中发现了大量的神经递质、神经激素和神经调质,揭示脑脊液参与了中枢神经系统的信息交流。

(3) 脑-脑脊液神经体液通路:这是近年来提出的新观点。前已述及,近年来人们在脑脊液中发现了大量的神经递质、神经激素或神经调质,加上对接触脑脊液的神经纤维和神经元的深入研究,不少实验揭示脑脊液参与了和中枢神经系统的信息交流,于是在传统的中枢、周围神经系统线性神经通路之外又提出了由脑脊液中介的神经体液通路。这一通路的结构基础是接触脑脊液的神经元、室管膜及脑-脑脊液屏障的选择性,其往返调节的机制是突触释放和非突触释放。参与调节的物质有神经递质、内分泌激素和其他调制物。调节的范围不仅可以实施局部整合,如下丘脑和垂体之间;也可以实施远距离调整,如睡眠因子的作用。这一学说为神经体液调节增加了一个新内容,为形态学提出了一个新方面。不过这方面的研究还只是开始。

(4) 稳定中枢神经系统的理化环境维持颅内压:在生理条件下,脑脊液的产生、循环和吸收与颅内血容量保持平衡,使颅内压保持相当恒定。甚至在病理条件下也有相当大的代偿能力,如切除一部分脑组织,颅内空出来的容积可为增加了的脑脊液所填补,结果颅内压仍保持恒定。脑脊液的细胞和化学成分与脑的细胞外液很接近并相当稳定,因此脑脊液为脑和脊髓提供了一个相当稳定的理化环境。

三、脑脊液的检查与症状

1. 脑脊液的压力　脑脊液的压力可因腰椎穿刺时的体位不同而不同(图 12-24)。正常成人侧卧时腰穿压力为 60~180mmH$_2$O,最高不得超过 200mmH$_2$O,如超过 200mmH$_2$O 则为颅内压增高。正常人低于 60mmH$_2$O,同时脊髓蛛网膜下隙没有梗阻、穿刺针位置正确,则可以认为是颅内压降低。儿童侧卧位腰穿压力为 40~100mmH$_2$O。成人坐位腰穿时

脑脊液压力为 350~450mmH$_2$O(图 12-25)。正常人的呼吸可以产生脑脊液压力的波动,每次呼吸平均脑脊液压力波动为 10~20mmH$_2$O,胸式呼吸于吸气时脑脊液压力升高,呼气时压力降低,腹式呼吸时恰恰相反。胸部病变,如肺与纵隔肿瘤可使脑脊液压力升高,可达 300~450mmH$_2$O 以上。脑动脉搏动时也产生脑脊液压力的波动,正常为 2~5mmH$_2$O,脑脊液在测压管内有无波动对于诊断有重要意义。如果穿刺的位置正确,针孔无堵塞而脑脊液波动消失时,说明脊髓腔可能有梗阻。脑脊液蛋白量极高使脑脊液黏度加大可致搏动消失。当脑脊液压力极高而搏动消失时,说明有脑水肿的可能。

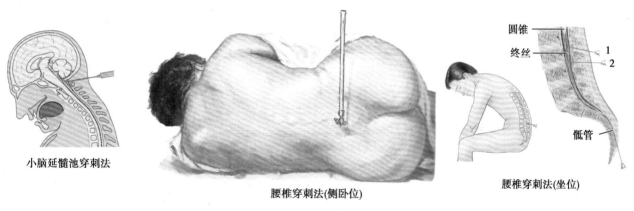

图 12-24　脑脊髓液穿刺的采取方法

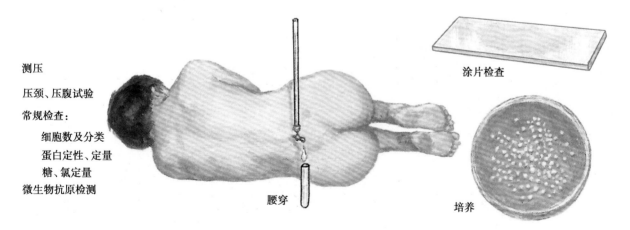

图 12-25　腰椎穿刺及脑脊液检查

由于脑脊液最终均回流入静脉,因而脑脊液的压力与静脉压有密切关系。凡能增高静脉压的因素均有可能使脑脊液压力增高,所以在测压时,如咳嗽、喷嚏、深呼吸、腹部用力等均可使胸、腹腔内的静脉压升高而使脑脊液压力上升,故在测量压力时务必使患者安静,全身肌肉放松,避免紧张,并伸开双

下肢,平静呼吸。临床上的压颈、压腹试验的原理也在于此。在病理条件下,如心力衰竭时的静脉压升高,也可增加脑脊液的压力。由于脑脊液的生成与血浆渗透压有一定的关系,所以人为地增高血浆渗透压,如静脉注射高张葡萄糖、高张盐水、20% 甘露醇、25% 山梨醇等,也可暂时降低颅内压。

（1）初压：是指穿刺成功后未放出脑脊液时测压管内所指示的压力，初压对于判断脑脊液的压力真实情况至为重要。

（2）终压：是指放出脑脊液之后的压力，与初压比较，如终压下降得很低，常提示脊髓腔有阻塞性病变，如放脑脊液后初压与终压之间的变化不大，则可能为脑积水或颅内压增高，在正常情况下，每放出1ml脑脊液，压力下降约5~10mmH$_2$O。

（3）压力试验：检查脑脊髓液的压力，即液体动力学对神经系统疾病的诊断极为重要。它不仅包括检测初压与终压，还包括压腹试验（Stookey试验）及压颈试验（Queckenstedl试验）。

1）压腹试验：是压颈试验的辅助检查，但必须施行于压颈试验之前，以便证实穿刺针是否确在椎管蛛网膜下隙内（图12-26、图12-27），如果穿刺针未插入蛛网膜下隙内，针头斜面之一半在内一半在外，则压腹时液压没有反应或反应极微，这样便不能明确椎管有部分或完全阻塞。检查时检查者以手掌用力压迫患者的腹部10~20秒，此时可使腹腔静脉压增高，从而使下部椎管内静脉压及脑脊液压力增高。在正常情况下，其增高的程度不如压颈试验时高。当松开手后20秒以内恢复至初压水平，压腹试验的目的在于确定穿刺位置是否正确，针孔有无梗阻，只有在穿刺位置正确、针孔通畅的前提下，做压颈试验才有价值。

压腹试验脑脊液压力不升或上升缓慢的原因包括：①穿刺针头不在蛛网膜下隙内；②穿刺针头的斜面正堵在神经根上；③穿刺局部蛛网膜下隙有粘连；④穿刺局部椎管内有肿瘤。

2）压颈试验：在正常情况下，由于蛛网膜下隙各部互相交通，故测定一部的压力，也就同时反映其他部分的压力，但当蛛网膜下隙有阻塞时，该阻塞部位上下的压力即有显著的差异。压颈试验的原理是颈静脉受压后，颅内静脉回流受阻，引起颅压增高，脑脊液的压力于椎管阻塞部位的上方上升，而于阻塞部位的下方不上升。压颈试验的目的在于检查椎管内有无阻塞或颅内横窦、乙状窦是否闭塞。试验方法包括指压法和血压计法两种。指压法是用手指在胸锁乳突肌的内缘平齐喉结节部压迫一侧颈静脉（防止压迫颈动脉和喉部）10秒钟，脑脊液压力可立即上升至200~300mmH$_2$O以上，去掉压力后，脑脊液压力就迅速恢复到原来水平（图12-28）。若椎管完全梗阻，压颈时水柱不上升（图12-29），如椎管不全梗阻，水柱上升少而缓慢，除去压力后脑脊液也不能及时恢复到原来的水平（图12-30）。假如一侧横窦、乙状窦闭塞，则同侧压颈时水柱不上升。血压

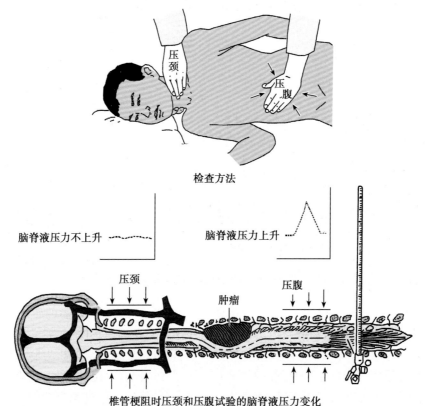

检查方法

脑脊液压力不上升   脑脊液压力上升

压颈   肿瘤   压腹

椎管梗阻时压颈和压腹试验的脑脊液压力变化

图12-26 压颈试验和压腹试验

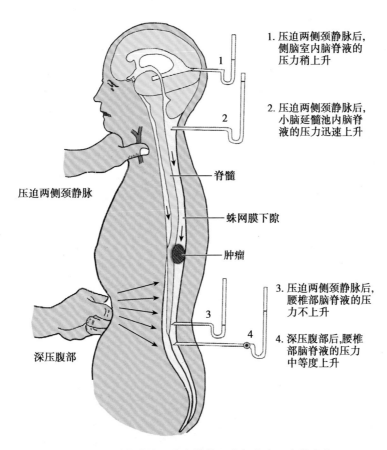

1. 压迫两侧颈静脉后，侧脑室内脑脊液的压力稍上升

2. 压迫两侧颈静脉后，小脑延髓池内脑脊液的压力迅速上升

压迫两侧颈静脉

脊髓

蛛网膜下隙

肿瘤

深压腹部

3. 压迫两侧颈静脉后，腰椎部脑脊液的压力不上升

4. 深压腹部后，腰椎部脑脊液的压力中等度上升

图 12-27　脑脊液的压力在椎管阻塞部位上下方的变化

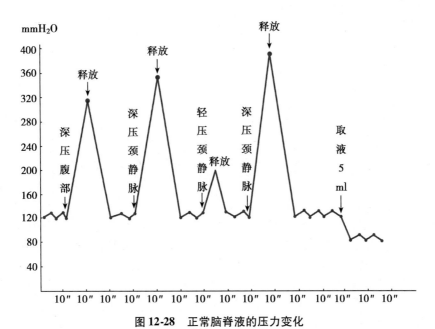

图 12-28　正常脑脊液的压力变化

深压腹部、深压颈静脉、以及轻压颈静脉后，压力立即上升，释放后，压力又立即下降。
并回复至原来平面，注意脑脊液压力随脉搏、呼吸运动时的细微波动

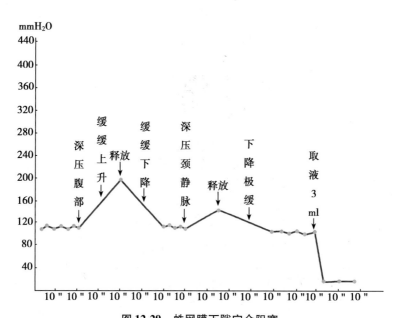

图 12-29　蛛网膜下隙完全阻塞
注意深压腹部比深压颈静脉后的压力上升较高

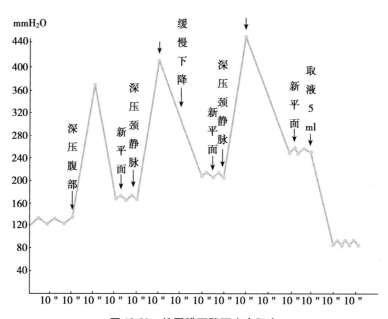

图 12-30　蛛网膜下隙不完全阻塞
注意每次加压试验完毕后,压力不回到原来平面。深压颈静脉后立即
上升但下降缓慢

计压法是应用血压计的绷带,围绕患者的颈部,分别打气至 20mmHg、40mmHg、60mmHg,以代替检查者手指的各种程度的压迫,结果更较正确。操作时首先迅速加压至 20mmHg,每 10 秒钟记录一次脑脊液压力,至压力的最高点不再上升为止,或持续 30 秒钟,然后迅速去除压力,仍每隔 10 秒钟记录一次脑脊液压力,直至降到原来压力或不再降压时为止。以后再分别加压至 40mmHg 和 60mmHg,按上法检查记录,将结果画成曲线。

（4）压力试验判定指征:临床上常常根据下列

指征来判断脊髓蛛网膜下隙及颅内横窦、乙状窦有无梗阻、闭塞及梗阻、闭塞的程度。

1）一侧横窦、乙状窦血栓形成时,手压一侧（病侧）颈静脉脑脊液压力不上升,而压另一侧（健侧）颈静脉时,则脑脊液压力上升且上升较快,压腹试验亦上升,证明该侧横窦、乙状窦有血栓形成,往往是中耳炎的合并症。

2）脊髓蛛网膜下隙不完全梗阻:①压颈试验可见脑脊液压力上升缓慢,常在压迫之后数秒才开始上升,上升达高点所需的时间较长。压颈解除之后,压力下降亦缓慢,而且多不能恢复至初压水平。②在去除颈静脉的压迫之后,脑脊液压力仍继续上升,在放出一些脑脊液后,压力下降得很快。③初压正常,而当放出 5ml 脑脊液后,压力下降>50mmH₂O。④Ayala 指数<5。⑤压腹试验上升快,回降快。⑥脑脊液搏动减弱。

3)蛛网膜下隙完全梗阻:①压颈试验脑脊液压力不上升,压腹试验上升快,回降亦快;②放出少量脑脊液后脑脊液压力急剧下降,甚至到零;③脑脊液搏动消失;④脑脊液初压略低。

4)交通性脑积水或颅内压增高:①在放出一些脑脊液后,压力下降很少,但很快又恢复到初压水平;②Ayala 指数>7,还可见于脑萎缩。

5)Ayala 指数的计算:

$$Ayala\ 指数 = \frac{终压 \times 放脑脊液量(ml)}{初压}$$

Ayala 指数的正常值为 5~7,指数<5 提示可能有梗阻,指数>7 说明可能有脑积水或脑萎缩。

(5)脑脊液压力异常的原因:①颅内压增高:侧卧位脑脊液压力超过 200mmH₂O 为颅内压增高,常见的原因有:颅内占位性病变、颅内炎症、脑血管疾病、颅脑外伤、癫痫持续状态等;②颅内压降低:侧卧位脑脊液压力低于 60mmH₂O 者称颅内压降低,常见的原因有:穿刺的位置不当或穿刺针有阻塞、严重脱水、休克状态、脊髓压迫症、穿刺前使用脱水剂等。

2.脑脊液的外观 正常脑脊液为无色透明水样液,除穿刺外伤所致的血性脑脊液外,脑脊液出现任何颜色或透明度异常均应视为病理性改变。只有正常新生儿脑脊液可以是黄色的。

(1)黄色或淡黄色:脑脊液呈黄色称为黄变症,原因:①出血后红细胞的破坏,多在出血后 5~6 小时产生黄变。②血红蛋白或来自血液中的其他黄色物质,如胡萝卜素、脂色素等在血脑屏障受到破坏时弥散入脑脊液中。在脊髓压迫症时,脑脊液蛋白质高达 150mg/dl 以上,产生淤滞性黄变症,与出血性黄变症不同在于蛋白质量极高。脑脊液黄变症见于脑出血或蛛网膜下隙出血,于出血后 5~6 小时可呈黄色。

(2)褐色或黑色:见于中枢神经系统黑色素肉瘤,特别是侵犯脑膜时易出现。

(3)红色:常由于穿刺外伤或脑出血、蛛网膜下隙出血、颅脑外伤、出血性疾病引起,少量出血为淡红色,如红细胞每立方毫米在 300 个以下时,肉眼观察呈无色透明。穿刺外伤性出血与病理性出血的鉴别见表 12-2(图 12-31)。

(4)混浊:①白色混浊为脑脊液中含有大量的白细胞所致。如呈乳白色则白细胞含量多在 500 个/mm³ 以上,如果蛋白含量很高或有大量细菌存在也可呈乳白色或轻度混浊。②绿色混浊常提示为急性肺炎双球菌脑膜炎。③蛛网状薄膜多在放置数小时后出现,是由于纤维蛋白素渗出所致,也由于蛋白量增高,多见于结核性脑膜炎、梗阻综合征及格林-巴利(Guillain-Barre)综合征。

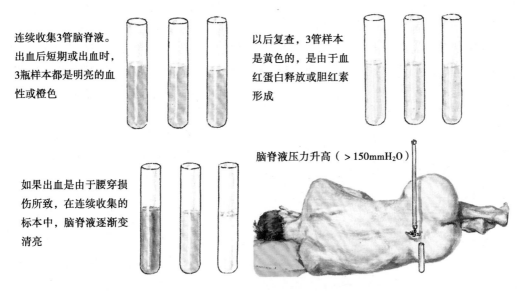

连续收集3管脑脊液。出血后短期或出血时,3瓶样本都是明亮的血性或橙色

以后复查,3管样本是黄色的,是由于血红蛋白释放或胆红素形成

如果出血是由于腰穿损伤所致,在连续收集的标本中,脑脊液逐渐变清亮

脑脊液压力升高(>150mmH₂O)

图 12-31 蛛网膜下隙出血与腰穿损伤出血的鉴别

表 12-2　穿刺外伤性出血与病理性出血的鉴别

	穿刺外伤性出血	病理性出血
色调	初为血性,以后逐渐变浅,最后为无色透明	始终为均匀血性
红细胞	镜下红细胞完整	细胞呈锯齿状并有破坏*
沉淀后	上清无色透明	上清为黄色
凝固	可有	不凝

注:*,过去都认为红细胞出现锯齿状收缩或皱缩是陈旧性出血,但近年来的研究证明并非绝对如此,将穿刺外伤引起的出血立刻进行镜检,可以发现有 50% 的红细胞发生皱缩,这是因为脑脊液的渗透压比血浆稍高,故当血液进入脑脊液后,红细胞会立即出现皱缩现象

(5) 自发性凝固:当脑脊液蛋白质含量极高,超过 1000mg/dl 时,可以发生自发性凝固,常伴有黄变症,称为脊液早凝(Froin)综合征。

3. 脑脊液的细胞数　正常脑脊液的白细胞数为每立方毫米含 0~5 个,主要为单核细胞,如果白细胞每立方毫米含有 8~12 个时则为可疑异常。正常脑脊液中绝不应该有红细胞。

白细胞明显增加,尤其是以多形核细胞增加为主时,见于急性细菌性脑膜炎。轻度或中等度增加而以单核细胞为主时,见于梅毒或脑炎。当大量淋巴细胞或单核细胞为主者多为亚急性或慢性疾病。以多核细胞为主者多为急性疾病。脑寄生虫感染,尤其是脑囊虫症可发现较多的嗜酸性粒细胞。转移瘤在脑脊液中可找到瘤细胞。

有时因穿刺外伤使脑脊液含大量红细胞,此时须鉴别白细胞的增加是混血引起或是病理性出血。由于正常血液中白细胞与红细胞的比例为 1:700,故将脑脊液中红细胞数除以 700 即等于混入血液的白细胞数,用脑脊液中的白细胞数减去此数即为混血前的白细胞数。计算公式如下:

混血前的脑脊液白细胞数 = 脑脊液白细胞数 - 脑脊液红细胞数÷700

4. 脑脊液的蛋白质　不同部位的脑脊液蛋白质含量不相同,正常成人脑室液中蛋白含量约为 6~15mg/dl;小脑延髓池为 15~25mg/dl;腰池为 15~45mg/dl。正常 80% 为白蛋白,20% 为球蛋白。

$$蛋白商(PQ) = \frac{球蛋白}{白蛋白}$$

蛋白商正常值为 0.15~0.45。脑脊液蛋白异常

可见于以下情况:

(1) 蛋白总量正常,但球蛋白和白蛋白的比例不正常(比值增高或降低),见于多发性硬化症。

(2) 蛋白总量增高:①球蛋白与白蛋白均相应增高(蛋白商正常)见于急性细菌性脑膜炎;②球蛋白明显增高(蛋白商增高)见于麻痹性痴呆;③白蛋白增高(蛋白商降低)见于椎管完全梗阻。

(3) 蛋白总量减低:球蛋白与白蛋白相应的减少(蛋白商正常),见于儿童急性感染的早期,交通性脑积水的脑室内蛋白含量低下。

成人脑脊液蛋白含量高于 45mg/dl、低于 15mg/dl、球蛋白含量在 10mg/dl 以上或蛋白商大于 0.45 或小于 0.15 时均属于病理性。当脑脊液蛋白总量增高或者蛋白商显著异常时,则多证明脑脊髓和脑脊髓膜的器质性病变。蛋白商增高多见于脑或脑膜炎症,也常见于多发性硬化症、硬膜下血肿,蛋白商减低见于椎管阻塞。脑脊液蛋白质正常但有明显的细胞增加,称细胞蛋白分离,见于脑、脊髓、神经根、膜炎症的早期;相反蛋白质含量增高而细胞数正常,称为蛋白细胞分离,见于阻塞综合征、格林-巴利(Guillain-Barre)综合征、颅内肿瘤、脑动脉硬化及急性脊髓前角灰质炎的后期,这种分离现象有时对诊断和鉴别诊断颇为重要。当脑脊液混有红细胞时,如需鉴别原来有无蛋白量的增高,可根据 700 个红细胞含 1mg/dl 蛋白来推算。

5. 脑脊液的糖含量　正常成人脑脊液糖含量为空腹血糖的 60%~70%,相当于 45~70mg/dl,脑室脑脊液糖含量为 50~80mg/dl。10 岁以下儿童为 70~90mg/dl。脑脊液糖含量 >80mg/dl 或 <40mg/dl 时,均为病理性。影响脑脊液糖含量的因素有:①血糖的高低:脑脊液的糖含量随血糖的高低而升降,但升降的既轻微,又缓慢;②血脑屏障的通透性:当脑屏障破坏通透性增高时,脑脊液的糖含量也升高;③脑脊液糖的酵解程度:微生物对糖的消耗及瘤细胞的酵解作用均可使脑脊液的含糖量降低,见于急性细菌性脑膜炎、结核性脑膜炎、真菌性脑膜炎,恶性肿瘤,神经梅毒等。

6. 脑脊液的氯化物　正常成人脑脊液氯化物含量为 720~750mg/dl,结核性脑膜炎、神经系统梅素、舞蹈病、小脑脓肿及感染性疾病时均可降低。脑炎、脊髓炎、脑瘤及尿毒症时增高。

第十三章　脑和脊髓的血管

第一节　概　述

　　脑部的血液循环与周身其他器官一样,有动脉系统和静脉系统,然而脑组织远较身体其他器官组织需氧量多,代谢率也高。脑需要通过充分的血液供应获得氧和营养物质,特别是葡萄糖,以维持其正常的代谢活动。即便是时间比较短暂的动脉血液供应减少或阻断,也可能产生脑组织严重的甚至是不可逆的功能障碍。

　　人类是最高级的动物,中枢神经系统,尤其是脑,是人体内新陈代谢最旺盛的器官,人脑的血液供应非常丰富,脑部占据全身极大比例的血液流量,以维持其复杂的大脑功能活动。正常成人的脑平均重量约为1400g,只占全身体重的2%左右,但却需全身供血量的20%,可见脑的血液供应是相当丰富的。

　　脑组织的氧耗量是人体最高的,每分钟每100g脑组织的氧消耗量($CMRO_2$)为3.2~3.5ml,也就是整个脑组织每分钟氧消耗量为49ml或24小时为71L,故脑组织的能源以氧化分解为主。

　　脑组织所消耗的能源主要是糖,这是脑组织供能的特征。脑组织所消耗的能量几乎全靠糖的有氧分解,糖是脑能量的主要来源。脑组织氧化所用的糖,绝大部分是葡萄糖,脑组织中虽然也有糖原,但含量甚微,全脑的总含量不超过2g,因此糖原在脑的能量供给方面并不占有重要地位,主要依靠源源不断流入脑内的动脉血中的葡萄糖来供能。

　　综上所述,成年人脑每分钟约需50~60ml氧,75~100mg葡萄糖,才能维持其正常功能活动,为了维持这种不间断的需要,每分钟约有750~1000ml含氧、含葡萄糖的血流经脑,才能提供维持正常功能活动所需能量。以24小时计,流经脑的血约为1727L,氧化分解的葡萄糖约144g,消耗的氧约为71L。

　　由此可见,脑代谢的重要特点是耗氧量大、需糖量多,糖代谢是脑能量的主要来源。然而脑组织几乎无氧和葡萄糖的储备,脑组织供能主要依靠外源性葡萄糖,需通过血液循环源源不断地把葡萄糖运送到脑,才能维持脑的正常功能,所以当脑血液循环发生障碍,造成氧和葡萄糖缺乏时,脑便会发生一系列严重的功能紊乱及脑组织的破坏。通常,脑血液供应停止6~8秒后脑灰质组织内即无任何氧分子,并迅即在10~20秒之间出现脑电图异常和意识障碍。动脉血流中断10~30秒钟,神经细胞就会受到损害,但尚可恢复。血液供应停止3~4分钟后脑组织内游离葡萄糖均消耗殆尽。若血流中断3~5分钟,神经细胞往往会受到严重损害,较难恢复正常。血液供应停止5分钟后脑神经元开始完全依靠蛋白质分解来维持能量代谢,但仍可能存活达30分钟。若血流中断30分之久,即神经细胞就会发生严重破坏,功能丧失,如果血流受阻并非完全中断,神经细胞的功能可逐渐丧失,并且可存活达6~8小时,偶可长达48小时。但这些数字在不同作者的资料中出入甚大,还应当进行进一步的研究。

　　从左心室射出的血液,依次经升主动脉、主动脉弓、无名动脉、右颈总动脉及锁骨下动脉,分别经右颈内动脉及右椎动脉进入颅内,供应右侧脑的前部与后部;自主动脉弓经左颈总动脉与左锁骨下动脉,分别由左颈内动脉及左椎动脉流入颅内,供应左侧脑的前部与后部(图13-1、图13-2)。每侧颈内动脉每分钟流入约有300~400ml的血液供应同侧眼眶及脑的前部,其中大部分流入大脑中动脉。每一侧椎动脉每分钟流入约100ml的血液供应同侧内耳及脑的后部。双侧颈内动脉比双侧椎动脉血流量高3～4倍,整个脑动脉血约有70%～80%来自颈内动脉,20%～30%来自椎动脉。脑实质内的血流量约为45～65ml/(100g·min),正常青年人大脑灰质血流量为80ml/(100g·min),白质为21ml/(100g·min),大脑的灰质是白质的3～5倍,小脑为33ml/(100g·min)。

临床上将脑动脉分为颈内动脉系统及椎-基底动脉系统两个系统。颈内动脉系统是指颈内动脉主干及其分支而言;椎-基底动脉系统是指椎动脉主干、基底动脉主干和它们的分支而言。两者的供血范围可以小脑幕为界,脑的幕上部分由颈内动脉系统供血,脑的幕下部分由椎-基底动脉系统供血。两个系统也可以顶枕裂至枕前切迹的假想连线为界,在此界线的前部占有脑的前3/5,包括大脑的前部

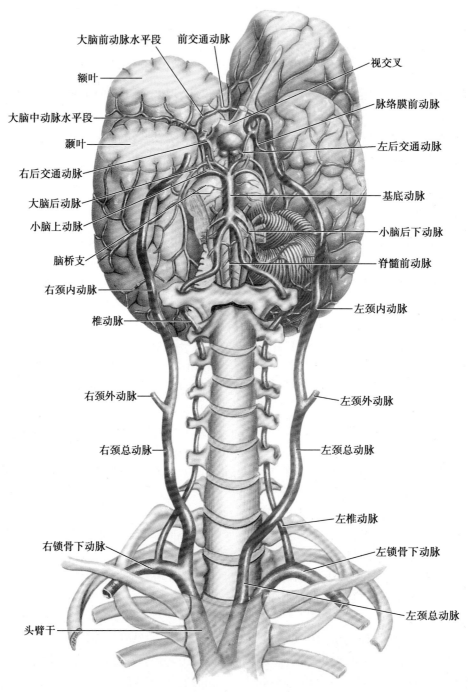

图 13-1　颈总动脉、椎动脉和颅内血管及其与脑关系的模式图(额面观)

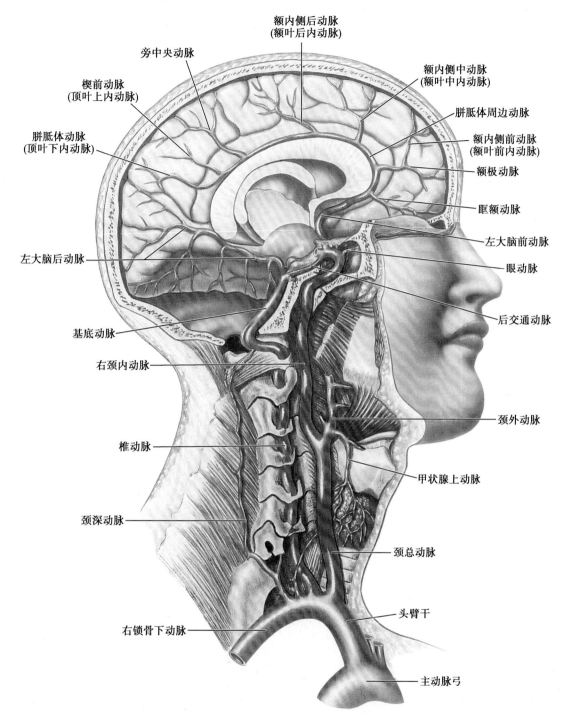

额内侧后动脉
(额叶后内动脉)

旁中央动脉

额内侧中动脉
(额叶中内动脉)

楔前动脉
(顶叶上内动脉)

胼胝体周边动脉

额内侧前动脉
(额叶前内动脉)

胼胝体动脉
(顶叶下内动脉)

额极动脉

眶额动脉

左大脑后动脉

左大脑前动脉

眼动脉

基底动脉

右颈内动脉

后交通动脉

椎动脉

颈外动脉

颈深动脉

甲状腺上动脉

颈总动脉

头臂干

右锁骨下动脉

主动脉弓

**图 13-2　颈总动脉、椎动脉和颅内血管及其在
大脑和颈部关系的模式图(侧面观)**

和部分间脑,由颈内动脉系统供应;在此界线的后部,占据脑的后 2/5,包括大脑的后部、部分间脑、脑干和小脑,由椎-基底动脉系统供应。

　　颈内动脉分别由两侧颈动脉管入颅,两侧椎动脉经枕骨大孔入颅后至脑桥下缘合并成一条基底动脉(图 13-3)。颈内动脉和椎-基底动脉于脑底部借基底动脉环互相连接,并由此发出分支自脑的腹侧

面绕行到脑的背侧面,沿途发出分支,分布至相应部位的脑组织供给血液。位于脑表面的分支分为皮质支和中央支(图 13-4),彼此之间几乎各不衔接,自成体系。皮质支进入软脑膜后多先吻合成网,然后再从吻合网上发出细小的分支,以垂直方向进入脑皮质或延伸至脑髓质。由于各皮质支之间有广泛的吻合,侧支循环较易建立,故动脉闭塞后脑梗死

655

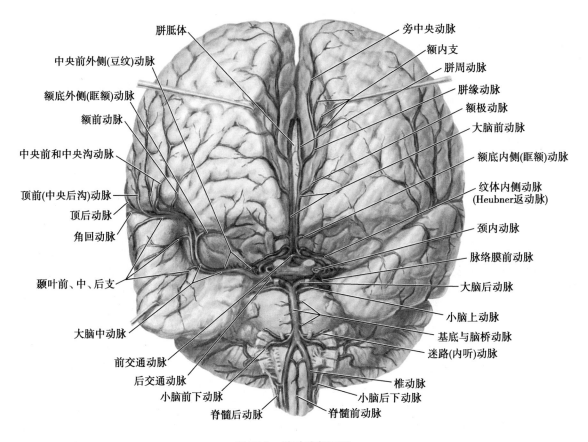

图 13-3 脑动脉额面观

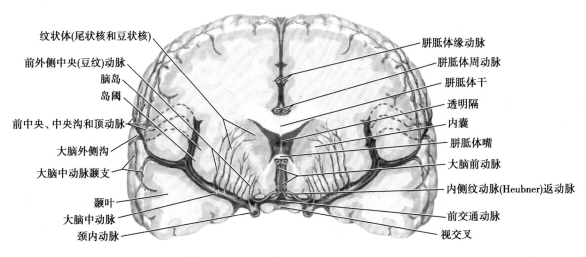

图 13-4 大脑动脉的皮质支和中央支

的范围比其供血区的范围小。中央支(图 13-5)自脑底动脉环(Willis 环)和大脑前、中、后动脉邻近脑底动脉环的动脉主干上发出,与主干几乎呈垂直穿入脑实质,供应间脑、纹状体和内囊,故亦称穿动脉或纹状体动脉。相邻的中央支彼此之间虽也存在着吻合,但中央支闭塞后通常可见其供应区发生

脑梗死。

脑动脉在结构上与颅外动脉略有不同,其主要表现在颅内较大血管的内弹性层发育良好;中层的弹力纤维稀少;外弹力纤维发育不良,甚或完全缺失。血管外膜有稀疏的结缔组织,可缓和冲击力量,并有减少出血的作用。

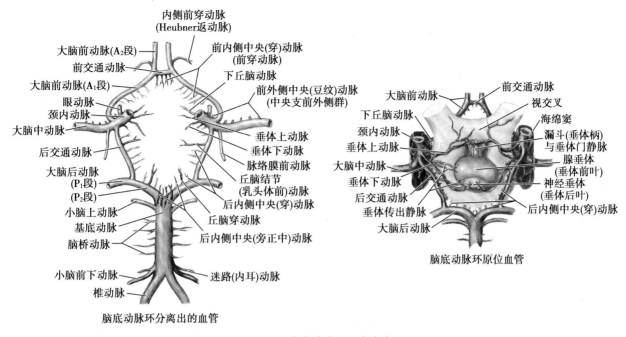

图 13-5　脑底动脉环及中央支

第二节　颈内动脉系统

一、颈内动脉

（一）解剖

颈内动脉约在第 4 颈椎水平,约相当于甲状软骨上缘处(图 13-6),由颈总动脉发出。但也可高至 C_1 或低达 T_2 椎体水平,这种变异往往是双侧的。颈总动脉左右各一,两者的起点和长度均有不同,左侧颈总动脉起自主动脉弓的顶端,右侧颈总动脉起自无名动脉,左侧颈总动脉因起点低,并上升至胸锁关节水平,故较右侧长。从胸锁关节以上,左右两侧长度基本相同。颈总动脉的起源有许多变异(图 13-7)。右侧颈总动脉的变异多见,左侧颈总动脉也可以起源于头臂干或左锁骨下动脉。有少数左右颈总动脉起源于一条总干上。或者颈内、外动脉分别直接发自头臂干和主动脉弓之上。颈总动脉也可能先天发育不全。对此,在行全脑选择性血管造影时,可做到心中有数,便于选择插管顺利完成。在颈总动脉的末端及颈内动脉的起始部略扩张,为颈动脉窦,可影响全身血压的调节,在此处插管时应避免刺激,以免诱发心动过缓和血压下降等并发症。

颈内动脉的管径约 5mm,左右管径相差不明显,一般等大的占多数,不等大的以左侧比右侧粗者为多。颈内动脉比较恒定,很少发生缺如,若有缺如,一般也只发生于一侧。颈内动脉供应大脑半球的大部分脑叶、眼球、眶内附属器官和前额皮肤。其从颈内动脉分出后,向上在颅底经颈动脉孔入颅穿过海绵窦,止于前床突上方大脑前、中动脉分叉处。儿童的颈总动脉分叉一般较高,约 60% 位于第 2、3 颈椎水平。颈动脉的走行可分为，4 段,即颈段、颈动脉管段、海绵窦段和床突上段(图 13-8)。

1. 颈内动脉颈段(颅外段)　位于颈部、是颈内动脉各段中最长的一段,从颈总动脉分为颈内、外动脉处起,至颅底止。此段全程无任何分支,而颈外动脉在颈部则有许多分支,手术时可借此特点与颈外动脉相鉴别。颈内动脉的前面有舌下神经、面总静脉和枕动脉通过,后面与颈上神经节、舌咽神经和迷走神经相邻,其前内侧为颈外动脉,前外侧为颈内静脉。颈内、外动脉相邻很近,几乎并排上行,至二腹肌后缘深面以后颈外动脉进入腮腺,颈内动脉经腮腺及茎突深面而达到颅底,续为颈动脉管段。由于颈内、外动脉的上述位置关系,当颈内动脉颈段闭塞时,在颈部用触诊方法触摸颈内动脉有无搏动是不太科学的。因为颈内动脉位置偏深,触诊困难,闭塞时,虽其本身无搏动,但与其相邻的颈外动脉仍有搏动,通过传导同样可以传至颈内动脉。故在一侧颈

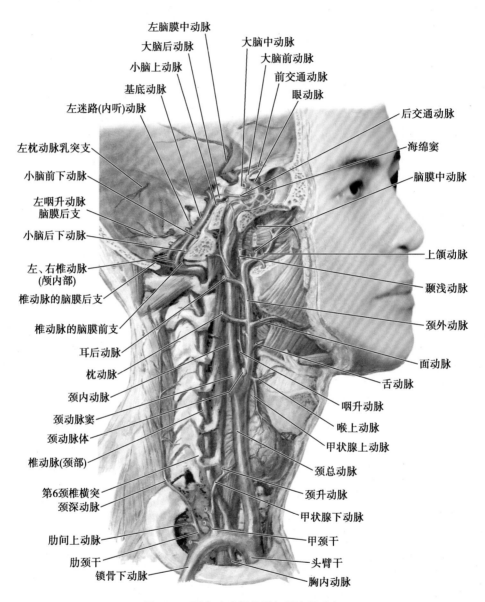

左脑膜中动脉
大脑后动脉
小脑上动脉
基底动脉
左迷路(内听)动脉
左枕动脉乳突支
小脑前下动脉
左咽升动脉
脑膜后支
小脑后下动脉
左、右椎动脉
(颅内部)
椎动脉的脑膜后支
椎动脉的脑膜前支
耳后动脉
枕动脉
颈内动脉
颈动脉窦
颈动脉体
椎动脉(颈部)
第6颈椎横突
颈深动脉
肋间上动脉
肋颈干
锁骨下动脉

大脑中动脉
大脑前动脉
前交通动脉
眼动脉
后交通动脉
海绵窦
脑膜中动脉
上颌动脉
颞浅动脉
颈外动脉
面动脉
舌动脉
咽升动脉
喉上动脉
甲状腺上动脉
颈总动脉
颈升动脉
甲状腺下动脉
甲颈干
头臂干
胸内动脉

图 13-6　颈内动脉颅外段与颅内段走行

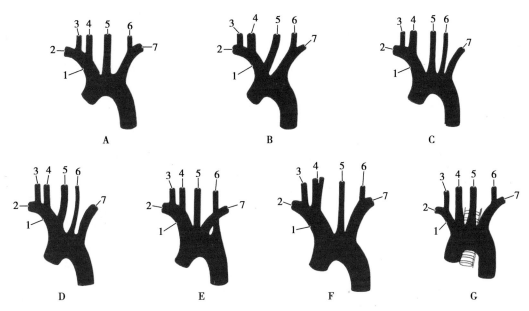

图 13-7　颈总动脉起源的正常变异

A 型：83.3%±1.64%；B 型：10.9%±1.37%；C 型：4.3%±0.89%；D 型：0.6%±0.34%；
E 型：0.6%±0.34%；F 型：0.2%±0.20%；G 型：0.2%±0.20%

1. 头臂干；2. 右锁骨下动脉；3. 右椎动脉；4. 右颈总动脉；5. 左颈总动脉；
6. 左椎动脉；7. 左锁骨下动脉

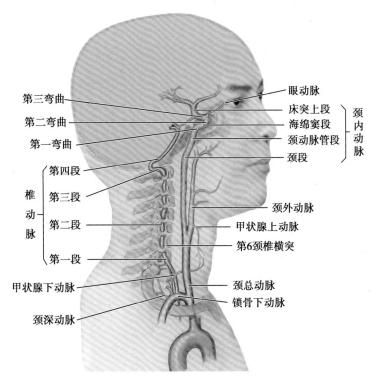

图 13-8　颈内动脉与椎动脉各段的径路

内动脉闭塞时,触诊颈部左右两侧颈内动脉往往没有什么不同。为了改进对颈动脉搏动的检查,嘱患者仰卧,用口呼吸,在表面麻醉下,检查者戴手套,在扁桃体床处进行两侧颈内动脉触诊。此外,压迫病变对侧颈总动脉 15 分钟或 20 分钟后,在颈动脉血栓形成患者可以出现昏厥或抽搐,但应避免压迫颈动脉窦。

2. 颈内动脉颈动脉管段(岩骨段) 此段从颞骨岩部的颈动脉管外口起至穿过硬脑膜进入海绵窦之前止。由于此段血管大部分位于颞骨岩部的颈动脉管内,故名岩骨段。此段在颅底入颈动脉外口后,在颞骨岩部的颈动脉管内走行,在管内先向上,进而弯向前内,最后穿出颈动脉管内口至破裂孔上部,越封闭破裂孔的软骨上方进入颅内,续为海绵窦段。颈动脉管段相当于颈内动脉 X 线造影的第 5 段(图 13-9、图 13-10)。此段为硬脑膜所包被,其周围尚有许多细小静脉和交感神经丛围绕。

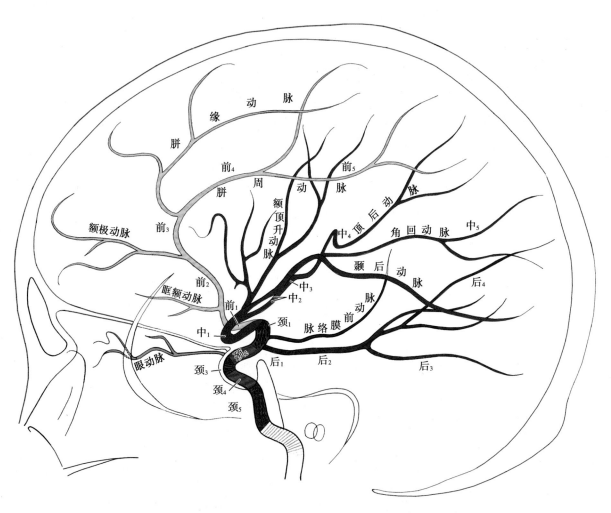

图 13-9 颈内动脉 X 线造影图(侧位片)

3. 颈动脉海绵窦段(虹吸部下半) 是颈内动脉岩骨段的直接延续,由于此段动脉行于海绵窦内故称海绵窦段。它相当于 X 线片上的颈内动脉第 4、3 段(图 13-9、图 13-10)。海绵窦段在后床突外侧起始,先沿蝶骨体两侧的颈动脉沟由后向前行,其外侧有展神经,再向外有动眼神经、滑车神经和三叉神经第 1 支(图 13-11、图 13-12),后上方有后床突,前上方有前床突,至前床突内侧再弯向上后,穿海绵窦顶部的硬脑膜,随后入蛛网膜下隙,于前床突内侧移行为床突上段(图 13-13)。此段动脉在海绵窦中或出窦不远处发出若干细支,供应第 Ⅲ ~ Ⅵ 对脑神经、三叉神经半月节、脑垂体、颅前窝和颅中窝的硬脑膜。

颈内动脉虹吸部血栓形成时,阻塞侧可出现眼睑下垂和复视;有时出现瞳孔缩小等不完全性霍纳(Horner)征,这可能是由于支配眼球的交感神经的营养血管缺血所致。

颅底骨折时,此段颈内动脉可破成一小孔或完

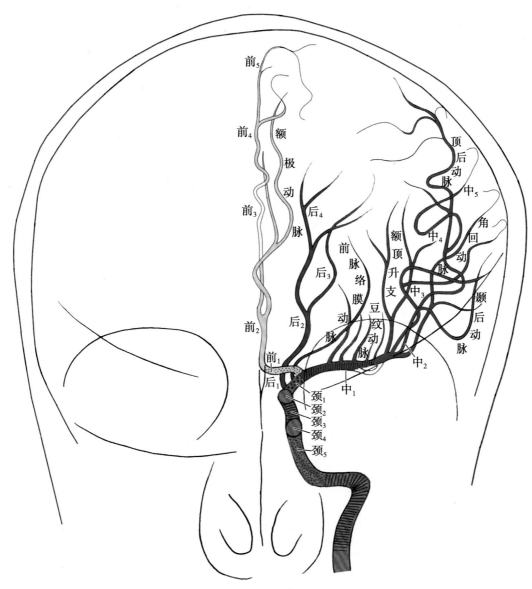

图 13-10　颈内动脉 X 射线造影（正位片）

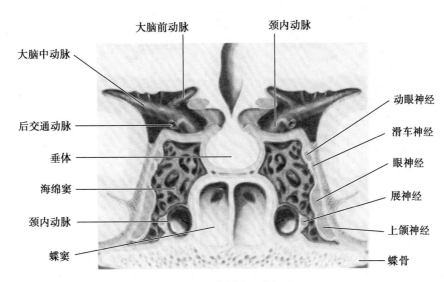

图 13-11　海绵窦冠状切面

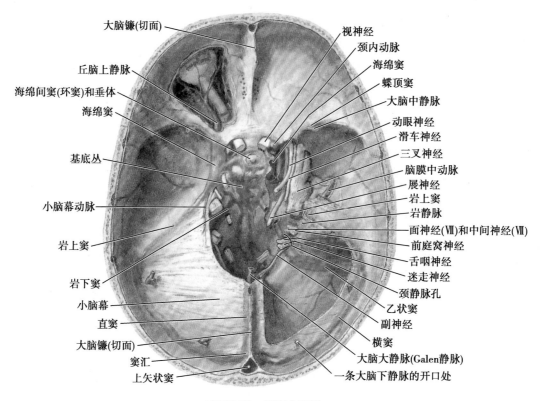

图 13-12　颅底内侧观
颈内动脉海绵窦段与脑神经的关系

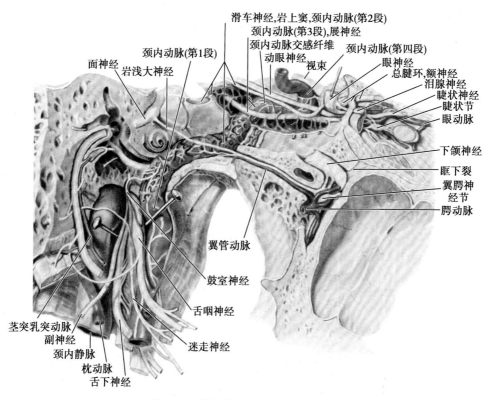

图 13-13　颈内动脉行程及分段(侧面)

全断裂,使压力高的动脉血大量从破口流入海绵窦,造成海绵窦内压力升高,形成海绵窦动静脉瘘。此时血液由于压力关系逆流至注入海绵窦的静脉,其中以逆流至眼静脉最为显著,结果造成眼上、下静脉高度扩张,使眼球明显突出。故海绵窦动静脉瘘典型症状为搏动性突眼;触诊眼球有震颤,听诊于眼球、额眶部和颞部可闻及杂音,震颤和杂音与脉搏一致;眼外肌麻痹;视力障碍;同侧额部感觉障碍等。这是因为海绵窦内压力升高,压迫第Ⅲ、Ⅳ、Ⅵ对脑神经及第Ⅴ对脑神经第1支的缘故。

4. 颈内动脉床突上段(虹吸部上半)　此段也

称前床突段或称脑内段,为海绵窦段的直接延续,因其位于前、后床突假想连线的稍上方,故称此段为床突上段。此段相当于颈内动脉X线造影的第2、1段(图13-9、图13-10),从海绵窦走出后,经前床突内侧,转而走向上后外方直至分为大脑前动脉和大脑中动脉的分叉处。此段血管位于海绵窦上方的蛛网膜下隙脑脊液内。颈内动脉的主要分支来自床突上段,这些分支在脑血管造影上大多可以显影。除眼动脉从海绵窦段移行为床突上段处发出外,其余各支包括大脑前动脉、大脑中动脉、后交通动脉以及脉络膜前动脉均从此段发出(图13-14)。

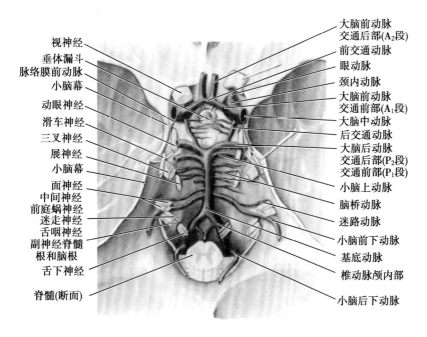

图13-14　脑底的动脉和神经(上面观)

颈内动脉的全部行程弯曲较多。第1个弯曲在颈动脉管内,血管由上升位转为水平位处;第2个弯曲在颈动脉管段移行为海绵窦段处;第3个弯曲在蝶鞍旁,为动脉由海绵窦段移行为床突上段、由窦内穿出窦外处,此弯曲有人称为"颈动脉虹吸部"。颈动脉虹吸部由X线造影片的C₂~C₄构成。虹吸部的形态大致可分为4型(图13-15):第一型为"U"型,C₂和C₄大致平行,虹吸向后开口,中等宽度,约1cm,最常见,占50%左右。第二型为"V"型,C₂和C₄互相分开,虹吸向后开口,宽大,约占25%。第三型为"S"型,第四型为"C"型,均较少见。虹吸部的形态一般随年龄的增长而有所变化。年龄越大血管迂曲度也越大,致使虹吸部更趋于"U"型;第4个弯曲在三叉神经半月神经节上方,发出大脑前动脉和大脑中动脉之前。这4个弯曲通常在脑血管造影时

清晰可见,至于弯曲的生理意义,有人认为这对于距离心脏较近的脑来讲,有降低血压的作用。

(二) 正常颈内动脉造影的解剖分段

1. 正常颈内动脉X线造影的解剖分段　一般可分为下述5段(图13-9、图13-10)。

(1) 岩骨段(C₅段):也称为神经节段,是颈内动脉经颈动脉管进入颅内在三叉神经半月节下面的一段,走行在颞骨岩部内,走行方向由后外至前内。

(2) 海绵窦段(C₄段):是颈内动脉在海绵窦内沿颈内动脉沟由后向前行的一段。

(3) 前膝段(C₃段):是颈内动脉从海绵窦段开始向上向后弯曲,约在前床突高度穿过硬脑膜的一段。这一段向前呈膝状弯曲,故称为前膝段,此段呈"C"形走向,眼动脉由此段发出。

(4) 床突上段(C₂段):也称视交叉池段,位于

图中标注(左侧,自上而下):视神经、垂体漏斗、脉络膜前动脉、小脑幕、动眼神经、滑车神经、三叉神经、展神经、小脑幕、面神经、中间神经、前庭蜗神经、迷走神经、舌咽神经、副神经脊髓根和脑根、舌下神经、脊髓(断面)

图中标注(右侧,自上而下):大脑前动脉交通后部(A₂段)、前交通动脉、眼动脉、颈内动脉、大脑前动脉交通前部(A₁段)、大脑中动脉、后交通动脉、大脑后动脉交通后部(P₂段)、交通前部(P₁段)、小脑上动脉、脑桥动脉、迷路动脉、小脑前下动脉、基底动脉、椎动脉颅内部、小脑后下动脉

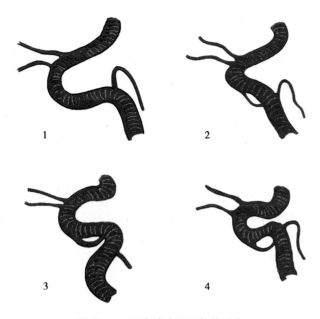

图 13-15　颈内动脉虹吸部的形态
1. "U"型；2. "V"型；3. "S"型；4. "C"型

前、后床突连线的稍上方，走行方向由前向后略呈水平，恰好在视交叉池内。

（5）后膝段（C_1 段）：也称为终段，此段从 C_2 段再向上向前弯，形成突向后的膝状弯曲。从后膝段发出后交通动脉和脉络膜前动脉。

颈内动脉从后膝段再向前分为大脑前动脉（A_1 段）和大脑中动脉（M_1 段）。因此把 $C_1+A_1+M_1$ 的联合点称为颈内动脉分叉部。在脑血管造影的前后位片上，这 C_1、A_1 和 M_1 三部呈"T"字形，当"T"字形态改变时有临床诊断意义，在侧位片 C_2、C_3 和 C_4 三段共同形成"C"字形，即虹吸部。在侧位片前后位片，C_2 和 C_4 在 C_3 段的上下端重叠，形成 2 个圆点。

2. 颈内动脉造影异常的某些临床意义

（1）上方的占位性病变如额叶及中央区（中央前、后回）的肿瘤，使虹吸部远端向下移位。

（2）下方的占位性病变如颅中窝及蝶窦的肿瘤发展到其下方，使虹吸部向上移位。

（3）虹吸部内侧肿瘤如蝶鞍内的肿瘤向旁发展以及鞍旁肿瘤，使虹吸部远端向前上移位。蝶鞍内的肿瘤使之向外，鞍旁肿瘤使之向内移位。

（4）后方的占位性病变使虹吸部张开，其中多为 $C_1 \sim C_3$ 向前上移位，偶有虹吸部近端向前下移位者。

（5）前方的占位性病变使虹吸部向后移位。

（三）病变时的临床表现

颈内动脉最常见的病变是颈内动脉闭塞，引起颈内动脉闭塞的原因繁多，但最常见的原因是在动脉硬化的基础上的颈内动脉血栓形成，年轻人常由闭塞性血栓性脉管炎所致。大动脉炎（无脉病）也可导致本病。少数患者可因头、颈部外伤引起颈动脉血栓形成。梅毒也为颈内动脉血栓形成的原因之一。

1. 颈内动脉闭塞综合征　颈内动脉各段均可发生血栓，但以颈动脉窦、颈内动脉与颈外动脉分叉处最为常见，其次为虹吸部。据报道，大约有 2/3 颈内动脉血栓形成的患者在临床上没有任何症状，或仅有反复短暂性颈内动脉供血不全发作，只有约 1/3 的患者出现临床症状。

（1）临床分型：由于引起颈内动脉闭塞的病因、病变部位、范围、程度、发展速度及侧支循环状态的不同，其临床表现多种多样，根据患者发病的缓急及病情进展情况，常分为如下类型：

1）完全卒中：也称为卒中型或急性型，本型突然发病，多因颈内动脉供血很快阻断同时缺乏足够的侧支循环所致。临床表现为病前无任何先兆的急性偏瘫，常以头面部及上肢为重，下肢较轻，伴有偏身感觉障碍，有时伴有偏盲、主侧半球损害常有失语。这主要表现为大脑中动脉供血区缺血的症状，因为大脑前动脉供血区常可通过前交通动脉得到侧支循环供血，故大脑前动脉供血区症状不显。

2）进展性卒中：也称反复发作型或亚急性型，患者可在数小时内发生偏瘫，其后可有不同程度的恢复，经数小时后再加重，且可反复发生，直至偏瘫不再恢复。这类患者如治疗得当，可免致完全卒中。

3）缓慢进展型卒中：亦称慢性进行型或肿瘤型，此型患者的症状进展缓慢，病程可长达数周、数月甚至数年，病情可有发作性加重，主要表现有头痛、偏瘫、偏身感觉障碍、抽搐、精神症状、性格异常、颅内高压等。此型由于临床症状缓慢进展，故常被误诊为颅内占位性病变，动静脉畸形或退行性变等。

4）短暂性脑缺血发作（TIA）：此型临床特点有：①突然发作；②显示颈内动脉系统某一血管支供血范围内的不完全性功能缺失症状；③历时短暂（数分钟、数小时，最长不超过 24 小时）；④完全恢复；⑤可反复发作；⑥伴有可以引起发作的基本条件。引起短暂性脑缺血发作的原因很多，而颈内动脉小的血栓脱落造成血栓栓塞是常见的原因之一。据 Field 报道，在颈内动脉颅外段闭塞者中，94% 曾有过 TIA。其临床症状常为偏瘫或偏身麻木、单瘫或单肢麻木、失语或视野缺损等。这些症状常单独出现，很少同时发生。TIA 的重要性在于其可能导致大卒中,且此类患者如能得到及时而合理的治疗可延缓大卒中的发生。

5) 可逆性脑缺血发作(RIND):此型症状体征突然出现可持续数天或2~3周,发作后症状可完全消失,可反复多次发作,大多认为这可能是缺血未导致神经细胞不可逆的损害,侧支循环代偿迅速和完善,形成的血栓不牢固,伴发血管痉挛解除等机制的结果,临床较少见。

(2) 临床症状和体征:颈内动脉闭塞的症状和体征可因闭塞的部位和受累支的数目而有所不同,常见有以下几种征象:

1) 交叉性视神经-锥体束性偏瘫:或称视神经交叉性偏瘫,见于广泛的闭塞。表现为闭塞侧突然出现视力障碍或视神经萎缩和对侧上、下肢不完全瘫痪(面部及上肢重于下肢)。为颈内动脉血栓形成的典型症状。其中视力障碍可能是一过性的和可逆的,也可以是永久的不可逆的,这主要取决于颈内动脉分支中的眼动脉是否同时有血栓阻塞。如果仅颈内动脉有血栓而眼动脉无血栓,则视力障碍往往是一过性和可逆的;如果眼动脉同时伴有血栓,则视力障碍有可能成为永久的和不可逆的。因为颈内动脉在刚出海绵窦之后发出眼动脉,它在视神经下方经视神经孔入眶内,分出视网膜中央动脉,营养视网膜。当病变发生在颈内动脉分出眼动脉之前时,即血栓未向前伸入眼动脉时,则无失明。

因为眼动脉与颈外动脉分支之间有很多的吻合支,如眼动脉在眶内的分支,即脑膜前动脉,与脑膜中动脉的眼眶支吻合;眼动脉的终支,滑车上动脉、鼻背动脉及泪腺动脉,与同侧颞浅动脉、内眦动脉(面动脉终支)、上颌动脉及对侧颈外动脉分支均有吻合(图13-16)。如发生失明,则由于眼动脉的继发性血栓形成,导致原发性视神经萎缩,在这种情况下失明多为持久性。有时侧支循环建立起来,视力可获恢复。如病变损害了大脑前、中动脉和脉络膜前动脉等时,可出现对侧中枢性偏瘫、偏身感觉障碍和偏盲,且多为暂时性,往往由前交通动脉代偿。如发生在优势半球,则有运动性和感觉性失语症。

2) 交叉性无脉-锥体束性偏瘫:即病侧颈内动脉搏动消失或明显减弱,对侧中枢性偏瘫。

3) 交叉性霍纳(Homer)征-锥体束性偏瘫:即病变侧出现霍纳征,对侧中枢性偏瘫。

4) 发作性晕厥:当一侧颈内动脉发生狭窄或闭

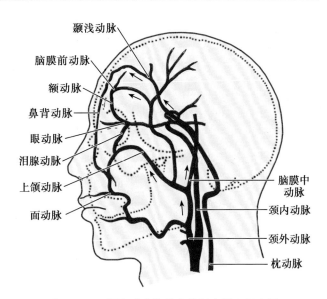

图13-16 颈内动脉海绵窦段侧支循环示意图

塞时,由于前交通动脉、眼动脉及大脑前、中、后动脉之间的侧支循环,在一般情况下病侧的脑组织可以勉强从对侧获得足够的血液供应而不出现临床症状,但当某种原因使对侧颈内动脉供血突然减少而使全脑缺血时便产生晕厥,一般经短时血流改善后又可恢复。这类患者在临床上如不进行血管造影、ECT及超声多普勒(TCD)等辅助检查,则很难及时作出诊断。

5) 眼睑下垂、复视、霍纳征:当颈内动脉虹吸部血栓形成时,可出现眼睑下垂、复视、霍纳征。这是由于动脉周围的反应所致。有人认为可能是由于供应动眼神经的交感神经元的血管缺血所致。

6) 痴呆:颈内动脉血栓形成及脑动脉硬化症是引起阿尔茨海默病最常见的原因。

7) 无症状:颈内动脉血栓形成可以在临床上不出现任何症状,这是因为颈内动脉系统有丰富的侧支循环,足以满足缺血区的血液供应。据文献报道,颈内动脉血栓形成只有1/3的病例出现脑部大块梗死。外科手术结扎一侧颈内动脉,也可不发生任何症状。Fisher报告一组45例颈内动脉血栓形成尸检病例,有7例完全没有症状。因此这类病例如不进行尸检或脑血管造影是难以被发现的。

综上所述,颈内动脉闭塞的临床症状是多样而复杂的。然而,颈内动脉闭塞后,首先易受累的是大脑中动脉供应区,其次是眼动脉供应区,而大脑前动脉供应区一般多不表现出受累或很少表现出受累症状。所以有时颈内动脉血栓形成与大脑中动脉血栓形成不易区别(表13-1)。这是因为脑动脉本身存在着广泛的侧支循环的缘故。

表 13-1　大脑中动脉与颈内动脉血栓形成的鉴别要点

大脑中动脉血栓形成	颈内动脉血栓形成
起病快	相对较慢
侧支循环较难建立	通过脑底动脉环能建立侧支循环
偏瘫较完全	偏瘫多不完全
偏盲较为多见	病侧失明较多见
无霍纳征	病侧有时出现霍纳征
两侧颈内动脉搏动对称	病侧颈内动脉搏动减弱或消失
两侧视网膜中央动脉压均等	病侧视网膜中央动脉压降低[*]
无血管杂音	对侧颈部或眼部可闻杂音,系侧支循环建立,血流量增多之故
血管造影大脑中动脉不显影	脑血管造影颈内动脉不显影
超声多普勒及 CT 检查显示大脑中动脉闭塞及其分布区梗死	显示颈内动脉闭塞及其分布区梗死

注:[*],用视网膜压力计测量,两侧相差在 5mmHg 以上有诊断意义

颈内动脉血栓形成的临床症状主要取决于脑底动脉环的代偿情况。当一侧颈内动脉血栓形成时,病侧的血液供应主要依靠侧支循环,即依靠对侧颈内动脉系统和同侧椎-基底动脉系统的供应。如有良好的侧支循环,则不发生或很少发生临床症状。然而,通过前交通动脉由健侧流向病侧的血液大多分流至病侧大脑前动脉供血区而至大脑中动脉供血区的血液相对较少,加上国人后交通动脉约 50% 以上发育不良,致使供血范围较广泛的大脑中动脉得到的血液相对较少,因此颈内动脉闭塞时,所产生的症状主要是大脑中动脉供应区受累的症状(对侧肢体偏瘫,偏盲及偏身感觉障碍)。所以脑底动脉环,尤其是后交通动脉发育是否良好是决定颈内动脉闭塞后是否产生症状以及症状是否轻重的关键。此外,通过颈外动脉的面动脉与颈内动脉的眼动脉的吻合以及通过病侧颈内动脉系统的大脑前、中动脉和椎-基底动脉系统的大脑后动脉间的吻合,病侧也可获得一些血液供应。

2. 颈内动脉海绵窦瘘　本病系颈内动脉海绵窦段因外伤或动脉瘤破裂所致。当海绵窦动脉破裂后,海绵窦内皮也随之破裂,此时,压力高的动脉血从破口流入压力低的海绵窦内,使海绵窦压力增高,导致眼静脉、大脑中静脉及脑膜中静脉血液回流障碍,以及穿经海绵窦内的第Ⅲ、Ⅳ、Ⅵ对脑神经及三叉神经第一支眼神经受压而出现相应的临床症状。

(1)静脉回流障碍所致的症状

1)搏动性突眼:颈内动脉海绵窦瘘由于窦内的压力增高,致使高压力的动脉血经海绵窦逆流至眼静脉,使眼部的血液回流发生障碍,表现病侧眼结膜及眼睑充血水肿、静脉怒张、眼球突出、并有与心跳一致的搏动,触诊眼球有震颤,在眼球、眶额部或颞部可闻及杂音。当压迫病侧颈动脉时搏动及杂音消失。

2)视力障碍:由于眼静脉回流障碍,视网膜水肿、出血及视盘水肿,影响视力;眼球突出,损害角膜,亦可影响视力;扩大的海绵窦压迫其前方的视神经而发生原发性视神经萎缩,必将影响视力。

(2)压迫脑神经的症状

1)眼外肌麻痹:由于第Ⅲ、Ⅳ、Ⅵ对脑神经受累,可引起复视、眼球运动障碍,甚至眼球固定。

2)面部感觉障碍:由于三叉神经第一支眼神经受累,表现为同侧眼裂以上额、颞部感觉障碍。

颈动脉海绵窦瘘的治疗主要为结扎颈动脉或颈内动脉。在做此手术时,必须充分考虑到颈内动脉通过眼动脉与颈外动脉之间有很多的吻合支,因此,当颈内动脉海绵窦瘘结扎病变近端颈内动脉时,症状不消失,因为此时颈外动脉的血液可以通过其侧支循环,特别是通过眼动脉的侧支循环,仍然可以流入海绵窦内,起不到治疗作用。只有在考虑到这些侧支循环的存在,在结扎眼动脉起点近端的同时又结扎其起点远端的颈内动脉,不但症状可获消失,而且视力仍可保存(图 13-16)。

近年来采用介入神经放射学方法治疗本病取得了进展,我国凌锋等(1990)应用可脱性球囊技术栓塞治疗效果良好,治愈率达 90%。

二、颈内动脉的主要分支

颈内动脉在颈段没有分支,在颈动脉管段有颈鼓石动脉、翼突管动脉,海绵窦段有海绵窦支、脑膜垂体干等,床突上段或称脑段的分支有眼动脉、后交通动脉、脉络膜前动脉、大脑前动脉、大脑中动脉以及各动脉段的一些穿通支。

(一)颈内动脉颈动脉管段的分支

1. 颈鼓室动脉　由颈动脉管段发出后,经颈动脉管后壁的小孔穿入鼓室,与枕动脉的茎乳突动脉、

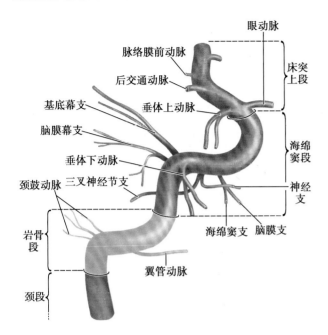

图 13-17　颈动脉走行的解剖分段

颌内动脉的前鼓室动脉及脑膜中动脉的鼓支吻合（图 13-13、图 13-17）。

2. 翼突管动脉　自颈动脉管段发出后伴翼管神经入翼突管，与腭大动脉的分支吻合。

（二）颈内动脉海绵窦段的分支

1. 脑膜垂体动脉　起于海绵窦段开始弯曲部的后面，行一短程即分为 3 个等大的分支（图 13-18、图 13-19）。

（1）幕支：从脑膜垂体动脉发出后，向后外走行，在海绵窦内分支至动眼神经及滑车神经和海绵窦顶，并与眼动脉的脑膜支吻合。以后沿小脑幕游离缘向后与对侧同名支交通，并发支供应小脑幕。在正常及病理情况下脑血管造影均可显影。

（2）背侧脑膜支（脑膜背侧动脉）：又称斜坡支，从脑膜垂体动脉分出后，向后内下方经斜坡背面下降，发支至展神经，最后与对侧同名支吻合。

（3）垂体下动脉：向上、内侧走行到达垂体的外侧面。

2. 海绵窦下动脉　从海绵窦段中部外侧面发出，供应海绵窦及其底部的硬脑膜，还发支至三叉神经半月节、动眼神经、滑车神经、展神经，最后发支与脑膜中动脉的分支相吻合。

3. 被囊动脉

（1）下被囊动脉：自海绵窦段远侧部下面发出，经垂体前叶下面硬脑膜覆盖下向内行，与垂体下动脉吻合，并发支到鞍背。

（2）被囊前动脉：在下被囊动脉附近发出，沿颈内动脉内侧经蝶鞍的背面前缘向内行，与对侧同名支吻合。

颈内动脉海绵窦段发出的各支，与对侧颈内动脉、眼动脉、颈外动脉的脑膜支和椎动脉等所发的分支均有吻合。在一侧颈内动脉海绵窦段远侧端阻塞时，这些吻合是极为重要的侧副支。

（三）眼动脉

1. 解剖　眼动脉是颈内动脉的第一个较大的分支，在前床突内侧，自颈内动脉海绵窦段穿过硬脑膜移行于前膝段处发出。随视神经下外侧经视神经孔入眶，在眶内段由外侧转向内侧，越过视神经上方，上直肌的下方，至眶上壁与内侧壁交界处，沿上

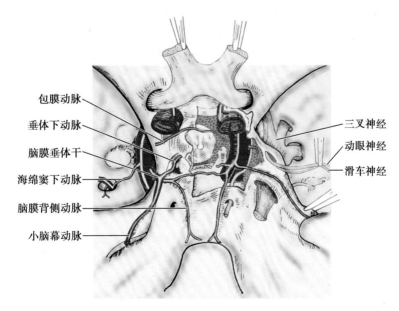

图 13-18　颈内动脉海绵窦段的分支

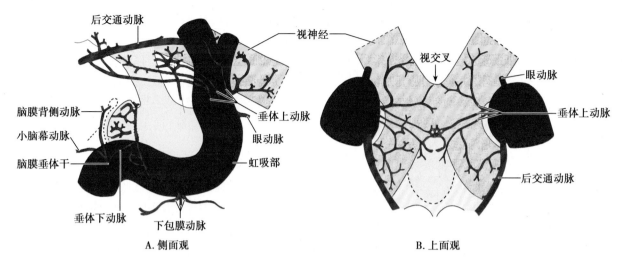

图 13-19　颈内动脉床突上段小分支示意图

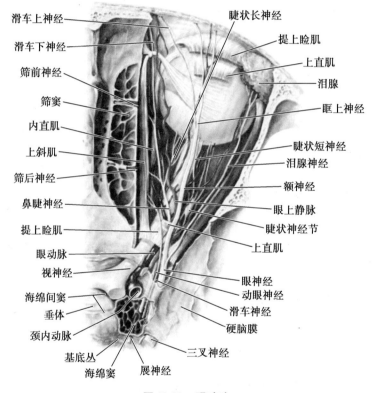

图 13-20　眼动脉

斜肌下缘迂曲前进,至内眦处分为眶上动脉与鼻背动脉而终,末梢支与颈外动脉的分支吻合(图13-20)。

(1)眼动脉的走行与分段:可分为颅内段、视神经管内段和眶内段3部分,眶内段又可分为一、二、三段(图13-21、图13-22)。颅内段很短,稍粗,向前行走。管内段在视神经的下外方,在血管造影侧位片上略细。眶内一段沿视神经向前内侧走行。然后在视神经上方越过(82.6%)或在其下方(17.4%)到视神经的上内侧面,跨越段即为眶内二

段。从二段末到眼眶的上内侧角为三段,其外侧为视神经和眼球。在血管造影像上,眶内的一段是从管内段末到眼动脉起始于脉络膜的中点。二段是眼动脉跨越视神经呈弧形的一段。三段略迂曲沿着眶顶和内侧壁向前,终末支是鼻背动脉或滑车上动脉。

(2)眼动脉的分支(图13-23～图13-25):眼动脉的分支甚多,这里主要介绍视网膜中央动脉,其他动脉只作简要介绍:

1)脑膜回返动脉:起于眶内一段,通过眶上裂入颅,与脑膜中动脉有丰富的吻合。

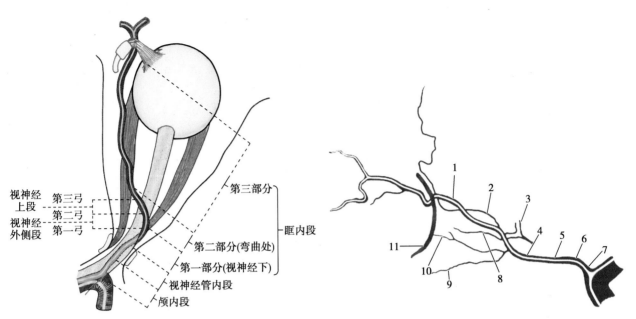

图 13-21　眼动脉分段（上面观）

图 13-22　眼动脉侧位示意图
1. 第三部分;2. 筛前动脉;3. 筛后动脉;4. 第
二部分;5. 第一部分;6. 视神经管内段;7. 颅内
段;8. 长睫状后动脉;9. 肌下动脉;10. 视网膜
中央动脉;11. 脉络膜

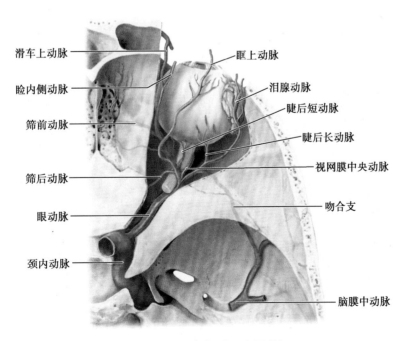

图 13-23　眼动脉（右眶上面观）

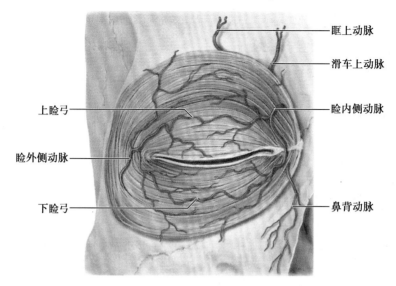

图 13-24　右眼动脉面部分支前面观

图中标注：眶上动脉、滑车上动脉、睑内侧动脉、上睑弓、睑外侧动脉、下睑弓、鼻背动脉

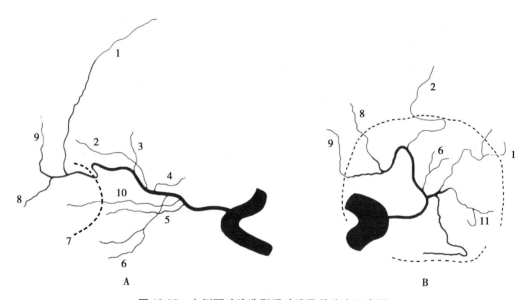

图 13-25　左侧颈动脉造影眼动脉及其分支示意图
A. 侧位；B. 前后位
1. 镰前动脉；2. 眶上动脉；3. 筛前动脉；4. 筛后动脉；5. 眼复合动脉；6. 肌支；7. 星月状脉络膜；
8. 鼻背动脉；9. 上滑车动脉；10. 泪腺动脉；11. 睫状动脉

2）后筛动脉：起于眶内一段，向内、上走行到后筛骨气房及鼻窝。

3）视网膜中央动脉（图 13-26）：起于眶内一段或二段，在球后 10～15mm 处由视神经下方穿视神经鞘膜进入视神经，在视神经内沿中轴前行，至视盘处入视网膜。先分为上、下两小干，每干再分为鼻侧及颞侧动脉，分别称为视网膜鼻侧上小动脉、视网膜鼻侧下小动脉、视网膜颞侧上小动脉、视网膜颞侧下小动脉。后两者之间还有黄斑上小动脉、黄斑下小动脉及视网膜内侧小动脉。这些小动脉彼此之间不相吻合或吻合甚少，故任何一支于任何部位发生阻

塞时，即引起该支阻塞部末端分布区的视网膜变性，产生视力障碍。但在一部分病例可有来自后睫状动脉的血管与视网膜动脉吻合而获得所需要的血液供给。这种吻合多见于视盘和黄斑周围（睫状视网膜动脉）。视网膜中心动脉于进入视神经后，即发出一返回支，向后行进以营养视神经。在极少数病例，眼动脉并非颈内动脉分支，而是由硬脑膜中动脉发出，在这种病例视网膜中心动脉则直接由颈内动脉发出。

4）泪腺动脉：起于眶内二段，向前止于泪腺，位于眼球的外上前方，在上、外直肌中间走行。

670

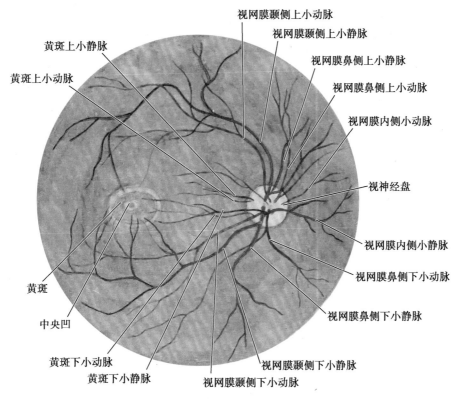

视网膜颞侧上小动脉
视网膜颞侧上小静脉
视网膜鼻侧上小静脉
视网膜鼻侧上小动脉
视网膜内侧小动脉
视神经盘
视网膜内侧小静脉
视网膜鼻侧下小动脉
视网膜鼻侧下小静脉
视网膜颞侧下小静脉
视网膜颞侧下小动脉
黄斑上小静脉
黄斑上小动脉
黄斑
中央凹
黄斑下小动脉
黄斑下小静脉

图 13-26　视网膜中央动脉

5）眶上动脉：起于眶内三段，沿眶顶下方前进，侧位像上显示为最上的一支动脉。

6）前筛动脉：起于内三段，沿眶上肌下方走行到前筛管，供应鼻窝、前中筛骨气房、额窦、筛板前部颈。

7）镰前动脉：又称脑膜前动脉，起于前筛动脉，走行于两层大脑镰之间，供应大脑镰前部及邻近脑膜。

8）眼脉络膜丛：在侧位像上可见一向后凸的新月形染色，位于前颧弓后方4cm处，常于造影剂到达颈内动脉虹吸部后1.5~2秒出现，并持续3~4秒。如造影未显示脉络膜染色，可能由于眼动脉起源变异或闭塞。

2. 病变时的临床表现

（1）视网膜动脉压力测量：由于眼动脉是颈内动脉分支之一，故应用视网膜动脉压力计检查可以指示颈内动脉血压。

（2）头颈部血管杂音的听诊：由于眼动脉的分支与颈外动脉的分支相互吻合，故当颈内动脉阻塞时，颈外动脉血可通过面动脉与眼动脉间的侧支吻合渠道流入颈内动脉。此时在同侧颈部、眼部、额部、颞部或对侧颈部可以闻及血管杂音。

（3）视力正常或视力障碍：由于眼动脉与颈外动脉，特别是与脑膜中动脉之间有丰富的吻合，故眼动脉阻塞时，除非血栓扩张至视网膜中央动脉，否则不会引起视力障碍。临床上，在眼动脉起始处结扎眼动脉，一般不引起同侧眼的失明。

（4）视网膜中央动脉硬化：在一般情况下，视网膜中央动脉硬化的情况可以反映脑血管系统硬化情况，特别是颈内动脉系统的硬化情况，因为视网膜中央脉是颈内动脉的一个分支。但脑血管的硬化并不一定意味着视网膜中央动脉的同样变化。因此，眼底视网膜动脉正常并不一定能除外脑动脉硬化。视网膜中央动脉及其分支的硬化情况，可通过直接检眼镜检查眼底看出，这些眼底所见称为 Gunn 现象，主要表现为：

1）透明度改变：正常情况下，在动、静脉交叉点处，通过透明的动脉壁可看出居于动脉后面的静脉血柱。若动脉硬化，管壁失去其透明性，则静脉很难显示出来。但须注意的是，老年人因为动脉壁透明度减低，虽不能透见其下方的静脉，但该处静脉的形态与走行并无异常改变时仍属正常范围。

2）血管弯曲、管径粗细不匀：硬化血管弯曲程度比正常显著。更重要的是动脉管径粗细不均，有的地方高度变窄，有的地方粗细正常，有的地方则可能有轻度扩张。管径的这些变化可在同一动脉上交替出现,尤以距视盘较远部位更为显著。

3）反光性增强:在硬化的动脉管壁上,其光反射比正常动脉壁要强而宽大。血柱通过增厚而不甚透明的管壁所透露出的色调,不再为正常的鲜红色,而近似红铜色,称为"铜丝状动脉"。再进一步硬化,使管腔高度狭窄,管壁变为白色,中央仅显出一条细窄的红色血柱。如果管腔近似完全阻塞则管壁全部变白,就成为"银丝状动脉"。

4）动、静脉交叉压迫征(Salus 征)(图 13-27):在动脉横过静脉交叉点上,硬化动脉压迫静脉使静脉两端管径消瘦(Ⅰ级)或形成锥形(Ⅱ级),进一步变化,可使处在动脉后面的静脉仿佛因动脉压迫而中断一样(Ⅲ级)。有时,在交叉的静脉远端显示一定程度扩张,这是因为动脉压迫使静脉回流受限的结果。

5）渗出、出血:硬化的动脉壁具有较高的渗透性,在某些情况下可见视网膜上有灰白色渗出物(硬性渗出物)或出血性渗出。

（5）视网膜中央动脉闭塞(图 13-28):视网膜中央动脉阻塞是导致突然失明的急症之一,由于动脉痉挛、栓子栓塞、动脉内膜炎或动脉粥样硬化等原因引起。除非阻塞时间极短,而且及时解除阻塞,否则将永久性视力障碍。多发于老年人,多伴有高血压、动脉硬化、糖尿病等全身疾病。

1）临床表现:

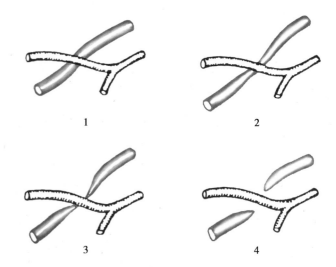

图 13-27　正常眼底动、静脉交叉及动、静脉交叉压迫征
1. 正常;2. 动、静脉交叉压迫征第一级;3. 动、静脉交叉压迫征第二级;4. 动、静脉交叉压迫征第三级

A. 视力突然丧失,可仅存光感或无光感。

B. 眼底:①视盘色淡,边缘模糊,后期萎缩苍白;②视网膜动脉细如线状,血栓可呈节段状或念珠状;③视网膜后极部呈乳白色混浊水肿;④黄斑呈樱桃红色;⑤压迫眼球无动脉搏动出现;⑥发病数周后,视网膜水肿消退,血管更细且伴以白鞘或形成白线。

C. 电生理检查:呈典型负相波。b 波降低,A 波呈负波型。

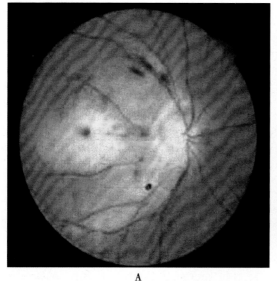

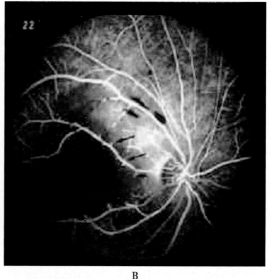

图 13-28　视网膜中央动脉阻塞
A. 患者右眼突然失明 10 天。眼底:视乳头色淡,边界不清,视网膜动静脉变细,走向黄斑部的小血管变细,断续,失去正常的弯曲度,后极部视网膜呈乳白色,黄斑呈樱桃红,颞侧血管旁可见多处火焰状出血;
B. 为 22 秒的荧光造影,可见黄斑部的小分支无灌注,似树枝被砍断后遗留的残端(黑箭),晚期仍未充盈,静脉充盈时间正常(10 秒见层流),颞上、下支面向动脉侧的分支亦灌注不良,视网膜出血表现为遮蔽荧光

D. 眼底荧光血管造影：①可有动脉充盈延迟；②视网膜动静脉回流时间延长；③中央动脉无灌注；④荧光素渗漏。

2) 诊断依据

A. 有高血压、动脉粥样硬化、颞动脉炎、糖尿病等病史。

B. 视力瞬间丧失。

C. 典型的眼底表现。

D. 眼底血管荧光造影有助确诊。

3) 治疗原则

A. 急救治疗：①争分夺秒选用强而快的血管扩张剂；②降低眼压使血管扩张。

B. 活血化瘀，改善微循环。

C. 支持疗法。

D. 治疗原发病。

（6）眶上动脉或滑车上动脉所见：由于眼动脉的分支眶上动脉或滑车上动脉供应面部前额内侧的皮肤，而面部其他部分的皮肤由颈外动脉分支供应。故测量眶上动脉及滑车上动脉的搏动、压力、血流量以及额部皮肤温度变化可提示颈内动脉疾病的存在。

（四）后交通动脉

1. 解剖　后交通动脉起于颈内动脉后膝段（终段）从颈内动脉后壁发出后，呈水平位向后稍向内行，与基底动脉的终支大脑后动脉的近端相连，全长约15mm。其上方为视束和大脑脚内侧面，下方为蝶鞍，内侧为乳头体、灰结节，下外侧为动眼神经和颞叶海马回钩。

后交通动脉在向后稍内行走的过程中发出两组约2~8条（以4条为多见）细小的中央支（图13-29）。前组供应丘脑下部、丘脑腹侧部；视束前部和内囊后肢。后组主要供应丘脑底核。这些中央支之间虽然存在吻合，但其中一支阻塞后，因有效的侧支循环难以建立，故多产生相应供应区的梗死。

后交通动脉是组成脑底动脉环的重要动脉之一，对维持正常脑血液循环的恒定具有非常重要的解剖与生理意义。从解剖角度看，后交通动脉仿佛是架设在颈内动脉系统和椎-基底动脉系统之间的一座桥梁，这座血管桥梁把供应脑的两个动脉系统连接成一个有机的整体。从生理角度看，后交通动脉是颈内动脉与椎-基底动脉两个系统间平衡压力的主要渠道，其血流方向视颈内与椎-基底动脉系统当时的压力而定。当颈内动脉系压力高，椎-基底动脉系压力低时，则血液流向椎-基底动脉系；当椎-基底动脉系压力高，颈内动脉系压力低时，则血液流向颈内动脉系。

如此看来，后交通动脉血流方向大致有3种可能性：①两个动脉系血液不相沟通；②由颈内动脉系流向椎-基底动脉系；③由椎-基底动脉系流向颈内动脉系。这3种情况可能在人的一生中不断变化着，这种变化与机体当时的生理功能状态有关。

后交通动脉的变异比较常见：①两侧不等大，一

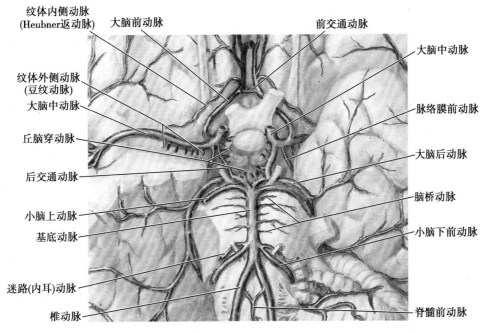

图13-29　后交通动脉及其中央支

侧较粗、一侧较细。②发育不良：一侧甚细，管径在1mm以下；后交通动脉呈丛状；一侧后交通动脉缺如。③后交通动脉增粗并延续为大脑后动脉远侧段，两者成为一体，犹如大脑后动脉直接从颈内动脉发出一样。此时大脑后动脉近侧端变细，连于大脑后动脉远侧端与基底动脉之间。④偶见后交通动脉发出供应丘脑的丘脑结节动脉。

2. 病变时的临床表现

（1）后交通动脉被认为是组成基底动脉环各动脉中变异最多者，在生理情况下基底动脉环是脑侧支循环的一个潜在装置。在病理情况下，如一侧颈内动脉闭塞，基底动脉环能在多大程度上发挥代偿作用，在很大程度上取决于后交通动脉的变异和发育情况，发育不良时其代偿作用是有限的。

（2）在正常情况下，当后交通动脉发育良好时颈内动脉系统与椎-基底动脉系统的血流多不相混，故当颈内动脉造影时椎-基底动脉系统的分支多不显影；椎动脉造影时颈内动脉系分支也多不显影。只有当两系统之一的压力明显降低时，颈内或椎-基底动脉系统血液才分流至其他系统。

（3）后交通动脉是动脉瘤好发部位之一。由于后交通动脉位于动眼神经的内上方，故后交通动脉瘤可下压动眼神经引起动眼神经麻痹（图13-30）。

（4）当供应丘脑底核的后交通动脉中央支发生闭塞时，可引起对侧半身舞蹈症。

（5）在脑血管造影侧位片上，有时可以见到后交通动脉的起始部略呈漏斗状扩张（图13-31），不应误认为动脉瘤。正常的标准是漏斗状扩张的基底部（即颈内动脉与后交通动脉的衔接处）宽度不超过2～3mm，若超过3mm应视为异常。

（五）脉络膜前动脉

1. 解剖　脉络膜前动脉为一细小动脉，多数在后交通动脉起始处外侧约1.5～4.5mm处直接由颈内动脉发出。但也有少数脉络膜前动脉可发自后交通动脉、大脑中动脉或大脑前、中动脉交接处。按其走行可分为池部和脑室部（图13-32、图13-33）。脉络膜前动脉池部，自颈内动脉起至入侧脑室下角止。此段先行于小脑幕上方钩回和大脑脚之间，形成一个与钩回一致向内呈弓形的弯曲，然后沿视束上内侧向后外行，至外侧膝状体附近分为若干小支，并沿脉络裂向后穿入侧脑室下角续为脑室部。由于此段全程行于蛛网膜下隙的环池内，故名池部。脉络膜前动脉脑室部起于侧脑室下角，沿侧脑室脉络丛外

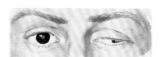

眼睑下垂，眼球向外下方斜视　　瞳孔扩大

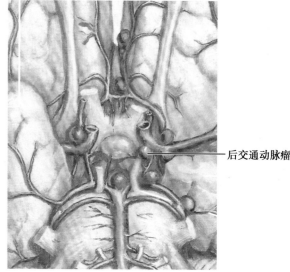

脑底动脉环部的动脉瘤

后交通动脉瘤

图 13-30　后交通动脉瘤压迫动眼神经麻痹

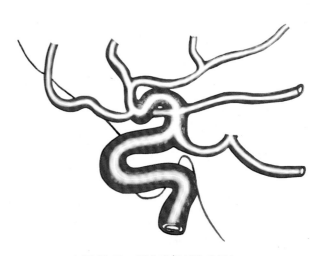

图 13-31　颈内动脉侧位造影相
正常后交通动脉与颈内动脉连接处可有漏斗状扩张

侧向后至丘脑枕，随后绕丘脑枕向上进入侧脑室中央部，在此与脉络膜后动脉吻合。该段动脉在侧脑室行程中发出一些小支分布于脉络丛。由于脉络膜前动脉的脑室部在其行程中与间脑关系密切，故在间脑肿瘤时脑血管造影此部可有明显改变。

脉络膜前动脉与大脑中动脉、后交通动脉及大脑后动脉的分支之间有吻合支，特别是在视束的表面、外侧膝状体上方和侧脑室脉络丛中与后外侧脉络膜动脉（大脑后动脉的分支）之间有丰富的吻合支，其吻合程度有个体差异。在通常情况下，脉络膜

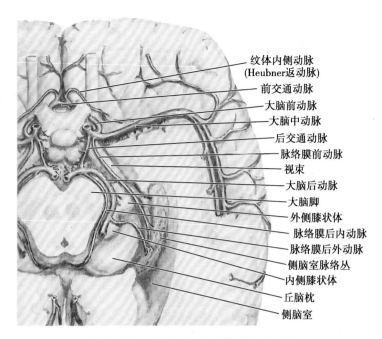

纹体内侧动脉
(Heubner返动脉)
前交通动脉
大脑前动脉
大脑中动脉
后交通动脉
脉络膜前动脉
视束
大脑后动脉
大脑脚
外侧膝状体
脉络膜后内动脉
脉络膜后外动脉
侧脑室脉络丛
内侧膝状体
丘脑枕
侧脑室

图 13-32　Willis 环和脉络膜动脉的走行

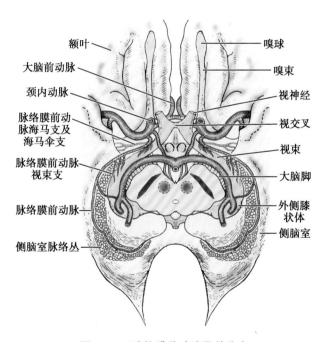

额叶
大脑前动脉
颈内动脉
脉络膜前动脉海马支及海马伞支
脉络膜前动脉视束支
脉络膜前动脉
侧脑室脉络丛

嗅球
嗅束
视神经
视交叉
视束
大脑脚
外侧膝状体
侧脑室

图 13-33　脉络膜前动脉及其分支

前动脉本身的闭塞不能导致其供血区的梗死,只有当脉络膜前动脉的终末支闭塞或主干闭塞且侧支循环不良时,才能发生该动脉供血区的梗死,即所谓脉络膜前动脉综合征。脉络膜前动脉综合征的梗死区最常见于终支动脉的内囊后肢,而吻合支丰富的其他区域不易引起血流障碍。

脉络膜前动脉的主要分布区有:①基底节区:包括内囊膝部及后肢、苍白球内侧部、尾状核尾部;②视觉传导路:视束、外侧膝状体前外侧半及视辐射

起始部;③中脑:大脑脚基底部中 1/3、黑质;④颞叶内侧面:钩回、杏仁核后内侧;⑤侧脑室下角脉络丛;⑥丘脑:Rhoton 等(1979)认为脉络膜前动脉供应丘脑底部、丘脑腹前核、腹外侧核、枕核和丘脑网状核。Phecheron 认为它不参与供应严格意义上的丘脑。

脉络膜前动脉血管造影(图 13-34):在侧位片上可以看到脉络膜前动脉是颈内动脉第二支向后的分支,可分为两段:①池段:即进入脉络裂以前为池段,池段开始向下然后向后上,在进入颞角前有一较缓和的凸面向下的弯度;②丛段:进入颞角后为丛段,进脉络裂那一点为丛点,丛段在脑室内向后,在绕过丘脑枕时有一小弧度。

在前后位片上,脉络膜前动脉的起始部与丛点很难辨认,池段在上内侧,然后转为上外侧,在跨过豆纹动脉时形成一凸向外的小弧形,最后平行于豆纹动脉的远段向内行。

2. 病变时的临床表现

(1) 三偏综合征:由于脉络膜前动脉池部在蛛网膜下隙内行程较长,管径又较细,因此该动脉也较容易发生阻塞(图 13-35),阻塞后常出现三偏综合征,即偏瘫、偏身感觉障碍、偏盲。其特点是偏身感觉障碍重于偏瘫,偏盲重于偏身感觉障碍。偏瘫和偏身感觉障碍可以消失,但偏盲则是永久性的。

1) 对侧肢体偏瘫:这是由于大脑脚底中 3/5 部供血不全或软化的结果。

2) 对侧偏身感觉障碍:为内囊后肢后 2/5 的下部丘脑皮质束纤维供血不全或软化的结果。

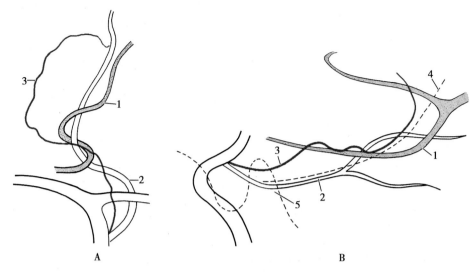

图 13-34 脉络膜前动脉走行示意图
A. 前后位(右侧);B. 侧位
1. 基底静脉;2. 大脑后动脉;3. 脑络膜前动脉;4. 小脑幕切迹;5. 鞍背

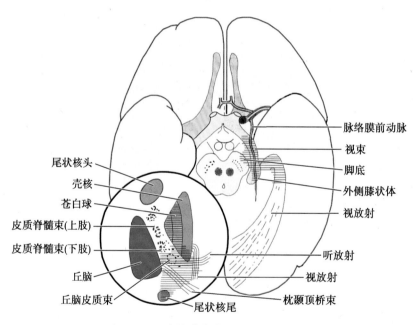

尾状核头
壳核
苍白球
皮质脊髓束(上肢)
皮质脊髓束(下肢)
丘脑
丘脑皮质束
尾状核尾

脉络膜前动脉
视束
脚底
外侧膝状体
视放射
听放射
视放射
枕颞顶桥束

图 13-35 脉络膜前动脉闭塞的软化区

3) 对侧同向偏盲:为内囊下 2/5 相当于视辐射的纤维供血不全或软化的结果。

在某些病例中,有病灶对侧同向偏盲和病灶同侧瞳孔扩大及对光反射迟缓等症状。

(2) 高级神经功能受累的表现

1) 丘脑性失语:优势侧脉络膜前动脉梗死时,可出现自发言语减少,发语缓慢、词义性错语症、保续症(perseveration,语言反复症)等所谓丘脑性失语的表现。其机制可能是因丘脑核,特别是丘脑枕核与中央沟后皮质语言区之间的丘脑皮质联系中断所致。

2) 视觉空间忽视:非优势侧脉络膜前动脉梗死时可出现偏侧视觉空间忽视、疾病失认、运动不持久等表现。偏侧视觉空间忽视主要表现在注意的内容占优势的视觉空间功能方面,如当患者划去记号、仿图绘画时,忽视表现得更明显;当从事主动性的目的性活动如自发绘画时,忽视表现得不明显。产生偏侧视觉空间忽视的机制在于脉络膜前动脉梗死时内囊后肢的病变中断了丘脑枕与顶下小叶之间的联系,而后者是主要的感觉和联合皮质,它在注意功能方面起重要作用。丘脑和额叶皮质间的联系没有中断,因此主动性的目的性活动时忽视表现得不明显。

3）构音障碍:其机制不清。

4）自发能力低下:患者能睁眼,语言极少,自发运动几乎没有,对简单提问和命令能够正确应答但缓慢,不易激惹,无兴奋性,也无幻觉。有记忆、计算、定向力障碍。产生自发能力低下和记忆障碍的原因可能是由于内囊后肢梗死灶的水肿导致的继发性一过性丘脑损害所致。一般认为自发能力低下病变在丘脑前核,记忆力障碍病变在海马、丘脑前核、丘脑背内侧核。

上述皮质症状持续时间较短,一般2周至1个月左右即可恢复。

(3) 由于丘脑受损常出现感觉过度和丘脑手(呈产科医生手的姿势,而且有血管充血和水肿),偏瘫侧肢体常有明显的血管运动障碍及水肿。

(4) 由于脉络膜前动脉有良好的侧支循环,故有时结扎脉络膜前动脉,可使一些帕金森综合征患者症状有所改善。

(5) 有人认为,出生时脉络膜前动脉的分支可因某种原因压向小脑幕游离缘,造成动脉血流受阻,致使海马回钩及海马硬化,这可能是某些颞叶癫痫产生的原因。

(6) 颈内动脉造影时脉络膜前动脉可以显影,在某些肿瘤发生时可使脉络膜动脉显影异常。

(7) CT所见:脉络膜前动脉综合征最常见的CT表现为整个内囊后肢的低密度灶,多呈棒状,少呈片状。其次可见外侧膝状体、苍白球内侧的低密度灶,颞叶、中脑不易受累,丘脑一般不受累。

(六) 大脑前动脉

1. 解剖　大脑前动脉是供应大脑半球内侧面的主要动脉。大脑前动脉在视交叉外侧,正对嗅三角处,呈直角或几乎直角方向由颈内动脉发出。最初该动脉呈水平位行向前内,以后弯向上方,进入大脑纵裂,与对侧同名动脉互相靠近,并借前交通动脉相互沟通。此段大脑前动脉称大脑前动脉近侧段,自此以后的大脑前动脉为大脑前动脉远侧段。大脑前动脉远侧段主干在半球内侧面绕胼胝体膝,呈弓形向上后方,沿胼胝体沟直达胼胝体压部的后方,与大脑后动脉的末梢支吻合,从而形成颈内动脉系和椎-基底动脉系的另一吻合途径。大脑前动脉沿途发出许多周围支。当一侧大脑半球有占位性病变时,大脑前动脉可向对侧移位(图13-36)。据曾司鲁等报道,大脑前动脉主干可分为单干型和双干型两类(图13-37、图13-38)。大脑前动脉单干型多见,占78%(图13-32),绝大多数是在视交叉外侧正对嗅三角部由颈内动脉发出,行向前内进入大脑纵裂内,经胼胝体下回附近上行,再绕过胼胝体膝部至其背面,沿胼胝体沟向后行,达胼胝体压部的前方,呈直角弯曲向上,移行为楔前动脉。少数起点及行程稍有变异。大脑前动脉双干型分为上干及下干,占22%(图13-31)。下干也称胼胝体周动脉,行程与单干型相同;上干又称胼胝体缘动脉,经扣带沟行向后上方,最后分出2~4个周围支(额前、中、后动

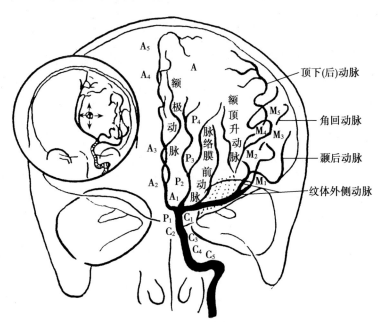

图13-36　颈内动脉X线造影图(正位片)
小图示左侧半球有占位性病变时,大脑前动脉向对侧移位

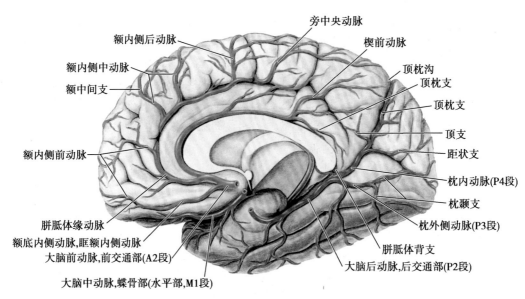

图 13-37　大脑半球内侧面和底面的动脉（内面观）
双干型大脑前动脉

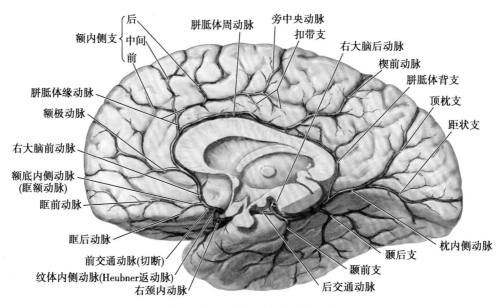

图 13-38　大脑半球内侧面的动脉
单干型大脑前动脉

脉和旁中央动脉等）。

大脑前动脉按其走行可分为 5 段（图 13-3、图 13-14、图 13-38）。即水平段、上行段、膝段、胼周段和终段。

（1）水平段：自颈内动脉分出处起，至前交通动脉处止。此段动脉近乎水平位，由后外到前内，横越视神经上方至大脑纵裂，在此借助前交通动脉与对侧同名动脉相连接。

（2）上行段：自前交通动脉处起，至胼胝体膝部的下方止。此段动脉走行向前向上，故称上行段。

（3）膝段：自胼胝体膝部的下方开始，向前向

上向后呈"C"形回绕胼胝体膝走行的一段。

（4）胼周段：为膝段的延续，其走行方向由前向后，位于大脑镰下方胼胝体上方，行于胼胝体沟内，即胼周动脉，从胼周段发出的分支称为胼缘动脉。

（5）终段：胼周段走至胼胝体压部，移行为楔前动脉，楔前动脉一段称为终段。

左右大脑前动脉之间以横支相连，称为前交通动脉。此动脉约在脑底视交叉处，把走至中线的左右大脑前动脉连接在一起。其长度约4mm。与视交叉的关系（图 13-39），以位于视交叉之上者为最多

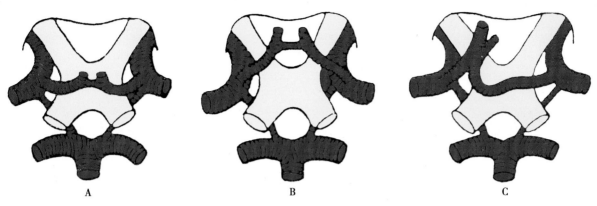

图 13-39 前交通动脉与视交叉的关系
A. 前交通动脉位于视交叉之上；B. 前交通动脉位于视交叉之前；C. 前交通动脉位于视交叉侧方

见,偶见位于视交叉之前、视交叉的侧方,甚至位于视交叉的后方。它是左、右两个颈内动脉系的重要吻合渠道。

大脑前动脉较常见的变异:①无前交通动脉(图13-40-4);②一侧大脑前动脉很细,血液主要来自对侧(图13-41-5);③一侧大脑前动脉缺如,其血液完全由对侧供应(图13-41-6);④大脑前动脉有两支

以上等(图13-41-2～4)。

结扎一侧大脑前动脉的近侧段,由于对侧大脑前动脉血流可通过前交通动脉流向结扎侧大脑前动脉远侧段,临床上可以没有显著症状。但如果结扎一侧大脑前动脉的远侧段则可造成以下肢为主的瘫痪等严重后果。

大脑前动脉可分为皮质支和中央支两组:

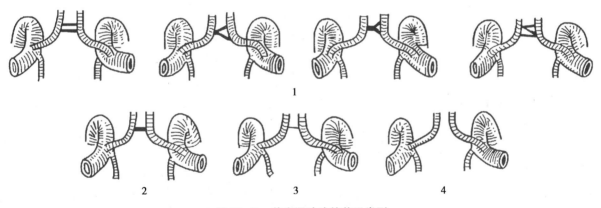

图 13-40 前交通动脉的若干类型
1. 复杂型;2. 简单型;3. 发育不良;4. 缺如

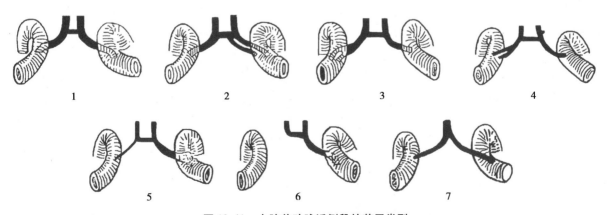

图 13-41 大脑前动脉近侧段的若干类型
1. 正常型;2. 一侧双干型;3、4. 一侧部分双干型;5. 一侧发育不良;6. 一侧缺如;7. 两侧合成总干

（1）大脑前动脉皮质支（周围支）的分支分布：大脑前动脉的皮质支由前向后依次包括眶后动脉、眶前动脉、额极动脉、额前动脉、额中动脉、额后动脉、旁中央动脉、楔前动脉和胼胝体动脉9条，上述动脉可以独立起于本干，也可与邻近皮质支以共干的形式起始。这些动脉多为一支，两支者较少，现分述如下（图13-9、图13-10、图13-37、图13-38）：

1）眶后动脉：在前交通动脉前方4～5mm处与大脑前动脉主干成锐角发出，越过直回后部入嗅沟内，分布至额叶底面眶部的后内侧。

2）眶前动脉：一般在距前交通动脉前方4～10mm处与大脑前动脉主干成锐角发出，行向前内，横过直回中部或前部，分布于额叶眶部的前内侧部。当眶前动脉与眶后动脉共干起始时，称为眶动脉。

3）额极动脉：大多在胼胝体膝部以下与大脑前动脉主干成锐角发出，再成"U"形弯曲，向前行达额极，分布于额极内、外侧面。

4）额前动脉：通常在胼胝体膝附近与大脑前动脉主干成直角或锐角发出，成锐角发出者继又以"U"形弯曲向上，再沿额叶内侧面行向前上方分为2～3支，各支均经额叶前部越过大脑半球的背内侧缘至背外侧面，再横过额上回深入至额上沟，末梢可达额中回前部的上缘或上半，与大脑中动脉的分支交错超越。额内侧前动脉分布于扣带回、额上回内、外侧面及额中回前部的上缘或上半等部位。

5）额中动脉：一般在胼胝体膝部上方或稍后方与大脑前动脉主干成直角发出，向后上方斜越扣带回分为2～3支，在额上回中部越过大脑半球的背内侧缘深入至额上沟，末梢延伸至额中回中部的上缘或上半。额内侧中动脉分布于扣带回、额上回内、外侧面及额中回中部的上缘或上半。

6）额后动脉：通常在胼胝体中部附近从大脑前动脉主干发出，或为双干型上干的终支。发出后行向上后，斜过扣带回，在额上回后部越过大脑半球背内侧缘至背外侧面，分为2～3支，前位支深入至额上沟后部，后位支达中央前沟上1/4部。额内侧后动脉分布于扣带回、额上回、额中回上缘或上半及中央前回上1/4部。

7）旁中央动脉：一般在胼胝体后或中部从大脑前动脉主干发出，向后斜过扣带回入扣带沟，再往后行至旁中央小叶分为2～3支，并越过背内侧缘达中央前、后回上部。分布于扣带回、旁中央小叶及中央前、后回上1/4部。旁中央动脉自对侧大脑前动脉

主干发出的占（1.48±0.84）%（曾司鲁）。

8）楔前动脉：通常为主干的延续，少数可从对侧大脑前动脉发出，在胼胝体压部的稍前方，大脑前动脉主干呈直角弯曲向上移行为楔前动脉，经顶下沟至楔前回，并越过背内侧缘至顶上小叶深入至顶间沟。有时该动脉有两支，后支的行程与一支的相同；前支多在胼胝体的后部从大脑前动脉主干发出，斜过扣带回及沟，沿缘支上行再分为前、后两支，分别至旁中央小叶与楔前叶。分布至扣带回后部、楔前叶前2/3、顶上小叶及顶下小叶上缘。

9）胼胝体动脉：据国外学者（Огнеъ）记载，胼胝体动脉有25%达顶枕裂可移行为顶枕动脉。根据我国的资料（曾司鲁等）显示此动脉细小，大多在胼胝体压部的前方，从大脑前动脉主干下缘发出纤细的胼胝体动脉，沿胼胝体沟向后行，深入至沟内，分布至胼胝体及附近的皮质。极少数有小支达顶枕裂与距状裂汇合处，但从未见移行为顶枕动脉。从对侧大脑前动脉发出的有4%。

综上所述，大脑前动脉皮质支分布于大脑半球内侧楔前回前2/3以前的全部，包括胼胝体的大部，于背外侧面达额中回上缘或上半、额上回、中央前、后回上1/4、顶上小叶和顶下小叶上缘以及额叶底面眶部内侧半（图13-38、图13-42～图13-44）。可是在额叶后部、旁中央小叶及楔前叶等部的血液供给，有时可能来自对侧大脑前动脉，这在临床上值得注意。

（2）大脑前动脉中央支的分支分布：大脑前动脉中央支命名和分组均不甚统一。本文称为纹状体内侧动脉。起自大脑前动脉和前交通动脉，可分为两组：

1）内侧前穿动脉：也称为前纹状体动脉、腹纹状体动脉、返动脉或Heubner动脉。一般在大脑前动脉平前交通动脉处或在其前方的外侧缘发出（图13-45～图13-47），数目多为一支，两支者很少。此动脉发出后返向后外行，多在直回下面横过，达嗅结节附近分为2～3个小支，达前穿质，在前内侧嗅裂内侧端穿入脑实质内，其中外侧的一小支经壳核前端的外侧面呈弧形上行，穿过内囊前肢至尾状核外侧部；中间的小支较细小，且不恒定，经尾状核头的外侧上行；内侧小支经尾状核头的前缘上行（图13-47）。返动脉一般都在行程中发出1～2条小的皮质动脉至眶部内侧部的皮质（图13-48）。穿入脑实质后供应壳核前端、尾状核头及两者之间内囊前肢和眶面内侧部的皮质。

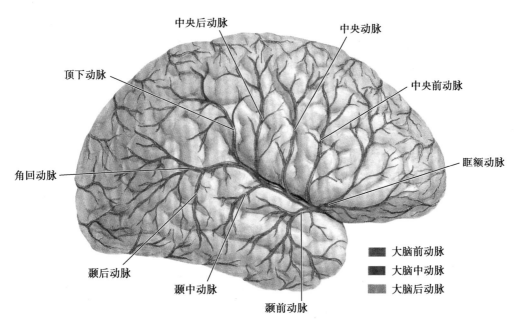

图 13-42 大脑半球背外侧面的动脉

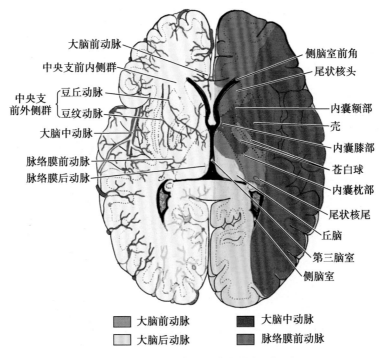

图 13-43 大脑和间脑内部的动脉分布(水平切面)

681

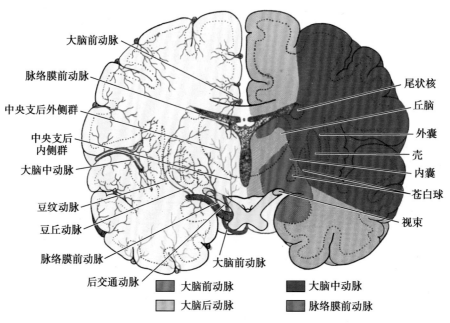

图 13-44　大脑和间脑内部的动脉分布(额状切面)

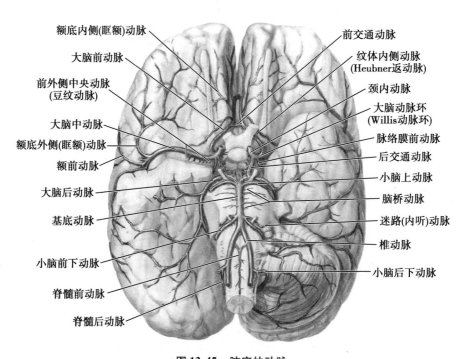

图 13-45　脑底的动脉

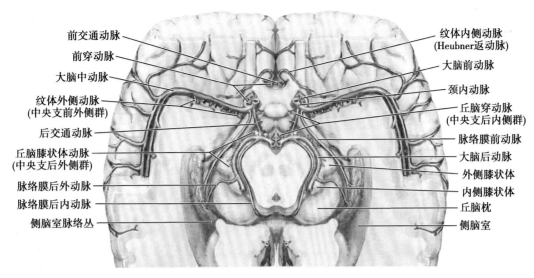

图 13-46 脑底动脉环和各中央动脉的起点

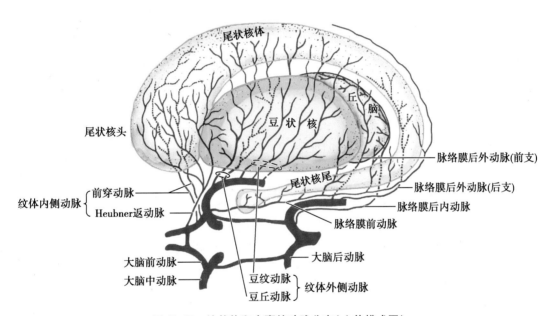

图 13-47 纹状体和内囊的动脉分布（立体模式图）

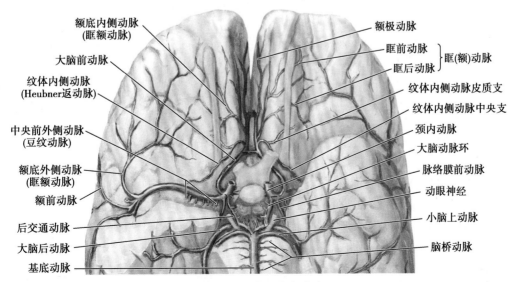

图 13-48 内侧前穿动脉

2）外侧前穿动脉：或称中央短动脉，在大脑前动脉发出前交通动脉以前的近侧段的中部或开始部向外侧发出 1 个或 2 个较大的支（纤细的有 8～10 支），稍向后外方行，一支经前连合前面，另一支经前连合后面直达尾状核体的前部内侧面（约平丘脑前结节平面）。供应尾状核头部及尾状核体前部的内侧面（图 13-48）。此动脉还有一些纤细支向内侧至视上部和胼胝体膝等处。

（3）大脑前动脉造影的解剖分段与分支：正常大脑前动脉造影按 X 线解剖可分为 5 段（图 13-9、图 13-10、图 13-49）。

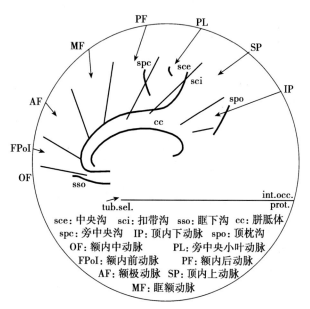

图 13-49　大脑前动脉皮质支读片板
tub. sel. 鞍结节 int. occ. prot. 枕内隆突
（此图直径原大为 155mm）

1）水平段（A_1 段）：是大脑前动脉分出后至前交通动脉的一段，位于鞍旁视交叉上方，走行方向是由后外行向前内。在侧位片上往往与大脑中动脉重叠；在前后位片上是横行至中线的一段，一般略向上凸弯。

2）上行段（A_2 段-胼胝体下段）：为前交通动脉以后至胼胝体膝以下的一段，即位于胼胝体嘴前方的一段，走行方向是由后下至前上。此段发出眶前及眶后动脉。

3）膝段（A_3 段）：为绕胼胝体前面的一段，先轻度凸向后，继强度凸向前，与胼胝体的弯曲一致。在 A_2 与 A_3 交界处发出额极动脉；在 A_3 段发出胼胝体边缘动脉，支配大脑半球内侧面的上部。

4）胼周段（A_4 段）：为胼胝体周动脉段，沿胼胝体上方的胼胝体沟内向后行，相当额叶部分。

5）终段（A_5 段）：主要指楔前动脉而言。

侧位相（图 13-50A）：A_1 由于向内侧方向走行，在侧位呈轴位而显得短而影密。A_2 构成大脑前动脉上升部。A_3 呈"C"形弯曲，与胼胝体膝的形状和弧度基本一致。A_4 行于胼胝体沟内，直到胼胝体压部附近移行为 A_5。总的看来，侧位相的形状与胼胝体外形颇为相似，熟悉胼胝体的解剖形态，对掌握大脑前动脉侧位相很有帮助。大脑前动脉分支显影情况大致是：在 A_1 和 A_2 之间向前发出眶动脉，在 A_2 与 A_3 之间发出额极动脉，从 A_3 附近发出胼缘动脉，A_5 本身为楔前动脉。通常可根据大脑前动脉皮质支读片板确定各皮质支的位置（图 13-49）。

正位相（图 13-50B）：大脑前动脉由 C_1 段发出，先向内后向上行，从颈内动脉分出走至中线止，此段称为 A_1。到中线后几呈直角方向弯行向上，其上升的初段称为 A_2 和 A_3。A_2 和 A_3 位于颅骨中线，但常常并非笔直，可呈轻微的波浪状。在 A_2、A_3 间有向外上行的额极动脉。在 A_3 的上方则分别依次为 A_4 和 A_5。正位相上，除 A_1 水平位由外向内，其余 4 段大体居颅骨正中线，这表明大脑前动脉后 4 段均紧邻坚硬而又菲薄的大脑镰，且几乎是阶梯形逐渐上升（实际从血管走行的立体空间看是向后上行）。

2. 闭塞综合征　大脑前动脉闭塞较为少见。闭塞后是否产生临床症状取决于闭塞的部位及侧支循环状况。

（1）大脑前动脉近侧段闭塞：大脑前动脉主干在前交通动脉以前发生闭塞时，一般不出现临床症状，因为闭塞侧大脑前动脉远侧段供应区可通过前交通动脉从对侧大脑前动脉获得血液供应。

（2）大脑前动脉在前交通动脉和内侧前穿动脉（返动脉）之间发生闭塞可累及大脑前动脉皮质支及中央支，产生相应的临床症状和体征（图 13-51）。

1）对侧肢体中枢性偏瘫：其特点为下肢重，头面及上肢轻，有的仅有下肢中枢性瘫痪。一般还有额叶性共济失调。

偏瘫是因为胼周动脉和内侧前穿动脉供应区同时受累所致。其中下肢瘫痪是由于胼周动脉供应区中的旁中央小叶前半及中央前回上部 1/4 皮质发生缺血或软化的结果。头面及上肢瘫痪是由于内侧前穿动脉（Heubner 返动脉）供应区中，内囊膝部和后肢前部的锥体束纤维发生血液供应障碍的结果。偏瘫表现为下肢重而头面部及上肢轻的原因，是由于支配下肢的旁中央小叶前半和中央前回上 1/4 的皮

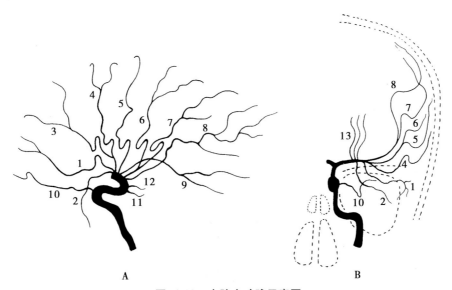

图 13-50　大脑中动脉示意图

A. 侧位；B. 正位

1. 眶额动脉；2. 颞前动脉；3. 额前动脉；4. 中央前动脉；5. 中央动脉；6. 顶前动脉；
7. 顶后动脉；8. 角回动脉；9. 颞后动脉；10. 眼动脉；11. 后交通动脉；12. 脉络膜前
动脉；13. 豆纹动脉外侧组

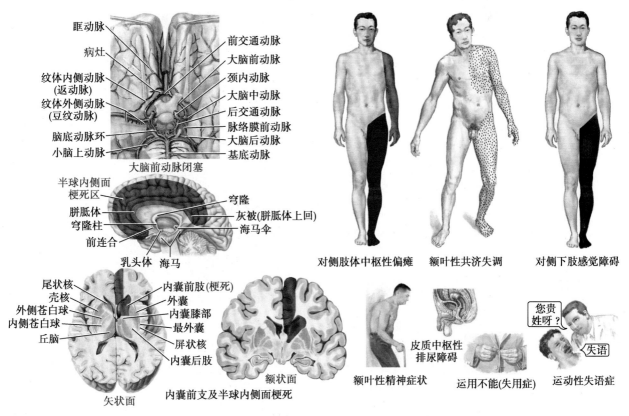

**图 13-51　大脑前动脉前交通动脉与内侧前穿动脉
（返动脉）之间闭塞的临床表现**

质仅由大脑前动脉供应,而支配头面及上肢的途经内囊膝部和后肢前部的锥体束纤维除由内侧前穿动脉供应外,还由其他动脉,如纹状体外侧动脉等供应,故虽有症状但表现较轻。有些患者仅有下肢单瘫而无头面及上肢瘫痪,是因为这些患者的内侧前穿动脉可能只供应内囊前肢而不供应支配头面和上肢运动的内囊膝部和后肢前部,故只表现为皮质支闭塞的症状(下肢单瘫),虽然内侧前穿动脉发生缺血,但因其不供应内囊的锥体束纤维,故临床可无头面及上肢瘫痪。额叶性共济失调是由于内侧前穿动脉供应区中,额桥束纤维发生缺血或软化所致。

2) 对侧下肢感觉障碍:是由于胼周动脉供应区的旁中央小叶后部、中央后回上1/4部及顶上小叶血液循环障碍所致。其特点表现为皮质型感觉障碍,即精细、复杂的各种感觉障碍比较严重,而痛、温觉损害较轻微,触觉障碍亦不明显,深感觉如关节肌肉运动觉和位置觉、实体觉等发生的障碍特别明显。

3) 额叶性精神症状:由于大脑前动脉的分支分布于额前区,因而当此动脉闭塞时,影响前额叶和胼胝体的血液供应,产生迟钝、淡漠或欣快、夸大和精神错乱等额叶性精神症状。

4) 皮质中枢性排尿障碍(无抑制性膀胱):当旁中央动脉共同起于一侧大脑前动脉而该侧动脉闭塞时,可发生无抑制性膀胱。

5) 运用不能(失用症):胼胝体主要由大脑前动脉供应血液,大脑前动脉闭塞时胼胝体发生缺血性损害,因而从左侧缘上回经胼胝体至右侧中央前回的纤维亦受到损害,在临床上发生左侧的观念性失用症,对于右利手者,无论是左侧或右侧的大脑前动脉发生闭塞,失用症常在左侧。

6) 左侧大脑前动脉闭塞时可伴有运动性失语症。

(3) 胼周动脉主干闭塞:如果胼周动脉与大脑中动脉和大脑后动脉之间没有充分的侧支循环,旁中央小叶可以发生缺血或软化,在临床上表现为对侧下肢中枢性瘫痪、感觉障碍和膀胱直肠功能轻度障碍(图13-52)。

(4) 旁中央动脉闭塞:表现为对侧下肢中枢性瘫痪、感觉障碍及膀胱直肠功能障碍(图13-53)。

(5) 眶动脉及额极动脉闭塞:由于侧支循环丰富,其供血区虽有短暂的循环障碍,但临床不出现症状,如果因缺血发生症状,可出现短暂的对侧肢体共济失调、肌张力减低、腱反射亢进和强握反射。

(6) 大脑前动脉中央支-纹状体内侧动脉(Heubner返动脉)闭塞:临床比较少见,可由于直回后端部分突出或前穿质有严重水肿等因素而发生闭塞。闭塞后由于内囊膝部和后肢前部缺血或软化发生对侧中枢性面、舌瘫及上肢轻瘫(图13-54);由于内囊前肢缺血或软化,可引起额叶性共济失调;如果发生在优势半球,可出现智力障碍。

(7) 如果一侧大脑前动脉缺如,由另一侧大脑前动脉供应两侧大脑半球内侧面及部分背外侧面时,可因大脑前动脉闭塞而使两侧的旁中央小叶受累,出现双下肢截瘫和感觉障碍,并常伴有严重的尿

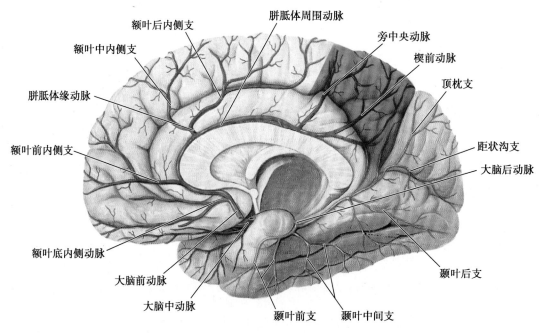

图13-52 胼周动脉闭塞的软化区

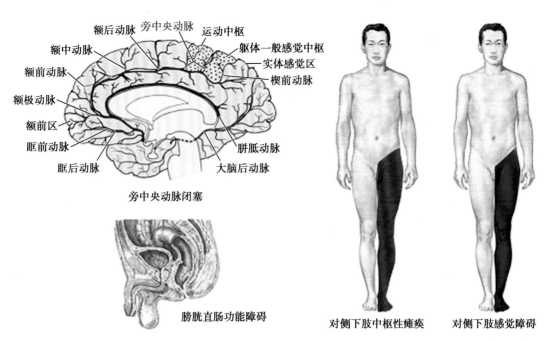

图 13-53 大脑前动脉旁中央动脉闭塞的临床表现

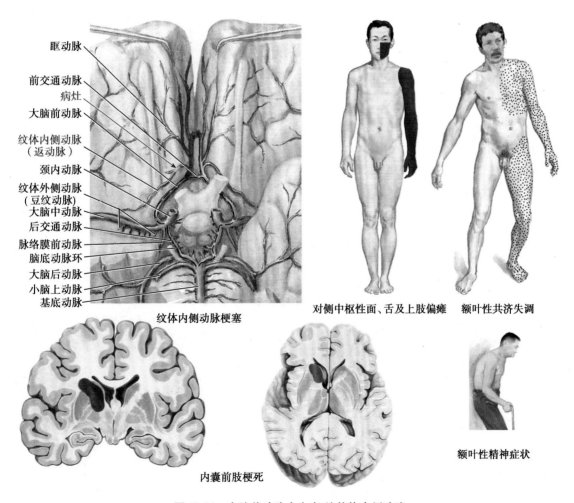

图 13-54 大脑前动脉中央支-纹状体内侧动脉
（返动脉）闭塞的临床表现

潴留,此时应与脊髓病变所致的截瘫相鉴别。

（8）大脑前动脉造影异常改变的某些临床意义

1）大脑半球占位性病变:①侧位片可见 A_2、A_3 向前移位并拉直,A_4、A_5 向上移位并变直,整个大脑前动脉可呈弧形;②正位片可见大脑前动脉离开中线,平行或呈弧形向对侧移位。

2）大脑前动脉的分支额极动脉及其后方的各动脉分支,由于大脑镰的阻挡不易向对侧移位。因此正位片上大脑前动脉显著向对侧移位,在该分支处被牵扯,形成特殊影像,分别称为额极征和大脑镰征。

A. 额极征:在正位片上,大脑前动脉显著地向对侧移位,两额极动脉受大脑镰阻挡,不能向对侧移位,因此额极动脉便将大脑前动脉扯出一向病侧的角,称额极征。额极的占位性病变使额极动脉及大脑前动脉同样向对侧移位,不出现这种角度。除额极外,大脑半球任何部位占位性病变都可造成额极征。实际上,此种成角现象多为胼胝体动脉牵扯所致。

B. 大脑镰征:胼周动脉的分支受大脑镰的阻挡不能向对侧移位,而胼周动脉主干在大脑镰下方却很容易向对侧移位,所以胼周动脉极度向对侧移位时,在正位片上因其受分支牵扯,便在两者间形成一折角,称大脑镰征。大脑镰游离缘外下方的肿瘤使大脑镰游离缘向对侧偏斜,因而不形成这种折角,而成为弧形。大脑镰旁肿瘤也不出现大脑镰征。除此

之外,大脑半球其他任何部位的占位性病变皆可造成大脑镰征,但以额顶部矢状窦旁的肿瘤最为多见。

3）大脑前动脉侧位片显示 A_3 ~ A_4 呈弧形弯曲,多表示侧脑室扩大或胼胝体肿瘤。

4）大脑前动脉若干正常变异如下:①A_1 内侧部较高,多见于儿童,不可误认为鞍上肿瘤。②A_1 发育不全致大脑前动脉远侧段不充盈,不可误认为该处的血栓或栓塞。③A_2 后突弧度较大,易误认为额叶眶面占位性病变。④A_3 圆滑,易误认为脑室扩大或胼胝体肿瘤;A_3 锐利易误认为额叶矢状窦旁肿瘤。⑤A_4 起点低且胼周动脉由对侧供血时,可能将胼缘动脉误认为胼周动脉,而诊断为脑室扩大。

（七）大脑中动脉

1. 解剖　大脑中动脉是颈内动脉发出大脑前动脉以后的直接延续,为供应大脑半球血液的最粗大的动脉,平均管径约 4mm。大脑中动脉大多在视交叉外侧,嗅三角和前穿质的下方,由颈内动脉发出。发出后立即横过前穿质近乎水平位向外行,约在前床突附近经侧裂窝进入大脑外侧裂,然后在岛盖的深方,贴附岛叶外侧面,沿外侧裂的方向由前下斜向后上,并陆续发出许多皮质支。大脑中动脉在途经前穿质至侧裂窝时,发出许多细小的中央支进入前穿质。大脑中动脉主干可分为两型,即双干型和单干型。据曾司鲁等报道,双干型（图 13-55）较为多见（占 60%）,在岛叶附近分为上、下两个等大的干,上干分支至额叶和顶叶,下干分支至颞叶、枕叶和顶叶。单干型（图 13-42）不及半数（占 40%）,

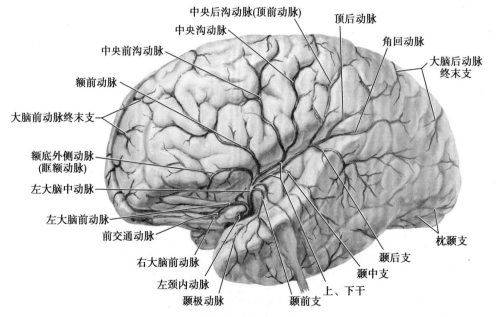

图 13-55　大脑中动脉主干（双干型）

它以一单干自上、下缘发出分支至上述各叶。每个皮质支在主干发出后,大体先在大脑外侧裂深面由内向外走行一段,再绕过大脑外侧裂的岛盖缘,向上或向下分布在大脑半球背外侧面。

大脑中动脉皮质支在进入软脑膜处发出分支形成浅动脉丛(大脑前、后动脉皮质支亦相同),在一些部位连接来自其他皮质支的浅动脉丛。

由浅丛发出较小的终动脉以直角方向进入脑实质内,行进距离远近不等,其中短的皮质支就终止于皮质;较长的皮质支则分布到大脑半球的髓质(图13-56)。较大皮质支间有吻合,因此当这些血管闭塞时,通过邻近的皮质支可建立侧支循环。不过这种侧支循环很少能给缺血区域以充分的营养。

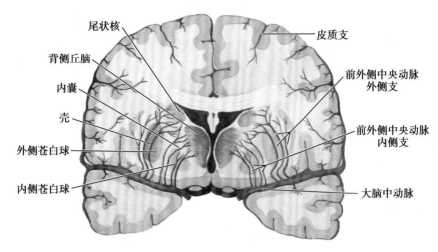

图13-56 大脑前、中、后动脉皮质支和中央支分布模式图

大脑中动脉按其走行特点可以分为5段,即水平段、回转段、侧裂段、分叉段和终段。

(1) 水平段:为大脑中动脉起始部至侧裂窝的一段。此段位于脑底面,行于额叶眶面属嗅叶的一些结构如嗅三角、嗅区、前穿质与颞极之间,水平位向外至侧裂窝,续为回转段。大脑中动脉中央支(豆纹动脉)便由此段发出(图13-45、图13-46、图13-48、图13-56)。

(2) 回转段:此段动脉在侧裂窝外方,回绕岛叶前端(岛阈)进入大脑外侧裂,续为侧裂段(图13-3、图13-46、图13-55)。

(3) 侧裂段:此段动脉隐藏于大脑外侧裂内,只有拉开此裂的上、下二唇缘或去掉岛盖,方可见到此段动脉。此段紧贴于岛叶外面,由前下走向后上,沿途发出数条皮质支分布于大脑半球背外侧面(图13-55)。

(4) 分叉段:大脑中动脉主干从大脑外侧裂上端,相当顶、枕、颞叶交界处从深面浅出,到分叉为角回动脉及颞后动脉的一段称为分叉段(图13-55)。

(5) 终段:是指大脑中动脉终支角回动脉而言(图13-55)。

大脑中动脉的分支可分为皮质支与中央支两组(图13-42、图13-55、图13-56)。

(1) 大脑中动脉皮质支(周围支)的分支分布(图13-42、图13-55):大脑中动脉的皮质支包括眶滑车上动脉、中央前动脉、中央动脉、中央后动脉(顶前动脉)、顶下动脉(顶后动脉)、角回动脉、颞后动脉、颞中动脉、颞前动脉、颞极动脉10支,其中前5支自前向后由双干型的上干或单干型的上缘发出;后5支自后向前则由双干型的下干或单干型的下缘发出。上述皮质支多为1支,2支者极少,现分述如下(图13-42、图13-55):

1) 眶滑车上动脉:自大脑中动脉的侧裂段(称侧裂动脉)上干或总干发出,经大脑外侧裂的深面浅出,向前上方走行,在大脑外侧裂的前升支与前水平支附近分为前、后两支。前支沿大脑外侧裂水平支向前,分布至眶部外侧半。后支即额前动脉,沿大脑外侧裂前升支上行并分为2~3支,由于形如蜡烛台样,故又称"烛台动脉"。此动脉分布于三角部、盖部及额中回前部。眶滑车上动脉一般向后发出一分支,至额中回后部,与中央前动脉共同供应额中回后部。此动脉闭塞可产生运动性失语症。眶滑车上动脉与大脑前动脉的额极动脉在额极处形成吻合。

2) 中央前动脉:自大脑中动脉侧裂段(又称侧裂动脉)上干或总干发出,经大脑外侧裂深面浅出,斜向后上,分为2~3支,行于中央前沟附近。前部分支分布至额下回盖部的后部及额中回后部,后部分支至中央前回前部下 3/4 的皮质。此动脉闭塞可引起对侧面肌及舌肌瘫痪(轻瘫),有时也可能有上肢轻瘫,若在优势半球侧可有运动性失语症。

3)中央动脉:从侧裂段(侧裂动脉)上干或总干发出,经大脑外侧裂浅出,然后越过封锁中央沟下部的脑回,沿中央沟上行,部分经中央沟前缘或后缘上行,分布于中央沟下 3/4 前、后缘的皮质。此动脉闭塞可出现对侧上肢单瘫或不完全偏瘫(以上肢为重),并可伴有相应肢体的轻度感觉障碍。

4)中央后动脉(顶前动脉):自侧裂动脉上干或总干发出,经大脑外侧裂浅出,经中央后沟或中央后回后缘上行至上部,一支弯向后方伸入顶间沟,另一支则沿中央后沟继续上行。分布于中央后回下 3/4 及顶间沟前部上、下缘的皮质。此动脉闭塞时,引起对侧上肢感觉障碍,并可有轻度瘫痪。

以上 4 条动脉,除眶滑车上动脉外,其余 3 条动脉在大脑外侧裂处,由侧裂动脉发出后,直升向上,供应额、顶叶的大部分皮质,故在脑血管造影片上总称这 3 条动脉为额顶升动脉(图 13-9、图 13-10),这 3 条动脉有时为一共干,但也可能各自从大脑中动脉发出。

5)顶下动脉(顶后动脉):又称缘上回动脉。此动脉通常为双干型上干的终支,经大脑外侧裂深面浅出,沿大脑外侧裂的后支上行,越过缘上回,深入至顶间沟,分布于缘上回及顶上小叶下缘的皮质,此动脉如在优势半球一侧闭塞,可发生运用不能或失用症。

6)角回动脉:为单干型的终支动脉,是大脑中动脉皮质支中最为恒定的一支动脉。从主干发出后先在大脑外侧裂深面行走一段,然后浅出沿颞上沟后行,越过角回深入顶间沟后部。分布于角回及顶上小叶后部下缘的皮质,有时伸展至顶枕裂外侧端。当优势半球侧角回动脉闭塞时可引起失读症,此外还可能发生计数困难和命名性失语症。

7)颞后动脉:从侧裂动脉下干或总干发出,经大脑外侧裂深面,在大脑外侧裂后端浅出,越过颞上回斜向后下,直达枕外侧沟。沿途分出 3～4 支,分布于颞上、中回后部、颞下回后部的上缘及枕叶外侧面前部。在优势半球侧的动脉闭塞时可发生感觉性失语症,且伴有阅读和书写障碍,也可伴有健忘性(命名性)失语症。

以上 3 支动脉还供应半球内侧的视辐射,故此 3 支动脉闭塞时,除发生皮质症状外,均可产生两眼对侧同向偏盲。

8)颞中动脉:自侧裂动脉下干或总干发出,经大脑外侧裂深面浅出,在颞叶中部越过颞上回进入颞上沟斜往下外,达颞中沟及颞下回上缘,分布于颞叶中部和颞下回上部。

9)颞前动脉:自侧裂动脉下干或总干发出,经大脑外侧裂深部浅出后斜向外,越过颞上回前部,再斜向后下,达颞中沟及颞下回上缘而分布。

10)颞极动脉:自侧裂动脉下干或总干发出,经大脑外侧裂深面浅出后向前外侧行,至颞极外侧面,绕至颞极内侧面而分布。供应颞极,并与大脑后动脉的分支共同供应海马回钩。

综上所述,大脑中动脉皮质支的分布范围,主要是大脑半球的背外侧面,包括额中回以下、中央前后回下 3/4、顶下小叶、枕外侧回、颞下回上缘或上半以上部分,颞极内、外侧面,额叶眶部外侧半及岛叶各部皮质(图 13-42、图 13-44、图 13-47、图 13-55、图 13-56)。

大脑中动脉各皮质支与大脑前动脉皮质支分布区域的交界处在额中回上缘或上半,中央前、后回上 1/4 部及顶间沟上、下缘等处的皮质;与大脑后动脉皮质支分布区域的交界处在颞下回上缘或上半及枕外侧沟附近的皮质(图 13-42)。

(2)大脑中动脉中央支的分支分布:大脑中动脉的中央支或穿动脉称为纹状体外侧动脉。各家对此动脉的命名很不一致。各自称为前外侧中央动脉、前外侧丘纹动脉、纹状动脉、豆纹动脉、内侧和外侧穿动脉。主要分布于纹状体和内囊膝部及后肢的前 3/5。按其发出的部位可分为内、外两组(图 13-43、图 13-44、图 13-47、图 13-57)。

1)内侧豆纹动脉:或称内侧穿动脉、内侧纹状体动脉、豆丘动脉、前外侧中央动脉内侧支。从大脑中动脉起始部 1cm 以内发出,少数可从颈内动脉与大脑中动脉两者发出或完全从颈内动脉发出,也可见到完全无这群动脉。这群动脉以 1～2 支的最多,但也可多达 5 支者。

内侧豆纹动脉在内侧前穿动脉(返动脉)穿入部位的稍后方,即前穿质后内侧部穿入脑实质。入脑后其中一支经壳核前部浅层,并分支至深层;另一支经壳核中部深层上行,穿过内囊至尾状核;其他细小分支只至壳核腹侧部。在返动脉发育较差时,这组动脉有分支至壳核前端。这群动脉缺如,由前穿动脉或返动脉发支代替。

内侧豆纹动脉分布于壳核前部、苍白球外侧部、

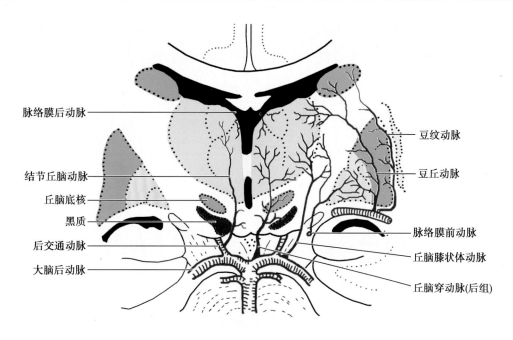

脉络膜后动脉

结节丘脑动脉

丘脑底核

黑质

后交通动脉

大脑后动脉

豆纹动脉

豆丘动脉

脉络膜前动脉

丘脑膝状体动脉

丘脑穿动脉(后组)

图 13-57　丘脑的动脉分布(额状切面)

内囊膝部、丘脑前核与外侧核。

2)外侧豆纹动脉:或称外侧穿动脉、外侧纹状体动脉、豆纹动脉、前外侧中央动脉外侧支。从大脑中动脉起点1cm以外处发出,以1~4支为最多。发出时如为一干,也多分为4~5支于前穿质外侧部穿入脑实质,各支穿入后呈扇形排列,经壳核浅层或表面呈弧形向上,且穿过内囊达尾状核体部。

外侧豆纹动脉经外囊的基底部,行于豆状核下方,分布到外囊、壳核、苍白球、内囊后肢前3/5和尾状核。在外侧豆纹动脉中最外侧的一支最长,在高血压动脉硬化的基础上,极易破裂出血,特称"脑出血动脉"。此处出血常为外侧型即出血在壳核的外侧部。

综上所述,大脑中动脉皮质支的分布范围,主要是大脑半球的背外侧面,包括额中回以下、中央前后回下3/4、顶下小叶、枕叶月状沟或枕外侧沟以前,以及颞下回上缘或上半以上的部分。此外还分布于颞极内外侧面、眶部外侧半以及岛叶各部皮质。大脑中动脉各皮质支与大脑前动脉各皮质支交错区域,是额中回上缘或上半、中央前后回上1/4及顶间沟上下缘等处皮质。与大脑后动脉皮质支交错区,是颞下回上缘或上半,以及月状沟或枕外侧沟以前的皮质。大脑中动脉中央支主要分布于基底节及内囊,包括尾状核体、豆状核及内囊上3/5的神经纤维。

(3)大脑中动脉脑血管造影X线解剖(图13-9、图13-10、图13-58):正常大脑中动脉脑血管造影

X线解剖可分5段:

1)水平段(M₁):也称为眶后段,此段位于脑底面及侧裂窝内,从颈内动脉发出后,在前后位片水平向外行,长约3cm。

2)回转段(M₂):也称为岛叶段,在侧裂窝外方,呈"U"形绕过岛叶前面,该段发出颞前动脉。

3)侧裂段(M₃):行于大脑外侧裂深方岛叶侧方的一段,行走方向由前下斜向后上,额顶升支由此发出。

4)分叉段(M₄):大脑中动脉分叉为角回动脉及颞后动脉处。

5)终段(M₅):系指大脑中动脉终支角回动脉而言。

侧位片上,主干动脉大体上与大脑外侧裂走行方向相一致。在正常情况下,主干位置以床顶线即前床突至枕内隆突上9cm颅骨内板连线为标准,成人应在此线上10mm以内,儿童为15mm以内,幼儿为18mm以内。

M₁因为斜向外方行走,在侧位片上近乎轴位,影像缩短重叠,仅表现一凸侧向前的弯曲,并立即延续为M₂。M₂在解剖上呈"U"形回绕岛叶前部,但在侧位片上由于重叠关系构成由前下至后上的直线。M₃则为M₂的直接延续,此段因行于大脑侧裂内,故方向与外侧裂相一致。M₄为大脑中动脉主干出大脑外侧裂后端,翻向皮质表面分叉为角回及颞后动脉处。M₅实际上系指大脑中动脉终支角回动脉而言。

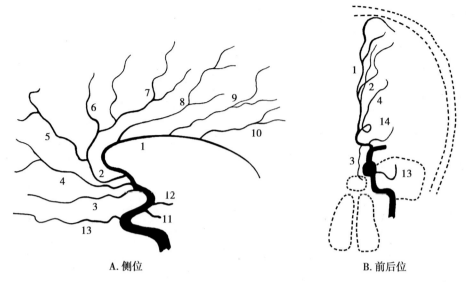

A. 侧位　　　　**B. 前后位**

图 13-58　大脑前动脉(左侧)造影示意图
1. 胼周动脉;2. 胼缘动脉;3. 眶额动脉;4. 额极动脉;5. 前额内动脉;6. 中额内动脉;7. 后额
内动脉;8. 旁中央动脉;9. 上顶内动脉;10. 下顶内动脉;11. 后交通动脉;12. 脉络膜前动脉;
13. 眼动脉;14. Heubner 返动脉

通常,中央前动脉、中央动脉和顶前动脉 3 支皮质动脉,从大脑外侧裂深方翻至大脑半球背外侧面后均走行向上,供应额顶叶皮质,故在脑血管造影上 3 支动脉总称额顶升动脉。额顶升动脉一般自 M_2 末或 M_3 始处发出,造影上形如一树,各支的形状极不规律,向后方行走的一支达中央前、后回。大脑中动脉其余皮质支如顶后动脉、角回动脉及颞后动脉一般从 M_3 和 M_4 发出。可根据大脑中动脉皮质支读片板来确定其各支的位置(图 13-59)。

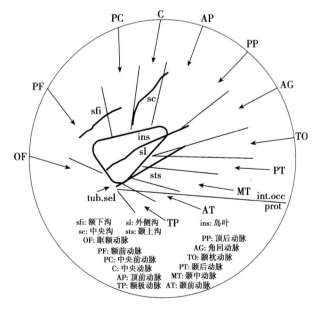

图 13-59　大脑中动脉皮质支读片板
tub. sel 鞍结节;int. occ. prot. 枕内隆突
(此图直径原大为 155mm)

在侧位片上,将大脑中动脉主干的最前点,最前端升支的返折点和最后端分支的返折点即侧裂点,三点相连,组成一个三角,称为侧裂三角。

在正位片上,从颈内动脉分出向外行走的水平段称为 M_1。由水平位转向上升位中间转折的一段称为 M_2。通常在 M_2 起始处发出额顶升支。M_3 为 M_2 的延续。M_3 和 M_2 在正位片上组成"上升段"的主干。正常"上升段"多略呈向外方凸隆的弧形,至眶(岩)顶连线中点下 9 ～ 10mm 处(侧裂点),突然转折向外延续为 M_4、M_5。侧裂点与颅内板间正常距离为 3.0 ～ 4.3cm,"上升段"与颅内板正常距离为 2.0 ～ 3.0cm。M_2 转折处一般与颈内动脉分为大脑前、中动脉分叉处在同一水平线上或稍低一点。

2. 闭塞综合征　大脑中动脉是颈内动脉发出大脑前动脉之后的自然延续,因此大脑中动脉及其分支因栓塞(如风湿性心脏病心房纤维性震颤时心瓣膜上的栓子脱落所致的脑栓塞、颅外大血管动脉粥样硬化性斑块脱落所致的栓塞等)造成血管闭塞的机会比其他动脉更为常见。大脑中动脉供应区比大脑前动脉或大脑后动脉任何一支动脉的供应区更为广泛。它包括岛叶、额叶眶面的一部分、额下回、额中回、中央前回和中央后回下 3/4、顶上小叶、顶下小叶、颞上回、颞中回,以及枕叶一小部分。从神经中枢角度看,大脑半球皮质上许多重要中枢由大脑中动脉供应。加上大脑中动脉还发出分支供应部分内囊和基底节。因此,大脑中动脉闭塞后临床上通常产生广泛的症状。

（1）大脑中动脉起始段闭塞：在大脑中动脉起始段先发出若干条细小的中央支，然后再发出皮质支，因此大脑中动脉起始段闭塞表现为中央支和皮质支供血区均发生循环障碍。其临床表现主要为对侧偏瘫、偏身感觉障碍和偏盲，发生在优势半球侧还多伴有失语。其中对侧半身中枢性偏瘫的特点是上下肢瘫痪具有均等性。这是由于中央前回运动区和经内囊的锥体束同时受损的缘故；对侧偏身感觉障碍是因为中央后回感觉区受累的结果；对侧同向偏盲是因为大脑中动脉在少数情况下尚供应视辐射，为视辐射受损的结果。失语主要是优势半球额下回后部语言运动中枢和颞上回后部语言感觉中枢同时受损所致（图13-60）。

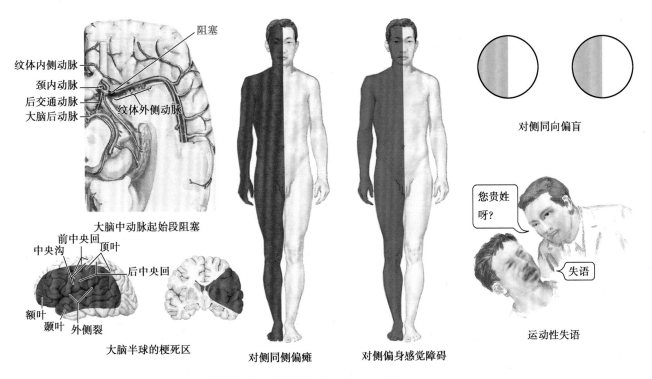

图13-60　大脑中动脉起始段闭塞的临床表现

（2）大脑中动脉中央支闭塞：大脑中动脉中央支为数条细小动脉血管，它供应内囊的前3/5以及大脑壳核和尾状核。大脑中动脉中央支发生闭塞后，软化灶侵及壳核、尾状核、内囊和苍白球外侧部（图13-61），同时大脑半球皮质处也有软化。其临床表现为"不完全内囊型"损害的症状，即对侧上、下肢均等性中枢性瘫痪，一般无感觉障碍及同侧偏盲。这与大脑中动脉皮质支闭塞引起的皮质型偏瘫不同。因为皮质支同时支配皮质运动区和感觉区。故偏瘫常合并偏身感觉障碍。大脑中动脉的中央支仅供应内囊后肢前3/5相当于皮质脊髓束纤维通过处，而内囊后肢后2/5相当于深、浅感觉和视辐射通过处，则由脉络膜前动脉供应。如优势半球病变时，还可出现运动性失语症或口吃（图13-62）。

豆纹动脉容易破裂，出现典型的内囊出血的临床症状，主要表现为三偏综合征，即对侧肢体中枢性偏瘫、对侧偏身感觉障碍和两眼对侧同向偏盲（图13-63）。

（3）大脑中动脉发出中央支以后的主干闭塞：此段动脉闭塞后患侧半球的背外侧面可发生广泛的缺血或软化。缺血软化最明显的区域为大脑外侧裂周围的皮质，而大脑半球背外侧面由大脑中动脉供应的边缘区的皮质则很少发生软化，这是因为边缘区皮质的血液供应不仅来自大脑中动脉，还来源于大脑前动脉及大脑后动脉的缘故。

大脑中动脉发出中央支以后的主干发生闭塞的临床症状主要为"两偏"，即对侧半身的中枢性偏瘫及偏身感觉障碍，偶有偏盲。偏瘫及偏身感觉障碍的特点为头、面及上肢完全瘫痪及感觉障碍，而下肢的瘫痪及感觉障碍较轻（图13-64）。这是因为大脑中动脉皮质支供应的范围为中央前、后回下3/4，恰为头面及上肢运动和感觉的投影区，而支配下肢运动和浅、深感觉的中央前、后回上1/4及旁中央小叶，则由大脑前动脉供应，很少发生缺血或软化的缘

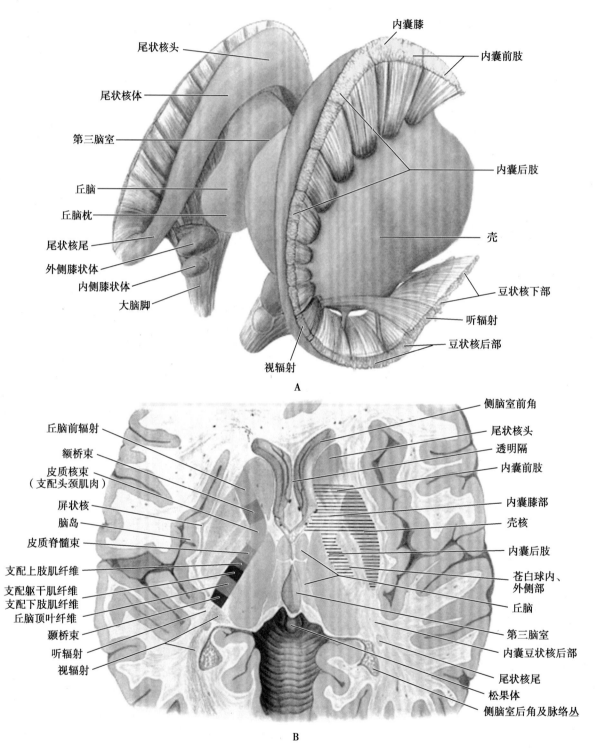

图 13-61　脑底神经核和内囊(示大脑中动脉中央支闭塞时的软化灶)

A. 丘脑、纹状体、豆状核和内囊,右后外侧面观;B. 内囊和邻近核团的水平切面,
上面观(粉红线条为大脑中动脉中央支闭塞时的软化区)

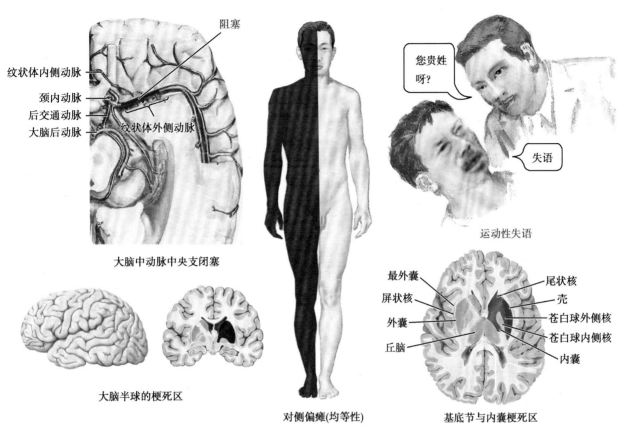

图 13-62　大脑中动脉中央支闭塞的临床表现

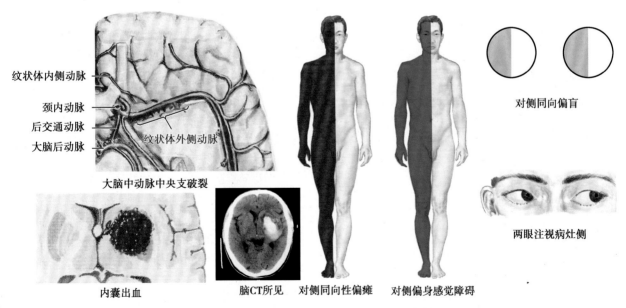

图 13-63　大脑中动脉中央支破裂出血的临床表现

695

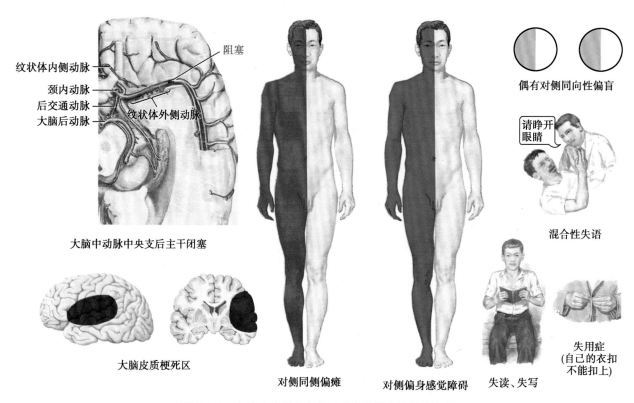

图 13-64　大脑中动脉中央支以后主干闭塞的临床表现

故。损害如发生在优势半球时,尚可出现混合性失语、失写、失读及运用不能等,这是由于额下回后部语言运动区、颞上回后部语言感觉区、额中回后部书写区、角回阅读区以及缘上回运用区分别受到损害的缘故。

（4）大脑中动脉皮质支上干闭塞:大脑中动脉在分出中央支以后,在外侧裂分为上、下两个干(占60%),上干分支至额叶和顶叶皮质,上干闭塞的主要症状为对侧肢体中枢性偏瘫及偏身感觉障碍,颜面及上肢重,下肢轻,如梗死发生在主侧半球,可出

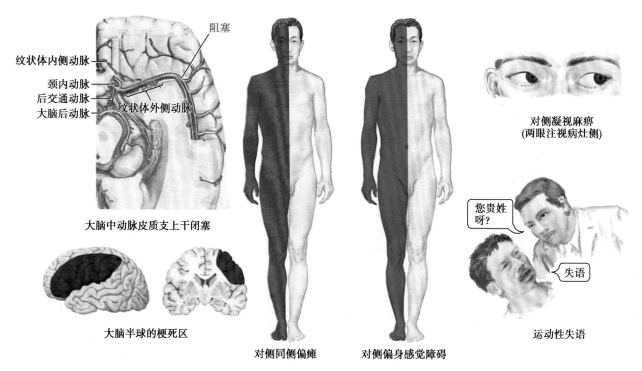

图 13-65　大脑中动脉皮质支上干闭塞的临床表现

现运动性失语、凝视麻痹、失写、失读或失用症（图13-65）。

（5）大脑中动脉皮质支下干闭塞：下干分支分布至顶叶、枕叶及颞叶皮质，梗死的主要症状为感觉性失语、命名性失语、记忆力障碍、偏盲或象限性盲、结构性失用症（图13-66）。

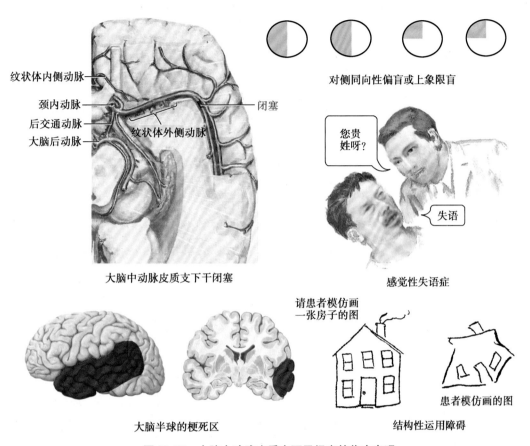

图 13-66　大脑中动脉皮质支下干闭塞的临床表现

（6）大脑中动脉皮质支中的某一支闭塞

1）眶额动脉闭塞：如发生在优势半球时，可出现运动性失语症（图13-67）。

2）中央前动脉闭塞：对侧中枢性面瘫及上肢单瘫，若病变发生在优势半球侧，尚可有运动性失语症和口吃（图13-68）。

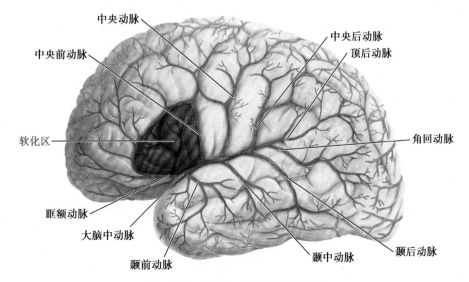

图 13-67　眶额动脉闭塞时的软化区

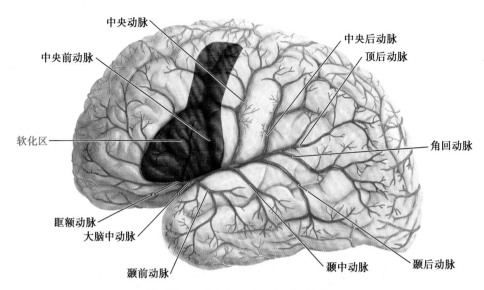

图 13-68　中央前动脉闭塞时的软化区

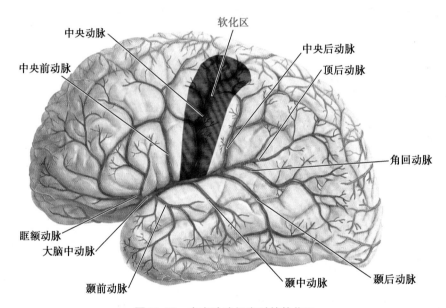

图 13-69　中央动脉闭塞时的软化区

3）中央动脉闭塞：出现对侧上肢单瘫或不完全偏瘫（以上肢为重），伴有轻度感觉障碍（图 13-69）。

4）中央后动脉（顶前动脉）闭塞：临床表现为对侧轻瘫、感觉障碍，实体觉、体象和定向障碍，患者有健康感和失用症。若病灶在优势半球时，尚有假性丘脑综合征（疼痛和感觉障碍较轻）、假性手足徐动现象和运动性共济失调（图 13-70）。

5）顶后动脉（缘上回动脉）闭塞：如病变发生在优势半球时，可出现运用不能或失用症（图 13-71）。

6）角回动脉闭塞：病变发生在优势半球时，患者可有失读症，也可发生命名性失语症、失读症、失认症（丧失左、右侧的辨认）、失指症等（图 13-72）。

7）颞后动脉闭塞：临床主要表现为感觉性失语症（图 13-73）。

由于顶后动脉、角回动脉及颞后动脉尚供应皮质深面的视辐射，故以上 3 支动脉闭塞后，除各自产生相应皮质损害的症状外，均可产生对侧同向偏盲。

（7）大脑中动脉造影异常改变的某些临床意义

1）侧裂动脉在后端逐渐分开，该部有肿瘤时容易使这些动脉更分开。额部及额顶部占位性病变可压迫侧裂动脉向下移位，颞部有占位性病变则使其抬高。

2）颞叶肿瘤使侧裂动脉向上移位成弧形。在

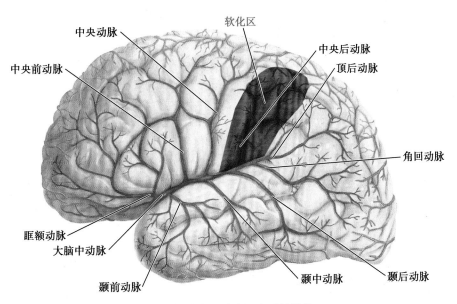

图 13-70　中央后动脉闭塞时的软化区

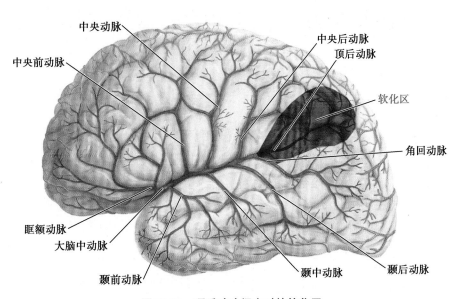

图 13-71　顶后动脉闭塞时的软化区

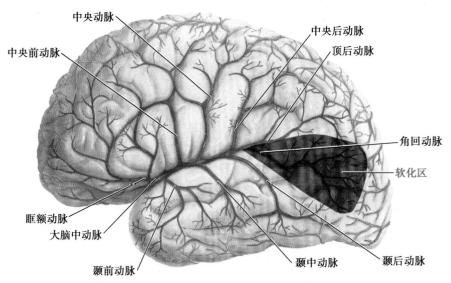

图 13-72 角回动脉闭塞时的软化区

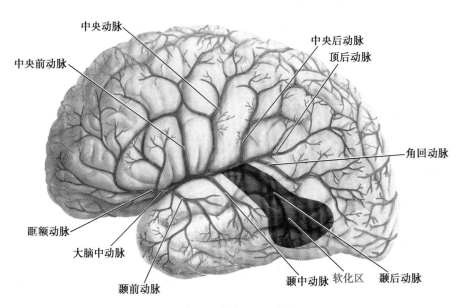

图 13-73 颞后动脉闭塞时的软化区

中颅窝占位性病变患者,其侧裂动脉是与颅底平行地向上移位。但是颞叶偏前的肿瘤亦可使侧裂动脉平行地向上移位。巨大的中颅窝肿瘤能使侧裂动脉向上呈弧形移位。

3)顶枕颞部占位性病变,使侧裂动脉向前移位而弯曲,同时还向上移位。

4)蝶骨嵴部肿瘤既向额部发展,又向颞部发展,把侧裂动脉推向后上方。

第三节 椎-基底动脉系统

椎-基底动脉是脑血液供应的又一个重要来源。左右椎动脉在脑桥下缘汇合成一个基底动脉(图 13-74、图 13-45)。其分支分布于间脑后半部、枕叶内侧面、颞叶下部、脑干和小脑。脑干内有许多上行及下行的神经传导束、脑神经核及维持觉醒和调节机体内环境稳定的中枢,所以椎-基底动脉的血液供应是否良好是极其重要的。

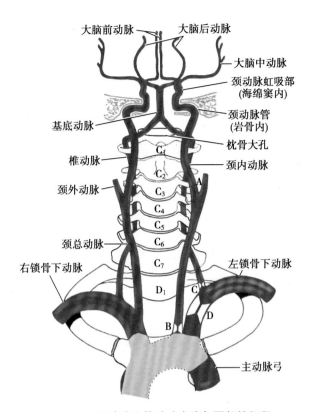

图 13-74 颈动脉和椎动脉在胸与颈部的行程

A、B、C 是动脉粥样硬化常见的部位；A 和 B 损害产生短暂性缺血性偏瘫发作；C 损害产生脑干缺血性发作；D 损害产生"锁骨下盗血综合征"——血液通过左侧颈动脉回流左侧椎动脉供应左侧锁骨下动脉

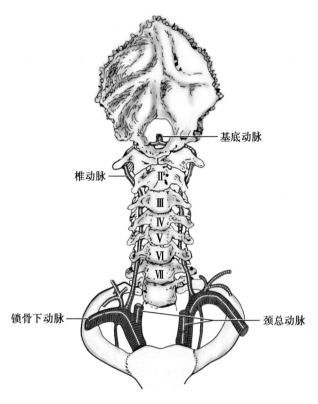

图 13-75 椎动脉起源及颈段走行

一、椎 动 脉

（一）解剖

椎动脉是椎-基底动脉系的主干动脉左右各一（图 13-75）。一般起始于锁骨下动脉第一段的上后部，少数起自主动脉弓、无名动脉、甲状腺下动脉等。椎动脉从锁骨下动脉发出后，沿前斜角肌内侧缘向后上方行一短距离，进入第 6 颈椎横突孔并上行至第 1 颈椎横突孔构成的骨管隧道内，达寰椎横突孔上面弯向后内，绕过寰椎后弓，穿寰枕后膜及硬脑膜和蛛网膜，经枕骨大孔的后外侧入颅腔，在蛛网膜下隙内沿延髓侧面斜向内上，逐渐转至前面，并向前至脑桥下缘汇合成基底动脉，故称椎-基底动脉。这一血管系统主要供应小脑幕以下诸结构，如脑干和小脑，但也有分支至幕上的部分结构，如颞叶下面、枕叶内侧面以及间脑后半部。

1. 椎动脉的走行分段 椎动脉的全程依其走行经过可分为 4 段（图 13-8、图 13-76）。

（1）椎动脉第一段：自起始处至第 6 颈椎横突

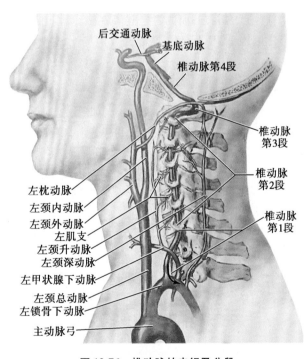

图 13-76 椎动脉的走行及分段

孔以前。此段位于前斜角肌与颈长肌之间，在颈总动脉后方行向上后。它的前方邻接颈总动脉和椎静脉，并有甲状腺下动脉越过，左侧椎动脉前方还有胸导管横过；后方紧邻第 7 颈椎横突、颈下交感神经节以及第 7、8 对颈神经的前支。

（2）椎动脉第二段：自第 6 颈椎横突孔起至第 1 颈椎横突孔止，此段行于上位 6 个颈椎横突孔内，位于颈神经前支的前面，被来自颈下交感神经节的致密的交感神经丛所盘绕，并与颈段椎旁静脉丛相伴行。此段动脉还发出小支，沿颈神经进入椎管，供应脊髓，在第 5 颈椎阶段发出一小支，进入椎管，与脊髓前动脉吻合，是颈部脊髓侧支循环的一个重要来源。

（3）椎动脉第三段：自寰椎横突孔穿出处起至寰枕后膜下方止。此段位于头外侧直肌的内侧。椎动脉自寰椎横突孔穿出后，先在寰椎侧块的外侧弯曲向后（第一对颈神经前支位于其内侧），经寰椎后弓上面的椎动脉沟（第 1 对颈神经的后支在此动脉与寰椎后弓之间），至寰枕后膜下方。此段动脉位于枕后三角中，为头半棘肌所掩盖。

（4）椎动脉第四段：穿过寰枕后膜及硬脑膜（图 13-77），经枕骨大孔入颅。在颅内位于蛛网膜下隙之中，先行于延髓侧方舌下神经根之前，以后再斜向上内侧至延髓前面，在脑桥下缘与对侧椎动脉汇合形成基底动脉。一般认为，椎动脉在颅内部分，常有 3 处显著狭窄，即穿过硬脑膜入颅处；分出脊髓前动脉起点的上方；前两者之间。在临床上，椎动脉造影常因血管痉挛而致造影失败似与上述狭窄有关。

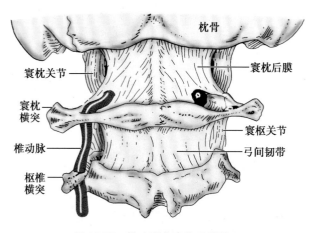

图 13-77 椎动脉穿寰枕后膜情况

2. 椎动脉造影的解剖分段 椎动脉造影也分为 5 段，在前后位片上最为清楚（图 13-78）。

V_1 段：在前后位片，见椎动脉垂直上升，是在各颈椎横突孔上升的一段。

V_2 段：在前后位片，横行向外的一段，是从枢椎横突孔开始，出孔后横行向外的一段。侧位片上是重叠的。

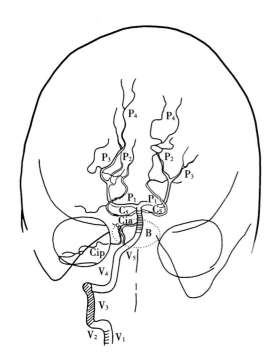

图 13-78 椎动脉造影（前后位）
$V_1 \sim V_5$ 椎动脉的分段；$P_1 \sim P_4$ 大脑后动脉的分段；Cia 小脑前下动脉和内听动脉；Cip 小脑后下动脉

V_3 段：从 V_2 段外端弯曲向上，再垂直上行至寰椎横突孔为止的一段。

V_4 段：从 V_3 上端急弯，水平向内行一小段，再弯向上垂直上行入枕骨大孔的一段。

V_5 段：入枕骨大孔后斜向内上至中线与对侧汇合成基底动脉的一段。

V_5 段发出小脑后下动脉，在前后位片上先垂直上升再襻曲垂直下行。在侧位片上，成向上开口的锐角，再向外形成向上再向下的襻曲。V_3、V_4 段有与枕动脉吻合的交通支。

（1）正位片（图 13-79）：椎动脉分为颅外和颅内两部分。两者的分界点相当动脉穿寰枕后膜入蛛网膜下隙的位置，此点接近枕骨大孔，上、下范围不超过 1cm，从此点发出脑膜后支。椎动脉入颅后，由后下而前上行向斜坡，在斜坡下端与对侧椎动脉合成基底动脉。

（2）侧位片（图 13-80）：椎动脉经颈椎横突孔上升，至寰椎平面转折向外，继而行向内上方，至中线处与对侧椎动脉汇合形成基底动脉。椎动脉显影的分支多为脑膜支和小脑后下动脉。

（二）病变时的临床表现

由各种原因所致的椎动脉狭窄、阻塞以及血液反流现象都可以引起椎-基底动脉系的供血不全。在此仅对与椎动脉血液反流有关的锁骨下动脉盗血

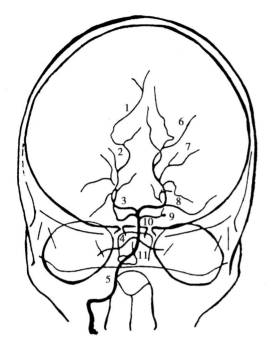

图 13-79 椎动脉造影显示大脑后动脉走行(正位)
1. 距状裂动脉;2. 脉络膜后外动脉;3. 大脑后动脉;
4. 小脑前下动脉;5. 椎动脉;6. 枕后动脉;7. 大脑
后动脉后颞支;8. 颞下前动脉;9. 小脑上动脉;
10. 基底动脉;11. 小脑后下动脉

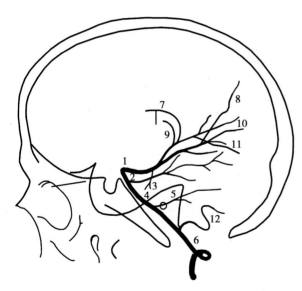

图 13-80 椎动脉造影显示大脑后动脉走行(侧位)
1. 大脑后动脉;2. 小脑上动脉;3. 颞下前动脉;4. 基底
动脉;5. 小脑前下动脉;6. 椎动脉;7. 脉络膜后外动脉;
8. 枕后动脉;9. 脉络膜后内动脉;10. 距状裂动脉;11. 大
脑后动脉后颞支;12. 小脑后下动脉

综合征作一简要介绍。

在生理情况下,主动脉及其分支与颈内动脉保
持一定的压力梯度。主动脉压力最高,分支动脉随
血管管径逐渐变细,压力依次递减。只要保持这种
压力差,动脉血液就可以源源不断地通过椎动脉和

颈内动脉供应脑组织。但某一重要部位,如锁骨下
动脉近段或无名动脉如果发生阻塞,可使正常的压
力梯度颠倒过来,引起血液由头部向心脏、上肢方向
逆流,从而把脑部的血液转而供应上肢,临床上称为
锁骨下动脉盗血综合征(图 13-81)。现就此综合征
有关问题概要介绍如下:

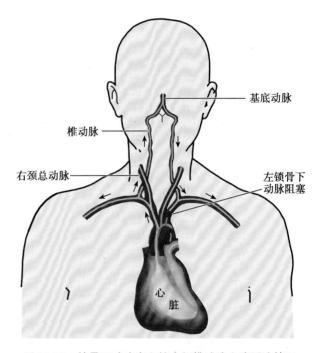

图 13-81 锁骨下动脉盗血综合征椎动脉血液返流情况
箭头示血液流动方向

1. 病因
(1) 左锁骨下动脉近椎动脉发出处的动脉粥
样硬化是最常见的形成阻塞的因素。
(2) 先天性血管病,如先天性主动脉狭窄或锁
骨下动脉近段闭锁。
(3) 脉管炎。
(4) 主动脉或有关的大血管手术,如对法洛四
联症患者行锁骨下动脉近端与肺动脉吻合术,如不
一并结扎左椎动脉,即可引起反流。
(5) 外伤,如锁骨下动脉近段外伤性血栓形
成,但较罕见。
2. 病理生理 如上所述,锁骨下动脉盗血综合
征之所以发生,主要是由于主动脉发出的一些大血
管在其关键部位发生阻塞。因此,首先注意到阻塞
的血管不同,发生盗血的形式也有所不同,概括起来
主要有以下 3 种形式:
(1) 左锁骨下动脉闭塞:引起同侧椎动脉血液
反流(图 13-81)。
(2) 无名动脉闭塞:引起同侧椎动脉和颈内动

脉血流反流(图 13-82)。

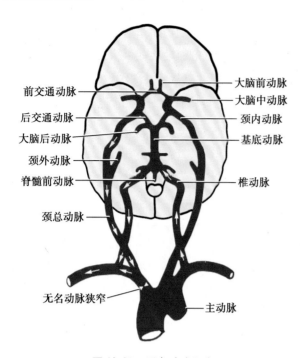

图 13-82　无名动脉阻塞
同侧椎动脉和颈内动脉血液返流(箭头示血流方向)

（3）无名动脉和左锁骨下动脉狭窄:致双侧椎动脉血液反流(图 13-83)。

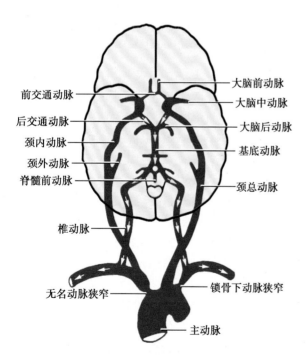

图 13-83　无名动脉和左锁骨下动脉狭窄
两侧椎动脉血液返流,此时两臂血压
可相等(箭头示血流方向)

分析这 3 种盗血形式便可看出:血液是否发生反流的路径与受阻血管及受阻部位有关;反流血流

量的大小与上肢对血液需求的状况有关。对于任何一个锁骨下动脉盗血综合征患者来说,受阻血管及其部位是已经确定了的因素;但反流血流量的大小则是一个可变化的因素。因此,上肢对血液的需求会随变化着的不同情况而发生变化。如上肢由静止状态进入运动状态,由于运动,肌肉对血液的需要量增加,血液反流量随之加大,致使盗血加重,患者的症状随之加重;反之亦然。

再则,不论是脑还是上肢,之所以发生供血不足的症状,是因为它们所得到的血液供应不能满足其正常组织代谢的需要。如果通过侧支循环能得到足够的代偿,就不会产生供血不足症状。不同的患者代偿能力的差别很大。有些患者侧支循环丰富,虽然反流的血液量较大,也不会产生症状。另一些患者则不然,由于侧支代偿的能力较差,只要有少量血液反流,便出现脑供血不足症状。常见的侧支循环有:①椎动脉与椎动脉;②甲状腺动脉与甲状腺动脉;③颈升动脉与同侧椎动脉及椎动脉的分支;④同侧颈动脉与椎动脉的分支;⑤颈外动脉的枕支与同侧椎动脉的肌支(图 13-8、图 13-76)。

3. 症状　锁骨下动脉盗血综合征典型的症状主要包括两个方面,即椎-基底动脉供血不全和上肢缺血的症状。如果有以下四联症,应考虑到是否为锁骨下盗血综合征:

（1）椎-基底动脉供血不全,伴上肢缺血症状。

（2）左右两臂血压的收缩压相差至少为 20mmHg。

（3）锁骨下动脉-椎动脉血管杂音。

（4）脉搏迟滞。

二、椎动脉的主要分支

椎动脉的分支一般可分为两类,即颈部分支和颅内分支。椎动脉的颈段发出脊神经根动脉,经椎间孔入椎管与脊髓前、后动脉吻合,营养脊神经根和脊髓。此段也有分支供应椎旁肌,并与枕动脉和咽升动脉(颈外动脉的分支)吻合,供应邻近的肌肉和硬脑膜。椎动脉颅内段分出脑膜支、脊髓后动脉、脊髓前动脉、小脑后下动脉、延髓动脉,其中最重要的是小脑后下动脉(图 13-84)。现分述如下:

（一）脑膜支

1. 解剖　脑膜支可为一支或两支。两支时,一支为前支,起于第 2 颈椎水平,经枕骨大孔前部入颅,主要供应枕骨大孔前面的硬膜。后支起于寰椎

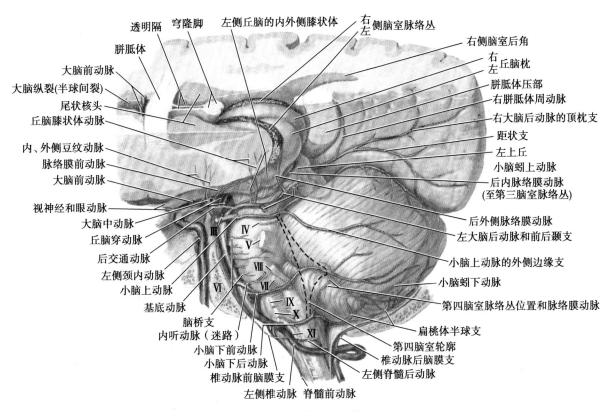

图 13-84　椎-基底动脉及其分支

椎弓上方,从相当于枕骨大孔水平处的椎动脉上发出,在颅后窝行于颅骨与硬膜之间,分支供应小脑镰、大脑镰、小脑幕和邻近的硬脑膜。

2. 病变时的临床表现　椎动脉脑膜支与来自枕动脉的脑膜支以及来自咽升动脉的脑膜支之间存在吻合。颅后窝脑膜瘤在造影时可见这些血管增粗,并向肿瘤供血。

此外,在椎动脉造影时其后支在正位片上接近中线,易与小脑后下动脉相混淆。

（二）脊髓后动脉

1. 解剖　脊髓后动脉为椎动脉颅内分支位置最低的一对,左右各一,它可直接从椎动脉主干发出（图 13-85）,但更常见的是从小脑后下动脉起始（图13-86）。脊髓后动脉起始后先转向后方,然后沿脊

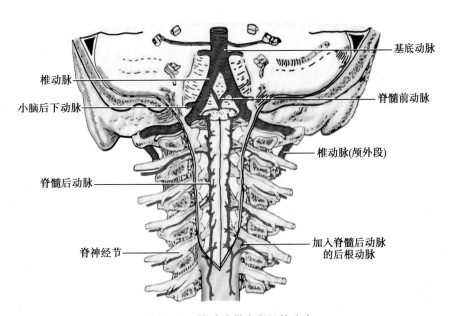

图 13-85　椎动脉供应脊髓的分支

705

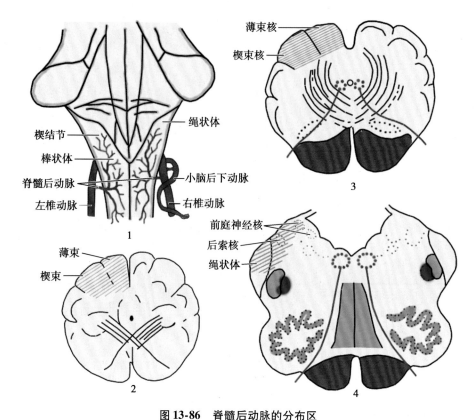

图 13-86　脊髓后动脉的分布区
1. 脑干后面;2. 平锥体交叉平面;3. 平丘系交叉平面;4. 平橄榄体
中部平面;斜线区为脊髓后动脉分布范围

髓后外侧沟在脊神经后根的前、后方下行,下行途中约有 5～15 支后根动脉补充加强(图 13-87),从而使脊髓后动脉能延伸至脊髓下部。脊髓后动脉除分布于脊髓(后角和后索)外,其上段还发出小的延髓支,供应延髓背侧部,包括薄束、楔束及其核,以及绳状体尾端的背侧部(图 13-84)。有时脊髓后动脉的延髓支缺如,其分布区由小脑后下动脉供应。

2. **病变时的临床表现**　脊髓后动脉供应延髓和脊髓的范围都比较小,而且侧支循环也比较丰富,所以当脊髓后动脉闭塞时,并不引起延髓和脊髓的广泛软化,其临床症状也不明显。如果发生临床症状,通常以深部感觉障碍为主,损伤平面以下腱反射消失以及患侧肢体感觉性共济失调等。

(三) 脊髓前动脉

1. **解剖**　脊髓前动脉是椎动脉末端发出的小分支,左右各一(图 13-88)。发出后在延髓前面斜向下内,约至橄榄体下端水平,两侧脊髓前动脉汇合成一单干,沿脊髓前正中裂下行,并改称为前正中动脉。前正中动脉在下行过程中,接受 6～8 支前根动脉补充加强。沿途还发出 250～300 支小的沟动脉,经前正中沟左、右交替穿入脊髓,供应脊髓前 2/3,包括前角、侧角、中央灰质、后角根部以及脊髓前、侧

索。

两侧脊髓前动脉及由它们汇合而成的总干的起始部(即前正中动脉的起始段)发出细小的延髓支,分布于延髓内侧部的结构,包括锥体、锥体交叉、内侧丘系、内侧纵束、顶盖脊髓束、舌下神经核(其最上部除外)、内侧副橄榄核以及孤束核、迷走神经背核的最下段等。近脑桥下缘处,此动脉的分布区逐渐缩小,而渐为椎动脉和基底动脉的分支所取代(图 13-89)。

2. **病变时的的临床表现**　脊髓前动脉供应脊髓及延髓一部分区域的血液,脊髓血管病在临床上比较少见。本书主要讨论脑血管的解剖及其与临床的关系,有关脊髓血管病方面的问题这里不作介绍。现仅就脊髓前动脉闭塞所产生的与脑部有关的症状作一叙述。脊髓前动脉延髓支闭塞后的症状主要表现为延髓腹侧部综合征,亦称延髓旁正中动脉综合征(图 13-90)。由于病变损害了舌下神经核、舌下神经根、内侧丘系和锥体,故临床上表现为舌下神经交叉瘫。即病变同侧的舌肌弛缓性瘫痪;病变对侧上下肢痉挛性瘫痪;病变对侧深感觉障碍;痛觉及温度觉正常。如果病变累及两侧脊髓前动脉延髓支,则可引起伸舌不能、四肢瘫以及四肢位置觉和震动觉丧失。

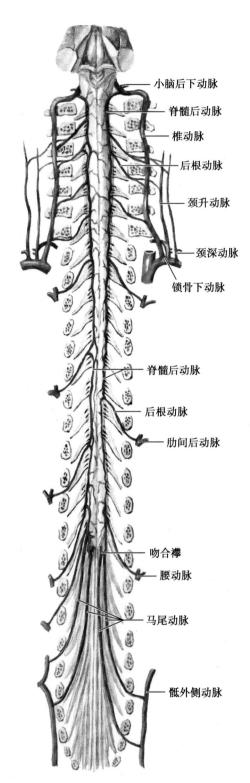

图 13-87　脊髓后动脉和后根动脉

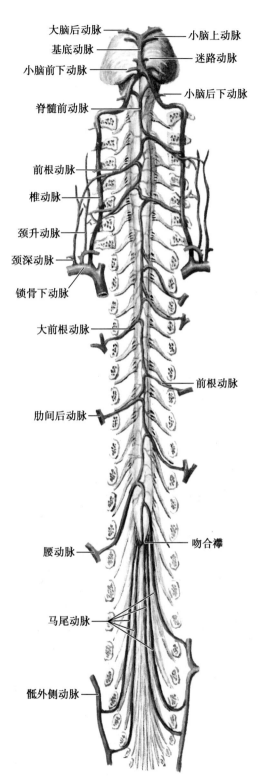

图 13-88　脊髓前动脉和前根动脉

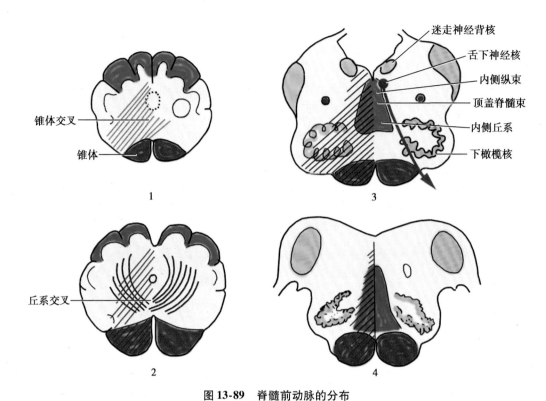

图 13-89 脊髓前动脉的分布

1. 平锥体交叉平面;2. 平丘系交叉平面;3. 平橄榄体中部平面;4. 平橄榄上部平面

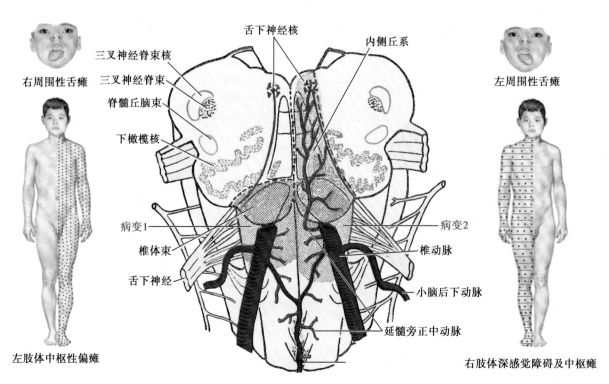

图 13-90 橄榄前综合征和延髓旁正中动脉闭塞综合征的解剖基础

病变 1 为橄榄前综合征的病变区,病变 2 为旁正中动脉闭塞综合征的病变区(人体图内的细点区为肌肉痉挛性瘫痪区,横线区为本体感觉缺失区)

（四）小脑后下动脉

1. 解剖　小脑后下动脉为椎动脉颅内分支中最大的一支，左右各一。多在橄榄体下缘或中部水平起自椎动脉（图 13-91），绕橄榄体行向延髓背上方，在舌咽、迷走两神经根的后面上行（图 13-92），至延髓上端转折向下，沿第四脑室底下外侧缘，并绕过附近的小脑扁桃体而达其内侧面中部，分支分布于小脑后下部。当小脑扁桃疝时，该动脉可向下移位至枕骨大孔水平以下。小脑后下动脉的分支（图 13-93、图 13-94），可分为 3 组：

（1）小脑支：为小脑后下动脉主干的延续，在小脑扁桃体内侧面中部分为流量支：

1）蚓支：至小脑下蚓部，供应蚓小结、蚓锥、蚓垂。为一单支血管，或于其途中分成两叉而终止。

2）半球支：供应小脑半球下面，可分为 3 支：①内侧支：沿蚓锥外侧缘走行，供应小脑半球下面内侧部分。内侧支尚发出扁桃体支，供应小脑扁桃体；②中间支：居中，供应半球下面中间部分；③外侧支：供应半球下面外侧。并在小脑外侧缘处分别与基底动脉的小脑前下动脉和小脑上动脉的分支吻合。形成椎动脉与基底动脉间的吻合。

（2）脉络膜支：参与构成第四脑室脉络丛的垂直部。

（3）延髓支：为一组小血管，这组小血管大都集合成两组：

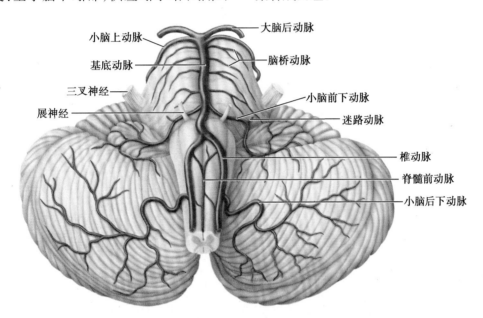

图 13-91　小脑后下动脉正面观

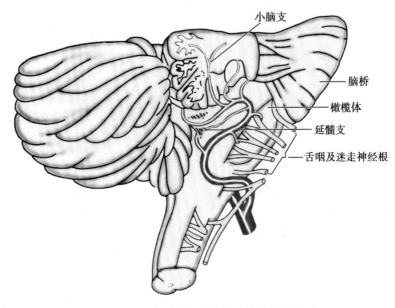

图 13-92　小脑后下动脉分支走行侧面观

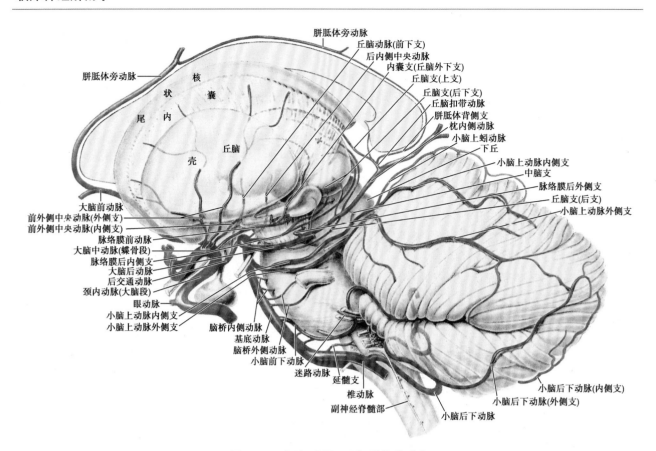

图 13-93 小脑、脑干、丘脑、纹状体动脉

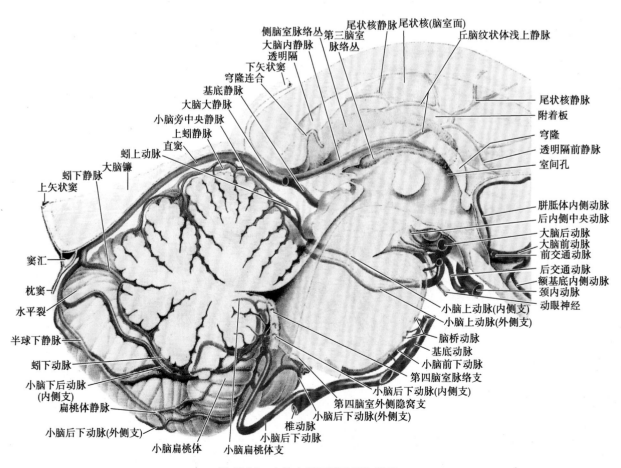

图 13-94 小脑内侧面的动脉和静脉

1）头侧组:靠上端。由一组来自小脑后下动脉或椎动脉的主干血管分支而成,数目有5~8支不等,呈扇形分布,在橄榄与绳状体之间进入延髓。

2）尾侧组:靠下端。或直接从小脑后下动脉发出,或与头侧组的血管共干,然后再向下分支。数目有2~3支,从侧方进入延髓,但位置较头侧组低。尾侧组常有一较长的分支,绕向延髓的背侧,分布至舌下三角附近。

延髓支供应延髓的背外侧部,其上界相当于第四脑室髓纹水平,下界达菱形窝下角,主要结构(图13-95)有:①脑神经核团:疑核、迷走神经运动背核、孤束核、前庭外侧核以及三叉神经脊束核;②纤维束:包括脊髓丘脑束、三叉神经脊束、孤束、脊髓小脑束、前庭脊髓束、绳状体、橄榄小脑纤维、红核脊髓束等传导束和舌咽、迷走神经脑内外根;③网状结构及行于网状结构内的自主神经纤维(以交感纤维为主)。

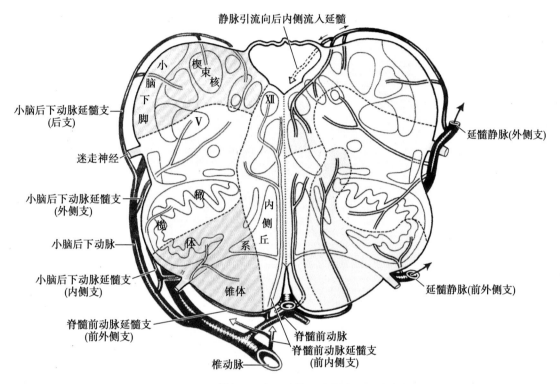

图13-95　延髓横切面(主要结构血液供应和血流方向)

但延髓支分布区域的大小范围有很大变异,可概括分为4种类型(图13-96~图13-99)。①包括上述全部结构;②与①相似,但只包括绳状体的一小部分,且不包括迷走神经运动背核;③与①相似,但不包括绳状体及迷走神经运动背核;④与①相似,但不包括绳状体、迷走神经运动背核、疑核、三叉神经脊髓束及核。延髓支为终动脉,与邻近动脉的吻合甚少。

正常小脑后下动脉造影

（1）正位片（图13-100A）:动脉迂曲,髓襻、尾襻和头襻依次可见。约上行至基底动脉中1/3阶段,发出三支动脉:内侧的蚓支、外侧的小脑半球支和下行短小的扁桃体支。左右尾襻和头襻间的空间约相当于延髓和脑桥下端所在空间。

（2）侧位片（图13-100B、图13-101）:小脑后下动脉为椎动脉颅内段的最大分支,于枕骨大孔稍上

方,相当于延髓橄榄下缘或中部发出。在到达小脑半球之前,可见3个弯曲:第1个弯曲甚浅,称为髓襻,位于延髓侧面。第2个弯曲突向下方,为尾襻,代表小脑扁桃体下缘。第3个弯曲突向上,为头襻,代表扁桃体上缘,其最高点略低于第四脑室外侧孔水平。主干动脉向下延续为3支动脉:上方的蚓支,中间的小脑半球支以及下方的扁桃体支。

2. 病变时的临床表现

（1）小脑后下动脉闭塞的临床表现:小脑后下动脉在临床上为血栓形成或栓塞的好发部位之一,但在小脑后下动脉闭塞后,由于其小脑支和脉络膜支与附近血管有丰富的吻合,故影响甚小,而延髓支通常被认为是功能性终动脉,因此影响较大。所以小脑后下动脉血栓形成或栓塞主要表现为延髓支供血区-延髓的背外侧面软化,临床上称为延髓背外侧综合征。

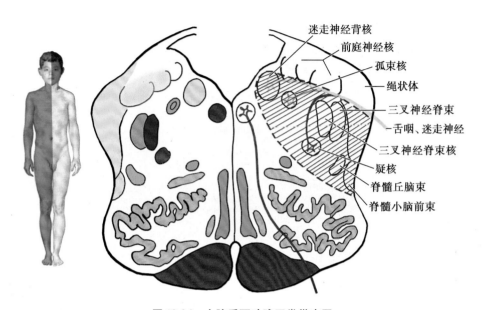

图 13-96　小脑后下动脉正常供应区

图中点线内阴影区为动脉供应区。左侧人像阴影区为该动脉闭塞后感觉障碍区域,下同

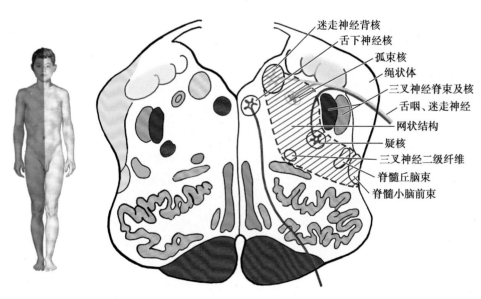

图 13-97　小脑后下动脉供应区变异

三叉神经脊束及核不由该动脉供应,但三叉神经二级纤维由该动脉供应

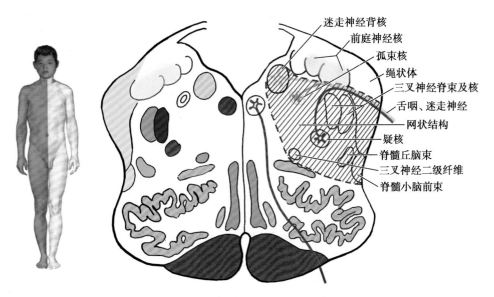

图 13-98　小脑后下动脉供应区变异
三叉神经二级纤维也由该动脉供应

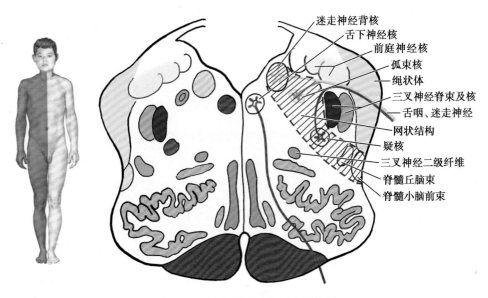

图 13-99　小脑后下动脉供应区变异
三叉神经脊束及核、三叉神经二级纤维均不由此动脉供应

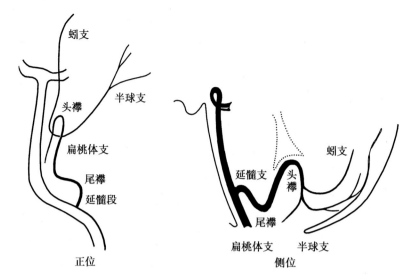

图 13-100　椎动脉造影示小脑后下动脉走行

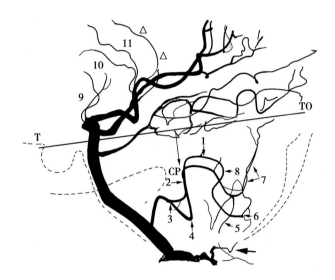

图 13-101　椎动脉造影侧位像（动脉期）
T 到 TO 连线为 Twining 线；CP 示脉络点；粗箭头示椎动脉肌支；△ 示后胼周动脉；1. 小脑后下动脉的扁桃体上段；2. 小脑后下动脉的延髓后侧段；3. 小脑后下动脉的延髓外侧段；4. 小脑后下动脉的尾襻；5. 扁桃体支；6. 小脑后下动脉的下半球支；7. 小脑后下动脉的下蚓支；8. 小脑后下动脉的扁桃体后段；9. 丘脑后穿动脉；10. 脉络膜后内侧动脉；11. 脉络膜后外侧动脉

1）典型的临床表现：小脑后下动脉血栓形成引起延髓背外侧软化，症状起始多突然，没有意识障碍，其典型临床表现见表 13-2 及图 13-102、图 13-103。

表 13-2　小脑后下动脉血栓形成受损部位及临床表现

受损部位	临床表现
三叉神经脊髓束及核	同侧面部痛、温觉减退或消失
三叉神经二级前束	对侧面部痛、温觉减退或消失
脊髓丘脑侧束	对侧肢体痛、温觉减退或消失
舌咽神经根和（或）核	同侧软腭麻痹和痛、温觉减退或消失（舌根知觉、味觉缺失）
迷走神经根和（或）核	同侧咽喉麻痹
前庭神经外侧核	眩晕、眼球震颤
网状结构：丘脑下部下行交感纤维	同侧霍纳征
呕吐中枢	呕吐
呼吸中枢	呃逆
绳状体	同侧肢体共济失调
面神经、展神经及核（有时）	同侧面神经及展神经麻痹
锥体束有时水肿受压	对侧轻偏瘫或三肢瘫

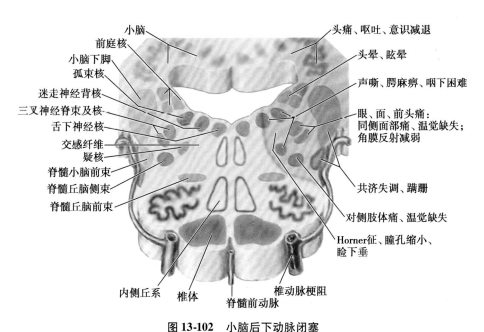

图 13-102　小脑后下动脉闭塞

小脑后下动脉血栓形成,引起延髓背外侧损害,产生相应的临床症状

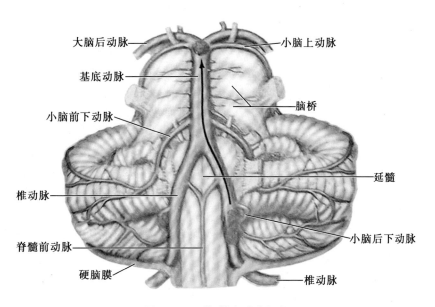

图 13-103　椎-基底动脉闭塞

椎动脉邻近小脑后下动脉起始部的梗阻,可由对侧椎动脉的血流所代偿。如果小脑后下动脉起始部阻塞,可导致延髓外侧部综合征,而且,血栓可延伸到脊髓前动脉引起偏瘫,或阻塞基底动脉分叉部,引起"基底动脉尖"综合征

2）临床类型：小脑后下动脉是椎动脉变异最多的分支,故其临床症状亦较为复杂。Захарценко 将临床症状归纳为 5 种基本类型：①病灶侧软腭及声带麻痹、面部痛、温觉丧失、霍纳征以及对侧颈部以下肢体痛、温觉丧失（图 13-96）；②除上述症状外,有同侧面神经及展神经麻痹；③除上述症状外,有交叉性偏瘫及三肢瘫；④双侧颜面均有感觉障碍（图 13-98）；⑤颜面感觉障碍位于病变的对侧（图 13-97）。

3）常见临床症状的发生原理：

A. 声音嘶哑及吞咽困难：是由于声带及软腭麻痹所致。疑核上部支配声带与喉肌,疑核下部支配软腭,故疑核受损时将分别引起声带及软腭麻痹,然而两者麻痹的程度可不一致或只表现其一,因两者为不同的动脉分支供应之故,但大部分患者均为两者同时存在。

B. 感觉障碍：本症主要以同侧颜面及对侧肢体痛觉丧失为多见。其性质可表现为麻木或疼痛,可表现痛、温觉减退或消失。触觉多存在,亦可同时受累。面部可呈葱皮样分布,亦可呈末梢型分布。躯干感觉障碍的范围可不一致。大多呈传导束性分布,但亦有甚者呈似脊髓节段性损害的分布,感觉障碍之所以如此多样,是因为病变范围与其所波及的感觉传导径路有关。Woods 认为三叉神经脊束核与颜面感觉之关系为葱皮样分布（图 13-104）；Goodhert 及 Davison 则认为系末梢神经根式分布,即眼支终于核之最下方,上颌支居中,下颌支终于核的最上方（图 13-105）。三叉神经二级纤维的部位较深,故

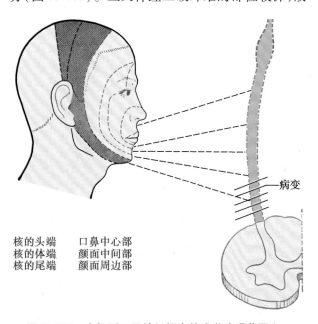

图 13-104　中枢型三叉神经损害的感觉障碍范围之一

核的头端　　口鼻中心部
核的体端　　颜面中间部
核的尾端　　颜面周边部

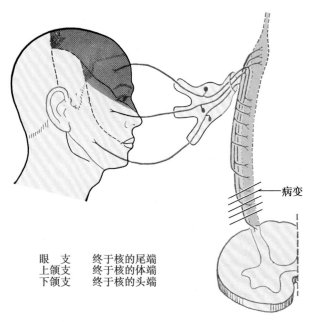

图 13-105　中枢型三叉神经损害的感觉障碍范围之二

眼　　支　　终于核的尾端
上颌支　　终于核的体端
下颌支　　终于核的头端

常常只有同侧三叉神经脊束受损。按根式分布学说,下颌支的纤维进入脑桥三叉神经脊髓束核,故多不受侵害。有时面部可有触觉障碍,或因病变扩张至脑桥,或因触觉纤维亦随三叉神经脊髓束下降之故。

脊髓丘脑束在延髓之排列为下肢靠外,上肢居中,颈部在内,故因病变范围之大小使靠内侧之颈部纤维不受损害,而呈现类似节段式分布（图 13-106）。躯干的触觉纤维系在内侧丘系之中上升,故常不受侵犯。

Stoplord 将感觉障碍分为 3 型：①面及躯干的交叉性感觉障碍；②面及躯干的感觉障碍均在病灶对侧；③两侧面部感觉障碍。

实际上,尚有无面部感觉障碍,而只有对侧躯干的感觉障碍（图 13-99、图 13-107A）,或者无对侧躯干的感觉障碍,而只有面部感觉障碍（图 13-107B）。

C. 霍纳征：系由于损害延髓网状结构下行自主神经（主要为交感神经）纤维所致。

D. 小脑症状：多为病变同侧小脑性共济失调,眼球震颤亦常见,多为水平性,向病灶侧注视更明显。

E. 颜面及展神经麻痹：系由于病变部位较高,累及脑桥所致。

F. 复视：这可能与眼肌麻痹有关,也可能为前庭外侧核受刺激或受侵害的结果。

G. 锥体束征：小脑后下动脉并不供应锥体束之血液循环,本征可能由于病灶周围水肿压迫锥体而

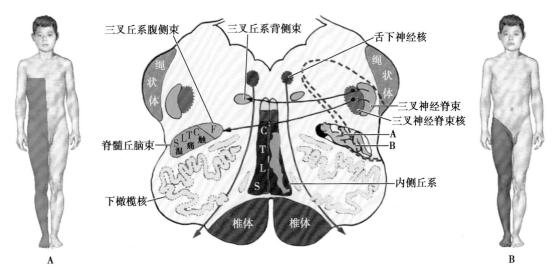

图 13-106　脊髓丘脑束的功能定位

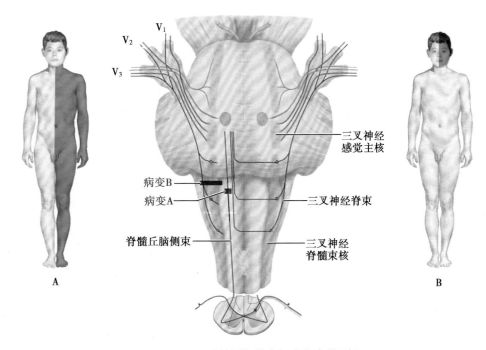

图 13-107　延髓外侧部综合征感觉障碍图解

出现一过性锥体束征。

（2）小脑后下动脉造影异常改变的某些临床意义

1）扁桃体支在正常情况下应在枕骨大孔水平以上,当小脑扁桃体疝时可向下移位至枕骨大孔水平以下。

2）在侧位片上,头襻的最高点最接近第四脑室顶,在此处发出小分支分布至第四脑室脉络丛,故可根据头襻位置特点鉴别第四脑室移位。

3）可根据小脑后下动脉、小脑上动脉蚓支显影部位定位小脑蚓部;两侧尾襻间的空间是延髓。

4）正位片两侧尾襻或头襻间距离异常增宽,应考虑有脑干下部占位性病变的可能。

（五）延髓动脉

延髓动脉(椎动脉延髓支)通常在脑桥下缘由椎动脉干发出,为若干小支,分布于延髓的锥体和舌下神经核的最上段、下橄榄核的大部分(包括背侧副橄榄核)、横越网状结构的橄榄小脑纤维以及写翮区内的迷走神经背核、孤束和孤束核,在锥体交叉阶段靠最下的延髓支还供应前角和楔束间的延髓外侧区全部(图 13-108)。

延髓动脉与供应延髓的其他动脉间有广泛的重

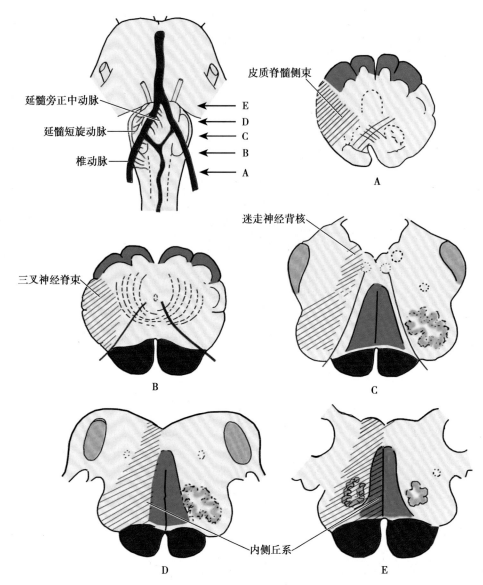

图 13-108　椎动脉延髓支的分布区

（图中标注：皮质脊髓侧束、延髓旁正中动脉、延髓短旋动脉、椎动脉、三叉神经脊束、迷走神经背核、内侧丘系、A、B、C、D、E）

叠关系,且多为细小分支,一方面若干小支不易同时受阻,另一方面即使其中的一支或几支受阻,影响也不大,故多不出现临床症状。

三、基 底 动 脉

（一）解剖

基底动脉由左右两条椎动脉在脑桥下缘汇合而成(图 13-109、图 13-14、图 13-45、图 13-103),起点一般位于桥延沟中点,居左右展神经根之间,向上行于脑桥基底沟中,其背侧面为脑桥基底,腹侧面与斜坡平行,相距约 2～3cm。基底动脉全长约 3cm,至桥脚沟中点分为左右大脑后动脉,此点即为基底动脉终点,位于左、右动眼神经根之间。

基底动脉与椎动脉同属椎-基底动脉系统,但供应范围有所不同,其具体区别见表 13-3。

正常基底动脉脑血管造影：

（1）正位片（图 13-79）：左右椎动脉入枕骨大孔向上向内行走达中线,两动脉汇合成基底动脉。基底动脉一般沿中线或偏于一侧上行,至桥脚沟分成左右两支大脑后动脉。须注意,在正常情况下有的基底动脉呈弧形或"S"形弯曲,并非笔直地沿中线上行,特别在动脉硬化时,迂曲向椎动脉较小的一侧突出。基底动脉弯行的曲线有助于辨认出脑桥的位置,偶尔显出短周边动脉的行程可用来确定出脑桥的宽度。此外,基底动脉起点处邻近展神经,而其末端靠近动眼神经。

（2）侧位片（图 13-80）：左右椎动脉约在枕骨大孔稍上方,颅骨斜坡的下端,汇合成基底动脉。基底动脉沿斜坡上行至后床突上方数毫米处,分成左

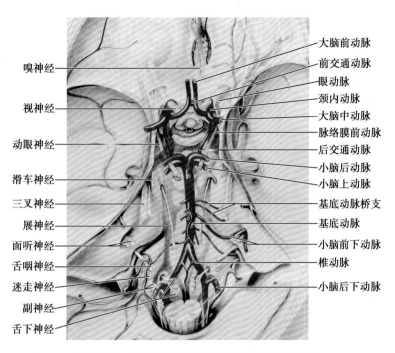

图 13-109　基底动脉及颅底动脉与脑神经的关系

表 13-3　椎动脉与基底动脉的供血范围

	脑干	小脑	大脑	其他
椎动脉	延髓	半球后面及下蚓部		脊髓
基底动脉	部分延髓及脑桥和中脑	半球其余各部	颞叶下面枕叶内面	部分间脑

右两支终动脉,即大脑后动脉。基底动脉长约 27～29mm,呈稍向前突的弓形,与斜坡相距 2～3mm,其终末端距鞍背较远,约 1cm。

（二）病变时的临床表现

基底动脉为椎动脉的延续动脉,两侧椎动脉的血液流入基底动脉,然后大部分流到左右大脑后动脉。基底动脉血液很少流入颈内动脉。故无论从结构上还是从功能上,基底动脉和椎动脉都是一个整体。由于动脉的这种关系,在临床上叙述其病变时常合并一起,总称为椎-基底动脉系统疾患。

1. 椎-基底动脉供血不全　本病在临床较常见,它是由多种因素引起的一组椎-基底动脉供血区功能障碍综合征。不同脑部缺血所产生的相应症状见表 13-4。

表 13-4　椎-基底动脉供血不全的症状

病变部位	动脉供应	症状
大脑半球枕叶和颞顶区	大脑后动脉	枕叶视觉区受累:同向性或象限性偏盲,伴有黄斑回避;缺血不太严重时视力可保存,但常有彩视和眼前闪金花 颞叶海马受累:一过性记忆缺失,常不易观察
间脑	大脑后动脉	间脑后半部上行网状激活系统受累(维持皮质兴奋的功能降低):意识障碍 丘脑下部受累:胃、肠出血。常在胃及十二指肠上部,多为黏膜点状出血。轻者仅能查出大便或呕吐物潜血;出血重者呕吐物呈咖啡色并可见柏油样大便 丘脑受累:丘脑疼痛及震颤

续表

病变部位	动脉供应	症 状
脑干	脊髓前、后动脉、小脑后下动脉基底动脉	疑核、舌咽、迷走和副神经根丝受累:吞咽困难、声音嘶哑、饮水呛咳 脑干网状结构缺血:猝倒症(患者在突然变换体位时感到四肢无力而跌倒,但意识清醒) 前庭系受累:眩晕,常伴有恶心、呕吐(因前庭核与迷走背核通过网状结构有密切联系)、眼震动眼、滑车、展神经核或其脑内根丝受累:复视以交叉瘫为主的脑干各部综合征
小脑	小脑后下、小脑前下、小脑上动脉	共济失调及辨距不良

2. 基底动脉尖综合征　本征是指以基底动脉尖端为中心的 2cm 直径范围内 5 条血管交叉的部位,即左右大脑后动脉、左右小脑上动脉和基底动脉顶端,形成一个"干"字。各种原因,尤其是血栓和栓塞所致该区域血循环障碍即导致基底动脉尖综合征。本征为中脑、丘脑、枕叶和颞叶内侧梗死,以视觉障碍、动眼神经损害及意识、行为异常为主要表现(图 13-110、图 13-111)。

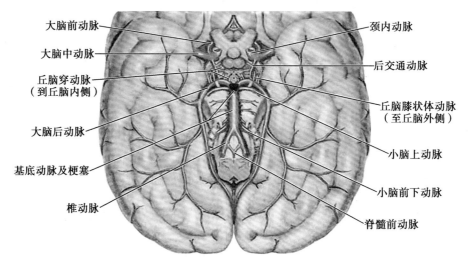

图 13-110　基底动脉尖综合征的病变部位

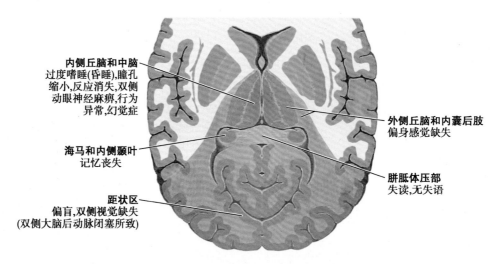

图 13-111　基底动脉尖综合征的梗死部位
大脑后动脉(蓝色)供应区和梗死的临床表现

（1）局部解剖：丘脑供血由前向后有后交通动脉、基底交通动脉（是指基底动脉顶端至后交通动脉口之间的血管段）和大脑后动脉（图13-112、图13-113）。

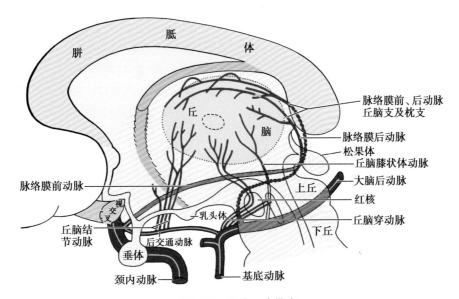

图13-112　丘脑血液供应

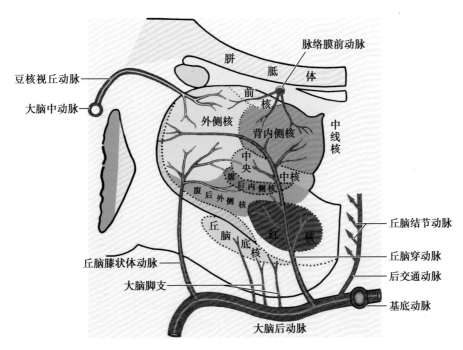

图13-113　丘脑核团血液供应

1）丘脑结节动脉：起自后交通动脉的中1/3，供应丘脑前部、下丘脑后部、内囊后肢的前部。此动脉约1/3~1/2的人缺如，由丘脑穿动脉代替。

2）丘脑穿动脉：起于基底交通动脉（其起源有3种变异形式：左右对称各发出一支；两条血管皆起于左或右基底交通动脉；左右基底交通动脉形成一动脉弓，在弓上分出左右丘脑穿动脉），供应中脑正中和旁正中区及丘脑内侧部，如大脑脚、动眼神经

核、网状结构等。

3）丘脑膝状体动脉：起自后交通动脉口以后的大脑后动脉，供应丘脑外侧部。

4）后脉络膜动脉：起自大脑后动脉分为后内、后外侧脉络膜动脉，与脉络膜前动脉有吻合。供应膝状体、丘脑枕、丘脑背外侧核。

（2）临床表现

1）脑干首端梗死

A. 瞳孔异常:当中脑被盖内侧缺血,瞳孔反射弧传入纤维在视束至 E-W 核段受损,可出现虹膜移位,瞳孔偏离中心位置;E-W 核受损表现瞳孔散大、对光反射消失;如交感神经同时受累,瞳孔中等散大固定,对光反射消失。有时瞳孔呈椭圆形,常为一过性。丘脑梗死时瞳孔小,对光反射差。

B. 眼球运动障碍:眼球上下运动同时受累最常见,亦可双侧单纯上视麻痹,单纯下视麻痹较少见。一侧或双侧眼球向下注视、斜偏视、眼球过度辐辏、一侧或双侧眼睑下垂,上睑抬高或退缩。

C. 意识障碍、注意力和行为异常:患者常有意识丧失,睡眠和行为异常。睡眠异常表现为夜间失眠,白天睡眠过长。患者可有幻觉,称为大脑脚幻觉,多在黄昏时出现,患者对幻觉的描述很生动,常能见到红颜色、动物,样子奇怪,一些复杂的曲线等。患者对幻觉有批判能力,知道不是真实的。这主要是病变影响到小脑上脚、大脑脚、黑质、红核和中脑水管旁灰质。有人认为影响到间脑、中脑,大脑基底部病变也能引起幻觉,这可能与网状结构异常、丘脑核特异性传入神经受阻滞有关。除幻视之外,少数人可有幻听。患者回答问题离奇古怪,与提问不相关,答非所问。

D. 异常运动与半身投掷:运动异常好发于面部、上肢和拇指,在双侧丘脑旁正中区梗死可能见到阵挛和手足徐动,下丘脑梗死可能引起一侧肢体运动障碍,半身投掷常先出现。

2)大脑后动脉区梗死

A. 一侧梗死:可出现偏盲;自知有视野缺损;视动性眼震;偏盲视野中可保存部分视觉;偏盲视野中上或下 1/4 视野受累程度不同;偏盲视野边缘的光闪视;视觉持续;无视觉忽视以及行为的改变等。

B. 两侧梗死:可表现为皮质盲;Balint 综合征;同时失认;视觉失用;凝视失用;视物变形;行为异常;激动性谵妄;运动和感觉障碍等。

3)影像学所见

A. CT:最主要的特征是丘脑梗死,位于丘脑中心部位,多数围绕板内核周围,若双侧梗死可见丘脑双侧低密度灶,即所谓蝶形低密度;往往能发现中脑、脑桥、小脑和枕叶的梗死灶,但由于伪影干扰,分辨率低,发现率较丘脑梗死少一半左右。

B. MRI:对病变部位敏感性高,分辨率好,能分辨出急性和亚急性梗死,发病至 4 小时后即可显影,优于 CT 扫描。

C. 脑血管造影:在 85% 的患者基底动脉尖 2cm 直径范围内有狭窄和闭塞。但由于血管再通,狭窄部位不一定与临床相一致。

基底动脉造影异常改变的某些临床意义:由于基底动脉下有椎动脉,上有大脑后动脉,中间许多基底动脉分支均衡牵拉,除非有较大肿瘤直接推挤,否则不易向两侧移位,即使有移位,也难与正常变异区别,但易向后、前移位。因基底动脉行于斜坡和脑干之间,所以通常蝶鞍及斜坡肿瘤使基底动脉向后移位,使之变直或呈向后突之弧形;脑干或小脑肿瘤使其向前移位,贴于斜坡上,但无特殊诊断意义。

四、基底动脉的主要分支

基底动脉的分支较椎动脉的分支为多,其原因是由于脑桥支的数量较多。基底动脉的主要分支有脑桥支、内听动脉、小脑前下动脉、小脑中下动脉、小脑上动脉以及大脑后动脉。现分述如下

(一)脑桥支

1. 解剖　脑桥支是基底动脉分布于脑桥的许多小支的总称,可分为 3 组,即旁正中动脉、短旋动脉和长旋动脉(图 13-114),分别供应脑桥横切面上 3 个区域,即脑桥旁正中区、脑桥前外侧部及脑桥背外侧部。

(1)脑桥旁正中动脉:每侧约 4～6 支,从基底动脉的背面发出,管径极细,一般比头发稍粗,发出后稍斜向后上,至脑桥基底沟中央两岸,分布于脑桥旁正中区,包括桥核、皮质脑桥束、皮质脊髓束及皮质脑干束;一些较小的细支也穿向背部,供应脑桥被盖的腹侧部,包括一部分内侧丘系(图 13-115)。

(2)脑桥短旋动脉:每侧约 5～10 支,自基底动脉两侧发出,绕行脑桥腹面,从脑桥腹外侧进入脑实质,分布于脑桥前外侧部的一个楔形区。相当于旁正中动脉和长旋动脉分布区之间,主要包括皮质脊髓束和内侧丘系的一部分纤维、桥核和脑桥小脑束、一部分三叉、面神经核及三叉、面神经根等结构(图 13-115)。一些脑桥短旋动脉还向上供应大脑脚的一部分。

(3)脑桥长旋动脉:每侧 1～2 支,从基底动脉干的两侧发出,回绕脑桥稍斜向上后,至脑桥背面穿入脑实质。长旋动脉在行程中,有时发出一些小支与小脑前下动脉和小脑上动脉吻合。长旋动脉和小脑前下动脉一起,供应脑桥被盖尾端的大部分;与小脑上动脉一起,供应被盖的头端。长旋动脉主要分布于第 Ⅴ～Ⅷ 对脑神经核;三叉神经脊束、内侧纵

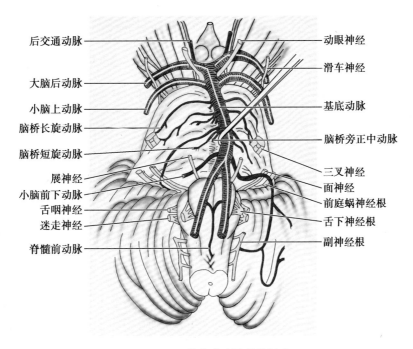

左侧标注（从上到下）：后交通动脉、大脑后动脉、小脑上动脉、脑桥长旋动脉、脑桥短旋动脉、展神经、小脑前下动脉、舌咽神经、迷走神经、脊髓前动脉

右侧标注（从上到下）：动眼神经、滑车神经、基底动脉、脑桥旁正中动脉、三叉神经、面神经、前庭蜗神经根、舌下神经根、副神经根

图 13-114　基底动脉及其脑桥支

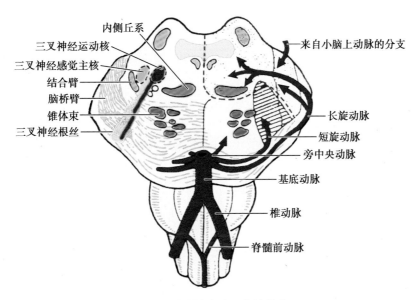

左侧标注（从上到下）：内侧丘系、三叉神经运动核、三叉神经感觉主核、结合臂、脑桥臂、锥体束、三叉神经根丝

右侧标注（从上到下）：来自小脑上动脉的分支、长旋动脉、短旋动脉、旁中央动脉、基底动脉、椎动脉、脊髓前动脉

图 13-115　基底动脉脑桥支的供应区

束、内侧丘系、脊髓丘脑束、脊髓小脑束、结合臂和脑干网状结构等(图 13-116)。

2. 病变时的临床表现

(1) 脑桥旁正中动脉闭塞综合征

1) 脑桥基底内侧综合征(Foville 综合征)(图 13-117)：即展神经交叉瘫。表现为病变同侧展神经麻痹及病变对侧舌下神经及上、下肢中枢性瘫痪。这是由于旁中央区软化后此区展神经脑内根丝及锥体束同时受累所致。

2) 注视麻痹(同向凝视麻痹或眼联合运动麻痹)：当旁中央区软化时，由于展旁核或皮质脑干束受累，可产生同向注视麻痹，此时患者两眼不能向病灶侧注视，因而注视瘫痪侧。

3) 对侧偏身感觉障碍：较少见，且极轻。当旁正中动脉供应范围稍大时，内侧丘系、三叉丘系和脊髓丘系可包括在内，但这些传导束所在的部位与其他动脉往往重叠供应。若旁正中动脉闭塞，就有可能出现偏身感觉障碍，但症状甚轻，常易恢复。

4) 单瘫不伴注视麻痹：如果脑桥旁正中区软化局限在一个很小的范围，由于脑桥部位锥体束分散，仅皮质脊髓束的一部分受累，皮质脑干束并未受累，临床上只表现单瘫，不出现眼联合运动麻痹。

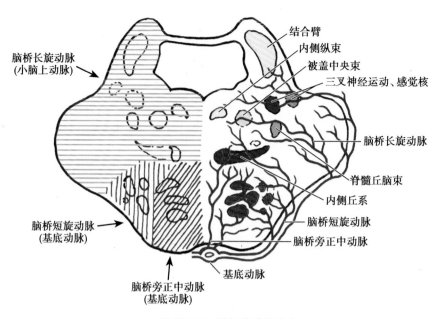

图 13-116　脑桥的动脉分布

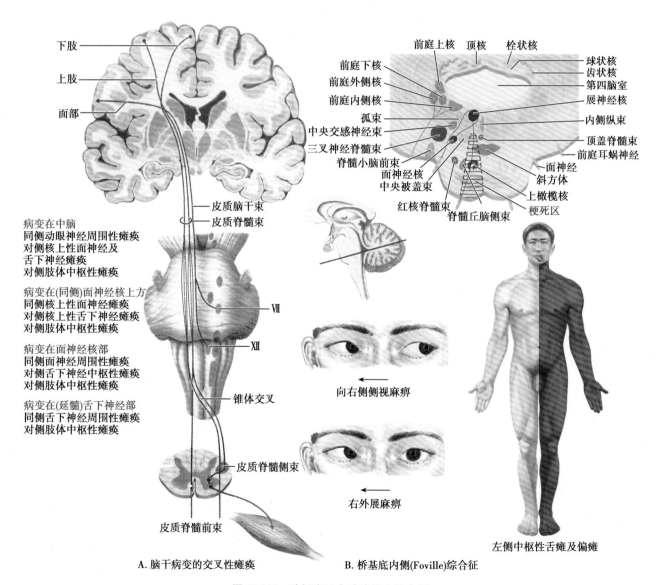

A. 脑干病变的交叉性瘫痪　　　　B. 桥基底内侧(Foville)综合征

图 13-117　脑桥旁正中动脉闭塞综合征

5）小脑性共济失调：如果皮质脑桥小脑束受损，可引起对侧肢体小脑性共济失调。

（2）脑桥短旋动脉闭塞综合征

1）脑桥基底外侧综合征（Millard-Gubler 综合征）（图 13-118）：由于脑桥基底外侧区面神经核及其脑内根丝、展神经根丝以及锥体束受损害，临床上产生面（展）神经交叉瘫，即病变同侧面神经、展神经周围性麻痹，病变对侧舌下神经及肢体中枢性偏瘫。

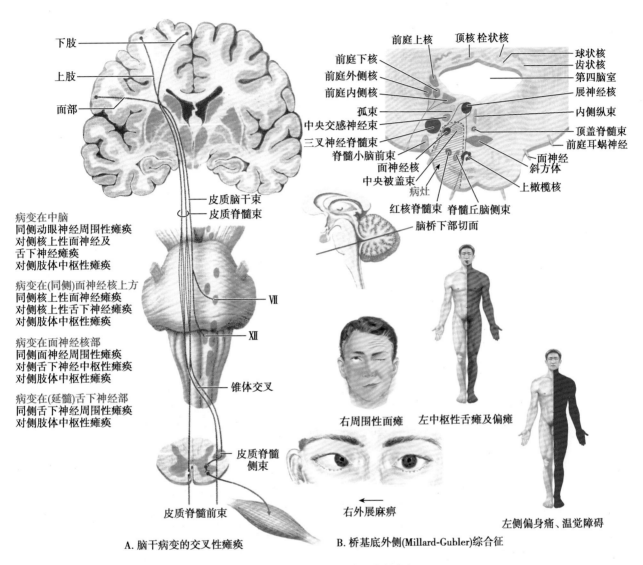

病变在中脑
同侧动眼神经周围性瘫痪
对侧核上性面神经及
舌下神经瘫痪
对侧肢体中枢性瘫痪

病变在(同侧)面神经核上方
同侧核上性面神经瘫痪
对侧核上性舌下神经瘫痪
对侧肢体中枢性瘫痪

病变在面神经核部
同侧面神经周围性瘫痪
对侧舌下神经中枢性瘫痪
对侧肢体中枢性瘫痪

病变在(延髓)舌下神经部
同侧舌下神经周围性瘫痪
对侧肢体中枢性瘫痪

下肢
上肢
面部
皮质脑干束
皮质脊髓束
VII
XII
锥体交叉
皮质脊髓侧束
皮质脊髓前束

A. 脑干病变的交叉性瘫痪

前庭上核　顶核 栓状核
前庭下核
前庭外侧核
前庭内侧核
孤束
中央交感神经束
三叉神经脊髓束
脊髓小脑前束
面神经核
中央被盖束
病灶
红核脊髓束 脊髓丘脑侧束
球状核
齿状核
第四脑室
展神经核
内侧纵束
顶盖脊髓束
前庭耳蜗神经
面神经
斜方体
上橄榄核
脑桥下部切面

右周围性面瘫　左中枢性舌瘫及偏瘫

右外展麻痹

左侧偏身痛、温觉障碍

B. 桥基底外侧(Millard-Gubler)综合征

图 13-118　脑桥短旋动脉闭塞综合征

2）小脑征：有时出现，系由于脑桥小脑纤维和脑桥臂受损，出现病变同侧小脑性共济失调。

3）偏身感觉障碍：有时出现，系由于内侧丘系、三叉丘系、脊髓丘系受累，但这个区域的血液供应有重叠，故有时不出现症状。

4）霍纳（Horner）征：是由于自丘脑下部通过脑桥网状结构的下行交感神经纤维受损引起。

（3）脑桥长旋动脉闭塞综合征

1）脑桥被盖综合征（Raymond-Cestan 综合征）（图 13-119）：病变位于面神经核和展神经核以上的脑桥上段的被盖部。由于梗死灶累及结合臂、内侧丘系及脊丘系，在临床上出现同侧小脑性共济失调，对侧偏身浅、深感觉障碍。如果病变累及三叉神经感觉根和感觉主核，还可出现同侧面部感觉障碍，因而表现为交叉性感觉障碍。

2）当三叉神经运动核受损时，可出现同侧核性咀嚼肌瘫痪。被盖中央束受损可出现肢体肌肉阵挛，内侧纵束受侵时可出现眼球震颤。病变累及脑桥上部网状激活系统时可出现意识障碍。

（二）内听动脉

1. 解剖　内听动脉（迷路动脉）可自基底动脉的下段发出，但 80% 以上是从小脑前下动脉发出，

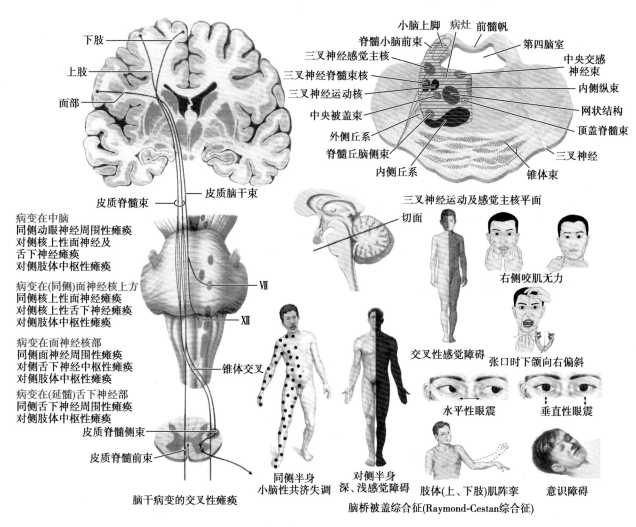

图中文字标注：

左侧大脑半球冠状切面：
下肢、上肢、面部、皮质脊髓束、皮质脑干束

脑干及脊髓部分：
VII、XII、锥体交叉、皮质脊髓侧束、皮质脊髓前束

左侧病变说明：
病变在中脑
同侧动眼神经周围性瘫痪
对侧核上性面神经及
舌下神经瘫痪
对侧肢体中枢性瘫痪

病变在(同侧)面神经核上方
同侧核上性面神经瘫痪
对侧核上性舌下神经瘫痪
对侧肢体中枢性瘫痪

病变在面神经核部
同侧面神经周围性瘫痪
对侧舌下神经中枢性瘫痪
对侧肢体中枢性瘫痪

病变在(延髓)舌下神经部
同侧舌下神经周围性瘫痪
对侧肢体中枢性瘫痪

脑干病变的交叉性瘫痪

同侧半身
小脑性共济失调

对侧半身
深、浅感觉障碍

右上横切面标注：
小脑上脚　病灶　前髓帆
脊髓小脑前束
三叉神经感觉主核　第四脑室
三叉神经脊髓束核　中央交感神经束
三叉神经运动核　内侧纵束
中央被盖束　网状结构
外侧丘系　顶盖脊髓束
脊髓丘脑侧束　三叉神经
内侧丘系　锥体束

三叉神经运动及感觉主核平面
切面

右侧咬肌无力
交叉性感觉障碍
张口时下颌向右偏斜
水平性眼震　垂直性眼震
肢体(上、下肢)肌阵挛　意识障碍
脑桥被盖综合征(Raymond-Cestan综合征)

图 13-119　脑桥长旋动脉闭塞综合征

该动脉发出后在展神经根前方越过,行向桥延沟外端,与面神经、前庭蜗神经伴行,进入内耳道。在内耳道分为 3 支,即蜗支、前庭支和前庭蜗支。蜗支又分为 12～14 小支,穿过蜗轴的小孔,形成小动脉网,经骨螺旋板供应基底膜。前庭支供应椭圆囊、球囊和外、前半规管。前庭蜗支一部分供应耳蜗,一部分供应前庭和后半规管。每一支都与颈内动脉保持一定而又不充分的吻合(图 13-120、图 13-121)。

2. 病变时的临床表现　内听动脉供应区的侧支循环较差,耳蜗和前庭器官对血液供应的变化反应特别敏感,故当内听动脉供血不足或闭塞时,将产生耳蜗与前庭损害的症状。

(1) 前庭损害的症状:半规管、椭圆囊和球囊对血液供应的变化反应特别敏锐,只要通过的血流量稍减少,就可产生平衡障碍,眩晕、恶心或呕吐。由于早期症状很像梅尼埃病,故临床应仔细加以鉴别。

(2) 耳蜗损害的症状:耳蜗对血液供应的变化也是十分敏感的,当血流量减少时,可引起蝉鸣样高调耳鸣;如血流量继续减少,到完全阻断时,患者便可突然地出现听觉丧失,成为神经性聋,或称突发性聋。

（三）小脑前下动脉

1. 解剖　小脑前下动脉从基底动脉下 1/3 少数从中 1/3 发出(图 13-95),行向外下,一般在展神经、面神经和前庭蜗神经腹侧通过,至内耳门附近形成一小的动脉襻,称内听道襻,并突入内耳道不等距离。内听动脉常自襻顶部发出(图 13-122)。小脑前下动脉在内听道襻的远端分为两支,内侧支行向下,越二腹叶至下蚓外侧的半球,并与小脑后下动脉的分支吻合;外侧支围绕绒球形成一个襻,而后靠近小脑水平裂行向外,外侧支的小分支越过上半月叶、下半月叶分别和小脑上动脉及小脑后下动脉的分支吻合。自内侧支或外侧支尚发出一中间支,供应小脑半球下面的中间部分。小脑前下动脉途中还一路发出小分支至脑桥基底尾侧、延髓上部、脑桥臂上部、绳状体及第四脑室外侧孔附近的脉络丛。

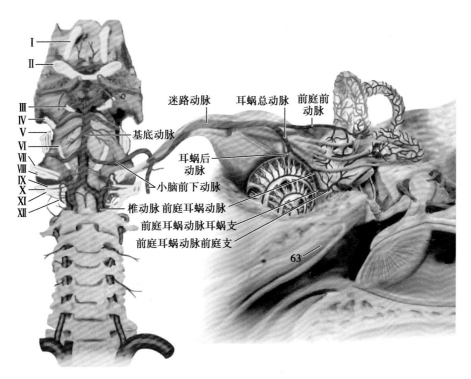

图 13-120　内听动脉的起始、走行和分支分布

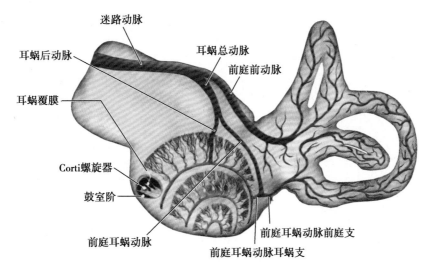

图 13-121　内听动脉（迷路动脉）的分支分布

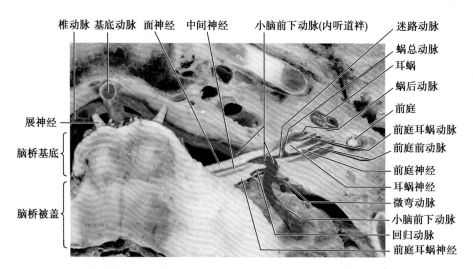

图 13-122　小脑前下动脉及其与展神经、面神经、听神经的关系

小脑前下动脉的分支可分为 5 组：第一组为小脑支，分布于小脑下面的前部和外侧部；第二组为内听动脉，因为内听动脉起于小脑前下动脉较起自基底动脉更为常见；第三组为第四脑室脉络膜前动脉；第四组为小脑前下动脉延髓支，分布于脑桥和延髓交界处；第五组为小脑前下动脉脑桥支，分布于脑桥下段的外侧部，包括脊髓丘脑束、外侧丘系、前庭神经核群、蜗神经核、三叉神经脊束及其核、面神经核等结构（图 13-123），有时小脑前下动脉与脑桥长旋动脉共同分布至脑桥下段的被盖外侧部，甚至延髓最上部。

小脑前下动脉在血管造影前后位片上经眼眶将内听道投照到眼眶中心，则可清楚显示小脑前下动脉。在 Towne 位时因被其他血管遮盖而较模糊（图 13-124）。

2. 病变时的临床表现　由于小脑前下动脉与小脑上动脉、小脑后下动脉、脑桥长旋动脉间有丰富的吻合，故小脑前下动脉梗死极为少见。如果发生梗死，梗死区大体相当其供应区，临床主要表现为（图 13-125）：

（1）病变同侧面部痛、温觉消失及触觉减退（三叉神经脊束及其核受损）。

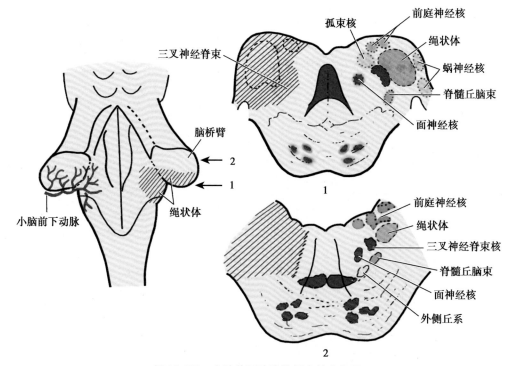

图 13-123　小脑前下动脉脑桥支的分布区

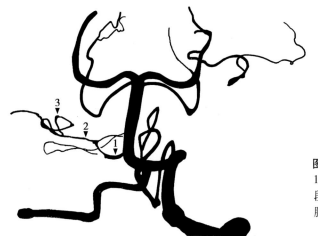

图 13-124　椎动脉造影正位经眶投照,动脉期
1. 小脑前下动脉的脑桥段;2. 桥小脑角池段;3. 绒球段,在该段下形成一个襻表示小脑前下动脉进内听道段

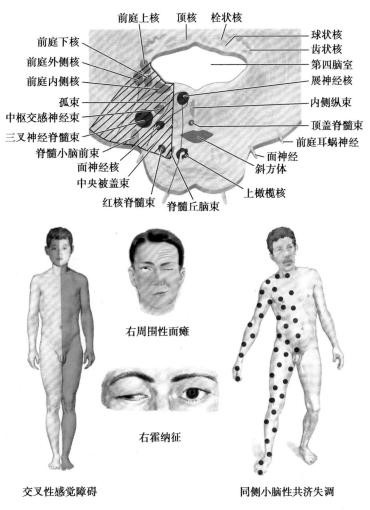

前庭上核　顶核　栓状核
前庭下核　　　　　　　　　　　　　球状核
前庭外侧核　　　　　　　　　　　齿状核
前庭内侧核　　　　　　　　　　　第四脑室
孤束　　　　　　　　　　　　　　展神经核
中枢交感神经束　　　　　　　　　内侧纵束
三叉神经脊髓束　　　　　　　　　顶盖脊髓束
脊髓小脑前束　　　　　　　　　　前庭耳蜗神经
面神经核　　　　　　　　　　　　面神经
中央被盖束　　　　　　　　　　　斜方体
红核脊髓束　脊髓丘脑束　上橄榄核

右周围性面瘫

右霍纳征

交叉性感觉障碍　　　　　同侧小脑性共济失调

图 13-125　小脑前下动脉闭塞的临床表现

（2）对侧肢体和躯干的痛、温觉缺失（脊髓丘脑束受损）。

（3）同侧周围性面瘫（面神经核及其根受损）；个别患者可有听力减退或消失（蜗神经核受损）。

（4）霍纳（Horner）征（病变同侧）。

（5）同侧小脑性共济失调以及其他小脑症状。

此外，小脑前下动脉在行经绒球时形成一襻状，位置恒定，总在绒球附近，襻形显著，动脉造影时可作为定位绒球的依据。

（四）小脑中下动脉

小脑中下动脉极不恒定，仅见 5% ~7%。它起始于基底动脉的起始部或其下 1/3 段，行至脑桥前下缘，向脑桥与椎体间的沟发出分支后则位于三叉神经根的前方，面神经和前庭蜗神经根的后方。向上述神经以及绒球发出小支后，其终支弯向绒球的基底部，分成内侧支和外侧支，消失于小脑水平沟的深处，小脑中下动脉的分支与小脑前下动脉的分支吻合。小脑中下动脉供应三叉神经根、面神经根和前庭蜗神经根、脑桥与锥体间的沟区、绒球、小脑中脚，有时至扁桃体的上极和方叶前部的前外侧部（图 13-126）。小脑中下动脉闭塞的临床表现至今未见报道。

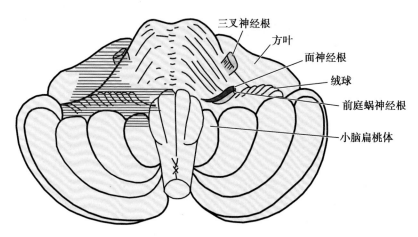

图 13-126　右小脑下中动脉的分布区

（五）小脑上动脉

1. 解剖　小脑上动脉自脑桥上缘水平由基底动脉近终点处发出。此动脉在走行中与大脑后动脉很近，距离约 5mm。动眼神经根从此二动脉之间穿出，神经位于大脑后动脉腹侧，小脑上动脉背侧（图 13-127）。动脉发出后至中脑外侧围绕大脑脚转向后内，绕经大脑脚时靠近滑车神经；转至中脑背侧，行于结合臂上方、小脑幕游离缘的下方，而后经小脑前上缘至四叠体后部并一路发出其分支。

小脑上动脉的分支，除小脑支分布于小脑上部外，通常尚有脑桥支和中脑支。脑桥支，即脑桥长旋动脉，分布于脑桥上段被盖部；中脑支，即中脑长旋动脉、中脑短旋动脉及四叠体下动脉，分别分布于中脑下段被盖部、脚底外侧部、四叠体（主要至下丘）和结合臂（图 13-128）。

小脑上动脉蚓支出较恒定，总有 1 ~4 支蚓动脉，故造影时蚓支可用来定位小脑上蚓。半球支中的缘支可用于定位小脑半球上面的边界（图 13-129）。

2. 病变时的临床表现

（1）小脑上动脉闭塞综合征（脑桥被盖外侧部综合征）：小脑上动脉闭塞在临床上较为少见。闭塞后梗死灶的范围从小脑半球伸向结合臂，并波及脑桥头端被盖外侧部及中脑尾端后外侧部等。临床表现为同侧小脑共济失调（上肢重于下肢）及对侧偏身感觉障碍，尚可出现同侧面部感觉障碍，同侧展神经麻痹、耳聋及 Homer 综合征（图 13-130）。本征特点是同侧肢体小脑性共济失调，对侧半身（分离性）感觉障碍。此外，在临床上还可表现为：

1）脑桥被盖综合征（图 13-119）。

2）中脑被盖综合征：当病变位于中脑被盖部且较接近大脑导水管时，除产生同侧动眼神经麻痹外，由于病变损害了小脑红核丘脑束的交接站-红核而产生对侧肢体共济失调，称为 Claude 综合征（图 13-131）。如果病变损及动眼神经的髓内纤维及黑质，则表现为同侧动眼神经麻痹及对侧肢体锥体外系症状，如半侧舞蹈症、手足徐动症或震颤，称为 Benedict 综合征（图 13-132）。

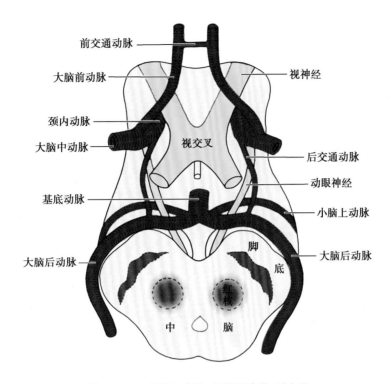

图 13-127　小脑上动脉、大脑后动脉、后交通
动脉与动眼神经的关系（幕上观）

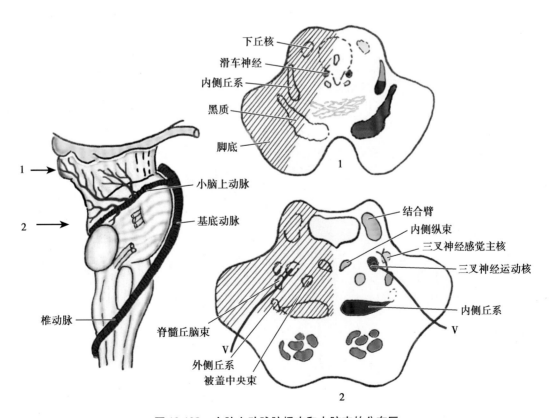

图 13-128　小脑上动脉脑桥支和中脑支的分布区

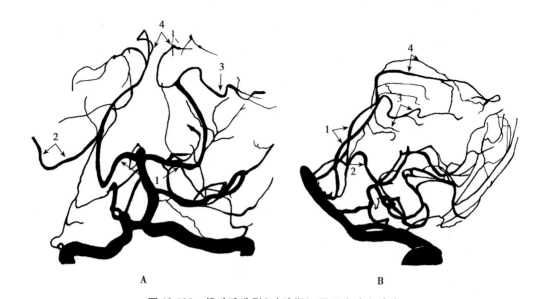

图 13-129　椎动脉造影(动脉期),显示小脑上动脉
A. 正位片;B. 侧位像
1. 双侧小脑上动脉;2. 右侧小脑上动脉的前边缘支;3. 小脑上动脉的
上半球支;4. 双侧小脑上动脉的上蚓支

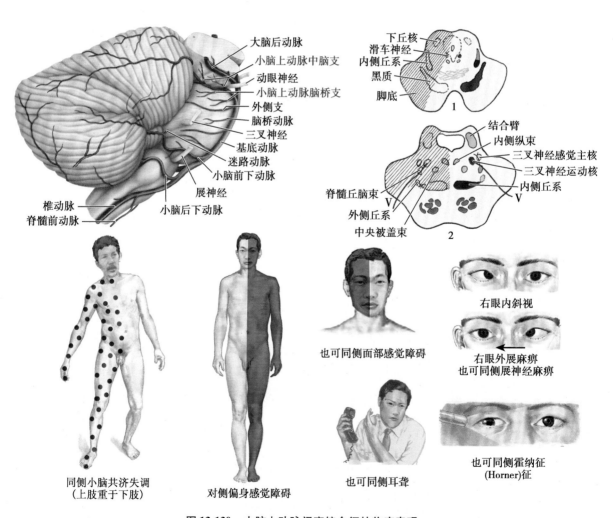

图 13-130　小脑上动脉闭塞综合征的临床表现

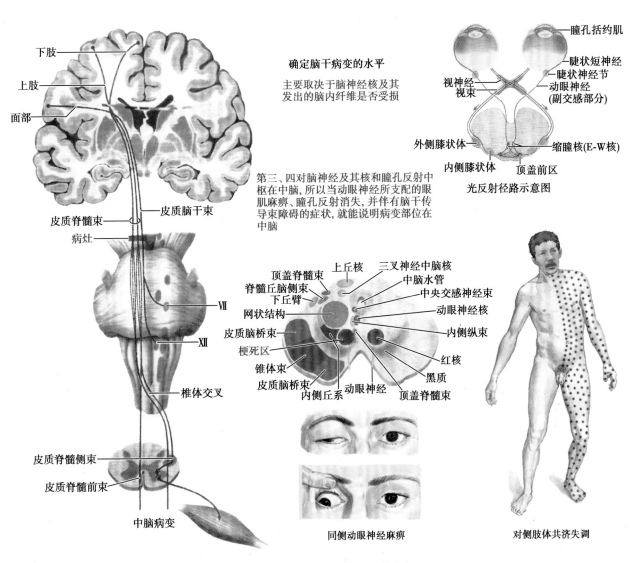

确定脑干病变的水平

主要取决于脑神经核及其
发出的脑内纤维是否受损

第三、四对脑神经及其核和瞳孔反射中
枢在中脑，所以当动眼神经所支配的眼
肌麻痹、瞳孔反射消失，并伴有脑干传
导束障碍的症状，就能说明病变部位在
中脑

光反射径路示意图

瞳孔括约肌
睫状短神经
睫状神经节
动眼神经
(副交感部分)
视神经
视束
外侧膝状体
内侧膝状体
缩瞳核(E-W核)
顶盖前区

下肢
上肢
面部
皮质脑干束
皮质脊髓束
病灶
VII
XII
椎体交叉
皮质脊髓侧束
皮质脊髓前束
中脑病变

顶盖脊髓束
脊髓丘脑侧束
下丘臂
网状结构
皮质脑桥束
梗死区
锥体束
皮质脑桥束
内侧丘系
上丘核
三叉神经中脑核
中脑水管
中央交感神经束
动眼神经核
内侧纵束
红核
黑质
动眼神经
顶盖脊髓束

同侧动眼神经麻痹

对侧肢体共济失调

图 13-131　动眼红核(Claude)综合征

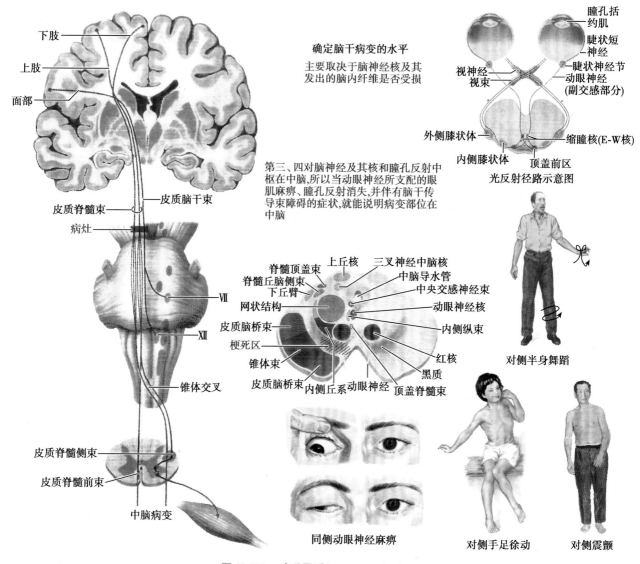

图 13-132　动眼黑质（Benedikt）综合征

3）中脑后外侧综合征：多由上部中脑长旋动脉（起自大脑后动脉）闭塞引起，临床表现为同侧小脑功能障碍、Horner 征与对侧半身痛、温觉减退，有时对侧听觉减低。

（2）小脑出血：小脑出血最常见的原因是小脑上动脉供应齿状核分支出血。血肿位于一侧小脑半球齿状核附近，并往往破入第四脑室或小脑半球周围蛛网膜下隙。

小脑出血约占脑出血病例的 10%。多见于老年人，男性发病较多，多为高血压动脉硬化所致（占50%～70%），主要症状为突发的剧烈头痛、恶心、呕吐、眩晕以及进行性意识障碍直至昏迷。有时患者出现瞳孔改变、眼球浮动、两眼分离以及锥体束征等。其特点为起病急骤、进展快、病情重、症状多样、很快昏迷。患者可有脑膜刺激征；脑干受压、扭曲及继发性脑干出血征；脑脊液循环梗阻、颅内压增高

症。小脑体征反而较少出现。

（六）大脑后动脉

1. 解剖　大脑后动脉左右各一，比小脑上动脉粗大，是基底动脉的终末分支，也有为后交通动脉移行者（图 13-133）。一般把大脑后动脉主干分为两部：由基底动脉末端至与后交通动脉汇合处称大脑后动脉内侧部（交通前段）；后交通动脉汇合处以远的部分称外侧部（交通后段）。此动脉从基底动脉发出后，在脚间池内沿脑桥上缘行向外侧，环绕大脑脚，在环池内侧弓形向上至中脑后外侧面，继而穿越小脑幕裂孔，由幕下而至幕上沿海马钩回内侧进入海马裂，向后行至胼胝体压部下方，再越过海马回后端进入距状裂分为两条终支（图 13-31、图 13-32）。大脑后动脉在整个行程中与小脑幕切迹关系密切，它先行于小脑幕切迹的内侧，而后跨于幕上，并直行颞叶底面，大脑后动脉起始段与小脑上动脉很接近，

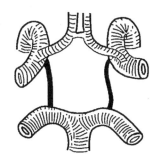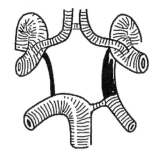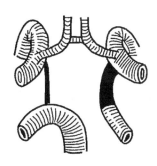

图 13-133　大脑后动脉的若干类型

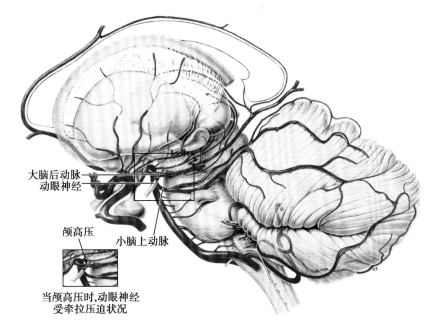

大脑后动脉
动眼神经

颅高压

小脑上动脉

当颅高压时,动眼神经
受牵拉压迫状况

图 13-134　大脑后动脉与动眼神经的关系

在脑底两动脉上下夹持动眼神经平行向外。由于大脑后动脉由内走向外,动眼神经在动脉后方由后上行至前下,互相间形成一个垂直交叉。因此当颅内有占位性病变压迫推移钩回由幕上移至幕下,造成小脑幕切迹下疝(小脑幕裂孔疝)时,大脑后动脉向下移位,压迫牵扯其后下方的动眼神经,造成动眼神经麻痹(图 13-134)。大脑后动脉的分支:

(1) 中央支后内侧群(丘脑穿动脉):有时称后内侧中央动脉、后穿动脉或脚间窝动脉。丘脑穿动脉起自大脑后动脉近侧段和后交通动脉全长,从灰结节、乳头体和脚间窝处穿入脑内(图 13-46)。又可分为前后两组。丘脑穿动脉前组(丘脑穿前动脉或结节丘脑动脉)分布到垂体、漏斗以及丘脑下部结节区;此外,尚有许多分支穿入很深,分布到丘脑的前部和内侧部(图 13-135、图 13-136)。丘脑穿动脉后组(丘脑穿后动脉)分布到丘脑下部乳头体区、丘脑底部诸结构以及丘脑内侧核团和中脑被盖部、脚底的内侧部等(图 13-135 ~ 图 13-57)。

(2) 中央支后外侧群(丘脑膝体动脉):或称后外侧中央动脉,自大脑后动脉远侧端发出(图 13-137),进入外侧膝状体,供应丘脑尾侧的大部,包括内侧膝状体、外侧膝状体、丘脑枕核和外侧核群的大部分,内囊的枕部也由此群供应。

(3) 四叠体动脉:或称丘体动脉,多为一支,少数有两支。在一支时多由大脑后动脉内侧部(近侧端)发出;如为两支时,大都是其中的一支从大脑后动脉内侧部发出,另一支从大脑后动脉外侧部(远侧端)发出。四叠体动脉发出后,与小脑上动脉平行绕过大脑脚,沿途分支到大脑脚及其后部的四叠体、松果体,有时还分布于小脑上蚓部。

(4) 脉络膜后内侧动脉:多于大脑后动脉远侧段接近后交通动脉吻合处发出(图 13-138、图 13-139),但也可在近上丘部附近或在大脑后动脉近侧段后缘发出。多为单干,也有一部分为双干。动脉发出后沿大脑后动脉内侧绕大脑脚向后行(图 13-140),至上丘附近弯曲向上,进入大脑横裂,沿丘脑

735

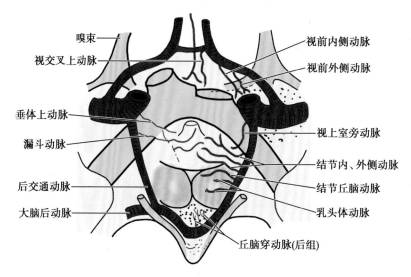

图 13-135　丘脑下部的动脉分布（底面观）

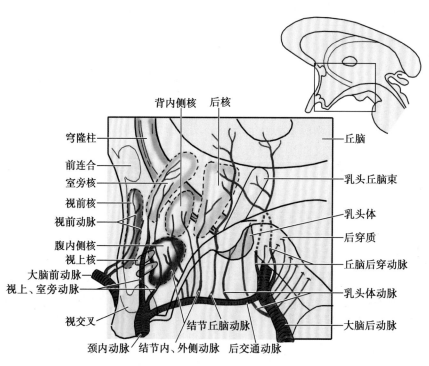

图 13-136　丘脑下部的动脉分布（矢状面）

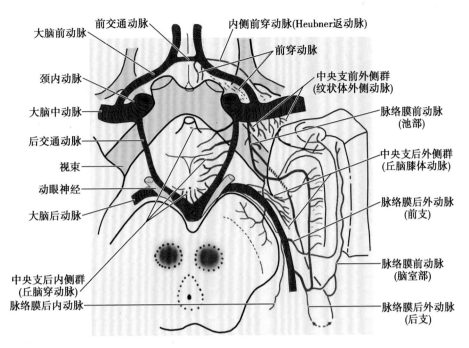

图 13-137　脑底动脉环和各中央动脉的起点

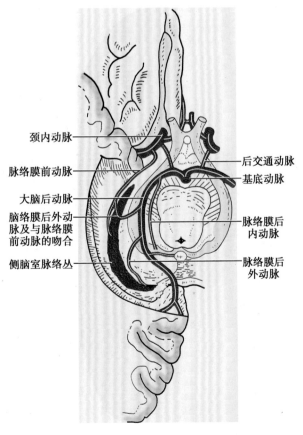

图 13-138　脉络膜后内、外动脉的走行

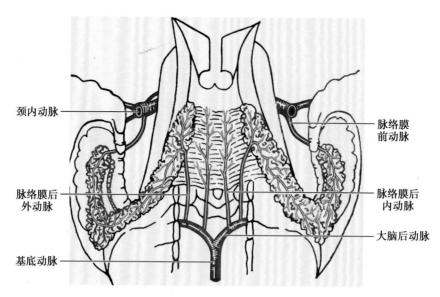

图 13-139　脉络膜后内、外动脉的走行

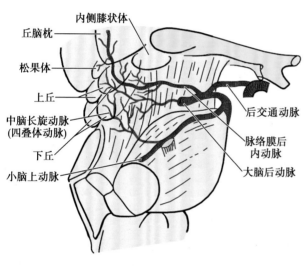

图 13-140　中脑长旋动脉

上面第三脑室顶向前,形成第三脑室脉络丛。沿途发出一些小支至大脑脚、膝状体、丘脑枕、丘脑背面及松果体等。丘脑肿瘤常使此动脉的弯度加宽,并使病侧血管牵引变直,松果体肿瘤则可使其两侧受牵引而变直。

(5)脉络膜后外侧动脉:多为一支,少数为两支。多自大脑脚外侧面从大脑后动脉远侧段发出(图 13-138、图 13-139),向外经海马裂入侧脑室下角,形成脉络丛,由脉络丛发支至尾状核及丘脑。在未进入海马裂以前,往往发出丘脑膝状体动脉。

脉络膜后外侧动脉通常可分为前后两支(图 13-137)。脉络膜后外侧动脉前支在大脑脚的外侧起自大脑后动脉,向前分布于侧脑室下角的脉络丛前部,并与脉络膜前动脉吻合。脉络膜后外侧动脉后支在

环池处起自大脑后动脉,但也有起自顶枕动脉的。向后绕枕部供应侧脑室三角区和侧脑室脉络丛。此外,脉络膜后外侧动脉也发出分支供应穹窿脚、海马连合、穹窿体和穹窿柱,并发丘脑穿支进入丘脑,分布到丘脑背内侧核的大部分和丘脑枕以及外侧膝状体的一部分。脉络膜后外侧动脉远侧端有分支向内与脉络膜后内侧动脉吻合。在侧位 X 线造影片上,脉络膜后外侧动脉呈向后凸的弯曲,从大脑后动脉伸向上方,行于脉络膜后内侧动脉的后上方,此弯曲较宽而平滑,表示丘脑枕的后界,其终支在侧脑室体向前走向室间孔。在前后位 X 线造影片上,由于大脑后动脉的颞下后动脉和小脑上动脉的分支与其重叠,所以正常的脉络膜后外侧动脉很少见到。丘脑肿瘤可在侧位片上出现此动脉的弯曲比正常时宽,且向后上方移位;如果肿瘤扩大越过中线,侵及对侧丘脑时,两侧脉络膜后外侧动脉均可能移位。

(6)中脑支:供应中脑的动脉,也像在脑桥部一样,可以分为 3 组:

1)中脑旁正中动脉:为若干小支,有许多来源。主要自大脑后动脉近侧段发出,也有来自基底动脉分叉处和后交通动脉根部,这些分支先在脚间窝处形成一个丛,再自丛上发出分支,然后进入后穿质至中脑的旁正中部。在中脑上部水平,脚底附近的一个楔形区接受来自脉络膜前动脉的一支。中脑旁正中动脉分布于大脑脚的内侧部(包括皮质脑干束和皮质脊髓束)、黑质和红核的内侧部、在交叉之前和之后的结合臂、动眼和滑车神经核及内侧纵束等。

2)中脑短旋动脉:也称脚底外侧动脉,起于大脑后动脉近侧端、小脑上动脉和脉络膜前动脉(图

13-141）。分布于大脑脚底的中间部和外侧部、黑质、被盖的外侧部和中脑中部（图13-142）。

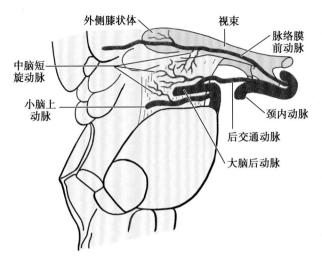

图 13-141　中脑短旋动脉

3）中脑长旋动脉：由若干小支组成，其中最重要的一支是四叠体动脉。这些小支上部起自大脑后动脉和脉络膜后动脉，下部发自小脑上动脉。它们均经中脑外侧绕至背侧，在四叠体起自大脑后动脉的与小脑上动脉的四叠体动脉互相吻合（图13-128、图13-140）。中脑长旋动脉主要分布于四叠体的顶盖和被盖外侧部。

（7）皮质支：大脑后动脉为基底动脉的终支，分出后沿大脑脚后行，越海马沟，行于海马裂内，至胼胝体压部后下方，再越海马回后端进入距状裂，分成两个终支，即顶枕动脉与距状裂动脉。大脑后动脉皮质支的出现率及支数比较恒定，大多数为一支，

两支较少，三支极少见。沿途发出的分支有颞下前动脉、颞下中动脉、颞下后动脉、距状裂动脉和顶枕动脉（图13-143、图13-37、图13-38）。

1）颞下前动脉：自海马钩回处发出后行向前外，越过海马回前部分为前后两支，分布于颞下回的前部及背外侧面，其根部有些分支，深入海马裂。

2）颞下中动脉：大部分从颞支（即颞下中、后动脉多以一总干起于大脑后动脉，此动脉干称颞支）发出，少数于海马裂中部自大脑后动脉发出，经海马回中部入侧副裂，分为2～3支，向外分布于梭状回及颞下回中部。

3）颞下后动脉：大多数从颞支分出，少数自海马裂后部的大脑后动脉干上发出，经海马回及侧副裂后部，斜向后上，分布于梭状回后部、舌回及枕叶的背侧面。

4）距状裂动脉：为大脑后动脉的终支之一，在距状裂与顶枕裂汇合处自大脑后动脉分出，并沿距状裂向后行，绕至枕极外侧面，达月状沟或枕外侧沟以后部分而分布。

5）顶枕动脉：也为大脑后动脉的终支之一，由大脑后动脉分出后，沿顶枕裂底部向上外，分布于楔叶及楔前叶的后部，并绕至背外侧面而分布。

综上所述，大脑后动脉皮质支的分布范围主要是以颞叶底面和枕叶内侧面为主，包括海马回、梭状回、颞下回、舌回、穹隆回峡、楔叶、楔前叶后1/3部分及顶上小叶后部（图13-37、图13-38、图13-43、图13-44）。大脑后动脉与大脑前动脉分布区的交界处在楔前叶后部及顶上小叶后部；与大脑中动脉分布

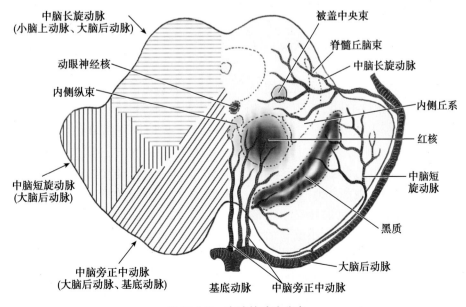

图 13-142　中脑的动脉分布

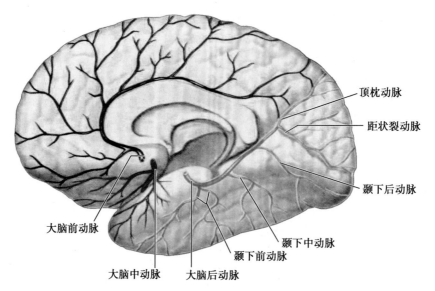

图 13-143　大脑半球内侧面的皮质支的分支分布状况

标注：顶枕动脉、距状裂动脉、颞下后动脉、颞下中动脉、颞下前动脉、大脑后动脉、大脑中动脉、大脑前动脉

区的交界处在颞下回上缘及枕叶月状沟或枕外侧沟附近的皮质（图 13-37、图 13-38、图 13-42）。大脑后动脉中央支供应范围主要为丘脑、丘脑下部、丘脑底部、膝状体以及大部中脑。此外，大脑后动脉尚发出分支到侧脑室及第三脑室脉络丛等。

（8）正常大脑后动脉脑血管造影

1）大脑后动脉造影的解剖分段（图 1-78）：大脑后动脉造影一般分为 4 个解剖分段：

P1 段：在前后位片是水平向外的一段。

P2 段：是围绕中脑上行的一段。侧位片这一段微向下凸弯。发出脉络膜后内侧动脉。

P3 段：为从 P2 段向外发出的颞支。

P4 段：为从 P2 段向上发出的顶枕裂动脉和距状裂动脉。

A. 前后位片：P2 与 P4 交界点是两侧大脑后动脉最接近的地方，正好是小脑幕切迹的后缘。

B. 大脑后动脉，一般在侧位片 C-L（前床突到人字缝顶点的连线）之下（图 13-144），后颅窝肿瘤时，大脑后动脉可以上移至 C-L 线以上。

2）大脑后动脉造影的正侧位片

A. 侧位片（图 13-145）：为基底动脉终支，起于鞍背水平或其稍上方，初行脚间池和环池内，呈一由前向后的浅凹，于环池后端大脑后动脉转向小脑幕上分成两个主支，即枕支和颞支。因为小脑幕的中央部较高，所以侧位片上枕支较颞支为高。枕支以后再分成向上的顶枕动脉和向下的距状裂动脉。颞支可分出 2～3 支不等的颞下前、中、动脉。此外，大脑后动脉起始部尚发出数条细小的中央支，向后

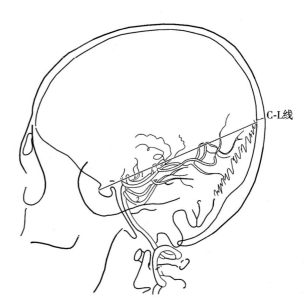

图 13-144　前床突-人字缝连线（C-L 线）
1. 大脑后动脉；2. 小脑上动脉

上行。一般可以鞍结节至人字缝尖的连线来确定大脑后动脉的行程。

B. 正位片（图 13-146）：基底动脉终支处分叉为左、右大脑后动脉，在脚间池及环池内分别向两侧外行约 2cm，为水平段，然后折向上（实际解剖是向后上）为纵行段，分为两主支，即外侧的颞支和内侧的枕支。两侧大脑后动脉构成葫芦形，中间狭窄部位于横窦压迹水平。此外，大脑后动脉根部发出数条短小的中央支向上走行。

3）脉络膜后内和后外动脉：大脑后动脉造影上值得注意的分支为脉络膜后内动脉和后外动脉。

A. 脉络膜后内动脉：常为一支，起于大脑后动

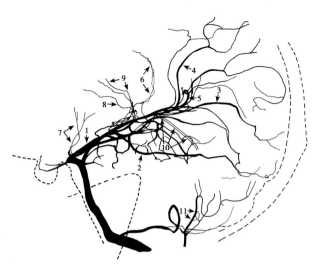

图 13-145　椎动脉造影侧位像，显示大脑后动脉及其分支
1. 大脑后动脉主干；2. 大脑后动脉颞后支；3. 大脑后动脉的距状动脉；4. 大脑后动脉的顶后支；5. 大脑后动脉的枕支；6. 后胼周动脉；7. 丘脑后穿动脉（起自大脑后动脉双侧近端）；8. 脉络膜后内侧动脉；9. 脉络膜后外侧动脉；10. 小脑上动脉上蚓支；11. 小脑后下动脉下蚓支，沿着扁桃体上面向上走行，然后沿蚓部下面形成锥襻

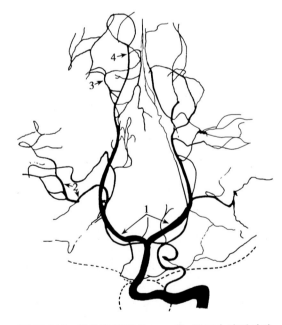

图 13-146　椎动脉造影 Towne 位，显示大脑后动脉
1. 为双侧大脑后动脉，绕桥脑上部走行；2. 右侧大脑后动脉的颞前支；3. 枕支；4. 预后支

脉近端，与之一起绕行中脑，此段行程为大脑后动脉所掩盖。当达到中脑后外侧时，离开大脑后动脉，呈"S"形上行，在松果体侧面行至中线，达第三脑室脉络组织，继而沿第三脑室顶向前走行。

B. 脉络膜后外动脉：在脑血管造影的侧位片上，正常情况是以一向后凸的弯曲，从大脑后动脉伸展向上，此弓较宽，且较平滑，行于脉络膜后内动脉

的后上方，表示丘脑枕的后界和三角的前界。终支在侧脑室室底，向前走向室间孔。在前后位片上，由于大脑后动脉的后颞支以及小脑上动脉的分支与其重叠，所以正常的脉络膜后外动脉很少能够见到。

2. 病变时的临床表现　由于大脑后动脉与大脑中动脉、大脑前动脉有广泛、丰富的吻合，因此大脑后动脉闭塞一般不会造成其全部供应区的软化、变性。大脑后动脉在其整个行程中分出许多中央支和皮质支。如果大脑后动脉在其分支之前的主干发生闭塞，则出现中央支与皮质支闭塞的两组综合征。如果大脑后动脉各不同分支发生闭塞，由于其所供应的结构不同，出现的症状也有所不同，现分述如下：

（1）大脑后动脉在其分支之前的主干闭塞

1）一侧大脑后动脉主干闭塞：临床上出现中央支与皮质支闭塞的两组综合征，包括：双眼对侧同向偏盲，黄斑部视力保存；丘脑综合征；不同程度的偏瘫；优势半球病变时可出现失读症（因胼胝体压部受累，可阻断左侧大脑半球语言区到右侧大脑半球枕叶的纤维联系，产生失读症，但通常不伴失写症）和感觉性失语症等（图 13-147）。

2）双侧大脑后动脉闭塞导致两侧枕叶缺血或梗死时，患者除出现上述症状外，还可出现皮质盲。此时患者瞳孔反射尚存在（因为瞳孔反射的反射弧不经过视皮质），但两眼视力丧失。有时患者并不觉得自己已经不能看见东西，并矢口否认其失明，他能谈论或描述实际上想象的"所见之物"并且走起路来毫无顾虑，临床上称为 Anton 综合征。

（2）大脑后动脉中央支闭塞

1）中央支后内侧群（丘脑穿动脉）闭塞：丘脑穿动脉闭塞时可引起红核上综合征或红核丘脑综合征及丘脑内侧综合征（图 13-148）。

A. 红核丘脑综合征：多见于丘脑穿前动脉（结节丘脑动脉）闭塞时，病变发生在丘脑外侧核群的前半部。其临床表现为：

a. 小脑性共济失调：这是由于丘脑腹侧外核受累，使小脑发出的结合臂纤维到此处中断，不能向大脑中央前回运动区投射，从而使小脑丧失了大脑皮质支配的结果。

b. 意向性肢体震颤：原因同上。

c. 短暂的舞蹈样手足徐动：是由腹侧前核受累所致。

d. 对侧头面部感觉障碍：是由腹后内侧核受累所致。

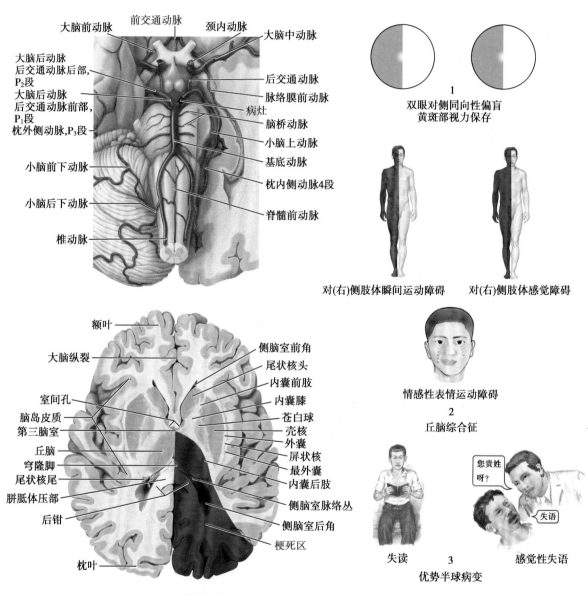

图 13-147　一侧大脑后动脉闭塞的临床表现

双侧大脑后动脉闭塞时,除上述症状外,还可出现:1. 皮质盲;2. Anton 综合征(否认视幻觉或否认失明综合征)

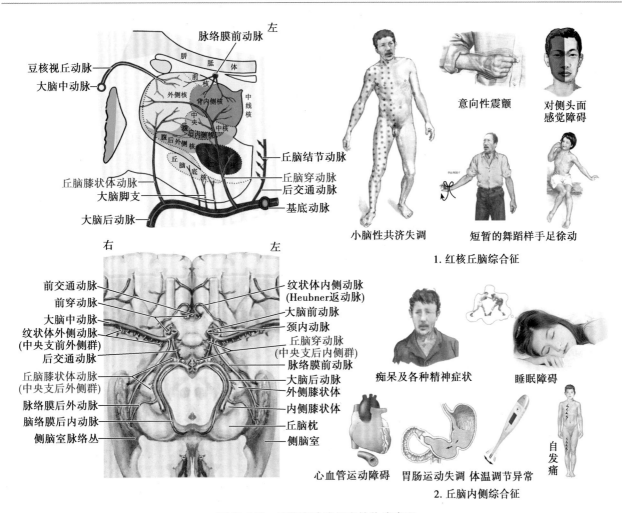

图 13-148　丘脑穿动脉闭塞的临床表现

红核丘脑综合征的特点是以不随意运动为主，并有静止或运动时的意向性震颤。除头面部外，对侧半身并无感觉障碍发生。

B. 丘脑内侧综合征：多见于丘脑穿后动脉闭塞时，病变发生在丘脑内侧核群。其临床表现为：

a. 痴呆及各种精神症状：由于丘脑向边缘系统的纤维投射中断所致。

b. 睡眠障碍：因网状上行激活系统丘脑前核及内侧核向大脑皮质投射径路中断。

c. 自主神经功能障碍：表现为体温调节异常、心血管运动障碍、胃肠运动失调等。

d. 自发痛：由于内髓板核及中央核受累所致。

2）中央支后外侧群（丘脑膝状体动脉）闭塞：丘脑膝状体动脉闭塞时，引起丘脑综合征，其临床表现为（图 13-149）：

A. 对侧肢体运动障碍：发病时出现转瞬即逝的对侧肢体偏瘫，可能因为梗死累及了内囊的邻近部分所致。同时因为丘脑与纹状体的密切联系中断，出现对侧肢体的不随意运动或舞蹈样手足徐动，其

程度较轻。

B. 对侧面部表情运动障碍：由于丘脑至皮质下基底神经核团反射径路受累中断，造成病灶对侧面部分离性运动障碍，即当患者大哭、大笑、情绪激动之时，病灶对侧面部表情丧失，呈现面肌瘫痪症（情感性面瘫）。但如果同时令患者做病灶对侧的上下肢运动，并无瘫痪表现。

C. 对侧半身感觉障碍：丘脑是各种感觉的皮质下中枢，丘脑损害所致对侧半身感觉障碍的特点如下：

a. 对侧半身感觉缺失，而且是各种感觉都缺失，这是丘脑外侧核，特别是腹后外侧核损害的结果。

b. 感觉障碍的程度并不一致，一般是上肢重于下肢，肢体远端重于近端。

c. 深感觉和触觉障碍重于浅感觉（痛、温觉）。患者表现为感觉性共济失调，这是因为腹侧外核受累的结果。由于该核同时接受丘脑穿动脉和丘脑膝状体动脉的血液供应，故仅丘脑膝状体动脉闭塞所

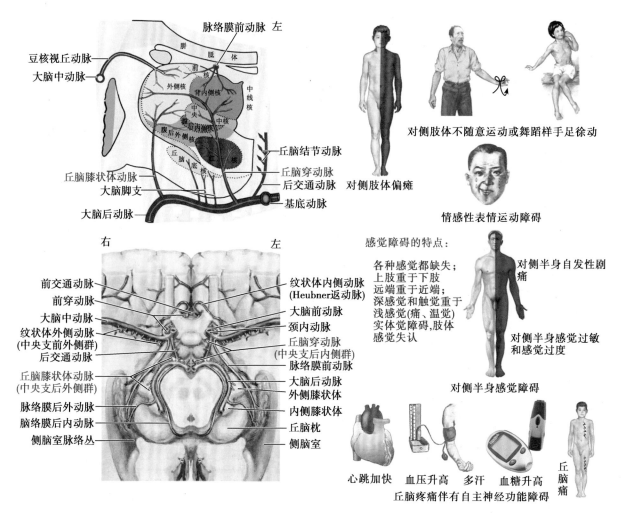

图 13-149　丘脑膝状体动脉闭塞的临床表现

表现的共济失调是轻度的。

d. 实体感觉障碍：由于对侧肢体浅、深感觉丧失，出现实体觉障碍，呈现肢体感觉失认的现象。

D. 对侧半身自发性剧痛：这是丘脑内髓板核、中央核受累的结果。患者病灶对侧上下肢出现剧烈的、难以忍受和形容的"自发痛"或中枢性痛。

E. 对侧半身感觉过敏和感觉过度：这是丘脑病变常见的典型症状。所谓感觉过敏，是由痛觉阈值降低而产生的，表现为轻微的触摸刺激症状侧半身的皮肤即引起明显的疼痛。有时出现感觉倒错。感觉过度是因为痛阈升高所致，表现为轻微的刺激不能引起反应，但是如果刺激一经达到阈值，立即出现过分强烈的疼痛，并向整个上下肢扩散，持续很长时间使患者对于任何刺激都极为恐惧。感觉过度是丘脑病变独有的特点，很有诊断价值。

F. 丘脑疼痛伴有自主神经功能障碍：如血压升高、心跳加快、泌汗增多或血糖升高等。

（3）大脑后动脉皮质支闭塞：大脑后动脉皮质支闭塞时，很少出现临床症状，因为大脑后动脉和其邻近的动脉间有很多侧支循环。如大脑中动脉和大脑后动脉在枕极有吻合，而枕极内侧面正是黄斑部的代表区，故当这两个动脉之一闭塞时黄斑视力常不受损害。

大脑后动脉皮质支闭塞时，出现两眼对侧视野同向性偏盲而黄斑视力保存（称黄斑回避现象），优势半球病变时还有失读症和感觉性失语症。

当某一皮质支闭塞时，即可出现相应症状。当优势半球颞下后动脉闭塞时，出现命名性失语症、视觉失认症、精神性失明和对颜色失认；距状裂动脉闭塞时，可引起两眼对侧皮质性偏盲或象限性偏盲。

通常认为，急性发病伴有视野缺损和记忆缺失，即可诊断为大脑后动脉皮质支闭塞。视野缺损是因为枕叶梗死所致；记忆缺失是海马受累的结果，因为大脑后动脉行经环池时，发出 2~3 支粗大的海马动脉供应海马结构。记忆缺失的特点是近记忆损害，瞬间记忆和远记忆尚好。有些患者在疾病早期可出现暂时性精神错乱,清醒后即出现记忆缺失。一般认为双侧动脉闭塞后,左、右海马同时受累才导致记忆丧失;但也有人认为左侧闭塞也可产生暂时性记忆缺失;一侧损伤是否产生永久性记忆丧失还不确定。

（4）与大脑后动脉解剖位置有关的一些临床疾患

1）在临床上,一侧动眼神经麻痹时应考虑到是否为动眼神经根附近的动脉瘤压迫所致。因为大脑后动脉在行程中主要在脚间池内走行部分,与下方的小脑上动脉平行,相距很近,且动眼神经在此两动脉之间穿行(图13-127),穿行位置靠近二动脉起点附近,故其中某一动脉起始处发生动脉瘤,或后交通动脉动脉瘤均可压迫此神经,造成动眼神经麻痹。通过脑血管造影常常可以得到确诊(图13-150)。

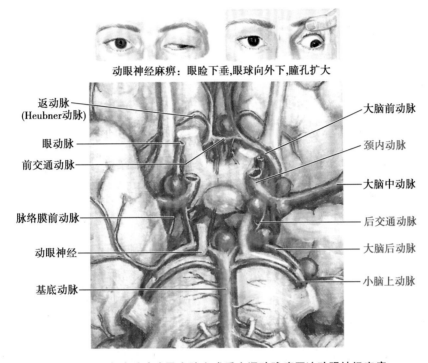

动眼神经麻痹:眼睑下垂,眼球向外下,瞳孔扩大

返动脉(Heubner动脉)　大脑前动脉
眼动脉　颈内动脉
前交通动脉　大脑中动脉
脉络膜前动脉　后交通动脉
动眼神经　大脑后动脉
基底动脉　小脑上动脉

图13-150　大脑后动脉及小脑上或后交通动脉瘤压迫动眼神经麻痹

2）钩回疝时,颞叶钩回被疝入小脑幕裂孔的边缘或幕下,可挤压大脑后动脉和小脑上动脉同时向后向下移位,压迫走在两动脉之间的动眼神经,使动眼神经内缩瞳纤维受累,而使患侧瞳孔扩大。

3）颅内压增高所致钩回疝时,由于大脑后动脉走行在小脑幕切迹边缘的上方,可将此动脉压在幕孔边缘上,造成枕叶梗死,引起两眼对侧同向偏盲。此时若做脑血管造影可见大脑后动脉呈现机械性受压状态和移位。

（5）大脑后动脉造影异常改变的某些临床意义

1）大脑后动脉先行于小脑幕切迹之下,后行于小脑幕切迹之上。幕上占位性病变(颞叶肿瘤)引起小脑幕切迹下疝,使动脉向下移位;幕下占位性病变(小脑前下部及桥小脑角部肿瘤),使动脉向上移位。中线占位性病变使左、右动脉同时移位,一侧占位性病变则同侧移位或伴有对侧轻度移位。

2）脉络膜后内侧动脉主要用于诊断丘脑占位性病变,如丘脑肿瘤等,在侧位片上可看到此动脉移位或展开。

3）脉络膜后动脉:丘脑占位性病变在侧位片上此动脉出现的弓比正常时增宽,且向后上方移位。如肿瘤扩大,越过中线,侵及对侧丘脑时,二侧脉络膜动脉均可能移位。

第四节　脑动脉的侧支循环和脑盗血综合征

脑部的某些动脉属终动脉。所谓终动脉,就是指这种动脉与邻近动脉之间无吻合支相通。所以当某一终动脉闭塞后,即可使该动脉分布区域内的脑组织发生软化灶,产生相应的临床症状。当然,闭塞动脉所属的毛细血管可以与邻近动脉的毛细血管相通连,但这种通连只能补偿闭塞动脉分布区的边缘部分,缩小其软化灶的范围,仍不足以保持这个区域中心部分的血液供应。因而从这个意义上说,这种动脉仍应看做是终动脉。如果有某种原因使脑血管发生弥漫性供血不足,将使两条动脉供血区之间的边缘带发生供血不全,甚至发生边缘带梗死。由于脑动脉与邻近动脉之间缺乏吻合支,故终动脉是产

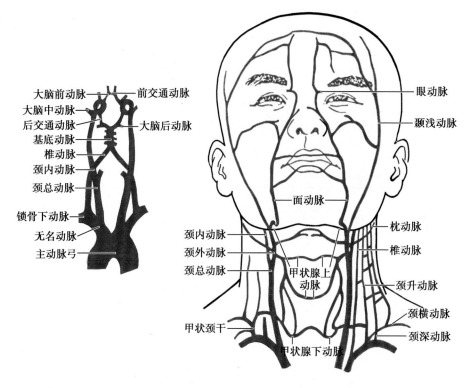

图 13-151 颈内、外动脉的侧支循环模式图

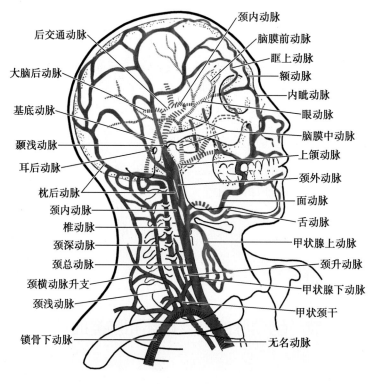

图 13-152 脑动脉系的侧支循环(侧位)

生边缘带脑梗死的解剖学基础。边缘带脑梗死,根据病理解剖、临床资料和CT检查所见,多见于皮质、基底节、小脑两条动脉供血之间的脑组织。

在脑动脉系统中,虽然有些是终动脉,但脑动脉的侧支循环很丰富,于脑底部、大脑半球表面和头颈部等处均存在着广泛而充分的吻合。如在脑底部,通过脑底动脉环使两侧颈内动脉系统与椎-基底动脉系统之间形成环形吻合;在大脑半球表面,大脑前、中、后动脉各分支之间的吻合及皮质血管与脑膜血管之间有吻合;在头面部,属于颈内动脉系统的眼动脉分支与属于颈外动脉系统的颞浅动脉和面动脉

分支之间有吻合;在颈部,椎动脉与其肌支与颈外动脉的分支(枕动脉等)和锁骨下动脉的分支(甲状颈干的颈升动脉、肋颈干的颈深动脉和颈横动脉的升支)之间有吻合(图 13-151、图 13-152、图 13-153)。脑部的动脉侧支循环能否迅速建立一般与动脉的口径、病理变化、病变部位和影响脑血液循环的各种因素有关,其中以动脉口径最为主要。

当脑部某一动脉闭塞时,脑动脉侧支循环有其重要意义。一方面,侧支循环能使局部缺血性软化灶缩小,有时甚至完全代偿了闭塞血管的血液供应,从而不出现任何临床症状;另一方面,侧支循环也是

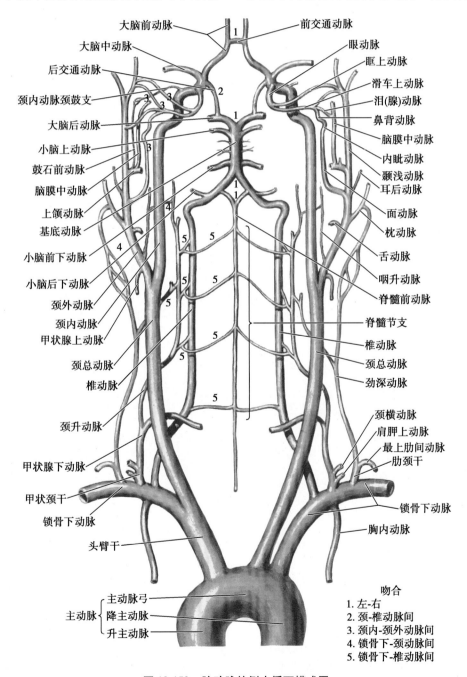

图 13-153　脑动脉的侧支循环模式图

产生脑盗血综合征的解剖学基础。

一、脑动脉的侧支循环

脑组织对缺血缺氧耐受力很差。当某一脑动脉发生闭塞时,常常会引起该动脉供应区的缺血性脑梗死。但是脑动脉闭塞的程度与脑梗死的程度之间并没有绝对平行关系,有时动脉已完全闭塞,可是供应区却没有发生梗死;有时动脉虽只有狭窄而没有完全闭塞,但供应区却发生梗死。这说明脑动脉闭塞后,脑实质发生缺血与软化的范围和程度受多种影响因素,这些影响因素包括:①机体当时的功能状态;②闭塞发生的快慢;③闭塞动脉的大小;④侧支吻合的多少;⑤侧支吻合开放的速度;⑥侧支循环动脉的情况,即有无动脉硬化及血管痉挛;⑦脑缺血和脑梗死局部的化学变化;⑧大脑动脉环的发育情况。鉴于上述多种影响因素,尽管临床症状与解剖之间并无绝对的平行关系。但从解剖角度充分了解脑血管的供应区,以及血管间存在的吻合关系,对于临床仍然是很必要的。

(一) 脑底动脉环

已如前述,颈内动脉和椎动脉是保证脑组织血液供给的源泉。它们的分支在脑底互相吻合成脑底动脉环(图13-45)。此环也称大脑动脉环、基底动脉环、动脉环或环状动脉等。该动脉环由Willis于1664年首先详细描述,所以也称Willis环。

1. 脑底动脉环的组成　脑底动脉环位于脑底面蝶鞍上方的脚间池内,处于脑脊液之中,从外形上看,为一多角形动脉环,围绕视交叉、灰结节、乳头体和脚间窝的四周(图13-154)。动脉环的血液来自颈内动脉和基底动脉。由两侧的后交通动脉和一条前交通动脉把两个动脉系统在脑底部连接起来,形成一个连通的动脉环。所以动脉环的组成包括一条前交通动脉在前侧,两侧大脑前动脉近侧段在前外侧、两侧颈内动脉在外侧前部、两侧后交通动脉在外侧后部和两侧大脑后动脉内侧段在后侧(图13-45、图13-46、图13-136)。一般称大脑前动脉和前交通动脉为动脉环前部;称大脑后动脉、后交通动脉和颈内动脉为动脉环后部。动脉环前部比较恒定,位于视神经和视交叉上方;动脉环后部的变异较大,围绕灰结节、乳头体和脚间窝。现将组成脑底动脉环各动脉分述如下:

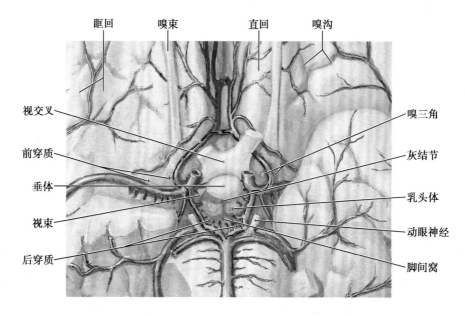

图13-154　Willis环周围结构

(1) 前交通动脉:连在两侧大脑前动脉之间,位于视交叉的前方,前交通动脉的形式颇为复杂,一般把一条横行或斜行的前交通动脉称为简单型;把有两条以上或其他形式的称为复杂型,两者几乎各占半数。此外,尚可见到前交通动脉发育不良甚或缺如(图13-34)。

(2) 大脑前动脉近侧段:由颈内动脉发出,左右各一,一般发育良好,但在少数情况下,一侧大脑前动脉近侧段可很细小(多出现右侧),甚或缺如,也可在不等程度上分裂成两条(图13-41)。

(3) 颈内动脉:是组成动脉环的主要来源之一,但参加动脉环的组成部分并不很长。颈内动脉的管径一般都比较粗大。

（4）后交通动脉：变异性较大（图 13-155），平均口径为 1.82mm，有些粗大者可直接移行为大脑后动脉；

有些则甚细。后交通动脉的长度对先天性动脉瘤的处理颇为重要，据曾司鲁等在 103 例统计中，最长的达 34mm，最短的只有 2mm，平均长度为 12~13mm 左右。

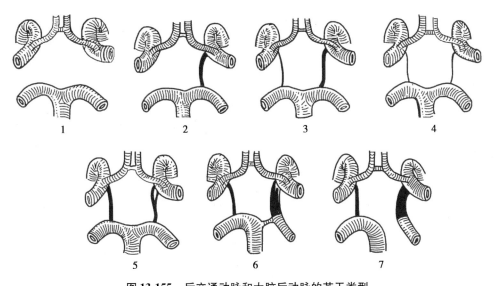

图 13-155　后交通动脉和大脑后动脉的若干类型
1. 两侧缺如;2. 一侧缺如;3. 一侧发育不良;4. 两侧发育不良;5. 一侧分裂成两根;
6、7. 一侧特别发达,延续为大脑后动脉

（5）大脑后动脉内侧段：是指从基底动脉分叉处至后交通动脉之间的一段。此段管径变化最大（图 13-155）。

2. 脑底动脉环的类型　关于脑底动脉环类型的区分，各家意见很不统一。邱治民等（1955）根据 Крупачев 的意见把脑底动脉环分成前、后两部。前部由两侧大脑前动脉交通前段和前交通动脉组成，后部由两侧后交通动脉和大脑后动脉交通前段组成。前部和后部均再区分为干线型、弥散型和中间型，后部还有开放型。毛增荣（1958）将脑底动脉环分为闭锁型和开放型，对称型和不对称型。如按动脉环组成的存缺可分为两大型，即各动脉连接成完整的动脉环者称闭锁型，占绝大多数;各动脉未连接成环，而是缺少其中一部分者称开放型，且多为后交通动脉缺乏。曾司鲁等（1983）根据 Гиндце（1947）

的意见，即按种系发生来分型，把脑底动脉环分为 5 型（图 13-156）：①近代型：两侧大脑后动脉内侧段的管径较后交通动脉粗大，成为大脑后动脉外侧段的主要来源，此型占绝大多数;②原始型：两侧大脑后动脉内侧段的管径比后交通动脉细，后者成为大脑后动脉外侧段的主要来源;③过度型：两侧大脑后动脉内侧段与后交通动脉的管径几乎相等;④混合型：一侧属于上述某一型，对侧又属于另一型;⑤不全型：一侧缺少后交通动脉，另一侧属于上述某一型。其中前 4 型均属于闭锁型，后一型为开放型。Stehbens（1972）将脑底动脉环分为正常和异常两型。

上述分型虽有繁有简，但均系按解剖学方法进行分型的较多，临床应用颇感不便。笔者同意并推荐张致身等（1983）根据临床应用的需要从形态、功能、个体发育和临床角度出发，将脑底动脉环分为 4

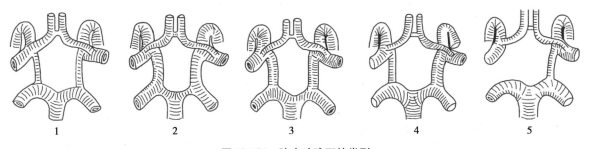

图 13-156　脑底动脉环的类型
1. 近代型(62.1%);2. 原始型(5.8%);3. 过渡型(6.8%);4. 混合型(21.4%);5. 不全型(3.9%)

型,现分别介绍如下:

（1）典型型（图13-157）：条件：①组成环的各 动脉俱全；②组成环的各动脉均无变异；③组成环的各动脉发育良好。

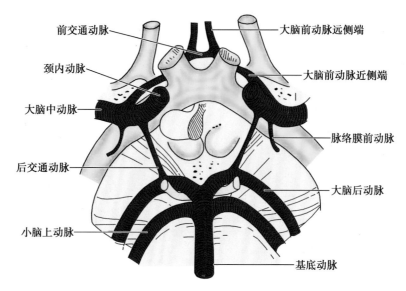

图 13-157　典型型 Willis 环

真正典型型实际比较少见。具有此型脑底动脉环的人，一侧颈内动脉闭塞时，只要血管硬化不太严重，往往不会引起严重的脑软化，即使初期有一些症状，也较轻且恢复较快，因为典型的动脉环可提供良好的侧支循环，使健侧血液很快流入闭塞侧血管供应区。须注意的是，颈内动脉全长某一处闭塞后，无论是颅外段还是颅内段，此型均能起到良好的侧支循环作用。但其他动脉则不然，只有组成环的那部分动脉发生闭塞后，此环才能起到良好的侧支循环作用；不构成此环的动脉发生闭塞，此环并不能构成侧支循环通路。如大脑中动脉不参与构成此环，如果动脉闭塞，动脉环常难以提供侧支循环；再如组成此环的大脑前动脉近侧端闭塞，此环可提供良好的侧支循环，但不组成环的大脑前动脉远侧端闭塞则不能提供侧支循环。

（2）变异型（图13-158、图13-159）：条件：①组成环的动脉中有一处或一处以上发生形态上变异；②组成环的动脉包括变异的动脉均发育良好；③整个环能起到良好侧支循环作用。

1）前交通动脉变异（图13-40）：前交通动脉是组成环的动脉变异最大的动脉。变异形式多种多样，有呈平行双干形的，有呈分叉形的（V、Y、W形），也有呈小窗（O形）或丛网形的。

变异的前交通动脉虽然可呈各形，但大都有一支发育良好，故变异的前交通动脉仍能在脑底动脉环中起到侧支循环作用。

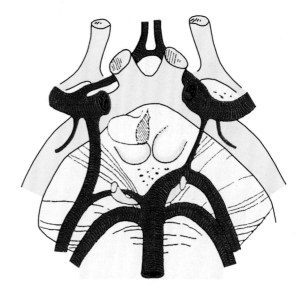

图 13-158　变异型 Willis 环

图左侧后交通动脉呈原始型变异，后交通动脉增粗，看上去大脑后动脉仿佛由颈内动脉发出

此动脉变异时，在斜位片寻找脑底动脉环前部血管瘤时容易造成错觉。

2）大脑前动脉近侧段变异（图13-41）其变异可分以下几种：

A. 一侧大脑前动脉的近侧段比对侧粗大，前交通动脉与两侧大脑前动脉的远侧段都由粗大一侧延展出去。通常认为两侧大脑前动脉近侧段的血管外径大小比例在2∶1以上者更具有意义。

两侧大脑前动脉近侧段管径粗细不等，在临床

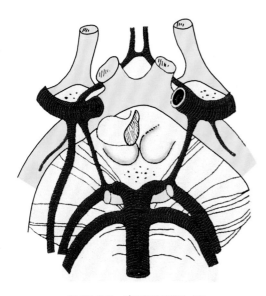

图 13-159　变异型 Willis 环
图示颈内动脉和基底动脉各发出一支大脑后动脉，
此为组成 Willis 动脉环变异形式之一

上有重要意义。如颈内动脉造影时，两侧大脑前动脉均可显影，而当注入较细的一侧时，两侧大脑前动脉可均不显影，以致误认为是大脑前动脉闭塞，此时最好再做一次对侧造影以资鉴别。另外，两侧大脑前动脉近侧端左右管径为 2:1 以上者，因两侧大脑前动脉的血液都由一侧颈内动脉供应，加重了颈内动脉负担，也易发生颈内动脉系的脑血管疾患。

B. 大脑前动脉近侧段呈分叉形、双干形、岛状等形态变异。此种变异临床意义不大。

C. 一侧大脑前动脉远侧段发出分支至对侧半球内侧面的某脑叶。此时大脑前动脉近侧段与远侧段的关系可有两种情况：①近侧段与远侧段的管径左右两侧均不对称，即近侧段与远侧段均有一侧有较粗大的干，且呈现一种交叉状态。如近侧段为左侧粗大，远侧段则为右侧粗大，然后由右侧发出分支到两侧半球的内侧面。②近侧段与远侧段的管径同样不对称，但较粗大的干在同一侧。如近侧段为右侧较粗大，远侧段也是右侧较粗大，然后由右侧发出分支至两侧半球内侧面以及背外侧面上缘。

上述两种情况的临床意义在于，当粗大侧大脑前动脉发生闭塞时，因它供应的两侧半球内侧面的旁中央小叶和中央前、后回上 1/4 出现缺血或软化，患者可出现两侧下肢受累及膀胱功能障碍等症状，从临床症状看与脊髓病变所引起的截瘫极为相似。

3）后交通动脉变异：后交通动脉形态变异也较多见，其中多见的变异是管径增粗，有时可增至 1 倍以上，并参与构成大脑后动脉远侧段。一般情况是，

后交通动脉比大脑后动脉远侧段还粗大，后交通动脉犹如自然延续为大脑后动脉远侧段。因后交通动脉为颈内动脉的一个分支，故此时大脑后动脉看上去是由颈内动脉而不是由基底动脉发出。大脑后动脉远侧段的血液主要来源于颈内动脉。此种变异反映了种系发生与脊椎动物，如鱼和两栖类相似。另一种情况是，后交通动脉和大脑后动脉近侧段近乎同等粗细，犹如此两动脉共同延续为大脑后动脉远侧段，此时大脑后动脉远侧段的血液有两个同等重要来源。

后交通动脉变异的临床意义如下：①后交通动脉甚为粗大，大脑后动脉远侧段犹如后交通动脉直接延续时，由于大脑后动脉的血液主要来自颈动脉，故颈内动脉造影时大脑后动脉可显影；②由于后交通动脉直接延续为大脑后动脉远侧段，颈内动脉成为大脑后动脉血液的重要来源之一，这势必增加了颈内动脉的负担，使颈内动脉易发生动脉硬化，且闭塞后脑软化范围要比通常为大。

4）大脑后动脉近侧段的变异：大脑后动脉近侧段形态变异的比较少见，比较有意义的是，由颈内动脉和基底动脉各发出一支大脑后动脉。换句话说，具有此种变异的人有两支大脑后动脉近侧段，一支起于颈内动脉，一支起于基底动脉。此时颈内动脉起源的大脑后动脉、基底动脉起源的大脑后动脉和后交通动脉之间可有以下几种变异的形式：①从颈内动脉发出的大脑后动脉和后交通动脉各为一单独的动脉干，后交通动脉连于颈内动脉与基底动脉发出的大脑后动脉之间；②从颈内动脉发出的大脑后动脉与后交通动脉的起始处共干，后交通动脉连于颈内动脉发出的大脑后动脉与基底动脉发出的大脑后动脉之间；③从颈内动脉发出的大脑后动脉和从基底动脉发出的大脑后动脉在向后的行程靠近处，由后交通动脉将此两动脉连接起来。

临床较为有意义的变异是，从颈内动脉发出的大脑后动脉近侧段与脉络膜前动脉在起始处共干，共干长度不等，约 0.5～1cm，随后脉络膜前动脉进入侧脑室下角，而大脑后动脉近侧段延续为远侧段，分布于颞叶下面，此时基底动脉发出的大脑后动脉则分布于枕叶。临床上手术结扎脉络膜前动脉时，如果发现"脉络膜前动脉"比平常粗大，要想到此种变异的可能。如果确有此种变异，就应在真正脉络膜前动脉发出的部位结扎，而不要结扎在总干上，以免造成颞叶缺血。

（3）发育不良型：条件：①组成的动脉有一处

或一处以上发育不良,口径在 1mm 以下;②后交通动脉缺如;③整个环起不到良好的侧支循环作用。

1)前交通动脉发育不良:较少见。此种情况下,如果一侧颈内动脉或大脑前动脉近侧段闭塞时,由于患者大脑前动脉远侧段不能通过前交通动脉从对侧获得足够的血液供应,故患者大脑内侧面有发生脑缺血或脑软化的可能。

2)大脑前动脉近侧段发育不良:通常见于一侧,此时另一侧大脑前动脉往往粗大,且供应两侧大脑半球内侧面。这种情况下,如果发育不良侧颈内动脉发生闭塞,一般不影响本侧大脑内侧面的血液供应。但当对侧颈内动脉闭塞时,则可引起两侧大脑半球内侧面的缺血和软化。

3)后交通动脉发育不良:在发育不良型脑底动脉环中,最多见的为后交通动脉发育不良,其较为常见的情况有以下几种:①后交通动脉由颈内动脉发出的管径逐渐变细,在与大脑后动脉连接处管径<1mm,此种情况最为多见(图 13-160)。②后交通动脉从颈内动脉发出时起就很细小,全程管径都<1mm,此种情况较少见(图 13-161)。③由颈内动脉和大脑后动脉发出一支后交通动脉,相迎而行,在行程中各自分成许多小支,最后互相吻合成网,此种情况也较少见(图 13-161)。④后交通动脉缺如,此种情况甚为少见(图 13-161)。

后交通动脉发育不良的临床意义很大。因为后交通动脉是沟通颈内动脉和椎-基底动脉的重要渠道,它的发育不良可使颈内动脉闭塞时难以从同侧基底动脉获血;反之,基底动脉闭塞时也难以从同侧颈内动脉获血,血液只好从对侧获取。如果对侧后交通动脉也发育不良,则颈内动脉或基底动脉闭塞必造成严重后果。

4)大脑后动脉近侧段发育不良:大脑后动脉近侧段纤细,直径在 1.0mm 以下者,为大脑后动脉近

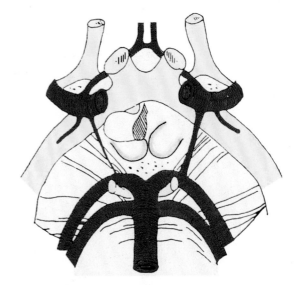

图 13-160 发育不良型 Willis 环
图左侧后交通动脉远比正常细,为发育不良

侧段发育不良。此时后交通动脉往往粗大,并自然延续为大脑后动脉远侧段。

大脑后动脉近侧段发育不良的临床意义是,当发育不良侧颈内动脉闭塞时,因大脑后动脉近侧段发育不良,椎-基底动脉的血液很难直接到达大脑后动脉远侧段,故患者除有颈内动脉闭塞的临床症状外,还常常有大脑后动脉闭塞的症状,如视觉障碍等。

(4)混合型:此型脑底动脉环既有变异,又有发育不良,其临床意义请参阅变异型和发育不良型有关内容。

综上所述,脑底动脉环是由两侧颈内动脉、大脑前动脉、后交通动脉、大脑后动脉以及一条前交通动脉组成的呈六角形的动脉环;正常时,此环的左右两侧及前后两部的血流通常不相混合;对此环的分型甚多,但尚无统一意见,此环真正正常者只占少数,多数人此环发育异常,故这个潜在的侧支循环代偿装置对于某些人来说,在病理情况下究竟有多大代

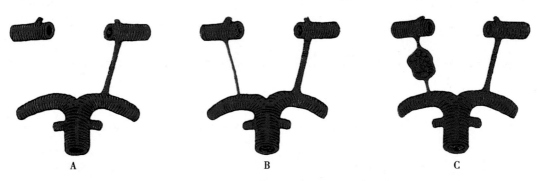

图 13-161 后交通动脉发育不良的一些类型
A. 左侧后交通动脉缺无;B. 左侧后交通动脉全长细小,<1mm;C. 左侧后交通动脉细小,相互吻成网状

偿作用,很值得考虑。此环前部以变异为主,主要是前交通动脉,后部以发育不良为最常见,特别是后交通动脉。临床上做颈总动脉、颈内动脉或椎动脉结扎时要特别慎重,术前要估计此环的情况,并应考虑个体差异。

3. 脑底动脉环与各大脑动脉的关系　构成脑底动脉环的各动脉在脑底部的变异性较大,而至大脑半球时,各大动脉的变异性则较小,左右基本对称。如大脑前动脉近侧段的变异较远侧多见;在右侧近侧段发育不良的更为明显,至远侧段,左右又接近一致。动脉环后部大脑后动脉外侧段也较恒定,不论来自大脑后动脉或后交通动脉,左右侧基本是一致的。后交通动脉及大脑后动脉内侧段变异很大,左右之间差异也多。左右半球是对称性结构,因而至左右两半球的各动脉主干也基本对称。构成脑底动脉环的各动脉变异性较大的原因,主要是在发生过程中调节左右两半球血液供给使之平衡的结果,因而出现了各种类型的动脉环,同时也显示了动脉环各段在发生过程中具有很大的可塑性。

4. 脑底动脉环的生理和病理生理　脑底动脉环在脑的血液循环中有着重要的意义。从生理学角度看,此环可以看做是脑血流的调节装置之一。人在正常安静状态下,脑底动脉环左右两侧的血压几乎相等,一侧的动脉血流不经过交通动脉流入另一侧,甚至同侧颈内动脉系的血液与椎-基底动脉系的血液也不相混合。脑血管造影时,显影往往只限于被注射的动脉系,也充分说明这个问题。当人体运动,特别是头、颈和上肢活动时,常影响供应脑的左、右颈和左、右椎动脉中的一支或一支以上,使其血流骤然增加或减少,此时血流增加侧的血液可通过脑底动脉环流向减少侧,以保证脑部血流量的平衡。所以,脑底动脉环具有调整脑内动脉压,使左右两侧之间血压维持平衡的作用;脑底动脉环形成的侧支循环有利于脑的血液供给。当脑底动脉环的某一支动脉闭塞时,可由此环提供侧支循环,一侧缺血,即可迅速从对侧获得血液供应;同样,前后之间,即颈内动脉与椎-基底动脉之间的血液循环也可由此得到调整,起代偿作用。

从临床角度看,脑底动脉环是一个侧支循环装置。当脑底动脉环组成动脉中的一支动脉发生闭塞后,脑底动脉环可提供侧支循环,将两侧血流加以沟通,使健侧流入患侧动脉供应区,从而维持其血液供应。如左颈内动脉闭塞后,右颈内动脉的动脉血可通过脑底动脉环中的右大脑前动脉近侧段、前交通

动脉、左大脑前动脉近侧段流入左颈内动脉;左右椎动脉的动脉血可通过基底动脉、脑底动脉环中的左右大脑后动脉的近侧段、左右后交通动脉等,最终流入左右侧颈内动脉。但是,正常脑底动脉的比例仅占1/2或远远不足1/2,约一半的人脑动脉闭塞后,此环并不能提供良好的侧支循环而造成严重的后遗症。实验证明,脑底动脉环是一种代偿的潜在装置。但各种类型动脉环的代偿潜力是不同的。动脉环类型对结扎颈总动脉或颈内动脉是否适应有重要关系。结扎颈总动脉或颈内动脉时,造成脑缺血的原因虽然很多,但在临床上对脑底动脉环下述几种解剖结构上的变异应予以适当注意:①在原始型,大脑半球的血液主要靠颈内动脉供应,当一侧大脑后动脉内侧段极端细小时,其代偿潜力是很小的,故骤然结扎该侧颈内动脉或颈总动脉时,可能无法代偿其血行,从而引起严重的视觉障碍。②后交通动脉管径在1.0mm以下或缺乏时,其代偿能力也较小。据Berry统计,脑软化的患者其后交通动脉细小者占49%。③一侧大脑前动脉发育不良时,两侧半球内侧面的血液主要来自对侧颈内动脉,在这种情况下,若突然结扎对侧颈内动脉或颈总动脉,也将导致脑缺血现象。

如前所述,脑底动脉环的组成有许多变异,特别表现为大脑前动脉由对侧颈内动脉分出、前交通动脉缺失、后交通动脉很细或缺失。除了先天性异常外,老年在脑底动脉环的某一部分发生动脉硬化性狭窄也很常见。病理检查发现动脉硬化的患者脑底动脉环不正常者竟占48%,这在脑血管疾病中应予以注意。脑底动脉环变异者,其动脉瘤的发生率较正常多达2倍。在有神经症状的成人脑底动脉环标本中,发现79%有一支或一支以上的动脉干发育不良,致使脑底动脉环发生异常改变。这种结构上的缺陷可使侧支循环的血流有较大的机械性阻力。

5. 脑底动脉环与脑神经根的关系

(1) 颈内动脉海绵窦段:有第Ⅲ、Ⅳ、Ⅵ对脑神经根及第Ⅴ对脑神经第一支在颈内动脉外侧穿过海绵窦(图13-162、图13-163)。所以此段的囊状动脉瘤可压迫这些神经,产生海绵窦综合征(图13-164)。最常见的症状是同侧第Ⅲ、Ⅳ、Ⅵ对脑神经麻痹及同侧三叉神经第一支分布区域中的严重而持久的疼痛或感觉障碍。可以发生眼睑水肿和视网膜静脉扩张。动脉瘤突入鞍内压迫一侧视交叉的下侧方,引起同向性偏盲,偏盲在同侧一眼最显著。动脉瘤破入海绵窦而成为动脉瘘时,即表现有搏动性突

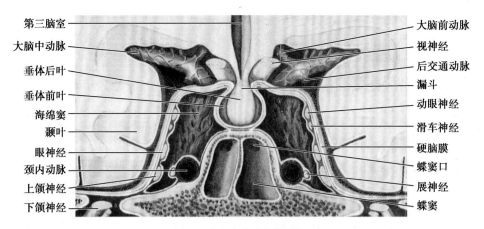

第三脑室 — 大脑前动脉
大脑中动脉 — 视神经
垂体后叶 — 后交通动脉
垂体前叶 — 漏斗
海绵窦 — 动眼神经
颞叶 — 滑车神经
眼神经 — 硬脑膜
颈内动脉 — 蝶窦口
上颌神经 — 展神经
下颌神经 — 蝶窦

图 13-162　海绵窦冠状断面

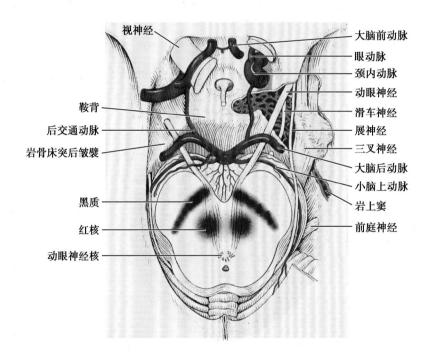

视神经 — 大脑前动脉
— 眼动脉
— 颈内动脉
— 动眼神经
鞍背 — 滑车神经
后交通动脉 — 展神经
岩骨床突后皱襞 — 三叉神经
— 大脑后动脉
— 小脑上动脉
黑质 — 岩上窦
红核 — 前庭神经
动眼神经核

图 13-163　颈内动脉海绵窦段与脑神经的关系

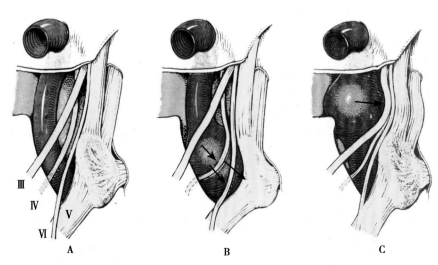

III
IV　V
VI
A　　　　　　B　　　　　　C

图 13-164　颈内动脉海绵窦段动脉瘤对眼运动神经及三叉神经的损害
A. 正常关系；B. 颈内动脉下段动脉瘤；C. 颈内动脉上段动脉瘤

眼症,眼睑、角膜和结膜的出血和水肿,有的也有视盘水肿,在眼部以上可闻及杂音。动静脉瘘可在脑动脉硬化时自发,或者继发于颅脑外伤。

（2）颈内动脉床突上段：视神经和视交叉前侧角位于颈内动脉床突上段的内侧（图 13-13、图 13-14、图 13-109）。故此部动脉瘤压迫视神经时,可产生视觉障碍和视盘水肿-萎缩综合征,即 Foster-Kennedy 综合征（图 5-25）；若动脉瘤压迫视交叉前外侧角时,可引起对侧眼颞侧上象限视野周围性偏盲。

（3）大脑前动脉与前交通动脉的连接部：视交叉在动脉的下方（图 13-165）。故此部动脉瘤时可压迫视交叉上部,引起两眼颞侧下象限性视野偏盲。

（4）后交通动脉：有动眼神经在其外侧伴行；视束横越此动脉的上方（图 13-166）,所以后交通动脉的动脉瘤可压迫动眼神经和视束而引起相应症状。据 Soni 统计,有 34% 的后交通动脉瘤可引起动眼神经麻痹。

（5）大脑后动脉　邻近视束、第 Ⅲ、Ⅳ、Ⅵ 对脑神经根及大脑脚。因而动脉瘤时可压迫上述结构而产生相应症状。

（二）其他脑动脉侧支循环途径

1. 颈内-基底动脉吻合　在胚胎早期,有条重要干线-原始三叉动脉、原始耳动脉和原始舌下动脉,连于颈内动脉系和椎-基底动脉系之间,这些动脉一般在胚胎发育至 14~15mm 左右便消失。偶有保留至生后。从而形成颈内-基底动脉吻合。

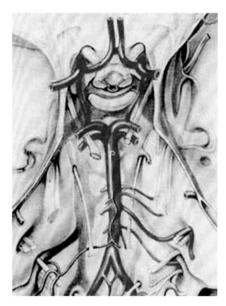

图 13-165　颅脑底部的血管与神经
大脑前动脉与视神经和视交叉

2. 软脑膜内的吻合　大脑半球和小脑表面的软膜内存在着丰富的吻合。脑表面动脉吻合的形式有两种：①直接的端对端吻合；②动脉呈树枝状分叉,越分越细,其终末血管与另一动脉的终末血管形成吻合。

在大脑半球的表面,占优势的侧支吻合为大脑前、中与大脑中、后动脉之间的吻合,相对较为次要的为大脑前、后动脉之间的吻合。大脑前、中、后动脉供应区交界处（图 13-167、图 13-168）毛细血管吻

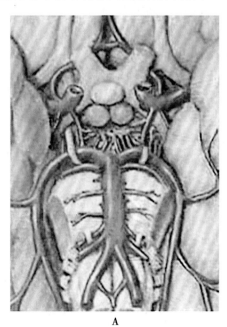

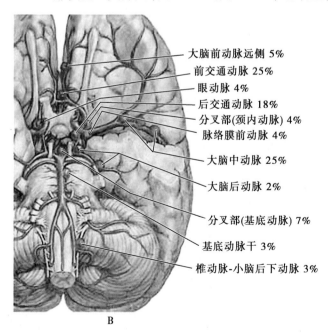

大脑前动脉远侧 5%
前交通动脉 25%
眼动脉 4%
后交通动脉 18%
分叉部(颈内动脉) 4%
脉络膜前动脉 4%
大脑中动脉 25%
大脑后动脉 2%
分叉部(基底动脉) 7%
基底动脉干 3%
椎动脉-小脑后下动脉 3%

图 13-166　脑底部的血管与神经
A. 后交通动脉与动眼神经和视束；B. 先天性脑动脉瘤的分布

合网往往呈带状分布,有人称其为"低压带"。当脑表面的动脉分支闭塞后,可以通过"低压带"处的血管吻合网从其他动脉获得血液,临床可无明显症状产生。两侧大脑前动脉借助前交通动脉相互吻合,当一侧大脑前动脉闭塞时,可通过前交通动脉从另一侧大脑前动脉获得血液,也可通过大脑前、中动脉吻合从大脑中动脉获得血液。两侧大脑后动脉借助穿支相互吻合,此吻合原比两侧大脑前动脉间的吻合为小,通常位于松果体和脉络丛附近。两侧大脑中动脉之间常缺乏吻合,但可通过与同侧大脑前、后动脉的吻合,间接与对侧大脑中动脉相联系。

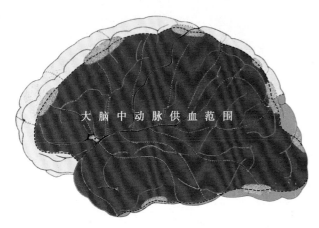

图 13-167　大脑前、中、后动脉及分支供血范围与吻合(背外侧面)

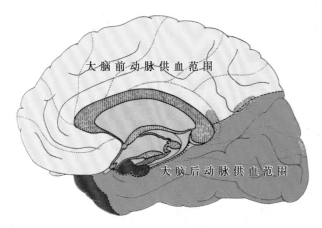

图 13-168　大脑前、中、后动脉及分支供血范围与吻合(内侧面)

在小脑表面,一侧小脑前下动脉、小脑后下动脉和小脑上动脉之间存在着广泛的吻合,两侧相应的小脑动脉之间也存在着丰富的吻合。小脑动脉相邻分支间的吻合远比大脑动脉相邻分支之间的吻合为多。

3. 皮质动脉小穿支和深穿支动脉间的吻合　大脑动脉的穿支或穿动脉与其相邻的穿动脉之间存在着大量的毛细血管前和毛细血管吻合。由脑底面进入脑实质的大的穿动脉之间的吻合血管管径,一般不超过150μm,通过这样细小的管径来完成有效的侧支循环几乎是不可能的,因此,从解剖学角度看,所谓穿支或穿动脉是终动脉的说法是不存在的,但从功能角度看这种动脉间的吻合不能达到有效的侧支循环,也可以说是终动脉。

4. 脑和脑膜动脉间的吻合　主要有4条渠道:①颈内动脉海绵窦段的脑膜支与脑膜中动脉之间的吻合;②眼动脉和脑膜中动脉眶支之间的吻合;③穿过硬脑膜的一些不恒定的分支与脑表面的软膜动脉的吻合;④个别在大脑镰处大脑前动脉和脑膜动脉的吻合。

5. 颈内动脉和颈外动脉之间的吻合(图 13-151 ~ 图 13-153)

(1) 在眼和鼻区的吻合为:①颈内动脉系眼动脉的鼻背动脉与颈外动脉系面动脉的鼻外侧动脉在鼻背和眼内眦处相吻合;②内动脉系眼动脉的泪腺支和睑支与颈外动脉系颞浅动脉的颧眶动脉在眼的外侧方相吻合;③颈内动脉系眼动脉的鼻背动脉、筛动脉与颈外动脉系上颌动脉的眶下动脉、蝶腭动脉在上颌及鼻腔内相吻合。

(2) 在耳区域的吻合为:①颈内动脉系的鼓支和颈外动脉系上颌动脉的前鼓支之间的吻合;②颈内动脉岩骨段发出的一支细小动脉与颈外动脉系颌内动脉发出至岩骨的动脉的吻合。

此外,颈内动脉系眼动脉的眶上动脉、滑车上动脉与颈外动脉系颞浅动脉的额支在额部皮肤内也存在着吻合。

6. 椎-基底动脉和其他颈外动脉分支间的吻合(图 13-152、图 13-153)　①椎动脉在进入枕骨大孔之前发出肌支供应颈后深层肌肉。这些肌支与颈外动脉的枕动脉、腭动脉、锁骨下动脉的颈深动脉都有吻合。②椎动脉的脑膜支与枕动脉的脑膜支在后颅窝的硬脑膜内也有吻合,故椎动脉的颈段闭塞或颈总动脉结扎后血液仍能经以上吻合途径入颅。特别是颈总动脉结扎后,同侧椎动脉的肌支与颈外动脉的枕动脉之间的吻合支明显扩大,可在脑血管造影片上看到。

7. 颈部颈外动脉吻合(图 13-153)

(1) 一侧颈外动脉各分支之间,两侧颈外动脉相应分支之间均存在广泛的吻合:①甲状腺上动脉在甲状腺内与对侧相应动脉吻合;②上颌动脉在面部和头皮处与对侧吻合;③面动脉在面部与对侧吻合；④舌动脉、枕动脉等与对侧都有吻合。当一侧颈总动脉结扎或闭塞时，血液可经上述吻合渠道，由健侧流入结扎侧或患侧颈外动脉系，再由颈外动脉流入颈内动脉，以保证结扎侧或患侧的血液供应。

（2）颈部椎动脉之间也有着广泛的吻合，其途径主要是两侧椎动脉肌支间的吻合。

以上颅内外动脉的吻合途径在颅内动脉闭塞时对脑的血液供应起一定的保证作用。据动脉造影观

察，当颈内动脉闭塞时颈外动脉的上颌动脉、枕动脉等管径明显增粗，因此，颈内动脉血栓早期行颈交感神经节封闭，可使颅内外动脉吻合支扩张，对促进颅内外动脉间的侧支循环建立能起到一定作用。

8. 某些动脉闭塞后可建立起的侧支循环通路示意图（图 13-169 ~ 图 13-174）

（1）一侧颈总动脉闭塞后侧支循环通路（图 13-169）

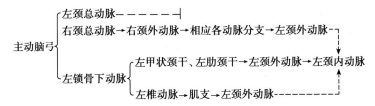

（2）一侧颈内动脉在分出眼动脉之前发生阻塞后的侧支循环通路（1）（图 13-170）

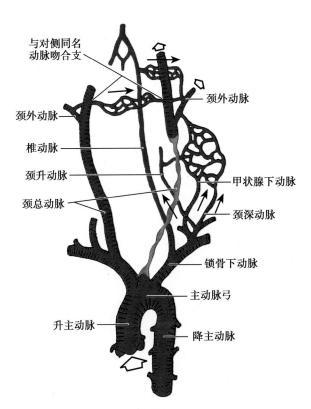

图 13-169　一侧颈总动脉阻塞后侧支循环通路

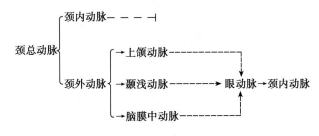

（3）一侧颈内动脉在分出眼动脉之前发生闭塞后的侧支循环通路（2）（图 13-171）

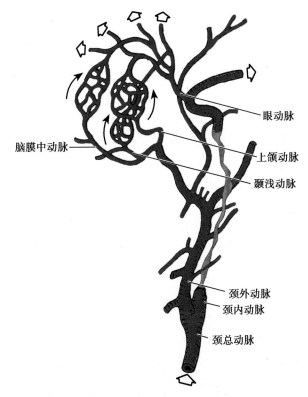

图 13-170　一侧颈内动脉发出眼动脉之前发生阻塞后的侧支循环通路（一）

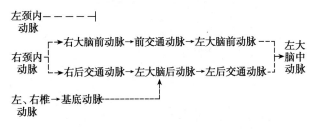

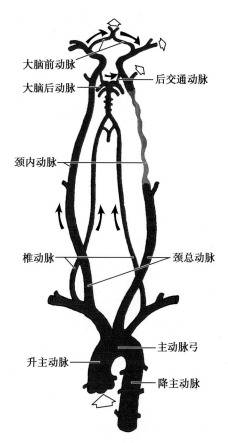

图 13-171　一侧颈内动脉分出眼动脉之前
发生阻塞后的侧支循环通路(二)

（4）一侧大脑中动脉闭塞后的侧支循环通路
（图 13-172）

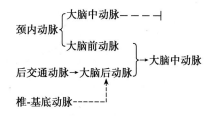

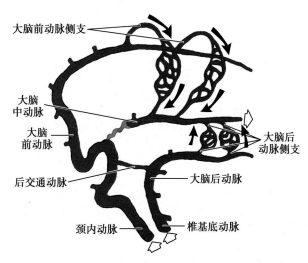

图 13-172　一侧大脑中动脉阻塞后的侧支循环通路

（5）一侧锁骨下动脉闭塞后侧支循环通路（图
13-173）

左锁骨下动脉—－－－┤
右锁骨下动脉→右椎动脉→基底动脉→左椎动脉→左锁骨下动脉

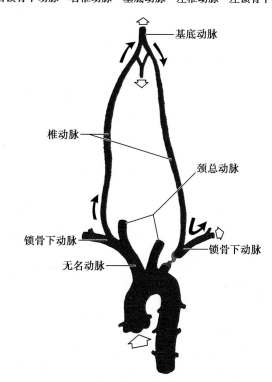

图 13-173　一侧锁骨下动脉阻塞后的侧支循环通路

（6）基底动脉在发出小脑上动脉和小脑下动
脉之间闭塞后侧支循环通路（图 13-174）

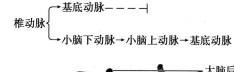

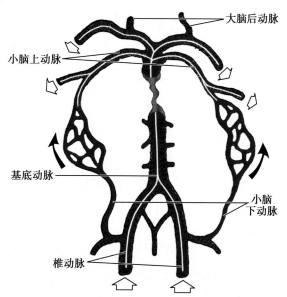

图 13-174　基底动脉在发出小脑上动脉和小脑
下动脉之前阻塞后侧支循环通路

二、脑盗血综合征

脑盗血综合征为脑某一血管闭塞后，其分布区域通过侧支循环向邻近血管"盗取"血液，邻近血管虽无闭塞性病变但由于其中的部分血液被盗取，因而出现了邻近血管分布区域供血不足的综合征。由此可见，在脑盗血综合征的症状中，除了闭塞的血管所致的原发性症状外，往往伴有被盗血管供应区供血不足的继发症状，有时这种继发性症状可以成为临床上的主要表现，甚至是唯一的综合征。脑盗血综合征的原因多为动脉硬化，也可为炎症（如动脉内膜炎及多发性大动脉炎）、先天畸形和外伤等因素所致的血管狭窄或闭塞。

脑盗血综合征根据临床资料和脑动脉造影大致可分为如下 5 型：

（一）锁骨下型盗血综合征及其解剖学基础

本综合征又称锁骨下动脉盗血综合征、锁骨下动脉偷漏综合征或臂-椎基底动脉供血不足综合征。本综合征可因锁骨下动脉近侧段或无名动脉狭窄或闭塞所致，因为椎动脉一般来说是锁骨下动脉的分支（有时左椎动脉可起自主动脉弓），而右锁骨下动脉又是无名动脉的分支，所以当锁骨下动脉近侧段（发出椎动脉）或无名动脉发生狭窄或闭塞时，病侧椎动脉的压力显著下降。发生血液反流，对侧椎动脉本应供应脑部的血液，部分被盗取过来，并经病侧椎动脉反流入锁骨下动脉远侧段，以供应病侧上肢的需要，但供血量仍然不足（图 13-175）。因此，可出现两类不同的综合征：①病侧上肢供血不足的症状，表现为病侧上肢无力、沉重感、疼痛或冷感；②椎-基底动脉供血不足所致的脑干和枕叶的各种症状和体征。当病侧上肢增加活动强度时，促使流向病侧上肢的血液增加，则可能引起脑干和枕叶的症状或使原有的症状加重。假如当颈内动脉系统的血液也经脑底动脉环和病侧椎动脉反流而盗走，那么在上述基础上还可产生大脑半球供血不足的症状。此外，由于锁骨下动脉的分支（甲状腺下动脉、颈升动脉和颈深动脉等）与颈外动脉的分支（甲状腺上动脉和枕动脉等）之间尚有侧支循环存在，因而在锁骨下动脉盗血综合征时，可经这些侧支循环代偿性地反流部分血液入上肢血管，使锁骨下动脉盗血综合征呈潜隐性存在，只有当这些侧支循环受累，代偿功能受限时，才能发生脑部症状。

（二）颈内-颈内型盗血综合征及其解剖学基础

本综合征为一侧颈内动脉闭塞，健侧颈内动脉

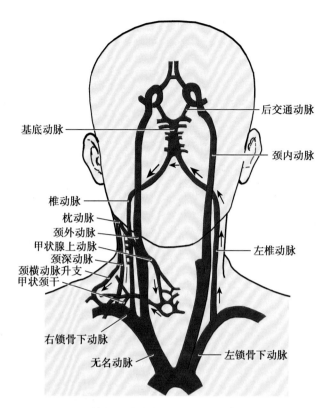

图 13-175　锁骨下动脉盗血综合征时血液反流的径路

的血液主要经脑底动脉环的前交通动脉反流入病侧颈内动脉系（图 13-176）。由于后交通动脉常发育不全，所以通过椎-基底动脉系统进行补偿的意义较小。此时，健侧颈内动脉部分血液流向对侧，其本侧大脑半球可以发生供血不足，从而出现功能障碍。

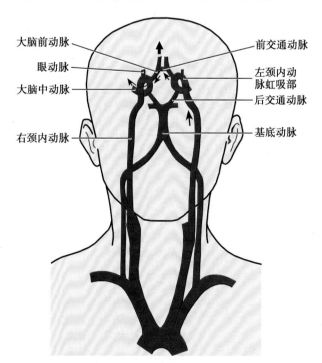

图 13-176　颈内-颈内型盗血综合征时血液反流的径路

因而,本综合征的早期症状主要表现在闭塞血管的同侧半球;然后才逐渐发生对侧(被盗血管侧)半球供血不足的症状。

(三) 颈内-椎基型或椎基-颈内型盗血综合征及其解剖学基础

颈内-椎基型盗血综合征为一侧或两侧颈内动脉系闭塞后,椎-基底动脉系统的部分血液经脑底动脉环的后交通动脉,反流入颈内动脉系统(图13-

177A)。因而这种患者除有大脑半球受损的症状外,还可出现椎-基底动脉系统供血不足的脑干和枕叶症状,但在脑血管造影时椎动脉和基底动脉均无异常。与上述情况相反,椎基-颈内型盗血综合征,系椎-基底动脉系狭窄或闭塞后颈内动脉系的部分血液也可经后交通动脉反流入椎-基底动脉系统(图13-177B)。这种患者除有枕叶和脑干症状外,尚可出现大脑半球供血不足的症状。

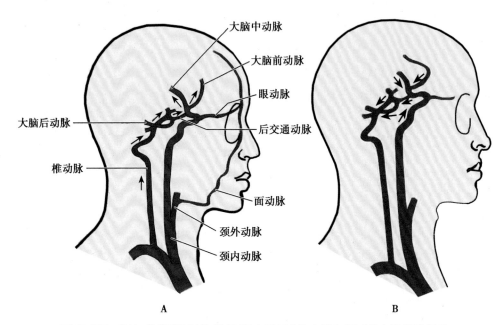

图13-177 颈内-椎基型(A)和椎基-颈内型(B)盗血综合征时的血液反流径路

(四) 颈外型盗血综合征及其解剖学基础

颈外型盗血综合征为颈外动脉闭塞(有时见于颈总动脉闭塞)后所引起的椎-基底动脉供血不足的综合征。由于两侧颈外动脉分支(甲状腺上动脉、舌动脉、面动脉和颞浅动脉等)之间以及颈外动脉与锁骨下动脉和颈内动脉之间存在极其丰富的吻合支(图13-151~图13-153),因而颈外动脉闭塞通常无症状表现。但是在一定条件下,椎动脉的部分血液可经椎动脉或枕动脉肌支间的侧支循环反流入颈外动脉(图13-178),从而产生椎-基底动脉系供血不足的脑干和枕叶症状。对此种病例进行椎动脉造影时,即可显示典型的"曲别针"样图形,其一端为枕动脉,另一端为闭塞的颈外动脉远侧端。

(五) 皮质吻合型盗血综合征及其解剖学基础

皮质吻合型盗血综合征系指分布于大脑半球前、中、后动脉之间发生盗血所致的综合征。因为这些动脉在皮质表面均有吻合(图13-42、图13-167、图13-168),如当大脑中动脉闭塞后大脑前动脉部分血液可经吻合支反流入大脑中动脉

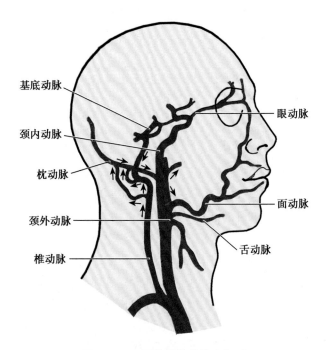

图13-178 颈外型盗血综合征时血液反流的径路

分布区内,从而产生大脑前动脉供血不足的症状,或者情况相反。此外,在脑组织缺血性软化灶中,有时由于坏死组织的代谢产物积聚,二氧化碳含量增加,造成病灶局部酸中毒,病灶周围血管过度充盈。此时,若不恰当地使用血管扩张剂,因为病灶内的血管不能扩张,而病灶周围的血管显著扩张,致使病灶的血液被盗向病灶周围,从而产生脑内盗血综合征。

第五节 脑各部血液供应

一、大脑皮质

(一) 血液供应

大脑半球的皮质主要由大脑前动脉、大脑中动脉及大脑后动脉的皮质动脉供应。脑底的中央动脉,如大脑前动脉发出的返动脉和脉络膜前动脉也发出一些皮质动脉。大脑中动脉是供应大脑半球的主要动脉,大脑中动脉闭塞后所产生的症状较复杂而多样,各大脑动脉的皮质动脉的名称、行程及分支与分布已如前述(图13-179、图13-180)。

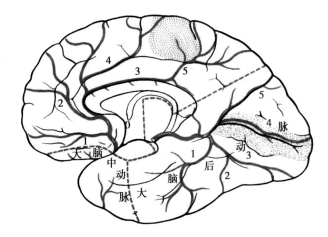

图13-180 大脑前、中、后动脉在右侧半球
内侧面的分支及供血区
1. 眶动脉;2. 额极动脉;3. 胼周动脉;
4. 胼缘动脉;5. 顶动脉;
1. 颞前动脉;2. 颞后动脉;3. 枕后动脉;
4. 距状裂动脉;5. 顶枕动脉

大脑前动脉皮质动脉与大脑后动脉的皮质动脉交错区域是在顶上小叶后部及楔叶前2/3与后1/3交界处。

大脑半球内侧面的额叶后部、旁中央小叶及楔前回前2/3区域的血液供应,有时可能来自对侧大脑前动脉,或来自胼胝体正中动脉。在临床定位分析时应予注意。

2. 大脑中动脉皮质动脉的分布范围 大脑中动脉皮质动脉的分布范围主要是大脑半球背外侧面,包括额中回以下、中央前、后回下3/4、顶下小叶、枕叶月状沟或枕外侧沟以前、颞下回上缘或上半以上部分、颞极内外侧面、额叶眶面外侧半及岛叶各部皮质(图13-38、图13-42～图13-44、图13-167、图13-168)。

大脑中动脉与大脑前动脉皮质动脉交错区见前述。大脑中动脉与大脑后动脉皮质动脉交错区是颞下回上缘或上半及枕叶月状沟或枕外侧沟附近的皮质(图13-42)。

3. 大脑后动脉皮质动脉的分布范围 大脑后动脉皮质动脉的分布范围以大脑半球颞叶下面及枕叶内侧面为主,包括海马回、梭状回、颞下回、舌回、穹隆

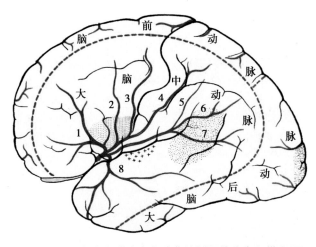

图13-179 大脑中动脉在大脑背外侧面的分布和供血区
1. 眶额动脉;2. 中央前动脉;3. 中央动脉;4. 顶前动脉;
5. 顶后动脉;6. 角回动脉;7. 颞后动脉;8. 颞前动脉

1. 大脑前动脉皮质动脉的分布范围 大脑前动脉皮质动脉的分布范围包括大脑半球内侧面顶枕裂以前的全部皮质和胼胝体,并绕过半球背内侧缘达半球背外侧面的额上回、额中回上缘或上半、中央前、后回上1/4、顶上小叶、顶下小叶上缘及额叶眶面内侧半等区域的皮质(图13-37、图13-38、图13-42～图13-44、图13-167、图13-168)。大脑前动脉皮质动脉与大脑中动脉皮质动脉的交错区域是在额中回的上缘或上半、中央前、后回的上1/4与下3/4交界处及顶下小叶上缘等处。

回峡、楔状回、楔前回后 1/3 及顶上小叶后部（图 13-38、图 13-42 ~ 图 13-44、图 13-167、图 13-168）。

大脑后动脉的皮质动脉与大脑前动脉的皮质动脉以及大脑中动脉的皮质动脉的交界区已如前述。

（二）病变时的临床表现

详见大脑前、中、后动脉皮质支病变时的临床表现。

二、基底节和内囊

（一）血液供应

基底节与内囊各部的血液供应已在前面有关章节中叙述，现简述其特点如下：

1. 基底节和内囊的血液供应均来自颈内动脉系统，与椎-基底动脉系基本无关。

2. 大脑前动脉的中央支分布于基底节和内囊的前部，大脑中动脉的中央支分布于中间大部，脉络膜前动脉则分布于后部（图 13-47）。Alexander 曾对内囊血液供应作过一个简要概括，即内囊前肢及膝的背外侧部由大脑前动脉和大脑中动脉的中央支供应；后肢的腹侧部和豆状核后部由脉络膜前动脉供应。膝部还接受颈内动脉直接发出的 1 ~ 2 个细支（图 13-181 ~ 图 13-183）。

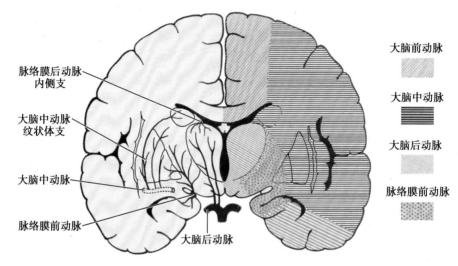

图 13-181　脑内结构的动脉血供（冠状切面）

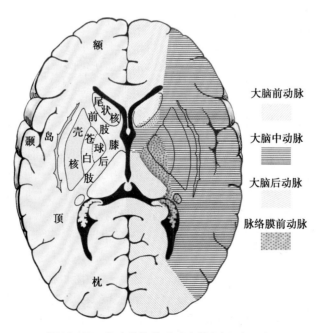

图 13-182　脑内结构的动脉血供（水平切面）

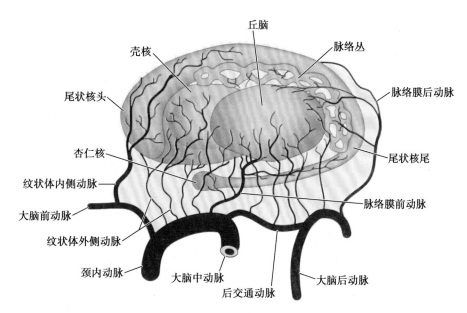

图 13-183　基底节和内囊区域的血液供应

（二）病变时的临床表现

1. 脑出血　基底节和内囊区域是高血压动脉硬化性脑出血最常见的部位，约占高血压性脑出血的55％（图13-184）。实际上所谓的内囊出血，其中大部分是壳核出血，真正的内囊部位出血相对比较少见。

大脑中动脉分布至壳核的中央动脉之所以容易发生出血，其原因是因为大脑中动脉是颈内动脉的直接延续，颈内动脉的压力直接传递到大脑中动脉，加上距离颈内动脉终段很近的大脑中动脉中央支，又近乎以直角逆行方式从主干动脉发出，故中央支血管内压力与颈内动脉压相当接近，且其行程较长、

血管纤细、管壁较薄，难以承受过大的压力。在高血压动脉硬化时，脑小动脉的张力增加，中层肥厚，使脑血管的阻力增加，以维持正常的脑血流。长期的高血压，使血管壁平滑肌纤维化，加上血管壁脂类的沉着，大脑中动脉中央支这个受机械压力较大的部分久而久之就容易发生局部扩张，形成微小动脉瘤。当突然血压急剧增高时，大脑中动脉中央支往往受到较大冲击，承受过大压力，导致微小动脉瘤破裂而产生出血。

壳核出血后，由于血肿发展方向的不同，可分为外侧型或外囊出血以及内侧型或内囊出血。外侧型出血较少见，主要波及外囊、屏状核、岛叶白质及壳

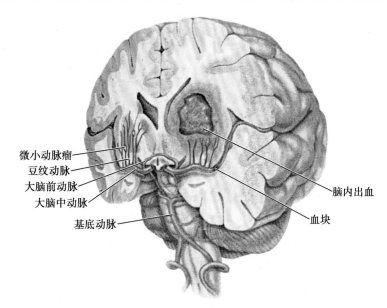

图 13-184　基底节内囊区域脑出血

763

核的外侧部,由于不影响内囊,临床上无明显偏瘫,约75%的患者脑脊液无色透明,临床上很难与脑梗死鉴别。常需以CT确诊。此型死亡率低,预后良好。内侧型出血较多见,血肿向后上方发展,破坏内囊后肢并波及膝部,严重者穿破侧脑室外侧部,脑脊液呈血性。出血仅局限在内囊者极少见。壳核出血急性期的表现:①内囊膝部及后肢运动传导束受累引起头及双眼偏向病灶侧;病变对侧中枢性同侧偏瘫(即面、舌瘫与肢瘫在同一侧),往往上肢重于下肢,肌张力减低,腱反射减弱或消失。如为轻瘫可肌张力增高、腱反射亢进、偏瘫侧腹壁反射及提睾反射消失,病理反射阳性;如为优势半球,可有失语。②内囊后肢感觉传导束受累,对侧半身出现感觉减退或消失。③如视辐射受累,则出现两眼对侧同向偏盲。这就构成了内囊损害的"三偏综合征",即偏瘫、偏盲和偏身感觉障碍。如果壳核出血严重,血肿很大,影响其内侧的丘脑,波及丘脑内髓板核等网状结构,而致昏迷,重者肌肉松弛,生理及病理反射消失,极重者对侧丘脑也受压,此时很难区分何侧瘫痪。

2. 脑梗死 供应基底节和内囊区域的动脉也常常是血管闭塞的好发部位。颅内外较大动脉壁脱落下的动脉粥样硬化斑块,通常形成微小栓子,随着血液运行至供应基底节和内囊的动脉,造成动脉闭塞,各供应动脉闭塞后产生的临床症状概述如下:

(1)内囊前肢主要由大脑前动脉的Heubner返动脉供应。闭塞后因额桥束受累,引起额叶性共济失调。

(2)内囊膝部主要由大脑前动脉的返动脉及颈内动脉发出的几支小动脉供应,闭塞时因皮质延髓束受损,引起对侧中枢性面、舌瘫及对侧肩部的中枢性瘫痪。

(3)内囊后肢主要由大脑中动脉的中央支和脉络膜前动脉供应。大脑中动脉中央支供应内囊后肢前上3/5,脉络膜前动脉供应内囊后肢后下2/5。大脑中动脉中央支闭塞,由于损害皮质脊髓束引起对侧肢体均等性中枢性偏瘫而无偏身感觉障碍和两眼对侧同向偏盲。脉络膜前动脉闭塞,由于损害了内囊后肢的丘脑皮质束、视辐射和听放射以及中脑脚底中1/3部,也可产生"三偏"综合征,即偏瘫、偏盲和偏身感觉障碍。听觉障碍不明显是因为一侧听觉传导束是向两侧大脑皮质投射的缘故。

三、丘 脑

(一) 血液供应

1. 丘脑血液供应来源(图13-185) 丘脑接受颈内动脉系统和椎-基底动脉系统的血液供应,从颈内动脉系发出供应丘脑的分支较多,但不是供应丘脑的主要动脉,丘脑的血液供应大部分来自椎-基底动脉系统(图13-47、图13-57、图13-112、图13-113)。颈内动脉系统和椎-基底动脉系统的具体分支如下:

(1)颈内动脉系统:脉络膜前动脉的丘脑支和枕支;大脑前动脉的丘脑前动脉;大脑中动脉的豆核丘脑动脉;后交通动脉的丘脑结节动脉。

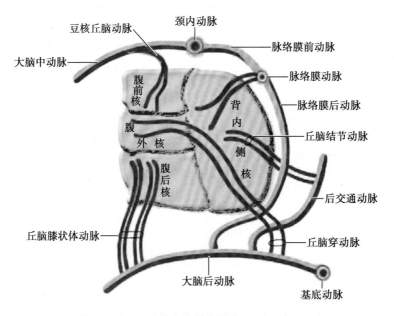

图13-185 丘脑的血液供应模式图(水平切面)

（2）椎-基底动脉系统：大脑后动脉的丘脑膝状体动脉；大脑后动脉的丘脑穿动脉；大脑后动脉的脉络膜后动脉的枕支。

2. 丘脑各部的血液供应

（1）丘脑外侧核群的后半部由丘脑膝状体动脉、丘脑穿动脉和豆核丘脑（豆核视束）动脉供应，其前半部由丘脑结节动脉和丘脑视束动脉供应。

（2）丘脑内侧核群由丘脑穿动脉和脉络膜前、后动脉的丘脑支供应。

（3）丘脑前核由豆核丘脑动脉和丘脑前动脉供应。

（4）丘脑后核（枕核）由脉络膜前、后动脉枕支和丘脑膝状体动脉供应。

（5）中线核主要由丘脑穿动脉和丘脑结节动脉供应。

（6）内髓板核主要由丘脑穿动脉供应。

（二）病变时的临床表现

丘脑是脑血管病变的好发部位之一，据龟山正邦（1964）报告，丘脑血管病变占脑血管病变的31.5%；丘脑原发性大出血占全脑出血的38%；丘脑中等度出血占全脑中等出血的43%左右；丘脑小量出血占全脑小出血的45%左右。同样丘脑中等程度的梗死占全脑中等梗死的14%左右，丘脑小梗死占全脑小梗死的31%左右。总括起来丘脑缺血性病变比出血要多得多。

1. 丘脑出血　丘脑出血在应用CT以前的诊断率低，约占高血压脑出血的10%～15%，应用CT诊断者所占比例为25%～30%，较以往要高些。丘脑出血的病死率约为50%，主要在急性期，尤其在24小时内死亡。血液是否破入脑室是丘脑出血预后的决定因素。丘脑出血主要是因分布在丘脑后外侧的丘脑膝状体动脉和分布在丘脑前内侧的丘脑穿动脉破裂所致。丘脑出血的早期临床症状可有两种形式，一是起病快的，在半小时或更短时间内出现轻偏瘫；一为发展比较慢的，患者先有头痛、头晕、半身麻木和呕吐，约经1～2小时后出现轻瘫。当疾病充分发展后绝大多数患者有昏迷和偏瘫，一般也都有深、浅感觉障碍，只是由于患者神志不清，使感觉障碍无法检查。

丘脑出血有其特殊的症状体征（图13-186）：

（1）几乎全部丘脑出血患者都有眼球运动异常，如Parinaud综合征，即垂直注视麻痹、瞳孔缩小、对光反射迟钝或消失；双眼球轻度内收似凝视鼻尖；眼球浮动，双眼向病灶对侧凝视。

（2）感觉运动障碍（感觉重于运动）。

（3）意识障碍是由于血肿破入脑室、血肿与水肿的占位效应损伤脑干网状结构或累及下丘脑、并发急性梗阻性脑积水而引起脑疝时，才导致昏迷。但丘脑出血的症状体征常不够典型，且变化多样，易被忽视，给诊断带来一定困难。CT扫描是确诊的唯一有效手段。

2. 丘脑梗死　丘脑梗死较为常见的原因是丘脑膝状体动脉或丘脑穿动脉发生闭塞。

（1）丘脑膝状体动脉闭塞，病变位于丘脑外侧核的后半部，引起丘脑综合征，其主要临床表现为：

1）对侧肢体运动障碍：①瞬间偏瘫；②轻度不随意运动，或舞蹈样运动或手足徐动（丘脑与纹状体的联系中断所致）。

2）对侧颜面表情运动障碍：在病变对侧颜面出现分离性运动障碍，即患者的情感运动障碍（患者哭笑与情绪激动时出现病灶对侧面瘫，而躯体性运动，如患者做示齿、鼓颊等动作时无面瘫表现）。系由于丘脑至基底节的径路中断所致。

3）对侧半身感觉障碍：①各种感觉均障碍；②上肢重于下肢，远端重于近端；③深感觉及触觉障碍重于浅感觉（痛、温觉）障碍；④实体觉障碍（由于深、浅感觉障碍所致）。

4）对侧伴身自发性疼痛：表现为病灶对侧上下肢出现剧烈的、难以忍受和难以形容的"自发痛"或中枢性痛，常为持续性，可有突然加重，可因某种刺激而加剧，常受情绪的影响，常伴有感觉过敏和感觉过度。由于内髓板核、中央核受损害所致。

5）对侧半身感觉过敏和感觉过度。

6）丘脑性疼痛伴有自主神经功能障碍：如血压升高、心跳加快、泌汗增多或血糖升高等。

（2）丘脑穿动脉闭塞：丘脑穿动脉闭可以引起红核丘脑综合征及丘脑内侧综合征。

1）红核丘脑综合征：病变位于丘脑外侧核的前半部，其临床表现为：①小脑性共济失调：是由于丘脑腹外侧核受累，使小脑发出的结合臂纤维到此处中断，不能向大脑中央前回运动区投射，使小脑失去大脑皮质的支配所致；②意向性震颤：原理同上；③短暂的舞蹈样手足徐动：是由于丘脑腹侧前核损害所致；④对侧头面部感觉障碍：是由于腹后内侧核损害所致。

本综合征特点为：不随意运动，伴有静止及意向性震颤，头面部感觉障碍，对侧半身感觉正常。

2）丘脑内侧综合征：病变位于丘脑内侧核群，其

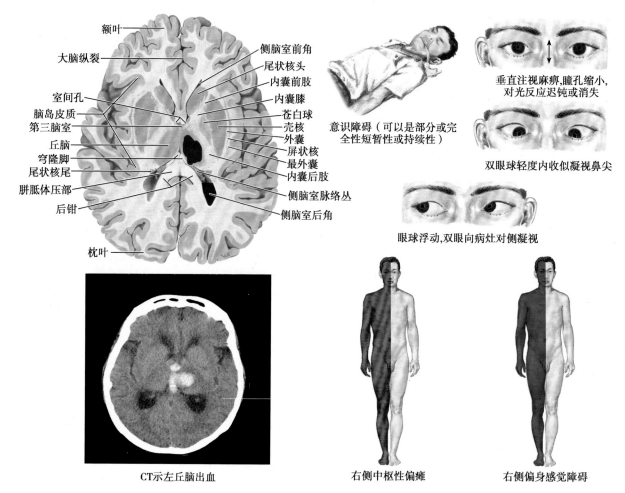

额叶
大脑纵裂
室间孔
脑岛皮质
第三脑室
丘脑
穹隆脚
尾状核尾
胼胝体压部
后钳
枕叶

侧脑室前角
尾状核头
内囊前肢
内囊膝
苍白球
壳核
外囊
屏状核
最外囊
内囊后肢
侧脑室脉络丛
侧脑室后角

意识障碍（可以是部分或完全性短暂性或持续性）

垂直注视麻痹,瞳孔缩小,对光反应迟钝或消失

双眼球轻度内收似凝视鼻尖

眼球浮动,双眼向病灶对侧凝视

CT示左丘脑出血

右侧中枢性偏瘫

右侧偏身感觉障碍

图 13-186　丘脑出血的临床表现

临床表现为:①痴呆及各种精神症状:是由于丘脑向边缘系统投射的纤维被中断所致;②睡眠障碍:是由于网状上行激活系统丘脑前核及内侧核向大脑皮质投射径路被中断所致;③自主神经功能障碍:表现为体温调节异常,心血管运动障碍,胃肠运动失调等;④自发性疼痛:是内髓板核及中央核损害的症状。

四、丘脑下部的血液供应

分布于丘脑下部的动脉可分为前、中、后 3 群（图 13-187、图 13-136）。

（一）前群

包括视前内侧动脉、视前外侧动脉、视交叉上脉、垂体上动脉和漏斗动脉。起源于前交通动脉、大脑前动脉、颈内动脉和后交通动脉前部。主要分布于视交叉前部、视前内侧核、视前外侧核、室旁核、视上核、漏斗和垂体。

（二）中群

包括结节内侧动脉、结节外侧动脉和结节丘脑

动脉。均发自后交通动脉。分布于丘脑下部腹内侧核、背内侧核、后核、结节核和乳头体内、外侧核。

（三）后群

主要为丘脑穿后动脉,起于大脑后动脉和后交通动脉,分布于丘脑下部乳头体区。

五、脑干的血液供应及病变时的临床表现

脑干所包括的 3 个部分,即延髓、脑桥和中脑的血液供应大致为:延髓阶段为椎动脉供应,脑桥阶段为基底动脉供应,中脑阶段为大脑后动脉、脉络膜前动脉和脉络膜后动脉供应。

从形态学上看,供应脑干的动脉大体可分为 3 种,即旁正中动脉、短旋动脉和长旋动脉。旁正中动脉大都从脑干腹侧面粗大的血管主干直接发出,随即垂直地或稍倾斜地从脑干腹侧面中线两旁进入脑干实质内,主要供应脑干内中线旁诸结构。短旋动脉大都从脑干腹侧面的粗大血管主干的侧壁发出,然后从腹侧向背侧旋绕,于脑干侧方进入脑干实质,

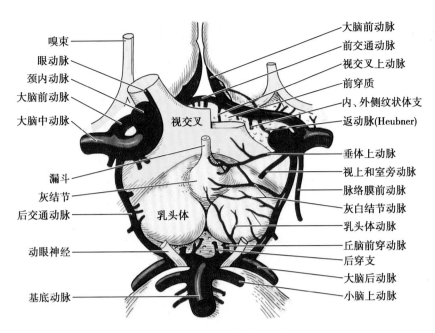

嗅束
眼动脉
颈内动脉
大脑前动脉
大脑中动脉
视交叉
漏斗
灰结节
乳头体
后交通动脉
动眼神经
基底动脉

大脑前动脉
前交通动脉
视交叉上动脉
前穿质
内、外侧纹状体支
返动脉(Heubner)
垂体上动脉
视上和室旁动脉
脉络膜前动脉
灰白结节动脉
乳头体动脉
丘脑前穿动脉
后穿支
大脑后动脉
小脑上动脉

图 13-187　丘脑下部的血液供应

以供应脑干侧方诸结构。长旋动脉与短旋动脉发出的情况相似,所不同的是长旋动脉旋绕脑干的行程比短旋动脉要长,大体从脑干的背外侧进入脑实质,以供应脑干的背外侧为主(图 13-188、图 13-189)。

（一）　延髓的血液供应及病变时的临床表现

在临床上,各种延髓综合征经常见于血管性疾病,在延髓横切面上其血液供应区域可分为 3 部,即旁正中动脉、短旋动脉、长旋动脉(图 13-190)。

1. 延髓的血液供应　延髓上段和下段的血液供应稍有不同。

（1）延髓下段主要由 3 对动脉供应(图 13-191)：

1）脊髓前动脉:相当于旁正中动脉。主要供应延髓下段中缝两旁各结构,包括锥体、网状结构内侧部、第四脑室底的内侧部,包括舌下神经核在内。

2）椎动脉延髓支:相当于短旋动脉。有若干支,其中靠下部的延髓支供应延髓下段,在丘系交叉、锥体交叉阶段主要供应锥体和楔束间的延髓外侧区。

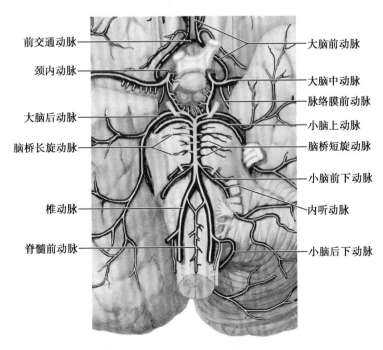

前交通动脉
颈内动脉
大脑后动脉
脑桥长旋动脉
椎动脉
脊髓前动脉

大脑前动脉
大脑中动脉
脉络膜前动脉
小脑上动脉
脑桥短旋动脉
小脑前下动脉
内听动脉
小脑后下动脉

图 13-188　脑干的血液供应(底面观)

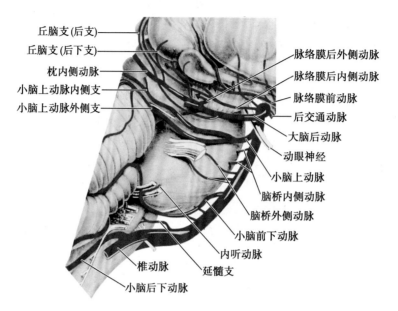

丘脑支(后支)
丘脑支(后下支)
枕内侧动脉
小脑上动脉内侧支
小脑上动脉外侧支

脉络膜后外侧动脉
脉络膜后内侧动脉
脉络膜前动脉
后交通动脉
大脑后动脉
动眼神经
小脑上动脉
脑桥内侧动脉
脑桥外侧动脉
小脑前下动脉
内听动脉
延髓支

椎动脉
小脑后下动脉

图 13-189　脑干的血液供应(侧面观)

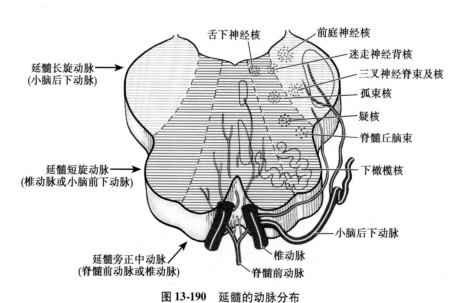

延髓长旋动脉
(小脑后下动脉)

延髓短旋动脉
(椎动脉或小脑前下动脉)

延髓旁正中动脉
(脊髓前动脉或椎动脉)

舌下神经核
前庭神经核
迷走神经背核
三叉神经脊束及核
孤束核
疑核
脊髓丘脑束
下橄榄核

小脑后下动脉
椎动脉
脊髓前动脉

图 13-190　延髓的动脉分布

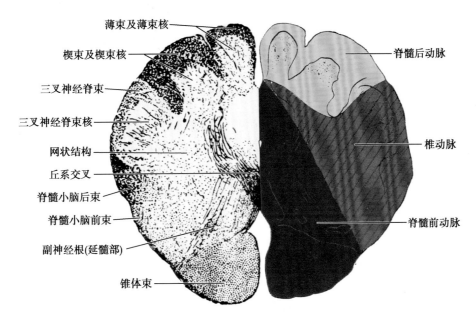

图 13-191　延髓下段(丘系交叉阶段)血液供应区

3）脊髓后动脉:相当于长旋动脉。供应薄束、楔束、薄束核、楔束核以及绳状体的下端。亦即除脊髓前动脉和椎动脉延髓支供应区以外的所有结构都由脊髓后动脉供应。

（2）延髓上段主要由 4 对动脉供应(图 13-192)：

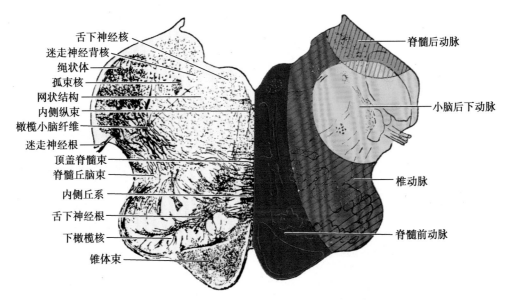

图 13-192　延髓上段(橄榄中部节段)血液供应区

1）脊髓前动脉:相当于旁正中动脉。主要供应延髓上段中线两旁诸结构,由腹面至背侧面依次包括锥体束、下橄榄核的内侧部、内侧丘系、顶盖脊髓束、内侧纵束和舌下神经核。

2）椎动脉延髓支:相当于短旋动脉。主要供应橄榄核大部,包括橄榄背侧副核,横越网状结构的橄榄小脑纤维,以及与写翻区内的一部分迷走神经运动背核、孤束及孤束核,此外尚供应舌下神经核的最上部。

3）小脑后下动脉:相当于长旋动脉。主要供应椎动脉延髓支供应区以外的延髓背外侧面。供应的脑神经核团有疑核、迷走神经运动背核、孤束核、前庭神经核以及三叉神经脊髓束核;供应的纤维传导束包括脊髓丘系、三叉神经脊髓束、孤束、脊髓小脑束、绳状体、橄榄小脑纤维、红核脊髓束以及网状结构外侧部。

4）脊髓后动脉:供应上述 3 个动脉以外的区域,主要为绳状体和前庭核。

2. 病变时的临床表现

（1）延髓旁正中动脉闭塞综合征：延髓旁正中动脉闭塞后引起橄榄前综合征（舌下神经交叉性偏瘫）的症状和体征，但由于延髓旁正中动脉还供应内侧丘系，如发生闭塞，则可有一侧或两侧肢体的深感觉障碍和共济失调（图5-144）。此外，由脊髓前动脉发出的延髓旁正中动脉闭塞时，有时可产生交叉性上下肢瘫（图5-9）。

（2）延髓短旋动脉闭塞综合征：延髓短旋动脉闭塞后引起橄榄后综合征的症状和体征（见第五章）。

（3）延髓长旋动脉闭塞综合征：延髓长旋动脉闭塞后产生延髓背外侧综合征（Wallen-berg综合征）的症状和体征。由于小脑后下动脉延髓支的分布区有一定的变异性（图13-193），并且供应延髓后外侧部的分支很多、来源不同，故发生血管闭塞时，或在延髓的外侧部分，或在其后部，或此两部分均受累，其中以延髓下段外侧部分最常受累，闭塞不累及内侧丘系、内侧纵束或锥体，但常包括脊髓丘脑束，有时包括三叉神经脊束核交叉后的上行纤维。

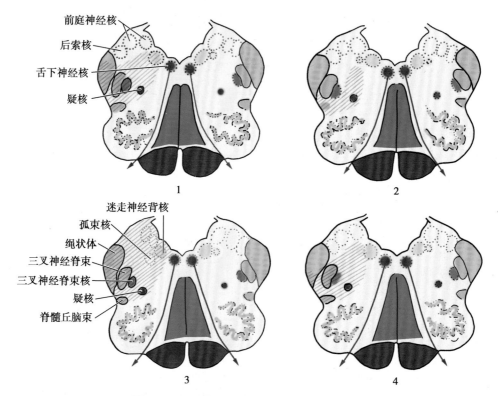

图 13-193　小脑后下动脉延髓支分布区的类型

（二）脑桥的血液供应及病变时的临床表现

1. 脑桥的血液供应　脑桥由典型的3组动脉，即旁正中动脉、短旋动脉和长旋动脉供应（图13-194）。

（1）脑桥旁正中动脉：从基底动脉的背侧发出，管径很细，一般比头发丝稍粗，发出后稍斜向后上，至脑桥基底沟中央及两岸，分布于脑桥旁正中区，包括桥核、皮质脑桥束、皮质脊髓束及皮质脑干束；一些小的细支有时行向背侧，供应脑桥被盖的腹侧部，包括一部分内侧丘系（图13-195）。

（2）脑桥短旋动脉：自基底动脉两侧发出，供应脑桥基底部的外侧部一个楔形区。相当于旁正中动脉和长旋动脉分布区之间，主要包括皮质脊髓束

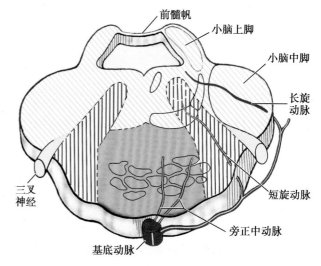

图 13-194　脑桥的血液供应区

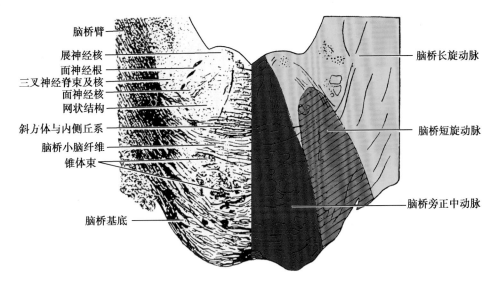

图 13-195 脑桥(中下部阶段)血液供应区

和内侧丘系的一部分纤维、桥核和脑桥小脑束、一部分三叉、面神经核及三叉、面神经根等结构(图 13-195)。一部分脑桥短旋动脉还向上供应大脑脚的一部分。

(3)脑桥长旋动脉:起自基底动脉本干、小脑前下动脉和小脑上动脉(图 13-196),起始后稍行向后上,在脑桥前面行向外侧,分布于脑桥被盖部和脑桥臂大部。主要包括三叉、外展、面和前庭蜗神经核以及三叉神经脊束及其核、内侧纵束、内侧丘系、外侧丘系、三叉丘系、脊髓丘系、脊髓小脑束、脑桥臂和结合臂、脑桥网状结构等(图 13-195)。

2. 病变时的临床表现

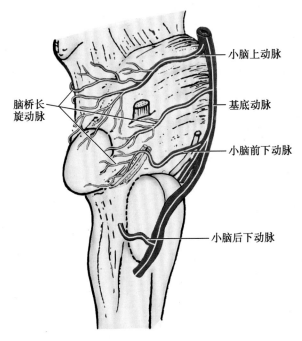

图 13-196 脑桥长旋动脉的起始状况

(1)脑桥旁正中动脉闭塞综合征:脑桥旁正中动脉闭塞,可引起脑桥旁正中区域的梗死,临床出现脑桥基底内侧综合征(Foville 综合征)的症状和体征。主要表现为同侧凝视麻痹及对侧肢体轻偏瘫。一般不引起意识紊乱或感觉障碍,如果软化灶范围较小,可仅有单瘫而不出现凝视麻痹。

(2)脑桥短旋动脉闭塞综合征:临床较少见,由于损害了桥核和脑桥小脑束,因而以小脑症状为主,如病侧肢体肌张力低下、站立时向病侧倾倒等;其他症状可见同侧面部感觉障碍和对侧半身感觉缺失,以及脑桥基底外侧综合征(Millard-Gubler 综合征)的症状和体征;此外尚见到交感神经内脏性紊乱,包括霍纳(Horner)征。

(3)脑桥长旋动脉闭塞综合征:脑桥长旋动脉闭塞可使脑桥被盖部梗死,引起脑桥被盖综合征(Raymend-Cestan 综合征),可产生三叉神经、展神经、面神经及前庭蜗神经麻痹及其核的损害、眼联合运动麻痹、对侧偏身麻木、同侧小脑症状、眼球震颤和自主神经功能紊乱,并由于缺氧或出血侵及脑桥被盖部的网状结构而并发昏迷。

(三)中脑的血液供应及病变时的临床表现

中脑的动脉分布主要来自大脑后动脉、小脑上动脉、后交通动脉和脉络膜前动脉。这些动脉分布于中脑的分支,也可以分为旁正中动脉或称中央动脉、短旋动脉或称脚底外侧动脉、长旋动脉或称中脑外侧上动脉 3 组(图 13-142、图 13-197)。中脑病变综合征由血管引起者较少见。

1. 中脑的血液供应

(1)中脑旁正中动脉:主要自大脑后动脉发

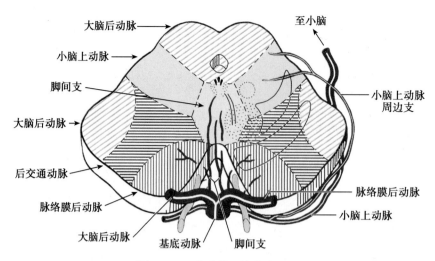

图 13-197　中脑的血液供应区域

出,也有来自基底动脉分叉处和后交通动脉者。主要供应中缝两旁结构,包括大脑脚底的内侧部的大部(皮质脑干束及皮质脊髓束)、黑质和红核的内侧部、内侧纵束、交叉前、后的结合臂、动眼神经核及动眼神经根、滑车神经核。

(2) 中脑短旋动脉:也称中脑脚底动脉,起于大脑后动脉近侧端、小脑上动脉和脉络膜前动脉(图 13-141),供应大脑脚底的中间部和外侧部、黑质、被盖的外侧部和中脑上部(图 13-142)。

(3) 中脑长旋动脉:也称为四叠体动脉,上部起自大脑后动脉和脉络膜后动脉,下部发自小脑上动脉。它们均经中脑外侧绕至背侧,在四叠体,起自大脑后动脉的与小脑上动脉的四叠体动脉互相吻合(图 13-140)。供应上、下丘顶盖和被盖外侧部。

2. 病变时的临床表现

(1) 中脑旁正中动脉闭塞综合征:中脑旁正中动脉闭塞时产生红核上、下综合征。上部的旁正中动脉称旁正中上动脉,由此动脉闭塞所产生的综合征为红核上综合征;而下部的旁正中动脉称为旁正中下动脉,此动脉闭塞则为红核下综合征(图 13-198)。

1) 红核上综合征(红核丘脑综合征、Marie-Guillain 综合征):是由于红核、红核丘脑束和丘脑后下部受累而产生同侧半身协调不能和动作性震颤。

2) 红核下综合征(红核动眼综合征、Claude 综合征):为动眼神经核及根、锥体束、红核受累,有时内侧丘系、滑车神经核也可受累,其症状表现为动眼神经交叉性锥体束综合征(Weber 综合征)和同侧小脑功能障碍等。如病变侵及结合臂已交叉部分和内侧纵束,则发生对侧肢体共济失调、震颤、舞蹈、手足徐动和同侧的眼球同向注视麻痹。如侵及结合臂交

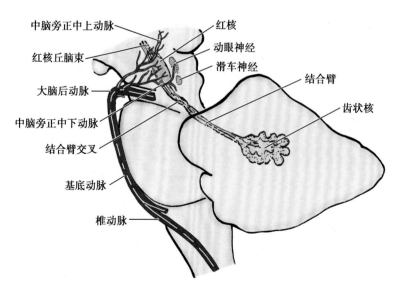

图 13-198　中脑旁正中上、下动脉

叉时,可有两侧的舞蹈及手指徐动症。

（2）中脑短旋动脉闭塞综合征:中脑短旋动脉闭塞即产生动眼神经交叉性锥体束综合征（Weber综合征）的症状及体征。该动脉两侧闭塞时可产生假性延髓麻痹。

（3）中脑长旋动脉闭塞综合征

1）上部中脑长旋动脉（起自大脑后动脉）:闭塞可引起中脑后外侧综合征,表现为同侧小脑功能障碍、Horner征与对侧半身痛、温觉减退,有时对侧听觉减低。

2）下部中脑长旋动脉（起自小脑上动脉）:闭塞可引起中脑被盖综合征,主要表现为震颤、共济失调、协调不良、连续运动不能、肌张力减低、起立步行不能和舞蹈样运动。

六、小脑的血液供应及病变时的临床表现

小脑的血液供应主要有3对动脉,即小脑上动脉、小脑前下动脉和小脑后下动脉,此外还有不恒定的小脑中下动脉（图 13-199、图 13-200）。据Крупачеь统计,小脑有6条动脉（2条小脑上动脉、2条小脑前下动脉和2条小脑后下动脉）者占70%,有7条动脉（前述6条和1条小脑中下动脉）者占16%,有5条动脉（2条小脑上动脉、1条小脑前下动脉和2条小脑后下动脉）者占10%,仅有4条动脉（2条小脑上动脉和2条小脑后下动脉）者占4%。小脑血管病以小脑出血多见,小脑梗死少见。现分述如下。

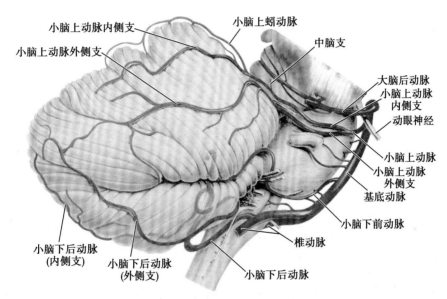

图 13-199　小脑的血液供应（侧面观）

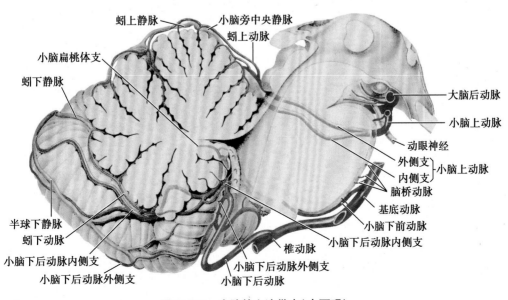

图 13-200　小脑的血液供应（内面观）

（一）小脑上动脉的血液供应及病变时的临床表现

1. 血液供应　小脑上动脉起自基底动脉末端，随即在动眼神经下方行向外侧，抵小脑上面，据 Крупачеь 统计，小脑上动脉通常以一个干发自基底动脉者为79%，以两个干发出者较少，为18%，以三个干发出者更少，为3%。小脑上动脉以一个干发出时，常分为2个二级支（内侧支和外侧支）（图13-199、图13-200），有时也分为3个二级支。当小脑上动脉以一个干并分为两支时（图13-201A），小脑上动脉外侧支分布于小脑半球上外侧部，并与小脑后下动脉的分支吻合。当小脑前下动脉发育较差时，小脑上动脉外侧支的血液供应区可扩张至绒球、二腹叶的外侧缘及扁桃；小脑上动脉内侧支分布于小脑半球上内侧部和上蚓，当小脑上动脉以两个干发起时，其血液供应区与上述类似。当小脑上动脉以一干起始并分3条二级支时（图13-201B），外侧支供应小脑半球上外侧部，中支营养小脑半球上内侧部，内侧支供给上蚓，有时还供给小脑半球上面最内侧部。

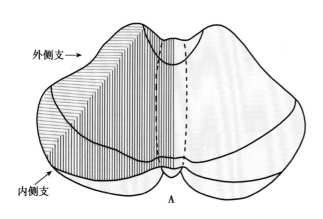

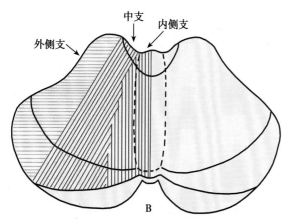

图13-201　小脑上动脉小脑支的分布区
A. 小脑上动脉二级支二支型；B. 小脑上动脉二级支三支型

2. 病变时的临床表现

（1）小脑出血：小脑出血最常见的原因是小脑上动脉供应齿状核分支的出血。血肿位于一侧小脑半球齿状核附近，并往往破入第四脑室或小脑周围蛛网膜下隙。小脑急性出血临床上不易诊断，CT 是确诊的可靠方法。小脑出血起病突然，首发症状为头痛、呕吐等急性颅内压增高症状；眩晕也是常见的症状。大部分患者起病时神志清楚，出现共济失调性步态。据统计出现小脑体征者仅占小脑出血的25%，45%有颅内压增高征，30%有意识障碍（图13-202）。小脑出血的诊断依据是：突然发病、出现呕吐、肌张力低。瘫痪者少见，瞳孔缩小或两侧不对称，CT 是最可靠的诊断方法。

（2）小脑上动脉闭塞综合征：小脑上动脉闭塞时软化灶从小脑半球伸向结合臂和脑桥被盖外侧部及中脑后外侧部等。在临床上可发生脑桥被盖综合征（见本章相关内容）、中脑被盖综合征和中脑后外侧综合征（见本章相关内容）。

（二）小脑前下动脉的血液供应及病变时的临床表现

1. 小脑前下动脉的血液供应　小脑前下动脉不甚恒定，其发育较其他小脑动脉差。小脑前下动脉多起于基底动脉，但也可起自椎动脉与小脑后下动脉共干起始，其走行经过与第Ⅶ、Ⅷ对脑神经根十分邻近。然后小脑前下动脉分为2条（较多见）或3条（较少见）二级小脑支。

小脑前下动脉小脑支一般分布于小脑下面前部，但其血液供应区的大小完全取决于动脉的发达程度。当小脑前下动脉高度发达时，它能营养属于小脑后下动脉的部分分布区（图13-203），但较少见。当小脑前下动脉发育差时，则几乎被小脑后下动脉所代替（图13-204），比较多见。

小脑前下动脉内耳支是于该动脉襻顶部分出的一支内听动脉（20%的人内听动脉直接由基底动脉分出），随面、听神经穿行于内耳道，并于内耳道分为前庭支和耳蜗支，供应半规管、球囊及耳蜗结构。

小脑前下动脉桥延支是在小脑中脚附近发出的一些小细支，于脑桥腹外侧或桥延沟外侧部进入脑干，为脑桥侧部的供血动脉，其供血范围包括面神经核、三叉神经核、展神经核和蜗神经核、面神经根、听神经根和脊髓丘脑束等结构。

2. 小脑前下动脉闭塞综合征　由于小脑前下动脉与脑桥长旋动脉间的吻合丰富，所以小脑前下动脉梗死较少见，完全闭塞时可发生对侧肢体和躯

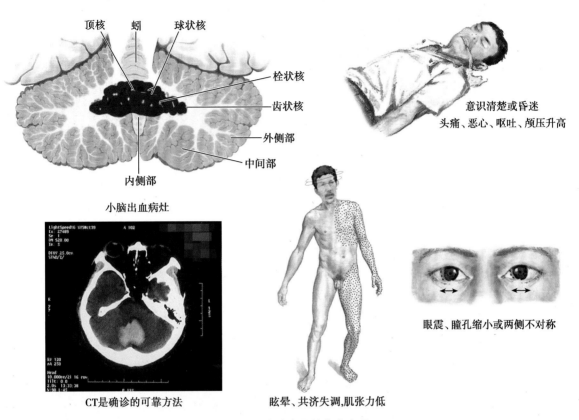

图 13-202　小脑出血的临床表现

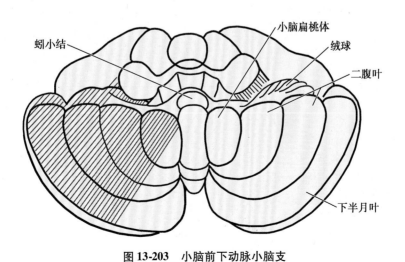

图 13-203　小脑前下动脉小脑支
高度发达时的分布区

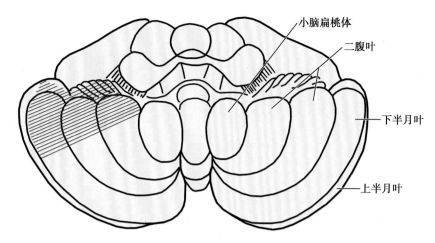

图 13-204　小脑前下动脉小脑支
发育差时的分布区

干的痛温觉缺失（脊髓丘脑束受损）、同侧三叉神经分布区的痛温觉缺失（三叉神经脊髓束及其核受损）、面瘫（面神经核及其根受损）、耳聋（蜗神经根受损）、Horner 综合征、共济失调以及其他小脑症状。

（三）小脑中下动脉的血液供应及病变时的临床表现

1. 小脑中下动脉的血液供应　小脑中下动脉极不恒定，仅见 5% ~ 7%。它起始于基底动脉的始部或下 1/3 段，行至脑桥前缘，向脑桥与锥体间的沟发出分支后，则位于三叉神经根的前方，面神经和前庭蜗神经根的后方。向上述神经以及绒球发出小支后，其终支弯向绒球的基底部，并分成两支（内侧支和外侧支），消失于小脑水平沟的深处。在绒球的上外侧面处，小脑中下动脉的分支与小脑前下动脉的分支吻合。小脑中下动脉供应三叉神经根、面神经根和前庭蜗神经根、脑桥与锥体间的沟区、绒球、小脑中脚，有时至扁桃体的上极和方叶（前部）的前外侧部（图 13-205）。

2. 小脑中下动脉闭塞的临床表现　至今尚未见报道。

（四）小脑后下动脉的血液供应及病变时的临床表现

1. 小脑后下动脉的血液供应　小脑后下动脉根据 Карупачеъ 统计，通常起自椎动脉（占 80%），少数起自基底动脉（占 20%），多以一干起始（占 92%），但有时为两干起始而后合成一总干（占 8%）。小脑后下动脉小脑支在小脑谷处分为内、外侧两支。内侧支在小脑半球和下蚓之间后行，发出分支分布于小脑半球下面后内侧部和下蚓，特别是其中的蚓垂和蚓小结；外侧支供应半球的下面（图 13-206），且与小脑前下动脉和小脑上动脉的分支形成吻合，并发出分支组成第四脑室脉络丛的垂直部。

2. 小脑后下动脉闭塞综合征　小脑后下动脉闭塞后由于供应小脑的动脉之间有丰富的吻合，故很少出现小脑梗死的症状和体征；由于小脑后下动脉的延髓分支为终动脉，故小脑后下动脉闭塞后只

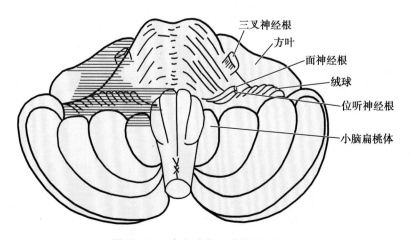

图 13-205　右小脑中下动脉的分布区

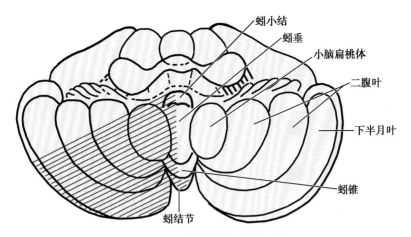

蚓小结
蚓垂
小脑扁桃体
二腹叶
下半月叶
蚓锥
蚓结节

图 13-206　小脑后下动脉分布区

出现延髓支分布区的梗死,在临床上出现延髓背外侧综合征。

七、视束、视辐射和视觉皮质的血液供应及病变时的临床表现

(一) 血液供应

供应视束、视辐射及视皮质的动脉主要是脉络膜前动脉、大脑中动脉和大脑后动脉。脉络膜前动脉供应视束及视辐射前部;大脑中动脉供应视辐射;大脑后动脉供应部分视辐射及视觉皮质(图 13-207)。

(二) 闭塞综合征

脉络膜前动脉、大脑中动脉及大脑后动脉的任何一条动脉闭塞均可引起偏盲。脉络膜前动脉和(或)大脑中动脉中央支闭塞,可引起同向偏盲、严重偏身感觉障碍和偏瘫,优势半球的大脑中动脉中央支闭塞,尚可引起失语症;大脑后动脉闭塞,可引起偏盲伴有感觉和运动障碍以及丘脑综合征。

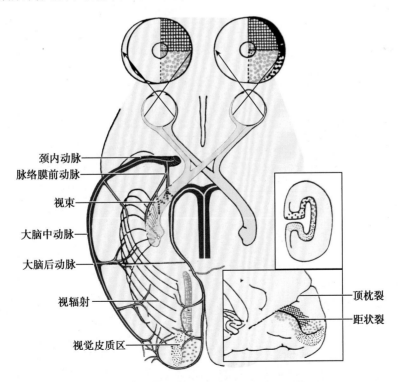

颈内动脉
脉络膜前动脉
视束
大脑中动脉
大脑后动脉
视辐射
视觉皮质区
顶枕裂
距状裂

图 13-207　视束、视辐射及视觉皮质区血液供应
图中右边附图,上为视觉皮质的切面,下为距状裂
两侧视觉皮质区

第六节　脑静脉系统

脑静脉包括大脑的静脉、间脑的静脉、脑干的静脉和小脑的静脉。大脑的静脉又分为浅、深两组。浅静脉组主要收集大脑半球的皮质和皮质下髓质的静脉血,以后汇成许多浅静脉,分别注入颅顶部的上矢状窦、颅底部的海绵窦、横窦、岩上窦和岩下窦。深静脉组主要收集大脑半球深部的髓质、间脑、基底神经节、内囊以及脑室脉络丛等处的静脉血,最后汇成一条大脑大静脉,在胼胝体压部的后方注入直窦(图13-208、图13-209)。

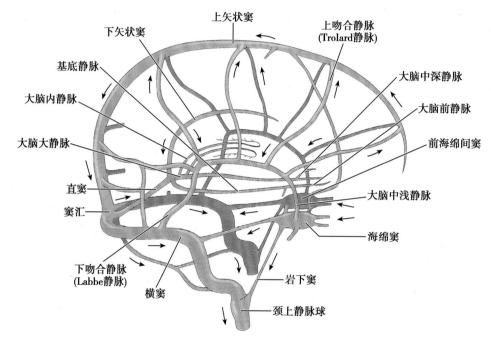

图 13-208　大脑静脉的硬膜窦属支

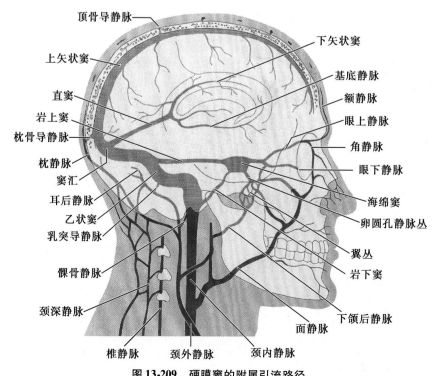

图 13-209　硬膜窦的附属引流路径

浅、深两组静脉均先注入硬膜窦、再汇流至颈内静脉。颈内静脉在颈血管鞘内下行至纵隔，与锁骨下静脉汇合成无名静脉。左右无名静脉进一步汇合成上腔静脉，最后经上腔静脉口注入右心房。浅、深静脉在脑的表面及脑的实质内均存在着一定的吻合。这些吻合有利于将某一区域血液引流至另一区域，同时可迅速平衡由于静脉闭塞所致局部静脉压的增高。如果静脉闭塞不是突然发生的，便可以通过这些吻合支得到适当调整，其后果是轻微的或只是暂时的。如果闭塞是突然发生的，吻合支一时达不到有效的平衡作用，致使静脉引流区的静脉压增高、脑组织水肿，甚或发生出血性梗死。

脑的静脉多不与动脉伴行，名称也多不与动脉名称一致。脑静脉的管壁缺乏肌肉和弹力组织，管壁较薄、管腔较大、缺乏弹性，且无瓣膜。脑静脉开口处的瓣膜和硬脑膜窦内的瓣膜只是一种改变血流方向的装置。

一、脑的浅静脉

（一）大脑的浅静脉

大脑浅静脉是导出大脑皮质及其邻近髓质静脉血液的一组静脉。从皮质穿出的皮质小静脉，互相连接，形成软膜静脉网，以后再集成较大的支，在软膜内行一短程，穿至蛛网膜下隙，再吻合成大的静脉。大脑浅静脉包括大脑表面的许多静脉，按部位区分为大脑上静脉、大脑中静脉、大脑下静脉、枕内静脉和脑底静脉（图 13-210 ～图 13-215）。上述静脉都汇入上下矢状窦和海绵窦。

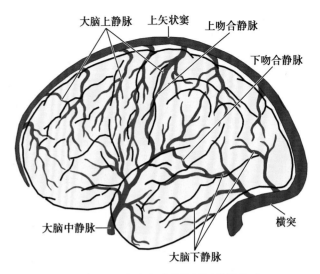

图 13-210　大脑半球背外侧面的浅静脉

1. 大脑浅静脉的特点　大脑浅静脉有以下几个特点：①个体差异大，几乎每个人之间在形态、位置、走行和大小方面均不相同；②细小的静脉从静脉网发出后，一般均直接注入粗大的浅静脉，中间过渡阶段的静脉较少；③浅静脉之间有广泛的吻合，但浅、深静脉之间的吻合较少；④浅静脉与动脉相比，数量多，管径粗；⑤浅静脉位于脑表面。

2. 大脑浅静脉的分段　大脑浅静脉按其走行可分为 5 段（图 13-216）。

（1）起始段：位于灰、白质内，管径很细小。起自毛细血管、毛细血管前静脉和交通浅、深静脉的吻合静脉。

（2）软膜段：位于软膜内，为起始段的延续。在脑沟内其细小属支从各个方向注入，而在脑回表

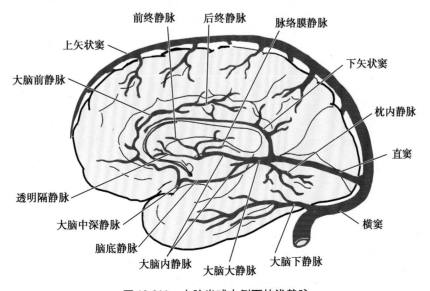

图 13-211　大脑半球内侧面的浅静脉

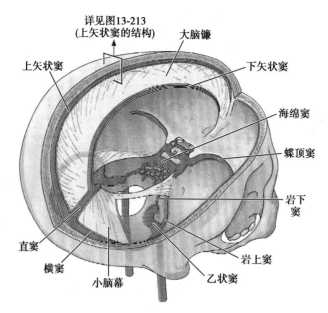

图 13-212　颅腔主要硬膜窦的联系

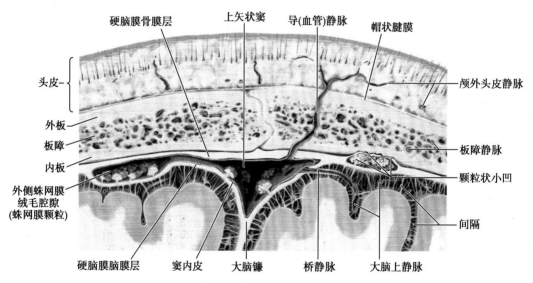

图 13-213　上矢状窦的结构

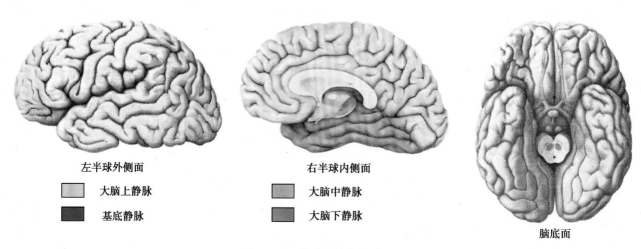

左半球外侧面

■ 大脑上静脉

■ 基底静脉

右半球内侧面

■ 大脑中静脉

■ 大脑下静脉

脑底面

图 13-214　大脑浅静脉的引流区

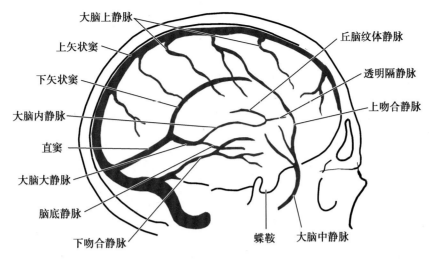

图 13-215　脑血管 X 线造影(静脉期)

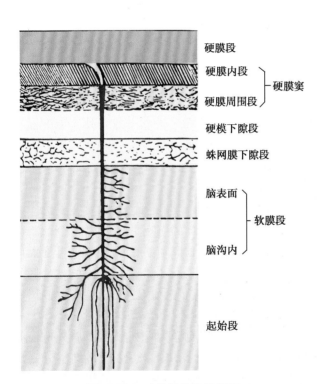

图 13-216　大脑浅静脉的行程

面则仅从两侧及下方注入静脉干。在相邻两静脉之间借助比较发达的静脉网彼此相连,构成浅静脉网,即软膜静脉丛。

(3) 蛛网膜下隙段:粗大的静脉干穿出软膜进入蛛网膜下隙,行于脑脊液中,此段静脉没有属支注入。

(4) 硬膜下隙段:位于硬膜窦附近的硬膜下隙中。由于此段动静脉仿佛是架于蛛网膜和硬脑膜之间的"桥梁",故称桥静脉。桥静脉游离、活动性大,没有属支注入。其长度在额部平均为 1.0～1.5cm,顶部长约 2.5cm,颞枕部长约 0.8cm。在个别情况

下,顶部最长可达 4.5cm。有的人称此段为"储备静脉"或"游离静脉",它可以保障脑在颅内有一定程度的移位而不至于从硬膜内板处将此静脉撕裂。但脑的移位超过其限度仍可将桥静脉撕裂,造成硬膜下血肿。

(5) 硬膜段:位于硬膜窦旁,贴附在硬膜内板上。静脉干有一小段被交织的硬膜纤维所包绕,有一小段在硬膜板内,这样硬膜段又可分为硬膜周围段和硬膜内段。在颅脑外科手术中常易损伤此段。故称此段为危险带。硬膜段最后注入硬膜窦。

3. 大脑浅静脉的区分　根据大脑浅静脉在大脑半球表面的位置,可以区分为大脑背外侧面浅静脉、大脑内侧面浅静脉和大脑底面浅静脉,分述如下:

(1) 大脑背外侧面浅静脉

1) 解剖:大脑背外侧面浅静脉(图 13-217)分布于大脑背外侧面的广阔区域内,起自皮质和皮质下髓质,在软膜内自由吻合,并合成若干条大静脉,注入各硬膜窦。大脑背外侧面的浅静脉可分为上、中、下 3 组。3 组静脉的位置基本上是以大脑外侧裂为分界。位于大脑外侧裂以上的浅静脉称为大脑上静脉;位于大脑外侧裂以下的浅静脉称为大脑下静脉;位于大脑外侧裂附近的浅静脉称为大脑中静脉。大脑上、中、下静脉之间有广泛的吻合,其中有两个最为显著的静脉吻合渠道,一个是 Trolard 静脉,另一个是 Labbe 静脉。

A. 大脑上静脉:大脑上静脉是一组静脉的总称,由若干条静脉组成,大多位于外侧裂以上,主要收集大脑半球背外侧面、背面和内侧面(胼胝体上)皮质和皮质下髓质的血液。大脑上静脉在半球上约

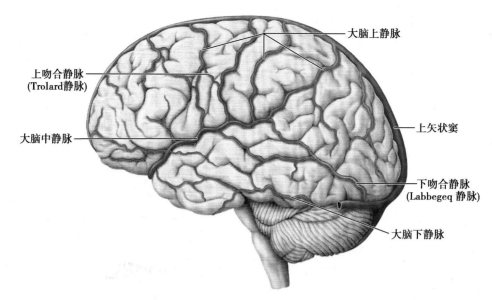

上吻合静脉
(Trolard静脉)

大脑中静脉

大脑上静脉

上矢状窦

下吻合静脉
(Labbegeq 静脉)

大脑下静脉

图 13-217　大脑半球背外侧面的浅静脉

有 6~16 条。其中主要的一条为中央静脉(Rolando 静脉),此静脉位于中央沟附近,收集中央沟两岸的中央前、后回的血液。各静脉呈放射状散布于大脑半球凸面的额、顶、枕部。额部静脉的数目较多,走行方向由外下到前上,注入上矢状窦的前部;顶部静脉的数目次之,走行方向由下向上,注入上矢状窦的中部;枕部静脉的数目最少,走行方向由后下到前上,注入上矢状窦的后部。大脑上静脉注入上矢状窦之前,相邻的 2~3 条静脉先合成一干,再注入窦内,因此静脉窦上的开口数比静脉实际条数要少,一般以 6~8 个开口为最多见。静脉入窦处的管径约为 1.6~6.0mm。在半球内侧面的若干大脑静脉可注入下矢状窦。

B. 大脑中静脉:大脑中静脉是静脉中与同名动脉伴行的少数静脉之一,以 1~3 条最为多见,多数位于大脑背外侧面的外侧裂内,故又称 Sylvius 浅静脉,它由岛盖和岛叶的浅静脉网汇集而成,主要收集外侧裂附近岛盖部皮质以及部分岛叶的血液。主干静脉沿大脑外侧裂向前下方走行,至颞极附近,绕过侧裂窝至大脑底面,在蝶骨小翼附近注入蝶顶窦和海绵窦。故在颅脑外伤时可被蝶骨小翼切割而出血。

大脑中静脉与其他浅、深静脉有广泛的吻合,其中最为显著的有:①大脑中静脉后端通过前大吻合静脉(Trolard 静脉)与上矢状窦相连接;②通过位于中央沟内的中央静脉(Rolando 静脉)将大脑中静脉与上矢状窦相沟通;③大脑中静脉后端通过后大吻合静脉(Labbe 静脉)与横窦相连接;④通过与大脑

中深静脉(Sylvius 深静脉)的吻合将大脑中静脉与基底静脉相连接。

C. 大脑下静脉:大脑下静脉位于大脑外侧裂以下,多为 2~3 条,分布于大脑半球背外侧面下部和半球底面,主要收集颞叶外侧面、颞、枕叶底面大部及枕叶内侧面一部分血液。这些静脉走行方向多由前上方斜向后下方,最后注入横窦。其具体流向大致如下:①颞叶和枕叶底面的血液主要注入上矢状窦;②额极和额叶底面的血液主要注入上矢状窦,也向后注入海绵窦、蝶顶窦和基底静脉;③颞叶底面血液主要引流至岩上窦、横窦和基底静脉;④枕叶底面和部分内侧面包括纹状区血液,先注入枕下静脉,然后再注入大脑大静脉。

D. 大脑背外侧面静脉的吻合:大脑背外侧面的静脉有较多的吻合(图 13-218)。联系细小分支之间的吻合称为支间吻合,而联系静脉干之间的吻合支则称为干间吻合。大脑上、中、下 3 组静脉,根据它们吻合的方式,可以分为 7 种不同类型的吻合:①大脑上中静脉间的吻合,位于大脑半球背外侧面,为连接上矢状窦与颅底诸窦的一种吻合静脉。因其位置比较靠前,故称前大吻合静脉,也称 Trolard 静脉。根据吻合所在的位置和注入的部位,凡是沿大脑外侧裂后支走向后上方,并注入上矢状窦后 1/3 的大脑上或中静脉间的吻合称为 Trolard 静脉,而其他位置的吻合统称为 Trolard 吻合。两者比较以 Trolard 吻合为多见(图 13-219)。②大脑中下静脉间的吻合,位于大脑外侧裂的下方,为自颞叶连接横窦和颅底诸窦的一种静脉吻合。比大脑上和中静脉

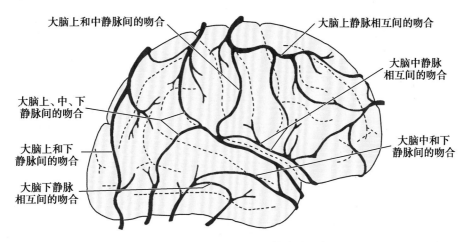

图 13-218 大脑背外侧面静脉的吻合

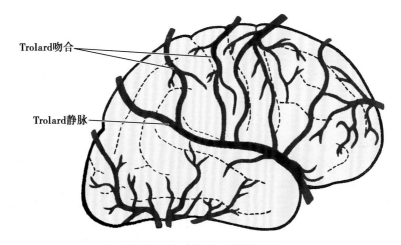

图 13-219 大脑上、中静脉吻合

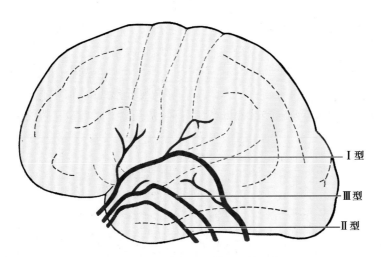

图 13-220 大脑中、下静脉间的吻合

间的吻合少见（图 13-220）。③大脑上下静脉间的吻合，位于大脑半球背外侧面的后部，为上矢状窦与横窦之间的交通静脉，因其位置比较靠后，故称之为后大吻合静脉，也称 Labbe 静脉（图 13-221）。根据吻合所在的位置，凡是位于外侧裂后方、大脑半球背外侧面枕叶附近、上矢状窦与横窦之间的直接交通称为 Labbe 吻合。来自 Trolard 静脉吻合点向后下方斜行汇入横窦的吻合静脉称为 Labbe 静脉。Labbe 静脉较 Labbe 吻合多见。④大脑上、中、下静脉间的吻合。⑤大脑上静脉相互间的吻合。⑥大脑

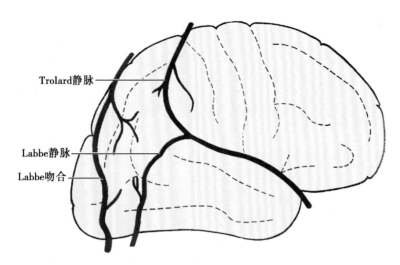

图 13-221　大脑上、下静脉间的吻合

中静脉相互间的吻合。⑦大脑下静脉相互间的吻合。在同一个大脑半球上可以同时存在着 2 种以上的吻合,其中以 2～4 种为多。同时存在 7 种或都不存在者则比较少见。

2) 病变时的临床表现:大脑背外侧面上、中、下静脉之间有丰富的吻合,变异也较大,因此浅静脉闭塞后其临床表现比较复杂而且多种多样,作出简单的定位诊断是可能的,但要作出精确的定位诊断则很困难。浅静脉闭塞以静脉血栓形成较为常见,且血栓大多由硬膜窦血栓扩展而来,如上矢状窦血栓可以引起大脑上静脉血栓,海绵窦血栓可引起大脑中静脉血栓等。一般多个静脉血栓形成比单个静脉血栓形成要多见。静脉血栓不重时,可不引起症状,有时只有全脑症状。浅静脉血栓的临床特点是症状波动性大,往往每时每日都可以不同。现将大脑上、中、下静脉闭塞的临床表现概述如下;

A. 大脑上静脉闭塞综合征:当大脑半球额叶或中央回区的大脑上静脉血栓形成时,由于运动中枢和一般感觉中枢受损,故可发生相应的症状和体征(图 13-222)。即表现为上肢或下肢单瘫,或出现上行性(先下肢受累,后波及上肢)或下行性(先上肢受损,后侵犯下肢)轻偏瘫,以及相应区域的感觉障碍,也可表现为从上肢或下肢开始的局灶性抽搐,甚至定位不一致的轻瘫与抽搐,如上肢轻瘫而下肢抽搐。

B. 大脑中静脉闭塞综合征:当大脑中静脉因血栓形成而闭塞时,即可发生与该静脉分布区域一致的症状和体征(图 13-223),如中枢性面瘫和偏瘫(主要为上肢瘫);从面肌开始的抽搐或局限于面肌的抽搐;优势侧半球受损时常有运动性失语症,甚至感觉性失语症。

C. 大脑下静脉闭塞综合征:当颞枕部的大脑下静脉血栓形成时,可引起感觉性失语症、突然视力障碍、皮质性同向偏盲、视幻觉、视物变形症(图 13-

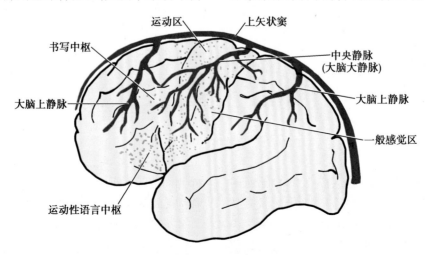

图 13-222　大脑上静脉血栓形成时的病灶区

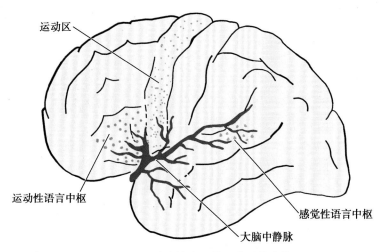

图 13-223 大脑中静脉血栓形成时的病灶区

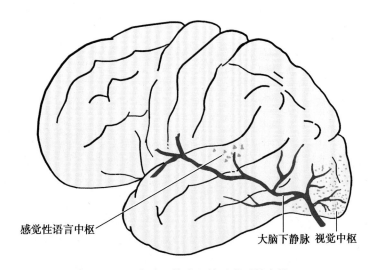

图 13-224 大脑下静脉血栓形成时的病灶区

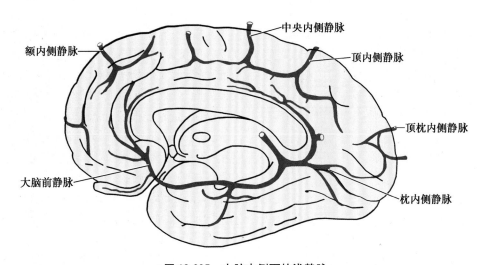

图 13-225 大脑内侧面的浅静脉

224）。此外，还可并发肢体抽搐、中枢性面瘫和偏瘫等。

（2）大脑内侧面浅静脉

1）解剖：大脑内侧面的浅静脉按照脑叶大体上

可以分为以下几组（图 13-225）：

A. 额内侧静脉：额内侧静脉一般为 1～3 条，为汇集额内侧面，主要是额上回内侧面的血液。它们行向后上方，汇入上矢状窦。

B. 中央内侧静脉:中央内侧静脉一般有 1～2 条,主要收集旁中央小叶的静脉血液,汇入上矢状窦。

C. 顶内侧静脉:顶内侧静脉一般有 1～2 条,主要收集顶上小叶内侧的静脉血液,汇入上矢状窦。

D. 顶枕内侧静脉:顶枕内侧静脉主要收集顶枕裂两侧皮质的静脉血,汇入上矢状窦。

E. 枕内侧静脉:枕内侧静脉主要收集枕内侧面,特别是距状裂两岸皮质的静脉血,它走行向前,

汇入大脑大静脉。

2)病变时的临床表现:大脑内侧面浅静脉中的中央内侧静脉闭塞时,可引起对侧下肢力弱或瘫痪,可伴有感觉障碍。枕内侧静脉闭塞可产生偏盲。

(3)大脑底面的静脉

1)解剖

A. 额下静脉:额下静脉(图 13-226)收集额叶眶面的静脉血,沿嗅沟向后走行注入大脑前静脉,而后归入基底静脉。

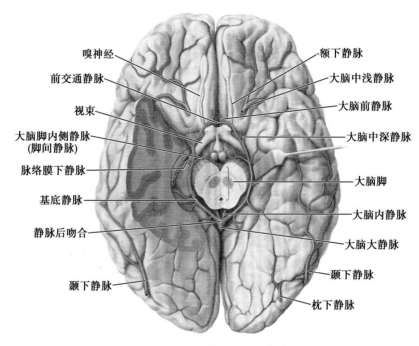

图 13-226　大脑底面的浅静脉

B. 颞下静脉:颞下静脉(图 13-226)收集颞叶底面的静脉血,行向后外方,注入横窦。

C. 枕下静脉:枕下静脉(图 13-226)收集枕叶底面的静脉血,行向前外方,注入横窦。

2)病变时的临床表现:大脑底面浅静脉的病变在临床上比较少见。

(二)脑干和间脑的浅静脉

1. 解剖

(1)延髓的浅静脉

1)延髓前面的浅静脉

A. 纵行系统(图 13-227):①延髓前正中静脉:是脊髓前正中静脉的直接延续,沿延髓前正中沟走行,向上直达桥延沟,续为脑桥前正中静脉。延髓的血液可通过此纵向渠道向上流入基底静脉丛或注入岩上窦。②延髓前外侧静脉:左右各一条,沿延髓前外侧沟上行,因途经下橄榄体前方,故又称橄榄前静脉。

B. 横行系统(图 13-227):在延髓前正中静脉和前外侧静脉之间有横行的静脉相连接,各横行静脉依次排列,犹如梯子的横蹬,自下向上分别为延髓下横静脉、延髓中横静脉和延髓上横静脉。①延髓下横静脉:是延髓横行静脉中较粗且较恒定的静脉,由两侧的延髓前外侧静脉与延髓前正中静脉直角相接,从而在延髓下端组成一特殊的十字形图像。延髓下横静脉将延髓前正中静脉的血液引流至延髓前外侧静脉。②延髓中横静脉:较细小,且常缺如,它连接延髓前正中静脉与延髓前外侧静脉,将延髓前正中静脉的血液引流至此静脉。③延髓上横静脉:较细小,不恒定,常常缺如。但有时可相对扩张,形成一条重要的延髓引流渠道。此静脉在桥延沟的内侧段连接延髓前外侧静脉,将延髓前正中静脉的血液引流至此静脉。

2)延髓外侧面的静脉:延髓外侧面的静脉向上并向脑桥小脑角集中,其界线是:内侧为下橄榄体,

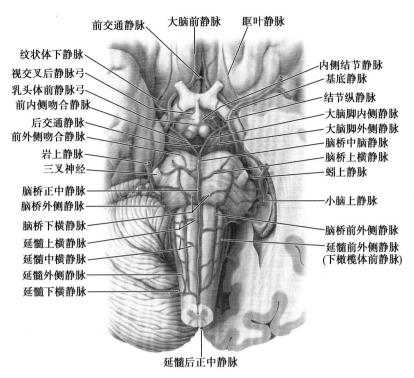

图 13-227　间脑、脑干腹侧面的浅静脉

外侧为第四脑室侧隐窝，下界为桥延沟的外侧段。在脑桥小脑角处可见 3 条出现率不同的静脉：延髓外侧静脉、橄榄后静脉和桥延沟静脉。

A. 延髓外侧静脉：位于外侧隐窝带和舌咽、迷走神经之间，并部分为神经所掩盖。它起于延髓外侧下部的静脉网，向上绕过绳状体和延髓侧面，离开脑桥小脑角，到达脑桥侧面，延续为脑桥外侧静脉，通过后者流入小脑前静脉并最终注入岩上窦。由于延髓外侧静脉续为脑桥外侧静脉，故此二静脉又合称为桥延外侧静脉。

B. 橄榄后静脉：位于舌咽、迷走神经和下橄榄之间，与延髓前外侧静脉和延髓外侧静脉平行走行，橄榄后静脉的下部连于延髓下横静脉，其上部借助细小的横支连接于延髓外侧静脉。

C. 桥延沟静脉：又称为橄榄上静脉，起自延髓前正中静脉，横越锥体上界（此段又称延髓上横静脉），然后到达橄榄前沟，在此与橄榄前静脉连接；再向外沿下橄榄上界横行，在舌咽神经上方达延髓外侧静脉，并连接于此静脉。

3）延髓背侧面的静脉：在延髓的背侧面可见延髓后正中静脉，此静脉是脊髓后正中静脉的延续，它沿着延髓的后正中沟上行，在闩附近分为左右两支，称为第四脑室带静脉（图 13-228），这两支走行于第四脑室带旁（第四脑室带为附在第四脑室尾部侧缘的膜痕），它们在上行途中依次与深部的闩静脉、极

后区正中和外侧静脉以及脉络丛静脉相连。

（2）脑桥的浅静脉

1）纵行系统：脑桥纵行系统（图 13-229）主要由脑桥前正中静脉和脑桥外侧静脉组成。

A. 脑桥前正中静脉：位于脑桥腹侧面的基底沟内，其下端与延髓前正中静脉相连，其上端与脚间静脉相连，组成所谓"Y"形的脑桥中脑静脉，此连接在引流脑桥血液方面起着重要作用。

B. 脑桥前外侧静脉与脑桥前正中静脉平行上行，位于基底沟的某一侧，与延髓外侧静脉相延续。

2）横行系统：脑桥横行系统（图 13-229）由脑桥下横静脉和脑桥上横静脉组成，它们将脑桥纵行系统的血液引流向外，最终汇入岩上窦。

A. 脑桥下横静脉：左右各一，其内侧端连于脑桥纵行系统，外侧端连于小脑前静脉，此静脉的外侧段常行于三叉神经根的下方，并往往与脑桥上横静脉和小脑前静脉一起组成一个围绕三叉神经起始部的静脉环。

B. 脑桥上横静脉：左右各一，也横连于脑桥纵行系统与小脑前静脉之间，但其位置较高，其外侧段通常位于三叉神经根的上方。当此静脉到达脑桥锥体时，其血流常借一支桥梁静脉越过桥前池汇入基底静脉丛。

（3）中脑的浅静脉

1）中脑前面的静脉：中脑前面的静脉（图 13-

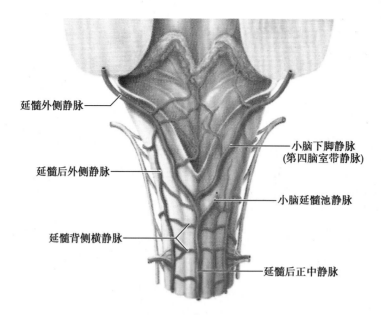

延髓外侧静脉

延髓后外侧静脉

延髓背侧横静脉

小脑下脚静脉
(第四脑室带静脉)

小脑延髓池静脉

延髓后正中静脉

图 13-228　延髓背侧面的浅静脉

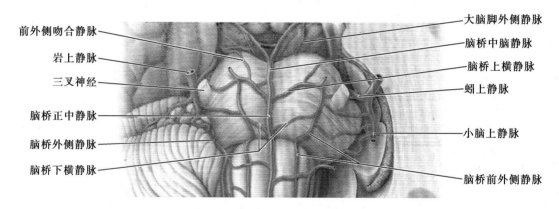

前外侧吻合静脉

岩上静脉

三叉神经

脑桥正中静脉

脑桥外侧静脉

脑桥下横静脉

大脑脚外侧静脉

脑桥中脑静脉

脑桥上横静脉

蚓上静脉

小脑上静脉

脑桥前外侧静脉

图 13-229　脑桥腹侧面的浅静脉

230）主要为大脑脚浅静脉,可分纵静脉和横静脉两系。

A. 大脑脚纵静脉:为小脑幕上与幕下浅静脉系统之间一条重要的吻合通路。根据其走行位置,可分为大脑脚外侧静脉和大脑脚内侧静脉。①大脑脚外侧静脉:沿大脑脚外侧上行,在基底静脉背外侧段和腹侧段相移行处注入基底静脉;②大脑脚内侧静

脉:位于大脑脚内侧面,常有一短的属支加入附近的脚间静脉。

B. 大脑脚横静脉:由数支组成,它们横过大脑脚的腹侧面,将大脑脚外侧静脉与大脑脚内侧静脉连接起来。其中较常见的一支为脑桥中脑沟静脉,它行于脑桥中脑沟内,血管纤细,但行程较长。

2）中脑后面的静脉

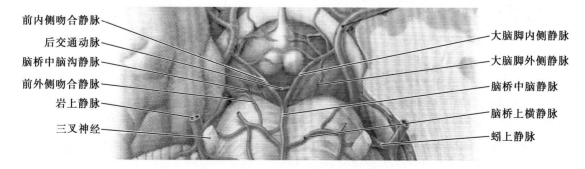

前内侧吻合静脉

后交通动脉

脑桥中脑沟静脉

前外侧吻合静脉

岩上静脉

三叉神经

大脑脚内侧静脉

大脑脚外侧静脉

脑桥中脑静脉

脑桥上横静脉

蚓上静脉

图 13-230　中脑腹侧面的浅静脉

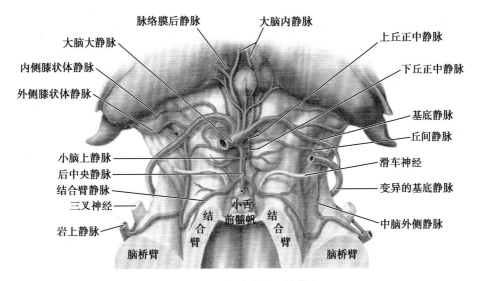

图 13-231　中脑背侧面的静脉

A. 后中央静脉（图 13-231）：此静脉为单干，位于中脑背面的中线上，由左右结合臂静脉合成，通常从大脑大静脉的腹侧面注入该静脉。

B. 四叠体静脉：由四条沿着丘间沟走行的静脉组成，为小脑前中央静脉的重要属支。4 条静脉为：①位于左右上丘之间的上丘正中静脉；②位于左右下丘之间的下丘正中静脉；③位于左侧上下丘之间的左丘间静脉；④位于右侧上下丘之间的右丘间静脉。这 4 条细小静脉均向四叠体中央区集聚成一单支，并向后上注入小脑中央静脉。

C. 结合臂静脉：左右各一条，为结合臂下端数条细小静脉汇合而成。其起始段与中脑外侧静脉相吻合。吻合后静脉呈"U"形越过结合臂下端，然后沿结合臂内侧缘斜行内上，在帆系带处，两侧结合臂静脉在中线汇合，组成后中央静脉。有时，两侧结合臂静脉可不汇合，而分别注入大脑大静脉。

（4）间脑的浅静脉

1）间脑前面的静脉（图 13-232）

A. 纵行系统：结节静脉为一细小静脉，左右各一，沿灰结节与视束之间的深沟后行。它汇入脚间静脉，或基底静脉及大脑前静脉。

B. 横行系统：主要由视交叉后静脉弓与乳头体前静脉弓组成。

a. 视交叉后静脉弓：又称为漏斗前静脉弓，位于视交叉之后，为一条与视交叉后面的弧形相一致的弓状静脉。行于视交叉与漏斗之间的缝隙内，其两端分别连于左右结节纵静脉的起始端。

b. 乳头体前静脉弓：位于灰结节后方的乳头体前沟内。此弓合成独立的左右乳头体前静脉，其间并不连接。通常乳头体前静脉弓连于两侧的脚间静脉或两侧的结节纵静脉之间。这样，便在灰结节和漏斗周围形成一个静脉环，此环由视

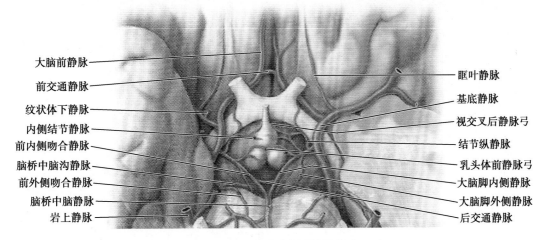

图 13-232　间脑腹侧面的浅静脉

交叉后静脉弓、左右结节纵静脉和乳头体前静脉弓组成。它主要收集视交叉、视束、灰结节和乳头体的静脉血。

2）间脑后面的静脉

A. 松果体外侧静脉（图13-233）：又称丘脑上静脉。位于丘脑上部的僵三角处，静脉沿松果体两侧后行，在松果体后方两侧静脉在中线汇合，然后注入大脑大静脉或注入大脑内静脉。

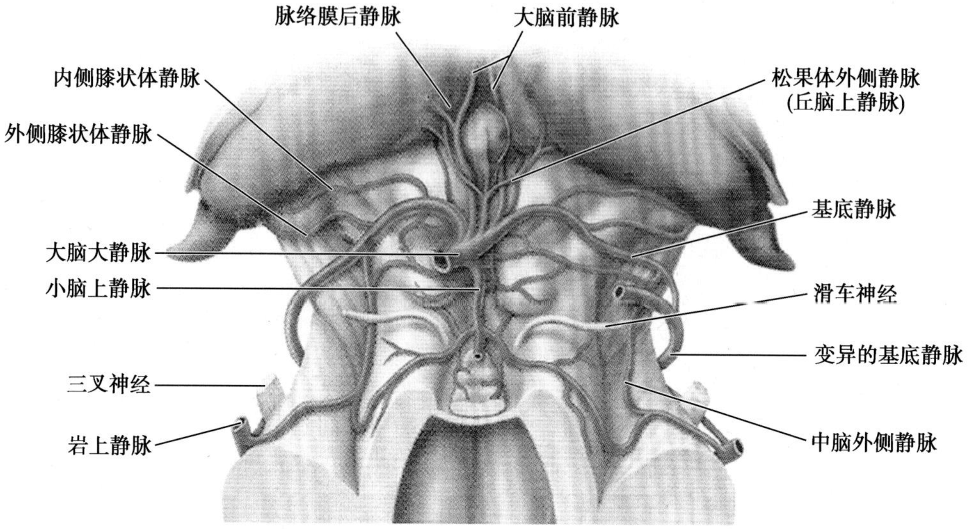

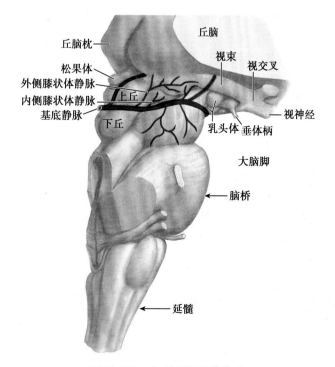

图 13-233　间脑背侧面的浅静脉

B. 膝状体静脉（图13-234）：由内侧膝状体静脉及外侧膝状体静脉组成。内侧膝状体静脉行程很短，走行不久便注入基底静脉。而外侧膝状体静脉行程较长，它起始于外侧膝状体，然后沿上丘臂行向中脑背面，注入基底静脉。

2. 病变时的临床表现　由于脑干各部浅静脉之间、脑干和间脑浅静脉之间存在着广泛的吻合，因此浅静脉闭塞后其临床表现不显著。而且，目前对脑干和间脑的浅静脉闭塞后的临床表现还认识不足，需要作进一步的观察和研究。在临床上，施行脑干周围手术时，外科医生须了解浅静脉的解剖关系，以免产生不必要的静脉损伤。

二、脑的深静脉

脑的深静脉是指大脑深部的静脉而言，是导出大脑半球实质深部的静脉血液的一群静脉。包括基底神经节、深部髓质、间脑及脑室旁的静脉血。

脑的深静脉可以分为大脑大静脉系，即Galen静脉系和基底静脉系两部分，介绍如下：

（一）大脑大静脉系

1. 解剖　在大脑半球实质内有许多细小的髓质深静脉和髓质浅静脉以及一部分脑贯穿静脉。这些细小的静脉在皮质下卵圆中心，沿着放射冠的纤维走行方向，浅静脉向上到大脑皮质表面，与皮质浅静脉吻合；深静脉向下达脑深部。细小的髓质深静脉和贯穿静脉可分为前、中、后3群：①前群：主要注入隔静脉，或称前室管膜下静脉，收集基底节前部的静脉血液；②中群：主要注入前终静脉，或称中室管膜下静脉；③后群：主要注入终静脉或称后室管膜下静脉。这些静脉均流入大脑内静脉。由左、右大脑

图 13-234　内、外侧膝状体静脉

内静脉汇合而成大脑大静脉。

（1）大脑大静脉：大脑大静脉又称 Galen 大脑大静脉（图 13-235、图 13-236），是接受大脑深部静脉，即大脑大静脉系（Galen 静脉系）的主干静脉，它位于胼胝体压部的下后方，由左、右大脑内静脉合并

而成。它是一条短粗、壁薄并脆弱的静脉主干，走行方向由前到后，大约在大脑镰与小脑幕相连接处的前端与下矢状窦汇合续为直窦。大脑大静脉接受大脑内静脉、基底静脉、枕静脉、大脑后静脉、小脑前中央静脉、上蚓静脉、松果体静脉和丘脑静脉的属支。

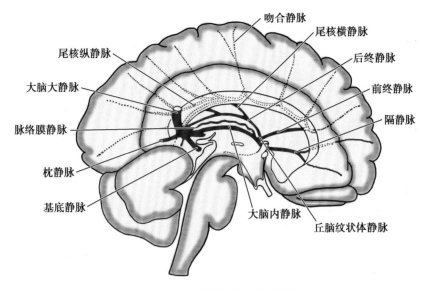

图 13-235　脑的深静脉（侧面）

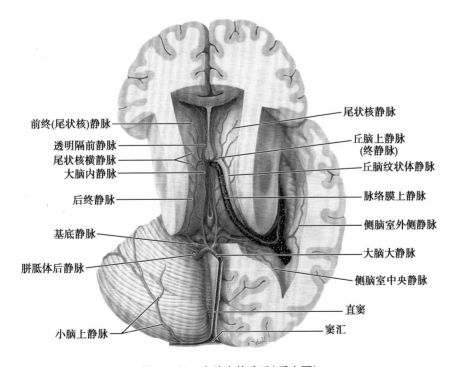

图 13-236　大脑大静脉系（后上面）

大脑大静脉位于松果体的后方，大脑内静脉位于松果体的上方，基底静脉和侧脑室静脉位于松果体的两侧。脑中央部位的肿瘤不影响大脑半球浅层的动脉和静脉。但往往可以引起大脑大静脉的移位。

（2）大脑内静脉：大脑内静脉又称 Galen 大脑小静脉，位于第三脑室顶上方，它由丘脑纹状体静脉、透明隔静脉和脉络膜静脉在室间孔的后上缘处汇合而成。沿第三脑室顶向后行，两侧大脑内静脉在第三脑室顶后方合成一条大脑大静脉。此静脉主

要收集豆状核、尾状核、胼胝体、第三脑室和侧脑室脉络丛以及丘脑等处的血液。大脑内静脉的属支如下：

1）隔静脉：由4～5条小静脉汇合而成，位于透明隔的两侧、侧脑室前角的内侧壁上，由前向后方走行，其主干经室间孔的上壁至其后上缘与丘脑纹状体静脉汇合成大脑内静脉。主要收集透明隔、胼胝体嘴部及额叶深部的静脉血。

2）丘脑纹状体静脉：此静脉由前、后终静脉合成，位于侧脑室下壁尾状核与丘脑之间的沟内，由于走行于丘脑和纹状体之间，故称丘脑纹状体静脉，在室间孔后缘与隔静脉相接。主要收集丘脑、纹状体、胼胝体、穹隆及侧脑室前角的静脉血。

A. 前终静脉：位于侧脑室底面尾状核头部室管膜的下方，自前外走向后内方，与后终静脉相吻合。

B. 后终静脉：位于侧脑室体部的底面，尾状核体部内侧方的室管膜下，自后外走向前内方，连接于前终静脉。

前、后终静脉尚接受多条尾核横静脉的血液。它们主要收集基底神经节、侧脑室周围白质的静脉血。

尾核横静脉为数条横越尾状核的静脉。各条静脉其远端没入侧脑室的外侧壁白质内，连于尾核纵静脉，其近端注入前、后终静脉，构成尾核纵静脉和终静脉间的连接通道。把静脉血由尾核纵静脉引入终静脉。

尾核纵静脉为前后纵向走行的静脉。其属支，远端随胼胝体纤维方向呈放射状没入白质；近端则呈锐角注入尾核纵静脉主干，该主干多处与尾核横静脉相连接。

尾核横静脉与尾核纵静脉除收集尾状核和侧脑室周围髓质的静脉血以外，还收集来自豆状核毛细血管静脉丛的血液。豆状核毛细血管丛在豆状核上部形成豆核上内和上外静脉，它们向上注入纹状体上静脉。纹状体上静脉有多条，它们穿经内囊和尾状核，有的则沿行尾状核的旁侧，分别注入尾核横及尾核纵静脉。豆状核毛细血管丛，在豆状核的下部形成豆核下内和下外静脉，向下注入纹状体下静脉。纹状体下静脉向下聚向前穿质，归入大脑中深静脉。

3）脉络膜静脉：起自侧脑室下角，沿侧脑室脉络丛走行，于室间孔处，与丘脑纹状体静脉和透明隔静脉合成大脑内静脉，主要收集脉络丛的静脉血。

（3）大脑大静脉其他属支

1）枕内侧静脉：主要引流枕叶底面和内侧面的静脉血。注入大脑大静脉。

2）丘脑上静脉：位于丘脑枕部的背面，自前向后走行，收集丘脑背部的血液，注入大脑内静脉或大脑大静脉。丘脑腹侧和丘脑下部的血液则流向脑底的脚间窝软膜静脉丛，最后注入基底静脉。

3）侧脑室静脉：位于丘脑枕部的背面以及尾状核尾的表面。此静脉向内注入大脑内静脉的近端，抑或注入大脑大静脉的起始处。它们的远端部分在侧脑室拐至下角处没入髓质，另有小支进入脉络丛和海马回的白质。

（4）大脑深静脉和浅静脉间的吻合（图13-237、图13-238）：大脑深静脉和浅静脉之间存在着许多吻合，如大脑上静脉借助吻合静脉与尾核纵、横静脉和大脑内静脉相连接；大脑中静脉借助吻合静脉与纹状体上静脉，尾核纵横静脉和大脑内静脉相连接；大脑中深静脉通过纹状体下静脉，豆核下内、外静脉，豆核上内、外静脉，纹状体上静脉以及尾核纵、横静脉与大脑内静脉连接起来。此外，枕内侧静脉、胼胝体后静脉、大脑底面和内侧面以及小脑的若干静脉也终于大脑大静脉。通过这些吻合将脑的浅、深静脉，脑顶与脑底、脑表面与脑内广泛地连接起来。但这种连接都是小的分支或毛细血管的吻合。

（5）大脑内静脉正常脑血管造影（图13-239、图13-240）

1）正位片：大脑内静脉离中线1～2mm，由于投影重叠，呈微弯短条状，沿上下向行走。

2）侧位片：大脑内静脉位于第三脑室顶部，自室间孔处开始，前段呈轻微上凸弧形，后段呈下凸弧形，后端延为大脑大静脉。它的引流支有自前方汇入的隔静脉，自上方汇入的丘脑纹状体静脉和脉络膜静脉，其中以丘脑纹状体静脉为最大而显影清晰。松果体在大脑内静脉后端下方，离大脑内静脉0～3mm。

（6）大脑大静脉正常脑血管造影

1）正位片：大脑大静脉血管重叠，呈一椭圆点状致密阴影，称为静脉点。此点恰位于中线上，后部正中结构的占位性病变，可致此点移位，其移位情况可作定侧征象。

2）侧位片：大脑内静脉的下凸弧度再向后延续即为大脑大静脉。大脑大静脉约在胼胝体压部附近，向后上或向前上行走，与下矢状窦共同在小脑幕游离缘处注入直窦，与直窦成角一般为90°角。

（7）静脉角（图13-241～图13-243）：由后向前行的丘脑纹状体静脉，在室间孔后缘处急剧弯转向

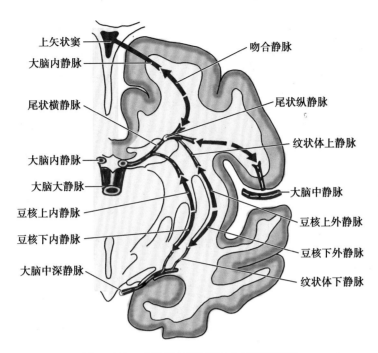

图 13-237　大脑浅、深静脉吻合（额状切面）

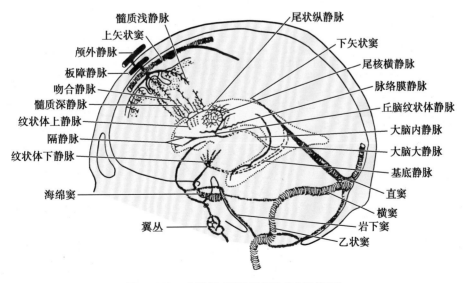

图 13-238　大脑浅、深静脉间吻合（矢状面）

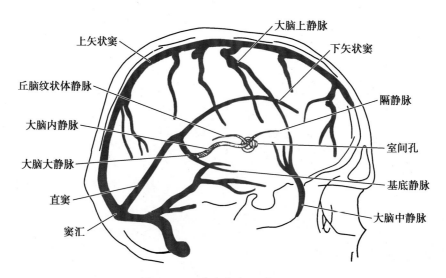

图 13-239　脑动脉造影（静脉期）

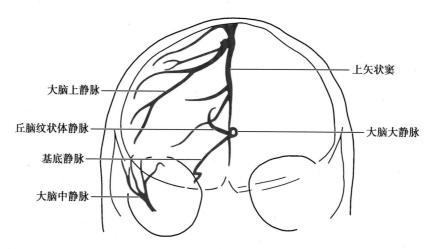

图 13-240　脑动脉造影（静脉期、正面）

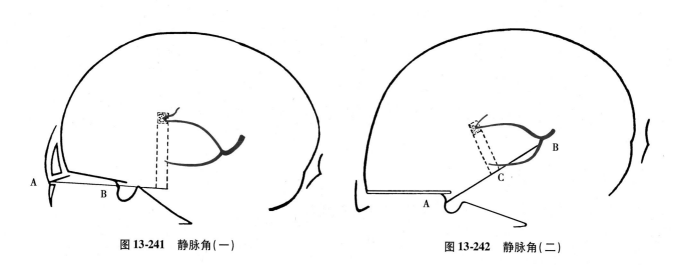

图 13-241　静脉角（一）　　　　　　　　图 13-242　静脉角（二）

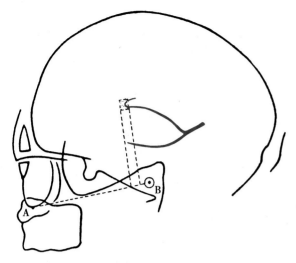

图 13-243　静脉角（三）

内,注入由前向后行的大脑内静脉。在两静脉相衔接处形成一个向后开放的锐角,造影上称为静脉角。静脉角的前端标志着室间孔的后界形态和位置比较恒定,对深部占位性病变的诊断有一定的帮助,为此有许多方法可以测量,最常用的有以下三种:

1）自鼻根（A）至鞍结节（B）做基底线,切过静脉角至此基底线上做垂直线,静脉角坐落在鞍结节后方 10～27mm 之间,基底线上方 32～46mm 之间（图 13-241）。

2）由鞍结节（A）至大脑大静脉起始端（B）做基线,这条基底线需切过大脑大静脉起始端,测量两点间距离,找出中心点（C）。静脉角坐落在中点前方 6.5mm,后方 5mm 的垂直线内,在基底线上 23～40mm 之间（图 13-242）。

3）由眼眶下缘（A）至内耳门（B）做基底线,切过静脉角画一垂直线至这条基底线上,静脉角即坐落在内耳孔前方 5～18mm,基底线上方 54～66mm 之间。偶可见位于 49mm 或 71mm 处（图 13-243）。

2. 病变时的临床表现

（1）脑的深部中线附近有占位性病变时,脑的深部静脉造影有移位,而此时动脉因布于脑表面无移位。

（2）颅内压增高时,临床体征、颅骨平片及脑扫描可无异常,脑血管造影发现脑室扩大而中线结构可无移位,此时测量大脑内静脉弯曲度、静脉角以及大脑大静脉的高度,有重要的鉴别诊断价值。

（3）大脑大静脉闭塞时,可引起昏迷、高热、心动过速、惊厥、去脑强直发作、瞳孔缩小及视盘水肿等。

（4）大脑内静脉和大脑大静脉造影异常改变

的某些临床意义。

1）小脑肿瘤:使大脑内静脉后端变平,大脑大静脉抬高。

2）松果体肿瘤:可使大脑内静脉后端变平,大脑大静脉抬高,还能使大脑内静脉变长,且变平更明显,因为松果体瘤是紧靠在静脉后部的下面。

3）室间孔闭塞性病变:引起大脑内静脉变平和明显缩短,静脉角和大脑大静脉下移。

4）导水管狭窄:引起大脑内静脉变平,不伴有静脉角及大脑大静脉下移。

5）在儿童如发现大脑大静脉明显抬高,则提示有幕下脑外肿块存在,如蛛网膜囊肿。

6）丘脑占位性病变:可见静脉角扩大,这是因为丘脑纹状体静脉和大脑内静脉间夹着丘脑,故静脉角扩大。

7）脑干胶质瘤:大脑内静脉曲线形态无改变,但静脉角与大脑大静脉均抬高,它提示肿瘤顺尾首方向生长。

（二）基底静脉系

1. 解剖　基底静脉（图 13-244）又称为 Rosenthal 基底静脉,是深静脉系中一条重要主干静脉,是一支相对比较粗大而行程长且迂曲的静脉。按其行程途径部位,可分为 3 部分,即起点、腹侧段和背外侧段,现分述如下。

（1）基底静脉起始点:通常以大脑中深静脉和大脑前静脉汇合衔接处作为基底静脉起始点的判断标志,或一些人建议以视交叉外侧 1.5cm 水平为基底静脉起始点位置。

在前穿质处,基底静脉接受以下一些静脉的血液:①大脑中深静脉:是基底静脉最重要的属支,又称 Sylvius 深静脉,位于大脑外侧裂下部,主要收集岛叶和邻近岛盖皮质及纹状体下侧血液,从基底静脉起始点的外侧面将血液导入基底静脉;②大脑前静脉:与大脑前动脉伴行,收集胼胝体前部、扣带回前部和额叶眶面的血液,自基底静脉起始点的内侧面将血液导入基底静脉;③由头端来的纹状体下静脉和额叶浅静脉。

（2）基底静脉腹侧段:此段自起始点沿行脑底至大脑脚外侧面止,在此有其属支侧脑室下静脉注入基底静脉,并以此作为划分腹侧段和背外侧段的分界点。腹侧段呈"S"形弯曲。首先跨越视束,并形成一个凹形向外的侧弯,然后沿视束走行时,又形成一个凹形向内的侧弯。第一个侧弯为大脑中深静脉弯曲的延续,位于大脑横裂内,与回转颞叶前端

795

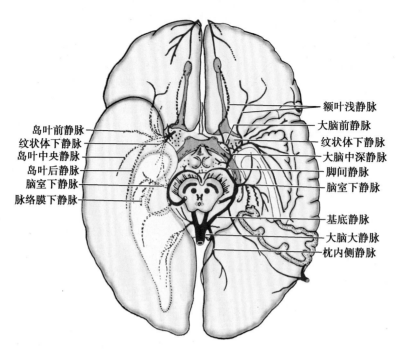

图 13-244　基底静脉系(脑底面)

左侧标注（从上到下）：岛叶前静脉、纹状体下静脉、岛叶中央静脉、岛叶后静脉、脑室下静脉、脉络膜下静脉

右侧标注（从上到下）：额叶浅静脉、大脑前静脉、纹状体下静脉、大脑中深静脉、脚间静脉、脑室下静脉、基底静脉、大脑大静脉、枕内侧静脉

有关。

1）基底静脉腹侧段外侧缘的属支：①侧脑室下静脉，位于大脑脚的外侧基底静脉腹侧段移行为背外侧段处，在注入基底静脉之前由二支汇合而成：一支为腹侧支，起于脉络组织和脉络丛；另一支为背侧支，沿角顶在室管膜下行走。②颞(下)浅静脉，位于侧脑室下静脉注入基底静脉水平。

2）基底静脉腹侧段内侧缘的属支：其中最主要者为脚间静脉，位于脚间窝处，沿中脑内侧沟由后内走向前外，至视束前部附近注入基底静脉。在注入基底静脉之前，此静脉常收受纵灰结节静脉的血液注入。

（3）基底静脉背外侧段：约有 3/4 的人自大脑脚外侧缘起，于外侧膝状体处从腹侧回绕至背侧，沿膝状体和丘脑枕的下方至中线，在此再转折向后，与大脑内静脉一起，沿松果体侧方注入大脑大静脉。另有 1/4 的人回绕大脑脚至背方后，直行注入大脑大静脉。

此段基底静脉的属支可分为上下两组。上组属支主要为数量不等的细小的膝状体支；下组属支主要为大脑脚外侧静脉和中脑外侧静脉以及来自上、下丘的细小静脉。

（4）左、右基底静脉及其属支间的吻合：左、右基底静脉及其主干属支间借助细小的静脉相互吻合，在脑底组成脑底静脉环。此环由前交通静脉、大脑前静脉、基底静脉以及大脑大静脉组成。此静脉

环从立体角度看，环绕在中脑头端和间脑尾端之间。脑底静脉环与动脉环的关系大致如下：静脉环的位置偏后、较深且范围较大。动脉环的位置偏前、亦较浅表。虽然两者并不平行，但它们的主要干流之间存在着并行关系，像大脑前动、静脉间，大脑中动脉与大脑中深静脉间以及大脑后动脉与基底静脉腹侧段相互并行。临床实践已经证实，脑底动、静脉环为动、静脉瘤的好发部位。

现将沟通左、右基底静脉的交通静脉分述如下：

1）前交通静脉：连接左、右大脑前静脉，为大脑前静脉间的交通静脉。此静脉短小，位于交叉上池底部，与终板接触。

2）后交通静脉：只有一条，它连于左、右脚间静脉的起始段，居于乳头体后方的脚间窝内。

2. 病变时的临床表现　当基底静脉被压于小脑幕游离缘上时，可导致脑干上部的水肿和出血；在小脑幕切迹疝时，脑血管造影可以见到基底静脉向下移位。

三、硬膜窦

硬膜窦是脑静脉系统的重要组成部分，在结构上它与静脉不同，它是硬脑膜的外层和内层在一定部位相互分离，形成腔隙，其内表面衬以一层内皮细胞，称为硬膜窦(图 13-245)。它一方面收受脑部、眶内、中耳和脑膜的静脉血，另一方面经导静脉和板

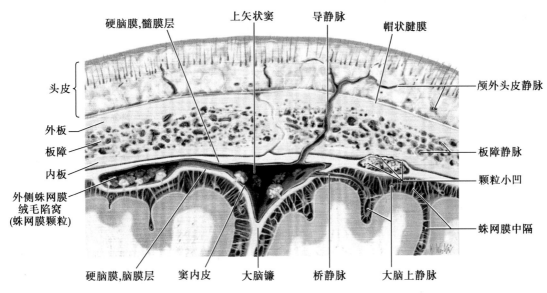

图13-245 硬膜窦的组成

障静脉与颅骨和头皮的静脉系统密切联系,还借助蛛网膜颗粒收受脑脊髓液。硬膜窦的管壁是坚韧的纤维结缔组织构成,不具有弹性,其结构的生理意义,可能在于经常保持窦内静脉血容量的相对稳定,而不能发生剧烈变动,当输入血量增加时,管腔不会随之扩大,故只能促使血流加速,窦容量不致顿然增加,也不致构成对脑表面的明显压迫。但当硬膜窦损伤破裂时或手术切断时,由于窦壁无弹性,管腔不能回缩塌陷,因此,出血凶猛、止血困难。还有发生空气栓塞的危险。

硬膜窦的管道系统,主要由上矢状窦、下矢状窦、直窦、横窦、乙状窦、海绵窦、岩上窦、岩下窦、蝶顶窦和枕窦等组成,最后穿出颈静脉孔,续为颈内静脉(图13-215、图13-246~图13-248)。

(一)上矢状窦

1. 解剖 上矢状窦位于大脑镰的上缘,相当于颅顶中线略偏右侧,隐在颅骨的矢状沟和大脑镰的附着缘处。前方细小起自鸡冠,向后至枕内隆凸附近的窦汇。上矢状窦管壁呈三角形,自前向后逐渐加宽,由上壁和两侧壁围成。在上矢状窦的两侧壁

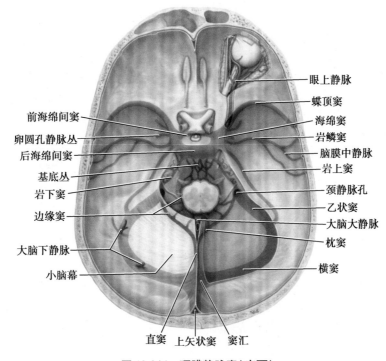

图13-246 硬膜静脉窦(底面)

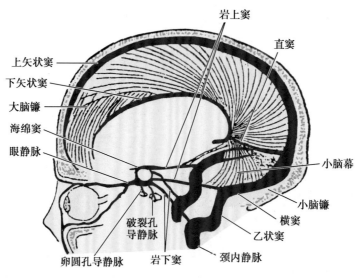

图 13-247　硬膜静脉窦（侧面）

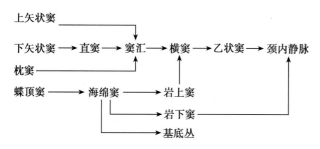

图 13-248　各硬膜窦汇流关系

上有许多小囊称为静脉陷窝或外侧陷窝。窝内有呈小米粒至绿豆大小的蛛网膜粒，但在小儿则为蛛网膜绒毛。蛛网膜粒和蛛网膜绒毛是脑脊液由蛛网膜下隙回流入硬膜窦的必经之路。

静脉陷窝排列在上矢状窦的两侧，以顶部最多，其次为额部。其与颅骨中线间的距离，在成人额部平均为 1.05cm，顶部为 1.45cm，枕部为 1.61cm。故一般把颅骨中线两侧 2cm 以内的区域视为"危险区"。

上矢状窦主要收受大脑背外侧面上部和内侧面上部的血液以及通过蛛网膜粒或蛛网膜绒毛再吸收回的脑脊液。窦的血液流向由前向后。上矢状窦在颅内与大脑浅、深静脉以及其他诸窦相通。

2. 病变时的临床表现　由于上矢状窦与颅内外有广泛的交通，所以头皮、颅骨、鼻窦，尤其是额窦以及鼻腔的感染，均有可能蔓延至上矢状窦，引起血栓性上矢状窦炎症。上矢状窦血栓形成后将影响大脑背外侧面静脉血液和脑脊液的回流。引起局部静脉淤滞、水肿，损害严重者可引起软化、坏死。其临床表现：

（1）感染症状：如系感染所致者可呈急性或亚急性发病，体温升高、周身不适、倦怠无力、白细胞升高

等。

（2）颅内压增高：头痛、头胀或神志不清、恶心、呕吐、视盘水肿等。

（3）两侧大脑皮质损害的症状：①精神意识症状：可出现谵妄、淡漠、烦躁不安、精神错乱、嗜睡、昏迷等症状；②中枢性运动感觉障碍：如损害中央前后回及旁中央小叶，可出现中枢性瘫痪及皮质性感觉障碍。下肢损害较上肢明显，且可出现尿便功能障碍（图 13-249）。

（4）眼睑、前额及颅顶水肿、静脉扩张等症状。

（5）颈动脉造影时，于静脉期可见上矢状窦不充盈，对此病的诊断与鉴别诊断具有重要意义。

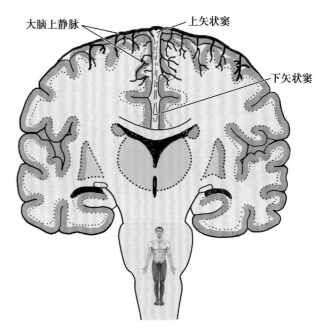

图 13-249　上矢状窦闭塞时的病变区

（二）下矢状窦

下矢状窦位于大脑镰的下缘后半或后2/3处的两层硬膜内，呈弓形由前向后至小脑幕的前缘处，与大脑大静脉汇合延为直窦，后部稍增大。接受大脑内侧面、大脑镰及胼胝体的部分静脉血。

（三）直窦

直窦位于大脑镰与小脑幕连接处，其前部连于下矢状窦，后部与上矢状窦后端相接，并向两侧延伸为左、右横窦。直窦仅次于上矢状窦，是第二位重要的引流静脉。收受下矢状窦和大脑大静脉的血液。

直窦血栓可产生类似大脑大静脉栓塞的症状（如昏迷、高热、心动过速、惊厥、去脑强直发作、瞳孔缩小及视盘水肿等）。后颅窝肿瘤时，于颈动脉造影静脉期可见直窦升高。分娩损伤可致直窦出血，形成后颅窝血肿而致死。

（四）横窦

横窦是颅内最大的成对的硬膜窦之一，位于小脑幕的后缘和外侧缘，枕骨的横沟中。两侧横窦与上矢状窦和直窦的汇合处，称为窦汇。但窦汇的形式可有若干变异，如有半数以上的窦汇仅以上矢状窦与一侧（多为右侧）横窦相连，与另一侧横窦则以

细支相通（图13-250）。横窦在行程中，可接收岩上窦、后髁静脉、乳突导血管、小脑下静脉、大脑枕叶静脉、枕窦、小脑幕窦、板障静脉注入，因此其口径可随行程而加粗。

当中耳炎或乳突炎时，偶可引起血栓性横窦炎（见下述乙状窦部分）。

（五）乙状窦

1. 解剖　乙状窦亦为颅内成对的最大的硬膜窦之一，位于颞骨乳突部和枕骨内侧的乙状沟内两层硬脑膜之间，它上接横窦，在横窦离开小脑幕处开始，沿乙状沟呈"S"形弯曲向下内行，横过颈静脉突转向前，至颈静脉孔，终于颈内静脉上球。

乙状沟的沟底骨壁很薄，与乳突小房隔壁相邻，并借乳突导血管与颅外浅静脉相交通。乳突导血管，连接乙状窦与耳后静脉或枕静脉。当乙状窦较横窦显著细小时，乳突导血管常可补助乙状窦引流横窦的部分血液。

2. 病变时的临床表现　当耳和耳的周围有感染时，如中耳炎、乳突炎、颞部皮肤感染、颅骨骨髓炎等，可以引起血栓性乙状窦炎。其临床表现为：

（1）全身感染症状：发热、周身不适、白细胞升

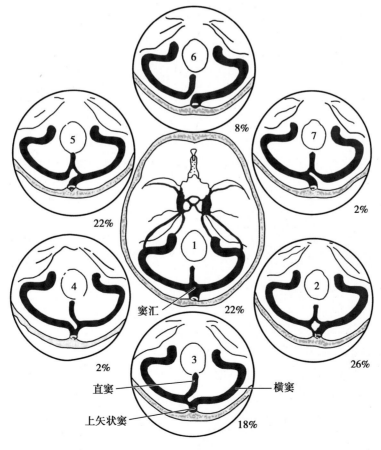

图 13-250　窦汇的类型

高等。

（2）颅内压增高的症状：头痛、恶心、呕吐、视盘水肿等。

（3）神经系统局灶症状：一般不产生明显的神经系统症状。①如果病变发生在乙状窦较粗的一侧（通常右侧较粗），可能出现脑出血、蛛网膜下隙出血的症状，表现为偏瘫、意识模糊、躁动、昏迷等；②如果病变向岩上窦、岩下窦、海绵窦蔓延，可出现面部麻木、眼球运动障碍、眼球突出、失明等；③如果病变向窦汇、上矢状窦蔓延，可出现 Jackson 癫痫、偏瘫、截瘫等；④如果病变向颈内静脉蔓延，可出现颈内静脉压痛，甚至可以触摸到索条状物。出现颈静脉孔综合征时，有舌咽、迷走和副神经障碍；⑤腰椎穿刺检查，Queck-enstedt 试验阳性，即压迫患者颈内静脉时脑脊液压力不上升或上升甚少，表明乙状窦有阻塞。

（六）窦汇

窦汇是上矢状窦、直窦和左、右横窦相汇合之处。在人体窦汇的变异最大，这4个窦真正结合在一起的是少数，大多数的窦汇变异都很大，分类方法也很多。在此不作一一介绍，仅以窦汇的类型图作为示意（图 13-250）。

（七）枕窦

枕窦位于小脑镰的附着缘，枕内嵴的附近。此窦下端起于枕骨大孔后外缘，且与乙状窦相交通，上端汇入横窦。一般有 0～4 条，以一条者为最多见。枕窦主要接受脑膜静脉血，故又称脑膜静脉。它把窦汇、横窦与乙状窦、岩下窦、椎静脉丛连接起来。

（八）海绵窦

1. 解剖　海绵窦（图 13-251、图 13-252）位于颅中窝。蝶骨的蝶鞍两侧两层硬脑膜之间，左

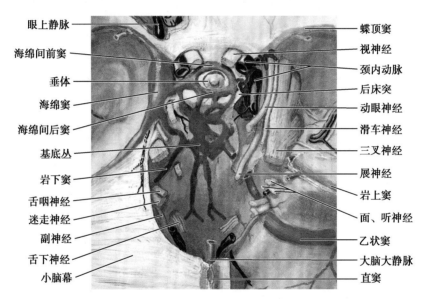

图 13-251　海绵窦（颅底内面）

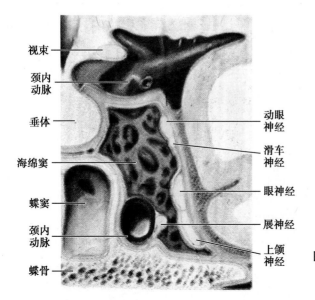

图 13-252　海绵窦（额状切面）

右各一,是一个不规整的宽大间隙,内有结缔组织的小隔把窦分为多数相互交通的小腔,呈海绵状,故称海绵窦。左右海绵窦之间,鞍膈前后附着缘前面含有海绵间前窦,后面含海绵间后窦,连同左右海绵窦,环绕垂体,形成环窦。在蝶鞍底部还有海绵底窦。

（1）海绵窦的毗邻关系:海绵窦的外侧壁与大脑半球的颞叶相隔;内侧壁上部与垂体相邻,内侧壁下部与蝶骨体中的蝶窦相连;上壁与额叶相连;下壁为蝶骨。窦的前缘:有视神经、颈内动脉床突上段或虹吸部上部、眼静脉和蝶顶窦。后缘有岩上窦、岩下窦和基底丛。

（2）海绵窦分部（图13-253）:通常以前、后床突为标志,将海绵窦分为前、中、后三部:①前部:即前床突以前的区域;②中部:即前、后床突之间的区域;③后部:即后床突以后的区域。

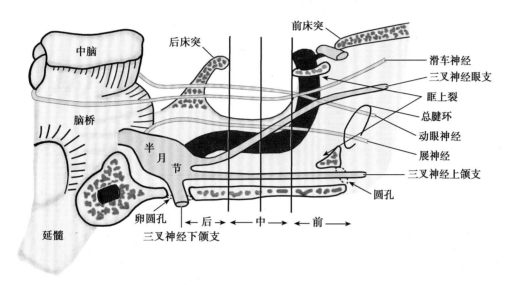

图13-253　海绵窦的分部及其内容

（3）海绵窦的结构:海绵窦内有颈内动脉（海绵窦段或虹吸下部）、动眼神经、滑车神经、展神经、三叉神经的眼神经及上颌神经通过。但这些血管和神经入窦出窦的位置不同,因而海绵窦的前、中、后部并不均有上述所有的结构（图13-251）。

1）前部:在窦外侧壁的内面,自上而下依次为滑车神经,动眼神经、三叉神经的眼神经、展神经、颈内动脉在前床突内侧稍前转向上成为颈内动脉虹吸弯。

2）中部:在窦外侧壁的内面,自上而下排列有动眼神经、滑车神经、三叉神经的眼神经和上颌神经,颈内动脉在窦中偏上自后向前通过,展神经在眼神经的内侧,或颈内动脉的外下方。

3）后部:在窦外侧壁内面,上方有动眼神经、滑车神经、下方有眼神经。颈内动脉自颈内动脉内口向上续而向前行,移行的海绵窦段,展神经贴在颈内动脉的外侧通过窦腔。

4）海绵窦与颅内外的交通（图13-254）:①海绵间前窦和海绵间后窦把左右侧海绵窦连接起来,并向前借眼上静脉与面部内眦静脉相通。②向后借岩上窦与横窦相交通,借岩下窦或乙状窦与颈内静脉交通,借基底丛与椎内静脉丛相交通;向下借卵圆孔等处的导血管与翼肌静脉丛相通;向上借基底静脉、大脑大静脉与直窦相通,并借大脑中静脉、Trolard静脉、Labbe静脉与上矢状窦、横窦相交通。

2. 病变时的临床表现

（1）海绵窦综合征　海绵窦外侧壁有第Ⅲ、Ⅳ、Ⅵ对脑神经及第Ⅴ对脑神经第一支通过,故海绵窦病变可引起第Ⅲ、Ⅳ、Ⅵ对脑神经及第Ⅴ对脑神经第一支麻痹。表现全部眼肌麻痹、上睑下垂、眼球固定于正中位、瞳孔散大、对光反射消失、额部及上睑感觉障碍;眼球突出;霍纳（Horner）征。Jellerson（1953）根据解剖关系将海绵窦综合征分为3组:第一组为海绵窦前部综合征,主要表现为一侧眼球突出,第Ⅲ、Ⅳ、Ⅵ对脑神经及第Ⅴ对脑神经第一支麻痹,也可有视神经受损。第二组为海绵窦中部综合征,主要损害第Ⅲ、Ⅳ、Ⅵ对脑神经及第Ⅴ对脑神经第一、二支,临床表现全部眼肌麻痹,第Ⅴ对脑神经第一、二支分布区感觉障碍,无咀嚼肌麻痹。第三组为海绵窦后部综合征,主要为三叉神经的损害,有时累及三叉神经运动支,伴有动眼神经损害,展神经麻痹较少见（图13-255）。

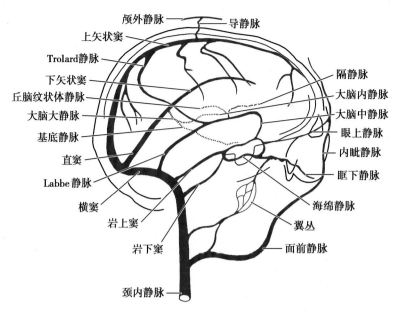

图 13-254　海绵窦与颅内、外静脉的主要吻合

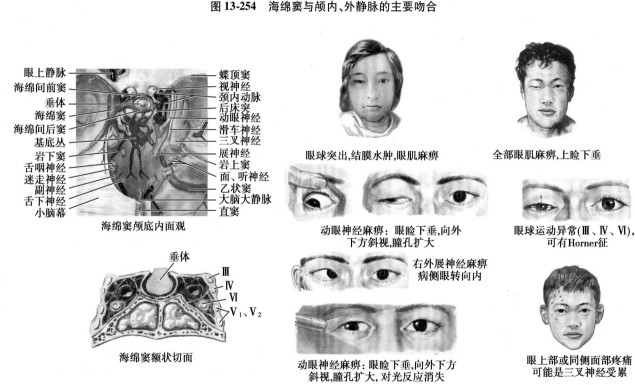

图 13-255　海绵窦综合征的临床表现

（2）海绵窦血栓性静脉炎：大多数患者因面部感染尤其是危险三角区的感染，并与挤压、搔抓有关。炎症沿内眦静脉经眼上静脉蔓延至海绵窦，引起血栓性静脉炎。临床表现为：①感染症状：患者起病呈急性或亚急性，发热、周身不适、白细胞升高等；②眼部症状：患侧眼睑、球结膜水肿，眼球突出、眼外肌麻痹，瞳孔扩大，对光反射减弱或消失，眶、额部感觉障碍，角膜反射减弱或消失等，有的患者可有视网膜静脉扩张、视盘水肿、视力减退，甚至失明；③如果

炎症未能得到及时控制，可经海绵间前后窦蔓延至对侧眼引起两侧眼部症状；④如果累及颈内动脉，则可因血栓形成，使同侧大脑半球缺血，发生偏瘫等有关症状；⑤如果波及垂体周围，还可引起严重的内分泌障碍。

（3）颈内动脉-海绵窦瘘：大多数患者由于颅脑外伤、颅底骨折，尤其是颅中窝骨折，损伤了颈内动脉海绵窦段，少数患者可因颈内动脉海绵窦段动脉瘤破裂出血，引起颈内动脉-海绵窦瘘。其主要临床

表现为:①这种患者的突出症状是患侧发生搏动性突眼,这是因为颈内动脉的动脉压力很高,泄入海绵窦,经眼上静脉流入面静脉。眼静脉的迂曲、扩张使眼球推向前;随动脉搏动而搏动,并可借助听诊器在眼部或颞部听到血管杂音。当压迫患侧颈总动脉时,可使搏动及杂音消失。②第Ⅲ、Ⅳ、Ⅵ对脑神经及三叉神经的眼神经可以受到不同程度的损害,出现类似海绵窦血栓性静脉炎的眼部症状。海绵窦的血液可以经过以下几条途径回流到颈内静脉(图13-256)。

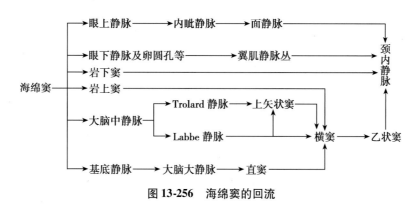

图 13-256 海绵窦的回流

(4) 海绵窦调节脑血循环:实验表明,海绵窦是颅内调节血液循环和影响血压、呼吸的一个重要结构。①海绵窦壁内发现有大量神经纤维、神经末梢和感觉神经细胞,认为海绵窦参与脑血循环的调节;②海绵窦具有压力感受器的特征,如向窦内注入Locke-Ringer液,实验性地使窦内压升高,可导致全身动脉压下降、呼吸兴奋、脑血流加速;③海绵窦内也有化学感受器,向窦内注入含肾上腺素、乙酰胆碱、烟碱液体后,可引起血压升高、呼吸兴奋和血流加速。据观察,在海绵窦静脉中二氧化碳浓度升高时,可发生脑动脉扩张,脑血流明显增加。

(九) 颅底其他诸窦

1. 解剖

(1) 岩上窦:位于颞骨岩部上缘的岩上沟中和小脑幕前缘的附着处,是成对的小窦。前起海绵窦的后端,向后外方行走,终于横窦。

(2) 岩下窦:位于颞骨岩部后缘的岩下沟中,是成对的小窦,前端起自海绵窦的后缘,向后下斜行,至颈静脉孔前注入颈内静脉的起始部。此窦接受迷路静脉和延髓、脑桥和小脑下面的静脉小支。

(3) 蝶顶窦:又称小翼窦,左右成对,位于蝶骨小翼的后缘,行向内汇入海绵窦的前缘。接受附近硬脑膜静脉,有时接受硬脑膜中静脉的额支。

(4) 基底窦(基底丛):基底静脉窦是位于斜坡两层硬脑膜之间的几个内在连接的静脉道(丛),上端与海绵窦、岩上窦、岩下窦相连,向下与椎静脉丛交通。

(5) 边缘窦:边缘窦沿枕骨大孔边缘分布,也称寰枕窦,将枕窦与基底-椎内静脉丛连接成一体。此窦系颅内静脉与椎静脉间的吻合支。

(6) 眼岩窦:此窦起始于岩上窦,前行,在颞岩前面,蝶骨大翼面达眶上裂,在此与眼静脉吻合,也可与硬脑膜中静脉吻合经卵圆孔出颅。

(7) 岩鳞窦:位于颞骨鳞部与岩部相接处后部的沟内,两层硬脑膜之间,向后开口于横窦。前面通过颞孔与下颌后静脉交通。

(8) Labbe髁窦:位于枕骨髁内面,由前上行向后下,此窦经髁孔把颅内的基底静脉丛和颅外的椎内静脉丛连接起来。

(9) 颈内动脉管窦:是海绵窦沿颈内动脉管向下的延续部,亦有海绵样结构包绕颈内动脉。此窦在颅底外面与颈内静脉、髁静脉窦、岩枕窦均有吻合。

(10) 岩枕下窦:位于岩枕窝内,与岩下窦平行,与海绵窦、颈内动脉管窦和髁窦均有联系。

颅底其他诸窦见图13-257。

2. 病变时的临床表现

(1) 岩上窦血栓形成:多由中耳感染从鼓室盖蔓延所致,主要症状为同侧面痛(侵及半月神经节)。如累及颞叶的静脉,可形成局部瘢痕,成为将来的癫痫发作灶。

(2) 岩下窦血栓形成:多由中耳感染引起,出现岩尖综合征(Gradenigo综合征),即一侧中耳炎,伴有同侧面痛(半月神经节受累)和展神经麻痹。

(3) 新生儿和小儿的岩鳞窦可为中耳炎向颅内扩散的途径。

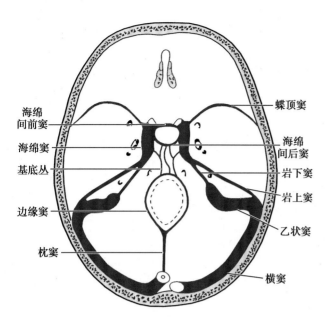

图 13-257　颅底诸窦（颅底内面）

图中标注（左侧自上而下）：海绵间前窦、海绵窦、基底丛、边缘窦、枕窦

图中标注（右侧自上而下）：蝶顶窦、海绵间后窦、岩下窦、岩上窦、乙状窦、横窦

（4）在三叉神经根切断术中应注意包绕三叉神经的环状岩上窦,如不慎损伤该窦可导致致命性大出血。

（十）板障静脉和导静脉

1. 解剖　由于板障静脉和导静脉都与硬膜窦及脑内静脉引流有关,故在此一并加以简要介绍。

（1）板障静脉:板障静脉是穿行于颅骨板障内的扁平静脉道,管壁菲薄,仅由一层由弹性组织支撑的内皮所组成,也无瓣膜。板障静脉,一方面与颅外面的静脉和骨膜的静脉交通;另一方面又和颅内硬膜静脉窦及硬脑膜的静脉交通。入颅骨内可以认清的板障静脉,按部位有以下数支:

1）额板障静脉:位于额骨眶上孔以上的骨质内,出眶上孔汇入于额内侧静脉,向内穿内板与上矢状窦通连。

2）颞前板障静脉:位于额骨后部和颞骨前部,也有来自顶骨的支。它穿过蝶骨大翼,内连蝶顶窦,外与颞深前静脉吻合。

3）颞后板障静脉:位于顶骨内,下降至顶骨乳突角的孔或经乳突孔与颅外静脉相连,向内穿内板,汇入横窦。

4）枕板障静脉:最大,限于枕骨内,向外开口于枕静脉,向内入于横窦近窦汇处,或入于枕导静脉。

5）其他还有许多小的板障静脉,在近上矢状窦边缘,穿过颅骨内板,汇入于静脉陷窝。

（2）导静脉:导静脉是贯穿颅骨孔、管的静脉,借此建立了颅外静脉与颅内静脉窦之间的交通。这些静脉在胚胎发生的晚期是有瓣膜的,维持血液从颅外流向颅内。成年人的静脉瓣退化了,所以血液可以由颅外流向颅内,也可以由颅内流向颅外。偶见成年人的导静脉仍有静脉瓣存在。这些导静脉有些是恒定的,有些不恒定,往往缺如。

1）乳突导静脉:是把枕静脉和耳后静脉经乳突孔连至乙状窦的导静脉。

2）枕导静脉:是通过枕隆突的小静脉,连接枕静脉至窦汇,亦接受枕板障静脉,有时缺如。

3）顶导静脉:是把颅顶盖的静脉和颞浅静脉的支通过顶孔连至上矢状窦的导静脉。

4）额导静脉:是连接额静脉、眼静脉与上矢状窦之间的导静脉。

5）颞导静脉:是前部连接颞浅静脉与蝶顶窦之间;后部连接枕静脉或耳后静脉与横窦之间的导静脉。

6）髁导静脉:是把椎外静脉丛经过髁管连至乙状窦的导静脉。

7）卵圆孔导静脉:是连接翼丛与蝶顶窦、海绵窦之间的导静脉。

8）圆孔导静脉:是连接翼丛、颞叶静脉与蝶顶窦之间的导静脉。

9）棘孔导静脉:是连接翼丛与脑膜中静脉的导静脉。

10）破裂孔导静脉:是通过破裂孔的2～3支小导静脉,连接海绵窦与翼肌静脉丛和咽静脉之间。

2. 病变时的临床表现　由于上述颅内外各种形式的静脉吻合,颅内外静脉的广泛交通,更因缺乏瓣膜,所以颅外感染有可能经过导静脉或静脉丛进入至颅内,引起严重的硬膜静脉窦血栓。

附：脑各部血液供应提纲

大脑皮质：

额叶 { 背外侧面：大脑中动脉 / 内侧面：大脑前动脉 / 底面：大脑中动脉和大脑前动脉

顶叶 { 背外侧面：大脑中动脉 / 内侧面：大脑前动脉

颞叶 { 外侧面：大脑中动脉 / 底面：大脑后动脉

枕叶 { 背外侧面：大脑中动脉 / 内侧面：大脑后动脉 / 底面：大脑后动脉

岛叶——大脑中动脉

边缘叶 { 大脑前动脉 / 大脑后动脉 / 脉络膜前动脉

基底神经节：

壳核 { 前部：大脑前动脉的中央支-Heubner返动脉 / 中部：大脑中动脉中央支 / 后部：脉络膜前动脉

苍白球-脉络膜前动脉

尾状核 { 头部：大脑前动脉的中央支-Heubner返动脉 / 体部：大脑中动脉中央支 / 尾部：脉络膜前动脉

屏状核-大脑中动脉中央支

杏仁核-脉络膜前动脉

内囊：

前肢：大脑前动脉中央支及其Heubner返动脉

膝部：{ 上部：大脑前动脉的Heubner返动脉 / 下部：颈内动脉发出的2~3个细小分支

后肢 { 前上3/5：大脑中动脉中央支 / 后下2/5：脉络膜前动脉

外囊——大脑前动脉的中央支Heubner返动脉和大脑中动脉中央支

胼胝体——大脑前动脉

海马——脉络前动脉和大脑后动脉的脉络膜后动脉

穹隆 { 穹隆柱：大脑前动脉 / 穹隆体：大脑后动脉的脉络膜后动脉 / 穹隆脚：大脑后动脉的脉络膜后动脉

间脑：

丘脑 { 前内侧部：大脑后动脉丘脑穿动脉和后交通动脉的丘脑结节动脉 / 后外侧部：大脑后动脉丘脑膝状体动脉

丘脑后部 { 外侧膝状体：脉络膜后动脉和大脑后动脉后外侧中央支 / 内侧膝状体：大脑后动脉的后中央支

丘脑下部 { 外侧区 } 大脑前动脉中央支 / 视上区 } / 结节区：颈内动脉和后交通动脉分支 / 乳头体区：大脑后动脉后内侧支和后交通动脉

丘脑底部——脉络膜前动脉、大脑前动脉后内侧中央支

嗅球——大脑前动脉

视束、视辐射及视觉皮质：

视束——脉络膜前动脉

视辐射 { 前部：脉络膜后动脉 / 中部：大脑中动脉 / 后部：大脑后动脉

视皮质——大脑后动脉

终板——大脑前动脉中央支

透明隔——大脑前动脉中央支

脉络丛:

侧脑室脉络丛:脉络膜前动脉和大脑后动脉的脉络膜后动脉

第三脑室脉络丛:大脑后动脉的脉络膜后动脉

第四脑室脉络丛:小脑后下动脉

中脑:

脚底:大脑后动脉的后外侧中央支和脉络膜前动脉

被盖:大脑后动脉的后外侧中央支和脉络膜前动脉

中央灰质:大脑后动脉的后内侧中央支

四叠体:大脑后动脉的后外侧中央支

脑桥:基底动脉的桥支

延髓:小脑后下动脉、椎动脉的延髓支和脊髓前动脉

小脑:

小脑和小脑脚:小脑后下动脉、小脑前下动脉、小脑上动脉、基底动脉桥支

小脑齿状核及其附近小脑:小脑上动脉

参 考 文 献

1. 章中春,杨春林,芮德源.临床神经解剖学.哈尔滨:黑龙江人民出版社.1979

2. (英)Williams P. L. 格氏解剖学.杨林,高英茂主译.沈阳:辽宁人民出版社.1999

3. 张朝佑.人体解剖学.北京:人民卫生出版社.1998

4. 张培林.神经解剖学.北京:人民卫生出版社.1987

5. O. S. Strong, A. Elwyn. 人类神经解剖学.臧玉洤主译.上海:上海科技出版社.1963

6. (美)T. L. 皮尔.临床神经解剖学基础.第四军医大学主译.北京:人民卫生出版社.1980

7. S. W. 兰生.神经系统解剖学.王沪祥译.上海:上海科技出版社.1958

8. 杨天祝.临床应用神经解剖.北京:中国协和医科大学出版社.2002

9. 朱长庚.神经解剖学.北京:人民卫生出版社.2002

10. 姚志彬.临床神经解剖学.广州:广东省世界图书出版公司.2001

11. 唐竹吾.中枢神经系统解剖学.上海:上海科学技术出版社.1986

12. 曾司鲁,高摄渊,李旭光,等.脑血管解剖学.北京:科学出版社.1983

13. 匡培根.实用神经解剖学与综合征.北京:中国人民解放军总医院.1984

14. 张致身,方伯渊,林锴.人脑血管解剖与临床.北京:人民卫生出版社.1981

15. 中国医科大学.人体解剖学.北京:人民卫生出版社.1978

16. 刘斌,高英茂.人体胚胎学.北京:人民卫生出版社.1996

17. 隋帮森,吴恩惠,陈雁冰.磁共振诊断学.北京:人民卫生出版社.1994

18. 吴恩惠.头部CT诊断学.北京:人民卫生出版社.1985

19. 芮德源.脑血管疾病的基础与临床.哈尔滨:黑龙江人民出版社.1995

20. 陈宜张.分子神经生物学.北京:人民军医出版社.1995

21. Peter Duus. 神经系统疾病定位诊断学.刘宗惠,胡威夷等译.北京:海洋出版社.1995

22. 凌峰.介入神经放射学.北京:人民卫生出版社.1991

23. 郭光文,王序.人体解剖彩色图谱.北京:人民卫生出版社.1986

24. 张钟钦,马智.临床解剖学彩图谱.天津:天津科学技术出版社.1998

25. 徐国成,韩秋生,霍琨.系统解剖学彩色图谱.沈阳:辽宁科技出版社.2002

26. (美)Frank H. Netter. 人体解剖图谱.北京:人民卫生出版社.2002

27. 吉司,森塔戈泰.人体解剖图谱.布达佩斯:匈牙利科学院出版社.北京:人民卫生出版社.1959

28. (日)时实利彦.脑的构造与功能.东京:东京大学出版会.1969

29. (美国)杜安·E·海恩斯.最新神经解剖图谱.鲍圣德等译.江苏科学技术出版社.2002

30. Petra Köpf-Miaer. 沃氏人体解剖学图谱.张双才,马东亮,李月英,任卫军译.世界图书出版社.2003

31. 韩济生.神经科学原理.北京:北京医科大学出版社.1989

32. 邓孔昭,黄如训.血脑屏障.北京:人民卫生出版社.1984

33. 王笑中,焦守恕.神经系统疾病症候学.北京:人民卫生出版社.1979

34. 沈鼎烈,徐越,傅雅各,等.神经系统疾病诊断学.北京:人民卫生出版社.1980

35. 刘春祥,芮德源,王荣江.脑梗塞与介入治疗.吉林:吉林科学技术出版社.1997

36. 芮德源,李村.神经系统检查法.哈尔滨:黑龙江科学技术出版社.1985

37. 朱镛连.下丘脑综合征.国外医学神经病学神经外科学分册,1980,1:5-11

38. 翟晓钟,江澄川.杏仁核及其临床.国外医学神经病学神经外科学分册,1980,5:229-232

39. 慕容真行.小脑上动脉综合征.国外医学神经病学神经外科学分册,1980,6:326-327

40. 颜文俊.边缘系统.国外医学神经病学神经外科学分册,1979,4:211-217

41. 曹起龙.边缘系统的解剖生理和病理//神经系统疾病进展(第五卷).1984,5:85-89 中华医学会北京分会神经精神科学会

42. 温博贵.血脑屏障的现代概念.国外医学神经病学神经外科学分册,1979,6:334-341

43. 张我华.大脑动脉的皮质支(皮质动脉)与脑沟裂、脑回的定位.国外医学神经病学神经外科学分册,1978,1:49-53

44. 李大年.锁骨下动脉盗血综合征.国外医学神经病学神经外科学分册,1978,1:53-58

45. 万文鹏.脑盗血综合征.国外医学神经病学神经外科学分册,1975,1:24-26

46. 颜文俊.海马.国外医学神经病学神经外科学分册,1984,6:297-300

47. Droy M T.周围神经的再生.王苏译.国外医学神经病学神经外科学分册,1983,6:305-307

48. Meining V,Baulac M.记忆的解剖基础.张我华节译.国外医学神经病学神经外科学分册,1982,2:64-66

49. 雷鹏.血脑屏障的研究进展.国外医学神经病学神经外科学分册,1988,5:236-239

50. 任本.脑组织移植.国外医学神经病学神经外科学分册,1988,1:1-3

51. 王苏.乳头体的研究进展.国外医学神经病学神经外科学分册,1990,3:124-127

52. 李玫.脉络膜前动脉综合征.国外医学神经病学神经外科学分册,1991,2:71-73

53. 赵士福.细胞凋亡与神经系统疾病.国外医学神经病学神经外科学分册,1996,3:124-127

54. 刘海鹏.中枢神经系统损伤后的再生修复.国外医学神经病学神经外科学分册,1966,6:294-297

55. 卓杰.脑组织移植.国外医学神经病学神经外科学分册,2000,6:321-323

56. 康静琼,何江云.神经元死亡的研究进展.国外医学神经病学神经外科学分册,2000,3:161-164

57. 刘辉.神经干细胞及其临床应用前景.国外医学神经病学神经外科学分册,2000,1:10-12

58. 郝静,郑希涛.脑血管病与细胞凋亡的研究进展.国外医学神经病学神经外科学分册,1998,1:36-39

59. 吕健.脑干呼吸中枢定位研究的某些进展.国外医学神经病学神经外科学分册,1997,5:240-243,1997

60. 黄克维.上升性网状结构和边缘系统.新医学(神经系统疾病副刊),1995,1:60-61

61. LR Caplan,B Tettenborn.颅内、颅外后循环动脉的自发性剥离.刘新峰,柳红译.国外医学脑血管疾病分册,1993,4:219-223

62. LR Caplan,B Tettenborn.大脑后循环栓塞.刘新峰译.国外医学脑血管疾病分册,1994,1:43-47

63. Pierre Amarenco,LR Caplan.小脑梗塞的机理.施琪嘉译.国外医学脑血管疾病分册,1993,2:103-107

64. 吴渝宪.小脑梗塞.国外医学脑血管疾病分册,1995,2:68-71

65. 孙明华,张璇,谢兴武.小脑前下动脉区梗塞.国外医学脑血管疾病分册,1996,1:16-18

66. 赵士福.神经元缺血性损伤中的细胞程序性死亡.国外医学脑血管疾病分册,1996,3:169-172

67. 颜天华.脑缺血后神经元程序性死亡研究进展.国外医学脑血管疾病分册,1998,2:67-69

68. 欧阳嶷,何志义.小脑前下动脉综合征的临床研究进展.国外医学脑血管疾病分册,2001,5:308-311

69. 高旭光.基底动脉尖综合征.国外医学神经病学神经外科学分册,1990,1:33-36

70. Russell N. Dejong. The Neurologic Examination. New York:Hatper & Row,Publishers. 1979

71. Eduard Pernkopf. Topographische Anatomie. Urban & Schwarzenberg/München · Berlin · Wien. 1957

72. Bernard J. Alpers,Elliott L. Mancall. Clinical Neurology. F. A. Dabis Xompany. 1971

73. JohnPatten. Neurological Differential Diagnosis. London:Harold Starke Limited. 1977

74. William F. McCormick，Sydney S. Schochet. Altas of Cerebrovascular Disease Philacelphia，London，Toronto：W. B. Saunders Company. 1976

75. Walter J. Hendelman. Atlas of Neuroanatomy. CRC Press LLC. 2000

76. John Nolte. The human Brain an Introduction to its Functional Anatomy. London：Mosby-Year Book，Inc. ，1993

77. Roberte Kingsley. Concise Text of Neuroscience. Williams & Wilkns A Waverly company，1999

78. Eric R. Kandel，James H. Schwartz，Thomas M. Jessell. Principles of neural Science. 3rd edition. Appleton & Lange Norwalk，Connecticut，1991

79. Putz R. Sobotta. Atlas of Human Anatomy. 13th edition. Lippincott Willams & Wilkins，2001

80. 左萍萍,李学坤. 神经干细胞治疗神经系统疾病和应用研究. 中国康复理论与实践,2003,7:385-387

81. 冯定庆. 神经干细胞的基础研究进展及应用前景. 解剖学研究,2004,66-71

82. 郝淑煜,万虹,王忠诚. 神经干细胞移植治疗研究进展. 中国康复理论与实践,2008,8:733-736

83. 朱剑虹. 神经干细胞移植的临床研究进展. 生命科学,2009,5:706-709

84. 钱晓丹,罗春霞,朱东亚. 神经干细胞移植研究进展. 中国细胞生物学学报,2012,3:212-217

85. （德）Schuenke，M. ，（德）Schulte，E. ，（德）Schumacher，U. THIEME 解剖图谱头部与神经系统(英文影印本). 北京:中国医药科技出版社,2008

86. 王丽华,陈立杰,芮德源. 中枢神经系统疾病定位诊断图解. 北京:人民卫生出版社.2014

索　引